Kinderheilkunde und Kinderkrankenpflege für Schwestern

mit 500 Fragen für Examen und Fortbildung

Michael Hertl

7., überarbeitete und erweiterte Auflage
116 teils zweifarbige Abbildungen, 44 Tabellen

1989
Georg Thieme Verlag Stuttgart · New York

Prof. Dr. med. MICHAEL HERTL
apl. Professor für Kinderheilkunde an der Universität Heidelberg
Chefarzt der Kinderklinik des Krankenhauses Neuwerk, Dünner Straße 214–216,
4050 Mönchengladbach 1

CIP-Titelaufnahme der Deutschen Bibliothek

Hertl, Michael:
Kinderheilkunde und Kinderkrankenpflege für
Schwestern : mit 500 Fragen für Examen u.
Fortbildung / Michael Hertl. – 7., überarb.
u. erw. Aufl. – Stuttgart ; New York : Thieme, 1989.

1. Auflage 1968
2. Auflage 1969
3. Auflage 1972
4. Auflage 1975

1. spanische Auflage 1975
5. Auflage 1979
6. Auflage 1983

Wichtiger Hinweis: Medizin als Wissenschaft ist ständig im Fluß. Forschung und klinische Erfahrung erweitern unsere Kenntnisse, insbesondere was Behandlung und medikamentöse Therapie anbelangt. Soweit in diesem Werk eine Dosierung oder eine Applikation erwähnt wird, darf der Leser zwar darauf vertrauen, daß Autoren, Herausgeber und Verlag größte Mühe darauf verwandt haben, daß diese Angabe genau dem **Wissensstand bei Fertigstellung des Werkes** entspricht. **Dennoch ist jeder Benutzer aufgefordert,** die Beipackzettel der verwendeten Präparate zu prüfen, um in eigener Verantwortung festzustellen, ob die dort gegebene Empfehlung für Dosierungen oder die Beachtung von Kontraindikationen gegenüber der Angabe in diesem Buch abweicht. Das gilt besonders bei selten verwendeten oder neu auf den Markt gebrachten Präparaten und bei denjenigen, die vom Bundesgesundheitsamt (BGA) in ihrer Anwendbarkeit eingeschränkt worden sind. Benutzer außerhalb der Bundesrepublik Deutschland müssen sich nach den Vorschriften der für sie zuständigen Behörde richten.

Geschützte Warennamen (Warenzeichen) werden *nicht* besonders kenntlich gemacht. Aus dem Fehlen eines solchen Hinweises kann also nicht geschlossen werden, daß es sich um einen freien Warennamen handele.

Das Werk ist urheberrechtlich geschützt. Jede Verwertung in anderen als den gesetzlich zugelassenen Fällen bedarf deshalb der vorherigen schriftlichen Einwilligung des Verlages.

© 1968, 1989 Georg Thieme Verlag
Rüdigerstraße 14, D-7000 Stuttgart 30
Printed in Germany
Satz: Setzerei Lihs, Ludwigsburg, gesetzt auf Linotype System 4 (Linotronic 300)
Druck: Clausen & Bosse, Leck

ISBN 3-13-348807-4

Vorwort zur 7. Auflage

Die Erfolge der klinischen Kinderheilkunde, zugleich auch der Geburtenrückgang und die so erfreulich gewachsene Zahl niedergelassener Kinderärzte haben, zusammengenommen, dazu geführt, daß der Ausnutzungsgrad der Kinderkrankenhäuser schlechter wurde. Diese andererseits günstige Entwicklung hätte der zeitaufwendigeren und komplizierteren Arbeit von Ärzten und Schwestern entgegenkommen können. Man könnte nun über mehr Platz verfügen, was gerade auch den psychosozialen Initiativen für Kinder und Eltern Nutzen brächte. Statt dessen hat man aus Kostengründen Kinderkliniken verkleinert, kleinere Abteilungen geschlossen und überall die Arzt- und Schwesternstellen reduziert. Eine ganz auf das kranke Kind und den kranken Jugendlichen mit ihren speziellen Bedürfnissen zentrierte segensreiche Arbeit ist damit in hohem Maße heute erschwert. Nur mit Sorge kann man in die Zukunft blicken.

Kinderärzten und Kinderkrankenschwestern sind unter dem Zwange der politischen und wirtschaftlichen Entscheidungen von heute die Hände weitgehend gebunden. Dennoch haben sie als Anwalt der ihnen anvertrauten Kinder die Pflicht, aus ihrer genauen Fachkenntnis heraus durch sachliche, unermüdliche Argumentierung auf alle Fehlentwicklungen von heute, auf Gefahren und Versäumnisse hinzuweisen – als Bundesgenossen vereint mit den Eltern, die sich teilweise in Organisationen wie dem Aktionskomitee „Kind im Krankenhaus" zusammengeschlossen haben.

Daneben gilt es aber, in der täglichen Arbeit allen jenen Gedanken weiterhin Förderung und Entwicklung zu geben, die die Medizin noch besser und sicherer machen und die einem tiefen Verständnis für das kranke Kind und für seine Eltern dienen. Die Voraussetzungen zu einer naturwissenschaftlich klaren Diagnostik und erfolgreichen medikamentösen und operativen Therapie waren noch nie so gut wie heute. Die Psychologisierung der täglichen Arbeit hat immer mehr Einblick und Verständnis für seelische Verhaltensweisen in der Krankheitssituation gebracht. Viel ist hier immer noch hinzuzulernen. Über alle generellen Entwicklungstendenzen hinaus ist aber entscheidend, ob sich Kinderheilkunde im Alltag an diesem oder an jenem Kind durch eine bestimmte Schwester oder einen bestimmten Arzt als eine humane Einrichtung bewährt. Hier kommt es auf die Persönlichkeitsprägung jedes einzelnen an.

Für die Neuauflage wurden alle Buchabschnitte gründlich umgearbeitet, mehrere Abschnitte gänzlich neu gefaßt, weitere hinzugefügt. Auf die Ausführungen zu AIDS, zum unerklärlichen plötzlichen Kindestod (SIDS), zur pränatalen Diagnostik, zu Mißhandlung und sexuellem Mißbrauch sowie zur juristischen Absicherung der täglichen Arbeit sei besonders aufmerksam gemacht. Mit „differentialdiagnostischen Hinweisen" soll die Beobachtungsgabe der Schwester verfeinert werden, die bekanntlich so großen Anteil an der Diagnosefindung des Arztes hat.

Neben der Kinderkrankenschwester arbeitet der Kinderkrankenpfleger; außerhalb von Kinderkrankenhäusern werden kranke Kinder und Jugendliche neben Krankenschwestern auch von Krankenpflegern betreut. Es muß nicht betont werden, daß dieses kleine Buch bewußt auch für die männlichen Vertreter in den Krankenpflegeberufen geschrieben ist, auch wenn dies im Buchtitel (noch?) nicht zum Ausdruck kommt.

Die zahlreichen Mitarbeiter des Verlages betreuen dieses Buch nun seit 20 Jahren mit großer Sorgfalt und viel Verständnis für die Anliegen des Autors. Dafür meinen herzlichen Dank.

Mönchengladbach, im Sommer 1989 MICHAEL HERTL

Aus dem Vorwort zur 4. Auflage

Kinderkrankenhaus und Kinderheim standen in den letzten Jahren im Kreuzfeuer der Kritik. Und obwohl nicht alles, was darüber von außen gesagt wurde, sachlich, sachkundig und streng sachbezogen war, ist doch daraus ein positiver Anstoß entstanden, weil Ärzte und Schwestern aus dieser Kritik Anlaß zur Selbstkritik nahmen. Unabhängig davon haben sich aber auch die spontanen Bemühungen um ein psychologisches Verständnis verstärkt auf das bewußte Ziel hin, dem kranken Kind zu helfen. So sind auch in der neuen Auflage die Kapitel besonders bearbeitet worden, die dem Verständnis der Lebensbedingungen des kranken Kindes, seines Befindens und Verhaltens in der Krankheit und der Verhaltensweise der Eltern dienen.

Der Verfasser ist dabei der Überzeugung, daß er damit auch der Schwester und ihrer beruflichen Lebensaufgabe am besten dient, bringt dieser doch eine mitmenschlich und psychologisch so fundierte, bewußte Berufsauffassung das höchste Maß an Erfolg und tiefer Befriedigung für ihre tägliche Arbeit. Dazu kommt, daß nur so der durch die fortgesetzte Arbeitszeitverkürzung gegebenen Gefahr einer schlechteren Versorgung der Kinder gesteuert werden kann. Ein gutes Kinderkrankenhaus ist heute weniger denn je von komplizierten Apparaten abhängig, sondern vom Geist, der in ihm durch Ärzte und Schwestern lebendig ist.

Mönchengladbach, Juni 1975 　　　　　　　　　　　　　　　　Michael Hertl

Aus dem Vorwort zur 3. Auflage

Bücher gehen ihre eigenen Wege: Das Taschenbuch wurde als Lehr- und Lernbuch für die Schwesternschülerin, als Fortbildungsbuch für die examinierte Schwester und als didaktische Hilfe für den Arzt im Unterricht geschaffen. Im Gebrauch ist es – wie Besprechungen und Zuschriften erkennen lassen – auch zu einem Nachschlagebuch der modernen Kinderheilkunde für Hebammen, Fürsorgerinnen, Kindergärtnerinnen, medizinisch-technische Assistentinnen, Krankengymnastinnen und Eltern gesunder und kranker Kinder geworden.

Mönchengladbach, im Frühjahr 1972 　　　　　　　　　　　　Michael Hertl

Aus dem Vorwort zur 1. Auflage

Es war nicht einfach, den Stoff eines so großen Faches, wie es die Kinderheilkunde mit ihrer engen Berührung zur Inneren Medizin, Chirurgie, Orthopädie, Dermatologie, Neurologie und Psychopathologie und zu anderen Fächern darstellt, im Rahmen eines Taschenbuches unterzubringen. Es mußte deshalb ein gedrängter und knapper Stil gewählt werden, um die Einzelheiten aus ihrem Zusammenhang heraus entwickeln zu können und sie nicht in Form einer trockenen Aufzählung aneinanderzureihen. Die Grundlagen der Anatomie und Physiologie sowie die Kenntnis der einfachen Pflegeverrichtungen bei einem gesunden Kind werden vorausgesetzt. Es sollte erreicht werden, daß gerade auch die an der Fortbildung interessierte ältere Schwester von diesem Taschenbuch profitiert.

Heidelberg, im Herbst 1967 MICHAEL HERTL

Inhaltsverzeichnis

Berufung und Beruf: Tätig bei kranken Kindern ... 1

1 Das Kind in der heutigen Welt ... 1

2 Stellung und Aufgaben der Kinderkrankenschwester ... 6
2.1 Pflegerische Aufgabe ... 7
2.2 Diagnostische Aufgabe ... 8
2.3 Therapeutische Aufgabe ... 10
2.4 Erzieherische Aufgabe ... 10

3 Psychische Situation des kranken Kindes und Hilfen für Kinder und Eltern ... 11
3.1 Belastung durch die Krankheit und die fremde Welt des Krankenhauses ... 11
3.2 Hilfen für Kinder und Eltern ... 16
3.3 Erziehung in und durch die Krankheit ... 41
3.4 Neugeborene mit Fehlbildungen ... 47
3.5 Kinder mit bösartigen Krankheiten ... 49

4 Hospitalismus, Schäden in der Massenpflege ... 56

5 Zur Geschichte der Kinderheilkunde und Kinderkrankenpflege ... 59
5.1 Alte Schriften über Kinderheilkunde ... 59
5.2 Alte Volksbräuche ... 60
5.3 Soziale Not der Kinder ... 61
5.4 Kinderkrankenhäuser, Forschung, Unterricht ... 61

Merkmale der normalen Entwicklung ... 64

6 Entwicklung des Kindes zum Erwachsenen ... 64

7 Akzeleration ... 71

Der gesunde und der kranke Säugling ... 79

8 Das gesunde und das kranke Neugeborene ... 79
8.1 Normaler Ablauf der Neugeborenenperiode ... 79

8.2	Beobachtung eines Neugeborenen	85
8.3	Asphyxie und Atemnotsyndrom	88
8.4	Gelbsucht, Ikterus	94
8.5	Blutungsneigung, Melaena neonatorum	99
8.6	Unmittelbare Geburtsfolgen	99
8.7	Anpassungskrankheiten	102
8.8	Infektionen	103
8.9	Das übertragene Neugeborene	104
8.10	Überwachungsprogramm in der Neugeborenenperiode (Zusammenfassung)	105

9	**Frühgeburt, intrauterine Dystrophie**	**106**
9.1	Ursachen für geringes Geburtsgewicht	107
9.2	Äußere Kennzeichen und funktionelle Besonderheiten	108
9.3	Pflege	110
9.4	Ernährung	113
9.5	Krankheiten	114

10	**Wochenpflege und Notgeburtshilfe**	**114**
10.1	Ende der Schwangerschaft	114
10.2	Unerwartet eintretende Geburt: Notgeburt	116
10.3	Tätigkeit im Kreißsaal	117
10.4	Einige geburtshilfliche Begriffe	117
10.5	Wochenpflege	118
10.6	Stillen	119
10.7	Sozialhilfen und Schutzfristen	125

11	**Ernährung des Säuglings**	**126**
11.1	Nahrungsbedarf	126
11.2	Nahrungsstoffe	126
11.3	Natürliche Ernährung des Säuglings	127
11.4	Künstliche Ernährung des Säuglings	130

12	**Ernährungs- und Gedeihstörungen des Säuglings**	**135**
12.1	Ursachen, Einteilung	135
12.2	Dyspepsie	136
12.3	Intoxikation, Toxikose	138
12.4	Dystrophie, Atrophie	139

Organische Krankheiten aller Altersgruppen ... 141

13	**Angeborene Anomalien und Schädigungen**	**141**
13.1	Gametopathien, Chromosomenaberrationen	143
13.2	Blastopathien	144

13.3	Embryopathien	144
13.4	Fetopathien	145
13.5	Down-Syndrom, Mongolismus, Trisomie 21	145
13.6	Mukoviszidose, Pankreasfibrose	147
13.7	Röteln-(Rubeolen-)Embryopathie	148
13.8	Embryofetales Alkoholsyndrom	148
13.9	Embryopathien durch Medikamente	149
14	**Krankheiten und Störungen des Stoffwechsels**	**149**
14.1	Wasser- und Salzstoffwechsel	149
14.2	Kohlenhydratstoffwechsel	152
14.3	Eiweiß- und Aminosäurenstoffwechsel	161
14.4	Fett- und Lipidstoffwechsel	163
14.5	Vitaminmangelkrankheiten	164
15	**Erkrankungen der Hormondrüsen**	**169**
15.1	Hypophyse	170
15.2	Schilddrüse	171
15.3	Epithelkörper (Parathyreoidea)	172
15.4	Thymusdrüse	172
15.5	Nebennieren	173
15.6	Störungen der Pubertät	175
15.7	Geschlechtsabartungen, Intersexualität	175
16	**Allergie**	**176**
17	**Rheumatische Krankheiten**	**178**
17.1	Rheumatisches Fieber, akute Polyarthritis	178
17.2	Primär-chronische Polyarthritis	179
17.3	Mukokutanes Lymphknotensyndrom (Kawasaki)	180
18	**Krankheiten des Blutes und des Knochenmarks**	**180**
18.1	Physiologische Vorbemerkungen	180
18.2	Erythropoese, Anämien	181
18.3	Leukopoese, Veränderungen der Leukozyten	183
18.4	System der Blutgerinnung	184
18.5	Koagulopathien	185
18.6	Thrombozytenbedingte Blutungsübel	187
18.7	Gefäßbedingte Blutungsübel	187
18.8	Akute Leukämie, Leukose	188
18.9	Chronische myeloische Leukämie (Myelose)	190
18.10	Panmyelopathie, Knochenmarkschwäche	190
18.11	Lymphogranulomatose Hodgkin	191
18.12	Erkrankungen des retikuloendothelialen Systems	191
18.13	Immunschwächekrankheiten	192

19	**Infektionskrankheiten**	194
19.1	Allgemeine Infektionslehre	194
19.2	Pflegerichtlinien, Desinfektion	195
19.3	Einteilung der Infektionskrankheiten	198
19.4	Scharlach, Scarlatina	199
19.5	Masern, Morbilli	200
19.6	Röteln, Rubeola	201
19.7	Ringelröteln, Erythema infectiosum	201
19.8	3-Tage-Fieber, Exanthema subitum	202
19.9	Windpocken, Varizellen	202
19.10	Zoster	202
19.11	Echte Pocken, Variola	203
19.12	Herpes simplex	203
19.13	Infektiöse Gelbsucht, Hepatitis A oder B	203
19.14	Poliomyelitis, Heine-Medinsche Krankheit	204
19.15	Epidemische Myalgie, Bornholm-Krankheit	205
19.16	Mumps, Parotitis epidemica	205
19.17	Papageienkrankheit, Psittakose	206
19.18	Tollwut, Lyssa, Rabies	206
19.19	Pfeiffersches Drüsenfieber, infektiöse Mononukleose	206
19.20	Zytomegalie	206
19.21	Interstitielle plasmazelluläre Pneumonie	207
19.22	Grippale Virusinfektionen	207
19.23	Diphtherie	207
19.24	Keuchhusten, Pertussis	209
19.25	Typhus abdominalis, Paratyphus	210
19.26	Gastroenteritis	211
19.27	Ruhr, Dysenterie	211
19.28	Kolidyspepsie	211
19.29	Sepsis	212
19.30	Gonorrhö	212
19.31	Hirnhautentzündung, Meningitis	213
19.32	Hirnentzündung, Enzephalitis	213
19.33	Wundstarrkrampf, Tetanus	215
19.34	Leptospiren-Erkrankungen	216
19.35	Tuberkulose	216
19.36	Angeborene Syphilis, Lues connata	220
19.37	Toxoplasmose	221
19.38	Pilzkrankheiten	222
19.39	Wurmkrankheiten	223
20	**Krankheiten von Mundhöhle, Rachen, Nase und Ohren**	224
20.1	Stomatitis	224
20.2	Spaltbildungen	224
20.3	Zähne, Lutschen	225

20.4	Nasenbluten	226
20.5	Schnupfen, Rhinitis	226
20.6	Angina	226
20.7	Hypertrophie der Rachen- und Gaumenmandeln	227
20.8	Ohrentzündungen	228
20.9	Taubheit, Schwerhörigkeit	229

21	**Erkrankungen der Atmungsorgane**	230
21.1	Stridor congenitus	230
21.2	Laryngitis	230
21.3	Krupp-Syndrom, subglottische Laryngitis	230
21.4	Akute eitrige Epiglottitis	231
21.5	Bronchitis	231
21.6	Obstruktive Bronchitis, Asthma bronchiale	232
21.7	Bronchiektasie	233
21.8	Pneumonien	234
21.9	Rippenfellerkrankungen	236

22	**Krankheiten der Verdauungsorgane**	237
22.1	Atresie und Stenose der Speiseröhre	237
22.2	Hiatushernie, Kardiaschwäche	238
22.3	Hypertrophische Pylorusstenose, Pylorospasmus	239
22.4	Fehlrotationssyndrom, Malrotation	240
22.5	Magen- und Zwölffingerdarmgeschwüre	241
22.6	Durchfallskrankheiten	241
22.7	Zöliakie, Kuhmilchallergie	242
22.8	Appendizitis	242
22.9	Nabelkoliken	244
22.10	Bauchfellentzündung, Peritonitis	244
22.11	Ileus, Darmverschluß	245
22.12	Megakolon	246
22.13	Hernien	247

23	**Erkrankungen der Leber und Gallenwege**	249
23.1	Leberkrankheiten	249
23.2	Erkrankungen der Gallenwege	250

24	**Erkrankungen des Herzens und des Kreislaufs**	250
24.1	Angeborene Herzfehler ohne Zyanose	251
24.2	Angeborene Herzfehler mit Zyanose	255
24.3	Erworbene Herzkrankheiten	256
24.4	Herzinsuffizienz	257
24.5	Behandlung und Pflege bei Herzkrankheiten	258
24.6	Kreislaufinsuffizienz	259

25	**Erkrankungen der Nieren und Harnwege**	259
25.1	Albuminurie	259
25.2	Glomerulonephritis	259
25.3	Nephrose, nephrotisches Syndrom	260
25.4	Urämie	261
25.5	Tubuläre Nierenschädigungen	262
25.6	Vergrößerung der Niere, Nierentumoren	263
25.7	Pyelonephritis	264
25.8	Nieren- und Harnwegsmißbildungen	264
25.9	Enuresis	265
26	**Erkrankungen der Geschlechtsorgane**	265
27	**Erkrankungen des Nervensystems**	266
27.1	Hydrozephalus	266
27.2	Hirntumoren, Hirnabszeß	267
27.3	Hirnschäden durch Verletzungen	268
27.4	Angeborene degenerative Erkrankungen	269
27.5	Chorea minor	269
27.6	Polyneuritis, Polyradikulitis	270
27.7	Zerebrale Kinderlähmung	270
27.8	Schwachsinn	272
27.9	Anfallskrankheiten	274
27.10	Meningozele, Querschnittssyndrom	279
28	**Erkrankungen der Muskeln, Myopathien**	279
29	**Skeletterkrankungen**	280
29.1	Frakturen, Luxationen	280
29.2	Osteomyelitis, Knochenmarkseiterung	281
29.3	Aseptische Knochennekrosen	282
29.4	Angeborene Hüftgelenksluxation	282
29.5	Luxation des Radiusköpfchens	283
29.6	Vitamin-D-resistente Rachitis	284
30	**Hautkrankheiten**	284
30.1	Windeldermatitis, Intertrigo	284
30.2	Bakterielle Hautinfektionen	284
30.3	Dermatitis seborrhoides	285
30.4	Ekzem, atopische Dermatitis	286
30.5	Befall mit Kopfläusen, Krätze	287
30.6	Epidermolyse	287
30.7	Pflege bei Hautkrankheiten	288
31	**Erkrankungen der Augen**	288

32	**Chirurgische und orthopädische Erkrankungen**	289
32.1	Allgemeine Probleme	289
32.2	Allgemeine Begriffe der Kinderchirurgie	290
32.3	Verbände	292
32.4	Voraussetzungen einer Operation	292
32.5	Anästhesie und ihre Methoden	293
32.6	Postoperative Betreuung	294
32.7	Operationstermine chirurgischer und orthopädischer Krankheiten	295

| 33 | **Geschwülste, Tumoren** | 300 |

34	**Unfälle, Vergiftungen**	301
34.1	Unfälle durch Elektrizität	301
34.2	Vergiftungen	302
34.3	Verbrennungskrankheit	304

| 35 | **Plötzlicher Kindstod** | 307 |

Störungen des Verhaltens und Erkrankungen aus seelischen Ursachen ... 310

| 36 | **Neurotische Verhaltensstörungen** | 310 |

| 37 | **Psychosomatische Erkrankungen** | 313 |

| 38 | **Drogenabusus und Alkoholismus** | 315 |

| 39 | **Krisen bei Jugendlichen (Adoleszenten)** | 317 |

| 40 | **Suizid und Suizidversuch** | 318 |

| 41 | **Verstehen und Behandeln seelischer Störungen** | 320 |

42	**Vernachlässigung, Mißhandlung, sexueller Mißbrauch**	321
42.1	Vernachlässigung	322
42.2	Mißhandlung	323
42.3	Sexueller Mißbrauch	326

Differentialdiagnostische Hinweise ... 329

| 43 | **Atemnot, Dyspnoe** | 329 |

| 44 | **Schmerz** | 331 |

45	Angst, Angstbild und -ursachen	333
46	Erbrechen und Aussehen des Erbrochenen	335
47	Besonderheiten der Hautbeschaffenheit	336

Prophylaxe von Schädigungen ... 341

48	Prophylaxe in den einzelnen Altersgruppen	341
49	Impfungen	344
50	Prophylaxe im Krankenhaus	350

Arbeitshilfen: zum Verständnis der ärztlichen Tätigkeit, Ratschläge für pflegerische Aufgaben ... 353

51	Röntgenmethoden und Strahlenschutzbestimmungen	353
52	Methoden der Herz-Kreislauf-Untersuchung	356
53	Einblick ins Körperinnere	358
54	Ultraschallmethoden	358
55	Aufzeichnung von Aktionsströmen	359
56	Hämatologisch-zytologische Methoden	360
57	Bakteriologische Methoden	363
58	Psychologische Testverfahren	363
59	Harngewinnung	365
60	Schnellreaktionen in der Stoffwechseldiagnostik	366
61	Tuberkulinproben	367
62	Fixieren unruhiger Kinder	369
63	Intensivpflege	374

64	Narkose	380
65	Dekubitusgefahr und Lähmungen	381
66	Anus praeternaturalis	382
67	Magensondierung, Magenspülung	384
68	Darmrohr, Einlauf, Darmspülung	385
69	Medizinische Bäder	386
70	Wickel, Umschläge	386
71	Anwendung von trockener Wärme oder Kälte	387
72	Augenspülung, Einträufeln von Augentropfen	388
73	Reinigung des äußeren Gehörganges	388
74	Inhalationstherapie	389
75	Punktionen	390
76	Injektionen, subkutane Infusion	395
77	Intravenöse Infusion	396
78	Bluttransfusion	397
79	Austauschtransfusion	399
80	Phototherapie	400
81	Desinfektion, Sterilisation	401
82	Verbände	403
83	Richtlinien für Gewinnung und Versand von Untersuchungsmaterial	403
84	Medikamente	407
85	Rezepte für Säuglingsnahrungen	411

86	Ernährung, besondere Diätformen	412
87	Präparate für die Säuglingsernährung	420
88	Frauenmilchsammelstelle	422
89	Tätigkeit in der Milchküche	422
90	Sterben, Versorgen eines toten Kindes	424
91	Zusammenarbeit mit dem Reinigungspersonal	425
92	Richtiges Verhalten bei Bränden im Krankenhaus	426
93	Beschäftigung des kranken Kindes und Jugendlichen	431
94	Juristische Fragen und Probleme in der Tätigkeit der Schwester	438
95	Führen und Leiten in einem Krankenhaus	454

Erste Hilfe ... 458

96	Notfall: Aspiration, Gefahr des Erstickens	458
97	Wiederbelebung bei Herzstillstand, Kreislaufstillstand, Atemstillstand	460
98	Wiederbelebung: Atemspende	461
99	Wiederbelebung: äußere Herzmassage	462
100	Bewußtlosigkeit	463
101	Verbrennung, Verbrühung	464
102	Vergiftungen	464
103	Schwere Blutung	467
104	Ohnmacht	468
105	Zerebraler Krampfanfall, großer epileptischer Anfall	468

Tabellenanhang 469

Examensfragen 484

106 Examensfragen mit bereits vorgegebenen Antworten 485

107 Examensfragen für freiformulierte Antworten 503

108 Auflösung der Examensfragen 513

Übersicht über empfehlenswerte Literatur 522

Sachverzeichnis 523

Berufung und Beruf:
Tätig bei kranken Kindern

1   Das Kind in der heutigen Welt

Unsere Welt ging mit Optimismus ins 20. Jahrhundert. Als dementsprechend im Jahre 1900 die Schwedin Ellen Key dieses Jahrhundert mit ihrem Buch als *„Jahrhundert des Kindes"* ansprach, tat sie es nicht nur voller Hoffnung, sondern mit Zuversicht und in prophetischer Absicht. Wir sind heute – fast am Ende dieses Jahrhunderts – in der Lage, ein Urteil zur tatsächlichen Entwicklung abzugeben. Vielfältig und gegensätzlich sind die Wirkungen, die die Zeit für das Kind gebracht hat. Ein Jahrhundert des Kindes ist es nicht geworden. Zwiespältig ist die Stellung zum Kind. Für die einen Eltern ist es das höchste Glück, ein Kind zu besitzen. Andere, kinderlose Ehepaare tun alles, um ein Kind zu bekommen, einerseits durch Adoptionsbemühungen im In- und Ausland, andererseits z. B. durch Operationen und künstliche Insemination. Für eine In-vitro-Befruchtung sind schon sehr erfolgreiche Fortschritte gemacht, wenn diese Methode auch große psychische Probleme einschließt. Auf der anderen Seite steht die Abtreibung als Massenerscheinung; hier wird auf das Recht einer werdenden Mutter zur Selbstbestimmung gepocht, das Recht des Kindes aufs eigene Leben aber ignoriert. So zählt das Kind, das man will, zu den Höchstwerten, das Kind, das man nicht will, hat nur geringen oder keinen Wert. Es ist Wegwerfmaterial oder es hat Liebhaberwert oder man steht ihm gleichgültig gegenüber.

Günstige Auswirkungen. Ohne Zweifel hat dieses Jahrhundert das Kind in hohem Maße gefördert. Wenn die durchschnittliche *Lebenserwartung eines neugeborenen Menschen* heute bis auf etwa 70 Jahre angestiegen ist (gegenüber 40 Jahren am Ende des vorigen Jahrhunderts), so ist dies in erster Linie der Verminderung der Säuglings- und Kindersterblichkeit zuzuschreiben. Hier finden das höhere Wissen um die perinatale Belastung des Kindes, die richtige Ernährung und die gesteigerte ärztliche Kenntnis um Krankheitsursachen und Heilungsmöglichkeiten, insbesondere von Infektionskrankheiten, ihren Ausdruck.

Vieles kommt dem Leben unserer Kinder zugute: Die schönen Schulgebäude von heute, die großzügigen neuen Krankenhäuser, die Förderung des Sports, der Bau von Spielplätzen und Schwimmbädern. Die sozialen Leistungen eines Staates nehmen einen großen Teil des Etats ein. Ein gesetzlich verankertes Krankenkassen- und Rentensystem schützt die Familien vor den materiellen Wirkungen der Krankheit und der Invalidität.

Jeder Begabte kann finanzielle Ausbildungshilfen bekommen. In vielen Ländern ist Schulgeldfreiheit eingeführt. Hervorragend illustrierte Bücher, Zeitungen, Zeitschriften, Film, Radio und Fernsehen bringen eine Fülle wertvollen Wissens auch an die Kinder heran. Schon dem jungen Menschen steht fast die ganze Welt offen, um sie in ihren begeisternden Schönheiten kennenzulernen.

So entsteht der Eindruck, als habe das 20. Jahrhundert wie kein anderes das Kind gefördert. Die Erwachsenenwelt hat sich – offenbar wie nie zuvor – vom Wesen des Kindes gewinnen lassen. Sie sieht die Lebensfreude im kindlichen Angesicht; sie läßt sich davon anstecken und froher stimmen. Sie sieht aber auch am Ausdruck des Leidens im Kindergesicht in besonderer Dichte das vom Menschen oder den Naturgewalten verschuldete Elend der Welt und wird durch nichts mehr ermuntert und ermahnt, es zu lindern und zu verhindern. Diese weltweite Einstellung zum Kind – ohne Rücksicht auf Rasse, Nationalität und Religion – fand ihren Ausdruck in der *Charta des Kindes,* mit der die Generalversammlung der UNO am 20. November 1949 die Grundsätze einer Kinderhilfe in die Pflicht aller Völker übernahm. In der 25 Jahre älteren „*Genfer Erklärung*" der Internationalen Union der Kinderhilfe heißt es u. a., das Kind müsse in die Lage versetzt werden, sich in normaler Weise körperlich und geistig zu entfalten, hungernde Kinder müßten ernährt, kranke gepflegt, zurückgebliebene ermutigt, entgleiste Kinder zurückgeführt werden. In Zeiten der Not habe das Kind den ersten Anspruch auf Hilfe.

Ungünstige Auswirkungen. Diesen gutgemeinten Worten und positiven Erscheinungen der Zeit stehen zahlreiche negative Auswirkungen entgegen. Viele Jahre waren die Infektionskrankheiten und Ernährungsstörungen als Gefahr am meisten gefürchtet. In Mitteleuropa stehen heute die Gefährdungen im Vordergrund, die sich innerhalb des Elternhauses durch eine *mangelhafte Zuwendung* und durch *falsche Erziehung,* vielleicht sogar durch Vernachlässigung und Mißhandlung ergeben. In allen Lebensbereichen des Kindes zeigt sich eine erschreckende Zunahme der Unfälle (vor allem Verkehrsunfälle), der Vergiftungen und des sexuellen Mißbrauchs (hohe Dunkelziffer!).

Eine andere Einstellung zum Leben und eine „Öffnung zur Welt" haben unsere *Familien* umstrukturiert und dabei mehr die Familienmutter als den Familienvater beeinflußt. Mit verschiedenen Motiven stehen nicht wenige Familienmütter im Beruf (echte Liebe zum Beruf; Bemühung um eigenen Verdienst und damit Unabhängigkeit vom Manne; Abneigung gegen Haushaltsarbeiten; materielle Not der Familie). Zwangsläufig müssen die Kinder für längere Zeit sich selbst überlassen bleiben. Obwohl die wöchentliche Arbeitszeit im Beruf immer mehr sinkt, erwarten viele Erwachsene von den Stunden, in denen die Familie beisammen sein könnte, eher eigenes Vergnügen und Entspannung, als daß diese den Kindern gehörten. Oft fehlt also die Zeit zum Gespräch; viele Konflikte der Kinder werden den Eltern nicht offenbart, manche falsche Einstellung kann nicht korrigiert werden. So erscheinen die Kinder heute trotz aller Förderung, Abwechslung und Anregung, die das Leben ihnen bietet, im Kern ihrer kindlichen Lebenswünsche oft nicht befriedigt und trotz des äußeren Reichtums in ihrer Vereinsamung arm. Zu Mängeln der Erziehung (fehlende oder falsche Erziehung; Inkonsequenz; Fremdeinflüsse von den „Eltern auf Zeit": Großeltern, Tante, Nachbarn) kommen noch Gefahren aus den Unterhaltungsmedien Fernsehen, Kino und Illustrierte und aus dem Umgang mit ungeeigneten Spielkameraden.

Der *moderne Wohnungsbau* ist nicht kinderfreundlich: kleine Kinderzimmer, geräuschdurchlässige dünne Wände, Hochhäuser, mehr Platz für Garagen als für Kinderspielplätze, nachmittägliche Ruhezeit zur Hauptspielzeit der Kinder, Grünflächen oft mehr optische Zierde und für Kinder gesperrt. Nicht selten verunsichern unglückliche didaktische und systematische Schulreformen Eltern und Kinder. Zu viele Kinder kommen in fast allen Schulen auf einen Lehrer. Die Zahl der *Kindergärten* ist zu klein. Ihre öffentliche Förderung müßte der der Schulen entsprechen.

Kinderreichtum gilt in der Öffentlichkeit weithin als reine Unvernunft, obwohl die Kinder von heute in der Zukunft die Ernährer des immer mehr anwachsenden, nicht mehr arbeitsfähigen älteren Bevölkerungsanteiles sein werden (Abb. 1). Dabei kommen Kinder in der politischen Willensbildung nicht direkt zu Wort, obwohl es bei vielen Elternentscheidungen um ihre persönliche Zukunft geht; ihre Eltern haben nur die eigenen (Wahl-)Stimmen, obwohl sie sich ganz besonders für ihre Kinder einsetzen wollen (und natürlicherweise müssen). Der wahlpolitische Vorschlag ist daher gar nicht utopisch, daß die sogenannten Erziehungsberechtigten ein um die Zahl ihrer Kinder irgendwie erweitertes Wahlrecht bekommen sollten.

Die *öffentliche Hand* belastet trotz gewisser Steuervergünstigungen über Verbrauchersteuern die kinderreichen Familien relativ mehr als Familien mit einem Kind oder Alleinstehende. Fahrpreise in öffentlichen Verkehrsmitteln und Eintrittspreise z. B. in Schwimmbad oder Theater sind für Kinder relativ zu hoch. Ferienorte und ihre Kureinrichtungen, Hotels und Gaststätten, die sich ausgesprochen kinderfreundlich verhalten, gehören zu den Ausnahmen. Den Lärm spielender Kinder nehmen viele Erwachsene weniger hin als Verkehrslärm durch Autos und Flugzeuge. Man hat den Eindruck, daß in weltweitem Rahmen mehr für staatliche Repräsentation, militärische Aufrüstung, Weltraumforschung, sportliche Meisterschaften wie die Olympiade oder für die gefährdete Tierwelt getan wird, als für die Förderung geistig oder körperlich leidender Kinder (oder auch für hilfsbedürftige alte Menschen).

Schließlich ist auch noch auf einen weiteren Mißstand hinzuweisen: In vielen Familien, Gesellschaftsgruppen, Völkern und Nationen werden egoistische Wertgefühle zugelassen, egoistische Bewertungen oder Forderungen aufgestellt oder gehalten und damit Gegensätze im mitmenschlichen

4 Berufung und Beruf: Tätig bei kranken Kindern

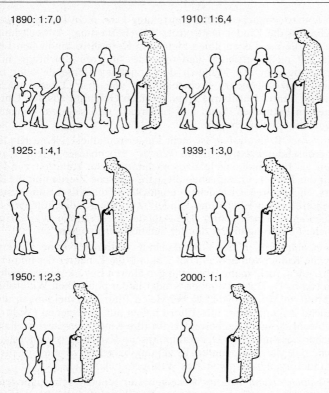

Abb. 1 **Entwicklung der Verhältniszahlen** zwischen alt (über 65 Jahre) und jung (unter 15 Jahre) in unserer Bevölkerung.

Zusammenleben geschaffen, womit weder dem sozialen noch dem politischen Frieden gedient ist. Soziale Randgruppen, chronisch kranke, behinderte und schwachsinnige Kinder, Kinder aus sozial ungünstigem Milieu, Mischlingskinder, Kinder fremder Rassen oder aus Familien ausländischer Arbeitnehmer finden häufig nicht das nötige Verständnis und eine vorurteilslose humane Förderung.

Der Anteil junger Menschen an *kriminellen Vergehen* ist groß und liegt bei 25 % aller aufgeklärten Vergehen. Jugendliche (14–18 Jahre) sind ebenso häufig (10 %) wie Heranwachsende (18–21 Jahre) beteiligt. Kinder (bis 14 Jahre) werden in rund 5 % der Vergehen als Täter ermittelt.

Die Todesursachenstatistik (Abb. 2) zeigt, daß fast die Hälfte der verstorbenen Kinder heute *Unfällen und Vergiftungen* zum Opfer gefallen ist. 85 %

1 Das Kind in der heutigen Welt

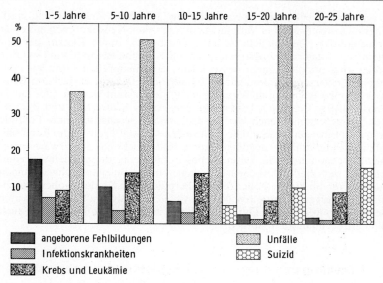

Abb. 2 Todesursachen (%) und Altersklassen

aller Unglücksfälle wären durch Sorgfalt und Vorsicht vermeidbar. Die Versäumnisse liegen vor allem bei Eltern (Vorsicht, Aufklärung), Erziehern (Aufklärung), Behörden (z. B. Verkehrssicherheit) und Industrie (z. B. sichere Verpackung gefährlicher Substanzen). *Bösartige Tumoren und Leukämie* stehen heute an zweiter, *Infektionen* nun an dritter Stelle der Todesursachenstatistik. Der Impfwille darf keinesfalls erlahmen, wenn diese günstige Situation gehalten werden soll. Erschütternd hoch ist die *Suizidquote*.

Die *Kinderkrankenhäuser* erlebten eine Blüte in den 60er und 70er Jahren. In den letzten Jahren sind praktisch alle Kinderkliniken verkleinert, viele auch geschlossen worden. Die Minderbelegung entstand durch die abgesunkene Geburtenzahl, die starke Verkürzung der Verweildauer im Krankenhaus bei der so schnell erfolgreichen Therapie und einer psychologisch zu erklärenden Abneigung gegen einen Krankenhausaufenthalt sowie durch Zunahme der niedergelassenen Kinderärzte. Vieles an dieser Entwicklung ist verständlich, ja richtig, jedoch ist damit auch die Arbeit für jene Kinder erschwert, die unbedingt stationäre Hilfe brauchen. Oft ging die bürgernahe Kinderklinik verloren. Die Anfahrtwege sind dann in lebensbedrohenden Situationen zu lang (nach Unfall, in der Atemnot beim Krupp-Syndrom, bei schwerer Infektion und in kardialen Notfällen, bei

Vergiftungen, bei einer akuten Blutung, in einem Krampfanfall, nach einem Suizidversuch, bei Verlegung eines kranken Neugeborenen aus einer Frauenklinik). Der tägliche Krankenhausbesuch durch Eltern, der vor allem gegen das Trennungstrauma und zur Krankheitsbewältigung so nötig wäre, wird oft nicht mehr verwirklicht, aus finanziellen Gründen oder wegen der Versorgung der anderen Familienmitglieder. Bei stärkerer Belegung können Rooming-in-Wünsche nicht mehr erfüllt werden oder nur in unerträglicher Beengung. Aufstehkinder, Ärzte, Schwestern und Pfleger, Reinigungspersonal, auch die besuchenden Erwachsenen und Freunde brauchen Bewegungsraum. Die finanziellen Maßstäbe, die an die Rentabilität der Kinderkliniken angelegt werden, sind zu sehr aus der Erwachsenenmedizin genommen. Sie berücksichtigen zu wenig die speziellen Eigenschaften der kinderklinischen Tätigkeit: starke Belegungsschwankungen durchs Jahr hindurch, hohe Zahl isolierpflichtiger Kinder, hoher Durchgang mit kurzen Liegezeiten (relativ viele „Intensivtage"), sehr bewußte Bemühung um schnellen Durchgang, hohe, zeitfordernde Zuwendung auch zu den Eltern mit ihren Sorgen.

2 Stellung und Aufgaben der Kinderkrankenschwester*

Existenz, Stellung und Aufgabe von Krankenschwester und Arzt werden von der Krankheit bestimmt. Insoweit projiziert sich das Arbeitsgerüst der allgemeinen Medizin auch auf die Kinderheilkunde. Erkrankungszeichen verlangen Erkennen, Erwägen (Differentialdiagnose), Einordnung (Diagnose) und Behandlung (Therapie); Ziel ist die Wiederherstellung der Gesundheit (Heilung, Rehabilitation) oder wenigstens ein Fähigmachen für ein selbständiges Leben.

Aber das Kind ist kein Erwachsener, auch kein kleiner Erwachsener. Zusätzliche Aufgaben und Einsichten werden daher von der Kinderkrankenschwester verlangt. Ihre Tätigkeit in der Organisation einer Kinderklinik ist unter folgendem Bilde vorzustellen:

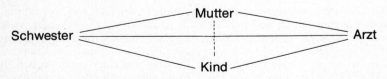

Man sieht Beziehungen der Schwester zum Kind, zur Mutter und zum Arzt. Die natürliche enge Bindung zwischen Mutter (Eltern) und Kind ist durch die Krankheit gelockert. Arzt und Schwester treten helfend für das Kind,

---

* Wenn hier und im folgenden von der Schwester gesprochen wird, ist damit auch der Krankenpfleger in der Identität seiner Aufgaben gemeint.

aber auch für die Mutter ein. Auf beide Personen kommt zugleich noch die Funktion zu, die vorher dem Kind durch die Angehörigen gegeben wurde. Neben dem Arzt steht die Schwester. Als seine Helferin unterstützt sie ihn in seinen ureigenen Aufgaben. Darüber hinaus ist sie mit selbständigen Aufgaben betraut, für die sie vom Arzt keine detaillierten Anweisungen bekommen kann; sie muß sie aus ihrem Wesen und ihrem Können heraus erfüllen.

2.1 Pflegerische Aufgabe

Man könnte sagen, die Schwester habe die Mutter und den Vater zu ersetzen; das stimmt aber in zweierlei Hinsicht nicht ganz. Auf der einen Seite ist die Schwester in der Pflege des kranken Kindes imstande, teilweise noch mehr zu leisten als die Mutter*. Dies ist ja der eine Grund der Klinikaufnahme: daß unter den häuslichen und familiären Möglichkeiten eine Gesundung des schwerkranken Kindes in Frage gestellt sein würde. In der pflegerischen Technik, im Wissen um das Nötige, im Geschick des Handelns und in der Festigkeit, zum Ziel zu kommen, ist die Schwester der Mutter überlegen.

In einem anderen Teil der Pflege aber ist die Schwester einer Mutter gegenüber geradezu bedrückend unterlegen: in der Möglichkeit, dem Kind die Echtheit und die Tiefe an Zuwendung zu geben, die es immer und vor allem unter der Last der Krankheit braucht. Dieser Tatsache wegen gehen wir im folgenden Abschnitt ausführlich auf die seelische Situation des kranken Kindes und auch auf den Hospitalismus, den Pflegeschaden in der Massenpflege, ein. Wenn nun eine Schwester vor diesen Schwierigkeiten steht und diese, wie es scheint, unausbleiblichen Folgen zu sehen glaubt, könnten Resignation und Mutlosigkeit sie befallen. Gerade das Gegenteil aber sollte der Fall sein.

Weil diese Schwester weiß, was die Mutter für das Kind bedeutet und welche Gefahren eine seelische Unterernährung und Verödung (wie der psychische Hospitalismus oft übersetzt wird) einschließen würde, muß sie sich überlegen, wie sie an ihrer entscheidenden Stelle das Richtige tut. Mit selbstloser, fröhlicher Liebe und Zuneigung, mit gleichmäßiger Güte, in gelöster Sicherheit, mit unendlicher Geduld, mit Ruhe und Festigkeit wird sie es richtig machen. Gewiß, hier wird viel erwartet, zumal in einer Zeit, in der man mehr vom Beruf der Schwester als von der Berufung zur Schwester spricht. Aber es gibt noch viele Schwestern, die mit großer Hingabe ihren Beruf erfüllen, in einer warmherzigen Nähe zum kranken Kind und Jugendlichen und zu den Eltern stehen, wie es auch im Wortbegriff „Schwester" von alters her zum Ausdruck kommt. Manchmal hat man den Eindruck, viele der jüngeren Schwestern hätten Hemmungen, ihre Zuneigung zum

---

* Hier und im folgenden: Neben der Mutter ist auch an den Vater gedacht.

kranken Kind zu zeigen. Hier müßten ihnen die älteren Schwestern mit Vorbild und Ermunterung helfen. Viele von ihnen sind so glücklich zu wissen, wieviel Lebensfreude und Zufriedenheit sie selbst schon in ihrem Leben aus dem Kontakt mit den Kindern, aus ihrer Natürlichkeit und beglückenden Zuneigung erlangen konnten.

Die Mütter spüren diese Bedeutung der Schwestern, manchmal vielleicht mit einem leichten Gefühl der Eifersucht. Auch dies muß die Schwester verstehen als eine für eine Mutter durchaus typische Reaktion und eventuell einer dadurch seelisch belasteten Mutter mit einigen erklärenden Worten helfen (Hinweis auf das Wohl des Kindes, das wünschen läßt, daß sich das Kind an die Schwester menschlich bindet; darin liege eine glückliche Hilfe der Natur, da sich das Kind sonst oft verlassen fühlen müßte; durch häufige Besuche könne das vertraute Band erhalten und die dem Kind nötige Sicherheit gegeben werden; das Kind würde sich nach der Entlassung schnell wieder zu Hause eingewöhnen).

Wenn auch die Frage, ob ein Krankenhaus Vertrauen verdient, sich zuallererst am Arzt entscheidet, so ist es für die Mutter nicht weniger wichtig zu wissen, zu welchen Schwestern ihr Kind kommt. Jede Schwester darf sicher sein, daß, beginnend mit der Übernahme des Kindes im Aufnahmeraum, alles an ihr – ihr Gruß, die Ordnung und Sauberkeit ihrer Kleidung, die Art und Weise, wie sie das Kind übernimmt, die Form, in der sie mit dem Arzt spricht, und weiterhin jedes Wort und jede Geste – genau beobachtet und bewertet wird.

Eine Mutter hat auch noch Fragen an die Schwester, selbst wenn der Arzt aus seiner Sicht schon mit ihr gesprochen hat. Man soll ihr reichlich Gelegenheit zum Gespräch geben. Die konkreten Einzelheiten des täglichen Lebens, ob das Kind Heimweh habe, wie es so rede und spiele, was über Essen, Schlaf und Verdauung zu sagen ist, dies will die Mutter in allen Einzelheiten wissen, um daran dann ihr eigenes Kind immer wieder erkennen zu können. So wird die Schwester für die Eltern zur Brücke zum Kind. Dies gilt vor allem beim länger kranken Kind, das Wochen und Monate im Krankenhaus sein muß.

2.2 Diagnostische Aufgabe

Es wird manchen wundern, wenn von einer diagnostischen Aufgabe der Schwester gesprochen wird. Doch dies geschieht mit Recht. Die Schwester stellt zwar nicht die Diagnose, leistet aber wesentliche Hilfe dazu, indem sie hilft, die Symptome der Krankheit zu erfassen.

Diese Leistung beginnt schon bei den täglichen Messungen von Gewicht, Körpertemperatur und Längenmaßen; sie erstreckt sich ferner auf die laufende Registrierung der Ausscheidungen des Kindes (Harn, Stuhl, Erbrochenes, Sputum) und auf jede Einzelheit, vor allem jede pathologische Besonderheit, die an der Körperstruktur und am Verhalten des kranken

Kindes zu beobachten ist. Wenn auch der Arzt nach der stationären Aufnahme einen sorgfältigen Befund (Status praesens) erhebt und, so oft es nötig und möglich ist, zur Kontrolle wiederum untersucht, so ist doch seine Zeit sehr beschränkt. Er sieht das einzelne Kind zwangsläufig nur einen Bruchteil der Zeit, die es die Schwester jeden Tag bei den verschiedenen Verrichtungen der Ernährung, Pflege und Therapie sieht. Daher sind viele Beobachtungen möglich, die für die Diagnostik eine vielleicht entscheidende Bedeutung haben können. Die Schwester braucht also wache Augen, die Fähigkeit genauer Beobachtung und – was sehr schwierig ist: – sie muß beschreiben können, was sie gesehen hat. Hier hilft die Übung: das Gedächtnis läßt sich durch kurze Notizen stützen. Der Arzt muß sich auf die Schwester verlassen können. Vor allem die Schwestern der Nachtwache tragen hier mitunter eine große Verantwortung.

Während sich der „diagnostische Sinn" bei der Schwester entwickelt, muß sie einen ähnlichen Entwicklungsgang durchmachen wie der angehende Arzt. Neben der gefühlsgesteuerten Zuwendung zum Kind erwirbt sie – wie auf Abruf – die Möglichkeit einer kühlen Übersicht des vorliegenden „Falles". Nur so ist sie auch erschütternden Szenen gewachsen, die ihr energisches Einschreiten und Handeln verlangen.

Dieser Sinn kommt ihr aber wieder für ihre pflegerische Aufgabe zugute. Indem sie lernt, ihre Gefühle zu beherrschen und Einzelheiten zu trennen, verliert sie auch nicht den unbeschwerten Kontakt zum Kranken, wenn dieser durch stark entstellende und – wie die Sprache sagt – schreckliche Veränderungen im Gesicht oder sonstwo am Körper gezeichnet ist. Es ist doch eine allgemeine Erfahrung im täglichen Leben, wie sehr schon kleinste Veränderungen im Gesicht, eine kleine Entzündung, eine Warze, ein Hämangiom den zwischenmenschlichen Kontakt stören können. Der Betrachter eines solchen Gesichtes ist mitunter so sehr von diesen Erscheinungen beeindruckt, daß er den daneben objektiv ungestört gegebenen seelischen Ausdruck nicht mehr voll wahrnimmt.

Wie oft gibt es aber im Krankenhaus Situationen, wo das Gesicht z. B. durch ausgedehnte Verbrennungen, ein superinfiziertes, verkrustetes Ekzem, durch ein schweres nephrotisches Ödem oder durch ausgedehnte Weichteilverletzungen jede Ausdrucksmöglichkeit wirklich verloren hat. Nun weiß die Schwester trotzdem hinter der zerstörten Fassade des Gesichts in unbeschränkter mitmenschlicher Empfindung die Seele des Kindes zu erreichen.

Bei der Ausbildung der Schwester ist zu berücksichtigen, daß eine Schwester sowohl im Krankenhaus als auch in der freien Praxis ständig in die Lage kommt, von den erhobenen Befunden Entscheidungen abhängig zu machen. Es ist daher die Grenze nur schwer zu finden, bis zu welcher die medizinischen Kenntnisse der Schwester angestrebt werden sollen. „Möglichst viel" ist ein richtiger, aber vager Maßstab. Die größte Bedeutung kommt dem Wissen um Zusammenhänge zu.

2.3 Therapeutische Aufgabe

Wie die Diagnostik ist auch die Therapie eine auf die Schwester zugeschnittene eigene Funktion. Es kommt zwar nur in Ausnahmefällen dazu, daß sie selbständig Medikamente ansetzt (Notfälle); ständig gehen aber, genau dosiert und pünktlich verteilt, die vom Arzt angesetzten Medikamente durch ihre Hand. Das Einflößen ist vor allem bei den Kleinkindern mitunter sehr schwierig und die Durchführung von Injektionen wegen der kleinen Körperverhältnisse nicht ungefährlich.

Für den Arzt ist erwiesen, wieviel bei der Wirkung der Medikamente von seiner Persönlichkeit abhängt. Diese psychotherapeutische Seite der ärztlichen Therapie ist aus Erfahrung längst geläufig, mittlerweile auch durch Versuche mit pharmakologisch wertlosen Tabletten exakt bewiesen („Leertabletten"; Plazeboversuche).

Beispiel einer solchen Versuchsreihe: 100 Patienten bekommen gegen Herzschmerzen eine Tablette oder Injektion, nur jeder zweite aber darin eine im Zellgewebe wirksame Substanz. Theoretisch dürften also höchstens 50% eine Schmerzlinderung verspüren, in Wirklichkeit sind es aber etwa 75%.

Nichts liegt näher, als auch vom Arzt als von einer Arznei, von der „Droge Arzt" zu sprechen. Die gleich hohe Bewertung kann auch der therapeutischen Leistung der Schwester zukommen. Daß sie sperrenden Kindern die Arznei einverleiben kann, daß diese Kinder auch bittere Substanzen mit einem Lächeln verschlucken, ist überzeugende Demonstration ihrer suggestiven Kräfte. Wie oft werden Schmerzen durch Zuspruch und durch die streichelnde Hand gelindert, wie oft wird ein unruhiges Kind in den Schlaf gesungen und das erste Aufstehen nach einer Bauchoperation durch ein ehrgeizförderndes, ermunterndes Wort geschafft. Gewiß, dies sind allgemein bekannte Erscheinungen, aber es ist nötig, sie auch der Schwester sehr bewußtzumachen, und den Drogencharakter, den solche persönlichkeitsbedingte Wirkungen im Heilplan haben, hervorzuheben.

2.4 Erzieherische Aufgabe

Adalbert Czerny sprach vom „Arzt als Erzieher des Kindes". Erziehen heißt Normen setzen und als Richtmarken in einen Menschen einfügen. Auch die Schwester sieht sich in der Klinik vor die Notwendigkeit gestellt bzw. hat viel Gelegenheit, erzieherisch tätig zu sein, sei es, damit sich die Kinder in die nötige Ordnung einfügen, die das Krankenhaus braucht und die dem Heilplan dient, oder wenn es für das weitere Leben von entscheidender Bedeutung ist, zum Beispiel, wenn ein Diabetiker in die rechte Lebensweise einzuführen ist.

Das besondere Augenmerk gilt dabei Erscheinungen, die mit der Gesundheit im weitesten Sinne oder mit den Gründen für die gegebene Erkrankung zu tun haben. Werden im Gespräch des Arztes und der Schwester hier konkrete Familiensituationen kritisch angesprochen, so dient dies sowohl einer Rehabilitierung des kranken Kindes wie auch einer Vorsorge vor erneuter Schädigung. Kinder, vor allem Eltern, sind in solchen Gesprächen sehr aufgeschlossen und voll guten Willens, den gleichen Fehler nicht zu wiederholen. Ohne daß es immer in der bewußten Absicht der Schwester liegt, wird manche eigene gesunde Einstellung und Lebensnorm aus der Haltung und den Worten der Schwester erkennbar, die mehr oder weniger nachhaltig in die Familien Eingang finden kann.

Der Arzt und auch die Schwester nehmen durch ihren Beruf in unserer heutigen Gesellschaft insofern eine besondere Stellung ein, als Stellungnahmen und Wertsetzungen auch gegenüber außermedizinischen Dingen des Alltags wie kritiklosem Fernsehen, schlechter Lektüre, unvernünftigen Modegewohnheiten und familienschädlicher Berufstätigkeit der Mutter akzeptiert werden. Arzt und Schwester sind also nicht nur Erzieher des Kindes, sondern in gewissem Sinne auch der Eltern.

3 Psychische Situation des kranken Kindes und Hilfen für Kinder und Eltern

3.1 Belastung durch die Krankheit und die fremde Welt des Krankenhauses

In der denkbar schlechtesten Eingangssituation wird ein krankes Kind in die Klinik aufgenommen. Es fühlt sich krank, schwerkrank, fühlt sich in seinem erhöhten Schutzbedürfnis und Liebesverlangen mehr denn je mit seinen Eltern verbunden und wird nun von ihnen getrennt – noch dazu offensichtlich auf deren Wunsch, mindestens mit deren Einverständnis. Gewiß, nicht jedes Kind kommt aus einem Elternhaus, nicht wenige von Pflegepersonen wie den Großeltern oder aus einem Heim. Im Prinzip leben alle Kinder bisher aber doch in einer gleichen oder ähnlichen Situation, so sehr verschieden diese quantitativ auch sein mag. Die Kinder haben einen Partner, mit dem sie leben, der Teilhaber und Teilnehmer ihrer Sorgen und Nöte und auch ihrer Freuden ist. Allerdings kann man feststellen, daß Kinder, die in einem Heim leben oder bei Berufstätigkeit der Mutter tagsüber von einer größeren Personenzahl reihum versorgt werden, sich leichter in das fremde Krankenhausmilieu eingewöhnen. Der Wechsel der um sie lebenden Gesichter wird aus Gewohnheit nicht so schwergenommen.

Neue Bezugspersonen. Als neue Beziehungspersonen, denen es nicht ausweichen kann, treten nun *Arzt und Schwestern* ins Leben des Kindes. Eine häufige Reaktion des kleinen Kindes ist brüllende Abwehr. Die Schwester wird nur in zweiter Linie davon betroffen. Ihr wird, wenn auch zögernd und oft nur schrittweise, am ehesten das Recht vertrautester Personen zugestanden: das Kind ausziehen, füttern und waschen zu dürfen. So entwickelt sich ein erstes Vertrauensverhältnis leichter zur Schwester als zum Arzt. Wie sehr muß aber ein Kind enttäuscht sein und zeitweise in ein Gefühl hoffnungsloser Isolierung hineingeraten, wenn sich bei diagnostischen und therapeutischen Eingriffen die Schwester als bedingungslose Helferin, als Verschworene des Arztes erweist und sich sogar noch gegen das unruhig abwehrende Kind wendet.

Das *Verhalten des einzelnen Kindes bei der Untersuchung durch den Arzt* ist sehr verschieden und so wenig im voraus berechenbar, daß Überraschungen nicht ausbleiben können. Einige Kinder lassen die körperliche Untersuchung scheinbar völlig ungerührt, apathisch über sich ergehen, so daß man sich an den Totstell-Reflex mancher Tiere erinnert fühlt. Aber es ist oft nur eine Ruhe vor dem Sturm, der unstillbar losbricht. Die Untersuchung kann dann nur notdürftig zu Ende geführt werden. Andere Kinder brennen gleich von Anfang an ein Feuerwerk turbulenter Abwehr ab. Nur indem der Arzt sich in dieses Gewühl hineinbegibt, gelingt es ihm, zu ausreichenden Befunden zu kommen. Bei vielen Kindern bringen die Ermüdung und die Erkenntnis, daß alles „halb so schlimm" ist, doch bald so viel Beruhigung, daß die Untersuchung ungestört weiterläuft. Eine dritte Gruppe von Kindern, die erfreulichste Gruppe, zeigt sich – vielleicht durch ein freundliches Arztbild zu Hause vorbereitet, das glücklicherweise nicht Lügen gestraft wird – zutraulich und macht ohne Angst und in freundschaftlicher Aufgeschlossenheit bei der Untersuchung mit. Eine vierte Gruppe von Kindern duldet die Untersuchung, macht in Reserve mit, kommt aber über die Neutralität nicht hinaus. Hier zeigt sich eine durchaus lebenstüchtige Einstellung.

Trennungstrauma, Schwierigkeiten der einzelnen Altersgruppen. Ein Kind muß die Krankenhausaufnahme um so schlimmer empfinden und mit Angst, Verzweiflung oder Depression reagieren,
- je jünger es ist, rein aus dem Gefühl heraus lebt und sich den positiven Sinn der Krankenhausaufnahme nicht vernünftig klarmachen kann,
- je unvorbereiteter es vom einweisenden Arzt und von den Eltern gelassen wurde, ja zusätzlich: je mehr das Krankenhaus dem ungezogenen Kind als Gefängnis und das Dorthinkommen als Strafe erzählt wurde,
- je oberflächlicher und abrupter die Verabschiedung von den Eltern bei der Aufnahme ist und schließlich
- je intensiver die ersten Eindrücke aus Schmerz und dem Gefühl der bedrohten körperlichen Integrität bestehen.

Von großer Bedeutung für alle Schwierigkeiten ist also das Alter des Kindes. Je größer ein Kind, um so mehr ist es Vernunfterwägungen zugänglich, und um so eher kommt es in seinem Krankheitsgefühl vielleicht sogar zu einer positiven Einstellung zum Krankenhaus und den nicht selten unangenehmen Behandlungsmaßnahmen.

Bei *größeren Kindern* werden durch das Trennungstrauma mehr Erwartungsängste mit konkreten Inhalten ausgelöst, und die aus Diagnose und Therapie notwendigen Eingriffe bestätigen leider nur zu deutlich in vielen Fällen diese Sorge. Für nicht wenige Kinder bedeutet dann das Eingewöhntsein lediglich nur so viel, daß sie das neue Milieu nicht mehr erleiden.

Auch der *Säugling* ist in einer besseren Situation, zumal der ganz junge. Das Bild seiner Umgebung ist noch zu schemenhaft, als daß es nicht leichter möglich wäre, manche Umwelterscheinungen auszutauschen und einen weitgehenden Ersatz der Mutter zu bieten, wenn nur die neuen Kontaktpersonen in ihrem Sprechen und Handeln genug Wärme ausstrahlen. Man weiß aber heute mehr als früher von den ersten Objektbeziehungen des Säuglings und dem Aufbau einer differenzierten Kontaktaufnahme zu einer persönlich scharf geprägten Umwelt schon im Verlaufe des Säuglingsalters. Um so entschiedener werden von den Kinderpsychologen mit Recht Bedenken angemeldet, wenn einem Säugling die Mutter oder eine sich ständig mit ihm beschäftigende Pflegerin entzogen werden soll.

Am stärksten aber leidet das *Kleinkind* unter einer Trennung von der Mutter oder dem entsprechenden engen Vertrauten seiner Welt. Unzugänglich jeder Vernunft geben sich die Kinder dieses Alters ganz ihrem Empfinden hin. Der Trennungsschmerz trifft sie in der Tiefe ihrer Existenz. Vorherrschend ist die Angst, weswegen man am besten von der *Trennungsangst* spricht. Das Kind kann in seiner Abtrennung von der Mutter und seiner Vereinsamung zunächst in eine Phase verzweifelten Schreiens kommen, das Stunden, mitunter auch Tage anhalten kann. Es folgt eine Zeit depressiver Verstimmung. Apathisch lehnt das Kind eine neue Kontaktaufnahme ab. Wenige Tage bis Wochen kann dieses Bild anhalten, bis das Kind eingewöhnt erscheint. Vielfach ist es nur ein äußerliches Angepaßtsein, was sich vor allem beim Besuch der Mutter entlarven kann: Das Bild schlägt um in erneute Heimwehreaktion, oder das Kind zeigt der tiefenttäuschten Mutter Abwehr und Verleugnung. Auch die negativen Heimkehrreaktionen, die Erfahrung, daß einzelne Kleinkinder die Mutter nach der Heimkehr tagelang ablehnen, kann in diesem Zusammenhang als Ausdruck der tiefen Erschütterung des Kindes verstanden werden. Es ist auch möglich, daß das Kind nach einem echten Eingewöhntsein ins Krankenhaus nun das Zuhause als fremd empfindet.

Zwangstrauma. Die Mutter wendet sich ihrem Kind im Erkrankungsfalle in besonderer Weise zu, und erhöhte Nachgiebigkeit ist die Regel. Das Krankenhausmilieu ist demgegenüber durch spürbare Sachlichkeit gekennzeichnet, nicht nur, weil die Schwester mit dem großen Ausmaß an elterlicher Zuwendung nicht mithalten kann, sondern auch, weil eine Schwester gleichzeitig mehrere Kinder betreut. In der Fremdheit, die das Kind den neuen Personen gegenüber empfindet, fühlt es sich vielen Handlungen von Arzt und Schwester passiv und hilflos ausgeliefert. Die Schwester sollte sich fragen, wie weit beim Kind allein in der alltäglichen Pflege das Gefühl, daß über es einfach verfügt wird, unbedingt entstehen muß, zum Beispiel beim Entkleiden, Waschen, Füttern und Eingeben der Medikamente. Dem Kind soll soviel Freiheit, auch Verfügungsfreiheit über sich selbst, erhalten bleiben wie nur möglich. Entkleiden dürfen, Füttern dürfen erscheint dem Kind als ein Privileg vertrauter Personen, wie es etwa eine Mutter hat.

Ferner liegen manche, relativ einfach erscheinende Maßnahmen, wie Bettruhe, Diät und etwa auch intramuskuläre Injektionen, in der Vorstellungswelt eines Kindes allzunahe an gewohnten häuslichen Strafen; das Kind empfindet also nicht den Heilwert, sondern einen Symbolwert: Ein ungezogenes Kind muß ins Bett, es bekommt nichts zu essen und zudem Schläge aufs Gesäß. Auch wenn dies alles im Krankenhaus nicht so gemeint ist, sollte die Schwester im Verständnis für das Kind auch von solchen Überlegungen ausgehen.

Krankheitstrauma im engeren Sinne ist *Schmerz, Atemnot und Angst*. Es ist hervorgerufen durch die Krankheit und die ärztlichen Handlungen. Narkose und Operationen sind dabei besonders herauszustellen. Das (subjektive) Ausmaß des Schmerzes und der Atemnot ist abhängig vom Ausmaß der Ängste, die das Kind dabei hat. Sie machen die (sensorische) Schmerzempfindung erst zum Schmerzerlebnis. Hier liegt auch die Erklärung für das sogenannte tapfere Kind, das bei einer Injektion nur wenig weint oder schreit: Es steht weniger unter der Herrschaft vorwiegend unbewußter ängstigender Phantasien.

Auch was eine *Operation* für das Kind bedeutet, ist nicht von der Schwere des chirurgischen Eingriffes allein, sondern von der Art und vom Ausmaß der Phantasien abhängig, die von ihr geweckt werden. Hier sind überraschende Erfahrungen schon für die einfachsten und häufigsten chirurgischen Eingriffe beim Kind gemacht worden (Phimoseoperation, Adenotomie, Tonsillektomie, Bruchoperation, Herzkatheterismus). Wieviel größer muß die Belastung bei eingreifenden Operationen, wie Amputation und Herzoperationen, oder bei folgenschweren Therapiewirkungen mit schwerem Hyperkortizismus und Haarausfall sein. Die *Narkose* erleben ältere Kinder dann wie ein Überwältigtwerden, Vergewaltigtwerden in dem Augenblick, falls sie sich hintenüberlegen müssen und die Maske aufgesetzt wird. Deshalb ist der Einleitung der Narkose durch Injektionsanästhetika der Vorzug zu geben. Schließlich werden die Kinder im Krankenhaus auch mit dem *Toderlebnis* konfrontiert. Sei es, daß sie selbst an einer schweren Krankheit leiden, mit dem Sterben aus unbedachten Äußerungen von Ärzten und Schwestern oder aus eigenen Gedanken rechnen, sei es, daß sie Zeuge des Todes eines anderen Kindes werden.

„Kranksein zu zweit". Um ein gesundes oder krankes Kind verstehen zu können, muß man es in seiner Einheit mit der eigenen Lebenswelt zu verstehen suchen. Zwischen *Kind und Eltern*, insbesondere zwischen *Kind und Mutter* besteht ein Leben der gegenseitig engen Beziehung, und die Mutter ist deshalb in der Sprechstunde oder im Krankenhaus nicht allein als Übermittlerin kindlicher Beschwerden aufzufassen, sondern als mitbeteiligt in der Krankheitssituation, ja, miterkrankt. Mit Recht hat man von einem „Kranksein zu zweit" gesprochen. So versteht man auch besser das Verhalten mancher Mütter, das mitunter fast vernunftwidrig erscheint und die Geduld des Arztes auf eine harte Probe stellt.

Oft wird von Müttern (weniger von den Vätern) aus dem Gefühl heraus diagnostiziert. Das Schlimmste wird angenommen und trotz eingehender Belehrung immer wieder davon gesprochen – oder in einer blindmachenden Angst der Ernst der Sachlage nicht ins volle Bewußtsein gehoben. Die Mutter macht sich laienhaft mit einem schlichten und natürlichen Kausalitätsbedürfnis ihre Gedanken von der vorliegenden Krankheit. Als Ursachen spielen Erkältung, Überanstrengung, Stürze oder Schläge eine große Rolle. Beim Säugling scheint das Zahnen als Krankheitsursache unausrottbar zu sein. Bei älteren Kindern geben Würmer oder Drüsenstörungen oder eine allgemeine Nervosität für viele Krankheiten eine Erklärung ab. Für die Entstehung von Mißbildungen, Geschwülsten und Leukämie wird häufig die Strahlung der Atombomben oder Kernreaktoren, die Benutzung von Konserven und künstlichen Düngemitteln in der Ernährung angeschuldigt.

Ausdrucksbild und **Verhalten** eines kranken Kindes werden in den ersten Kliniktagen um so mehr beachtet, als auch von diesen Äußerungen her die Kenntnis der Krankheitsursachen und Krankheitswirkungen erwartet werden muß, sowie allein davon Auskunft über die Wesensprägung und den geistigen Leistungsstand des bis dahin unbekannten Kindes gegeben wird. In Ausdrucksbild und Verhalten äußern sich zwei Ursachen:

– die Krankheit selbst,
– die Situation, in der sich das kranke Kind derzeit befindet, also die Krankenhaussituation mit ihren Erscheinungen der Isolierung, der Verfremdung, der körperlichen und seelischen Belastung, die auch bei schonendster Betreuung krankheitsbedingt nicht zu vermeiden sind.

Die *Schwierigkeiten der Beurteilung* sind oft sehr groß. Im auffällig stillen Verhalten des Kindes z. B. kann sich sowohl krankheitsbedingte Schwäche als auch Reaktion auf den Verlust der Mutter oder auch nur die normale Wesensstruktur äußern. Das gleiche gilt für das Gegenteil, eine Lebhaftigkeit oder Unruhe des Kindes; auch spezielle Verhaltensweisen wie Verschlossenheit, Weinerlichkeit, Spielunlust, Trotz und Appetitlosigkeit müssen unter diesen verschiedenen Aspekten betrachtet und beurteilt werden. Ein unter Luftnot leidendes Kind – schwere Herzkrankheit, Lungenentzündung, Asthma bronchiale – hat keine Neigung, auf freundliche Anregung zu Spiel und Spaß einzugehen, und reagiert nur mit Mißmut und Kälte, sogar in tätiger Ablehnung, Zorn und Weinen. Das ist für den, der sich um das Kind bemüht, manchmal eine Enttäuschung, vor allem, wenn er in dieser Erscheinung nicht die Krankheitswirkung, sondern einen angeborenen Wesenszug zu sehen glaubt.

3.2 Hilfen für Kinder und Eltern

Dies sind also unsere Bezugspersonen im Kinderkrankenhaus: das *Kind in seiner leibseelischen Ganzheit*, nun besonders belastet durch die Krankheit und abhängig von einer Umwelt, die mit scheinbar feindlichen Handlungsweisen auf es zukommt. Dazu die *Eltern, insbesondere die Mutter, in ihrer Zuneigung und Sorge* im Grunde untrennbar vom Kind, so daß die Erkrankung des Kindes im psychologischen Effekt oft auch *Miterkrankung der Familie* bedeutet.

Das Kinderkrankenhaus ist dabei, sich mehr denn je auf dieses Naturgesetz einzustellen. Großzügig organisierte Besuchszeit für die kranken Kinder, Kontakt- und Pflegemöglichkeit auch im Säuglingszimmer und auf der Frühgeborenenstation, Bereitschaft zur Mitaufnahme der Mutter oder des Vaters (Rooming-in) sind die entscheidenden Grundlagen. Aber man darf sie nur wie ein Grundgerüst empfinden, das durch weitere Überlegungen für Kind und Eltern hilfreich ausgestaltet werden muß. Erst dann ist ein Optimum erreicht.

Arzt und Schwester sollten ganz bewußt auch von den Eltern aus denken und ihnen im Heilplan ihren gewichtigen Stellenwert einräumen: Alles, was der Mutter hilft, hilft auch dem Kind. Eine Umkehr der anderen, gleich wichtigen Beziehung, daß alles, was dem Kind Besserung und Wohlbefinden verschafft, auch der Mutter in ihrer psychischen Belastung eine Hilfe ist.

Wo liegen die Hilfen? **Außerhalb der Tätigkeit der Schwester** setzen einige Überlegungen an, die kurz aufgezählt seien:

- *Einschränkung der Krankenhausaufnahme kranker Kinder:* Ohne Zweifel kann eine gute hausärztliche Versorgung und ein ausreichendes pflegerisches Geschick der Mutter in vielen Fällen eine Krankenhauseinweisung überhaupt überflüssig machen.
- *Richtige Zeitwahl einer unumgänglichen Krankenhausaufnahme:* Sie nimmt Rücksicht auf kritische Entwicklungsphasen des Kindes. Manche Operationen zum Beispiel lassen sich aufschieben.
- *Kindbezogene Krankenhausorganisation wählen:* Kranke Kinder gehören möglichst in Kinderkrankenhäuser, in Kinderabteilungen, auf eine Kinderstation, am besten auch dann, wenn eine Operation vorgesehen ist.

Ärzte, Schwestern und Eltern müssen es als eine gemeinsame Aufgabe sehen, jene Einstellungen und Kenntnisse sich zu verschaffen, jene Bemühungen unermüdlich anzubringen, die dem kranken Kind nützen. Vielfältig sind die Ansatzpunkte für ein besseres Kinderkrankenhaus. Einzelheiten seien der Kürze halber in Thesen abgehandelt.

Ärzte und Schwestern muß noch mehr auferlegt sein, sich für die Psychologie vom kranken Kind und der Mutter-Kind-Beziehung zu interessieren.

3 Psychische Situation des kranken Kindes

Die Forderung nach einer überlegten Psychologisierung der Tätigkeit von Arzt und Schwester im Krankenhaus hebt sich von allen anderen Forderungen ab, wenn es um den Themenkreis „Kind und Krankenhaus" geht. Es gilt, die seelischen Probleme eines Kindes und seiner Eltern im Krankenhaus mit aller Gründlichkeit zu sehen, die Erfahrungen und Überlegungen der Psychologen dazu zu hören und den Krankenhausalltag für das Kind entsprechend zu gestalten. Die psychologische Literatur zum Thema ist reichhaltig, zum Teil aber für die Schwester schwer zugänglich und nicht immer leicht verständlich. Hier mehr zu wissen, würde den *Effekt* haben,

– dem Kind mit noch mehr rationaler und emotionaler Offenheit und damit Zuneigung zu begegnen,

– die Eltern noch besser zu verstehen mit ihren manchmal durchaus unbequemen Reaktionen der Besorgnis und Überbesorgnis, ihrem Drängen nach Entlassung, ihren manchmal unvernünftigen Verhaltensweisen. Alles gilt es ernst zu nehmen in seiner subjektiven Berechtigung, dann in seinem objektiven Ausmaß zu besprechen und daraus die Eltern zu einem angemessenen, heilkräftigen Verhalten zu führen.

Die Türen der Kinderkrankenhäuser können sich noch leichter öffnen, nicht aus dem Andrängen von außen, sondern aus der einladenden Haltung von Ärzten und Schwestern. Im Krankenhaus würde man von den Eltern erwarten, daß sie möglichst jeden Tag zu Besuch kommen, und sie dazu anregen. Unter einer psychologisch-fundierten Anleitung der Schwestern würden diese noch mehr zur Genesung ihres Kindes beitragen können. Mit dieser Öffnung zur Psychologie würde sich die Schwester wohl auch selbst einen Gefallen tun. Die bewußte nähere Beschäftigung mit seelischen Inhalten und Vorgängen würde ihr einen Einblick in mitmenschliche Verhaltensweisen geben, der sie selbst bereichert, lebenssicherer und im eigenen Beruf erfolgreicher und zufriedener machen würde.

Auf zwei psychologisch gut studierte Erscheinungen sei besonders eingegangen, weil sie für die tägliche Arbeit der Schwester mit Säuglingen und Kleinkindern große Bedeutung haben und berücksichtigt werden sollten. Es sind die Untersuchungen über die *natürliche Sozialbeziehung zwischen Mutter- und Jungtier* und über das *Lächeln der Neugeborenen und Säuglinge*.

Was gibt die Mutter? Die Umwelt beeinflußt die spätere Entwicklung von Mensch und Tier. Jungtiere brauchen Anregung (Stimulation) und Schutz des Muttertieres. Um diese Wirkungen besser zu erfassen, wurden neugeborene Äffchen in Einzelkäfigen gehalten, in denen nur Kontaktmöglichkeiten zu Mutterattrappen gegeben waren. Der eine „Mutterkörper" war aus einem Drahtnetz gestaltet; er hatte eine Saugvorrichtung zum Füttern. Der andere war mit Haarstoff bezogen, gab aber keine Möglichkeit zur Nahrungsaufnahme (Abb. 3). Trotzdem hielten sich die Äffchen lieber bei

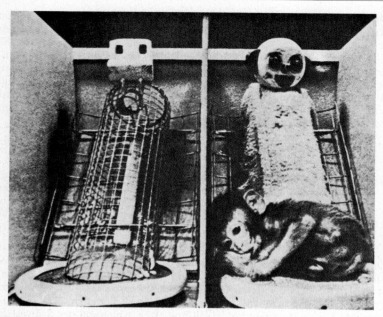

Abb. 3 **Mutterqualitäten im Experiment.** In einer Gefahrensituation flüchtet das Äffchen instinktiv zur „Haarstoffmutter", obwohl die „Drahtmutter" Nahrung spenden würde (aus *Harlow* u. *Zimmermann,* Science 130 [1959] 421).

der „Haarstoffmutter" auf, rieben sich an ihr, umschmeichelten sie. Daraus kann man folgern, daß der Körperkontakt eine erstrangige, die Stillung des Hungers eine zweitrangige Bedeutung hat, so wichtig auch diese zweifellos ist. Weiter zeigt es sich, daß eine schaukelnde Stoffmutter einer unbewegten oder eine Wiege einem unbewegten Bettchen vorgezogen wurden. Optische und akustische Anregungen, die die Jungtiere nicht beunruhigten, wurden positiv aufgenommen. Diese Beziehung zur „Mutter" bekam besondere Bedeutung in Situationen eines plötzlichen Erschreckens: Die Jungen flüchteten instinktiv zur Stoffmutter. Waren die Äffchen in einem leeren Käfig ohne die Ersatzmutter und wurden sie dann von einem unbekannten Gegenstand, zum Beispiel einem sich bewegenden trommelnden Spielbär erschreckt, liefen sie entsetzt weg und drückten sich in einen Winkel. Die Forscher, die dies beobachteten, schrieben: „Sie froren im Winkel ein." War aber eine Ersatzstoffmutter zugänglich, flüchteten sie zu dieser, schmiegten sich an und beruhigten sich mehr und mehr. Von dort aus, von diesem beruhigenden Kontakterlebnis aus, begannen sie dann, sich nach dem unbekannten Gegenstand umzudrehen, sich ihm sogar zu nähern und ihn zu untersuchen. Im Konflikt zweier denkbarer Instinktreaktionen – entweder Flucht vor dem Unbekannten oder dem Verlangen, dieses kennenzulernen – entschieden sie sich also zur Erkundung der Umwelt: aus dem Schutz heraus, den die „Mutter" ihnen gab.

Aus diesen Experimenten an Affen, die mit ähnlichen Beobachtungen von Heimkindern und Familienkindern vergleichbar sind, läßt sich folgern, welch große Bedeutung eine Mutter oder eine andere in aller Wärme wirksame Person für die günstige Entwicklung eines Kindes haben, wie sich eine Lebenssicherheit, eine „Öffnung zur Welt" von einem solchen „sicheren Hafen" aus entwickeln kann. Diese Erfahrung zeigt, wie wenig ein Kind während eines Krankenhausaufenthaltes seine Mutter oder seinen Vater entbehren kann, und ferner, wie sehr eine Schwester im Krankenhaus durch ihre Zuwendung dem Kind helfen kann, damit dieses mit den gegebenen Belastungen fertig wird.

Folgerungen. In der seelischen Betreuung des Kindes findet die Schwester dann die richtige Rolle, wenn sie daran denkt, daß sie Mutterstelle in ihrer Funktion und in der Vorstellung des kranken Kindes zu übernehmen hat. Deshalb sollte das einzelne Kind möglichst nur von derselben Schwester versorgt werden und ein Wechsel von einer Station zur anderen, von einem Heim zum anderen nur aus Notwendigkeit vorgenommen werden. Jeder Säugling, jedes kranke Kleinkind sollte möglichst auf dem Arm gefüttert werden, in dieser „bergenden mütterlichen Haltung", wie einmal eine warmherzige Ärztin sagte. Bedeutsam ist die rechte Art des „Umganges" mit dem Kind, einerseits die Behutsamkeit und Zuneigung vermittelnde Wärme des Handelns, andererseits die Festigkeit und Sicherheit des Zugreifens bei der Pflege, der Hautkontakt im weitesten Sinne. Dies gilt ganz besonders für Säuglinge, für bewußtseinsgetrübte oder bewußtlose Kinder, für entwicklungsrückständige, zerebral-geschädigte Kinder, für blinde Kinder. Sterbenden Kindern kann damit noch ein wertvolles, beruhigendes Stück mitmenschlicher Nähe gegeben werden. Bei Untersuchung durch den Arzt soll die Schwester möglichst dabei sein, vor allem bei jedem schmerzhaften Eingriff. Bei der „großen Visite", bei der viele Menschen mit unklaren oder manchmal leider allzu klaren Worten über das Kind sprechen, gehört die Schwester an die Seite des Kindes. Man darf ein Kind auch nicht direkt, möglichst auch nicht indirekt anlügen, sonst kann es durch Verlust des Vertrauens in das Gefühl schmerzlicher Isolierung geraten. Bei Blutabnahmen soll man nicht so tun, als gebe es keinen Schmerz. In vielen (aber nicht allen!) Fällen könnte eine beim Eingriff anwesende Mutter eine Stärkung sein. Man muß auf die Frage nach dem „Wehtun" vom kleinen „Picks" sprechen und davon, daß ein braves Kind nicht darüber klagt, weil es gesund werden will. Instrumente für Eingriffe müssen von vornherein bereitliegen, um das Kind nicht zu ängstigen oder mißtrauisch zu machen. Man darf auch nicht den Fehler begehen, bei irgendwelchen schmerzhaften Eingriffen das nächste Kind schon vor der Türe warten zu lassen, wo es dann das Geschrei des vorangehenden Kindes beängstigend mitbekommt.

Zu der sorgenden Einstellung der Schwester gehört es, daß sie sich nicht „fertig" fühlt in der Betreuung eines Kindes, wenn dieses sauber gepflegt und gesättigt ist. Es gehören auch Spiel, Spaß und Erzählen dazu; wie gern hören die Kinder, wenn ein Märchen oder eine Geschichte vorgelesen oder erzählt wird. Wie gern haben sie es, wenn gesungen wird. So sehr die Schwester heute durch die einfachsten Pflegevorrichtungen zeitlich ausgelastet ist, so kann sie doch immer wieder in ihrer Zuneigung zum Kind und mit gutem Willen Zeit auch für solche Leistungen gewinnen. Damit hilft sie dem Kind über seine großen Schwierigkeiten hinweg. Sich selbst schenkt sie, ohne daß sie es vielleicht weiß, gerade dadurch eine tiefe Befriedigung im Beruf, die von allen Schwesterngruppen die Kinderschwester am leichtesten und reichsten erfährt.

Die Schwester soll also die erste Partnerin für das kranke Kind werden können. Leider hat sie aber noch zuviel zu erledigen, was nur mittelbar dem Kind zugute kommt. Die Rationalisierung eines modernen Krankenhauses kommt ihr mit einer Bettenzentrale, in der immer saubere Betten bereitstehen, mit einem Abholdienst, der den Transport von Untersuchungsgut ins Labor abnimmt, mit einem Bringdienst für Wäsche, Essen und Medikamente und mit einer Rohrpostanlage weit entgegen. An vielen anderen Einzelheiten kann aber noch verbessert werden, und die Schwester sollte selbst Vorschläge machen: durch Vordrucke, Durchschreibeverfahren und Matrizensysteme, durch Hilfsmittel wie Flaschenwärmer mit Thermostat, Flaschenwärmeöfen mit Thermostat, elektronische Temperaturmessung, Einmalmaterial wie Tupfer, Spritzen und Nadeln u. a. In der Milchküche sollten die Nahrungen trink- und fütterungsfertig zubereitet sein, in der Diätküche für einzelne Kinder schon abgewogene Nahrung hergestellt werden. Alle Putzarbeiten sollten vom Reinigungspersonal übernommen sein.

Mehr Zeit zu haben, bedeutet für die Schwester nicht nur, mit größerer Entspannung Säuglinge, Kleinkinder und schwerkranke größere Kinder füttern, mit mehr Sorgfalt pflegen und beobachten zu können, sondern gerade für das Zeit zu gewinnen, was dem Kind in seinen seelischen Nöten am meisten bedeuten kann: mit ihm kleine und große Probleme durchzusprechen, zu erzählen, zu basteln, zu spielen, einfach „da zu sein". Ein besonderer Wert kann im Zeichnen und Malen liegen: Beschäftigung, Ablenkung, Befriedigung im Gelingen des Werkes, Möglichkeit über den Inhalt ins Gespräch zu kommen, eine Abfuhrhilfe für die Spannungen, die durch die Krankheit und das Krankenhausmilieu entstehen, falls die Zeichnungsmotive entsprechend gewählt werden. Zunächst hilft dies alles, das Trennungstrauma zu entschärfen, dann aber auch die anderen Belastungen zu überwinden, die das Krankenhaus als Institution und die Krankheit mit ihren jeweils verschiedenen Wirkungen mit sich bringt.

Lächeln als psychologisches Phänomen. Viele Menschen glauben, die Kinder (Säuglinge) lernten das Lächeln von der Mutter: Sie lächelt ihr Kind an, dies macht es nach und kann es dann, wenn das „dumme Vierteljahr" vorbei ist. Lächeln durch Nachahmen: So stimmt es sicher nicht; aber in einem übertragenen Sinne kommt es für das Lächeln des Säuglings zweifellos auf die Mutter in ihrer Zuwendung und Wärme an. Dies ist der Grund, warum wir uns für die Kinderkrankenschwester sehr genau mit dieser Ausdruckserscheinung beschäftigen müssen.

Lächeln, Schreien, Weinen und lebhafte Bewegungen der Extremitäten sind die auffälligsten Ausdruckserscheinungen der ersten Lebensmonate. Unabhängig von Rasse und Kulturstufe werden sie überall auf der Welt als vorsprachliche Ausdrucksmöglichkeiten, als Stimmungsübermittler verstanden. In ihrer Bedeutung für den zwischenmenschlichen Kontakt muß man in ihnen wichtige psychosoziale Verhaltensphänomene sehen. Lächeln kann, wie im folgenden näher ausgeführt wird, als *Stimmungsübermittler,* als *angeborene Instinktantwort* auf bestimmte Formvorlagen, schließlich als *aktives soziales Kontaktphänomen gegenüber vertrauten Personen* verstanden werden. Für die einzelnen Begründungen besteht ein enger Zusammenhang zu den einzelnen Säuglingsalterstufen.

Lächeln als Stimmungsübermittler. Die uralte Frage, ob Lächeln eine angeborene oder erlernte Verhaltensweise darstellt, kann am überzeugendsten an seinem Gegenteil, dem Weinen, diskutiert werden. Allerdings kann man beim jungen Säugling für das Phänomen Weinen nicht die Absonderung von Tränen voraussetzen, obwohl Tränenflüssigkeit zur Befeuchtung der vorderen Augenfläche von Anfang an laufend abgesondert wird. Weinen hat bei ihm im ganzen einen gröberen Erscheinungsaufwand, als er bei älteren Kindern oder beim Erwachsenen gegeben ist. Der Säugling „weint mit dem ganzen Körper", ein Schreien, ein „Schreiweinen", wie man auch gesagt hat, als Zeichen einer aus vielerlei Ursachen entstandenen Mißempfindung (z. B. Hunger, Wundsein, Hitze, Kälte, Schmerzen). Gleich nach der Geburt wird Schreien ausgelöst, in dem Augenblick, in dem das Kind in eine lebensbedrohende Atemnot geraten ist: Die Nabelschnur wird abgeklemmt und durchtrennt. Das Kind kommt infolge des momentanen Sauerstoffmangels im Gehirn in Gefahr zu sterben. Diese Notsituation ruft eine in der Hirnorganisation vorbereitete Instinktreaktion hervor. Der erste Atemzug wird getan, die Lungen entfalten sich, das Kind kann sich nun mit eigenen Mitteln den nötigen Sauerstoff besorgen. Wie jeder Mensch sich, z. B. nach einem Strangulationsversuch, vorstellen kann, schlägt sich diese Luftnot unmittelbar in einer negativen seelischen Stimmung nieder. So tritt das Neugeborene mit seinem „ersten Schrei" in diese Welt, was genaugenommen anders beschrieben sein müßte: Es nimmt mit dem ersten Atemzug sein Eigenleben auf. Das erste Schreien ist Zeichen des Unmutes nach der fast tödlichen existentialen Bedrohung.

Sowenig ein Neugeborenes Atmen und Schlucken lernen muß, sowenig braucht es Weinen und Schreien zu lernen. Genauso ist es mit dem Lächeln. Weinen will also etwas ausdrücken (und wir empfinden es auch als seelischen Ausdruck). Es ist bei der Hilflosigkeit, die den jungen Säugling insbesondere auszeichnet, ein Alarmsignal, ein Appell zur Hilfeleistung, der sich an eine Instanz wendet, die bestimmte Gefahren zu beseitigen vermag, an die Umwelt, an die Mutter.

Ein entspannt schlafender oder mit offenen Augen entspannt liegender Säugling, noch mehr ein Säuglingslächeln signalisieren gegenüber dem Weinen ein gegenteiliges Zustandsbild: Zufriedenheit, innere Harmonie, ja Wohlbefinden. So wird jedenfalls dieses Bild auf der ganzen Welt als Ausdrucksbild verstanden. Dieses „innere" Lächeln, das keinen Kontakt mit dem Gesicht eines Beobachters hat und sucht, bezeichnet man im Volksmund auch als „Lächeln mit den Engeln". Man kann sagen, *der Instinkt des Lächelns ist die angeborene Ausdrucksbewegung der Freude.* Jedes (gesunde) Neugeborene lächelt schon am ersten Tag der Geburt, vermutlich hat es schon im Mutterleib seit Wochen gelächelt. Systematische Beobachtungen an zahlreichen jungen Säuglingen haben bewiesen, daß der Ablauf des Lächelns, das Verziehen des Mundwinkels, nur ganz kurze Zeit jeweils währt, daß in den ersten Stunden ein halbseitiges Lächeln häufiger zu beobachten ist als ein volles Lächeln. Sicher achten die meisten Ärzte und Schwestern zu wenig darauf. Viele lassen diese Gesichtsbewegungen wohl auch nicht als Lächeln gelten und interpretieren sie dann meist als Grimasse.

Natürlich soll auch in diesem Zusammenhang nicht verschwiegen sein, daß es Gesichtsbewegungen, die an ein Lächeln erinnern, als pathologisches Zeichen gibt, zum Beispiel als Gesichtszuckung bei Hirnblutung, bei anderer schwerer Hirnschädigung, als Zeichen eines fokalen Krampfanfalles oder als Hinweis auf hypokalzämische Tetanie; diese Kinder zeigen dann aber noch andere neutrale Störungen, wie allgemeine Unruhe, gestörte Atmung, verstärkte Reflexe, Schreckhaftigkeit und Hypertonie der Muskulatur.

Lächeln als Antwort auf von außen kommende Schlüsselreize. Wenn der Säugling nach einigen Wochen, spätestens im dritten Lebensmonat ein von außen auslösbares Lächeln zeigt, ist dies anders zu interpretieren. René Spitz und andere haben dieses optisch ausgelöste Phänomen ausführlich untersucht und sind zu folgenden Erfahrungen gekommen. Unabhängig von Rasse oder sozialem Milieu (also gleich bei Heimkind oder Familienkind) lächelt der junge Säugling, sobald sich ihm ein menschliches Gesicht in voller Front sehr nahe präsentiert. (Wie ein Schlüssel ein dazu passendes Schloß öffnet, löst dieser bestimmte Reiz gesetzmäßig eine bestimmte Reaktion aus.) Ob dieses Gesicht lächelt oder grimmig dreinschaut, spielt dabei keine Rolle; wichtig ist aber, daß es sich vor dem Kind bewegt (zum Beispiel Annäherung, Kopfnicken). Das Lächeln verschwindet, wenn sich das in voller Fläche (en face) angebotene Gesicht ins Profil dreht. Ein von vornherein in der Seitenansicht gezeigtes Gesicht vermag das Lächeln nicht auszulösen. Man fand, daß auch schon eine primitive Gesichtsattrappe dieses Lächeln auszulösen vermag; es reicht dabei sogar, wenn nur Stirn- und Augenpartie dieser Maske sichtbar waren. Es gibt sogar Untersuchungen, die diesen Auslöseeffekt schon beim Neugeborenen beweisen (Abb. 4).

Etwa ab einem Alter von 6 Monaten bleibt bei den meisten Säuglingen diese Reaktion dann aus, wenn das Gesicht einer fremden Person oder eine Gesichtsmaske dargeboten wird. Bis zu diesem Zeitpunkt sind also Personen, auf deren Anblick mit einem Lächeln reagiert werden kann, beliebig auswechselbar, ein wahlloses Lächeln wird also geboten. Somit ist es kein

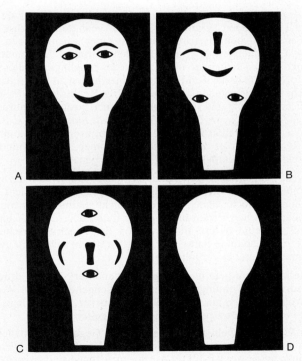

Abb. 4 **Lächeln als Antwort, wenn ein menschliches Gesicht dargeboten wird.**
Schon ein Gesichtsschema kann diesen Effekt auslösen. Untersuchung bei Neugeborenen, die fast alle auf das Schema A positiv reagierten. Auf die Formen B–D reagierten nur wenige Kinder in rasch abfallender Häufigkeit (aus *Goren* u. Mitarb., Pediatrics 56 [1975] 544).

Anzeichen für eine echte Objektbeziehung, sondern aufgrund eines angeborenen Auslösemechanismus zu verstehen, identisch mit der Beobachtung bei jungen Vögeln, die ihre Schnäbel aufsperren, wenn ihre Mutter aufs Nest aufsetzt, ebenso wie bei jeder anderen (experimentellen) Erschütterung des Nestes oder schon dann, wenn man ihnen eine Attrappe mit zwei schwarzen Kreisscheiben vorhält.

Dieses automatische *Begrüßungslächeln der Säuglinge („smiling response")* richtet sich nicht ins Leere, sondern im Grunde immer an ein menschliches Gegenüber. Es hat eine für das Leben positive Bedeutung, indem es im menschlichen Gegenüber, dessen aktuelle Stimmung unbekannt ist und auch feindselig sein könnte, eine Stimmung der freundlichen Zuwendung erregen möchte. Diese Aggressionshemmung gelingt in der Regel; man spricht vom „entwaffnenden Lächeln".

Lächeln als Kontaktphänomen vertrauten Personen gegenüber. Faßt man die bisherigen Erfahrungen zusammen (Abb. 5), genügten zunächst einzelne Teile des menschlichen Gesichtes, auch in einer schematischen Darstellungsweise („Zeichengestalt"), um über den optischen Aufnahmevorgang ein (instinktives) Lächeln oder auch Lachen des Säuglings auszulösen. Nach dem 6. Monat vermag das Kind so viele Einzelheiten an einem dargebotenen Gesicht zu unterscheiden, daß eine positive Reaktion von der Vertrautheit mit diesem Gesicht und von schon erfahrenen positiven Eindrücken mit dieser Person abhängig wird. Das *Kind erkennt nun optisch seine Mutter* (vorher akustisch und über Hautreize). Es bleibt Fremden gegenüber ohne positive Reaktion, ja es kann diesen gegenüber seinen Unmut, seine Abwehr zeigen; es „fremdelt" (auch „fremden" genannt).

Folgerungen. Jede Mutter und Kinderschwester weiß, daß die in vielen physiognomischen Büchern aufgestellte Behauptung, das Gesicht des jungen Säuglings sei noch „ohne Ausdruck", nicht stimmt. Die neueren ausdruckspsychologischen Erfahrungen geben ihnen aber darüber hinaus ein Verständnis für eine tiefere Interpretation der Ausdruckserscheinungen und einige Anhaltspunkte dafür, wie sie selbst sich in richtiger Zuwendung dem Säugling gegenüber verhalten sollen.

Ein Neugeborenes und ein nur wenige Wochen alter Säugling drücken mit ihren Ausdruckserscheinungen in einer überzeugenden Weise Wohlbefinden und Mißempfinden aus als Bestätigung einer richtigen Pflege oder als Signal für besondere Besorgnis, die dem Kind gelten muß.

Das Drei-Monats-Lächeln ist zwar schon auf Gegenseitigkeit aufgebaut, aber noch nicht in dem Sinne, daß hier auf das Erscheinen einer einzigartigen Person geantwortet wird. Die Auslösermerkmale sind zu grob, als daß das Lächeln des Kindes als Antwort auf ein eigenes Lächeln der Pflegeperson verstanden werden dürfte. Jedes Lächeln und Lachen eines Säuglings in diesen ersten Monaten ist Ausdruck einer positiven Nähe zum Mitmenschen schlechthin, die gesucht oder gegeben ist. Darüber hinaus ist es Aus-

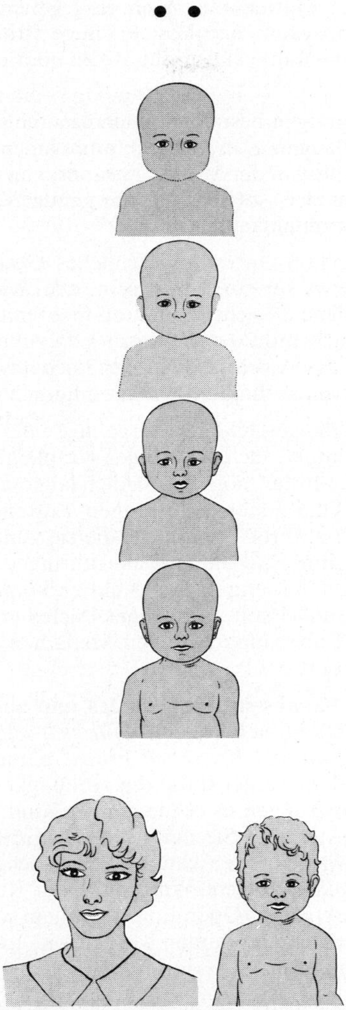

Monate		Voraussetzungen
1	• •	I Einzelreize sind notwendig, oder es genügen Einzelreize.
2		II Es genügt die Augenpartie, die untere Hälfte des Gesichts ist nicht notwendig.
3 4		III Es genügt die Augenpartie, die untere Häfte des Gesichts darf nicht fehlen, der Mund wird nicht beachtet.
5		IV Es genügt noch die (sehr weit ausdifferenzierte) Augenpartie. Der Mund wird allmählich beachtet. Mundbewegungen regen an.
6		V Rückgang der Affektwirksamkeit der (durchstrukturierten) Augenpartie. Mundbewegungen in der Regel notwendig, eindeutige Bevorzugung des breitgezogenen Mundes. – Noch keine Individualisierung des Erwachsenen.
7		VI Neue Lebensphase. Fortschreitende Individualisierung des Partners.

Abb. 5 **Gesichtserkennen beim Säugling.** Notwendige bzw. hinreichende Voraussetzungen zur optischen Auslösung eines Lächelns oder Lachens in Abhängigkeit vom Alter (nach *Ahrens*).

druck einer guten Stimmung. Diese ist mit vielen Tätigkeiten auszulösen: indem die vertraute Person das Kind sättigt, es trockenlegt, leise und in möglichst hoher Stimmlage mit ihm plaudert, es im Arm hält, wiegt, sanft streichelt, und was einer zuwendigen Mutter alles noch eingegeben sein mag. Lautes Sprechen, abruptes Anpacken, nachlässige Pflege irritieren dagegen das Kind. Es sind also in erster Linie akustische Reize oder Hautreize, die das Kind aufnimmt.

Die ausdruckspsychologischen Darlegungen bestätigen nochmals die schon geäußerte Erfahrung, daß jüngere Säuglinge es leichter hinnehmen und ohne Schaden verkraften, wenn sie, falls von der Mutter getrennt, von einer Schwester im Krankenhaus betreut werden, sofern diese nur genug Wärme (= affektives Klima der Mutter) ausstrahlen kann.

Die positive Antwort des Lächelns schon auf ein menschliches Gesichtsschema hin, sollte für Mutter und Schwester ein Anreiz sein, dem Kind in allen Tätigkeiten möglichst oft das eigene Gesicht frontal (en face) mit weit geöffneten Augen und sehr nahe (nur rund 20 cm entfernt) darzubieten. Diese können davon ausgehen, daß das Ausdrucksbild des Lächelns, das das Kind dann zeigt, mit einem positiven seelischen Affekt einhergeht.

Für größere Säuglinge unterstreichen die geschilderten Ergebnisse die Notwendigkeit, daß der Mutter-Kind-Kontakt auch nach einer Krankenhausaufnahme nicht abreißen darf und die Mutter möglichst täglich längere Zeit beim Kind mit all den ihr eigenen Funktionen einer engen Zuwendung verweilen soll. Die Schwester hat es mit ihrer Fremdheit, die sie zunächst ausstrahlt, schwer, älteren Säuglingen ihre Zuwendung nahezubringen. Um aber dennoch zum Ziel einer positiven Beziehung zum Kind zu kommen, sollte ihr nicht zuletzt die eigene Freundlichkeit, ihr eigenes Lächeln dabei helfen. Ein Lächeln ist die kürzeste Entfernung zwischen Menschen; dies gilt ganz besonders auch im Krankenhaus.

Viele Eltern müßten besser auf ein Kranksein ihres Kindes und auf das Krankenhaus vorbereitet sein. Sie müßten mehr wissen – *für sich selbst!* – von der *unausweichlichen Belastung, die die Krankheit bringt,* gerade in besonderer Häufung für das Kleinkind mit seiner stärkeren Anfälligkeit für Infekte. Sie müssen sich Krankheitswirkungen in bezug auf ihr Kind klarmachen: Appetitlosigkeit, Schmerz, Atemnot. Sie müßten ihren größeren Kindern, denen man im Gespräch etwas darlegen kann, diagnostische wie therapeutische *Vorgänge besser darstellen können:* Wirkungen der Krankheit, der Medikamente, Narkose, Punktionen, Operation, vor allem solche Operationen, die als besonders bedrohlich empfunden werden wie Tonsillektomie, Phimoseoperation und Amputation.

Sie müßten mehr um die *positiven und negativen Qualitäten eines Krankenhauses wissen* und sie gerecht abwägen können. Zu vielen, die kritisch über das Krankenhaus urteilen, ist nicht genug bewußt, daß das Krankenhaus bei einer ernsten Erkrankung von allen Möglichkeiten über die besten verfügt, um in der kürzesten Zeit am vollständigsten die Gesundung wieder zu erreichen. Dieser Dienst des Krankenhauses ist auch sein Verdienst. Alles Positive und Negative eines Krankenhauses muß vor dem Hintergrund beurteilt werden, den die Krankheit mit ihrer Bedrohung von Leben und Gesundheit darstellt. Und ferner: Ein Krankenhaus ist nicht nur eine kurative Einrichtung, etwa weil reine Diagnostik in jedem Falle – wie manche denken – ambulant möglich wäre. Komplexe Untersuchungsergebnisse, die über längere Zeit einzeln im Überweisungsverfahren an mehrere ärztliche Institutionen ambulant erzielt werden, verlieren allzu leicht ihren Wert, weil sie nicht mehr den exakten Zusammenhang dokumentieren – ganz davon abgesehen, daß viele schwerkranke Kinder bei diesem Verfahren zu stark belastet, Eltern zu lange in Sorge und zeitraubendem Engagement gehalten würden. In einem kompakt arbeitenden Krankenhaus sind dagegen auch kompliziertere Zusammenhänge in der Regel in wenigen Tagen aufzuklären.

Eltern sollten auch ihre *Ärzte nicht überfordern*. Es ist vor dem zu warnen, was mehr und mehr geschieht: zum Beispiel die Verantwortungsfähigkeit eines Chirurgen zu überziehen und auch kompliziertere Operationen im ambulanten Verfahren zu verlangen. Viele Hausärzte sind für die postoperative Betreuung nach ihrem Kenntnisstand und noch mehr nach ihrer verfügbaren Zeit überfordert. Eltern kommen in kleinen Schwierigkeiten schon in Bedrängnis, die erfahrene Pflegekräfte ohne weiteres meistern. Man soll auch einen niedergelassenen Kinderarzt nicht dann als „ideal" empfinden, wenn er im häuslichen Milieu unter Drängen der Eltern mehrfach Infusionen anlegt und dabei die Überwachung den Eltern überlassen muß, wenn er dyspnoische Kinder in ihrer Atemnot und Lebensgefahr über eine vernünftige Zeit hinaus zu Hause behandelt oder Lumbalpunktionen ohne sachkundige Assistenz auf dem Küchentisch durchführt. Er vermeidet damit zwar die Belastungseffekte des Krankenhausmilieus, handelt aber vielleicht zu Hause oft noch größere Schwierigkeiten für Kind und Eltern ein. Der Dienstbereich Krankenhaus, der sich im idealen Falle ganz auf die leiblichen und seelischen Eigenheiten des Kindes eingestellt hat, könnte manche schwere Krankheitsentwicklung abfangen, schwerkranke Kinder schneller aus dem bedrohlichen Zustand herausführen und bei rechtzeitiger Einweisung auch den ungemein aufregenden und belastenden Notfalltransport ins Krankenhaus unter Blaulicht und Sirene vermeiden helfen.

Wenn man über *Krankheitsbelastung* spricht (und die daraus folgende *Belastung im Krankenhaus einschließt*), spricht man eigentlich etwas Grundsätzliches für die Eltern an. Die Eltern sollten sich frühzeitig bewußtmachen, daß sie diese Belastung als *eine typische Lebensbelastung* für sich und ihr Kind akzeptieren und aus dieser Haltung heraus die Möglichkeit zur Bewältigung gewinnen können. Jedes Menschenleben hat unausweichlich seine Belastungen. Man kann, soll und muß einüben, diese zu bewältigen. So gesehen, wirken Krankheit und Krankenhaussituation dann wie ein Probefall dahingehend, ob es den Eltern in ihrer bisherigen Erziehung gelungen ist, dem Kind aus ihrem vorgelebten Vorbild, aus den von ihnen induzierten Vernunfterwägungen, mit dem Vertrauen, das sie bei ihrem Kind zu sich selbst und zu den Mitmenschen aufgebaut haben, mit der auch im Krankenhausmilieu fortwirkenden persönlichen Nähe, ob sie es mit alledem fertiggebracht haben, ihr Kind auf das Leben mit seinen typischen Belastungen gut vorzubereiten. Wie oft erlebt man im Krankenhaus sogar Kleinkinder, die erstaunlich gut mit dem Krankenhausmilieu fertig werden, erstaunlich gut für Ärzte und Schwestern und auch für die darob erleichterten Eltern. Dies ist ein Verdienst dieser Eltern, das man ihnen sagen und bewußtmachen muß, eine Bestätigung ihrer richtigen Haltung und ihres richtigen Erziehungsweges.

Schade, daß man in diesem Zusammenhang zum wiederholten Male darauf hinweisen muß, daß vernünftige Eltern ihrem Kind gegenüber *Arzt und Krankenhaus nicht verteufeln* und das Verbringen dorthin nicht wie eine Bestrafung darstellen dürfen.

Die Kinder müssen besser aufs Krankenhaus vorbereitet werden. Gegen einige Krankheiten kann man impfen; warum nicht auch gegen das Krankenhaus? Wie viele Menschen in entscheidende Lebenssituationen, wie Ehe und Kinderkriegen, geradezu unvorbereitet hineinschlittern, so werden die wenigsten Kinder aufs Krankenhaus als auf eine grundsätzlich voraussehbare Lebensbelastung vorbereitet. Im Augenblick der Notaufnahme ist alles zu spät. Und gerade für diese zugespitzt schwierige Situation müßte man eigentlich seine Vorbereitungen ganz besonders getroffen haben. Die akute schwere Krankheitsbelastung, der mit Betroffenheit aufgenommene Arztbeschluß der Einweisung, der stürmische Transport in eine fremde Welt – vielleicht auch noch nachts –, Verlassenwerden von den Eltern, die man jetzt mehr denn je bei sich haben möchte, alles potenziert sich zu einer großen Belastung. Dies gilt auf jeden Fall für das kleine Kind, aber auch für viele größere Kinder.

Hier sind – in Stichworten – die *Hilfen,* die Eltern ihren Kindern so früh wie möglich geben sollten:
- Vertrauen schaffen zu Arzt und Schwester im Krankenhaus, die in schwerer Krankheit eine große Hilfe aus Kenntnis und Zuneigung sein können, auch wenn es einmal weh tut.
- Rechtzeitiges Kennenlernen eines Krankenhauses, zum Beispiel durch einen Besuch der Kindergartengruppe im Krankenhaus, den die Kindergärtnerin verabredet. Viele Ärzte und leitende Schwestern werden dies gerne ermöglichen. Die Kinder gehen an Krankenzimmern vorbei, sie sehen schwerkranke Kinder und viele fröhliche Kinder; sie sehen bunte Bilder an den Wänden und andere Bastelarbeiten, die kranke Kinder geschaffen haben. Sie sehen beim Blick durchs Fenster freundliche Ärzte, die Kinder untersuchen, Schwestern, die Kinder pflegen, ohne daß diese weinen müssen, und Mütter bei ihren Kindern.

- Vor einer planbaren Krankenhausaufnahme, zum Beispiel vor einer Operation, könnte das Kind das Krankenhaus besuchen, um von außen ein Zimmer zu sehen, in dem es dann sein wird. Es könnte die Schwester kennenlernen, die es dann pflegt.
- Man kann die Kinder durch einige spezielle Kinderbücher, die es mittlerweile gibt, mit dem Krankenhausmilieu in Bild und Wort bekanntmachen.
- Durch Doktorspielen mit ärztlichen Geräten an der eigenen Puppe kann das Kind sich schon in Argumente einüben, die es dann selbst von Arzt und Schwester zur Begründung von Schmerzen und therapeutischen Techniken hören wird.
- Man muß mit dem Kind auch voraussehbare besondere Belastungen, vor allem Operationen, gut durchsprechen und am besten an der eigenen Puppe mit all den Verhaltensweisen durchproben, die später dem Kind helfen, das Ganze besser zu verkraften.
- Man soll auch daran denken, Lieblingsspielzeuge ins Krankenhaus mitzunehmen, um auf diese Weise ein Stück Heimat mobil zu haben, auch Beschäftigungsmaterial zum Basteln und Lesestoff.
- Schließlich soll man dem Kind, soweit es das verstehen kann, eine klare Vorstellung darüber geben, wie man es möglichst oft besuchen wird und wie man sonst geistig in Verbindung bleiben will.

Dies sind einige von vielen möglichen Anregungen.

Ein freundliches Kinderkrankenhaus schaffen. Mehr mit Unrecht als mit einigem Recht hat man unsere Krankenhäuser als „Maschinerie von Technik und Hygiene" beschimpft. Sicher könnten aber viele Kinderkrankenhäuser noch viel freundlicher ausschauen: mit originellen Schildern, die ins Haus führen, mit fröhlichen Bildern an den Fenstern und Wänden, mit farbiger Gestaltung der Flure und Zimmer. Glück für die Kinder, wenn der Architekt schon für große Fenster zwischen den Zimmern gesorgt hat, die nicht nur der Schwesternbeobachtung dienen, sondern auch zur freundschaftlichen Kommunikation von Zimmer zu Zimmer verhelfen. Oder, wenn schon beim Bau Außentelefone installiert sind, mit deren Hilfe Besucher und Kinder einer Isolierstation miteinander sprechen können, während große Glastüren Blickkontakt erlauben.

Auch die Kleidung der Schwestern könnte oft „normaler" aussehen. Bunte Kleider wären den „schneeweißen" vorzuziehen. Aus dieser Sicht ist auch zu begrüßen, daß die Krankenschwestern heute keine Häubchen mehr tragen.

Bei der Krankenhausaufnahme für eine vernünftige Übernahme sorgen. Gerade hier kann man für die ganze Aufenthaltszeit vieles gut, aber auch schlecht machen. Natürlich hängt die Form, in der die Übernahme gelingen kann, zunächst davon ab, wie das Kind von den Eltern und von früheren

Erlebnissen her auf das Krankenhaus vorbereitet ist. Wenn das Krankenhaus verteufelt oder dem Kind das Versprechen gegeben wurde, es nicht hierzulassen, hat die Schwester für eine glückliche und freundliche Übernahme schon fast alles verloren. Lügen und Sich-davon-Stehlen mögen den Eltern wohl einiges erleichtern, machen aber die Verlassenheit des Kindes noch schlimmer. Es gilt, die barbarische Szene zu vermeiden, ein verzweifelt schreiendes Kind von einer weinenden Mutter mit Gewalt wegzunehmen. Man sollte die Eltern auf eine ordentliche Verabschiedung aufmerksam machen, falls sie es nicht schon von sich aus tun. Ein Abschied unter Tränen ist noch besser als das Davonschleichen. Die Eltern sollen durch ihre Haltung und einige Worte ihr Vertrauen zu Arzt und Schwester dem Kind erkennbar machen.

Die Schwester erhält ersten Kontakt zum Kind mit der Frage nach dem Lieblingsspielzeug, das es mitgebracht hat. Vor allem bei kleinen Kindern sollte man vom früheren Schema abgehen, die Kinder im Ambulanzzimmer zu übernehmen, und statt dessen die Mutter mit auf Station bitten, damit sie ihr Kind selbst entkleiden und ins Bett bringen kann. Sie hat dabei auch noch Gelegenheit, die Schwester in einige Einzelheiten der Intimsphäre des Kindes einzuweisen. Dieses Selbst-ins-Bett-Bringen hat einen großen psychologischen Wert: Es bringt für Mutter und Kind den Eindruck, daß sie sich über den Vorgang der aktiven Eingliederung ins Krankenhaus der Notwendigkeit der stationären Aufnahme unterwerfen und aus freien Stücken sich den Gepflogenheiten des Krankenhauses anpassen. Das Lieblingsspielzeug im Arm erleichtert das Eingewöhnen.

Der Übergang für das Kind gelingt dann wohl am besten, wenn man ihm klarmachen kann,
– daß die Eltern es noch genauso lieb hätten,
– daß die Schwester und der Arzt es ebenfalls lieb hätten,
– daß man ihm schnell helfen wolle und
– es bald wieder nach Hause käme.

Man soll die Eltern nach *familiären Besonderheiten* fragen (kleine Gewohnheiten, Kosenamen und so weiter, s. Tab. 1) und darf dem Kind bei der Klinikaufnahme nichts wegnehmen, was es von zu Hause mitbekommen hat. Im Gegenteil, man sollte die Eltern auffordern, liebgewordene Spielsachen noch zu bringen, eventuell auch Fotografien, falls sie das Kind nicht dabei hat.

Alle Hilfen geben zu einem anhaltend engen Eltern-Kind-Kontakt. Ausgehend vom Wissen um die Mutter-Kind-Einheit muß das Gefühl bei Ärzten und Schwestern gegeben sein, daß nicht nur die Kinder, sondern auch die Eltern wie selbstverständlich „zu uns", zum Krankenhaus gehören. Damit wird in erster Linie ein großer Beitrag zur emotionalen Entspannung der Eltern geliefert. Wer sich mit Müttern unterhält, weiß, was die Tatsache, gern gesehen zu werden und nicht nur geduldet zu sein, für sie bedeutet. Im einzelnen sei auf folgende *Hilfen* hingewiesen:

3 Psychische Situation des kranken Kindes

Tabelle 1 **Fragen an die Eltern.** Wird ein Kind stationär aufgenommen, sollte den Eltern ein Fragebogen mit etwa folgenden Fragen vorgelegt werden. Die nähere Kenntnis von Gewohnheiten der Familie und Eigenheiten des Kindes hilft der Schwester, das Kind besser zu verstehen und in seiner Eigenart besser zu nehmen.

Wie wird Ihr Kind in der Familie angesprochen? Wie nennt es sich selbst? (eventuell Kosenamen)

Wie werden Vater und Mutter angesprochen?

Wie heißen die Geschwister? (eventuell auch Kosenamen angeben)

Was ist das Lieblingsspielzeug Ihres Kindes?

Welche Erzählungen liebt Ihr Kind besonders? (Tiergeschichten, Märchen?)

Wo liegt das besondere Interesse Ihres Kindes? (Welches Hobby?)

Hat Ihr Kind besondere Ängste? Welcher Art?

Hat Ihr Kind schlechte Erfahrungen mit Ärzten, Schwestern und Krankenhaus?

Hat es gute Erfahrungen?

Was sind die Lieblingsspeisen? Lieblingsgetränke?

Gegen welche Speisen hat Ihr Kind eine Abneigung?

Ist Ihr Kind schon sauber? Tagsüber? Nachts?

Was sagt Ihr Kind zu Wasserlassen?

Was sagt Ihr Kind zu Stuhlentleeren?

Hat Ihr Kind besondere Einschlafgewohnheiten? (Lied, Gebet, mit oder ohne Licht, mit oder ohne Spielzeug?)

Wie haben Sie Ihr Kind auf das Krankenhaus vorbereitet?

Welche Eigenheiten möchten Sie noch besonders nennen?

- sehr großzügig gehandhabte Besuchszeit, besonderes Entgegenkommen bei berufstätigen Eltern und Ausländern („unbeschränkte Besuchszeit").
- Volle Akzeptierung von Ersatzmüttern, die zu Hause während des Tages an Stelle der berufstätigen Mutter das Kind versorgt haben: Großmutter, Pflegemutter, eventuell Nachbarin.
- Besuchserlaubnis auch für Geschwister und Schulkameraden, falls diese älter als 6 Jahre sind (die Begrenzung ist in verschiedenen Kliniken verschieden festgelegt). Die früher übliche Grenze von 14 Jahren kann man ohne Zweifel heute unterschreiten, weil Einschleppungsgefahr für Infektionen durch jüngere Schulkinder kaum mehr gegeben ist.
- Bei größeren Kindern Förderung des telefonischen oder brieflichen Kontaktes mit zu Hause. Ein Telefonanschluß, der im Erwachsenen-Krankenzimmer oft eingerichtet ist, sollte auch für Kinderzimmer mehr und mehr denkbar sein.

Eltern, vor allem Mütter, werden natürlich *auch ins Säuglingszimmer* zugelassen. Wenn man den Besuch auf die Eltern beschränkt, durch ihre Einweisung in hygienische Vorschriften die Kinder abschirmt, ist das Risiko kalkulierbar, und die Erfahrungen sind gut. Ganz besonders gilt dies für Kinder der Frühgeborenen- und Neugeborenenstation. Mutterliebe und Vaterliebe sind nicht schon fertig und intensiv bei der Geburt mitgegeben, sondern sind erst im Werden. Vor allem unverheiratete Mütter und unverheiratete Väter, unsichere junge Mütter und Mütter chronisch-geschädigter Kinder (Mißbildungen, Down-Syndrom, infantile Zerebralparese) müssen hier die mitmenschliche Förderung der Schwestern haben. Gerade diesen Kindern muß geholfen werden, daß die Bindungen der Eltern an sie möglichst fest werden. Hier haben also die Schwestern eine ihrer wichtigsten und schönsten Aufgaben: den Müttern zu ihrem ersten, zunächst zögernden Kontakt zu ihrem Kind zu verhelfen, ihnen Mut zu machen, in den Inkubator zu greifen, sich der Zartheit der Kinder in der Pflege anzupassen, die steigende Leistungsfähigkeit in der Nahrungsaufnahme zu nützen. Die Mütter überwinden damit bei Frühgeborenen eine geradezu gefährliche Scheu, der sie früher in der Regel ausgesetzt waren und die eine Mutter einmal so ausgedrückt hat: „Ich habe Angst vor dem Tag, an dem ich mein winziges Kind übernehmen und dort mit meinen Kenntnissen fortfahren soll, wo erfahrene Schwestern mit all ihrer Tüchtigkeit notwendig waren." Besondere Einladung und Unterstützung brauchen auch ältere Mütter, die erst spät ihr erstes Kind bekamen.

Die *Isolierung infektiöser Kinder* läßt sich für einzelne Krankheiten nicht vermeiden. Hinter den nüchternen gesetzlichen Vorschriften steht die Sorge, daß noch weitere Familienangehörige oder weitere Personen erkranken, falls die Eltern im Lebensmittelgewerbe, als Lehrer, Kindergärtnerin oder mit intensivem Publikumskontakt berufstätig wären. In fast allen Fällen kann man aber die Eltern unter Anlegen eines Schutzkittels, unter Einweisung in die strengen Hygienevorschriften und Hinweis auf eine eigene Ansteckungsgefahr ins Krankenzimmer einlassen.

Nur schwer lösbare Besucherprobleme bieten *Intensivpflegestationen,* in denen mit allem Aufwand der Technik ums nackte Leben gekämpft wird, wobei psychologische Gedankengänge oft über Gebühr weit zurücktreten müssen. Man muß in einer Synthese allen Gesichtspunkten gerecht werden: somatische Hilfe *und* soweit möglich wiederholter und tragend wirksamer Eltern-Kind-Kontakt, wobei beiden, in dieser Situation schwerleidenden Partnern geholfen werden kann. Das Kind spürt beruhigend die Nähe der Eltern, selbst wenn es bewußtseinsgetrübt ist; das ärztliche Tun wird dadurch unterstützt. Eltern erleben ihr Kind hautnah in seinem bedrohten Zustand, in seiner Lebensnähe wie in seiner Todesnähe. Es ist sicher so, daß Eltern, die ihr Kind schließlich verlieren werden, einen Verlust dann leichter zu akzeptieren und zu tragen vermögen, wenn sie die schwere Erkrankung ihres Kindes aus der Nähe erkennen können.

Chronisch-kranke Kinder und ihre Eltern sind wechselseitig besonders stark aneinander gebunden. Hier ist einerseits an Kinder mit Stoffwechselstörungen, wie Phenylketonurie, an gliedmaßengeschädigte, schwachsinnige, sehgeschädigte und hörgeschädigte Kinder zu denken. In der Pflege ihres eigenen Kindes haben manche Mütter mittlerweile mehr Geschick als Schwestern. Davon aber abgesehen, bedeutet das Chronisch-Kranksein schlechthin die Notwendigkeit, sich mit Tages- oder Zukunftsproblemen auseinanderzusetzen und mit Problemen der Identitätsfindung unter der chronischen Behinderung fertig zu werden, was unbedingt menschliche Nähe zu den Angehörigen als der Personifizierung eines festen Lebensuntergrundes braucht.

Ausländerkinder spüren im Krankenhaus infolge ihrer Sprachschwierigkeiten in besonderer Weise ihre Hilflosigkeit und Einsamkeit. Sie und ihre Eltern brauchen besonders viel Zuneigung, Geduld und Verständnis für einige Eigenarten. Rund 10% der Kinder eines Krankenhauses sind heute Ausländerkinder, speziell auf der Säuglingsstation können es 25% sein. Mit Übersetzungen von Elternbriefen, Anamnesebogen und bestimmten Merkblättern kann hier viel geholfen werden.

Trotz allen guten Willens sind manche Mütter einfach nicht in der Lage, täglich zu Besuch zu kommen aus ihren vielen anderen Verpflichtungen zu Hause, vor allem gegenüber weiteren Kindern, die sie nicht allein lassen können. Hier gilt es, *Nachbarschaftshilfe* zu suchen und zu geben. Eine Hilfe kann hier auch das Krankenhaus anbieten, indem zu bestimmten Besuchszeiten eine sogenannte *Spieltante* zur Verfügung steht, zum Beispiel eine Schwesternschülerin, die in einem Wartezimmer *mitgebrachte Kinder,* die nicht auf Station dürfen, annimmt und sich mit ihnen beschäftigt.

Manche Mütter wissen mit der Besuchszeit zu wenig anzufangen: Schwestern sollten ihnen helfen, diese Zeit zu gestalten. Die meisten Eltern können es wunderbar, ihren Kindern mit ihrem Besuch Entspannung und Freude zu bringen. Manche tun sich aber recht schwer. Durch die Schwester wäre zu überlegen, was sie von sich aus zu einer befriedigenden Gestaltung der Besuchszeit beitragen kann. Es gibt Situationen schwerkranker Kinder, in denen die günstigste Wirkung von der Mutter dann ausgeht, wenn man ihr rät, sich einfach still ans Bett des Kindes zu setzen. Manchen Müttern muß man dies sagen und verhindern, daß sie zuviel auf die Kinder einreden. Manchmal ist es gut, Bücher bereitzuhalten, aus denen die Mutter etwas vorlesen kann. Länger liegende, schon genesende oder chronischkranke Kinder haben sicher Lust, mit Vater und Mutter ein Spiel zu treiben oder etwas zu basteln. Die Eltern können sich auf längere Zeit mit dem Kind einfach nicht nur unterhalten, und es wäre wohl dann auch die Gefahr unvermeidlich, daß die Gedanken immer nur um die Krankheit und die noch nötige Aufenthaltszeit im Krankenhaus kreisen würden. Der Entspannung von Eltern und Kind könnte also dienen, wenn Spiele (Kartenspiele, Fragespiele, Puzzles, Mensch-ärgere-Dich-nicht und so weiter) oder Bastelwerk (Papier, Stifte, Schere, Klebstoff) angeboten würden.

Man wünscht sich in diesem Zusammenhang Schwestern, die zu Mutter und Kind ans Bett treten und in einer warmherzigen Unterhaltung die positiven Aspekte des Krankheitszustandes und des Krankenhauslebens berühren, um damit sowohl der Mutter wie auch dem Kind wieder ein Stück weiterzuhelfen. Nicht jede Schwester kann dies von vornherein. Ältere Schwestern sollten die jüngeren dazu anleiten und ihnen Mut dazu machen. Das heißt nicht, daß die Schwester über Beurteilungen und Entscheidungen plaudern soll, die Sache des Arztes sind.

Schwierig ist häufig am Ende der Besuchszeit der Abschied vom Kind, vor allem bei Kleinkindern und in den ersten Klinikstagen. Schwester und Mutter müssen wie Bundesgenossen sein: Will die Mutter gehen, kommt die Schwester zum Kind und erleichtert das Ablösen. Weint das Kind, soll die Mutter wissen, daß diese Trauer nicht lange anhält. Lange Abschiedsszenen sollen vermieden werden. Günstig ist es, wenn die Mutter vor dem Abschied erst das kleine Geschenk zum Auspacken gibt, das sie mitgebracht hat.

Mitaufnahme der Mutter ins Krankenhaus hat verschiedene Indikationen: vom Kind aus, von der Mutter, von der Krankheit. Kein Wunder, daß wegen der ungünstigen seelischen Lebensbedingungen eines kranken Kindes Psychologen immer wieder vorschlagen und fordern, die Mutter (oder der Vater) sollte mit in die Klinik aufgenommen werden (Rooming-in). Diese Überlegung gilt insbesondere für Kinder bis zum 5. Lebensjahr, denen die Notwendigkeit der Krankenhausbehandlung noch nicht genügend klargemacht werden kann. Bei allem Verständnis für diese Fragen ist es in vielen Krankenhäusern nicht leicht, solche Wünsche zu verwirklichen. Es hängt nicht einfach nur vom guten Willen bei Schwestern und Ärzten ab. Es muß von einer völlig neuen Organisation unserer Kinderkrankenhäuser ausgegangen werden. Die Krankenzimmer müssen größer als bisher gebaut werden. Manche Schwierigkeiten, wie die Übertragung von Krankheiten und Störungen der Diät, können sich verstärken. Die Überwachung der Eltern, die zahlreichen und in ihrer Wiederholung nicht immer nötigen Gespräche mit ihnen, können die schon beschränkte Zeit von Schwestern und Ärzten noch weiter beschneiden. Die Anwesenheit der Eltern bei den diagnostischen und therapeutischen Eingriffen, die das Kind belasten und schmerzen können, führt zu weiteren Fragen und Diskussionen. Für viele Eltern ist das Erleben dieser für das Gesundwerden der Kinder unumgänglichen ärztlichen und pflegerischen Handlungen eine unnötige und unnütz quälende Belastung. Wird eine Mutter mit ins Krankenhaus aufgenommen, fehlt zu Hause die Mitte der Familie; die gesunden Geschwister und der Familienvater können beim Fehlen von Ersatzmüttern oder Hausgehilfinnen in Schwierigkeiten geraten.

Dennoch sollten sich Ärzte und Schwestern positiv zu diesem Problem einstellen und die Mehrbelastung gerne auf sich nehmen. Die zeitweise geringere Belegung mancher Kinderkliniken kommt ihnen in praktischer

Hinsicht entgegen. Die Mutter muß das befreiende und entspannende Gefühl haben, in die Lebensgemeinschaft der Station integriert zu sein.

Für folgende Kinder und Situationen kommen am ehesten eine Mitaufnahme eines Elternteiles in Frage:

- Kinder im Alter bis 5 Jahre,
- schwerkranke unruhige Kinder, vor allem nach Unfällen und Operationen (Tonsillektomien, Schieloperation), Kinder mit Enzephalitis, in Einzelfällen Kinder mit Asthma und spastischer Bronchitis, schwerer Mukoviszidose und Keuchhusten,
- Kinder mit bösartigen Tumoren und Leukämie,
- Kinder mit Leiden, die eine schwere körperliche Behinderung mit sich bringen und für die die Mutter über spezielle Pflegeerfahrungen verfügt: Blindheit, Lähmungen wie bei Myopathien, infantile Zerebralparese (vor allem vom spastischen und hyperkinetischen Typ), skelettbedingte Behinderungen, Mongolismus, Schwachsinn, dabei vor allem Kinder mit Phenylketonurie (schwierige Ernährung!),
- Kinder mit Hörstörungen und Kinder von Ausländern ohne Verständnis der Landessprache,
- Kinder besonders ängstlicher und besorgter Mütter, Mütter von Nachkömmlingen.

Für die genannten Kinder und ihre Krankheitsbedingungen nützt die Anwesenheit der Eltern, insbesondere der Mutter, zweifellos sehr viel. Die Erfahrungen mit der Hineinnahme der Mütter ins Krankenhaus sind fast überall gut. Andererseits bestehen auch Umstände, abhängig von der Schwere der Krankheit und der psychologischen Verknüpfung von Krankheit und Krankheitsursache (zum Beispiel bestimmte Verhaltensstörungen), unter welchen die *Trennung von der Mutter* den ersten Schritt zur Heilung darstellt.

Rooming-in bedeutet unter anderem auch eine hohe Belastung für die Mutter. Arzt und Schwester sollten dies bedenken. Manche Mütter sind gar nicht dazu fähig, Tag und Nacht bei ihrem Kind zu bleiben. Wie oft erlebt man, daß eine Mutter die stationäre Aufnahme des Kindes strikt von ihrer Mitaufnahme abhängig macht. Wenn es ihr zugestanden ist, bleibt sie dann doch nicht oder nur eine Nacht. Rooming-in-Wünsche sind sicher auch ein Thema für den Tiefenpsychologen. Und: Ein Tag kann lang werden, und opfermütig sind auch nicht alle Ehemänner, wenn sie plötzlich für sich selbst sorgen müssen.

Aber sprechen wir von den Müttern, die bleiben, Tag und Nacht oder nur den Tag von früh bis abends. *Besondere Hilfen* sind für diese zu bedenken, dabei ist zu unterscheiden, was systematisch organisiert sein sollte und was für Einzelfälle abrufbar gehalten sein sollte.

Die *Mutter-Kind-Pflegeeinheiten* sollten
- relativ kleine Zimmer sein, weil in der Regel andere Kinder im gleichen Raum nicht untergebracht werden können.
- ruhig gelegene Zimmer, deren Glasfenster und Glastüren durch Vorhänge fakultativ abgedeckt werden können,
- farblich freundliche Räume mit Bilderschmuck,
- Zimmer mit praktischen hygienischen Einrichtungen für Kinderpflege und zur Handdesinfektion der Mutter.

Ideal wäre es, der Mutter ein eigenes Bett zur Verfügung zu stellen, sonst müßten einfache Liegen ausreichen, die man tagsüber zusammenklappen kann. Dusche und Toilette gehören in die Nähe der Zimmer.

Mütter im Rooming-in haben zwar ihr Kind in ihrer Nähe, sie sind aber einsam. Ihre oft verkrampfte Haltung braucht bei der Schwester das Vorbild der Gelassenheit, ihre existentielle Angst den Hinweis auf die Zuverlässigkeit der medizinischen Hilfen, ihre laienhaften Vorstellungen brauchen das erklärende Gespräch, wobei die Schwester für Einzelprobleme immer wieder auch die Brücke zum Arzt schlagen muß. Ihr pflegerisches Ungeschick braucht Anleitung oder ein vertrautes gemeinsames Arbeiten. Kleine Gesten der Zuneigung werden zu großen emotionalen Hilfen: ein paar Blumen im Zimmer, ein appetitlich angerichtetes Tablett mit dem Essen für die Mutter, zwischendurch eine Tasse Tee.

In manchen Müttern hat sich ein übersteigertes Pflichtgefühl für das Aushalten am Krankenbett festgesetzt. Arzt und Schwester müssen diese Mütter in der Art einer Anregung oder auch in einer regelrechten Verordnung für kurze Zeit auch einmal wegschicken, zu einem Spaziergang oder zu einem Besuch zu Hause. Es dient ihrer Entspannung, um so leichter wird sie ihren Dienst für das Kind wieder fortsetzen können.

Dem Kind alle vermeidbaren Belastungen ersparen und besser für Affektabfuhr sorgen. Das Kinderkrankenhaus hätte sich in den vergangenen Jahren sicher manche Attacke von außen ersparen können, wenn der psychologische Kenntnisstand, die selbstkritische Eigenstellungnahme zu den Negativqualitäten des Krankenhauses und konsequente Anpassungsbemühungen im eigenen Haus gleichen Schritt gehalten hätten. So mußte sich das Kinderkrankenhaus durch oft überschießende Systemverurteilung unter Druck gesetzt fühlen, so wurde das ganze Pflege- und Betreuungssystem durch die Schwester als unzureichend beurteilt. Um hier abzuhelfen, holte man in anderen Ländern neben die Schwester neue Berufe ins Krankenhaus, Heilpädagoginnen (Kindbegleiter, Child-life-worker; durch Emma Plank in USA) und Observatricen (durch Veneklaas und seine Mitarbeiter in Holland). Ihr Arbeitsfeld ist klar umrissen: Mitarbeiter des Kinderarztes, der Schwester und des Kinderpsychiaters, Kontaktperson zu den Eltern, Partner des Kindes in seinen seelischen Schwierigkeiten, Begleiter zu

Untersuchungen, psychische Stütze bei Injektionen und belastenden Eingriffen. Diesem Berufsentwurf und diesen Bemühungen ist höchste Anerkennung zu zollen. Aber: begleiten und beobachten, engster Partner des Kindes zu sein, ständig anwesend, immer wirksam, daß heißt doch Tag und Nacht und auch am Wochenende; es ist bei den heute üblichen Arbeitszeiten auch mit diesem Modus undenkbar, daß hier eine Kontinuität für das Kind gegeben ist. So liegt der Wert der Publikationen von James Robertson, Emma Plank, Gerd Biermann und G. M. Veeneklaas darin, daß sie Kinderärzte und Kinderkrankenschwestern aufrütteln können, ihre pädagogische und mitmenschliche Aufgabe für das kranke Kind endlich in genügender Deutlichkeit zu sehen. Heilpädagogin und Observatrice sind ursächlich Notgeburten, sachlich Funktionsmodelle, weil im Krankenhaus noch vieles nachzuholen ist, was man aus psychologischer Sicht erwarten möchte und erwarten darf. Aus diesem Ansporn und diesen Erfahrungen heraus muß die Schwester durch psychologische und pädagogische Akzentuierung des Schwesternunterrichts und der Schwesternfortbildung eine noch bessere Ausbildung erhalten, aus diesen Überlegungen muß sich das Krankenhaus durch eine alltäglich spürbare Humanisierung und Psychologisierung noch weiter verbessern.

Die Schwester selbst sollte mit den neuen psychologischen Erkenntnissen nach ihrer inneren Einstellung und ihrem Können in den Stand gesetzt sein, neben ihren spezifischen Leistungen in Diagnostik und Therapie weitgehend die *Funktionen der Mutter und alle Funktionen einer Heilpädagogin* zu erfüllen.

Was dem Kind an *Belastungen erspart werden kann,* müssen Arzt und Schwester als gemeinsame Aufgabe sehen:

– Dem Kind erklären, was erklärbar ist: Krankheit, Operation, Narkose, Punktionen, Bestrahlung.

– Einzeluntersuchungen, z. B. Blutabnahme, sollte man so weit zusammenfassen, wie es möglich ist.

– Abschirmen, was Angst machen kann: diagnostische und therapeutische Geräte; Schreien anderer Kinder, die Eingriffen ausgesetzt sind; vermeiden, daß man als Anästhesist, Operateur oder Operationsschwester mit Mundschutz vor das Kind tritt; Bevorzugung der Allgemeinanästhesie bei bestimmten Eingriffen.

– Bei der Visite des Arztes gehört die Schwester an die Seite des Kindes.

– Bei Verlegung in ein anderes Krankenhaus sollte eine vertraute Schwester mitfahren.

Viele Belastungen können dem Kind trotz aller Bemühungen einfach nicht erspart bleiben. Aber die Schwester kann helfen, daß das *Kind besser damit fertig wird.* Man muß oft mit dem Kind über seine großen und kleinen Probleme sprechen, darf Antworten nicht aufschieben (wenn man auch mit neuer Argumentierung vielleicht noch einmal auf die Frage zurückkommt). Ja, man muß das Kind zu Fragen und zur Diskussion anregen, wenn man spürt, daß es etwas bedrückt.

Das spiel- und bewegungsfreudige Kind kann viel Konfliktstoff *durch Spiel abreagieren:* Spiel im Bett und außerhalb im Spielzimmer, auf einem Kinderspielplatz im Freien, im Kindergarten, Basteln mit allen Arten von Material, Malen im sogenannten Matsch- oder Befreiungsraum, Zeichnen auf großzügig zur Verfügung gestelltem Papier. Die Produkte der eigenen Bemühungen sollen die Kinder umgeben und an den Wänden zur Schau gestellt werden. Anerkannter Erfolg fördert das Selbstwertgefühl, das durch die Krankheit häufig gelitten hat. Manche Konflikte löst ein *gerichtetes Rollenspiel* der Kinder. Mit Puppen können sie als handelnde Personen, z.B. als Schwester oder Arzt, durchspielen, was sie selbst im passiven Ausgeliefertsein erlebt haben.

Heimkehrschwierigkeiten vorbeugen. Kleinkinder entwickeln manchmal Aggressionen gegen die Mutter, weil sie offenbar die Trennung als einen von der Mutter verschuldeten Liebesverlust empfunden haben. Sieht man solche Schwierigkeiten voraus, vor allem weil die Mutter von den Besuchszeiten nur wenig Gebrauch gemacht hat, sollte man diese schon einige Tage vor der Entlassung intensiv in die Pflege hineinnehmen und Gelegenheit geben, daß Mutter und Kind wieder ganz zueinander finden.

Ein besonderes Problem: **Kranke Neugeborene und Frühgeborene haben noch keine Familie; die Schwester kann ihnen dazu verhelfen.**

Der Eintritt ins Leben ist für manche Kinder mit mehr oder weniger schweren Problemen der gestörten Organfunktion verbunden: Störungen der Atmung, des Kreislaufs, des Leberstoffwechsels, der Elektrolyte, des Nervensystems. Die jeweiligen Symptome bestimmen unsere Diagnostik und unsere entsprechende therapeutische Tätigkeit. Um das Notwendige leisten zu können, müssen bedrohte Kinder in eine Kinderklinik verlegt werden, was die räumliche Trennung von der Mutter bedeutet. Bei dieser – psychologisch gesehen – unphysiologischen Situation kann der natürliche Aufbau eines innigen, tragfähigen Verhältnisses zwischen Kind und Mutter (Eltern) nicht in der üblichen Form gelingen, die „*Geburt der Familie*" wird aus dem günstigsten Zeitpunkt unmittelbar nach der Geburt in spätere Wochen verlegt. Es gibt mittlerweile wissenschaftlich fundierte Erfahrungen, daß daraus in viele Jahre fortwirkende Schwierigkeiten des Eltern-Kind-Verhältnisses entstehen können, daß Gedeihschwierigkeiten und Erziehungsschwierigkeiten in einem ernsten Maße beobachtet werden, selbst wenn diese Kinder aus der Gefahrenperiode körperlich gesund hervorgegangen sind. Man hat als schlimmste Auswirkung beweisen können, daß sich unter solchen Umständen eine höhere Quote von Kinderverwahrlosung und Kindsmißhandlung in den betroffenen Familien einstellt. Diese Tatsachen verpflichten uns, im Zeitraum nach der Geburt für die seelische Entwicklung des Kindes genauso das Richtige und Notwendige zu tun wie für die körperliche Gesundung. Dann können solche Spätfolgen vermieden werden.

Wir müssen uns die *psychische Situation einer Mutter* eines kranken Neugeborenen und eines Frühgeborenen vor Augen halten. Bei einer Frühgeburt wird die Spätschwangerschaft, in der sich die Mutter normalerweise gefühlsmäßig auf die Entbindung und die erste direkte Beziehung zu ihrem Säugling vorbereitet, plötzlich und unerwartet für die Mutter beendet. Statt des erhofften gesunden Kindes wird ein kleiner Säugling mit verminderten Überlebenschancen geboren. In eine ähnliche, unerwartete Situation kommt die Mutter eines ausgetragenen, aber durch Krankheitszeichen gefährdeten Kindes. Angst, Enttäuschung, Trauer, Schuldgefühl bestimmen in der Regel nun ihr Erleben. Statt in ein ungetrübtes und unkompliziertes Verhältnis mit ihrem Kind zu kommen, bedrängen sie vordergründig die folgenden Gedanken.

Sie muß sich auf einen möglichen Verlust des Kindes vorbereiten und bremst sich dann in einer instinktiven Trauerreaktion, ein hohes Maß an innerer Zuwendung vollends aufzubauen. Sie muß ihr Versagen, einem gesunden Kind das Leben zu schenken, verarbeiten. Sie muß, wenn sie sieht, daß ihr Kind unter bleibender Behinderung (z. B. Fehlbildung) oder unter langwierig fortwirkenden Aufzuchtschwierigkeiten davonkommt, eine besondere Qualität der Mutter-Kind-Beziehung aufbauen, die den kommenden besonderen Bedürfnissen gerecht werden wird. In den ersten Lebenstagen des bedrohten Kindes fehlt insgesamt oft die Übersicht über Tod, bleibende Schädigung oder letztliche Gesundheit, was jede seelische Auseinandersetzung und Standortsuche in der Verarbeitung der Problematik bei den Eltern ungemein erschwert.

Daraus ergeben sich *verpflichtende Folgerungen*. Schon in den ersten Tagen nach der Übernahme des Kindes soll in einer intensiven mitmenschlichen Kontaktnahme das Frühgeborene oder kranke Neugeborene seelisch gefördert („stimuliert") werden. Dies geschieht so, daß diese Kinder, sobald sie keinen zusätzlichen Sauerstoff mehr benötigen und ihre Körpertemperatur über etwa 36 °C aufrechterhalten können, *von der Schwester* auf den Schoß genommen werden in einer Haltung, daß ein voller Kontakt von Gesicht zu Gesicht möglich ist (siehe dazu S. 26). Die Schwester spricht dabei mit dem Kind, schaukelt es, liebkost es, und dies täglich, möglichst in sechs halbstündigen Sitzungen, wie es eine natürlich empfindende Mutter tun würde. An Mimik und Verhalten des Kindes wird man in vielen Fällen erkennen können, welch positive Stimmung damit im Kind hervorgerufen wird.

Darüber hinaus sind aber alle Schritte zu unternehmen, daß *die Mutter selbst* möglichst oft und möglichst nahe zu ihrem Kind kommen kann, um es zu versorgen und ihm die eigene Nähe spürbar zu machen. Läßt es nach einer schweren Geburt der Gesundheitszustand der Mutter noch nicht zu, daß sie selbst erscheint, sollte der *Vater* für diese fördernden und prägenden Effekte zum Kind kommen. Ist ein Kind zur Adoption freigegeben, gilt das

Entsprechende für die *Adoptiveltern*. Wenn die Schwester ihre Aufgabe richtig versteht, wird ihr die Hineinnahme der Eltern nicht als eine Entwertung ihrer Schwesternrolle erscheinen. Sie wird vielmehr das Gefühl bekommen, daß sie damit letzten Endes für das Kind noch mehr getan hat als mit den früher üblichen Arbeitsnormen einer Frühgeborenenstation, die den Eltern nur den Blick durchs Fenster erlaubte.

Viele Einzelheiten sind noch zu bedenken. Vor dem Betreten der Frühgeborenen- und Neugeborenenstation sollte *den Eltern geschildert werden, was sie erwartet:* eine Station der Intensivpflege unter Zuhilfenahme von viel Technik und – im Hinblick auf das eigene Kind – ein mehr oder weniger krankes Kind, das alle medizinischen Hilfen braucht. Die Eltern müssen in die strengen *hygienischen Vorschriften* eingewiesen werden; haben sie einen Infekt, können sie natürlich nicht zugelassen werden. Schwester und/oder Arzt sollten vor allem beim ersten Kontakt ohne Zeitdruck zur Verfügung stehen und sich auch sonst immer wieder den *Fragen* stellen und im *Gespräch* die persönlichen Probleme der Eltern zu erfassen suchen. Ein solches Verhalten wird die Eltern stärken. Auf die *Krankheitszeichen des Kindes* soll im einzelnen aufmerksam gemacht, *Fehlbildungen* sollen gezeigt werden. *Positive Lebensäußerungen* werden genauso vorgewiesen, um so, ohne über negative Erscheinungen hinwegzureden, die stärkende Hoffnung ins Spiel zu bringen und das Ausmaß der objektiv begründeten Ängste zu begrenzen.

Die Eltern sollen, falls sie nicht auf Station erscheinen können, ermuntert sein, täglich sich wenigstens *telefonisch* zu erkundigen. Es kann daraus auf die Intensität der Zuwendung und Besorgnis geschlossen werden, die diese für ihr Kind fühlen.

Liegt ein Säugling unter der *Fototherapie,* soll beim Besuch der Mutter das Gerät vorübergehend abgeschaltet und die Augenbinde abgenommen werden, um den bedeutsamen Blickkontakt von Angesicht zu Angesicht zu ermöglichen.

Vielen Eltern muß Mut gemacht werden, zu ihrem Kind *täglich zu kommen,* es zu besuchen, bei ihm reichlich lange zu bleiben, es zu berühren, mit ihm zu sprechen, es zu füttern und zu pflegen. Manche Eltern müssen auch auf diese Notwendigkeit drängend aufmerksam gemacht werden, falls man bei ihnen mangelndes Verständnis, Gleichgültigkeit oder Ablehnung des Kindes voraussetzen muß. Dies gilt ganz besonders dann, wenn nach klinischer Besserung die Entlassung des Kindes ins Auge gefaßt werden kann. Um den nahtlosen Übergang in die häusliche Pflege zu gewährleisten, soll die Mutter in den letzten Tagen weitgehend die Pflege selbst übernommen haben. Ist eine Mutter in den ersten Tagen nach der Geburt mit einem Besuch noch nicht belastbar oder ist das Neugeborene in eine auswärtige Kinderklinik verlegt, könnte man auf Station ein Polaroidphoto des Kindes machen und der Mutter überbringen lassen.

3.3 Erziehung in und durch die Krankheit

Was heißt Erziehung? Jeder Mensch, ob jung oder alt, ist wie ein aus sich selbst drehendes Rad, in einer Bewegung auf ein sichtbares Ziel hin oder scheinbar ohne Ziel: eine Bewegung aus sich selbst, gefördert oder gehemmt durch die mitmenschliche und sachliche Umgebung. Jeder Mensch ist in seinem Leben dabei, zu einer eigenen Prägung zu finden, sich selbst zu verwirklichen: mit den Möglichkeiten, die er hat, und den Möglichkeiten, die man ihm gibt oder die man ihm läßt.

In diesem Entwicklungsgang auf etwas hin, den wir vor allem für das Kind vor unseren Augen haben, kommen die richtenden Impulse aus Erbanlagen, aus Erlebnissen (Schicksal) und durch eigene Mitwirkung. In diesem weiten Sinne einer Einflußnahme am Menschen geschieht Erziehung, einerseits Selbsterziehung und andererseits Erziehung durch Einfluß von außen.

In der üblichen Betrachtung sieht man im Begriff Erziehung vor allem die bewußte kritisch beurteilende und ausrichtende Einflußnahme von außen, wie sie z. B. durch die Erzieher, Eltern und Lehrer geschieht. In der Form sind es Erklärungen, Verständnishilfen, Anordnungen, Verbote, Belohnungen oder Strafen, Strafen durch Worte, Liebesentzug oder körperliche Züchtigung. Zu wenig wird in der Regel bedacht, daß die wichtigste, in der praktischen und moralischen Wertigkeit größte und im Zeitumfang ausgedehnteste Erziehungswirkung nicht aus der bewußten Aussage oder Tätigkeit eines Erziehers kommt, sondern aus der unbewußt angesetzten Wirkung von Worten, Taten oder Unterlassungen der erzieherisch wirksamen Personen. Deshalb ist es erzieherisch so gefährlich, wenn eine Lücke klafft zwischen dem ausgedrückten Erzieherwollen und dem gelebten Vorbild, wenn Eltern von ihren Kindern Dinge verlangen, die sie selbst nicht tun und für sich selbst nicht verbindlich halten.

Sinn der Krankheit. Die Frage nach dem Sinn der Krankheit ist schon oft gestellt worden und ebenso viele Antworten sind darauf schon gegeben, und es sind ebensoviel verschiedene. Eine der ältesten Antworten unseres Kulturkreises sei zuerst genannt, ohne ihr einen absoluten Anspruch auf Gültigkeit zubilligen zu wollen: Krankheit ist Teil der Unzulänglichkeit dieser unvollkommenen Welt. Krankheit ist Strafe für die Verfehlungen der Menschen jeder Zeit. Einer anderen Antwort nach ist Krankheit Prüfung, ist sie Aufgabe für einen Menschen, der er sich unter Entfaltung seiner positiven Kräfte stellen sollte, um an ihr zu wachsen. So hätte Krankheit immer einen Sinn, ja sie sei wichtig für die Selbstverwirklichung eines Menschen. Manche Menschen wachsen tatsächlich in ihrem geistigen Wert unter dieser Last, andere aber zerbrechen. Wo von beiden Möglichkeiten soll da – allgemein gesehen – im Entwurf einer Weltordnung der Sinn der Krankheit liegen? Eine Antwort zu finden ist sehr schwer, es muß sich jeder im eigenen Nachdenken um eine eigene Stellung zur Krankheit bemühen – und dies bewußt auf die einzelne Situation bezogen.

Krankheit und Lebensalter. Am wenigsten öffnet sich ein einheitlicher Sinn der Krankheit unserer Vernunft, sieht man die Krankheitsbelastung in bezug auf die einzelnen Lebensalter von der Geburt bis ins Greisenalter. In einem *Neugeborenen* und einem *jungen Säugling* läuft eine Krankheit einfach ab. Das Kind leidet unter der Krankheit, erlebt (in einer distanzierten Form empfunden) wird sie aber nicht. Das Kind gesundet oder das Kind stirbt oder es bleibt ein Defekt. Einen geistigen Anstoß hat es für dieses Kind nicht gegeben, einen Sinn hat diese Krankheit also für dieses Kind nicht gehabt. Eine Erziehungswirkung aus der Krankheit bleibt aus, es sei denn, daß diese mit verbleibenden Schäden in ein Alter mit höherem Bewußtsein hineinwirkt.

Kleinkinder, also Kinder von 1 bis 5 Jahren, erleiden ihre Krankheit und erleben sie damit. Sie erleben die Minderung ihrer Vitalität, erleiden vielleicht Schmerz und Atemnot, fühlen sich aus der Sorge der Eltern und den Anordnungen des Arztes manchem Zwang ausgesetzt. Sie kommen mit der krankheitsbedingten Ordnung in Konflikt. Eine Distanz zur Krankheit erhalten sie nur in sehr geringem Maße. Mit dem Krankheitsbegriff setzen sie sich noch nicht auseinander. Dennoch – so werden wir sehen – kann die Krankheit bei ihnen schon einen Erziehungseffekt haben.

Schulkinder, Jugendliche und Erwachsene erleben nicht nur passiv ihre Krankheit, sondern stellen sich dieser Last häufig in immer wieder neuen Denkansätzen, vor allem dann, wenn die Krankheit lange dauert, diese zu großer Schmerzens- und Atemnot führt, weitgehende Abhängigkeit vom Mitmenschen bedeutet, Entstellungen und Gliedverlust hinterläßt und eine Beschränkung der Lebenslust, der Leistungsfähigkeit und des Lebensglükkes herbeiführt. In diesen Altersgruppen kann Bewußtsein, Verhalten und schließlich auch der Charakter eines Menschen stark beeinflußt werden aus zwei Wirkungen: einerseits aus den direkten Wirkungen der Krankheit und andererseits aus den sekundären Auswirkungen der Krankheit, da diese für den Kranken eine neue dingliche und personale Umwelt schafft. Ein junger Mensch und ein Erwachsener auf der Höhe des Lebens erwartet vom Leben freie Entfaltungsmöglichkeit, Unbeschwertheit, Glück – und Krankheit läuft dem allen als Unglück zuwider. Der *alte Mensch* schließlich muß seine Krankheit wieder anders sehen. Krankheit und Gebrechen gehören zum Alter. Der eine alte Mensch sieht es beim anderen, daß es unausweichlich einfach so und nicht anders ist. Krankheit ist etwas Natürliches, als Geschick fast selbstverständlich. In der Regel muß das Alter über die Krankheit zum Tode führen. Dieses Wissen schließt natürlich nicht aus, sich auch als alter kranker Mensch in Schmerz und Lebensbehinderung dagegen aufzulehnen und das Leiden als sinnlos zu empfinden. Die Krankheit aber erzieht. Sie erzwingt die Resignation, sich dieser Altersschwäche zu ergeben.

Beschränken wir uns aber nun auf das Kind und steuern wir mit diesen Vorausüberlegungen auf unser Thema zu. Wir nehmen als Definition des

Begriffes Erziehung, daß wir alle formenden Wirkungen auf Wesen, Verhaltensweise und Charakter des Kindes meinen. Wir erinnern noch einmal daran, daß in der Erziehung nicht nur das gesprochene, richtungweisende Wort wirksam ist, sondern noch mehr – und gerade als Sprache des großen, nachhaltig wirksamen Pädagogen – der stille Einfluß. Und wenn es in der Krankheit darum gehen sollte, von außen erzieherische Wirkungen beim Kind anzubringen, dann sollten wir als Richtlinie dabei sehen, daß es in schwierigen Situationen für den Erzieher immer eine bessere Einstellung ist und mehr Erfolg verspricht, nicht gegen die Schwäche des Kindes, sondern mit seiner Stärke zu arbeiten.

Erziehung in der Krankheit. Die Krankheit des Kindes bringt für die Erzieher neue Aufgaben. Viele Erziehungsinhalte und -probleme bleiben unbeschränkt weiter, unter den Krankheitsbedingungen vielleicht sogar in zugespitzt schwieriger Form. Manche Erziehungsprobleme vermag aber die Krankheit vorübergehend in ihrer Bedeutung zurückzustellen. Art und Schweregrad der Krankheit verändern weitgehend das Kind. Betrachten wir einige Beispiele.

Sonst vor Vitalität sprühende, eigenwillige und selbstbewußte Kinder sind vom Fieber und von körperlicher Schwäche gezeichnet und gehalten, sich in ruhiger Hingabe in eine notwendige Ordnung einzuüben. Unter der Krankheitsbedingung zeigen sie eine Eigenschaft, die man bisher bei ihnen vermißte: Geduld und ruhiges Verhalten.

Geschwisterkonflikte aus Eifersucht verlieren plötzlich in der Krankheitsbedrohung ihren Hintergrund: Das gesunde Geschwister bangt um das kranke. Fühlte sich ein Kind bisher gegenüber einem Geschwister durch die Mutter vernachlässigt, erfährt es nun dankbar die längst ersehnte volle, „ausschließliche" Zuwendung der Mutter.

Sehr zugewandte Eltern sind zu jeder Zeit in Gefahr, ein Kind zu verziehen und egoistischen Forderungen ihres Kindes über Gebühr nachzugeben. Manche Kinder sperren sich schon in ihrer Gesundheit gegen eine unproblematische Nahrungsaufnahme und sind dann schon als ewig appetitlose Kinder ein Kreuz der Eltern und der Kinderärzte. Der Essenstisch, an dem sie ihre Aggressionen gegen die Mutter richten, wird zu einem Schlachtfeld. Bis zum Erbrechen können sie sich steigern. Die Angst der Mütter, das Kind könnte zu wenig Nahrung bekommen und nicht gedeihen, treibt diese zu vielen Zugeständnissen. Wieviel schlimmer muß diese Abhängigkeit in der Krankheit werden, wenn sich nun zur psychogenen Appetitlosigkeit noch die Krankheitswirkungen hinzugesellen und sich in den Müttern aus vollkommener Nahrungsverweigerung und gehäuftem Erbrechen die Angst ins Maßlose steigert. Es braucht nicht betont zu werden, daß in solcher Lage die Chancen gering sind, daß diese Mütter ein Kind ohne Hilfe des Krankenhauses wieder kurieren können.

Zuneigung. Das kranke Kind hat das Gefühl, hinfällig und schwach, abhängig und stützungsbedürftig zu sein. Es fordert damit zunächst die Zuwendung der Eltern heraus. Erhält es diese Zuwendung, bekommt es damit zuallererst eine Art Medikament, eine gute Basis, um wieder gesund zu werden. Es spürt Sicherheit, Güte und Wärme und kann in größerer Ruhe und Gelassenheit mit seiner Krankheit leben.

Damit ist aber auch das wichtigste Erziehungsmittel wirksam, in zweierlei Hinsicht. Einerseits fallen mit diesem Gefühl einer besonderen Harmonie mit Vater und Mutter viele Spannungen ab, die vielleicht sonst den Alltag belasten. Manches durch die Krankheit gegebene schwierige Problem läßt sich nun verhältnismäßig leicht lösen. Die Pflege wird trotz Schmerzen ermöglicht. Die nötige Nahrungsmenge wird trotz der Appetitlosigkeit in geduldiger Gelöstheit aufgenommen und die bedenkliche Erbrechensneigung weitgehend überspielt.

Andererseits macht das Kind über den Zeitraum der Krankheit hinaus eine Erfahrung. Es spürt die Zuneigungsfähigkeit der Eltern, ihre Selbstlosigkeit, ihre unendliche Geduld und ihre Verständnisbereitschaft und wird diese Erfahrung aufbewahren können für andere Zeiten, in denen Spannung und Meinungsverschiedenheiten die Eltern-Kind-Beziehung belasten.

Vor allem größere Kinder brauchen dieses Erlebnis in der Krankheit, daß sie dankbar spüren, wie die Eltern ganz für sie dasein können, wollen und sind, und ferner auch, wie glücklich sie selbst sich im Erleben dieser unbeschränkten Harmonie fühlen. Was in der Krankheit aktueller Affekt ist, kann wie in einer Konserve gespeichert werden, um z. B. dann einmal zur Verfügung zu sein, wenn ein Jugendlicher sich in eine Torheit ausweglos verrannt hat und keine Hilfe um sich zu sehen vermeint. Dann könnte ihm vielleicht diese Erinnerung, in der Krankheitsnot glücklich bei den Eltern aufgehoben gewesen zu sein, den Weg zur rettenden, zumindest verstehenden Hilfe weisen.

Noch weiter reicht die Wirkung einer solchen elterlichen Zuwendung. Die Kinder von heute werden als Eltern von morgen die gleiche Einstellung leben, die sie von ihren Eltern als Verhaltensmodell bewahren. Man darf damit rechnen, daß sie es in ihrer Zuneigung eines Tages bei Erkrankung des eigenen Kindes ihren Eltern gleichtun.

Gewiß, es kommt hier sehr auf Feinheiten an. Wenn ein Kind in seiner Krankheit die elterliche Zuwendung nicht als Teil einer gegenseitigen Hingabe erlebt, sondern sie egoistisch erzwungen hat, wird es eigenen Kindern gegenüber nicht zu einer selbstlosen Hingabe fähig sein. Ein Lebensegoismus kann eingeübt werden und gerade auch von einem Kind in der Krankheit.

Gelassenheit. Ein zweites Erziehungsmittel ist die Gelassenheit. Eltern sind vor allem in schwerer Krankheit ihres Kindes zu sehr in Angst und Sorge gestürzt, als daß sie sich leicht zu einer solchen Haltung führen können. Diese aber in stets erneutem Bemühen anzustreben, sollte im Vertrauen auf eine moderne Medizin und einen guten Arzt möglich sein. Es gibt allerdings lebensbedrohliche, heute fast noch unheilbare Krankheiten, wie Krebs und Leukämie, wo den Eltern zunächst jeder Halt fehlt, Gelassenheit nicht aufkommen kann und Verkrampfung und Verspannung sie fast handlungsunfähig machen. Gerade in solchen Fällen werden aber dem Kind diagnostisch und therapeutisch große Belastungen auferlegt, die es nur mit seinen Eltern zusammen tragen kann. Der Arzt und die Schwester müssen diesen Eltern ihre besondere Hilfsbereitschaft und Zuwendung geben, um so eine ausreichende Stabilität herbeizuführen, die sich auf das Kind übertragen läßt, Gelassenheit dort hervorbringt und für eine heilwirksame Fröhlichkeit noch Platz läßt. Ein Patient, der sich geborgen weiß, erleidet bei Luftwegserkrankungen ein geringeres Maß an Atemnot und bei schmerzhaften Krankheiten ein geringeres Ausmaß von Schmerzen.

Festigkeit und Strenge. Krankheitswirkungen bringen praktisch bei jedem Kind Situationen mit sich, wo eine Interessenkollision zwischen Kind und Erzieher trotz allen Geschickes auf seiten der Eltern nicht zu umgehen ist. Ein Kind mit Erbrechen und Durchfall muß einfach Flüssigkeit, z. B. Tee mit Traubenzucker einnehmen, und die sonst noch angebotene Nahrung muß den medizinischen Schwierigkeiten als Diät streng angepaßt sein. Medikamente sind oftmals nicht wohlschmeckend, dennoch aber entscheidend für den Ausgang der Krankheit.

Bei Säuglingen und Kleinkindern kann sich hier eine sehr ernste Barriere aufbauen, weil die Eltern außer ihrer Geduld und ihrem technischen Fütterungsgeschick keine weitere Waffe in der Hand haben. Wenn es also nicht gelingt, Diät und Medikamente „irgendwie hineinzuschwindeln", wird die Lage bedrohlich.

Bei größeren Kindern bewährt es sich in einer solchen Situation, ob die Kinder sich auch der elterlichen Autorität einmal beugen können. Schon in der vorausgehenden Erziehungsarbeit hat es Ereignisse gegeben, in denen Kind und Eltern verschiedener Meinung waren, eine Einigung nicht durch Zuneigung oder das erklärende Wort zu erzielen war und die Einsicht des Kindes für die Ansicht der Eltern fehlte. Wenn Eltern in solchen Fällen vom Kind Gehorsam verlangten und eine solche Folgehaltung beim Kind eingeübt haben, verfügen sie in manchen schwierigen Krankheitssituationen über eine weitere Hilfe. Auch die Schwester im Krankenhaus kommt dann leichter ans Ziel.

In unserer gegenüber Autorität überempfindlichen Zeit möchte man auch die Kinder ohne Autoritätswirkung (oder sogar antiautoritär) erziehen. Ganz gewiß soll man das Ausmaß einer autoritären Lenkung so klein wie nur möglich halten und anstelle dessen sich um Gefolgschaft aus eigener Einsicht und Zuneigung bemühen; aber ohne Autorität kommt die menschliche Gesellschaft einfach nicht aus. Die Krankheitssituation bei Kindern, wie wir sie schilderten, ist dabei nur ein Beispiel.

Wort- und Diskussionserziehung. Auch in der Krankheit soll man den Kindern erklären, was erklärbar ist. Es dient einem Verständnis für die Krankheit schlechthin und dient der Einsicht in die diagnostischen und therapeutischen Maßnahmen. Die Bereitschaft zum Mitmachen wird damit verbessert. Einwände der Kinder sind aufzunehmen und zu zerstreuen. Fragen sollten als Gesprächshilfe geradezu provoziert werden. Dies gilt vor allem für Kinder mit schweren langwierigen Krankheiten und chronischen Behinderungen, um daraus mögliche neurotische Verhaltensstörungen abfangen zu können.

In der Worterziehung ist es wie mit Medikamenten: mit wohlschmeckenden kommt man weiter. Mit den positiven Charaktereigenschaften und Neigungen eines Kindes zu arbeiten, mit Lob nicht zu sparen, im Mitmachen eine Zuneigung dankbar zu sehen, dies führt in der Regel weiter und leichter zum Ziel, als wenn mit Tadel, harter Strenge, Schimpfen, Poltern oder Angstmachen dieser Weg beschritten würde oder beschritten werden müßte.

Erziehung der Eltern? Der Probefall einer schweren Krankheit ist eine große Forderung an die Eltern. Sie werden zu einer anderen Haltung gezwungen, als sie sonst im Alltag einnehmen. In vielen Fällen hat diese Situation auch auf sie eine Erziehungswirkung.

Sie erkennen in besonderer Deutlichkeit, vielleicht zum ersten Mal, welchen Wert dieses Kind für sie besitzt, und daß sie es auf keinen Fall verlieren wollen. Bei Krankheiten, deren Ausgang eine Defektheilung bedeuten kann, spüren sie angstvoll, was es ist, ein gesundes Kind zu haben und wie schmerzlich oder behindernd es für sie als Eltern wäre, in der Zukunft ein dauernd geschädigtes Kind haben und versorgen zu müssen. Aus welchem Motiv auch immer, sie helfen ihrem Kind, trösten, sorgen, fördern, schirmen ab, ängstigen sich und lieben es nun in einem verstärkten, zumindest verstärkt bewußten Maße.

Manche bisherige Erziehungshaltung wird überprüft und jetzt anders gesehen. Selbstvorwürfe stellen sich vielleicht ein, vor allem, wenn man sich Schuld an der Krankheit des Kindes gibt oder Anklagen von anderer Seite in dieser Hinsicht erfolgen.

Die Eltern spüren aber auch im Probefall einer Krankheit, in welchem Maße sie zur Hilfe fähig sind, wieviel Geduld und Selbstlosigkeit sie entwickeln können. Sie spüren, wie sehr sie sich als Eltern in ihrer Sorge vereint haben und gegenseitig helfen konnten, wie sehr sie sich mit ihrem Einsatz die Gesundung des Kindes verdient haben. Dieses Familienerlebnis kann die weitere Zukunft nachhaltig prägen.

Krankheit – auch eine positive Erziehungssituation. Die Krankheit des Kindes ist, so können wir feststellen, eine Erziehungssituation; sie ist in vielen Bezügen auch eine positive Erziehungssituation, die mit ihrer Belastung und dem Zwange, sich ihr zu stellen, auf die Charakterbildung des Kindes und auch seiner Eltern wertvolle Auswirkungen haben kann. Gerade von hier aus kann man – trotz allen Elendes und Jammers, alles Schreckens und aller Not, die die Krankheit hervorzurufen vermag – auch bedenken, in welchem Ausmaß die Krankheit zu den positiven tragenden Elementen unseres Menschseins gehört. Ohne die Forderungen, die die Krankheit an den Menschen von heute richtet, wäre er in seinem Wesen nicht derselbe. Viele wertvolle Eigenschaften, die ihn im besten Sinne auszeichnen, wären nicht gegeben oder nur kümmerlich entwickelt: seine Geduld, Hilfsbereitschaft, Hilfsfähigkeit, Rücksichtnahme aufeinander und seine Liebesfähigkeit. Auch im Schönen und Unbeschwerten der Welt, im Glücklichsein seines Lebens wäre der Mensch ärmer, weil der Kontrast ihm fehlte.

3.4 Neugeborene mit Fehlbildungen

Mit verständlicher Spannung warten alle Mütter und Väter auf das erste Wort des Geburtshelfers und auf das Untersuchungsergebnis des Kinderarztes: „Ist alles in Ordnung, ist mein Kind gesund?" Kann ihre Hoffnung bestätigt werden, empfinden sie Erlösung und Beruhigung. Kann der Arzt diese klare Antwort aus Verdacht auf eine Störung mangels diagnostischer Sicherheit noch nicht geben, oder will er zur vermeintlichen Schonung der Mutter eine belastende Aussage hinausschieben, verstärken sich Befürchtungen und Unruhe. Was gut gemeint ist, wirkt sich dann oft gegenteilig aus: Es erweckt Unsicherheit und stört das Vertrauen zum Arzt. Kann die Mutter ihr krankes Kind nicht sehen, drängen sich monsterartige Phantasiebilder auf über das Aussehen des Kindes, die eine übersteigerte Erschütterung entstehen lassen. Die Schwester ist in einem solchen Zusammenhang in einer unglücklichen Situation, weil sie den ausgesprochenen Fragen einer Mutter ausweichen muß, um dem Arzt nicht vorzugreifen, oder weil sie über die spürbaren Depressionen einer Mutter hinweggehen muß, ohne den tieferen Grund direkt ansprechen zu können. So erweist es sich psychologisch gesehen als besser, einer Mutter auch nach den Anstrengungen einer Geburt klare Antworten nicht vorzuenthalten, selbst wenn diese Sorgen und Enttäuschung hervorrufen müssen.

Die **Reaktion der Eltern** ist aus Erfahrung weitgehend vorhersehbar, so daß sich die Schwester hilfreich darauf einstellen kann. Der *Schock* auf die *Mitteilung* führt zu einer tiefen Enttäuschung, zu angstbetonter ungläubiger Abwehr, oft zu übertriebenen Phantasievorstellungen, die über das wahre Ausmaß einer Behinderung des Kindes hinausgehen. Meist verharren die Eltern zunächst in einer *apathischen Phase* unter Zusammenbruch eines tragfähigen Selbstwertgefühles. Fragen, wie dies geschehen konnte, Grübeln, warum gerade in ihrer Familie, leiten in die zweite Phase, die *Suchphase* über, in der die Gedanken der Eltern um die Entstehungsursachen, um Vererbungsmöglichkeiten und eigene Schuldabhängigkeit kreisen. Ehepartner, die dazugehörige Familie und auch Ärzte werden als Schuldobjekte angesehen. Der Gedanke einer nun besonderen Fürsorge für das behinderte Kind wird durch Verneinung, Haßgefühle und auch Todeswünsche diesem gleichen Wesen gegenüber in Frage gestellt, weil es mit seiner

Existenz offenbar eine schwere Zukunftsbelastung in die Familie gebracht hat. Fragen nach der Sicherheit der Diagnose können wiederholt gestellt und noch andere Ärzte angegangen werden in der Hoffnung, eine Erklärung mit besseren Zukunftsaussichten von ihnen zu hören. Diese noch ziemlich ungezielte Suchaktivität ist von den späteren sachlichen Aufklärungsbemühungen in der Aktionsphase streng zu unterscheiden. In der nun folgenden *Orientierungsphase* wenden sich die Eltern konkret ihrer Situation zu. Sie machen die ersten Schritte, um eine Lösung des Problems einzuleiten. Dabei sind sie aber in großer Gefahr, aus Büchern oder aus gut gemeinten Informationen von Bekannten ein falsches (meist hoffnungsärmeres) Bild von den Lebens- und Leistungsaussichten ihres Kindes und den ärztlichen Hilfsmöglichkeiten heute zu erhalten. Eine sachliche Orientierung, die Aufgabe von Arzt und Schwester ist, kann dann eine positive *Aktionsphase* einleiten. Die Eltern haben die Krise dann überstanden, wenn sie die Lage übersehen und die belastende Situation akzeptieren. Die daraus gewachsene sichere Position kann durch neue Befunde oder Behandlungsrückschläge immer wieder gefährdet werden.

Verhalten der Schwester. So ist es von entscheidender Bedeutung, daß Arzt und Schwester jeder Phase entsprechend sich aktiv einschalten mit klaren Darlegungen, unter Mitgefühl, mit Bereitschaft zu wiederholten Gesprächen, die vielleicht mehrfach wiederholt die gleichen Fragen enthalten. Die Akzeptierung einer Lebenslast, wie sie die Geburt eines fehlgebildeten Kindes ist, hat einen langen psychischen Entwicklungsgang nötig. Unmittelbar nach einer solchen Geburt sollte man eine Verzögerung der Auskunft und eine Zeitspanne der Ungewißheit den Eltern ersparen. Wichtig ist im Erstgespräch, daß man *neben die klare Tatsache der Störung die Hoffnung* aufbaut, die man für die weitere Entwicklung sehen kann. Am besten ist es, ein Gespräch, das die schockierende Mitteilung einschließt, mit beiden Eltern gleichzeitig zu führen, damit beide die gleiche Formulierung hören und sich in ihrer Besorgnis treffen und unterstützen können. Von der Schwester brauchen die Eltern das Gefühl, daß man ihre Enttäuschung und ihre Sorgen versteht, und die überzeugende Zusicherung, daß man sie weiterhin über alle Einzelheiten auf dem laufenden halten will.

So früh wie möglich soll das *Kind den Eltern gezeigt* werden, damit einerseits das sachliche Ausmaß des Defektes gesehen, andererseits das eigene Kind als Person angenommen werden kann. Falls das Kind von der geburtshilflichen Abteilung in eine Kinderklinik verlegt worden ist, sollte möglichst bald ein wiederholter hautnaher Kontakt zu den besuchenden Eltern ermöglicht werden.

In der Schock- und Suchphase müssen die Eltern ihre Gefühle der Enttäuschung, Trauer, Angst, Schuld und auch des Ärgers *ausdrücken* können, und man soll ihnen erkennbar machen, daß man ihre Lage und ihre Gefühle versteht. Und wenn eine Mutter weint, soll man sie darin lassen und respektieren.

Das orientierende Gespräch muß umfassend und sprachlich klar sein, dem intellektuellen und gefühlsmäßigen Begreifen der Eltern angepaßt. Fragen der Eltern soll man erwarten, aber auch provozieren, damit aus konkreten Einzelheiten der Weg in die hilfreiche Aktion, in Akzeptierung und Anpassung beschritten werden kann. Tätig vor konkrete Aufgaben gestellt, kommen die Eltern mit ihrem Kind weiter, passives Verharren deprimiert nur. Die Schwester kann auf ähnliche Fälle aus der Erfahrung hinweisen, in denen durch Ausnutzung der vielfältigen heilgymnastischen, chirurgischen, apparativen oder heilpädagogischen Hilfen ein befriedigendes Endergebnis unter entscheidendem elterlichen Engagement erzielt werden konnte, über das die Eltern schließlich froh waren. Haben Eltern neben dem geschädigten Kind noch weitere gesunde, können sie die Last leichter tragen.

3.5 Kinder mit bösartigen Krankheiten

Ein Probefall der wissenschaftlichen und menschlichen Leistungsfähigkeit eines Kinderkrankenhauses ist jeder Fall eines Kindes mit Leukämie oder Krebs. In der Betreuung solcher Kinder wird auch die Schwester im gesamten Ausmaß ihrer beruflichen Fähigkeit gefordert.

Bei der Vielseitigkeit und der Vielgestaltigkeit der Auswirkungen dieser Krankheiten bei jedem Kind und in jeder Familie verlangt jeder Fall ein elastisches therapeutisches Konzept in somatischer (körperlicher) und psychischer Hinsicht.

Probleme für das Kind. Die meisten Kinder kommen nach Wochen zunehmender Schwäche schwerkrank ins Krankenhaus. Fieber, Schmerzen und Blutungsneigung haben eine schwere Krankheit ahnen lassen, die Eltern verunsichert und den Hausarzt alarmiert. Leider müssen in der Klinik die initialen diagnostischen Eingriffe (Markpunktion, Lumbalpunktion, Gewebsentnahme zur Diagnostik = Probeexzision) und die eventuell nötigen therapeutischen Maßnahmen (Bluttransfusion, lokale Druckverbände bei Blutungen, Nasentamponade) Schmerzen, Angst und Verunsicherung des Kindes noch erheblich verstärken, selbst wenn bei bestimmten Eingriffen durch Lokalanästhesie und Narkose eine Erleichterung erreicht wird. Zur Depression aus Heimweh kommt ein Gefühl des Ausgeliefertseins. Die Verunsicherung und Unruhe nimmt das Kind zu seiner Bestürzung oft auch an den Eltern wahr. Hier kommt es entscheidend auf die gewinnende menschliche Art von Arzt und Schwester an, um dem Kind, vor allem dem besonders schwer leidenden Kleinkind, den Übergang ins Krankenhausmilieu zu erleichtern. Trost und Hilfe für die Eltern, Stabilisierung vor allem der Mutter, die ihnen mitgeteilte Diagnose zu ertragen, sind sekundär eine Hilfe für das Kind. Häufige Besuche sollten möglich sein, vielleicht kann die Mutter zunächst den ganzen Tag im Krankenhaus verbringen. Nach einigen Tagen stehen die Blutungen, verschwindet das Fieber, kehrt der Appetit wieder, hat das Kind Ärzte und Schwestern auch von ihrer freundlichen Seite überzeugend kennengelernt und ist schließlich, gerade aus dieser allgemeinen Besserung heraus, auch eine erste Beruhigung der Eltern eingetreten.

Über den Schweregrad der Krankheit sollen die Kinder weitgehend aufgeklärt werden, um ihnen – soweit sie verständig sind – von daher die notwendigen Belastungen zu begründen. Das Gefühl einer Hoffnungslosigkeit und einer Krankheit zum Tode dürfen sie aber nie bekommen. Sie könnten mit dieser Belastung genausowenig fertig werden, wie viele Erwachsene mit einer gleichen oder ähnlichen bösartigen Erkrankung. Es ist meines Erachtens also die Frage zu verneinen, ob man Kindern die Diagnose Leukämie oder Krebs sagen sollte. Eine andere Einstellung gilt bei der heute besseren Prognose für Jugendliche, wenn man sie gut aufklären kann und Ärzte, Schwestern und Eltern mit ihnen im anhaltenden offenen Gespräch bleiben können. Man darf eben nicht vergessen, daß sich auch heute noch bei vielen Menschen mit den Worten Leukämie und Krebs der Gedanke an eine tödliche Krankheit ohne jede Hoffnung verbindet, und solche pauschalen deprimierenden Aussagen schnell auch dem Kranken zu Ohren kommen.

Für den Patienten sollte erreicht werden, daß er frei über die Krankheit reden kann, aus der offenen Darlegung ein Gefühl der Sicherheit und der Gelassenheit bekommt und nicht in Gefahr ist, sich in eine Isolierung zurückzuziehen. Die Kranken müssen also in einer sie überzeugenden Form aufgeklärt werden und eine Darstellung erhalten, die ihnen ihr Krankheitsbild, ihr Krankheitsgefühl und die Notwendigkeit der gegebenen Diagnostik und Therapie erklärt. Sie sollen Arzt und Schwester stets gesprächsbereit finden. Natürlich müssen sich Eltern, Arzt und Schwester gelegentlich aussprechen und ihre Erfahrungen austauschen. Jeder Arzt kommt zu seinem eigenen Konzept, über die „Knochenmarkskrankheit", über die „Entstehung kranker Zellen in verschiedenen Organen, auch am Gehirn", über die Wirkungsweise der Zytostatika und der Kortikoide, über die Notwendigkeit von Operation und Bestrahlung zu sprechen und damit eine laufende Erklärung für die Blutbildveränderungen, den Hyperkortizismus, den Haarausfall, für eine Amputation (bei Knochenkrebs), schließlich für die Kontrolluntersuchungen nach der Entlassung zu finden.

Manches Gespräch muß gesucht und offenbar zufällig herbeigeführt werden. Schwierige Entscheidungen teilt besser der Arzt als der Vater oder die Mutter dem Kinde mit, am besten wohl, ohne daß die Eltern dabei sind.

Wenn größere Kinder einen überzeugenden Sinn in der Behandlung sehen können, bringt man sie auch leichter dazu, in eine Amputation oder Bestrahlung einzuwilligen und den vorübergehenden Haarverlust hinzunehmen. Man muß aber vorher darüber sprechen und darf es nicht erst dann tun, wenn das Bein weg ist oder Haare büschelweise ausfallen. Für eine Übergangszeit erhalten die Kinder eventuell eine Perücke. Aber auch darin liegt eine Schwierigkeit, wenn die Kinder nach Rückkehr in ihren Kameradenkreis ängstlich an den Augenblick denken, wo man den Haarersatz bemerken könnte. Eine solche Situation ist zweckmäßig vorher mit dem kranken Kind durchzuspielen, damit es dann im Ernstfall die Situation leichter beherrschen kann.

Wesentlich geringer sind diese psychologischen Probleme bei Kleinstkindern und Kindern mit 4 bis 5 Jahren. Über sie können Eltern und Arzt leichter verfügen, sie schneller mit einfachen Erklärungen zufriedenstellen oder ablenkend über ein augenblickliches Problem hinwegführen. Man unterschätze aber nicht die Depression eines kleinen Jungen von 4 Jahren, der zwar gesagt bekam, daß die Haare ausfallen werden, eines Tages jedoch erschrocken seinen kahlen Kopf im Spiegel sieht.

Fast alle Kinder mit Krebs und Leukämie erfahren in besonderem Maße die Zuwendung der Eltern und erhalten eine Sonderstellung innerhalb des Geschwisterkreises. Es sieht manchmal so aus, als hätten auch kinderreiche Familien auf einmal nur dieses eine Kind. Bei manchen Kindern entwickelt sich ein hohes Maß an Eigenwille und Egoismus, so daß die Eifersucht der Geschwister herausgefordert wird und manche notvolle Abhängigkeit der Eltern entsteht. Gerade diese Schwierigkeit muß der Arzt rechtzeitig voraussehen und den Eltern darstellen. Die Abhängigkeit der Eltern von einem aggressiven und tyrannischen Kind kann so drückend und verzweifelnd sein, daß diese schließlich den Tod ihres Kindes wie eine Erlösung empfinden müssen – ein verständliches Gefühl, was ihnen dann später Gewissensbisse verursachen kann.

Je mehr sich eine optimistische Prognose im Einzelfall bewahrheitet und je länger eine Remission ungestört anhält, um so mehr kommt auf das kranke Kind der Alltag mit seinen Schulpflichten wieder heran. In einer Vollremission kann das Kind auch unbedenklich belastet werden, und auch im Sport oder in den Urlaubsplanungen der Familie sind keine Einschränkungen aufzuerlegen. Gewiß, der Lehrer sollte von den Eltern über die Diagnose, die jeweilige Behandlung und die Prognose unterrichtet sein. Von großem Wert ist hier auch ein offenes Gespräch zwischen Lehrer und Arzt, zu dem die Eltern den Arzt von der Schweigepflicht entbinden. In Urlaubsplanungen muß natürlich die Möglichkeit zu unaufschiebbaren Kontrolluntersuchungen eingebaut sein, manches läßt sich aber für diese Wochen vereinfachen. Ärztlicher Wunsch für die Ferienzeit ist es, die Familie einige unbeschwerte Wochen erleben zu lassen.

Hat ein Kind einen Rückschlag, ein erstes Rezidiv erlebt, vermindert sich die Hoffnung auf Heilung unter den heute üblichen Therapieverfahren ganz erheblich. Selbst wenn es erneut zur Remission kommt, pflegt das zweite Rezidiv in kürzerer Zeit als das erste zu folgen. Andererseits berechtigen neue Therapieregime wieder zur Hoffnung. Der momentanen Mutlosigkeit der Eltern und des Kindes müssen Arzt und Schwester begegnen, ihre eigene Enttäuschung verbergen und weiter das, wenn auch geringere Maß an Hoffnung betonen, das auch in einer unglücklichen Krankheitssituation noch enthalten ist. Ein tragfähiger Rest an Hoffnung findet sich – bei einem Therapieversagen – zuletzt, im Endstadium noch im Bemühen, dem Kind durch Morphiumpräparate oder ähnliche Substanzen sowie durch Psychopharmaka seine Schmerzen zu erleichtern, die Depression zu lindern, Ruhe und Entspannung zu geben und die Eltern auch damit zu beruhigen, daß ihrem Kind geholfen wird.

Probleme für die Eltern. „Kranksein zu zweit" hat man gesagt, wenn ein Kind erkrankt und die Mutter aus Angst und Sorge um ihr Kind miterkrankt ist. Gilt diese Identifizierung und Gemeinsamkeit schon bei einfachen Krankheiten, wieviel mehr für Leukämie und Krebs. In einer eigenen Prägung ist der Vater des Kindes in diese Schicksalsgemeinschaft einbezogen (vgl. Abb. 6).

Der Arzt sollte ein intensives Gespräch über die Leukämie oder die lokale Krebserkrankung so lange hinausschieben, bis er sich seiner Diagnose durch exakte Untersuchungen sicher ist. Aus dem Blut allein ist allenfalls Verdacht auf Leukämie zu schöpfen. Beide Elternteile sollten anwesend sein, weil beide die gleichen Worte direkt hören sollten, damit auch der Eindruck vermieden wird, dem einen oder anderen sollte etwas verschwiegen sein. Man muß die Eltern als Einheit ansprechen, weil sie in der Folgezeit nur zusammen die schwere Belastung zu tragen imstande sind.

Der Arzt erfüllt nach aller Erfahrung seine Aufklärungspflicht nur dann, wenn er das Wort Leukämie oder Krebs klar ausgesprochen und die äußerst schlechte Prognose uneingeschränkt dargestellt hat. Gerade heute kann er aber eine große Hoffnung aufbauen, weil viele Kinder geheilt werden können, bei den anderen die Überlebenszeit Jahre dauern kann.

Im ersten Gespräch finden die Eltern in ihrer Erschütterung nur wenige Worte. Sie brauchen Gelegenheit zu weiteren Gesprächen, in denen sie

---

Abb. 6 **Marc Chagall: „Heilige Familie".** Entstanden 1950. Seit 1956 im Stadtmuseum Ludwigshafen am Rhein. „Heilige Familie": Ein leidendes Kind, eine Mutter, ein Vater, ein Kreuz, die leuchtende Hilfe des kerzentragenden Esels, der gläubige Mann mit der Thora (Schriften) des Moses. – Es ist eine Eigentümlichkeit jeder Bildbetrachtung, daß jedermann aus seiner eigenen Welt heraus deutet. Sollten hier nicht Arzt und Schwester eine Szene der Sprechstunde oder des Kinderkrankenhauses sehen können? Ein krankes Kind, abgemagert und leidend, am Kreuze der Krankheit. Kind und Mutter bilden eine Einheit. Der Vater ist dabei in einer Haltung, wie sie oft in der kinderärztlichen Sprechstunde gegeben ist: der Vater nicht in der Rolle eines Familienoberhauptes, nach dem sich vieles zu richten hat, sondern ganz im Hintergrund bleibend, zur Unterstützung der Mutter einfach dabei. Das kranke Kind wirkt älter als es seinem Alter entspricht – auch eine kinderärztliche Erfahrung. Eine Mutter mit weiten Augen. Sie leidet und hat Angst um ihr Kind. – Eines der schönsten Bilder Chagalls. Nicht wirklichkeitsfremd und nicht phantastisch, wie sonst viele seiner Bilder. Wirklichkeitsvertiefend und realistisch. (Mit freundlicher Genehmigung von Cosmopress, Genf.)
© 1989, Copyright by COSMOPRESS, Genf

3 Psychische Situation des kranken Kindes

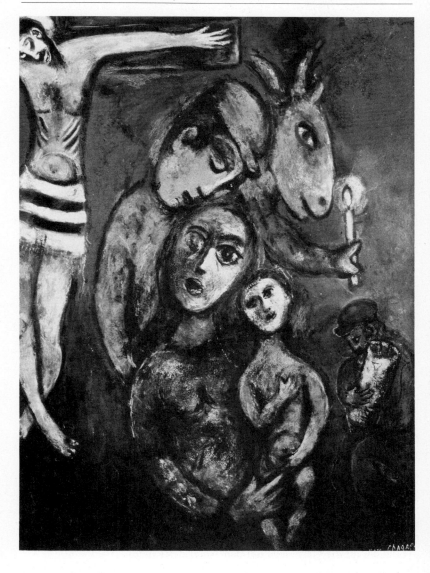

dann ihre zahlreichen Fragen nach der Ursache der Krankheit, der Unabänderlichkeit der grundsätzlich schlechten Prognose und nach der besten Therapie stellen können.

Das Vertrauen zum Arzt wächst in dem Maße, in dem seine Prognose für das Kind zutrifft und in dem er den Eltern in ihren Zweifeln und ihrer Niedergeschlagenheit weiterhelfen kann.

Es vollzieht sich in den Eltern im Krankheitsverlauf nicht nur eine Wandlung. Auf die Erschütterung bei der Eröffnung der Diagnose folgt oft eine fast verzweifelte Auflehnung gegen das Schicksal, das gerade sie getroffen hat. Aggressionen können sich gegen den Hausarzt richten in der Annahme, er habe die Krankheit zu spät erkannt, aber auch gegen die medizinische Wissenschaft, wenn der Verlauf der Therapie ungünstig ist, somit auch gegen Arzt und Schwester der Klinik. Es ist als ein Versuch anzusehen, an der Wirklichkeit vorbeizuleben, wenn die Eltern an die Möglichkeit einer Fehldiagnose glauben möchten, noch andere Ärzte oder Homöopathen zu Rate ziehen und andere, wenn auch noch so fragwürdige Medikamente anwenden möchten. Der Arzt muß sich diesen Aggressionen stellen, noch besser: sie auffangen können, ohne daß das gute therapeutische Verhältnis leidet. Er muß sich Gedanken des Zweifels an der definitiven Richtigkeit der Diagnose anhören, die dann meist geäußert werden, wenn das Kind in einer Remission wie ein gesundes Kind erscheint. Er muß es sogar als Ausdruck eines nötigen totalen Vertrauens zu ihm fordern, daß die Eltern mit allen Zweifeln und Fragen zu ihm kommen.

Sollten die Eltern von neuen Medikamenten, von einem echten Heilmittel oder auch nur von anderen Medikamenten bei Leukämie oder Krebs lesen oder hören, sollten sie aufgefordert sein, diese Kenntnis ins Gespräch zu bringen. Fast alle neugepriesenen Heilmittel sind längst bekannte Substanzen mit vielleicht anderem Namen, wie sie das eigene Kind schon bekommt. Beobachtete Heilungen sind Remissionen, wie sie fast in jedem Leukämiefall eintreten. Kommen die Eltern mit solchen Nachrichten direkt zum behandelnden Arzt, wird ihnen mancher Irrweg und eventuell auch mancher finanzielle Schaden erspart. Der behandelnde Arzt ist aber verpflichtet, exakt den Dingen nachzugehen, selbst wenn es sich um kuriose Behandlungsverfahren, z. B. eine Behandlung mit Petroleum, roten Rüben, Mineraltabletten oder mit einem Heilserum unbekannten Inhaltes handelt. Mitdenkende, intelligente Eltern sind besser mit Logik als mit Autorität zu führen (obwohl gerade bei intelligenten Eltern in bestimmten Situationen die ärztliche Entscheidung auch aus Autorität einmal kommen muß). Auch Laien kann man viele medizinische Sachverhalte gut klarmachen, wenn man nur weitgehend auf die Fachsprache verzichtet. Dies gilt vor allem für die Gespräche mit dem Vater des Kindes.

Bei aller menschlichen Individualität kann man behaupten, daß sich Mutter und Vater in ihrem Verhalten grob unterscheiden. Mütter reagieren in der Regel viel emotionaler, darin viel unsachlicher, weniger distanziert, und

Angst ist ihr beherrschendes Gefühl: Angst vor den Eingriffen, Angst im Augenblick einer Blutung, bei Fieber, bei Schmerzen, bei jeder Verschlechterung des Allgemeinbefindens. Aber sie können sich in guten Phasen schneller und leichter wieder über ihr Kind freuen, weil ihnen ein weiträumiges Denken nicht so gegeben ist wie den Vätern. Mütter handeln öfter unvernünftig, weichen Fragen der Kinder aus, statt sie vernünftig zu beantworten, versprechen im voraus manches, was dem Arzt die Hände bindet, falls er die Mutter nicht Lügen strafen will. Die Stärke einer Mutter liegt darin, dem Kind das beruhigende Gefühl ihrer Nähe zu geben und das Naheliegende und im Augenblick Hilfreiche immer zu tun. Manche flüchten sich aber geradezu in eine motorische Aktivität in der Pflege, in der Bemühung, dem Kind Essen beizubringen, und in der sonstigen Aufgabe des Haushaltes, statt besser mit etwas Distanz dem Kind zu helfen, mit der Last der Krankheit und der dadurch gegebenen Lebensbehinderung geistig fertig zu werden.

Die meisten Väter bleiben scheinbar weniger beteiligt im Hintergrund, ohne weniger intensiv vom Schicksal ihres Kindes und der Familie betroffen zu sein. Väter können es wesentlich schlechter, die Krankheit in einem rein pathischen Erleben hinzunehmen, viele drängt es zum aktiven Handeln in der Auflehnung gegen die Krankheit. Sie suchen fachliche Einzelgespräche mit dem Arzt. Manche lesen systematisch über Leukämie und Krebs nach, was bis zum Studium der Fachliteratur gehen kann. Mit Wissen oder auch ohne Wissen des behandelnden Arztes konsultieren sie andere Ärzte. Da ihnen im Fehlen einer medizinischen Ausbildung und in der familiären Verknüpfung die kritische Distanzierungsmöglichkeit fehlt, kommen sie mitunter in schwere Konflikte. Sie fürchten, sich eines Tages Vorwürfe machen zu müssen, wenn sie das eine oder andere, wenn auch unerprobte, aber an ihrem Kind vielleicht doch erfolgreiche Behandlungsverfahren nicht angewandt sähen. In solchen Fällen ist es oft für den behandelnden Arzt sehr schwer, einen Rat zu geben. Es gibt aber im menschlichen Leben unsichere Wege, die von vornherein kaum einen Erfolg versprechen, die aber in einem notvollen Drange bis zum bitteren Ende gegangen werden müssen.

Die Entscheidung der Therapieform darf nur eine Entscheidung des Arztes sein, selbst wenn die Eltern natürlich um ein Einverständnis gefragt werden müssen. Eltern können die Last einer solchen Entscheidung einfach nicht tragen, und der Arzt soll deshalb nicht zu viel von ihnen erwarten. Dies gilt insbesondere für einige immer wiederkehrende Konfliktsituationen, die der Arzt aus dem eigenen Gewissen zu lösen hat: so den Fall, daß eine Leukämie bei einem schon voraus schwerst geschädigten Kind entsteht, z. B. einem Kind mit schwerem Down-Syndrom (Mongolismus); oder den Fall, daß die Eltern aus religiösen Gründen eine Bluttransfusion verweigern; schließlich die Situation, daß ein Kind, nach mehreren Rezidiven therapieresistent, zusätzlich an einer Pneumonie erkrankt.

In einem Behandlungszentrum gibt es immer wieder auch Kontakte der betroffenen Eltern untereinander, und in dieser Gemeinschaft sind Eltern, die „schon weiter" sind, anderen oft eine beispielhafte Hilfe. Dieser innere Zusammenhalt geht oft über den Tod des eigenen Kindes hinaus. Man nimmt Anteil am Ergehen der anderen Kinder und empfindet noch einmal einen Verlust, wenn auch diese Kinder sterben. An vielen Orten haben sich Elternvereine mit den Zielen gebildet, ihr eigenes onkologisches Zentrum zu unterstützen und damit die Krankheits- und Therapiebelastung ihres eigenen Kindes zu vermindern, andererseits um Forschungsinstitutionen finanziell zu fördern. Die in der Bundesrepublik bekannteste Elterninitiative ist die 1973 gegründete „Deutsche Leukämie-Forschungshilfe – Aktion für krebskranke Kinder".

4 Hospitalismus, Schäden in der Massenpflege

Hospitalismus tritt überall dort auf, wo Kinder lange Zeit in Massenpflege sind, also in Krankenhäusern, Kinderheimen, Tages- und Wochenkrippen. Man spricht deshalb im Deutschen von Anstaltschaden.

Krippen sind Einrichtungen, in denen Kinder im Alter bis zu drei Jahren betreut werden. *Tageskrippen* versorgen sie während der Arbeitszeit der Eltern. *Wochenkrippen* betreuen sie Tag und Nacht und geben sie zum Wochenende heim.

Die Kinder leiden unter einer Gedeihstörung im weitesten Sinne; sie ergreift den körperlichen und den seelischen Bereich. Schon beim Säugling im Kinderheim sind Unterschiede gegenüber Kindern, die in Familien leben, zu bemerken, insbesondere an Körpergröße und Körperkraft, Bewegungsfreude, Gewebsspannung (Turgor), statischer und geistiger Leistung, Mimik, Blick der Augen, Farbe und Frische der Haut, wie schon vor rund 80 Jahren der Münchner Kinderarzt v. Pflaundler feststellte. Die Vergleichskinder seiner genauen Untersuchungen entstammten dabei sogar vor allem städtischen Arbeiterfamilien, also einem sozial unbegünstigten Milieu. Diese Erfahrungen ließen ihn formulieren, daß noch ein siebtes Kind am schmutzigen Schürzenzipfel einer (guten) Mutter besser aufgehoben erscheinen muß als ein Kind in einem ordentlichen Heim, in dem weder an hygienischen Verhältnissen noch an der Ernährung etwas auszusetzen ist. Hier tritt der entscheidende Faktor für die Entstehung des Hospitalismus zutage, der Mangel an Aufmerksamkeit, liebevoller Zuwendung und menschlicher Begegnung, der einem Heim gegenüber einer Familie zwangsläufig anhaftet. Auch unter günstigen personellen Bedingungen kommen heute 6–8 Kinder auf eine Pflegerin, in der Regel weit mehr, zumal bei dem großen Bedarf fast alle Heime überbelegt sind. Im Überschlag kommt man zur Feststellung, daß ein Kind im Heim pro Tag etwa 10mal persönlich angesprochen werden kann, in einer guten Familie wenigstens 100mal. Man muß aber auch der Arbeit gerecht werden wollen, die unter solchen

Umständen für diese Kinder geleistet wird. Gerechterweise darf man nämlich ein Heim nicht mit einer guten intakten Familie in Vergleich setzen, sondern mit der tatsächlichen Lage jener Familie, aus der die im Heim untergebrachten Kinder stammen. Dann kommt einem gutgeführten Heim mit engagierten Mitarbeitern ein hoher positiver Wert zu.

Ist die Ansprache mangelhaft, so fehlen Anregungen zu geistiger Auseinandersetzung, zum steten Lernen und auch zu körperlicher Betätigung.*

Man unterscheidet den psychischen und den physischen Hospitalismus.

Ist ein Kind von früher Säuglingszeit an im Heim groß geworden, ging es vielleicht durch mehrere Heime, sind die schlimmsten Auswirkungen zu erwarten. Es ist auffällig, daß solche Kinder weniger Spielgewohnheiten entwickeln und weniger Initiative beim Spiel zeigen. Viele wirken dadurch apathisch, „brav", und gelten gerade deswegen zu leicht als „besonders liebe Kinder". Andere allerdings zeigen sich eher überaktiv, dabei ohne großen Tiefgang, zerstreut, oberflächlich in ihren Bindungen zu Personen der Umwelt, die für diese Art der Zuwendung geradezu auswechselbar erscheinen. Die Sprachentwicklung ist schlechter, da das Erlernen des Sprechens auf Nachahmung aufgebaut ist. Von geringem sozialem Kontakt, von der mangelnden Ansprache, der geringeren geistigen Bewegtheit, der schlechten Sprache, der schlechten Ausdrucksmöglichkeit der Gedanken ist der Weg zu einer meßbaren Rückständigkeit der geistigen Entwicklung (Debilität) allzu leicht gegeben.

Auch *noch beim Jugendlichen und Erwachsenen* steht dann die Oberflächlichkeit der Gefühle wirklich tiefen Freundschaften hindernd entgegen. Dabei kommen sie durch ihre Gewandtheit gut durchs tägliche Leben. Sie wissen aus der täglichen Übung im Heim, wie man am besten durchkommt. Tiefe Schichten ihres Wesens sind aber fast unzugänglich, so daß sich auch ein Weg zu einer Hilfe nur selten öffnet. Ein Mangel an Offenheit, Mangel an Vertrauen zu anderen Menschen, Ungenauigkeiten im Respektieren fremden Eigentums (da man nie zu eigenem Besitz kam und ihn schätzen lernte) können für diese Menschen und für die Umgebung große und kleine Schwierigkeiten bringen.

Für das Ausmaß des **psychischen Hospitalismus** (Deprivation) ist ausschlaggebend, von welchem Alter an ein Kind die mütterliche Zuwendung einbüßt, wie lange und wie vollständig dieser Verlust ist und wie wenig an die Stelle der familiären Zuwendung die Hilfe von „Ersatzmüttern" getreten ist.

---

* „Ein Kind braucht Lob, ermunternde Gesten, ein fröhliches Gesicht und die Liebkosungen der Ammen und der Erzieher." Dies hob im 13. Jahrhundert Salimbene de Adam aus Parma als für das Kind wichtig hervor.

Eine Mutter ist durch eine andere Person zweifellos in Grenzen ersetzbar, wenn diese für das Kind ganz da sein kann, in keinem Augenblick Fremdheit ausstrahlt und somit das Kind für sich aufschließen kann. Als wichtiger Schritt zu einer Einschränkung des Hospitalismus ist es somit zu begrüßen, daß sich in Kinderheimen kleine Familien um eine Ersatzmutter oder um Ersatzeltern gebildet haben, die mit den Kindern in familieneigenen Räumen Tag und Nacht leben (ähnlich die „Kinderdörfer").

Das Kinderkrankenhaus ist zweifellos weniger beteiligt an der Entstehung des psychischen Hospitalismus als etwa ein Kinderheim. Nur wenige Kinder bleiben länger als einige Wochen auf Station. Bei chronisch kranken Kindern, wie Kindern mit Hämophilie, Nephrose oder Nephritis, schweren Herzfehlern, Deformitäten der Wirbelsäule oder Dysmelien, organisch-hirngeschädigten oder gelähmten Kindern ist aber auch im Krankenhaus in weitem Ausmaße diese Gefahr gegeben, da nicht wenige von ihnen einen großen Teil ihrer Jugend im Krankenhaus verbringen.

Eine zweite Gruppe von Hospitalismus-Ursachen ist unter dem Begriff des **physischen Hospitalismus** zusammengefaßt. Hier ist zunächst auf die *Schäden durch eine falsche oder ungenügende Pflege* hinzuweisen, z. B. auf Wundwerden infolge ungenügenden Windelwechsels, auf Haltungsfehler oder Dekubitalgeschwüre durch falsche Lagerung, auf Vitaminmangelerscheinungen bei ungenügend zusammengesetzter Kost. Dazu kommen *Infektionen,* denen das Kind unter den Bedingungen der Massenpflege stärker ausgesetzt ist als anderswo. Je jünger das Kind, umso mehr ist es gefährdet. Dies ist der Grund, warum man mehrere Jahrhunderte hindurch in den Findelhäusern und anderen Kinderheimen eine erschreckend hohe Sterblichkeit sah und daher bis ins vorige Jahrhundert zögerte, Kinderkrankenhäuser zu eröffnen und insbesondere Säuglinge dort zu behandeln. Eine entschiedene Verbesserung brachten erst die Kenntnisse der Antisepsis und Asepsis. Mit der Entdeckung der Antibiotika glaubte man schließlich das Problem vollends beherrschen zu können, da durch ihre breite Anwendung im Krankenhaus alle Krankheitskeime vernichtet werden dürften. Da kam aber die überraschende Erfahrung, daß einige Bakteriengruppen (vor allem Staphylokokken, Koli-, Pyozyaneus- und Tuberkelbakterien) eine Resistenz gegen Antibiotika ausgebildet haben und sich im Krankenhausmilieu halten.

Schließlich spielen für den *infektiösen Hospitalismus* auch noch Infektionskrankheiten eine Rolle, gegen die es noch keine Behandlung gibt. Besonders Frühgeborene und Kinder mit angeborener oder erworbener Abwehrschwäche (Immunparese) sind durch die interstitielle Pneumonie, durch Virusinfekte und Pilzkrankheiten (z. B. Soor) gefährdet.

Insgesamt gibt es also eine Reihe von Ursachen sowohl in psychischer als auch in physischer (körperlicher) Hinsicht, die als besondere Belastung der unter Massenpflege stehenden Kinder Ursache einer Entwicklungsbehinderung und -hemmung sein können.

Die intensive Reaktion (Apathie, Depression, ablehnendes Schweigen), die vor allem Kleinkinder nach der Klinikaufnahme zeigen können, ist *nicht als Hospitalismus* zu bezeichnen. Sie löst sich in der Regel noch während des stationären Aufenthaltes oder verschwindet nach Rückkehr in das alte Milieu schnell und bleibend. Diese Reaktion ist akut durch das Trennungstrauma ausgelöst und kann durch reichlichen Elternbesuch im Krankenhaus und durch eine zuwendige Pflege weitgehend vermieden werden.

Anhangsweise sei erwähnt, daß eine Querverbindung zwischen dem Hospitalismus und der Vernachlässigung eines Kindes in einer Familie besteht, wenn sich Eltern, aus welchen Gründen immer, zu wenig um ihre Kinder kümmern (s. Abschn. 42.1).

5 Zur Geschichte der Kinderheilkunde und Kinderkrankenpflege

Die Beschäftigung mit der Geschichte unseres Fachgebietes Kinderheilkunde und Kinderkrankenpflege sei der Schwester sehr empfohlen. Ihr eigenes Bewußtsein, mit dem sie heute dem kranken Kind dient, erfährt eine tiefere menschliche Fundierung. Verständnis für die mühevolle wissenschaftliche Entwicklung, Bewunderung für zielgerichtete Arbeit unter schwierigsten Umständen und Ansporn zum Einsatz der eigenen Fähigkeiten wird vermittelt. Im folgenden wird ein Abriß in Stichworten gegeben. Ein volles Verständnis kann man nur aus dem Studium von Zusammenhängen erhalten (Literaturangabe dazu im Literaturverzeichnis).

5.1 Alte Schriften über Kinderheilkunde

Die medizinische Wissenschaft erwächst aus primitiven Wurzeln: Im Anfang herrschen mystische Vorstellungen von der Krankheitsentstehung und von magischen Kräften in der Therapie vor. Selbst heute noch wirken sich solche Vorstellungen im Volksglauben aus.

Älteste Schriften: Ägypten, 16. Jahrhundert v. Chr.: Papyrus „Zaubersprüche für Mutter und Kind". Altassyrien, 7. Jahrhundert v. Chr.: Beschwörungstexte gegen Labartu, einen das Kind gefährdenden weiblichen Dämon.

Griechenland, Römerreich: Aus Griechenland stammen die Grundlagen unserer Heilkunde. Die Römer überlieferten nur, sie fügten wenig hinzu. Von damals geprägten Ausdrücken sind viele heute noch gebräuchlich: z. B. Hygiene, Diät, Hydrozephalus, Diabetes, Koma, Ikterus, Tetanus, Epilepsie, Dyspepsie, Asthma. Hippokrates (etwa 460–377 v. Chr.; geboren auf der Insel Kos, gestorben in Larissa/Thessalien) bringt die erste Aufzählung von Kinderkrankheiten: z. B. Aphthen, nächtliches Aufschreien (Pavor), Ohrenlaufen, Nabelentzündung, schwieriges Zahnen, Fieber und Krämpfe beim Zahnen, Pyurie. Soranus von Ephesus (etwa 100 n. Chr.; studierte in Alexandrien, kam später nach Rom) und Galen (129–199 n. Chr.; geboren in Pergamon/Kleinasien, gestorben in Rom) schreiben über Pflege, Ernährung und Krankheiten des Neugeborenen. Weitere Beschreibungen durch griechische Ärzte u. a. gehen über Hüftgelenksluxation, Brüche, Diphtherie, Cholera, Ileus, Blasensteine, Epilepsie, Eingeweidewürmer.

Altes Indien: Bower-Manuskript, eine alte Rezeptsammlung aus dem 4. Jahrhundert n. Chr., u. a. gegen Durchfälle, Gelbsucht, Struma, Koliken. In Lehrbüchern größere Abschnitte über Geburt und Pflege des Neugeborenen, Eigenschaften einer guten Amme, Kinderzimmer, Spielzeug (soll bunt sein, Töne hervorbringen, keine Spitzen aufweisen; darf sich nicht verschlucken lassen und keine Furcht erregen).

Islamreich im Mittelalter: Araber nahmen die Lehren der Griechen auf, verbesserten und verbreiteten sie über alle Teile der alten Welt. Vor allem Razes (865 bis etwa 925) und Avicenna (985–1036) beschäftigten sich mit Kinderkrankheiten.

Germanien: Griechische und römische Schriftsteller brachten nur wenige, teils positive (Tacitus), teils negative (Galen) Angaben über germanische Kinderpflege.

Vom Mittelalter in die Neuzeit: 1429 „Regimen sanitatis", ein Buch in Versen mit eingehenden Ratschlägen zur Säuglingspflege.

1472 erschien in Padua das erste gedruckte Buch über Kinderkrankheiten: „Libellus de aegritudinibus infantium".

1473: erstes Buch in deutscher Sprache: „Ein Regiment der jungen Kinder", noch ganz auf dem Boden der antiken Medizin und der arabischen Überlieferer.

1485: ein sehr fortschrittliches Buch von Cornelius Roelans von Mecheln über 52 Kinderkrankheiten: „Opusculum egritudinum puerorum".

1645: Beschreibung der Rachitis durch einen Engländer als „Englische Krankheit".

1657: Beschreibung des Kretinismus in den Alpen (Jodmangel).

1750/51: „Abhandlung von Kinderkrankheiten" durch G. Storch, er berichtet u. a. über die Milben bei Krätze, Hämaturie bei Scharlach, unterscheidet Röteln von Masern, ist jedoch noch stark dem Aberglauben verhaftet (z. B. Zusammenhang von Erbkrankheiten mit Erbsünde).

1764: Das berühmte große Werk des Schweden Rosen von Rosenstein „Anweisung zur Kenntnis und Cur der Krankheiten". Eingehende Beschreibung von Scharlach, Masern, Keuchhusten, Rachitis. Einpfropfung der Pocken, d. h. Impfung durch Übertragung von Pockenlymphe eines Kranken auf den Impfling.

1768: Beschreibung der tuberkulösen Hirnhautentzündung.

1784: Kinderlähmung erstmals beschrieben.

1796: Einführung der Kuhpockenimpfung durch Eduard Jenner.

5.2 Alte Volksbräuche

Die magische Medizin hat sich am längsten in den Kinderstuben gehalten: „Heile, heile, Segen ..." Weise Frauen, Hirten, Schäfer, Hebammen, Apotheker, ja Scharfrichter wurden zeitweise den nur wenig hilfreichen Ärzten vorgezogen. Glaube an Dämonen, Hexen, den bösen Blick, das „Wechselbalg" (der Teufel unterschiebt mißgebildete Kinder). Amulette als Heil- und Vorbeugungsmittel und Talismane finden sich in allen sozialen Schichten. Auch durch Farben (rot für Mädchen, blau für Knaben) meinte man, böse Geister abzuwehren.

Bei allen Völkern waren und sind Wiegen der verschiedensten Art gebräuchlich (in diesen Zusammenhang gehört das typische Liedergut der „Wiegenlieder"), in unseren Breiten bis vor einigen Jahrzehnten. Kinderwagen sind ab Ende des 19. Jahrhunderts üblich, übrigens zunächst von den Fußgängern, die sich behindert fühlten,

5 Zur Geschichte der Kinderheilkunde und Kinderkrankenpflege

empört abgelehnt. Enges Wickeln der Säuglinge (Binden) war im Altertum üblich, wurde von Rousseau (1712–1778) zwar energisch bekämpft, aber auch noch im 19. Jahrhundert angewandt. Noch um die Jahrhundertwende sind „Wickelkind", Wickelkommode, Wickelkissen selbstverständlich. Diese uns heute als unmenschlich erscheinende Bewegungsbehinderung der Kinder hatte sich durchaus als Mittel zur Vorbeugung rachitischer Verbiegungen unter damaligen Umständen bewährt.

5.3 Soziale Not der Kinder

Besitzrecht der Eltern erlaubt im Altertum Neugeborene zu töten, auszusetzen oder zu verkaufen. Alte germanische Worte weisen auf diese Gefährdung des Kindes hin: War eine Mutter „nieder" gekommen, das Neugeborene auf dem Boden geboren, hob es die „Heb"-amme auf und bot es dem Vater; nahm dieser das Kind an, erhielt es seinen Namen, sonst wurde es ausgesetzt. Das Christentum verbot Aussetzung und Kindermord. Versteckter Kindermord ist aber noch weiterhin verbreitet, vor allem bei außerehelicher Geburt. Hier gibt es Übergänge und Zusammenhänge bis zur Abtreibungspraxis von heute.

1787: Die erste Findelanstalt in Mailand wurde gegründet, zahlreiche weitere in der folgenden Zeit an vielen anderen Orten. Drehladen, in die man die Kinder hineinlegte, ließen die Mütter anonym bleiben. Zeitweise wurden viele Kinder aus Not oder Egoismus von Müttern abgegeben (Bericht aus Mailand aus dem Jahre 1863: 5 bis 12 pro Nacht). Nur wenige Kinder überlebten aber länger als ein Jahr in diesen Findelhäusern durch Ernährungsstörungen (Mangel geeigneter Ammen) und grassierende Infektionskrankheiten bei der schlechten Hygiene und dem Fehlen von Isolierungsmöglichkeiten. Die Findelhäuser waren daher trotz menschenfreundlicher Absicht für die Kinder letztlich „verheerender als Krieg und Pest", leicht zugängliche „Mördergruben" für die Mütter, die ihre Kinder los sein wollten.

Bis ins vorige Jahrhundert war Kinderarbeit an der Tagesordnung.

Entscheidende Hilfen für soziale Verbesserungen: aufklärende Literatur, Unterrichtung von Frauen und Mädchen in Säuglingspflege, Schaffung von Kindertagesstätten (Krippen, die erste 1802 in Detmold, dann vor allem in Frankreich), Forderung nach staatlich beaufsichtigtem Kinderschutz, Einführung der Berufsvormundschaft für uneheliche Kinder, Regelung des Pflegekinderwesens, Fürsorge für Schwangere, Wöchnerinnen und Stillende durch die Sozialversicherung, private Organisationen wie der „Kinderschutzbund" und „Liga für das Kind".

5.4 Kinderkrankenhäuser, Forschung, Unterricht

Die allgemeine Säuglingssterblichkeit betrug im 19. Jahrhundert in Deutschland um 20%, Säuglingssterblichkeit heute um 12‰.

1802: Erstes Kinderkrankenhaus „Hôpital des Enfants Malades" in Paris. Erstes deutsches Kinderkrankenhaus 1830 in der Berliner „Charité", eine Abteilung mit 30 bis 45 Betten. 1837 Kinderkrankenhaus in Wien, 1852 in London.

Hohe Sterblichkeit in diesen und in anderen Krankenhäusern, z. B. um 1880 noch 75% der Kinder unter 2 Jahren. Viele Krankenhäuser nahmen daher kranke Säuglinge als „aussichtslos" gar nicht erst auf; dazu riet z. B. noch 1894 in Berlin Henoch seinem Nachfolger Heubner (beide hervorragende Pädiater!).

Wissenschaftliche Kinderheilkunde im raschen Aufblühen seit dem letzten Drittel des 19. Jahrhunderts. Die Erkenntnis setzt sich durch: Das Kind ist kein „kleiner Erwachsener", es hat eigene Krankheiten und eigene physiologische Reaktionen.

Entscheidende Forschungsgebiete sind Ernährungslehre, Hygiene, Bakteriologie, Impfwesen, Röntgenologie, naturwissenschaftliche Arzneimittelkunde.

1883: Gründung der Gesellschaft für Kinderheilkunde in Deutschland.

1884: Erster Lehrstuhl für Pädiatrie an der Berliner „Charité".

1897: Das erste „Säuglingsheim", von Schlossmann in Dresden gegründet, bildete Säuglings- und Kinderschwestern aus.

1909: „Deutsche Vereinigung für Säuglingsschutz" gegründet, die 1953 in „Vereinigung für die Gesundheitsfürsorge des Kindesalters", 1966 in „Deutsche Gesellschaft für Sozialpädiatrie" erweitert wurde.

1917: Staatliche Anerkennung der Säuglingspflegeschulen und staatliche Prüfung als „Säuglingspflegerin".

1918: Kinderheilkunde Prüfungsfach im medizinischen Staatsexamen.

1957: Deutsches Krankenpflegegesetz spricht von „Kinderkrankenschwester".

1965: Neuer Ausbildungsberuf neben der Kinderkrankenschwester: Kinderkrankenpfleger und Kinderpflegerin.

Nach 1960 öffnen sich die kinderklinischen Stationen in der täglichen Arbeit entsprechend den Erkenntnissen einer modernen Psychologie. Nachdem die Eltern jahrzehntelang aus Angst, Infektionskrankheiten nicht genügend beherrschen zu können, nur wenig oder keinen Kontakt zu ihren Kindern haben konnten, wird die ganztägige Besuchszeit, die Mitpflegemöglichkeit durch die Mutter auf Säuglingsstationen und die Mitaufnahme eines Elternteiles (Rooming-in) mehr und mehr praktiziert. Diese Entwicklung vollzieht sich aus spontaner Einsicht von Schwestern und Ärzten der Krankenhäuser und unter dem Druck der Eltern, deren Durchsetzungsvermögen sich nicht zuletzt durch das „Aktionskomitee Kind im Krankenhaus" seit 1968 verbessert hatte.

5 Zur Geschichte der Kinderheilkunde und Kinderkrankenpflege

Noch heute aktuell:

Eid eines Krankenwärters *nach dem Vorschlag von Franz Anton May, einem Mannheimer Arzt, in seinem Buch: „Stolpertus, ein junger Arzt am Krankenbette", Mannheim 1802*

Ihr N. N. sollet geloben und schwören,

daß Ihr nach der in der Krankenwärterlehre erhaltenen Anleitung die Luft der Krankenzimmer nach Verschiedenheit der Jahreszeiten und Krankheiten reinigen, abkühlen oder erwärmen,

die Speisen, Getränke und Arzneien nach der Vorschrift des Arztes pünktlich verabreichen,

die Reinlichkeit des Kranken in Bettung und Weißzeug besorgen,

die Klistiere, Überschläge und Bäder nach der Angabe der Ärzte zubereiten und beibringen,

die Zufälle der Krankheiten sowohl bei Tag als nachts fleißig beobachten,

jähliche und ungewöhnliche Erscheinungen dem Arzt ohne Verzögerung anzeigen,

allen Aberglauben, Quacksalberei und hinterlistigen Gebrauch von Hausmitteln meiden,

Wiedergenesende sorgfältig pflegen,

dabei nüchtern, wachsam, verschwiegen, vorsichtig,

liebreich, gefällig,

geduldig, unverdrossen,

mitleidig, unbestechlich und herzhaft

sowohl in hitzigen als langwierigen Krankheiten sein,

die Armen wie die Reichen mit gleicher Liebe und Sorgfalt bedienen,

dabei in jählichen Zufällen, bei Scheintoten die allgemeinen Rettungsmittel bis zur Ankunft eines Arztes oder Wundarztes mit Unerschrockenheit und Standhaftigkeit anwenden,

überhaupt alles nach bestem Wissen und Gewissen besorgen wollet, was wahre Nächstenliebe und Krankenwärterpflicht von Euch fordern, und Ihr zu leisten im Stande sind.

Merkmale der normalen Entwicklung

6 Entwicklung des Kindes zum Erwachsenen

Für die Erwachsenen liegen die Hauptaufgaben, die das Leben ihnen stellt, in den Problemen des Berufs, der Ehe und Familie und in der Teilnahme am Gemeinschafts- und Kulturleben. Beim Kind und Jugendlichen handelt es sich dagegen darum,
– körperlich und seelisch-geistig zum Erwachsenen heranzureifen,
– selbst ein einmaliges, einzigartiges, einheitliches Ganzes zu werden, sich selbst zu verwirklichen und
– in das Berufsleben, damit auch in das Gemeinschaftsleben und in das Kulturleben seiner Zeit und Mitwelt hineinzuwachsen und sich ihm einzugliedern (soziale Einordnung).

Dieses Werden und Wachsen, Geformtwerden, Sich-formen-Lassen und Sich-selbst-Formen kommt zustande
– durch die Auswirkung ererbter Energien (Erbanlagen),
– durch die prägenden Einwirkungen der Umwelt (der Dinge, Personen und Ereignisse; „Schicksal") und
– durch eigene Mitwirkung und Selbstgestaltung in Form von Nachahmung, Willensanstrengung sowie in eigener Ziel- und Wertsetzung.

Dabei kommt der Mensch unreif, rund 1 Jahr zu früh auf die Welt, biologisch mittellos und auf eine Lebenshilfe zunächst ganz entschieden angewiesen. So kann man die Zeit der Entwicklung und des Wachstums im Mutterleib (uterine Phase) mit der Säuglingszeit zu einer ersten Entwicklungsphase des Menschen, in der er die allernötigsten Voraussetzungen zum Erdenleben gewinnt, zusammenfassen. Es ist aus dem gleichen Grunde verständlich, daß die Säuglingszeit in den Lehrbüchern der Kinderheilkunde einen bevorzugten Platz einnimmt und mit den Problemen der Geburtsperiode, der Anpassungserscheinungen an das extrauterine Dasein und denen der Ernährung zusammengefaßt besprochen wird.

Für den Prozeß des Wachstums, der Differenzierung und der Reifung müssen viele Einzelvorgänge im Körper zusammenwirken. *Wachstum* ist eine Vermehrung von Körperzellen und Körpersubstanz. *Differenzierung* ist Spezialisierung der Körpergewebe in ihrer Gestalt und in ihrer Leistung. *Reifung* ist die Wandlung und Verbesserung der Organleistungen im Laufe der Zeit. Soll dieses Zusammenspiel zum Erfolg der normalen Entwicklung führen, muß jeder Teil des Körpers mit seiner Entwicklung dem Ganzen eingeordnet sein (Abb. 7). Die einzelnen Organsysteme müssen harmonisch zusammenwirken: der Atmungsapparat, das System der Nahrungsaufnahme, des Stofftransportes, des Stoffwechsels und der Ausscheidung, das Skelett und die Muskulatur, die Bereiche des Nervensystems und das

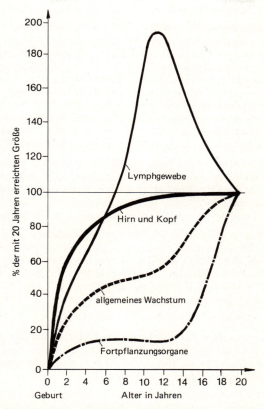

Abb. 7 **Wachstumkurve verschiedener Körpersysteme.** Die einzelnen Altersstufen des Menschen stellen unterschiedliche Anforderungen an die einzelnen Funktionssysteme. Das Zentralnervensystem (Hirn und Kopf) erfährt ein schnelles frühes Wachstum, während die Fortpflanzungsorgane erst in der Pubertät ins Wachsen kommen. In der Bezeichnung „allgemeines Wachstum" ist die Zunahme von Körpergewicht und -größe zusammengefaßt. Das Lymphgewebe wird zur Infektabwehr schon früh gebraucht. Es zeigt einen Gipfel der Ausdehnung und Tätigkeit im Kleinkind- und Schulkindalter und geht in der Pubertät stark zurück. In der Zeichnung ist als 100% das Ausmaß beim 20jährigen angenommen.

System der hormonbildenden Drüsen. Man kann sich also allzu leicht vorstellen, wieviel eine angeborene oder im Verlauf der Zeit entstehende isolierte Störung eines Organs, beispielsweise des Herzens, der Lunge, des Gehirns, des Darmes und seiner Drüsen oder eines Sinnesorganes wie des Auges bedeutet.

Ebenso unerläßlich für den normalen Entwicklungsverlauf ist eine menschliche Umwelt, die das Kind liebevoll aufnimmt, versteht, fördert und führt.

Kriterien für den Entwicklungsstand. Der Entwicklungsstand eines Kindes ist einerseits an körperlichen, andererseits an seelisch-geistigen Merkmalen zu erfassen. Soweit für diese Beurteilung die eigene Erfahrung nicht ausreicht, bedient man sich der vorliegenden *Entwicklungstabellen,* die sich heute auf genügend breite Statistiken stützen können. Diese Tatsache aber weist darauf hin, daß es sich jeweils nur um *Mittelwerte* handeln kann, wenn für einzelne Altersstadien bestimmte Werte, etwa der Größe oder des Gewichtes, festgelegt sind. Um Fehlschlüssen und Falschbeurteilungen vorzubeugen, ist es also wichtig, sich vor Augen zu halten, daß die *Norm nicht dem Mittelwert entspricht, sondern ihn in einem breiten Bereich einschließt.*

Je jünger ein Kind ist, desto mehr gelten die Pegel der Norm und desto ernsthafter wollen Abweichungen genommen und auf ihre Ursachen untersucht werden. Je älter das Kind ist, je mehr also das Eigene seiner Entwicklung in Erscheinung tritt, desto weniger darf es – vor allem im geistigen Bereich – mit Durchschnittsmaßen gemessen und danach beurteilt werden.

In der *Entwicklungsdiagnostik* werden sowohl Wachstums- als auch Differenzierungsvorgänge beachtet, und man spricht daher von den Altersgruppen und -stufen, vom Längenalter, Gewichtsalter, Skelettalter, Zahnalter, schließlich vom Pubeszenzalter oder Geschlechtsreifungsalter, in statischer und psychischer Hinsicht von Kriechalter, Sitzalter, Lauf-, Greif-, Spiel-, Sprach- und Intelligenzalter.

Altersstufen. Man spricht von folgenden Altersstufen:

Embryo: bis zum Anfang des 3. Schwangerschaftsmonats. Der Zeitpunkt ist gestaltlich dadurch festgelegt, daß das kleine menschliche Wesen zu diesem Zeitpunkt die übliche menschliche Gliederung: Kopf mit Gesicht, Rumpf und Extremitäten mit Fingern gut erkennen läßt.

Fetus: an die Embryonalzeit anschließend bis zur Geburt.

Neugeborenes: bis zum Ende der 2. Lebenswoche. In dieser Zeit geschieht das Angleichen (Adaptation oder Adaption) an das Leben außerhalb des Mutterleibes. Die sogenannten Übergangserscheinungen sind dann verschwunden. Äußerlich wird dieser Zeitraum durch den Abfall des Nabelschnurrestes abgeschlossen (9.–14. Tag).

Säugling: bis zum Ende des 1. Lebensjahres.

Kleinkind: bis zum Ende des 5. Lebensjahres, bis zum Schuleintritt.

Schulkind: bis zur Pubertät.

Kind in der Pubertät, Pubertierender: Zeit der Geschlechtsreifung.

Adoleszent, Jugendlicher (Jüngling, junger Mann; junges Mädchen): von der Pubertät bis zum Abschluß des körperlichen (somatischen) Wachstums (16–18 Jahre). Bis zu diesem Zeitpunkt ist der Kinder- und Jugendarzt zuständig.

Körperlänge und Körpergewicht. Die *Körperlänge Neugeborener* liegt zwischen 48 cm und 52 cm. Knaben sind eher etwas länger und schwerer als Mädchen. Das *reife Neugeborene* hat ein durchschnittliches *Gewicht* von 3300 g. Die Geburtsgewichte ausgetragener Kinder schwanken zwischen 2500 und 5000 g. Bei einem Geburtsgewicht bis zu 2500 g spricht man von *Frühgeborenen* oder *Mangelgeborenen*, über 4500 g von *Riesenkindern*. Mit zunehmender Kinderzahl in einer Familie steigen die Neugeborenengewichte in der Regel an.

Über *Länge und Gewicht in den einzelnen Lebensabschnitten* gibt die Tab. 32, S. 474, Auskunft.

Beim gesunden Säugling erreicht das *Körpergewicht* während des 5. Lebensmonats das Doppelte, im 12. Monat das Dreifache des Geburtsgewichtes. Das *Längenmaß* liegt am Ende des 1. Lebensjahres 50% über der Geburtslänge. Die Längenzunahme beträgt im 1. Jahr also 25 cm, im 2. und 3. Lebensjahr nur noch 10 cm. Der Zuwachs in den einzelnen späteren Lebensjahren ist wesentlich geringer. Während der *Pubertät* zeigen sich deutliche Geschlechtsunterschiede. Um das 10. Jahr herum wachsen die Mädchen etwas schneller als Jungen. Sie haben ihre Endgröße schneller erreicht, die geringer ist als beim jungen Mann.

Umfänge von Kopf, Brust und Bauch. Von großer praktischer Bedeutung sind Umfangsmessungen, vor allem in den ersten Lebensjahren (siehe Tab. 32, S. 474). Bei der Geburt überwiegt noch die Größe des Bauches über den Brustumfang. Dies hängt vor allem mit der Leber zusammen. Sie bewirkt auch durch ihre Lage unter den unteren Rippen, daß der Brustkorb des jungen Säuglings faßförmig gestaltet erscheint.

Kopfumfang und Brustumfang entsprechen sich etwa im ersten Lebensjahr. Bei der Geburt ist der Kopfumfang allerdings noch ein wenig größer: 35 cm bei 34 cm Brustumfang. Später nimmt der Brustumfang relativ schnell zu. Die Ursache für diese Unterschiede liegt in der vorauseilenden Entwicklung des Gehirns während der Fetalzeit (Abb. 7).

Kopfumfang: Messung oberhalb der Augenbrauen.

Bauchumfang: Messung in Nabelhöhe.

Brustumfang: Messung in Höhe der Brustwarzen.

Bestimmung der Skelettreife. Das sogenannte Knochenalter ist im Grunde an allen *Skeletteilen* feststellbar. Auch aus Körpergröße, Schädel- und Brustumfang erlauben sich Rückschlüsse.

68 Merkmale der normalen Entwicklung

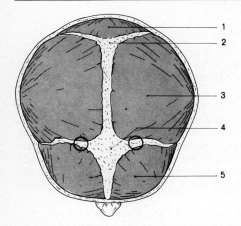

1 Hinterhauptschuppe
2 Kleine Fontanelle
3 Scheitelbein
4 Große Fontanelle
5 Stirnbein

Abb. 8 **Schädelknochen mit Fontanellen beim Neugeborenen.** Schwarze Kreise: Ort der Fontanellenpunktion

Röntgenologische Beurteilung. Bekanntlich ist ein Teil des Skeletts zunächst knorpelig ausgebildet. Knorpel ist sozusagen das Material für den Entwurf der einzelnen Knochen. Solange noch Knorpel vorhanden ist, sind Skelettveränderungen nach der Länge und Breite der einzelnen Abschnitte leicht möglich. Ist das Wachstum abgeschlossen, findet man Knorpel nur noch an den Körperstellen, an denen er wegen seiner elastischen Fähigkeiten benötigt wird. Knorpelgewebe gibt auf dem Röntgenbild keinen Schatten im Gegensatz zum Knochengewebe. Auf einer Röntgenaufnahme zeichnet sich also nur das ab, was schon verknöchert ist. Meist beurteilt der Arzt das sogenannte Knochenalter am Handskelett.

Fontanellengröße. Beim Säugling ist das Schädeldach z. T. knöchern, z. T. bindegewebig gebildet (Abb. 8). Dadurch kann sich das wachsende Gehirn ungehindert ausdehnen. Das straffe Bindegewebe hat im Bereich der Fontanellen die größte Ausdehnung. Die kleine Fontanelle schließt sich bald nach der Geburt, die große mit 8–15 Monaten.

Zahnentwicklung. Als erste Zähne treten im 6. bis 8. Lebensmonat die mittleren Schneidezähne des Unterkiefers durch. Weitere Einzelheiten sind der Abb. 9 zu entnehmen. Das *Milchgebiß* ist mit 20 Zähnen vollständig. Das *bleibende Gebiß* enthält in der Regel 32 Zähne. Der hinterste Backenzahn pflegt häufig große Durchbruchschwierigkeiten zu haben, falls er überhaupt durchtritt („Weisheitszahn"). Um das 5.–6. Lebensjahr beginnen die Frontzähne etwas auseinanderzurücken. Der Kiefer wächst, da die

6 Entwicklung des Kindes zum Erwachsenen

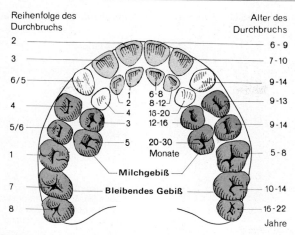

Abb. 9 **Gebißentwicklung.** Zähne in der Reihenfolge ihres Auftretens unter Angabe des Alters des Kindes

Zähne des bleibenden Gebisses breiter sind und daher mehr Platz beanspruchen.

Körperproportionen. Es vollzieht sich ein langsamer, aber steter Wandel in der körperlichen Erscheinung des Kindes. Der Bauplan des Neugeborenen weist ganz andere Proportionen auf als der des Erwachsenen. Die Kopfhöhe verdoppelt sich, die Rumpfhöhe verdreifacht sich in der Entwicklung. Das Bein des Erwachsenen ist 5mal, der Arm 4mal so lang gegenüber den entsprechenden Maßen beim Neugeborenen. Die waagerechte Mittellinie verläuft beim Neugeborenen etwa in Nabelhöhe, beim Erwachsenen in Höhe der Symphyse. Das Verhältnis von Kopf zu Körperlänge beträgt beim Neugeborenen 1 : 4, beim Erwachsenen 1 : 8.

Körperoberfläche. Die Körperoberfläche eines Kleinkindes ist, für sich betrachtet, geringer als die eines Erwachsenen. Bezieht man die Fläche aber auf die Masse des Körpers, ist das Verhältnis umgekehrt: Je kleiner das Kind, um so relativ größer ist die Körperoberfläche. Dies ist eine sehr wichtige Feststellung zum Verständnis der Stoffwechselsituation des kindlichen Körpers. Über die größere Oberfläche strahlt z. B. viel mehr Körperwärme ab. Das Herz-Kreislauf-System des Kindes muß sich darauf einstellen. Hier wird also eine Ursache auch dafür sichtbar, warum das Herz des Säuglings wesentlich schneller als das eines Schulkindes schlagen muß. Die Körperoberfläche ist somit ein viel besseres Stoffwechselbezugsmaß für das jeweilige Alter eines Kindes als etwa das Gewicht. Daher wird bei der

Merkmale der normalen Entwicklung

Tabelle 2 **Geschlechtliche Reifezeichen in der Reihenfolge ihres Auftretens**

Knaben	Alter in Jahren	Mädchen
infantile Verhältnisse	9–10	Beginn des Uteruswachstums, Hervorwachsen („Knospen") der Brustwarzen
erstes Wachsen von Hoden und Penis	10–11	Knospen der Brust, manchmal einseitig voraneilend („Thelarche"), erste Schamhaare („Pubarche")
Wachsen der Hoden und des Penis, erste Prostata-Aktivität	11–12	Wachstum der inneren und äußeren Geschlechtsorgane, im Abstrich nachweisbare Veränderungen des Vaginalepithels
Schamhaare	12–13	Pigmentation der Warze, Auffüllung der Brust, Achselbehaarung
rasches Wachstum von Hoden und Penis, leichte Brustdrüsenschwellung	13–14	erste Regelblutung („Menarche"), Variationsbreite 9–17 Jahre. Die Menses können während der ersten Jahre unregelmäßig mit oder ohne Eisprung verlaufen.
Achselhaar, Flaum auf der Oberlippe, Stimmwechsel („Stimmbruch")	14–15	regelmäßige ovulatorische Menses, früheste normale Schwangerschaft
gelegentlich nächtliche Samenergüsse („Pollutionen") mit reifen Spermien (Variationsbreite 11¼–17 Jahre)	15–16	Akne, Tieferwerden der Stimme
Rückgang der Brustdrüsenschwellung, Beginn von Bartwachstum und Körperbehaarung, Akne	16–17	Stillstand des Skelettwachstums (Epiphysenschluß)
Stillstand des Skelettwachstums	17–19	

Berechnung von Stoffwechselgrößen oder bei der Bestimmung der Medikamentendosis nicht selten von der Körperoberfläche ausgegangen (siehe für solche Berechnungen Abb. 114, S. 469).

Geschlechtsmerkmale. Das Auftreten der sekundären Geschlechtsmerkmale stellt zuverlässige und wichtige Entwicklungsmarken dar, wenn auch gerade hierfür eine große Spielbreite des 1. Auftretens zu betonen ist (Einzelheiten siehe in Tab. 2).

Motorische Entwicklung, Verhalten und Sprache. Aus ungerichteten Bewegungen entwickelt sich eine fein abgestufte Betätigung der Muskeln (Motorik). Ein Ausdruck dieser immer sicherer ablaufenden Leistungen ist die statische Entwicklung (Sitzen, Krabbeln, Stehen, Laufen). Aus ersten zufälligen akustischen Lauten formt sich langsam das Instrument der Sprache. Aus einem Wesen, das Tag und Nacht nicht unterscheidet, das nur triebhaft reagiert, wird ein Kind, das sich in seine Umwelt einfügt und diese mitprägt durch sein Wesen und seine Leistungen. Um eine Zusammenschau der einzelnen Leistungen zu ermöglichen, wurde die Form der Abbildung bzw. Tabelle (Abb. 10, Tab. 3) gewählt. Es lohnt sich, die Einzelheiten der Länge und der Quere nach zu studieren. Man erfährt, in welcher Folge sich die einzelnen Leistungen wie Bewegung, Schlaf, Spiel, Sprache und Kontakt zur Umgebung entwickeln. Man kann beurteilen, was im jeweils gegebenen Alter bei einer harmonischen Entwicklung an verschiedenen Leistungen gleichzeitig zu erwarten ist.

7 Akzeleration

Unter dem Akzelerationsphänomen versteht man einen Entwicklungswandel im Sinne der Beschleunigung. Man hat ihn vorwiegend in zivilisatorisch besser gestellten Ländern und hier wieder verstärkt in der sozial besser lebenden, vorwiegend städtischen Bevölkerung festgestellt. Die Akzeleration zeigt sich in der gesamten körperlichen und seelischen Entwicklung des Kindes als Vorverlegung des Starts der einzelnen Entwicklungsabschnitte, Beschleunigung des Tempos und Steigerung im Endergebnis.

Vergleicht man etwa mit den entsprechenden Verhältnissen um das Jahr 1900 oder noch 1930, so sind heute die Neugeborenen größer und schwerer. Der Zahndurchtritt erfolgt früher. Die Längen- und Gewichtsentwicklung ist beschleunigt, eine höhere Endgröße wird erreicht (größere Hüte und Schuhe als um 1900). Auch Regelblutung und männliche Pubertät treten früher auf.

Geistig ist eine Frühreife nach Wissen und Einsicht erkennbar, was sich auch an größerer Selbständigkeit des Redens und Denkens und in positiven Schulleistungen ausdrückt.

Insgesamt wäre eine nur erfreuliche Entwicklungsförderung ablesbar, wenn nicht manche Krankheiten, die vorwiegend beim Erwachsenen unter dem

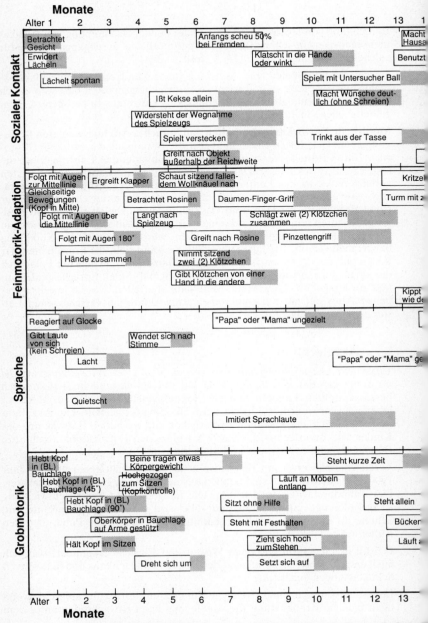

Abb. 10 Entwicklungsmerkmale der ersten 5 Lebensjahre: Grobmotorik, Sprache

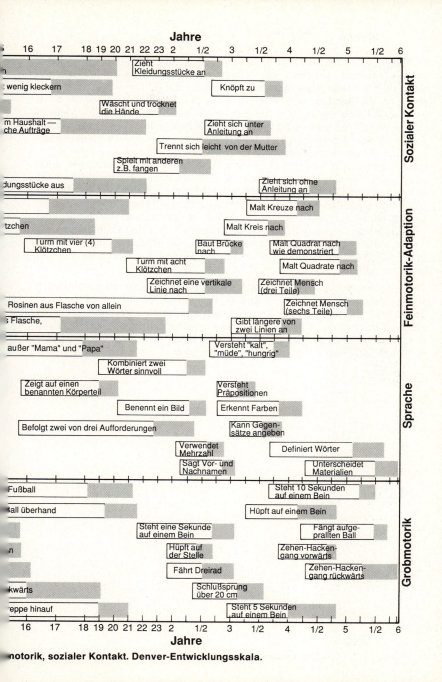

motorik, sozialer Kontakt. Denver-Entwicklungsskala.

Einfluß der Lebensbelastung gesehen werden, nun häufiger bei Jugendlichen erscheinen würden, wie Rheumatismus, Chorea und Magengeschwüre. Zweifellos sind diese Erscheinungen der Akzeleration aber auch geeignet, die Labilität und Verletzlichkeit der Jugendlichen, vor allem in geistiger Hinsicht, noch zu verstärken. Nach Erfahrung wird jeder Mensch so genommen, wie er aussieht („Kleider machen Leute"). Auch bei diesen großen Kindern geht man von der Größe und vom „erwachsenen Aussehen" aus. Man erwartet oft etwas zu früh hohe Leistungen und noch unbekannte Einsichten und gesteht andererseits auch manches zu, was noch nicht ohne Gefahr zu verarbeiten ist. Die schützenden Vorschriften für Kinos und den Besuch von Gaststätten sind nicht selten nur theoretischer Natur. Im sexuellen Bereich erleben sich die Jugendlichen durch ihr Aussehen als schon älter und sehen auch, daß sie auf das andere Geschlecht eine entsprechende Wirkung haben. Seelisch sind sie aber den Problemen ihres Körpers oft noch nicht gewachsen. Vor allem die Mädchen sind gefährdet und einer größeren Gefahr der Verführung ausgesetzt, da sich die Partner im Alter verschätzen.

Die *Ursachen* der Akzeleration liegen in den anderen Lebensgewohnheiten von heute, in der anderen Ernährung, der Verstädterung des Lebens und der Reizüberflutung des modernen Lebens (lebhaftes Verkehrsleben der Stadt, Zeitschriften, Kino, Rundfunk, Fernsehen, Reisen), schließlich in der Tatsache, daß die Entwicklung der Kinder und Jugendlichen heute nicht so häufig durch Infektionen gebremst wird.

Tabelle 3 **Entwicklungsmerkmale vom 6. bis 16. Lebensjahr** (nach *Hellbrügge*)

Alter	Bewegung und Spiel Jungen	Mädchen	Affekte	Intellekt	Besitzdenken	Familie
6 Jahre	wildes Spielen, Klettern, Schaukeln, Rollschuhe, Radfahren und ähnliche Spiele, ferner Cowboy, Räuber, Polizei, Indianer	Interesse für Spiele, Spiel mit Puppen, Koffer	schreit schnell los, weint bei Geringfügigkeiten, tapfer bei echten Verletzungen	Warum-Fragen, erfaßt Zusammenhänge, bekommt Zeitgefühl. Großes Interesse für Zauberei, Märchen. Schreiben: häufig Verdrehungen, rechnet in Einer und Fünfern	hat gern Besitz, zeigt ihn, verstreut seine Sachen im ganzen Haus, weiß nicht, wo sie geblieben sind, sammelt alles mögliche, eifersüchtig auf Besitz anderer	Eltern geben Maßstab für Gut und Böse, liebt oder haßt die Mutter, zunehmender Einfluß des Lehrers
7 Jahre	starkes Interesse für Schwimmen, lebhaftes Spiel im Freien Laufen, Raufen, Auf-die-Bäume-Klettern	Hopsen, Seilspringen, Rollschuhlaufen	wechselnde Stimmung, weint bei scharfem Anreden oder einem kleinen Klaps, lernt in wesentlichen Dingen sich zusammenzunehmen	benutzt Zeitbegriffe; gute Beobachtung, Schulleistungen abhängig vom Lehrer, Schrift: groß, ungeschickt. Liest oft mechanisch ohne Sinnerfassung, Vorliebe für Rechenspiele	geht mit manchen Gegenständen achtsamer um, besonders Mädchen mit ihrer Kleidung, tauscht und sammelt alles mögliche, wachsendes Interesse für Geld	kommt mit Mutter und Vater gut aus, Mädchen mit Vater, stolz auf Zuhause, ziehen es anderen Familien vor, Eifersucht auf Geschwister, ältere werden bewundert

8.–9. Lebensjahr Fortsetzung Tab. 3

Alter	Bewegung und Spiel Jungen	Bewegung und Spiel Mädchen	Affekte	Intellekt	Besitzdenken	Familie
8 Jahre	macht Unterschied zwischen Arbeit u. Spiel, Interesse an Gruppenspiel, Handball, Fußball, rennt wild umher, jagt, ringt. Absonderung der Knaben vom Spiel der Mädchen		empfindlich, leicht verletzt, besonders durch achtlose Worte, dramatisiert eigene Empfindungen	kennt Himmelsrichtungen, „rechts", „links", liest noch laut, Anfänge von Geheimsprache, begreift Ursache-Wirkung-Zusammenhänge, Rechnen: Multiplizieren, Dividieren	Interesse an Eigentum, will eigenen Aufbewahrungsplatz, leiht sich von anderen etwas aus und gibt es beschädigt zurück, sammelt Bildserien	wird unstet, bleibt ungern zu Hause, mag keine Hilfeleistungen im Haushalt geben, lieber außerhalb; Mutter steht im Mittelpunkt der Familie, Fremden gegenüber ungezwungen
9 Jahre	spielt und arbeitet so heftig, daß häufig vor Erschöpfung aufgegeben werden muß. Beliebter Sport: Bergabfahren mit Rad, Schwimmen, Schlittschuhlaufen balgen häufig miteinander	spielen mit Puppen	weint aus Ärger, Übermüdung, wegen seelischer Verletzungen	willensgesteuerte Aufmerksamkeit, Vorliebe für technisch-praktische Betätigung, liest jetzt leise, gern Tier- u. Abenteuerbücher, Sprachbeherrschung, schreibt schnell und gewandt	Jungen interessieren sich allgemein für Geld und Tausch, weniger für Taschengeld	ist liebevoll zu den Eltern, prahlt mit ihnen, ärgert sich aber auch über sie

10.–16. Lebensjahr Fortsetzung Tab. 3

Alter	Bewegung und Spiel		Affekte	Besitzdenken	Familie
	Jungen	Mädchen			
10 Jahre	noch starker Bewegungsdrang Auf-die-Bäume-Klettern, Wettrennen, Wettfahren, Cowboyspiel, „Unsinnmachen"	Seilspringen, Rollschuhlaufen, Hopsen	eine der glücklichsten Altersstufen, selten traurig, weint kaum	an Geld nicht interessiert, gibt es leicht aus, sammelt systematisch	fühlt sich mit der Familie eng verbunden, vertrauensvolles Verhältnis zur Mutter, verehrt den Vater, streitet mit jüngeren Geschwistern
11 Jahre	Radfahren Indianer- und Räuberspiel	manchmal noch Lust an Rollschuhlaufen, Hopsen, Seilspringen	tränenreichste Altersstufe zwischen 10 und 16, Hauptursache: Wut und Enttäuschung	Freude am Taschen-Geld, das durch gelegentliche häusliche Dienstleistungen gern aufgebessert wird	starker Familiensinn, gegenüber Mutter und jüngeren Geschwistern grob und widerspenstig, Mädchen neigen zu Streit mit Eltern
12 Jahre	klettern auf Bäume, spielen Fußball, Hockey, veranstalten Wettspiele	verlieren Interesse an Bewegung und Sport, beginnen herumzulungern, herumzusitzen	gelegentlich traurig, vor allem über Disharmonie zwischen den Eltern, weint kaum	Aufstellen eines Etats, größeres Interesse an Taschengeld, beginnt zu sparen für bestimmte Dinge	weniger Interesse an der Familie, gutes Verhältnis zu Mutter und Vater, sehr schlechtes Verhältnis zu älteren, etwas besseres zu jüngeren Geschwistern

13.–16. Lebensjahr Fortsetzung Tab. 3

Alter	Bewegung und Spiel Jungen	Bewegung und Spiel Mädchen	Affekte	Besitzdenken	Familie
13 Jahre	erfüllt vom Sport (Fußball, Leichtathletik, Wettkämpfe), machen Unsinn	Körperliche Betätigung wird vernachlässigt, will vom Schulturnen befreit sein	relativ wenig glückliche Altersstufe, häufig deprimiert, vor allem nach Enttäuschungen, weint oft	beginnt Geld sorgfältiger einzuteilen, möchte Geld verdienen	zieht sich von Familienunternehmen, besonders von der Mutter zurück, Jungen gehen lieber mit dem Vater aus, zärtliches Gefühl nur gegenüber jungen Geschwistern
14 Jahre	neben aktiven Sportarten (Fußball) Interesse am Zusehen, Herumstehen	gelegentlich Spaziergänge (ins Kino gehen)	fröhlicher als mit 13, Ärger mit Lehrern, Mißverständnisse mit Freunden	individuelle Unterschiede in der Einteilung des Geldes treten hervor, möchte zum Geldverdienen aus der Schule heraus	will sich von der Familie absetzen, findet Mutter hoffnungslos altmodisch, kommt mit Vater besser aus, Verhältnis zu den Geschwistern bessert sich
15 Jahre	alle Sportarten (Fußball usw.), will unbedingt Autofahren	stundenlang regungsloses In-die-Gegend-Schauen, „irgendwohin gehen"	Unglücklichsein ist allgemeine Stimmung, weint aber selten	Umgang mit Geld und Besitz ähnelt mehr dem der Erwachsenen, einzelne Kinder noch nicht reif, mit Geld umzugehen	Jungen vertrauen sich gelegentlich der Mutter an, Verhältnis zum Vater etwas besser, streitet mit seinen Geschwistern
16 Jahre	ausdifferenzierte Bewegungsinteressen, aktiver Sport nur bei einem geringen Teil, bei Jungen überwiegt einfach „Herumstehen"		mehr glücklich als traurig, nur Mädchen weinen zuweilen		Verhältnis zur Familie leicht gebessert, meist noch Streit mit den Eltern

Der gesunde und der kranke Säugling

8 Das gesunde und das kranke Neugeborene

8.1 Normaler Ablauf der Neugeborenenperiode

Die Geburt bringt eine entscheidende Umstellung im Entwicklungsablauf des Kindes. Bisher wuchs es im Mutterleib, vom Fruchtwasser und den mütterlichen Geweben mechanisch geschützt, in einer gleichmäßigen Körpertemperatur auf. Alles für das Leben Notwendige an Sauerstoff, Körperbausteinen und Energieträgern wurde über den Mutterkuchen (Plazenta) herangeführt; Stoffwechselendprodukte wurden auf dem umgekehrten Wege aus dem kindlichen Organismus entfernt und über die Ausscheidungsorgane der Mutter (Leber, Lunge, Niere) beseitigt (Abb. 11). Nun tritt das Kind nach einer mitunter langen und mechanisch belastenden Geburt in ein anderes Lebensmilieu, das von ihm auf Anhieb eine Reihe von Leistungen verlangt, die es bisher noch nicht geübt hat. Daß diese Umstellung in den einzelnen Organsystemen bei fast allen Kindern so tadellos gelingt, grenzt ans Wunderbare.

Eigene Atmung. Mit dem Abbinden der Nabelschnur entsteht ein akuter totaler Sauerstoffmangel, der vom kindlichen Organismus den ersten Atemzug erzwingt, falls er am Leben bleiben will. In die sich entfaltende Lunge strömt Luft ein. Gleichzeitig wird jetzt der volle Blutstrom aus dem rechten Herzen durch die Pulmonalarterie in die Lunge geleitet. Dieses Blut kann nun arterialisiert, d. h. mit Sauerstoff beladen werden. Fetaler Blutkreislauf siehe in Abschnitt 24 und Abb. 40.

„Blutmauserung". Die roten Blutkörperchen des Fetus waren auf die geringe Sauerstoffsättigung des Plazentablutes eingestellt. Die eigene freie Atmung führt dem Kind nun mehr Sauerstoff zu, als es bisher erhalten konnte. Daher erweist sich das spezielle Hämoglobin F (F = Fetus) als entbehrlich, es wird in einem 3 Monate langen Umbauprozeß durch das bleibende Hämoglobin A (insbesondere A_1) ersetzt. Gleich nach der Geburt setzt der Abbau der roten Blutkörperchen ein (Hämolyse), schrittweise wird der gesamte Bestand ersetzt. Diese großen Mengen anfallenden Bilirubins überlasten selbst die gesunde Leber; es kommt bei vielen Kindern zum Stau vor der Leber, zum physiologischen Säuglingsikterus.

Eigene Temperaturregulation. Aus dem wohltemperierten Fruchtwasser von konstant 37°C tritt das Kind in eine kühlere Umwelt. Es lernt schnell,

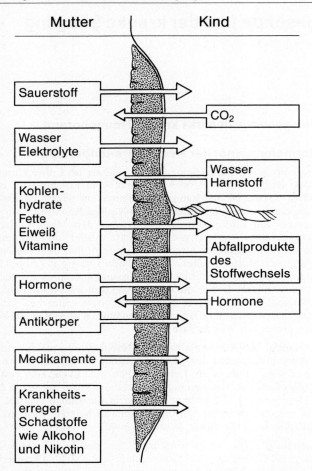

Abb. 11 Funktion der Plazenta. Austausch von Stoffen durch die Plazentaschranke.

mit seiner Körperwärme hauszuhalten, und so blaßt die am 1. Tag rosarote Hautfarbe bald ab. Durch Verengung der Blutkapillaren wird die Oberfläche, von der die Blutwärme abströmen könnte, vermindert. Bald halten sich Wärmeverlust und Wärmeproduktion im Körper so weit die Waage, daß eine konstante und normale Körpertemperatur gegeben ist (36,5–37,5 °C).

Nahrungsaufnahme. Im Uterus hat das Kind schon Fruchtwasser verschluckt und damit den Schluckakt geübt. Beim Neugeborenen und jungen Säugling besteht die Eigenart, daß auch während der Nahrungsaufnahme und des Schluckens geatmet wird. Der Luftweg aus der Nase in den Kehlkopf und der Speiseweg vom Zungengrund in die Speiseröhre überkreuzen sich also. Nur durch die besonders hohe Lage des Kehlkopfes, wie sie beim Säugling gegeben ist, wird ein Verschlucken vermieden. Nach schrittweisem Nahrungsaufbau wird Tag für Tag eine relativ große Nahrungsmenge aufgenommen und in Wachstum und Energie umgesetzt. Der Säugling ißt in bezug auf sein Körpergewicht erheblich mehr als ein großes Kind oder ein Erwachsener. Bei diesen hohen Anforderungen an die Ernährung leuchtet ein, daß sich jede Ernährungsstörung gefährlich auswirken muß.

Zeichen der Reife. Normale Neugeborene haben

- ein Gewicht von 2500–3500 g; Knaben eher schwerer als Mädchen,
- eine Körperlänge (Scheitel–Ferse) von 48–50 cm,
- Nagelwachstum bis an die Kuppe der Zehen und Finger,
- ein gut entwickeltes Fettpolster,
- samtartig weiche, kräftig rote Haut, nachdem die Käseschmiere (Vernix caseosa) entfernt ist,
- gut tastbare Ohr- und Nasenknorpel,
- einwandfrei funktionierenden Schluck- und Saugreflex, regelrechten Muskeltonus,
- gut belüftete Lungen mit normaler Atemfrequenz (um 40 pro Minute),
- Herzfrequenz 110–140 pro Minute.
- Bei Jungen liegen die Hoden im Hodensack, bei Mädchen ist die Vulva durch die großen Schamlippen (Labien) geschlossen.

Ein solches Kind, frei von Mißbildungen und von gesunden Eltern stammend, darf als gesundes Kind bezeichnet werden. Für das weitere Leben des Kindes enthält dieses Urteil natürlich die Einschränkung, daß noch nicht alle konstitutionellen Eigentümlichkeiten bekannt und somit überschaubar sind, z. B. die Neigung zu einer Entzündung der Schleimhäute und zu Lymphknotenschwellungen (exsudative Diathese) und die Neigung zur Nervenschwäche und zu Verhaltensstörungen (Neuropathie).

Kinder unter 2500 g sind **Frühgeborene** oder **pränatal dystrophe Kinder** (s. Abschnitt 9). Kinder über 4500 g nennt man **Riesenkinder**; Mütter dieser Kinder leiden häufiger als andere an schon bekanntem oder latentem Diabetes mellitus.

Physiologische Gewichtsabnahme. Fast jedes Neugeborene nimmt mit Tiefpunkt am 2. bis 4. Lebenstag an Gewicht ab, rund 5% (vgl. Abb. 12). Die Haut kann trocken und etwas welk werden, der Turgor kann bei stärkerem

82 Der gesunde und der kranke Säugling

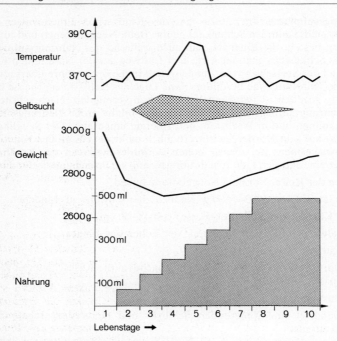

Abb. 12 Erste 10 Lebenstage mit einer über das physiologische Maß hinausgehenden **Gewichtsabnahme**, daher **Durstfieber**; der Zeitdauer nach physiologische **Gelbsucht**. Unten: **Nahrungsaufbau** nach der Finkelstein-Regel.

Gewichtsverlust merklich reduziert sein. Es gibt mehrere Ursachen dafür: Wasserverlust an der Körperoberfläche, Abatmen von Wasserdampf über die Lungenoberfläche, Abgang von Mekonium und Harn, Hunger und Durst in den ersten Lebenstagen. Nach 6 Tagen ist das Geburtsgewicht in der Regel wieder erreicht. Nimmt die Gewichtsabnahme erhebliche Ausmaße an (über 10% des Geburtsgewichtes), kann es zur Temperaturerhöhung auf 38–39°C kommen (Durstfieber, Abb. 12). Sie ist Zeichen ernst zu nehmender Stoffwechselstörung. Infusionen und Teezulage sind nötig. Bei jeder Temperaturerhöhung muß aber auch immer an eine Infektion oder an eine Hirnblutung gedacht werden.

Physiologische Neugeborenen-Reflexe. Das Wissen darum ist für die Beurteilung der normalen Vitalität und für die Abgrenzung von pathologischen neuralen Reizerscheinungen (z. B. Anfälle) nötig:

- *Suchreflex:* Bei Bestreichen einer Wange wird der Mund verzogen, der Kopf zur Reizseite gewendet.
- *Saugreflex* wird durch Berühren der Lippen ausgelöst, *Schluckreflex* beim Füttern erkennbar.
- *Greifreflex:* Bei Bestreichen der Handinnenfläche schließt sich die Faust, verstärkt bei Zug.
- *Fluchtreflex:* Bei leichtem Bestreichen der Fußsohle wird das Bein angezogen.
- *Umklammerungsreflex* (Moro-Reflex): Man hält ein Kind in Rückenlage und senkt es plötzlich, oder es wird die Unterlage eines liegenden Kindes plötzlich erschüttert: Ruckartig fahren die Arme auseinander, die Finger spreizen sich. Anschließend werden die Arme in langsamerer Bewegungsform über der Brust wieder zusammengeführt.
- *Schreitphänomen:* In senkrechter Haltung werden beim Berühren der Unterlage mit den Füßen Schreitbewegungen ausgeführt.

Hauterscheinungen: Die *Haut- oder Käseschmiere der Neugeborenen (Vernix caseosa)* besteht aus Talgmassen und stellt einen nützlichen Hautschutz gegen zu schnelles Austrocknen nach der Geburt dar. In der Hauptsache wird sie im ersten Bad nach der Geburt entfernt; die Reste verschwinden in wenigen Tagen von selbst oder können mit ölgetränkten Tupfern abgewischt werden. Gegen Ende der 1. Woche können sich die Epidermisschichten großflächig abstoßen *(physiologische Neugeborenen-Schuppung)*. Bei vielen Kindern sieht man während der ersten Lebenstage eine fleckige Rötung der Körperhaut mit einzelnen Papeln *(Erythema toxicum neonatorum)*. Sie hat keine krankhafte Bedeutung. Fettende Salben können in der Pflege nützen. An der Nase finden sich häufig zahlreiche feine Pünktchen, *Milien*, die erweiterte und gefüllte Talgdrüsengänge darstellen. Ist die Umgebung der Talgdrüsen entzündlich gerötet, spricht man von der *Neugeborenen-Akne*. Auch Wangen und Stirn sind dann meist mit Herden versehen. Eine spezielle Hautbehandlung ist nicht nötig, die Erscheinungen verschwinden innerhalb 3 Wochen.

Neugeborenen-Gelbsucht. Bei jedem 3. Kind ist ab dem 3. Lebenstag eine deutliche Gelbfärbung des Körpers, einschließlich der Augen, zu bemerken (Abb. 12). Der Ikterus ist Zeichen einer vorübergehenden Überlastung der Leber durch den abrupt einsetzenden physiologischen Blutzerfall. Der Bilirubinwert steigt im Blutserum auf durchschnittlich 7 mg%. Werte über 10 mg% sind möglich, aber dann jeweils besonderer Beachtung und Diagnostik wert.

Harn. Harn wird fast immer bald nach der Geburt zum ersten Mal entleert. Die Nieren haben also schon im Uterus gearbeitet. Weitere Entleerungen erfolgen wegen der zunächst fehlenden Flüssigkeitsaufnahme eventuell erst im Abstand von Tagen. Harnsäurekristalle bedingen ziegelmehlrote Flecken in den Windeln.

Mekonium. Als erster Stuhl wird das Mekonium, auch Kindspech genannt, meist bald nach der Geburt, zumindest in den ersten 2 Tagen entleert. Mekonium ist dunkel- bis schwarzgrün und von zäher klebriger Beschaffenheit; es besteht aus eingedicktem Schleim, Epithelresten, Gallenfarbstoffen und Lanugohaaren. Dem untersten, vorangehenden Abschnitt des ersten Stuhls sitzt ein ca. 3 mm dicker weißlicher Abschnitt auf, Mekoniumpfropf genannt. Später folgen die sogenannten Übergangsstühle aus Mekoniumresten und Resten der ersten Milchnahrung. Fehlt noch 36 Stunden nach der Geburt der erste Stuhl, so wird durch Röntgenaufnahme in Kopfhängelage eine Darmstenose ausgeschlossen. Ein Metallstück markiert dabei den Anus. Die Luft im Darm zeigt, wie weit der Darm entfaltet ist. Eine tiefsitzende Rektumatresie ist durch das Fieberthermometer oder ein Darmrohr auszuschließen. Bei anatomisch regelrechten Verhältnissen fördert nun ein Einlauf in der Regel den ersten Stuhl.

Darmbesiedlung. Nach der Geburt füllt sich innerhalb einiger Stunden das Magen-Darm-System von oben her mit Luft. Von Mund, Nase und Anus her setzt die Bakterienbesiedlung der Schleimhäute ein. Bei mit Muttermilch ernährten Kindern überwiegen im Darm die Bifidumbakterien, bei Kuhmilchernährung Kolibakterien. Die Bakterien haben eine große Bedeutung für das Aufschließen der aufgenommenen Nahrung und bei der Bildung von Vitamin K.

„Schwangerschaftsreaktionen" am Kind. Durch Übergang von mütterlichen Hormonen auf den Fetus erklären sich vorübergehende Veränderungen am Neugeborenen. Man nennt sie daher Schwangerschaftsreaktionen. Am häufigsten ist die *Brustdrüsenschwellung,* eine sichtbare und tastbare, nicht entzündliche Schwellung des Drüsenkörpers bei Knaben und Mädchen (Neugeborenen-Mastopathie). Der Höhepunkt wird erst am Ende der 1. Woche erreicht. Wegen Infektionsgefahr (Mastitis) darf die Drüse nicht gedrückt werden. Zum Schutz legt man eine sterile Mullage und Watte auf. Die gelegentlich austretende weißliche Flüssigkeit wird *Hexenmilch* genannt. Aus der *Scheide* wenige Tage alter Mädchen kann Schleim und auch etwas Blut abgehen. Die aufgelockerte Schleimhaut des Uterus wird abgestoßen. Eine Rötung der Vulva und Abgang von gelblichem Schleim (Eiter) wäre allerdings sehr verdächtig auf eine Entzündung. Auch die oben schon genannten *Milien* und die *Akne* der Neugeborenen gehen auf die Wirkung mütterlicher Hormone zurück.

Nabel. Der Nabel wird nach der Geburt gewöhnlich 5 cm über der Ansatzstelle an der Bauchwand abgeklemmt oder abgebunden, hoch genug, daß man bei einer Nachblutung noch einmal darunter abbinden könnte. Oberhalb der Stelle, an der das Amnion der Nabelschnur in die Epidermis der Bauchhaut übergeht, verfällt der Nabelschnurrest der Nekrose unter Eintrocknung, Härtung und schwarzbrauner Verfärbung. Das Ende fällt zwischen dem 5. und 10. Tag ab. Zunächst bleibt eine kleine Wunde zurück, die sich innerhalb weniger Tage mit Epithel schließt. Die *Nabelpflege* unterstützt diesen physiologischen Vorgang: Wurde die Nabelschnur abgebunden, wird der Nabelschnurrest mit bakterienfeindlichem (bakterizidem) Puder, z. B. Dermatol-Puder, bestreut. Nach Auflegen einer sterilen Mulllage wird die breite, elastische Nabelbinde um den Leib gelegt. Wurde der Nabelschnurrest mit einer Klemme versehen, wird nur gepudert. Baden ist möglich, wenn der Nabelbereich anschließend getrocknet und gepudert wird.

Credé-Prophylaxe. Um die schwere eitrige Neugeborenen-Konjunktivitis durch Gonokokken zu vermeiden (Gefahr der Erblindung), wird jedem Neugeborenen durch die Hebamme ein Tropfen einer 1%igen Argentumnitricium-Lösung in den Bindehautsack jedes Auges eingeträufelt. Manche Kliniken nehmen mit gleichem Erfolg ölige Penicillin-Lösungen. Nicht selten ruft das Einbringen der Lösung für einen Tag eine leichte Rötung der Bindehäute hervor (Reiz-Konjunktivitis), mitunter auch leichtes Lidödem.

Ernährung der ersten Lebenstage, natürliche Ernährung s. Abschnitt 11.3, künstliche s. Abschnitt 11.4. *Prophylaxe beim Neugeborenen* s. Abschnitt 48. *Tuberkulose-Schutzimpfung (BCG)* s. Abschnitt 49.

8.2 Beobachtung eines Neugeborenen

Die *Säuglingssterblichkeit,* d. h. die Zahl der im ersten Lebensjahr sterbenden Kinder, ist trotz aller Verbesserungen der Geburtshilfe und der postnatalen Intensivpflege noch relativ hoch (Bundesrepublik um 9‰). Unter **Säuglingssterblichkeit** versteht man die Zahl der Totgeborenen und der im ersten Lebensjahr verstorbenen Kinder, bezogen auf 1000 Geburten. Diese Zahl gliedert sich auf

- in die *Frühsterblichkeit,* d. h. die perinatale Sterblichkeit vor der Geburt (ab 28. Schwangerschaftswoche), während und nach der Geburt bis zum 7. Lebenstag (= 43 % der Todesfälle),
- in die *Spätsterblichkeit* vom 7. bis einschließlich 28. Tag und die *Nachsterblichkeit* vom 28. bis 365. Tag (= 57 %).

In anderen Ländern gibt es andere statistische Einteilungen, so daß nicht alle Statistiken ohne weiteres vergleichbar sind.

Die Frühsterblichkeit ist abhängig von einer sorgfältigen Schwangerschaftsbetreuung (Früherfassung von Risikogeburten), von einer technisch perfekten und psychologisch guten Geburtshilfe und einer guten pädiatrischen neonatalen Intensivmedizin, wo den Gefahren der Ateminsuffizienz, der Hirnblutung und der Infektionen gesteuert werden kann und fehlgebildete Kinder mit Störungen des Nervensystems und des Herzens baldigst und in einem guten Zustand der Operation zugeführt werden. Die wichtigsten Ursachen der Säuglingssterblichkeit s. Tab. 4.

Sogleich nach der Geburt wird, in der Regel vom Geburtshelfer oder der Hebamme, die Vitalität des Neugeborenen nach dem *Apgar-Schema*

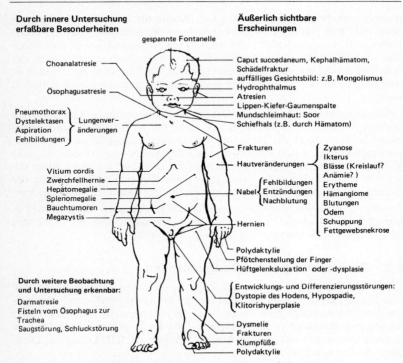

Abb. 13 **Pathologische Besonderheiten in den ersten Lebenstagen**

Tabelle 4 **Todesursachen im ersten Lebensjahr**

Frühsterblichkeit	*Spätsterblichkeit*
Unreife	inoperable Fehlbildungen
Atemnotsyndrom	Infekte
schwere Fehlbildungen	plötzlicher Kindstod
Hirnblutung	maligne Tumoren
Infektionen	

geprüft (sog. U 1). In den ersten Lebenstagen folgt eine gründliche Untersuchung, die *Basisuntersuchung* (sog. U 2); sie wird in fast allen Krankenhäusern vom Kinderarzt durchgeführt.

Pathologische Besonderheiten, die in den ersten Lebenstagen festzustellen sind, faßt Abb. 13 schematisch zusammen.

8 Das gesunde und das kranke Neugeborene

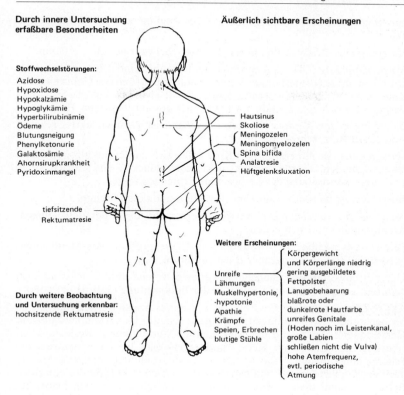

Durch innere Untersuchung erfaßbare Besonderheiten

Stoffwechselstörungen:
Azidose
Hypoxidose
Hypokalzämie
Hypoglykämie
Hyperbilirubinämie
Ödeme
Blutungsneigung
Phenylketonurie
Galaktosämie
Ahornsirupkrankheit
Pyridoxinmangel

tiefsitzende Rektumatresie

Durch weitere Beobachtung und Untersuchung erkennbar:
hochsitzende Rektumatresie

Äußerlich sichtbare Erscheinungen

Hautsinus
Skoliose
Meningozelen
Meningomyelozelen
Spina bifida
Analatresie
Hüftgelenksluxation

Weitere Erscheinungen:

Unreife
Lähmungen
Muskelhypertonie, -hypotonie
Apathie
Krämpfe
Speien, Erbrechen
blutige Stühle

Körpergewicht und Körperlänge niedrig
gering ausgebildetes Fettpolster
Lanugobehaarung
blaßrote oder dunkelrote Hautfarbe
unreifes Genitale
(Hoden noch im Leistenkanal, große Labien schließen nicht die Vulva)
hohe Atemfrequenz, evtl. periodische Atmung

Einzelheiten der Beobachtung. *Die Lebensfrische eines Neugeborenen hängt in erster Linie von Atmung und Kreislauf ab.* Die Schwester sollte ihren Beobachtungen ein kleines Schema zugrunde legen, um keine wichtigen Einzelheiten zu übersehen. Sie achtet auf:

Häufigkeit der Atemzüge, Mechanik der Atmung. Für die Bewertung der Frequenz ist es wichtig, ob die Atmung in Ruhe (Schlaf) oder beim Schreien des Kindes gezählt wurde. Regelmäßige Atmung? Apnoische Zustände? Schnelle Brust- oder Bauchatmung? Seitendifferenz der Brustatmung? Einziehungen im Inspirium oder Exspirium? Stöhnen oder Stridor oder andere Geräusche („Knorksen") bei Atmung?

Hautfarbe. Rosige oder rote Farbe beim Gesunden. Zyanose ist bedenklich; Zyanose der Hände und Füße kann am ersten Tag aber ohne wesentliche Bedeutung sein. Ikterus in den ersten 24 Lebensstunden ist immer pathologisch. Der physiologische Ikterus beginnt erst am Ende des 2. Tages.

Herzfrequenz. Bradykardie: unter 100/min, Tachykardie: über 150/min.

Körpertemperatur. An Sauerstoffmangel leidende Kinder haben länger als normal niedrige Körpertemperaturen. Unmittelbar nach der Geburt hat das Kind 36–37°C. Die Temperatur kann schnell absinken auf 35–36°C und normalisiert sich gegen Ende des 1. Lebenstages auf Werte um 37°C.

Bewegungen des Kindes. Ein gesundes Kind ist ziemlich aktiv, reagiert lebhaft auf Reiz, schreit kräftig.

Verhalten bei der Fütterung. Das Kind sollte sich zu den Mahlzeiten durch Hunger melden, kräftig trinken, ungestört schlucken und danach keine besondere Auftreibung des Leibes oder Erbrechen zeigen.

Ausscheidung von Mekonium und von Harn und deren Menge.

Anatomische Abweichungen am Kind, ferner Störungen der Bewegungen, Krampfanfälle und Erbrechen.

Ferner ist es wichtig, bei Anwendung von Sauerstoff und von Medikamenten auf die Zeit genau darüber Buch zu führen.

Unter erschwerten Bedingungen ins Leben getretene Kinder *(Risikokinder)* bedürfen ganz besonderer Sorgfalt in der Beobachtung (Tab. 5).

Apgar-Zahl. Nach dem Vorschlag von Virginia Apgar werden fünf gut zu beobachtende Erscheinungen registriert: Hautfarbe, Atembewegungen, Herzfrequenz, Spannung der Muskulatur (Muskeltonus), Reflextätigkeit (Antwort auf bestimmte Reize) und in ein (am besten vorgedrucktes) Schema eingetragen (s. Tab. 6). Die erste Beurteilung erfolgt eine Minute nach der Geburt (sog. Vitalitätsprüfung). Je nach Punktzahl der einzelnen Befunde kommt man zu einer Apgar-Zahl zwischen 0 und 10. Dabei bedeutet

eine Punktzahl unter 5 akute Gefahr für das Leben des Kindes. Genaue Untersuchungen, entschiedene Behandlung, höchste Wachsamkeit sind nötig!

Eine Punktzahl zwischen 6 und 9 bedeutet zwar keine unmittelbare Gefahr, sie verlangt aber Achtsamkeit;

eine Punktzahl von 10 einen gesunden normalen Befund. 70% der Neugeborenen haben 7 Punkte und mehr.

8.3 Asphyxie und Atemnotsyndrom

Asphyxie ist ein Zustand zwischen Leben und Tod, unmittelbar nach der Geburt. Die Atmung ist noch nicht in Gang gekommen oder wieder erloschen. Das Herz schlägt, wenn auch zu schnell oder zu langsam. Belebung oder Wiederbelebung erscheint möglich, zumal ein Neugeborenes in die-

8 Das gesunde und das kranke Neugeborene

Tabelle 5 **Risikokinder. Angegeben sind die speziell zu überwachenden Symptome.**

Neugeborene mit Icterus praecox
Bilirubin im Serum innerhalb der ersten 24 Lebensstunden über 7 mg/100 ml. Inkompatibilität (Rh, AB0, seltene Blutfaktoren)? Sepsis? Anämie?

Neugeborene mit Asphyxie
Sauerstoffmangel, Azidose, Atemnotsyndrom
Blutungsneigung, Hirnblutung
Belastungsikterus, Anämie

Neugeborene von diabetischen Müttern
Hypoglykämie, Hypokalzämie, Hyperbilirubinämie
Ödeme (Hypervolumämie)
Azidose, Atemnotsyndrom, hyaline Membranen
Blutungsneigung

Neugeborene von Müttern mit Gestose
pränatale Dystrophie
Hypoglykämie, Belastungsikterus
metabolische Azidose, Atemnotsyndrom
Blutung, Anämie

Neugeborene mit Zeichen von Plazentadysfunktion
Exsikkose, Belastungsikterus
Azidose, Atemnotsyndrom, Anämie
Blutungsneigung
Hirnschaden

Neugeborene bei Entbindung aus Beckenendlage
Hirnschädigung
Hüftgelenksdysplasie
Hämatom des M. sternocleidomastoideus, Klavikulafraktur
Streßulkus der Magenschleimhaut (Melaena)

Zwillinge, insbesondere zweiter Zwilling
Hirnschädigung durch Hypoxidose, Belastungsikterus
Hirnblutung, Anämie
Atemnotsyndrom

Frühgeborene (unter 2500 g)
Hypoglykämie, Hypokalzämie, Hyperbilirubinämie (Belastungsikterus)
Azidose, Atemnotsyndrom, insbesondere durch hyaline Membranen
zerebrale Läsionen durch Hypoxidose oder Hirnblutung
Ödeme

Sectio-Kinder
Atemnotsyndrom durch Aspiration und andere Geburtskomplikationen
Azidose
zerebrale Syndrome

Geburt nach vorzeitigem Blasensprung
Sepsis

Der gesunde und der kranke Säugling

Tabelle 6 **Untersuchung der Lebensfähigkeit von Neugeborenen nach Apgar.** Das in der rechten Rubrik eingetragene Beispiel weist auf ein schwerbedrohtes asphyktisches Neugeborenes hin.

Einzusetzende Punktzahlen	0	1	2	Beispiel
Hautfarbe	blau oder weiß	Stamm rosig, Extremitäten blau	rosiges Aussehen	0
Atembewegungen	keine	unregelmäßig, Schnappatmung, nur schwaches Schreien	regelmäßige Atemzüge, kräftiges Schreien	1
Herzschlag	fehlt	langsam, unter 100	über 100	1
Muskeltonus	schlaff	mäßige Spannung, Extremitäten werden leicht gebeugt	gute Spannung, Extremitäten werden voll gebeugt	1
Reflextätigkeit* a) beim Absaugen oder beim Einführen eines Katheters in ein Nasenloch	keine	Gesicht wird verzogen	Husten oder Niesen	
b) leichter Schlag auf die Fußsohle	keine	leichte Bewegung	schreit	0

*Man kann a) **oder** b) prüfen

Apgar-Zahl: 3

sem Zustand länger existieren kann als jede andere Altersgruppe. Je länger dieser Zustand aber anhält, um so mehr sind für später zerebrale Dauerschäden zu befürchten. Man unterscheidet

blaue Asphyxie mit den Kennzeichen:
- starke Zyanose,
- noch erhaltene Muskelspannung,
- noch auslösbarer Hornhautreflex,
- noch Reflextätigkeit etwa beim Absaugen von Schleim aus den Luftwegen,
- langsame, kräftige Herztöne (unter 80/min),
- schnappende, unregelmäßige Atembewegungen;

blasse Asphyxie mit den Kennzeichen:
- grau-blaß-zyanotische Haut,
- allgemeine Schlaffheit,
- Fehlen von Reflexbewegungen,
- sehr leise, rasche, nicht immer sicher vernehmbare Herztöne,
- keine Atembewegungen oder nur seltene Schnappbewegungen.

Die blasse Asphyxie hat eine wesentlich schlechtere Prognose als die blaue Asphyxie.

Atemnotsyndrom. Entwickelt sich das Bild der gestörten Atmung erst allmählich Minuten bis Stunden nach der Geburt, spricht man heute vom Atemnotsyndrom. Der Schweregrad hängt vom Ausmaß und von der Art des Sauerstoffmangels ab. Den verschiedenen Ursachen gemeinsam sind folgende Zeichen der Atemstörung:

- beschleunigte Atmung mit leichteren oder stärkeren Einziehungen,
- exspiratorisches Stöhnen und eigenartiges Vor-sich-hin-Jammern,
- Nasenflügelatmen und Unruhe als Zeichen von Lufthunger (Dyspnoe),
- beschleunigte oder verlangsamte Herzfrequenz (normal 100 bis 140/min),
- fleckige, zyanotische Haut,
- Schlaffheit der Extremitäten,
- Trinkschwäche,
- zunehmende Verschlechterung des Allgemeinzustandes und der Atembewegungen.

Die **Ursachen** sind mannigfach. Sie führen letztlich alle zu einer lebensbedrohenden schlechten Sauerstoffversorgung *(Hypoxie)*, die sich im Bereich des Gehirns, des Herzmuskels, der Atemmuskulatur, der Nieren und der Leber besonders ungünstig auswirkt.

Es sind intrauterine Ursachen, so z. B.
- Krankheiten der Mutter: Gestose, Infektion, schwere Anämie,
- Tetanie des Uterus (= starke Dauerkontraktion) durch zu viel Wehenmittel oder vorzeitige Lösung der Plazenta,
- Nabelschnurvorfall und Nabelschnurumschlingung um den Hals des Kindes,

die zu akuter Sauerstoffnot, zu vorzeitigem Abgang von Mekonium, zu ersten Atemversuchen und dabei zu Aspiration von Fruchtwasser und Mekonium führten.

Infektion bei vorzeitigem Blasensprung, *Sepsis.*

Nach der Geburt wirken sich *zerebrale* Störungen ungünstig aus, so
- Unreife des Atemzentrums, vor allem bei Frühgeburten,
- Anlähmung des Atemzentrums durch Narkosemittel oder morphinhaltige Medikamente, die die Mutter erhalten hat,
- Hirnblutungen unter der Geburt,

und es fehlt damit der entscheidende Impuls auf die Atemmuskulatur zur Aufnahme einer regelmäßigen Atemtätigkeit.

Lungen und Luftwege weisen folgende Ursachen auf:
- Pneumothorax beim ersten Schrei oder durch notwendige Beatmungshilfe,
- Atelektasen durch mangelnde Entfaltung oder – bei Frühgeborenen und Sectio-Kindern – Verklebung der Lungenalveolenwände infolge der hyalinen Membranen;
- Aspiration von Fruchtwasser vor oder während der Geburt; Folgen sind Atelektasen und Pneumonien;
- Mißbildungen wie Lungenzysten oder raumfordernde Zwerchfellhernien, wobei durch eine Lücke des Zwerchfells hindurch Darmschlingen, Leber oder Milz in den Brustraum eingedrungen sind;
- schmerzbedingte Bewegungseinschränkung des Brustkorbes bei Schlüsselbeinfraktur.
- Schließlich ist an dieser Stelle die Choanalatresie zu nennen (fehlende Öffnung der Nasenhöhle zum Rachen), die eine schwere Atemnot macht, da die Neugeborenen nicht durch den Mund atmen können.

Kardiale Ursachen ergeben sich durch
- schwere Herzfehler, die einen Übertritt von venösem Blut in den großen Kreislauf zur Folge haben, und
- schwere Herzmuskelschädigung, wie sie Folge des länger dauernden Sauerstoffmangels ist.

Anämie. Bei sehr blassen Kindern denke man daran, daß das Neugeborene unter der Geburt eine große Menge Blut verloren haben kann *(Verblutungsschock)*. Bei einer vorzeitigen Plazentalösung oder bei Vorliegen einer Placenta praevia kann nicht nur aus dem mütterlichen Teil der Plazenta, sondern auch aus dem kindlichen Teil Blut abströmen. Es kann unter den Druckveränderungen in der Plazenta zum Einreißen von Zotten und dabei zum Abstrom kindlichen Blutes in den mütterlichen Kreislauf kommen *(feto-maternale Transfusion* = Blutübertritt von Kind zu Mutter). Bei eineiigen Mehrlingen, bei denen die Mutterkuchen nicht vollständig getrennt sind, kann Blut des einen in den Kreislauf des anderen Geschwisters übertreten *(feto-fetale Transfusion);* das eine Kind ist dann sehr blaß, das andere rosig.

Bei *wiederkehrenden Zyanoseanfällen* – vor allem im Zusammenhang mit Stillen oder Füttern – ist auch an eine Ösophagusmißbildung mit einer Fistel zur Luftröhre zu denken (sofort weiteres Füttern einstellen!).

Die **Behandlung** verfolgt das Ziel, Sauerstoff in die Lungen, in den Kreislauf und damit an das Atemzentrum zu bringen. Dabei wichtig: Während aller notwendigen Maßnahmen soll das Kind nicht auskühlen. Daher unter der Wärmelampe arbeiten, am besten mit warmen Tüchern, eventuell unter Einhüllen in Metallfolien!

Bei der Asphyxie ist entschiedenes Vorgehen angezeigt:
- Kurzes Abtrocknen des Kindes. Absaugen der Luftwege, mit der Nase beginnend, dann Mund, Rachen und Kehlkopfeingang. Das Kind liegt dabei mit seitwärts gewandtem Kopf in Kopftieflage.
- Anregung der Atmung durch leichtes Beklopfen des Rückens und des Gesäßes sowie Frottieren der Haut. Sauerstoffgabe.
- Künstliche Beatmung durch direktes Einblasen von Luft in die Luftwege: Beatmung durch Atembeutel oder maschinell mit Beatmungsgerät nach Intubation, im Notfall Mund-zu-Mund-Beatmung. Sobald die Atmung einsetzt, hört die Atemhilfe zunächst auf.
- Herzmassage bei extrem niedriger Frequenz oder Stillstand.
- Medikamentöse Hilfe: Eventuell Adrenalin 1:10000, i. v. Glukoselösung, Natriumbikarbonat, Plasmaexpander, Bluttransfusion.

Gegenmittel sind gegen Morphin angezeigt (Lorfan), falls die Mutter während der Entbindung Morphin-Präparate oder Dolantin bekam.

Besondere Vorsicht verlangen hirngeschädigte Kinder (Kinder mit Hirnblutung, Krämpfen, vorgewölbter Fontanelle, Nystagmus), damit sich durch die Belebungsmaßnahmen die Hirnverletzung nicht verstärkt, und Frühgeborene wegen ihrer allgemeinen Zartheit und Verletzlichkeit.

Die *Behandlung des Atemnotsyndroms* besteht

einerseits in allgemeinen Maßnahmen, wie
- Absaugen und Sauerstoffzufuhr, maschinelle Dauerbeatmung über Tubus oder Anwendung eines kontinuierlichen dehnenden Atemwegsdruckes über Tracheal- oder Nasen-Rachen-Tubus (Hilfe zur Entfaltung der Alveolen). Einzelheiten zur Technik in Abschnitt 63,
- Infusionen, eventuell Sondenernährung,
- Inkubatorbehandlung,

andererseits in Behandlung der Ursachen, so
- antibiotische Behandlung bei Pneumonien oder Sepsis,
- Operation bei Fehlbildungen an Trachea und Ösophagus, u. a.,
- Bluttransfusionen bei Anämie, Vitamin K bei Hirnblutungen und Meläna (Prothrombinverminderung s. Abschnitt 8.5).

Die *Prognose* nach längerer Asphyxie und schweren Atemstörungen ist nur vorsichtig zu stellen, und erst nach ½ bis 1 Jahr ist in etwa abzuschätzen, ob sich das Kind körperlich und geistig normal entwickeln wird.

8.4 Gelbsucht, Ikterus

Jede Gelbsucht bei einem Neugeborenen muß besonders beachtet werden, damit über die physiologische Gelbsucht nicht pathologische Ursachen für einen Ikterus übersehen werden. Im einzelnen hat man den Ikterus eines Neugeborenen auf drei Eigenschaften hin näher zu beobachten (vgl. Abb. 14):

Zeitpunkt des Beginnes: Ein Ikterus vor dem 2. Lebenstag ist ein vorzeitiger Ikterus = Icterus praecox. Er kann schon bei der Geburt bestehen und ist vor allem dann höchst verdächtig auf eine Erythroblastose, aber auch auf eine Sepsis.

Ausmaß: Ein Ikterus mit Bilirubinwerten über 15 mg% ist ein schwerer Ikterus = Icterus gravis; er kann, unabhängig von seiner Ursache, einfach von seinem Ausmaß her schon Anlaß für eine Austauschtransfusion sein.

Dauer: Ein Ikterus über 2 Wochen Dauer ist ein verlängerter Ikterus = Icterus prolongatus; er weist auf eine Leberfunktionsstörung oder eine Enge in den Gallenwegen oder auf eine hämolytische Erkrankung hin.

Erythroblastose, hämolytische Erkrankung des Neugeborenen. Die Erythroblastose des Neugeborenen hat einen pränatalen Ursprung und beruht auf einer Auseinandersetzung zwischen mütterlichem und kindlichem Blut, die durch Blutgruppenungleichheit ausgelöst ist. Die wichtigsten menschlichen Blutgruppen sind A, B, AB und 0 sowie der Rhesusfaktor, der vorhanden sein (Rh-positives Blut) oder fehlen kann (rh-negatives Blut). Einzelheiten über die Blutgruppen s. Abschnitt 56.

Entstehungsmechanismus. Um die Vorgänge bei einer Erythroblastose verständlich zu machen, sei etwas weiter ausgeholt. Nicht jedes Blut verträgt sich mit einem anderen. Diese Erfahrung wird bei einer Bluttransfusion

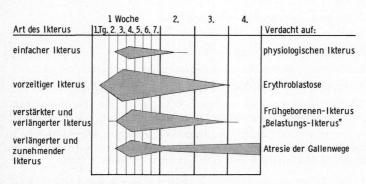

Abb. 14 **Gelbsucht in der Neugeborenenperiode.** Ursachen und Zeiträume

sorgfältig berücksichtigt (s. Abschnitt 78). Wird dennoch Blut mit einer falschen Blutgruppe transfundiert, kommt es

- entweder zu einer heftigen Sofortreaktion (Transfusionsschock), falls das Blut des Empfängers schon chemische Substanzen (Antikörper) gegen die Erythrozyten des Spenders enthält (Beispiel: Transfusion von Blut der Gruppe B bei einem Patienten mit Blutgruppe A, der Isoagglutinine Anti-B besitzt)
- oder zum Beginn einer stillen Abwehrtätigkeit im Körper, die schließlich zur Zerstörung der eindringenden, als fremd empfundenen Erythrozyten führt (Beispiel: erstmalige Transfusion von Rh-positivem Blut bei einem rh-negativen Kranken).

Es tritt jene Körperreaktion ein, die immer gegenüber körperfremdem Eiweiß (Nahrungseiweiß, Bakterieneiweiß etc.) ausgelöst wird, die sog. *Antigen-Antikörper-Reaktion*. Dieser Begriff besagt, daß ein Fremdstoff (Antigen) die Bildung von Gegenkräften (Antikörper) hervorruft, die sich dann an ihn anlagern und ihn zur Auflösung bringen. Treten solche Fremdstoffe erstmals in den Körper ein, muß die Produktion der spezifischen Antikörper erst begonnen werden. Bei einer zweiten Invasion treffen solche Fremdkörper aber auf einen vortrainierten chemischen Abwehrapparat, der im Augenblick über eine große Menge von Antikörpern verfügt. Dementsprechend heftig ist nun die Auseinandersetzung, die sogar mit bedrohlichen klinischen Zeichen einhergehen kann: Kreislaufschwäche, Hautausschläge, Ödem, Fieber. Sind diese körperfremden Eigenschaften an die Substanz von übertragenen Erythrozyten gebunden, kommt es zum abrupten Zerfall dieser Erythrozyten, zur Hämolyse unter dem klinischen Bild der Gelbsucht. Solche Vorgänge liegen der fetalen Erythroblastose zugrunde.

Es ist nachgewiesen, daß während der Schwangerschaft immer wieder einmal einige kindliche Erythrozyten ins mütterliche Blut gelangen, etwa dadurch, daß ein Zottengefäß einreißt, und während der Geburtswehen kommt es zu einem stärkeren Einstrom von kindlichen Erythrozyten. Bei Blutgruppenungleichheit richtet die Mutter gegen die Eindringlinge ihre Antikörper und zerstört sie. Im Überschuß gebildete Antikörper (= freie Antikörper) passieren wie andere chemische Substanzen die Plazentaschranke und setzen sich im kindlichen Blut an die Erythrozyten (= gebundene Antikörper).

Es ergeben sich praktisch wichtige Unterschiede, wenn die Unverträglichkeit (Inkompatibilität) im AB0-System oder im Rh-System liegt. Ein Organismus mit der Blutgruppe 0, A oder B verfügt schon von Geburt an über Anti-A oder Anti-B im Blut oder über beide Substanzen. Somit ist schon das erste Kind einer Familie gefährdet, wenn es mit seiner Blutgruppe A, B oder AB in ungünstigem Verhältnis zum mütterlichen Blut steht.

Beispiel: Die Mutter hat die Blutgruppe 0, d. h., daß ihr Blutserum Anti-A und Anti-B enthält. Eine Leibesfrucht mit der Blutgruppe A oder B ist also gefährdet, und es hängt nur vom Ausmaß der Antikörpermenge im mütterlichen Blut ab, ob eine Schädigung eintritt.

Differenzen im Rh-System sind immer dann bedeutsam, wenn das Kind Rh-positiv, die Mutter rh-negativ ist. In diesem Falle muß der Vater den Rhesus-Faktor vererbt haben; dieser vererbt sich dominant. Folgende Beispiele zeigen verschiedene Konstellationen, die in Familien gegeben sein können.

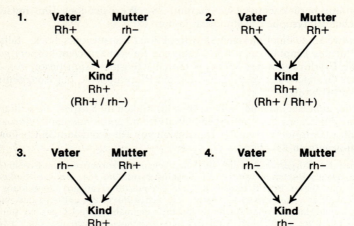

In den Beispielen 1–3 erhält das kindliche Blut die Rh-positive Eigenschaft. Aber nur im Beispiel 1 bilden sich im mütterlichen Blut Antikörper. Da diese Mutter während der ersten Schwangerschaft zum erstenmal mit dem Rh-Faktor bekannt gemacht wird, erkrankt das erste Kind noch nicht. Ab der zweiten Schwangerschaft kann in immer intensiverem Maße die Antikörperproduktion vor sich gehen, und schwere Erythroblastosen können dann an den Kindern hervorgerufen werden. Erfolgt dagegen die Sensibilisierung der Mutter schon vor der ersten Schwangerschaft durch eine falsche Bluttransfusion (Rh-positives Spenderblut!), kann schon das erste Kind erkranken.

Die meisten Erythroblastosen (90%) sind durch den Rhesusfaktor bedingt. Diese Tatsache zeigt die große antigene Kraft dieser Blutkörpercheneigenschaft. Trotzdem aber kommt nur in jeder 10. Ehe, die eine ungünstige Rh-Konstellation zwischen Mann (Rh-positiv) und Frau (rh-negativ) hat, eine Rh-Erythroblastose vor.

Die Gründe liegen

1. darin, daß nur wenige Frauen so intensive Antikörperbildner sind, daß gefährliche Mengen (hohe Titer) im Blut auch bei wiederholten Schwangerschaften auftreten, und
2. darin, daß nicht alle Rh-positiven Väter homozygote Rh-Träger sind, also sowohl vom eigenen Vater als auch von der eigenen Mutter her die Rh-Eigenschaft erhalten haben; bei Mischerbigkeit (Heterozygotie) können sie zu 50% Rh-positive, zu 50% rh-negative Kinder zeugen. Eine solche Vererbungssituation entsteht z. B. für die Nachkommen des Kindes in den oben angeführten Beispielen 1 und 3.

Klinisches Bild. Folge der Antigen-Antikörper-Reaktion ist:

Hämolyse, wobei einerseits Ikterus, andererseits Anämie entstehen; Knochenmark und Leber schütten in dieser Notsituation sogar unreife, kernhaltige rote Vorstufen, Erythroblasten, aus, die dem Krankheitsbild den Namen gegeben haben.

In schweren Fällen finden sich ferner:

Leberschädigung;

Gehirnschädigung: Schläfrigkeit, Trinkunlust, Apathie, schließlich als Zeichen einer Schädigung der Basalganglien („Kernikterus") Hypertonie der Muskulatur, Opisthotonushaltung des Körpers, Krämpfe;

Kapillarschädigung mit Auftreten von Ödemen.

Der Blutzerfall setzt in der Regel erst nach der Geburt ein; für den Mechanismus ist also der Wegfall der Plazenta von Bedeutung. Manche Kinder kommen aber schon gelb zur Welt.

Die *Diagnose* wird im Einzelfall durch Untersuchung des mütterlichen und des kindlichen Blutes gesichert. Bei der Rh-Erythroblastose ist der Coombs-Test positiv, bei der Mutter sind in großer Menge Rh-Antikörper nachweisbar. Bei der AB0-Erythroblastose ist dementsprechend bei der Mutter ein hoher Titer Anti-A (bei Blutgruppe A des Kindes) oder Anti-B (bei Blutgruppe B des Kindes) festzustellen.

Ergibt sich außerhalb einer Kinderklinik Verdacht auf Erythroblastose, ist in Eile, aber auch mit Umsicht, der Transport in die Kinderklinik zu veranlassen und folgendermaßen zu verfahren:

Besteht schon bei der Geburt Ikterus, sollte

– Nabelschnurblut für die serologischen Untersuchungen abgefüllt,
– der Nabelschnurrest mit physiologischer Kochsalzlösung feucht gehalten und nicht trocken versorgt werden.

In die Klinik sollten mitgegeben werden:

– mütterliches Blut für die Untersuchung auf Blutgruppe und Antikörper,
– ein Bericht über den Geburtsverlauf und
– Angaben über die eventuell bekannte Blutgruppe des Vaters und über die Gelbsucht bei früher geborenen Kindern.

Beim Transport des gut gegen Kälte geschützten Kindes ist wegen der Anämie eventuell Sauerstoff zu geben.

Die *Therapie* des schweren Ikterus ist die Austauschtransfusion (Technik s. Abschnitt 79). Sie verhindert, früh genug durchgeführt, fast mit Sicherheit den Kernikterus. Die Bösartigkeit der Rh-Erythroblastose verlangt besondere Aufmerksamkeit. Bei nur geringem Ausmaß der Bilirubinvermehrung können auch einfachere und schonendere Verfahren ausreichen und einen weiteren Anstieg verhindern: Luminal in kleinen Dosen, Kortikoide, reichliche Zufuhr von Flüssigkeit (Teezulage, Magentropfeninfusion durch Speiseröhrensonde, intravenöse Infusion von 5%-Glukose-Lösung) und vor allem die Phototherapie (s. Abschnitt 80). – Sowohl bei der Rh- als auch bei der AB0-Erythroblastose, wie auch bei Hyperbilirubinämien anderer Genese (s. unten) wird der Austausch von der Höhe des Bilirubinspiegels im Blut abhängig gemacht. Er erfolgt spätestens, wenn beim Frühgeborenen 18 mg% Bilirubin, beim reifen Neugeborenen 20 mg% überschritten werden. Der Arzt benützt für seine Entscheidung das Diagramm von Poláček, eine Kurvendarstellung des fortschreitend zu erwartenden Bilirubinspiegels. Risikofaktoren wie Untergewicht und Atemnotsyndrom werden zusätzlich berücksichtigt. Liegt der Bilirubinwert in der sogenannten Beobachtungszone unterhalb der Austauschgrenze, ist besondere Aufmerksamkeit angezeigt. Mit einem einzigen Austausch läßt sich in der Regel der Bilirubinwert genügend senken; jedoch kann durch Nachstrom von im Bindegewebe abgelagertem Bilirubin erneut die kritische Grenze überschritten werden und darum ein zweiter und sogar ein dritter Austausch nötig sein. *Prophylaxe* der Erythroblastose s. Abschnitt 48.

Belastungsikterus. Der hier zu besprechende Typ einer Hyperbilirubinämie ist dadurch gekennzeichnet, daß er etwa mit dem physiologischen Ikterus am Ende des 2. Lebenstages beginnt, jedoch stärkeres Ausmaß annimmt und länger, eventuell bis in die dritte Woche andauert. Mehrere *Ursachen* kommen dafür in Frage. Eine entscheidende Rolle spielt dabei stets die *Leber,* die

entweder *noch zu unreif* ist (Glukuronyltransferase-Mangel), so

– beim Frühgeborenen,

oder *durch Toxine oder Sauerstoffmangel schwergeschädigt* und deshalb weniger leistungsfähig ist, so

– bei Kindern von Müttern mit Schwangerschaftsvergiftung (Eklampsie, Gestose), nach Placenta-praeva-Blutung,
– bei schweren Infekten, wie Sepsis, Pneumonie, Lues connata u. a.,
– bei Stoffwechselstörungen, wie Azidose (Atemnotsyndrom), Galaktosämie u. a.

oder bei normaler Leistungsfähigkeit *durch ein unphysiologisch hohes Angebot an Bilirubin einfach überfordert* ist, so

– bei ausgedehntem Kephalhämatom,
– bei zusätzlichem hämolytischen Blutzerfall, wie er schon von Geburt an z. B. bei der familiären hämolytischen Kugelzellanämie gegeben sein kann.

Für die *Therapie* gelten die im vorigen Abschnitt angegebenen Richtlinien. Daneben kommt – soweit möglich – der Bekämpfung der Grundkrankheit große Bedeutung zu.

Stauungsikterus. Geht ein Ikterus über die 2. Woche hinaus und verstärkt er sich zusehends, so handelt es sich aller Wahrscheinlichkeit nach um einen Stauungsikterus infolge Behinderung des Gallenabflusses. Im Blut ist nicht

nur das an Eiweiß gebundene Bilirubin, sondern vor allem auch das freie Bilirubin als typisches Zeichen für eine Gallenstauung erhöht. *Ursache* ist *Atresie der Gallengänge*, und nur in wenigen Fällen ist durch Operation eine Heilung zu erzielen. Es ist charakteristisch, daß hierbei das Mekonium grauweiß oder lehmfarben sehr hell ist.
Bildung stark eingedickter Galle, „Syndrom der eingedickten Galle". In diesem Fall ist für die Diagnose wichtig, daß nach der Geburt zunächst normal gefärbtes Mekonium, vielleicht auch weitere normal gefärbte Stühle beobachtet wurden, bis sich unter zunehmender Gelb-Grün-Verfärbung der Haut farblose Stühle eingestellt haben.

8.5 Blutungsneigung, Melaena neonatorum

Bei jedem Neugeborenen sinken einige Gerinnungsfaktoren des Blutserums in den ersten Lebenstagen ab (Prothrombin, Faktor VII, IX, X), auch die Thrombozytenzahl liegt ¼ tiefer als normal. Trotzdem kommt es in der Regel nicht zu einer Blutung. Eine Übersteigerung der zunächst physiologischen Erscheinungen liegt also bei der *Meläna* vor, bei der es am 3. bis 5. Lebenstag zu mitunter schweren Blutungen aus dem Darm kommt; die Haut bleibt meist frei. *Sorgfältige Beobachtung ist notwendig.* Schon mit zwei blutigen Stühlen kann ein Neugeborenes die Hälfte seines Blutes verlieren! Schnelle Atmung, Unruhe, schwacher Puls, blaß-graues Aussehen sind die alarmierenden Symptome bei Anämie und Kreislaufschwäche.
Therapie: Transfusion von Frischblut, Infusion von Gerinnungsfaktoren; Vitamin K; Ernährung mit Muttermilch, die eine blutungsstillende Wirkung hat.
Prophylaxe: Allen Neugeborenen, Frühgeborenen und übertragenen Kindern wird heute Vitamin K gegeben (Konakion, 1-3 mg).
Über dieser häufigsten Ursache von Neugeborenenblutungen (3% der Kinder) seien aber *andere Ursachen* nicht vergessen: Sepsis, Lues connata, Hämophilie. Schließlich kann das Blut aus Brustrhagaden der Mutter stammen (verschlucktes Blut: Scheinmeläna).

8.6 Unmittelbare Geburtsfolgen

Die **Geburtsgeschwulst (Caput succedaneum)** ist eine physiologische Erscheinung: eine weiche, bläulich verfärbte Schwellung am Kopf des Neugeborenen, ein Ödem, das den bei der Geburt vorangehenden Kopfabschnitt bezeichnet. Es hält sich nicht an Knochengrenzen. In verstärktem Ausmaß kann diese Geschwulst nach Anlegen der Vakuumglocke gegeben sein; auch mehr oder weniger intensive Einblutungen sind dabei denkbar (**Kephalhämatom; subgaleatische Blutung** unter die Kopfschwarte).
Weichteilverletzungen. Druckmarken am Schädel – rote Flecken, Hautabschürfungen, Streifen – entstehen durch Druck vorspringender Beckenteile

der Mutter, durch die Vakuumglocke oder die Zange des Geburtshelfers.
Therapie: aseptische Wundbehandlung.

Subkutane Fettgewebsnekrosen, die vor allem am Rücken und Gesäß adipöser Kinder zu bemerken sind, haben auf den ersten Blick große Ähnlichkeit mit einer Phlegmone. Sie entstehen durch abscherenden Druck bei schwerer Geburt und einem Mißverhältnis zwischen der Enge der Geburtswege und der Körpermasse des Kindes. Sie werden aber erst im Laufe der ersten oder zweiten Lebenswoche an der Rötung, derben Verhärtung und Schmerzhaftigkeit sichtbar, wenn das gesunde Gewebe auf den umschriebenen, subkutanen Gewebszerfall reagiert. Abszeßartige Erweichungen werden nicht inzidiert, höchstens punktiert. Weitere Therapie ist nicht nötig.

Ein **Kephalhämatom** ist ein Bluterguß zwischen einem flachen Schädelknochen und der darauf liegenden Knochenhaut. Eine ziemlich pralle Vorwölbung ist tastbar, welche die Knochengrenzen nicht überschreitet. Das volle Ausmaß wird erst einige Tage nach der Geburt sichtbar. Das Hämatom bildet sich über Wochen und Monate langsam zurück. Am Rande hält sich über ½ Jahr ein harter Knochenwall. Die Gefahren des Kephalhämatoms liegen

in der *Infektion;* daher besonders saubere Pflege, wenn das Hämatom unter einer Druckmarke entstanden ist;

in der Möglichkeit, daß bei Abbau des Hämoglobins ein *Belastungsikterus* durch das zusätzlich anfallende Bilirubin entsteht;

in der *Anämie,* falls eine große Blutmenge ins Hämatom geströmt ist;

in der *inneren Blutung,* die gelegentlich auch an der Innenseite des Knochens entsteht und dann Hirndruckzeichen und Herdsymptome macht. Puls! Erbrechen? Krämpfe? Muskelhypertonie? Schädelfraktur?

Als Geburtstrauma ist die **Verletzung des Kopfnickermuskels** bemerkenswert. Sie führt zu einem taubeneigroßen Hämatom, das oft erst nach mehreren Tagen fühlbar wird, und zu Schiefhaltung des Kopfes (sog. Schiefhals).

Von den **Nervenverletzungen** ist die *Fazialislähmung* (Lähmung der mimischen Muskultur), die *obere Armplexuslähmung* (Erbsche Lähmung: Schultergürtel- und Oberarmmuskulatur betroffen, oft auch das Zwerchfell), und die *untere Armplexuslähmung* (Klumpke-Lähmung: Unterarm und Handmuskeln, „Fallhand") mit typischem Ausfall von Muskeln hervorzuheben. Die untere Plexuslähmung hat eine schlechtere Prognose als die obere.

Therapie: Sorgfältige Lagerung mit Sandsäcken, um Überdehnungen von Muskeln und Kontrakturen zu vermeiden. Der Arm ist dabei im Schultergelenk etwas nach vorn und seitlich gehoben und nach außen gedreht. Der Unterarm steht rechtwinklig im Ellbogengelenk und mit nach außen gedrehter (supinierter) Hand. Später Massage, aktive und passive Bewegungsübungen, wobei zur Anregung für den kranken Arm der gesunde vorübergehend festgebunden sein kann; vorsichtige elektrische Reizung.

Knochenbrüche sind nicht selten. Es sind Frakturen der langen Röhrenknochen und vor allem des Schlüsselbeins. Die Kinder sind an diesen Stellen berührungsempfindlich. Frakturen werden nicht selten von einer gut beobachtenden Schwester zufällig entdeckt. Bei der Schlüsselbeinfraktur kann man eine Stufe im Knochenverlauf tasten; aus der schmerzbedingten Schonreaktion kann sich eine Ateminsuffizienz (Atemnotsyndrom) entwikkeln. Pflege nach den chirurgischen Regeln, behutsam, um Schmerzen zu vermeiden; bei Klavikularfraktur sog. Rucksackverband (s. Abb. 99, S. 406).

Hirnblutung. *Ursachen* für die relativ häufige Blutung im Bereich der Hirnhäute und im Gehirn sind die Schädelweichheit und leichte Verformbarkeit, die Druckerhöhung im Schädelinnern während der Geburt und die leichte Zerreißlichkeit der Gewebe. Die *klinischen Symptome* wechseln mit Ort und Ausmaß der Blutung, sie sind aber in der Regel nur allgemeiner Art:

– schlechte Atmung mit Zyanose oder Blässe, häufiges Gähnen (Atemnotsyndrom),
– Schlaffheit der Muskeln, allgemeine Bewegungsarmut oder ungerichtete Unruhe, schrilles Schreien oder Wimmern,
– langsamer Puls, Erbrechen, vorgewölbte Fontanelle,
– Fehlen von wichtigen Reflexen, auch von Saugen und Schlucken,
– Einzelzuckungen und generalisierte Krämpfe, Lähmungen.

Nachweis durch Schädelsonographie. Bei Lumbal- oder Fontanellenpunktionen ist der Liquor oft blutig oder intensiv gelb, so bei älteren Blutungen und beim schweren Ikterus.

Die *Behandlung* verlangt:

– große Ruhe und Vorsicht, leichtes Hochlagern des Kopfes, evtl. Anlagern einer Eisblase an den Kopf,
– auch Sauerstoff, eventuell vorsichtige künstliche Beatmung,
– Infusionen, Ernährung durch Sonde,
– Vitamin-K-Gabe, Infusion von gerinnungsfördernden Medikamenten, auch kleine Bluttransfusionen,
– eventuell Entlastungspunktionen, wobei man von der großen Fontanelle aus die Hämatome ansticht, oder Operation.

Beim subduralen Hämatom wird nach einigen Wochen der Punktionsbehandlung die chirurgische Ausräumung der Blutreste und Gerinnselmembranen erwogen.

Viele Kinder sterben in den ersten Stunden nach der Geburt, für Überlebende muß die *Prognose* der Entwicklung sehr vorsichtig gestellt werden; sie müssen unter anhaltender ambulanter Überwachung bleiben.

8.7 Anpassungskrankheiten

Der Übergang ins extrauterine Leben, die Anpassung, geht mitunter nicht ohne Störungen ab.

An den Lungen sind es u. a.

- mangelhaft entfaltete Bezirke = *Atelektasen* oder
- *hyaline Membranen,* die die Alveolenwände verdicken – vor allem bei Frühgeborenen und Kaiserschnittkindern – und somit die Belüftung und den Gasdurchtritt (Sauerstoff, Kohlensäure) behindern.

Im Magen-Darm-Bereich ist es

- die sog. *Übergangsdyspepsie* mit vermehrten, dünnen Stühlen, die auch bei gestillten Kindern auftreten können und auf die ungewohnte, zu reichliche Nahrung sowie auf Rauchen und zu reichlichen Obstgenuß der Mutter zurückgehen. Eventuell muß man auf fettarme Kuhmilch übergehen;
- *die hypertrophische Pylorustenose und Kardiainsuffizienz;*
- *der Mekoniumileus,* der als erstes Symptom der Mukoviszidose akut das Leben bedroht. Die Kinder zeigen aufgetriebenen Leib und Erbrechen, Stuhlverhaltung. Wiederholte, Pankreasfermente oder Gastrografin enthaltende Einläufe führen manchmal zum Ziel, sonst die Operation.

Als Stoffwechselstörungen zeigen sich

- *Ödeme,* zu denen Neugeborene wegen der mangelhaften Natriumausscheidung durch die Niere neigen,
- über das physiologische Maß (10% des Körpergewichtes) hinausgehende *Gewichtsabnahme.* Therapie: Magentropf- oder i. v. Infusionen,
- *hypokalzämisch ausgelöste Unruhe und Krämpfe* (Spasmophilie), die vor allem bei Frühgeborenen auftreten und wahrscheinlich durch Unreife der Epithelkörperchen bedingt sind. Der Kalziumwert des Blutserums ist erniedrigt. Therapie: Kalzium i.v. Gleiches Bild gelegentlich auch durch Magnesium- oder Vitamin-B_6-Mangel (entsprechende Therapie).
- *Überregbarkeit und Krämpfe durch Hypoglykämie,* die durch Glukoseinfusionen behoben werden. Diese Störung ist bei Kindern diabetischer Mütter besonders ausgeprägt.

Ikterus s. Abschnitt 8.4; *Blutungsübel, Meläna* s. Abschnitt 8.5.

Das Neugeborene zeigt große *Infektanfälligkeit.* Die von der Mutter übertragenen Antikörper gegen Infekte, die die Mutter früher selbst durchgemacht hat, vermögen hier nur relativ wenig Schutz zu bieten. Gut geschützt ist der Säugling in der Regel gegen Masern, Röteln, Windpocken und Mumps, sehr gefährdet für Keuchhusten und Tuberkulose.

8.8 Infektionen

Die *Nabelwunde* kann Eintrittspforte für verschiedene Keime sein. Wird der *Nabelschnurrest* nicht trocken behandelt, bietet er einen idealen Nährboden für Bakterien. Er wird schmierig und übelriechend. Diese **feuchte Gangrän** (= Gewebszerfall) kann auf die Bauchwand um den Nabel herum übergreifen. In der Pflege ist intensivste austrocknende, antiseptische Puderbehandlung nötig.

Der sog. *nässende Nabel* (**Nabelblennorrhö**) geht in der Regel auf eine Infektion der Nabelwunde zurück. Bei längerer Entzündungsdauer kann das Bindegewebe überschießend wuchern (**Nabelgranulom**). Neben der austrocknenden Behandlung ist dann Ätzen mit dem Silbernitratstift (Höllensteinstift) nötig. Größere Granulome werden vom Arzt mit einem sterilen Faden abgebunden; mit Puder bestreut, verfallen sie dann der trockenen Gangrän. Manche Granulome werden erst beim Auseinanderziehen der Nabelfalten sichtbar. Bei der **Nabeldiphtherie** sieht die Nabelwunde hochrot aus; stellenweise ist sie mit fest haftenden, weißen Membranen bedeckt. Es handelt sich hierbei um eine sehr gefährliche Form der Diphtherie.

Der **Neugeborenentetanus** entsteht über die verschmutzte Nabelwunde. Lokal sieht man nichts Auffälliges. Nach einigen Tagen verweigern die Kinder Flasche oder Brust. Die Kieferklemme (Trismus), das gespannte Gesicht mit den zusammengekniffenen Augen und den vorgeschobenen Lippen („Karpfenmund") führt zur Diagnose. Bald stellen sich allgemeine Streckkrämpfe mit Zyanose ein, wenn nicht die rasch einsetzende intensive Behandlung den Verlauf abkürzen kann. Die Kinder müssen gut sediert und durch Sonde in zahlreichen kleinen Mahlzeiten ernährt werden. Viele der kranken Säuglinge sterben.

Die Blutgefäße des Nabels enthalten nach dem Abfallen des Schnurrestes Gerinnsel (Thromben). Bakterienbesiedlung führt zu schwerer *Eiterung,* die sich auf den Ort beschränkt, oder zur *Peritonitis* und zur gefährlichen Aussaat in den ganzen Körper (**Nabelsepsis**) führen kann. Die lokalen Entzündungszeichen am Nabel sind oft nur gering. Die Kinder verfallen akut, zeigen das Bild des Atemnotsyndroms, eventuell Krämpfe. Nur intensive Behandlung mit Antibiotika, Gammaglobulinen, Transfusionen und sorgfältige Pflege können die Heilung herbeiführen. Auch über andere Hautflächen (Kopfwunde z. B.) oder Schleimhäute (Atemwege, Nahrungsweg) können Sepsiserreger eindringen. Besondere Manifestationsformen sind Meningitis, Pneumonie und Osteomyelitis. Laboruntersuchungen erlauben Frühdiagnose und Erregernachweis: Streptokokken-Latex-Test, Abfall des Leukozyten- und Thrombozytenwertes, Erhöhung des C-reaktiven Proteins und des IgM, Bakterienkultur u. a.

Eitrige Konjunktivitis durch Gonokokken. Nach Infektion auf dem Geburtsweg entwickelt sich eine schwere Rötung und hochgradige Schwellung der Augenlider mit zunächst dünnflüssig trüber, dann eitriger Sekretion aus dem Bindehautsack. Der Ausstrich des Eiters enthält bei mikroskopischer Betrachtung Gonokokken. Die vorgeschriebene Credésche Prophylaxe (s. S. 85) sucht diese Infektion, die früher eine der häufigsten Ursachen für Blindheit war, zu verhindern. Therapie: Penizillin.

Auch eine **Scheidenentzündung** (Vulvovaginitis) kann schon beim Neugeborenen durch Gonokokken hervorgerufen sein; diese stammen aus den Geburtswegen.

Die **eitrige Meningitis** wird beim Neugeborenen vor allem durch Streptokokken und Kolibakterien hervorgerufen. Erbrechen, Fieber, Krämpfe, Nahrungsverweigerung, oft auch die vorgewölbte Fontanelle sind die wichtigsten Symptome.

Angeborene Lues, Pemphigus u. a. s. Abschnitt 19.36.

Eitrige Hauterkrankungen s. Abschnitt 30.2.

Auf dem Boden einer Mastopathie kann sich eine **Entzündung der Brustdrüsen, Mastitis,** entwickeln. Unter Antibiotika kommt es heute selten zum Abszeß, der meist inzidiert werden muß.

Schließlich muß auch eine sonst so banale Erkrankung wie der **Schnupfen (Rhinitis)** genannt werden, da er das Leben eines Neugeborenen ernstlich bedrohen kann. Der junge Säugling kann noch nicht aushilfsweise durch den Mund atmen (s. auch S. 87). Der Schnupfen ist in der Regel durch Viren ausgelöst, kann in den ersten Lebenstagen aber auch Zeichen der angeborenen Lues sein.

Soor, die häufigste Pilzinfektion der Mundhöhle, s. Abschnitt 19.38.

8.9 Das übertragene Neugeborene

Geht eine Schwangerschaft 10–14 Tage über den berechneten Geburtstermin hinaus, spricht man von Übertragung.

Wie bei der Bewertung der frühgeborenen und der pränatal-dystrophen Kinder geht der Kinderarzt auch bei überreifen Kindern nicht nur von der gegebenen Schwangerschaftsdauer, sondern auch von den objektiven Zeichen am Kind aus. So haben manche Kinder auch die *Zeichen der Überreife,* ohne nach der Zeitrechnung übertragen zu sein:

– Das Fruchtwasser ist von geringerer Menge, grünlich bis bräunlich durch Abgang von Mekonium verfärbt.

– Die Haut ist an Hand- und Fußflächen welk, sog. Waschfrauenhände; bald schilfert die Haut in großen Lamellen ab. Anfangs fehlt – anders als bei gesunden Neugeborenen – die Käseschmiere (Vernix caseosa).

Die Kinder sind durch ihre Neigung zu Atemstörungen und durch Austrocknung gefährdet und sollten daher bei deutlicher Ausprägung der Überreifezeichen ins Kinderkrankenhaus aufgenommen werden.

Frühgeburt, intrauterine Dystrophie s. Abschnitt 9.

8.10 Überwachungsprogramm in der Neugeborenenperiode (Zusammenfassung)

In die Überwachung und Betreuung eines Neugeborenen auf der Geburtshilflichen Abteilung teilen sich heute in vernünftiger Zusammenarbeit Frauenärzte und Kinderärzte, Hebammen und Kinderkrankenschwestern. Im folgenden soll in einem Programm noch mal übersichtlich zusammengestellt werden, was in dieser Zeit für Kind und Mutter getan werden muß. Die Einzelheiten zu dieser kurzen Aufzählung sind in den vorhergehenden Abschnitten schon dargestellt worden.

Die **erste Untersuchung** (sog. U 1) geschieht unmittelbar nach der Geburt durch Geburtshelfer, Hebamme, evtl. durch den anwesenden Kinderarzt:

- Vitalitätsprüfung: Untersuchung mit dem Apgar-Schema, 1 Minute nach der Geburt: Hautfarbe, Atembewegungen, Herzschlag, Muskeltonus, Reflextätigkeit;
- Bestimmung des Reifegrades des Kindes;
- grober Ausschluß von Fehlbildungen, insbesondere der Wirbelsäule (Meningozelen, Meningomyelozelen), von Stenosen der Nasengänge (Sondierung), des Ösophagus (Sondierung) und des tiefen Rektumabschnittes (Temperaturmessung);
- exakte Geschlechtsdiagnose;
- Ausschluß von geburtstraumatischen Verletzungen.

Die sog. **Basisuntersuchung** (sog. U 2) wird am 2. bis 5. Lebenstag durch den Kinderarzt durchgeführt. Dieser gehört in der Regel nicht zum Ärztestamm der Geburtshilflichen Abteilung, sondern kommt von draußen für diese Untersuchung ins Neugeborenenzimmer (Tätigkeit als Consiliarius). Seine Aufgabe umfaßt:

- exakte Organbeurteilung mit Blick auf mögliche Fehlbildungen, Veränderungen an der Haut, Besonderheiten am Nabel, Veränderungen am Skelettsystem (Fehlbildungen, Fraktur), Besonderheiten am Herzen und an der Lunge, Besonderheiten im Bauchraum und am Nervensystem (Reflexe, Muskeltonus).
- besondere Fragen: Ikterus, Anämie, Krämpfe, Krampfbereitschaft, Zyanose, abnorme Atmung, Schwierigkeiten der Ernährung wie Spukken, Erbrechen, schlechtes Trinken.
- Besondere Gefährdungen des Kindes werden besprochen: Lues oder Toxoplasmose der Mutter; Stoffwechselkrankheiten in der Familie, insbesondere Diabetes, Mukoviszidose oder Phenylketonurie; Infektionskrankheiten in der Familie wie Keuchhusten, Staphylokokkenerkrankungen oder Tuberkulose.
- Eventuell die BCG-Impfung.

Untersuchungen im Labor ergänzen die direkte ärztliche Untersuchung:

- Blutgruppenbestimmung beim Kind, falls die Mutter die Blutkörpercheneigenschaft „rhesus-negativ" besitzt.
- Frühzeitige und fortgesetzte Untersuchung des Bilirubinspiegels beim Ikterus. In diesem Zusammenhang Bestimmung der Blutgruppe des AB0-Systems und des Rhesus-Faktors mit seinen Untergruppen, dazu des Coombs-Testes.
- Gerinnungsanalyse bei Blutungsneigung aus dem Nabel, bei Verdacht auf Hirnblutung oder bei Blutungen in den Magen-Darm-Trakt.
- Ausschluß der Phenylketonurie, wenn möglich auch der Galaktosämie (Absenden von Blutproben für den Guthrie-Test nach dem 4. Lebenstag, nachdem das Kind einige Tage Milchnahrung hatte). Screening-Test auf Hypothyreose durch TSH-Bestimmung (thyreotropes Hormon der Hypophyse).
- BM-Screening-Test auf Mukoviszidose (Untersuchung durch die Schwester).

Die **fortlaufende Beobachtung** des Kindes obliegt der Kinderschwester des Neugeborenenzimmers, dem Geburtshelfer, in manchen großen Entbindungskliniken auch dem dort angestellten Pädiater:

- Erfassung pathologischer Symptome der Atmung, des Kreislaufes, des Nahrungsweges und des Nervensystems.

Weitere besondere Aufgaben der Kinderschwester auf der Geburtshilflichen Abteilung bestehen in folgenden Einzelheiten:

- Einweisung der Mutter in etwaige anatomische und funktionelle Besonderheiten des Kindes (falls dies nicht der Arzt besorgt);
- allgemeine Einführung der Mutter in die Probleme des Neugeborenen und des jungen Säuglings; Einweisung und Anleitung der Mutter bei Stillen, Füttern und Pflege des Kindes; kritische Stellungnahme zu den einzelnen Nahrungstypen; Einweisung in die Rachitisprophylaxe;
- Hinweis auf die Wichtigkeit ärztlicher Überwachung der Säuglingszeit in der Mütterberatungsstunde des Gesundheitsamtes, beim Kinderarzt oder beim Arzt für Allgemeinmedizin;
- Aufklärung über den lokalen Infektionsablauf an der Stelle der BCG-Impfung.

9 Frühgeburt, intrauterine Dystrophie

Von untergewichtigen Neugeborenen spricht man bei einem Geburtsgewicht unterhalb 2500 g. Der Pädiater beurteilt damit ein solches Kind weitgehend unabhängig von der Zeitdauer der Schwangerschaft. Alle diese Kinder bringen für ihr nun eigenständiges Leben ungünstigere Bedingungen als ein normalgewichtiges, normal ausgetragenes Neugeborenes mit. Im Einzelfall ist es wichtig zu wissen, ob hier eine verkürzte Schwangerschaftsdauer die im Prinzip normal ablaufende Ausreifung des Kindes beendete (*echter Frühgeborenenzustand, Frühgeborenes*) oder ob bei normaler Schwangerschaftsdauer eine Entwicklungsschädigung der reifenden Geburt vorliegt (*Mangelgeburt, intrauterine Dystrophie, Mangelgeborenes, „small-for-date-baby"*). Natürlich können beide Bedingungen auch zusammenkommen. Pränatal-dystrophe Kinder können also eine verkürzte oder eine normale, ja auch eine verlängerte Schwangerschaftsdauer haben.

Alle diese Kinder (5–10% der Neugeborenen) sind funktionell unreif. Sie haben in ihrem Zustand vorzeitig Aufgaben zu übernehmen, die sonst einem reifen Neugeborenen zukommen. Ihre hohe Gefährdung kommt darin zum Ausdruck, daß die Neugeborenensterblichkeit zu 50% diese zu früh geborenen oder mangelhaft entwickelten Kinder betrifft; daher zählen sie zu den Risikokindern.

9.1 Ursachen für geringes Geburtsgewicht

In 30% der Fälle bleiben die Ursachen von Frühgeburt und pränataler Dystrophie unbekannt. Viele Fälle erklären sich aber aus folgenden Gründen:

schwerere Erkrankungen der Mutter wie Schwangerschaftsvergiftung (Gestose), Herzkrankheiten, Zuckerkrankheit, Nierenkrankheiten, HELLP-Syndrom, Infektionskrankheiten wie Tuberkulose und Lues, Krebskrankheit mit Anwendung von Zytostatika und intrauterine Blutungen;

schwere körperliche Arbeiten, vor allem solche, die mit Heben und mit anderen, den Innendruck des Leibes verstärkenden Bewegungen verbunden sind;

aufreibende geistige Berufsarbeit und seelische Belastungen, eventuell dabei Alkoholabusus, Nikotinabusus, Fehlernährung im Sinne einer unzureichenden Kohlenhydrataufnahme zur Erhaltung der schlanken Linie;

mangelnder Wille zum Kind und Abtreibungsversuche; beabsichtigte Fehlgeburt führt dabei zur unbeabsichtigten Frühgeburt;

Halteschwäche des Uterus; manche Mütter neigen von Anfang an zu Frühgeburten, Mehrgebärende bei steigender Kinderzahl;

Mehrlingsschwangerschaften, wobei offenbar die Volumenzunahme im Uterus die Geburt vorzeitig einleitet;

Leistungsschwäche der Plazenta, zu kleiner Mutterkuchen oder – bei normaler Größe – „Alterung" durch Bindegewebswucherung;

Mißbildungen des Kindes, z. B. Hydrozephalus, chromosomale Schäden.

9.2 Äußere Kennzeichen und funktionelle Besonderheiten

Das Gestationsalter (Schwangerschaftsdauer) eines Neugeborenen kann nach äußeren Merkmalen ziemlich genau geschätzt werden (z. B. nach der Tabelle von Farr).

Das Äußere fällt durch folgende Erscheinungen auf:

Niedriges Körpergewicht. Frühgeborene haben geringere Körperlänge, pränatal Dystrophe können die normale Neugeborenenlänge haben. Die Kinder erscheinen aus Mangel an Unterhautfettgewebe sehr mager.

Besonderheiten im Kopfbereich. Die folgenden Ausführungen gelten vor allem für den echten Frühgeborenenstatus. Der Schädelumfang überschreitet den Brustumfang um 4–6 cm und mehr, ohne daß ein Hydrozephalus vorliegt. Das Verhältnis der Schädelhöhe zur Körperlänge beträgt 1:3 (bei reifen Neugeborenen 1:4). Die Ohren sind infolge der mangelnden Knorpelausbildung weich. Im Gesicht zeigt sich eine eigenartige Bewegungsunruhe. Oft werden dabei die Augen zusammengekniffen, die Mundwinkel verzogen, was an ein Lächeln erinnert. Zitternde Bewegungen lassen an Krämpfe denken. Man spricht von harmlosen „Stäupchen", sollte dabei jedoch nicht vergessen, daß es umschriebene oder allgemeine Krampfanfälle gerade beim Frühgeborenen gibt.

Blaßrote oder dunkelrote Hautfarbe, leicht bläuliche Verfärbung der Hände und Füßte (Akrozyanose). Bei den häufigen Atemstörungen kommt es zu allgemeiner Zyanose. Gelbfärbung weist auf Ikterus hin. Weite Hautflächen sind beim echten Frühgeborenen noch mit feinem Wollhaar (Lanugo) bedeckt.

Relativ großer Bauch mit tiefstehendem Nabel.

Unreifes Genitale. Bei Mädchen sind die kleinen Labien zwischen den noch gering ausgebildeten großen Labien sichtbar. Die Klitoris ist relativ groß. Bei Knaben ist der Hodensack klein; die Hoden liegen eventuell zunächst noch im Leistenkanal und steigen erst innerhalb von 4 Wochen ab.

Die *Organunreife* drückt sich um so mehr und um so leichter in der *Störanfälligkeit der Funktionen* aus, je kleiner das Neugeborene ist.

Wärmeregulierung. Frühgeborene und pränatal Dystrophe neigen zur Unterkühlung und Überhitzung (Hypothermie, Hyperthermie). Zur Bestimmung der niedrigeren Temperaturen sind besondere Frühgeborenen-Thermometer im Gebrauch. Meist schwankt die Temperatur zwischen 35,5 und 36,5°C. Temperaturanstieg auf über 37°C ist also schon bemerkenswert, desgleichen die Temperaturschwankung eines Tages über 2°C. *Ursachen* für die Thermolabilität liegen in der Unreife des Wärmezentrums im Gehirn, in der relativ großen Körperoberfläche, in der mangelhaften Muskeltätigkeit, im geringen Fettpolster und in der ungenügenden Schweißabsonderung.

Atmung. Die Atmung dieser Kinder ist rascher und oberflächlicher als beim reifen Neugeborenen. Die geringe Muskelkraft erlaubt nur kleine Exkursionen, schwache Hustenstöße und leises Schreien. Dazu sind die Alveolen der Lunge noch unreif, das elastische Gewebe und das Blutgefäßsystem der Lunge ungenügend entwickelt. Die Atemfrequenz liegt anfangs zwischen 40 und 60 pro Minute und sinkt bald auf 35 bis 45 pro Minute ab. *Höhere Zahlen* sind Hinweise auf Aspiration, mangelnde Entfaltung der Lunge (Atelektase), Aspirationspneumonie, Hirnblutung oder Azidose, später auch Zeichen der interstitiellen Pneumonie. Ein gleichmäßiger Atemrhythmus fehlt oft. Durch die Unreife des Atemzentrums kommt es leicht zu entwicklungsgeschichtlich niederen Atemformen, vor allem zur Cheyne-Stokes-Atmung*; dies ist noch kein bedenkliches Zeichen. Neben den Störungen der Atemfrequenz sind auch *andere Zeichen der gestörten Atmung* zu nennen, die angestrengte Atmung mit Einziehungen, das Nasenflügelatmen, ein leises Stöhnen, gequälter Gesichtsausdruck und wechselnde Hautfarbe mit Zyanose. Am gefährlichsten sind die *Erstickungsanfälle* (apnoische Anfälle). Eine Gruppe von Atemzügen wird von längerem Atemstillstand unterbrochen, es folgen einzelne kurze Atemzüge („Schnapper"), wobei der Kopf zurückgeworfen und der Mund geöffnet wird. Die Kinder durchlaufen dabei unter Zyanose oder Blässe die Stadien der blauen und blassen Asphyxie (s. Abschnitt 8.3), wenn sie keine Hilfe erhalten. Auch nach längerem Stillstand der Atmung (bis über eine Stunde!) kann das Herz immer noch schlagen, was bei den Bemühungen zur Wiederbelebung, aber auch bei der Toterklärung eines Frühgeborenen zu bedenken ist.

Herzaktion. Bradykardie, Puls unter 80/min. Tachykardie über 180/min.

Nahrungsaufnahme. Durch die Schwäche der Muskulatur und die Unreife der Nervenzentren sind Saug- und Schluckreflexe mangelhaft; sie können sogar fehlen. Damit ist eine Neigung zum Verschlucken und Erbrechen verständlich. Der Magen ist relativ klein. Die Enzymabsonderung im Magen-Darm-Weg ist noch mangelhaft. Die Kinder neigen zu Durchfällen.

Wasser- und Salzhaushalt. Frühgeborene neigen zur Hydrolabilität, zum Ödem genauso wie zu Gewichtsstürzen infolge Wasserverlust. Die bei Geburt häufig bestehenden Ödeme werden in den ersten Lebenstagen ausgeschwemmt. An ödematösen Hautstellen entstehen eventuell Sklerödeme, Gewebsbezirke mit erhöhter Konsistenz. In engem Zusammenhang damit steht die Labilität des Säure-Basen-Gleichgewichtes, die Neigung zu Azidose und zu Störungen im Elektrolythaushalt. Hier macht sich die Unreife der Niere bemerkbar. Anstieg der harnpflichtigen Substanzen ist oft mit geringer Harnausscheidung verknüpft.

---

* *Cheyne-Stokes-Atmung:* Perioden stärkerer und geringerer Atemtätigkeit wechseln; es kann auch eine Atempause dazwischengeschaltet sein. Zum Vergleich *Biot-Typ der gestörten Atmung:* Kräftige Atemzüge gleicher Tiefe sind durch Atempausen unterbrochen.

Weitere Stoffwechselfunktionen. Durch erhöhte Brüchigkeit der Blutkapillaren und Mangel an Prothrombin (*Vitamin-K-Mangel*) haben Frühgeborene eine besondere Bereitschaft zur Blutung in Haut, Schleimhäute und Gehirn. Unreife Neugeborene neigen nach der Geburt zu niedrigen Blutzucker- und Blutkalkwerten (*Hypoglykämie, Hypokalzämie*), wodurch Krämpfe entstehen können. Die ungenügende Ausstattung mit Vitaminen bewirkt eine besondere *Neigung zur Rachitis*. Der Mangel an Eisen führt regelmäßig zur *Anämie*. Die wenigen, von der Mutter übertragenen Abwehrstoffe (Immunkörper) verursachen eine hohe *Anfälligkeit für Infekte*. Die Unreife der Leber bedingt, daß der *Neugeborenenikterus* früh beginnt, größeres Ausmaß annimmt, später abklingt (Abb. 14, S. 94); daher kann ein Blutaustausch einfach wegen Überladung des Körpers mit Bilirubin nötig sein, ohne daß eine Blutgruppenunverträglichkeit zwischen Mutter und Kind vorläge (Belastungsikterus).

Kinder mit einem Gewicht
unter 400 g sterben immer kurz nach der Geburt: Regelmäßige Atmung kommt nicht in Gang;

von 400–1000 g, was einer Schwangerschaftsdauer von 20–28 Wochen entspricht: Einige Kinder können überleben, oft tritt der Tod durch Ateminsuffizienz oder infolge Hirnblutung in Stunden bis wenigen Tagen ein;

von 1000–1500 g, was einer Schwangerschaftsdauer von 28–31 Wochen entspricht: Etwa 70% der Kinder können unter günstigen Umständen aufgezogen werden;

von 1500–2000 g, was einer Schwangerschaftsdauer von 31–34 Wochen entspricht: ca. 90% der Frühgeborenen überleben. Viele Frühgeborene aus dieser Gruppe müssen die erste Zeit in Inkubatoren gehalten werden;

von 2000–2500 g, was einer Schwangerschaftsdauer von 34–36 Wochen entspricht: In dieser Größenklasse befinden sich etwa 60% der Frühgeborenen. Die Unreifezeichen sind zwar in dieser Gruppe noch deutlich, doch sind die Aufzuchtschwierigkeiten unter der nötigen Vorsicht und Sorgfalt nicht mehr so groß. 97% der Kinder können aufgezogen werden.

Eine günstige **Prognose** für die Aufzucht leitet sich zusammenfassend aus folgenden Zeichen ab: keine Mißbildungen, Geburtsgewicht über 1500 g, Fehlen von Zyanose, unauffällige Atmung, kein wesentlicher Ikterus, deutliches Reagieren auf äußere Reizung, einwandfreier Schluckreflex, gute Trinkleistung, frühzeitige Normalisierung der Körpertemperatur.

9.3 Pflege

Die Schwester muß sich auf die obengenannten Eigenarten des Frühgeborenen und des pränatal dystrophen Kindes einstellen. Eine **sorgfältige Beobachtung** registriert

9 Frühgeburt, intrauterine Dystrophie

- jeden Wechsel des Verhaltens (Bewegungen, Schlaffheit, Muskelzittern, Krämpfe),
- jeden Wechsel der Hautfarbe (Zyanose, Blässe, Gelbsucht),
- jede Änderung des Rhythmus und der Frequenz der Atmung, auch der Nebengeräusche und des mit der Atmung zusammenhängenden Verhaltens, sowie der Herzfrequenz,
- jede Veränderung der Körpertemperatur,
- pathologische Stühle, Erbrechen,
- Blutungen,
- noch unbekannte Mißbildungen, z. B. Analatresie und Hernien.

Die Behandlung und Pflege der untergewichtigen Kinder wird am besten im Rahmen von eigenen Frühgeborenenstationen, streng abgeschirmt vom anderen Klinikbetrieb, durchgeführt. Ihrem Arbeitscharakter nach ist sie eine **Intensivpflegestation.** Inkubator, Wärmebett, Beatmungsgeräte und Überwachungsapparate für Atmung und Herzfrequenz (Monitoren) sowie Blutgaskonzentrationen (O_2, CO_2) unterstützen Arzt und Schwester.

Solange man sich um die regelrechte Atmung bemüht (Absaugen, Intubation), spenden Wärmelampen die nötige Wärme. Auf das erste Reinigungsbad wird verzichtet. Jedes Frühgeborene bekommt Vitamin K injiziert. Die **pflegerischen Hauptsorgen** sind, sie warm zu halten (Inkubator, Wärmebett), in der Atmung, wenn nötig, zu unterstützen, vor Infektionen zu bewahren und ihrer körperlichen Schwäche entsprechend zu ernähren. Die Kinder werden vorsichtig angefaßt. Die Pflegerin muß infektfrei sein; ist sie auch nur an einem Schnupfen erkrankt, muß sie die Pflege sofort abgeben.

Behelfsmäßige Wärmepflege. Bei unvorhergesehener Geburt und für einen schleunigen Transport wird ein Wäschekorb folgendermaßen vorbereitet: Der Korb wird mit einem Laken ausgeschlagen. Auf den Boden kommt eine gefaltete Decke, darüber Gummituch und Laken. In U-Form werden drei Wärmeflaschen (notfalls Flaschen mit abdichtenden Schraubverschlüssen) mit einer Wassertemperatur von 40–42 °C gelegt. Es kann das Frühgeborene auch auf eine Gummiwärmflasche von 40 °C gelagert werden. Auf einwandfreie Verschlüsse der Flaschen ist zu achten! Auch erwärmte Ziegelsteine können benützt werden; jedoch ist ihre Temperatur nicht so genau feststellbar. Das Frühgeborene wird vorsichtig in Watte gepackt. Wenn vorhanden, wird darüber noch Babykleidung gezogen, ein Mützchen oder Kopftuch schützt den Kopf. Als Zudecke dient ein leichtes Daunenkissen. Für den Transport wird ein Laken über den Korb gespannt. – Meist stehen aber an Stelle dieses Behelfes vorgewärmte **Transportinkubatoren** mit Sauerstoffanlage zur Verfügung.

Inkubatoren oder Couveusen sind dagegen bewährte, geschlossene durchsichtige Zellen, in denen Innenwärme, Sauerstoffgehalt und Feuchtigkeitsgehalt der Luft von außen genau reguliert werden können. Die Gefahr einer Tröpfcheninfektion ist vermieden. Die Kinder liegen in ihnen nackt, nur mit einer Windel bekleidet. Die pflegende Schwester greift durch zwei verschließbare runde Öffnungen; beschmutzte Gegenstände wie Windeln werden durch eine am Fußende gelegene Öffnung entfernt. Alle Pflegeverrichtungen (Messen, Wiegen, Trockenlegen, Füttern, Injizieren), auch Blutaustausch, Infusionen, Beatmung, Röntgenaufnahmen sind in diesem Raum zu leisten. Wichtig bei der Pflege: keinen Körperpuder im Inkubator anwenden (Aspirationsgefahr). Die *Temperatur im Inkubator* ist vom Alter und der Wärmeproduktion des Kindes abhängig. Sie wird um 1–2 °C niedriger als die Körpertemperatur des Kindes eingestellt. Im allgemeinen sind es 34–36 °C; 36 °C werden nicht überschritten. Bei befriedigender Entwicklung wird die Temperatur über Tage und Wochen unter zunehmender Bekleidung des Kindes langsam reduziert, bis dann die Kinder im Wärmebett weiter gepflegt werden können. Die *Luftfeuchtigkeit* wird während der ersten Tage auf 80–90% eingestellt, später allmählich auf 50–60% reduziert. Bei erhöhter Atemfrequenz wird wieder mehr gegeben.

Die **Atmung der Frühgeborenen** ist vor allem anfangs durch die reichliche Schleim- und Wasseransammlung im Rachen gefährdet. Vorsichtiges Auswischen aus der Nase und Absaugen aus Mund und Rachen muß öfter wiederholt werden. Die Lage des Kindes soll alle 2–3 Stunden gewechselt werden, damit die Lungenbelüftung gleichmäßiger geschieht. *Sauerstoff* wird auch im Inkubator nur gegeben, wenn ihn das Kind benötigt. Kriterien sind graue, zyanotische Verfärbung der Haut, graues Munddreieck, mehr als 60 Atemzüge in der Minute, Azidose, niedriger Sauerstoffdruck im Blut. Man gibt ½–1½ l Sauerstoff pro Minute. Die Sauerstoffkonzentration der Inkubatorluft wird durch Oximeter gemessen. Die zuverlässigste Aussage ergibt sich bei der fortlaufenden transkutanen Sauerstoffmessung (über die Transoxode). Mit der Sauerstoffanreicherung geht man möglichst bald, aber dabei nur langsam (5–10 Vol% in 24 Stunden) wieder zurück. Nur so ist die retrolentale Fibroplasie der Augen (s. Abschnitt 9.5) zu vermeiden.

Bei den bedrohlichen *Apnoezuständen* der Kinder kann innerhalb der Inkubatoren *mechanische Atemhilfe* geleistet werden (Thoraxkompression, Maskenbeatmung). Wird es nötig, die Kinder aus dem Gehäuse zu nehmen, soll man durch Wärmelampen Unterkühlungen vermeiden. Leichte Anfälle mit Atemstörungen bessern sich auch auf Beklopfen und Streichen über die Fußsohlen. In anhaltend bedrohlichen Zuständen muß künstliche Dauerbeatmung nach Intubation einsetzen.

Ausschleusen aus dem Inkubator kann nach Erreichen eines Körpergewichtes von etwa 1800 g nach langsamer Verminderung der Luftfeuchtigkeit und der Inkubatortemperatur vorgenommen werden, vorausgesetzt, daß das Kind einwandfrei atmet.

Wärmebett-Pflege ist von vornherein für Frühgeborene über 1800 g oder für aus Inkubatoren ausgeschleuste Kinder vorgesehen. Auch hier kann Sauerstoff bei Bedarf aus dem vorgelegten Trichter gegeben werden.

9.4 Ernährung

Kinder über 2000 g verfügen mitunter über genügend Kraft, an der Mutterbrust oder aus der Flasche zu trinken. Man gibt bei den kleinen Magenverhältnissen anfangs 8–12 Mahlzeiten, später 5–6. Während der Mahlzeiten soll man den Kindern Zeit lassen, jedoch 20 Minuten nicht überschreiten. Zwischendrin und anschließend müssen die Kinder gut aufstoßen. Warmes Einpacken während des Trinkens nicht vergessen!

Oft ist *Sondenernährung* nötig (Magensonde durch die Nase), wobei die aus Kunststoff (Polyäthylen) gefertigten Sonden 3–10 Tage liegenbleiben können. Auch nach der Sondenmahlzeit müssen die Kinder aufstoßen. Das Füttern mit Tropfpipette dagegen hat sich wegen der Aspirationsgefahr nicht bewährt. Technik der Sondierung s. Abschnitt 67.

Im einzelnen ist die **Ernährungstechnik** aber vom Alter, von der Größen-/Gewichtsordnung und von eventuellen Zusatzproblemen der Frühgeborenen und untergewichtigen Mangelgeborenen abhängig. Fehlt der Schluck- und Saugreflex, leiden die Kinder an schwerer Anämie, Sepsis oder Atemnotsyndrom u. a. fällt schon deshalb die Entscheidung zur Infusionstherapie. Allenfalls kann Sondenernährung in kleinen Einzelportionen (10–12) zusätzlich in Betracht kommen. Kinder unter 1500 g brauchen zunächst immer parenterale Ernährung. *Bei 1500–2000 g Geburtsgewicht* kann man 6–12 Stunden nach der Geburt mit 5 ml 10%iger Traubenzuckerlösung beginnen und alle 2–3 Stunden mit 6–8 ml Detroneonat (einem 25%igem Glukose-Saccharid-Gemisch), nach einem Tag mit adaptierter Milch, am besten Muttermilch in gleicher Menge fortfahren. *Bei Kindern über 2000 g* beginnt man mit 15 ml 10%iger Glukose oder Dextroneonat. Als nächste Nahrung folgt Milch, alle 3 Stunden 5 ml mehr, bis 30 ml erreicht sind pro Mahlzeit. Als Gesamtmenge gelten 60 ml/kg Körpergewicht für die ersten 24 Stunden, 90 ml/kg am 2. Tag, 120 ml am 3. Tag und an den folgenden Tagen. Um den 10. Lebenstag wird in dieser und weiterer Steigerung 1/6 bis 1/5 des Körpergewichtes erreicht.

Die **intravenösen Infusionen** enthalten 5–10%ige Glukoselösung, bei längerer Dauer werden sie durch Aminosäuren und Fettemulsionen angereichert.

An *Vitaminen* werden ab der 2. Woche Vitamin C und D gegeben. Jedes Frühgeborene leidet an einem *Eisenmangel* und neigt daher mehr als ein ausgetragenes Kind zur Eisenmangelanämie. Daher werden ab 2. Lebensmonat Eisenpräparate gegeben.

Bei der *Entlassung eines Frühgeborenen* ist die Zeit der besonderen Risiken noch nicht vorbei. Daher sind die Eltern, vor allem die Mutter, sorgfältig und geduldig während des stationären Aufenthaltes in die Pflege einzuweisen und über alle möglichen Schwierigkeiten aufzuklären. Es ist verständlich, daß sich eine Mutter nicht recht zutraut, unter häuslichen Bedingungen das fortzusetzen, was eine erfahrene Schwester erreicht hat. Wichtig ist, auf die besondere Infektionsgefährdung des Frühgeborenen hinzuweisen. Gewöhnlich werden Frühgeborene mit einem Gewicht von 2800 g entlassen, wenn sie keine Krankheitszeichen aufweisen.

9.5 Krankheiten

Frühgeborene und Pränataldystrophe sind Risikokinder. In der Neugeborenenperiode sind sie besonders gefährdet durch *Störungen der Atmung* (s. Abschnitt 8.3), *schweren und verlängerten Ikterus* (s. Abschnitt 8.4) und Infektionen, vor allem Sepsis.

Bei älteren Frühgeborenen zeigt sich

die Frühgeborenenanämie, die teils durch Knochenmarkschwäche, teils durch Eisenmangel ausgelöst ist. Erhebliche Ausmaße mit niedrigen Hämoglobinkonzentrationen verlangen Transfusionen. Auf die Eisenbehandlung wurde schon hingewiesen,

die Neigung zu Rachitis; da sie ein höheres Wachstumsprogramm im 1. Lebensjahr haben, brauchen sie mehr D-Vitamin (s. S. 168),

mitunter die interstitielle, plasmazelluläre Pneumonie (s. Abschnitt 19.21).

Diese Kinder zeigen in den kommenden Lebensmonaten häufiger als ausgetragene, normalgewichtig geborene Kinder die Zeichen der *infantilen Zerebralparese* (s. Abschnitt 27.7). Schließlich ist noch an die *retrolentale Fibroplasie* zu denken. Hierbei bilden sich innerhalb 4-6 Wochen hinter der Linse, im Glaskörper des Auges, weißliche Membranen, die Erblindung verursachen. Auslösend wirkt übermäßiges Sauerstoffangebot im Inkubator. Seitdem man Sauerstoff nur bei Bedarf gibt und fortlaufend den Sauerstoffgehalt im Blut mißt, ist die retrolentale Fibroplasie fast verschwunden.

10 Wochenpflege und Notgeburtshilfe

Zur Ausbildung der Kinderkrankenschwester gehört auch die Tätigkeit auf einer Entbindungsstation, in der Kinderpflege des Neugeborenenzimmers und in der Wochenpflege der Mutter. Die Schwester braucht solche Erfahrungen insbesondere in der privaten Pflege im Haushalt. Oft wird die Kinderschwester schon vor der Geburt des Kindes engagiert, so daß sie die Vorbereitungen für die Geburt mitzutreffen hat.

10.1 Ende der Schwangerschaft

Beschwerden der werdenden Mutter. *Die Größe des wachsenden Kindes und das Tiefertreten des kindlichen Kopfes, schließlich bis auf den Beckenboden, wirkt sich als Druckbelastung, vor allem als „Druck nach unten" mehr und mehr aus. Die Bewegungen der Mutter werden schwerfälliger, die Arbeit geht nicht mehr so leicht von der Hand. Nicht wenige Mütter spüren speziell Druckschmerz, manchmal heftig* einschießenden plötzlichen Schmerz am Ischiasnerv mit der typischen Ausstrahlung an der Oberschenkelrückseite bis ins Knie.

Die Verdauungsorgane, Magen, Dünn- und Dickdarm werden räumlich bedrängt. Viele werdende Mütter haben deshalb gegen Ende der Schwangerschaft mit *Obstipation* zu tun. Täglicher, erleichterter Stuhlgang kann durch diätetische Hilfe wie Essen von Sauermilch, Joghurt, Äpfeln oder Feigen, eventuell Leinsamen erreicht werden. Medikamente sollten nur auf ärztliche Anordnung genommen werden. Heftige Abführmaßnahmen (Rizinusöl!) führen zu Durchfällen und eventuell zur vorzeitigen Wehenauslösung.

Die hormonell bedingte Auflockerung der Venenwände, die mechanische Abflußstörung durch die wachsende Frucht und die Obstipation führen bei fast allen Frauen zu *Venenerweiterungen* (Varizen) im Bereich der Beine, der Vulva und zu schmerzhaften, manchmal äußerst lästigen *Hämorrhoiden*. Linderung bringen Kamillensitzbäder oder Waschungen mit Kamillenlösung, besonders nach dem Stuhlgang. Auf ärztliche Anordnung werden diese Maßnahmen durch Salben und Zäpfchen unterstützt.

Pflege der Brust. Die Brustdrüse nimmt am Ende der Schwangerschaft erheblich an Volumen zu. Oftmals beginnt schon im 8. Monat eine Milchsekretion (Vormilch). Aufsaugende Spezialeinlagen oder Watte werden in den Büstenhalter eingelegt, damit sich keine Verkrustungen und Hautreizungen bilden. Zur Hautpflege des Warzenhofes und der Mamille sollen kalte Waschungen und leichte Massage mit einem Hautöl durchgeführt werden.

Der **Koffer für das Krankenhaus** sollte ab dem 7. Monat für die Klinikentbindung gepackt sein mit Wäsche für Mutter und Kind sowie den nötigen Papieren (Tab. 7).

Tabelle 7 **Inhalt des Koffers für die Entbindungsklinik.**

Für die Mutter:

Morgenrock	Gesichtswaschlappen
Hausschuhe, Strümpfe	Körperwaschlappen
3–4 kochfeste Nachthemden	Brustwaschlappen
(vorn zum Öffnen)	desodorierende Seife,
leichtes Bettjäckchen	Desodorans-Spray
8–12 kochfeste Schlüpfer	Zahnpasta, Zahnbürste, Shampoo
weiche Monatsbinden	Nagelfeile und -schere
2 Stillbüstenhalter	die gewohnten Kosmetika

Für das Kind:

1 Wolldecke	1 Nabelbinde
1 Hemdchen	4 Windeln
1 Jäckchen	1 großes Moltoneinschlagtuch
1 Mützchen	

An Papieren:

Mütterpaß	Heiratsurkunde (Geburtsurkunde)
Personalausweis	Kostenübernahmeschein der
Familienstammbuch	Krankenkasse oder einen Kostenvorschuß

Zeitpunkt der Fahrt ins Krankenhaus. Oft werden einige Tage vor dem errechneten Geburtstermin die lebhaften Kindsbewegungen spärlicher. Die Mutter braucht sich nicht zu beunruhigen. Sollten diese aber plötzlich ganz aufhören, wäre dies ein Signal, den Arzt sofort aufzusuchen.

Manchmal kommt es schon vor Einsetzen einer Wehentätigkeit zum Platzen der Fruchtblase und *Abgang des Fruchtwassers*. Die Mutter soll sich ruhig hinlegen und Vorlagen benutzen. Indem das Fruchtwasser abfließt, tritt der kindliche Kopf tiefer ins Becken hinein; so wird der Geburtskanal wieder abgedichtet, der Abfluß des Fruchtwassers hört wieder auf. Fast immer treten nun bald Wehen auf. Fruchtwasserabgang wäre also ein weiterer Grund, die Krankenhausaufnahme mit dem Arzt zu besprechen.

Die *baldige Geburt* kündigt sich an, wenn die gelegentlich auftretenden kurzen Schwangerschaftswehen regelmäßiger werden und schließlich in kürzeren Abständen (10 bis 20 Minuten) kommen. Dann ist es Zeit, die Fahrt ins Krankenhaus anzutreten, bei Mehrgebärenden manchmal sogar höchste Zeit.

Beginnt die Geburt 10 bis 14 Tage nach dem errechneten Termin noch nicht, spricht man von einer **Übertragung.** Die Gefahr für das Kind legt dem Arzt nahe, die Geburt nun medikamentös einzuleiten.

10.2 Unerwartet eintretende Geburt: Notgeburt

Auch in einer so verhältnismäßig schwierigen Situation soll eine Kinderkrankenschwester sinnvolle Hilfe leisten können. Es soll sie und die Mutter prinzipiell beruhigen, daß die Geburt als ein natürlicher Vorgang auch jetzt ganz „spontan" ablaufen kann, ohne Gefährdung für Mutter und Kind. *Beruhigung steht also an erster Stelle des Handelns!* Die Gebärende wird auf frisch gebügelte Wäsche flach hingelegt, der Unterkörper entkleidet. Ist das Kind geboren, wird es an den Beinen mit hängendem Kopf hochgehoben, daß Schleim und Reste des Fruchtwassers noch aus Mund und Nase fließen können, dann in ein möglichst sauberes Tuch gewickelt und auf den Bauch der Mutter gelegt. Hier hat es einen warmen Platz, der auch noch günstigerweise auf einem Transport beibehalten werden könnte. Auskühlung wäre eine große Gefahr für das Neugeborene. Der Kopf des Kindes liegt nach der Seite gewandt. Ist die Ankunft der Hebamme oder des Arztes bald zu erwarten, kann diesen das Abnabeln überlassen werden. Sonst legt die Schwester zwei Bändchen (die durch Auskochen oder Bügeln sterilisiert sein sollten) etwa 8 cm von der Haut entfernt im Abstand von 5 cm um die Nabelschnur fest herum und durchtrennt die Nabelschnur dazwischen mit einer (ausgekochten) Schere.

Sollte das Kind geschädigt wirken, das Bild der blassen oder blauen Asphyxie zeigen, wird zunächst versucht, durch rhythmisches Zusammenpressen des Brustkorbes (20- bis 25mal pro Minute) die Atmung in Gang zu bringen. Noch besser ist die Mund-zu-Mund-Beatmung. Um so dringlicher ist es aber nun, für schnelle ärztliche Hilfe am Geburtsort oder – noch besser – schnellen Transport ins Krankenhaus zu sorgen. Zur Ausstattung des Transportkorbes s. S. 111. Die Belebungsmaßnahmen müßten auch auf dem Transport fortgesetzt werden.

Auch das Ausstoßen des Mutterkuchens (Plazenta) überläßt man am besten den natürlichen Kräften. Der Mutterkuchen wird für den Arzt aufgehoben und eventuell ins Krankenhaus mitgenommen, damit der Arzt sicher sein kann, daß der gesamte Mutterkuchen aus dem Uterus entfernt ist.

10 Wochenpflege und Notgeburtshilfe

Tabelle 8 **Vorbereitungen im Kreißsaal für die Geburt eines eventuell asphyktischen Kindes**

Wärmelampe, warme Tücher, Metallfolie, Wärmebett bereithalten

Zum Freimachen der Atemwege, zur Atemspende:
Intubationsbesteck mit geradem Spatel. Batterie überprüfen!
Tubi verschiedener Größe von 2,0 bis 3,5 mm Durchmesser, Faßzange. Auf Wunsch des Arztes eventuell dünner Führungsdraht
Absaugschläuche verschiedener Dicke.
Mundabsauggerät, elektrisches Absauggerät
Respirator, Sauerstoffflasche (schon offen! Druckkontrolle!)

Zum Legen des Nabelkatheters:
Sterile Tücher, Lochtuch (etwa 6 cm Durchmesser)
Klemmen, spitze Schere, große Schere, Sonde, sterile Venenkatheter (weich, Innendurchmesser 1,0–1,5 mm)

Medikamente:
5%ige Glukoselösung, physiologische Kochsalzlösung, 5%iges Humanalbumin
8,4%ige Natriumbikarbonatlösung, Liquemin
Suprarenin (Adrenalin), Atropin, Kalziumglukonat, Biseko-Serumkonserve, Lorfan
Spritzen, Kanülen, Ampullensäge
Gute Kennzeichnung der Spritze, falls Medikamente aufgezogen bereitgehalten werden!

10.3 Tätigkeit im Kreißsaal

Falls eine Schwester im Kreißsaal tätig ist, wird sie dies unter der Leitung des Geburtshelfers und/oder der Hebamme sein. Einzelne Aufgaben können ihr selbständig übertragen werden, so die Vorbereitung einer instrumentellen oder medikamentösen Hilfe für ein asphyktisch geborenes Kind (s. Tab. 8).

10.4 Einige geburtshilfliche Begriffe

Die Schwester sollte über einige geburtshilfliche Begriffe gut orientiert sein, weil diese im Gespräch mit der Mutter immer wieder eine Rolle spielen.

Vakuumextraktion. Zur Erleichterung der spontanen Geburt (zum Beispiel bei Wehenschwäche) wird eine Saugglocke am Schädel des Kindes angelegt und stetig daran gezogen. Die schon üblicherweise gegebene Geburtsgeschwulst (Caput succedaneum) verstärkt sich noch, bildet sich aber fast immer ohne Folgen schnell zurück. Durch Blutungen in das Gewebe kann ein Kephalhämatom entstehen.

Zangenentbindung („Forceps" = die Zange) ist eine Form der operativen Entbindung, wobei bei der Mutter die Schmerzempfindung durch Narkose oder Lumbalanästhesie ausgeschaltet wird. Der Kopf des Kindes wird durch die breiten Blätter der Zange vorsichtig umfaßt und herausgezogen (extrahiert).

Kaiserschnitt (Sectio caesarea). Die abdominelle Schnittentbindung wird durchgeführt, wenn ein Mißverhältnis zwischen kindlichem Kopf und Becken der Mutter zu vermuten ist, eine anormale Lage des Kindes vorliegt (zum Beispiel Querlage) oder ein anderes Hindernis eine Geburt auf natürlichem Wege erschwert.

Kardiotokographie. Aufzeichnung der kindlichen Herztöne während der Geburt. Verlangsamung der Herzaktion nennt man Dezeleration.

10.5 Wochenpflege

Wochenpflege gehört zur schönsten Tätigkeit einer Kinderschwester, weil sie an der Freude der Mutter und der Familie nach der glücklichen Geburt teilnehmen kann. Schwierigkeiten sind in der Pflege der Mutter zu erwarten, falls die Geburt für sie sehr belastend war, falls sie unerfahren und unvernünftig ist und falls das Kind durch die Geburt geschädigt, durch Unreife lebensschwach oder durch angeborene Organstörungen (Mißbildungen, vor allem des Herzens, der Mundhöhle oder des Verdauungsweges) erkrankt ist. In der privaten Pflege bestimmt dann das sachverständige Urteil der Schwester wesentlich mit, wann ein Kinderarzt zugezogen werden muß.

Rooming-in von Mutter und Kind. Es ist ein verständlicher Wunsch einer Mutter, nach der Geburt das Kind nun so nahe wie möglich, vielleicht im eigenen Zimmer mitzuhaben. Bei Hausentbindungen ist dem leicht zu entsprechen, obwohl auch dort manche ruhebedürftige Mutter durch ein unruhiges Kind gestört sein kann. Der Gedanke, Mutter und Kind in einem Krankenhauszimmer zusammen zu pflegen, ist aus psychologischen Gründen jeder Förderung wert. Durch einen ständigen Kontakt von Mutter und Kind und dem besuchenden Vater schon vom ersten Lebenstag ab wird die „Geburt der Familie" in schönster Form unterstützt. Es müssen aber auch einige Schwierigkeiten für die uneingeschränkte Rooming-in-Methode bewußtgemacht werden: schwierige Beobachtung kranker Kinder, die Beobachtung durch die Mutter könnte oft nicht ausreichen; zu wenig Ruhe für eine durch die Geburt stark belastete Mutter. Drei Formen des Rooming-in sind zu unterscheiden: Beim *unbeschränkten Rooming-in* bleiben Mutter und Kind in einem Zimmer bis zur Entlassung zusammen. Bei *eingeschränkten Rooming-in* bleiben die Kinder tagsüber bei der Mutter, nachts werden sie in das Säuglingszimmer gefahren. Im *Compartmentsystem* grenzen die Zimmer der Mütter und der Säuglinge aneinander. Die Mutter kann zu ihrem Kind gehen, wann sie es wünscht. In manchen Kliniken ist in der Zwischenwand ein großes Fenster gesetzt, das optischen und (durch Öffnen) auch akustischen Kontakt ermöglicht; Besuchern wird das Kind dann durch die Scheibe gezeigt.

Wie auch in den einzelnen Krankenhäusern die Möglichkeiten gegeben sind, die Schwester sollte alle Hilfen für einen intensiven und ungetrübten Mutter-Kind-Kontakt geben. Sie sollte die *Mutter anleiten und beraten, das Stillen fördern, die Pflege lehren* und über Untersuchungsergebnisse (zum Beispiel des Kinderarztes) orientieren. In diese **„familienbildende Hilfe"** der Schwester sind Vater, Geschwister und andere Familienangehörige wie die Großeltern des Neugeborenen einzubeziehen.

Abheilung der Geburtsfolgen bei der Mutter. Dammrisse oder Schnittwunden an Damm und Scheide heilen meist überraschend schnell. Fäden werden in der Regel am 6. Wochenbettag gezogen. Die Abheilung der Uterusinnenfläche dauert 3–5 Wochen; so lange besteht der zunächst blutige, dann eitrig-seröse Wochenfluß (= die *Lochien*). Eine Infektion mit der Gefahr des *Wochenbettfiebers* gilt es zu vermeiden durch peinliche Sauberkeit (häufiges Wechseln der Wäsche und der Vorlagen) und durch sorgfältige Körperpflege (täglich mehrmaliges Berieseln des äußeren Genitales mit einer Desinfektionslösung wie 0,5%iger Zephirol-Lösung).

Obstipation macht auch jetzt vielen Müttern zu schaffen, begründet durch die ruhige Bettlage, die Schlaffheit der Bauchdecke und die Schmerzen im Dammbereich. Hilfen: Abführmittel, Körperbewegung durch Aufstehen und Gymnastik.

Bei normalem Wochenbettverlauf kann die Mutter zu den kleinen persönlichen Verrichtungen der Körperpflege vom 2. Tag an aufstehen. Vom gleichen Tag an wird auch mit Gymnastik begonnen. Eine einfache Übung zur Straffung der Bauchmuskulatur: Aufrichten aus der flachen Rückenlage ohne Stützhilfe der Hände, etwa 10mal hintereinander. Die gewohnte Arbeit im Haushalt kann etwa vom 7. bis 12. Tag an wieder aufgenommen werden. Die zusätzliche, recht zeitraubende Bemühung um den neuen Erdenbürger verlangt gerade für die Anfangszeit eine genaue Arbeitseinteilung.

10.6 Stillen

Vorzüge der Muttermilch und Biologie der Brustdrüsentätigkeit sowie Zusammensetzung der Muttermilch s. Abschnitt 11.3.

Stilltechnik. Sogleich nach der Geburt, noch im Kreißsaal, wird das Neugeborene erstmals an beiden Brüsten angelegt, dann in 3- bis 4stündigen Intervallen. Durch frühes und häufiges Anlegen kommt die Milchsekretion besser in Gang. Reicht die Milch nicht aus, werden ab 6 Stunden nach der Geburt in 4stündigen Intervallen 10–15 ml dünnen Tees oder abgekochten Wassers mit 10%igem Traubenzucker oder ein Präparat wie Dextroneonat gegeben, am besten mit dem Löffel gefüttert, keinesfalls Milchnahrung.

Das Stillen gelingt dann richtig, wenn es für Kind und Mutter eine angenehme Tätigkeit ist: Die Mutter braucht Ruhe. Zu Hause soll sie möglichst in einem Zimmer allein sein. Im Krankenhaus wird der Besuch gebeten, sich zu verabschieden. Vor dem Anlegen wäscht die Mutter die Hände. Die Brust wird mit abgekochtem lauwarmen Wasser abgewaschen und mit Tupfern gesäubert. Im Bett stillt sie am besten in halber Seitenlage (Abb. 15). Sonst sitzt sie bequem auf einem niedrigen Stuhl (Abb. 16), indem sie das Kind in einem Arm hält, der wiederum von den Oberschenkeln gestützt wird. Bei den im Haushalt üblichen Stühlen muß man also noch einen Fußschemel benutzen. Das Kind umfaßt mit Lippen und Kiefer die Brustwarze und den Warzenhof. Die freie Hand der Mutter drängt dabei die Brust etwas von der Nase des Kindes ab, um die Atmung frei zu ermöglichen.

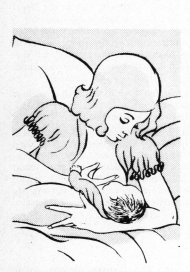
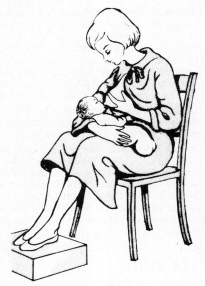

Abb. 15 **Stillen im Bett,** Mutter in halber Seitenlage.

Abb. 16 **Stillen im Sitzen** Wichtig die steile, dem Rücken angepaßte Lehne und die Unterstützung der Beine.

Das übliche *Stillschema* sieht ein 5maliges Anlegen in 4stündigen Intervallen vor, um 6 Uhr, 10 Uhr, 14 Uhr, 18 Uhr und 22 Uhr. Die Zeiten sollten in etwa eingehalten werden,

- um die vollständige Entleerung des Magens bis zur nächsten Mahlzeit zu sichern,
- um die Verdauungsleistung und das Sättigungsgefühl auf einen relativ großen Tagesbereich auszudehnen und dabei der Mutter eine zusammenhängende Schlafzeit von 8 Stunden zu gewähren,

ohne daß es aber im Einzelfall streng verpflichtende Zeitmarken sein dürfen; man kann auch etwas früher oder später füttern und sich vom Appetit des Kindes leiten lassen.

Das Kind soll aus beiden Brustseiten trinken, wobei im Wechsel links oder rechts begonnen wird. Die *Einzelmahlzeit* soll nicht länger als 20 Minuten dauern; tatsächlich wird von einem gesunden Säugling schon in den ersten 5 Minuten 80–90% der Gesamtmenge getrunken.

Zur Bestimmung der an der Brust getrunkenen Menge wird der Säugling anfangs vor und nach jeder Mahlzeit in denselben Kleidern und Windeln gewogen. Die *Trinkmenge* pro Mahlzeit sollte in den ersten Tagen, von Tag zu Tag ansteigend,

10–15 g × (Zahl der Lebenstage −1)

betragen. Die Tagesmenge wächst dann zunächst von Tag zu Tag, wie in Abschnitt 11.3 näher ausgeführt wird. Die durchschnittlichen Trinkmengen eines gestillten Kindes entsprechen denen eines auf künstliche Ernährung eingestellten Kindes. Bei gut gedeihenden Kindern braucht man täglich nur einmal, ab der 3. Woche nur einmal wöchentlich, ab dem 3. Monat nur einmal monatlich zu *wiegen*.

Viele Kinder schlafen in den ersten 4–6 Wochen nachts nicht durch, da sie noch keinen unterschiedlichen Tag-Nacht-Rhythmus haben und auf ein gleichmäßiges Zeitintervall der Mahlzeiten eingestellt sind. Keinesfalls soll man die Kinder nachts stundenlang schreien lassen, sondern sie mit Tee (5%igem Traubenzucker enthaltend), besser mit einer Milchmahlzeit füttern (zur Erleichterung: anschließendes Trockenlegen ist nicht unbedingt erforderlich). Solange die Mutter stillt, ist dies technisch einfach. Dieses Vorgehen ist auch deshalb besser, da ohne Füttern die Nachtruhe der Mutter (der Familie und Nachbarn) noch mehr gestört wäre. Die Sorge, daß ein nächtlich gefüttertes Kind erst später, als wenn man es schreien ließe, die Nächte durchschläft, ist auf Grund vergleichender Untersuchung nicht begründet.

Bei untergewichtigen und schwächlichen Kindern wird die Nachtruhe der Mutter schon deshalb unterbrochen, da man an Stelle von 5 Mahlzeiten 6–8mal anlegen muß.

Nach der Mahlzeit müssen die Kinder gründlich aufstoßen (3mal). Hastig trinkende Kinder verschlucken besonders viel Luft, so daß sie auch während der Mahlzeiten aufstoßen sollten. Anschließend werden die Kinder auf die rechte Seite gelegt, was die Entleerung des Magens erleichtert und bei Speien oder Erbrechen ein Fehlschlucken der Nahrung (Aspirieren) vermeiden hilft.

Kommt die Milchproduktion nur langsam in Gang, sollte man die fehlende Flüssigkeitsmenge mit traubenzuckerhaltigem Tee ersetzen, weiterhin aber durch regelmäßiges Anlegen versuchen, die Brusttätigkeit zu fördern. Bei Erfolglosigkeit dieser Bemühungen muß dann bei jeder Mahlzeit die fehlende Milchmenge aus der Flasche gegeben werden *(Zusatzernährung, Zwiemilchernährung)*.

Hat ein Säugling vor dem ausreichenden Stillen durch die Mutter zunächst einige Mahlzeiten einer Kuhmilchmischung erhalten, kann sich möglicherweise damit schon eine Auseinandersetzung im Sinne der Kuhmilchallergie entwickelt haben. Diese Tatsache würde sich später unter mehr oder weniger heftigen Symptomen auswirken können (Exanthem, Erbrechen, Kreislaufschock), wenn eines Tages auf die Kuhmilch übergegangen wird. Deshalb sollte eine Mutter – vor allem in einer *Familie mit Allergiesorgen* –

möglichst 6 Monate stillen und dann vorsichtig einen Übergang auf die Kuhmilchmischung erproben: Zunächst gibt sie einen Tropfen Kuhmilch auf die Innenseite des Unterarmes und prüft, ob Hautrötung erscheint. Bleibt die Rötung aus, gibt sie einen Tropfen Milch in den Mund. Ist auch diese Probe einwandfrei, steigert sie langsam die altersgemäße Milchmenge. In jedem anderen Falle hat sie sich genau mit ihrem Kinderarzt zu besprechen, der dann sicher eine hypoallergene Nahrung empfiehlt. Bei einer solchen Nahrungsmittelallergieform muß auch mit einer Allergieentwicklung durch einige andere Nahrungsmittel gerechnet werden (gegen Nüsse, Ei u. a.). Diese Form der *alimentären Allergie* bildet sich nach den ersten 3 Lebensjahren wieder zurück, so daß dann kleine Mengen von Milch ohne besondere Auswirkung gegeben werden können.

Zwiemilchernährung:

Man spricht von Zwiemilchernährung, wenn neben der natürlichen Ernährung (Muttermilch, Ammenmilch) noch eine Kuhmilchmischung verfüttert wird. Heute bevorzugt man dabei sog. *hypoallergene Milchmischungen oder überhaupt milcheiweißfreie Nahrungen,* unbedingt dann, wenn in der Familie eines Elternteiles oder bei einem Geschwister eine Allergie bekannt ist. Zur Technik zwei Möglichkeiten:

1. Das Kind wird bei jeder Mahlzeit zunächst gestillt und die fehlende Milchmenge anschließend aus der Flasche gefüttert. Man wählt diesen Weg bei einer Hypogalaktie. Dadurch gelingt es am besten, die gegebene Leistungsmöglichkeit der Brust auszunützen (Zusatzernährung).

2. Die Mutter gibt mehrere Mahlzeiten des Tages aus der Brust, eventuell indem sie beide Seiten anlegt. Die restlichen Mahlzeiten wird das Kind ausschließlich mit Kuhmilch ernährt. Diese Notwendigkeit, so zu handeln, ergibt sich z. B. bei Berufstätigkeit der Mutter. Leider läßt sich, wenn die Mutter nur 3mal (z. B. 6 Uhr, 18 Uhr, 22 Uhr) oder weniger stillt, die Milchsekretion nicht auf der alten Höhe halten.

Brustpflege bei der Mutter:

Zur Schonung der Brustwarzen und Förderung der Drüsenleistung wird von einer Mahlzeit zur anderen die Brustseite gewechselt. Abends sollten beide Seiten entleert werden. Enthält die Brust mehr Milch als ein gutgedeihender Säugling pro Mahlzeit austrinken kann, soll die restliche Milch abgedrückt oder abgepumpt werden (Technik siehe unten). Nach dem Stillen entfernt man Milchreste und legt einen sterilen Tupfer mit einem antiseptischen Puder z. B. Fissan-Silber-Puder oder Salbe auf die Brustwarzen. Ein Brusttuch (Windel), das in den vorn zu öffnenden Stillbüstenhalter eingelegt wird, nimmt die zwischen den Mahlzeiten eventuell austretende Milch auf.

Abpumpen und Abdrücken der Muttermilch. Größte Sauberkeit der Brust, der Hände und der Gefäße ist oberstes Gebot. Am einfachsten (allerdings nicht am ergiebigsten) ist die Benützung einer Milchpumpe aus Glas. Der Ball muß oben stehen, damit keine Milch in ihn eindringt (Abb. 17). Das Abdrücken der Brust geschieht entweder durch die Frau selbst oder eine Helferin. Die Brust wird mit 4 Fingern von unten her gefaßt (eine Hilfsperson würde also hinter der Frau stehen) und der oben liegende Daumen drückt aus den einzelnen Abschnitten der Drüse die Milch in eine Schale oder in einen Trichter. Die Haut der Brust muß gut eingefettet sein. Knoten weisen auf einen Milchstau (Entzündungsgefahr).

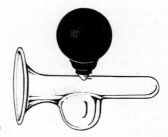

Abb. 17 **Milchpumpe**

Mastitis, Brustdrüsenentzündung entsteht durch Schmierinfektion mit Bakterien, meist mit Staphylokokken. Sie wird gefördert durch falsche Brustpflege und Stilltechnik (Rhagadenbildung, Milchstauung). Die Mutter klagt zunächst über Schmerzen in der Brust und bekommt dann Fieber. Die betroffene Brustseite zeigt umschriebene Rötung, Hitze der Haut und heftigen Druckschmerz. Gelingt es nicht, durch Hochbinden und Ruhigstellung der Brust (nicht mehr anlegen!), durch kühlende Umschläge und Antibiotika die Entzündung zurückzubilden, kommt es zur eitrigen Gewebseinschmelzung (Abszeß); dann ist oft eine Inzision zur Eiterentleerung nötig.

Stillhindernisse:
Wenigstens in den ersten Lebenswochen sollte jedes Kind gestillt werden, und bei ernstlichem Willen und geschickter Beratung könnten etwa 90% der Mütter ihre Kinder die ersten 4 Wochen hindurch an der Brust ernähren. Die Schwester soll alle Hilfen dazu geben. Sie soll sich aber hüten, allzuviel Druck auf eine Mutter auszuüben, daß sich etwa der Gedanke bei dieser festsetzen müßte, nur durch Stillen könnte man eine gute Mutter sein. Eine solche Gedankenkombination wäre ganz und gar nicht berechtigt. Bei Neugeborenen, die adoptiert werden sollen, darf das Stillen nicht begonnen werden.

Stillhindernisse auf seiten der Mutter sind:
Milchmangel, Hypogalaktie.

Rhagaden (Schrunden) an der Brustwarze oder auch nur eine Überempfindlichkeit der Warze. Mit Anästhesin-Salbe, die 10 Minuten vor dem Anlegen aufgetragen, dann wieder abgestupft wird, läßt sich der Schmerz dämpfen.

Beginnende Mastitis. Bei gleichzeitiger Behandlung mit Antibiotika und feuchter Wärme sollte die Milch abgepumpt werden. Nach Abkochen kann sie mit der Flasche gefüttert werden.

Schlecht ausgebildete Brustwarzen (Hohl- oder Flachwarzen), die aber nur selten unüberwindliche Hindernisse darstellen, da sie Kinder die ganze Kuppe der Brust in den Mund nehmen oder mit aufgesetzten Brusthütchen („Infantibus") oder Saugtellern aus Glas mit Gummisauger Hilfe erhalten können. Sonst Abpumpen und mit Flasche füttern!

Ein **Stillverbot** begründen folgende schwere Erkrankungen der Mutter:
Herzklappenfehler mit Herzmuskelschwäche, Geisteskrankheit (wegen Gefährdung des Kindes), *schwere Stoffwechselkrankheiten* wie Hyperthyreose und Diabetes melli-

tus, Karzinome und schwere Blutkrankheiten, *Infektionskrankheiten* wie Typhus, Keuchhusten, Diphtherie, Sepsis, AIDS und Tuberkulose. Mit Ausnahme der Infektionskrankheiten könnte aber in diesen Situationen abgepumpte Milch eventuell gefüttert werden, was aus psychologischen Gründen sehr zu bedenken wäre.

Ein Stillverbot begründen nicht:
Lues der Mutter, da auch das Kind immer infiziert ist,

Epilepsie und Psychose der Mutter, solange eine zweite Person beim Stillen sicherheitshalber anwesend sein kann,

grippale Infekte der Mutter, wenn sich die Mutter durch ein Mundtuch schützt,

Erythroblastose des Kindes, da sich Antikörper praktisch nur im Kolostrum befinden und schon beim einige Tage alten Kind alle Eiweißkörper nur chemisch aufgespalten resorbiert werden,

erneute Schwangerschaft der Mutter, solange das Stillen keine übermäßige Belastung der Mutter bedeutet,

Berufstätigkeit der Mutter, da die Möglichkeit zur Zwiemilchernährung besteht.

Als **Stillhindernisse auf seiten des Kindes** kommen in Frage:
Mißbildungen der Speise- oder Luftwege wie Lippen-Kiefer-Spaltbildungen, Choanalstenose. Kinder mit Spaltbildungen können in der Regel aus Brust oder Flasche dennoch gut trinken; evtl. muß mit dem Löffel oder über die Sonde gefüttert werden. Eine beiderseitige Choanalatresie muß sofort operiert werden.

Verdacht oder Nachweis von Stoffwechselkrankheiten, so Phenylketonurie (Fölling-Krankheit), Galaktosämie und Laktoseintoleranz, da hierbei Bestandteile der Muttermilch als schädlich anzusehen sind.

Trinkschwäche, so bei frühgeborenen und pränatal dystrophen Kindern, Kindern mit Herzfehlern, mit schweren Infekten, Atemnotsyndrom oder Hirnschädigung. Die Ernährung erfolgt in 8–10 kleinen Mahlzeiten über die Verweilsonde.

Schnupfen der Säuglinge, er kann aber fast immer mit abschwellenden Nasentropfen (z. B. Otriven für Säuglinge) als Hindernis beseitigt werden.

Große Schwierigkeiten machen mitunter *neuropathische Säuglinge,* die vor den Mahlzeiten heftig schreien, hastig trinken, dabei aber nicht lange durchhalten und viel Luft schlucken. Spucken, Erbrechen, langes Schreien zwischen den Mahlzeiten und Gewichtsstillstand sind die Folge. Oft hilft dann betont ruhige, feste und gleichmäßige Pflege, unterstützt durch leichte medikamentöse Sedierung.

Stillprobe. Besteht Unklarheit darüber, ob ein Kind schlecht trinkt oder die Mutterbrust zu wenig hergibt, wird die Stillprobe durchgeführt. Das Kind wird vor und nach der Mahlzeit in denselben Kleidern und Windeln gewogen. Hat ein Kind nach 20 Minuten nicht ausreichend Nahrung aufgenommen und enthält die Brust noch abdrückbare Milch, liegt das Defizit an der Saugschwäche oder Trinkfaulheit des Kindes. Diese Beurteilung läßt sich sichern, wenn man nach Beginn des Stillens jeweils nach 5, 10 und nach 15 Minuten nachwiegt. Bei Trinkschwäche trinkt das Kind in jedem Zeitraum nur wenig und die Brust bleibt gefüllt. Bei schlechtgehender Brust (Hypogalaktie) hat das Kind in den ersten 5 Minuten fast alles, in den späteren 10 Minuten nur noch sehr wenig getrunken. Die Brust ist leer, die Gesamtmenge der Mahlzeit gering und das Kind unzufrieden.

Abstillen:
Wenn möglich, soll bis zum 6. und 7. Lebensmonat gestillt werden, jedoch – auch bei weiterhin ergiebiger Brust – nicht über den 8. Monat hinaus. Ergibt sich die Notwendigkeit des Abstillens aus irgendwelchen Gründen früher, muß, je jünger das Kind ist, um so vorsichtiger bei der Umstellung vorgegangen werden. Wenn möglich, sollte im Abstand von wenigstens 8 Tagen eine Brustmahlzeit nach der anderen durch Flasche oder Brei ersetzt werden. Menge, Milchart oder Breiart richten sich nach den Regeln der künstlichen Ernährung. Bei schnellerem Vorgehen kommt es leicht zu Reizerscheinungen des Magen-Darm-Weges, zur *Abstilldyspepsie*. Die größte Gefahr hierfür ist in den Sommermonaten, während oder kurz nach Erkrankungen des Kindes, gleichzeitig mit Impfungen oder bei Milieuwechsel (Reisen) gegeben.

Die *Milchstauung* kann dabei der Mutter erhebliche Schmerzen machen, aber durch Hochbinden der Brüste, Abpumpen oder Abdrücken der Milch, Einschränkung der Flüssigkeitsaufnahme oder durch Injektion eines Östrogenpräparates eingeschränkt werden.

10.7 Sozialhilfen und Schutzfristen

Durch das Mutterschutzgesetz sind eine Reihe von Hilfen für die werdende Mutter und die Wöchnerin juristisch fixiert.

Kündigungsschutz. Ein Arbeitgeber darf während einer Schwangerschaft und bis zum Ablauf von 4 Monaten nach der Niederkunft bzw. zum Ende eines angetretenen Erziehungsurlaubes nicht kündigen. Sollte dies dennoch geschehen, kann mit einer Frist von 2 Wochen dagegen unter Vorlage eines ärztlichen Attests Einspruch erhoben werden. Die Arbeitnehmerin selbst kann während der Schwangerschaft und bis 8 Wochen nach der Entbindung ohne Frist zum Ende der Schutzfrist kündigen. Wird eine Kündigung später als nach 8 Wochen ausgesprochen, gilt die gesetzliche bzw. die vertraglich vereinbarte Kündigungsfrist.

Schutzfristen. Werdende Mütter dürfen in den letzten 6 Wochen nicht am Arbeitsplatz beschäftigt werden, Wöchnerinnen erst wieder nach Ablauf von 8 Wochen nach der Geburt des Kindes.

Es gibt noch zahlreiche weitere Regelungen, über die die werdende Mutter oder die Wöchnerin zu ihrem Vorteil orientiert sein muß: Vorsorgeuntersuchungen in der Schwangerschaft (Ausstellen des Mütterpasses), besondere Arbeitsplatzbedingungen, Mutterschaftsgeld (statt Arbeitseinkommen), Kostenübernahme für die Geburt durch die Krankenkassen, Beihilfen, Steuererleichterungen und Kindergeld nach der Geburt, Mutterschaftsurlaub ohne Verlust des Arbeitsplatzes. Auskünfte bei Krankenkassen, Personalbüro, Finanzamt, Arbeitsamt und Sozialamt.

11 Ernährung des Säuglings

11.1 Nahrungsbedarf

Der Nahrungsbedarf des Kindes ist diktiert von den Mengen an Bausteinen und Energie, die für

- den Erhaltungs- und Leistungsstoffwechsel, für Körperwärme, Organtätigkeit und Zellersatz und
- den Wachstumsstoffwechsel benötigt werden.

Diese Bedingungen sind bei den einzelnen Altersgruppen des Menschen sehr verschieden, und gerade beim Säugling ist wegen seines besonders großen Wachstumsprogramms ein sehr großer Nahrungsbedarf gegeben.
Schon bei der Besprechung der Körperoberfläche (S. 69) und der ersten Nahrungsaufnahme (S. 51) wurde darauf hingewiesen. So läßt Tab. 37 (S. 478) erkennen, daß *ein Säugling dreifach höhere Anforderungen an den Energiegehalt (Kaloriengehalt) der Nahrung stellt als der Erwachsene.*
Die Eigenart des jüngeren Organismus gegenüber dem des Erwachsenen zeigt sich besonders eindrucksvoll am *höheren Wassergehalt.* Dieser beträgt beim Neugeborenen 80%, beim Kleinkind etwa 70%, beim Erwachsenen nur noch 60% des Körpergewichtes.
Über das *Massenwachstum* s. S. 67. Pro Tag nimmt ein gestillter Säugling anfangs 25–30 g, im 2. Vierteljahr 20–25 g, im 2. Lebenshalbjahr 15 g an Gewicht zu. Näher betrachtet heißt dies zum Beispiel bei einem jungen Säugling, daß er täglich etwa 4 g feste Substanz neu aufbaut, der Rest der Gewichtszunahme (etwa 20–25 g) ist Wasser.
Natürlich ist das Körpergewicht nur *ein* Anhalt für die Beurteilung eines gesunden Entwicklungsganges. Ein gesundes Kind nimmt bei gutem Appetit langsam und gleichmäßig an Gewicht zu. Die Haut ist glatt, warm und gut durchfeuchtet, das Fleisch ist kernig fest, das Fettpolster an allen Rundungen gut ausgebildet.

11.2 Nahrungsstoffe

Die Nahrungsstoffe liefern Energien, Bausteine und Vitamine.
Eiweiß, Fette, Kohlenhydrate müssen in einem bestimmten Verhältnis zueinander stehen. Eiweiß soll 10%, Fett 40%, Kohlenhydrate sollen 50% der Kalorien ausmachen. Bei einem Säugling beträgt also das Einweiß-Soll täglich 2,5 g pro Kilogramm Körpergewicht.
Eiweiß verschiedener Abkunft ist nicht dasselbe, und Fett ist nicht gleich Fett. Daher ist die **Wertigkeit der einzelnen Nahrungsmittel** recht verschieden. Am bekanntesten ist diese Tatsache für das Eiweiß. Es muß eine Reihe von Aminosäuren als Bausteine fertig anbieten, weil sie der Organismus nicht synthetisieren kann. Bei den Fetten ist das Verhältnis von gesät-

tigten zu ungesättigten Fettsäuren ein Maßstab für die biologische Wertigkeit; Frauenmilch enthält mehr ungesättigte Fettsäuren als Kuhmilch, Pflanzenfette enthalten davon mehr als tierische Fette. Diese Tatsache berücksichtigt die Herstellung von „adaptierten" Milchen.

Dem hohen Wassergehalt des Körpers entspricht die tägliche große **Flüssigkeitszufuhr** beim Säugling: etwa 150 ml pro kg Körpergewicht und Tag. Gemessen an der täglichen Gewichtszunahme von 25–30 g wird also fast die ganze Flüssigkeit wieder ausgeschieden. Aber der Stoffwechsel des Kindes braucht diese Mengen, ein fieberndes Kind braucht noch erheblich mehr! Ein Säugling ist durch Durst oder Flüssigkeitsverlust nach außen (Erbrechen, Durchfälle) schneller lebensbedroht als durch Hungern.

Auch der **Salzbedarf** ist beim jugendlichen Organismus wesentlich größer als beim Erwachsenen. Vom Kalzium z. B. werden täglich 30 bis 50 mg pro kg aufgenommen, über 10mal mehr als beim Erwachsenen. Die Milch ist der wichtigste Kalziumspender. Für Eisen, das zur Hämoglobinbildung benötigt wird, ergibt sich in den ersten Säuglingsmonaten ein Versorgungsengpaß, da die Milch nur wenig enthält. Allerdings wurde in den letzten Schwangerschaftsmonaten noch reichlich Eisen in die Leber eingelagert, so daß die Zeit bis zu den ersten Gemüsemahlzeiten beim gesunden Kind gut überbrückt werden kann. Ein Frühgeborenes verfügt über ein solches Depot nicht.

Von allen **Vitaminen** braucht der Säugling mehr als der Erwachsene, insbesondere Vitamin A, B, C, D und K.

Die von der Natur des Säuglings gestellten Forderungen werden am besten von der **arteigenen Nahrung,** der Muttermilch erfüllt. Je schneller das Wachstum einer Tierart ist, um so eiweiß- und mineralreicher ist die Milch. So enthält die Milch des Kaninchens etwa 15 g% Eiweiß, die der Kuh nur 3,3 g%. Das Kaninchen hat bereits nach 8 Tagen sein Geburtsgewicht verdoppelt, das Kalb nach 50 Tagen, der Mensch aber erst nach 150 Tagen (Abb. 18). Vergleich von Muttermilch und Kuhmilch s. Tab. 9. Kuhmilch ist daher für den menschlichen Säugling ein Behelf, der unter günstigen Bedingungen aber ebenfalls zum Gedeihen des Kindes führen kann.

Nicht jeder Säugling kann – aus verschiedenen Gründen – mit Muttermilch ernährt werden. Man unterscheidet daher eine *natürliche Säuglingsernährung* von einer *künstlichen*.

11.3 Natürliche Ernährung des Säuglings

Muttermilch. *Die Vorzüge der Muttermilch* für den Säugling liegen
- in ihrer qualitativ und quantitativ optimalen Zusammensetzung,
- in ihrer Keimfreiheit,
- in ihrer leichten Verdaulichkeit,
- in ihrem Gehalt an spezifischen Schutzstoffen (Antikörpern).

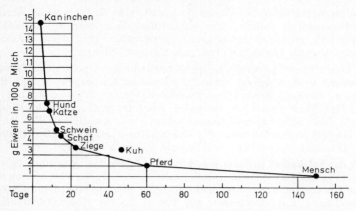

Abb. 18 **Beziehung des Eiweißgehaltes der arteigenen Nahrung zum Zeitpunkt der Gewichtsverdoppelung (●).** Sogenanntes Bunge-Gesetz.

Daß auch die Muttermilch *unerwünschte Schadstoffe* enthält, wird unter Berücksichtigung ihrer Vorzüge hingenommen.

Das Stillen fördert die biologische Umstellung der Mutter im Wochenbett und die seelische Zuwendung der Mutter zu ihrem Kind. Es ist zudem die bequemste und billigste Art der Säuglingsernährung. Man sollte daher den Stillwillen einer stillfähigen Mutter durch Ermunterung und Ratschläge stärken.

Die *Brustdrüsentätigkeit* bei der Mutter wird während der Schwangerschaft durch Hormone vorbereitet (Östrogene, Progesteron) und schließlich von einem Hormon des Hypophysenvorderlappens (Prolaktin) in Gang gebracht. Zunächst wird nach der Geburt das *Kolostrum* (= Vormilch) gebildet, eine geringe Menge gelblicher, trüber, sehr eiweißreicher Flüssigkeit, die beim Kochen gerinnt. Diese Milch wandelt sich innerhalb 3 Wochen zur *reifen Frauenmilch* mit schließlich ziemlich konstanter Zusammensetzung (Tab. 9). Am 1. Tag wird von der Brust, selbst wenn man ein

Tabelle 9 **Nahrungsstoffe und Salze in Frauenmilch und Kuhmilch**

100 g enthalten	Eiweiß	Fett	Milch-zucker	Salze	Joule kJ	Kalorien kcal
reife Frauenmilch	1,2	4,0	7,0	0,25	294	70
Kuhmilch	3,3	3,5	4,5	0,75	273	65
Magermilch	3,3	0,5	4,5	0,75	160	38

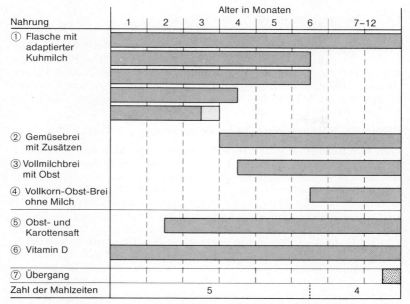

Abb. 19 **Ernährung im ersten Lebensjahr ohne Muttermilch.** Wie jedes Schema ist auch das abgebildete den individuellen Erfordernissen anzupassen. Bei den Gesamttagesmengen (s. unten) entspricht die kleinere Zahl den Brennwertanforderungen für das Gedeihen ausgetragener Säuglinge. Manche Kinder verlangen größere Nahrungsmengen (größere Zahl), um satt (zufrieden) zu sein. Frühgeborene erhalten ihrer Größe entsprechend weniger (s. S. 113). Viele Kinder „verschlafen" schon Ende des 3. Monats die Abendmahlzeit, erzwingen also schon viel früher, als es dem Schema entspricht, den Übergang auf vier Mahlzeiten; dann müssen dem Schema entgegen schon im 4. Monat zwei Breimahlzeiten gegeben werden. – Die durch Stillen gegebene Trinkmenge entspricht in den einzelnen Zeitabschnitten der Menge der künstlichen Ernährung.

① Flasche mit an Muttermilch angeglichener Kuhmilch: Menge pro Flasche ab 2. Woche 100–120 ml, ab 3. Woche 110–130 ml ab 4. Woche 120–140 ml, 5.–6. Woche 140–170 ml, 7.–12. Woche 170–200 ml, ab 4. Monat 180–200 ml.

② Gemüsebrei ab 4. Lebensmonat: Zunächst einige Tage Karottenmus vom Löffel, dann Karotten-Kartoffel-Brei mit 10 g Keimöl bzw. Margarine, zunächst 150 g, ab 5. Monat 150–200 g, dazu ab 6. Monat 20–25 g püriertes Fleisch (4mal pro Woche) bzw. 1 Eigelb (2mal pro Woche).

③ Vollmilchbrei mit Obst ab Mitte des 4. Lebensmonats, 150–200 g.

④ Vollkorn-Obst-Brei ohne Milch mit Butter- oder Ölzusatz (10 g) ab Mitte des 6. Lebensmonats, 200–250 g. Dann auch Übergang auf 4 Mahlzeiten.

⑤ Bei Milchernährung mit Frischmilch: Obst- und Karottensaft ab 6. Woche, zunächst 3, nach einigen Tagen 5 Teelöffel voll über den Tag verteilt. Bei Fütterung von adaptierter oder teiladaptierter Industriemilch Säfte erst ab 4. Monat. Das gleiche gilt für gestillte Kinder.

⑥ Vitamin D täglich 500–1000 I.E., am besten mit Fluorzusatz.

⑦ Übergang „an den Tisch des Hauses" ab etwa 10. Lebensmonat: Abwechslungsreichere Kost, neben Karottengemüse jetzt auch andere Gemüsearten (Kohlrabi, Blumenkohl, Fenchel), Auflockerung des abgebildeten Schemas mit Betonung von Hauptmahlzeiten (morgens, mittags, abends), Zwischenmahlzeiten.

Neugeborenes mehrfach anlegt, nur die geringe Menge von 10–20 g abgesondert. In den folgenden Tagen nimmt aber die tägliche Produktionsmenge um etwa 70–80 g zu („Einschießen" der Milch), so daß nach 8 Tagen etwa 400–500 g Milch zur Verfügung stehen. Die weitere tägliche Zunahme ist geringer; nach 8 Wochen werden 700–900 g Tagesmenge, im 3. bis 6. Monat 800–1000 g erreicht.

Stilltechnik, Stillhindernisse, Zwiemilchernährung s. Abschnitt 10.6.

Breie und Beikost (s. Abb. 19). Vollgestillte Kinder brauchen erst ab dem 4. Monat Beikost (Karotten- und Orangensaft; Einzelheiten dazu in Abschnitt 11.4). Bei weiterhin vollgestillten Kindern füttert man dann diese Säfte auf mehrere Portionen über den Tag verteilt vom Löffel, wobei man mit einigen Tropfen Muttermilch den Geschmack verbessern kann. Bei zusätzlicher Flaschenernährung kann man die Einzelportionen in die Flaschen geben. Sehr wichtig ist auch bei gestillten Kindern die Versorgung mit Vitamin D. Im 4.–5. Monat beginnt man mit dem *Gemüsebrei,* wobei man zunächst vor der Mittagsmahlzeit nur einige Löffel voll gibt, bis man die ganze Mahlzeit damit bestreitet. Anfänglich wehren sich viele Kinder gegen die andere Fütterungstechnik. Die Mutter soll sich aber nicht entmutigen lassen. Das weitere Vorgehen, Zulage weiterer Breie und Übergang von 5 auf 4 Mahlzeiten siehe in Abschnitt 11.4.

11.4 Künstliche Ernährung des Säuglings

Man spricht von künstlicher Ernährung, wenn Säuglinge ohne Mutter- oder Ammenmilch aufgezogen werden. Heute werden mehr Kinder in diesem Sinne künstlich ernährt als gestillt. Die Fortschritte der letzten 100 Jahre zeigen sich gerade in diesem Bereich der wissenschaftlichen Kinderheilkunde: Mitte des 19. Jahrhunderts bedeutete Stillunfähigkeit der Mutter und Fehlen einer Amme praktisch das Todesurteil für einen jungen Säugling. Heute ergibt sich mit Recht der Eindruck, daß auch ohne Muttermilch, mit Hilfe der säuglingsgerechten Kuhmilchmischungen ein fast ebenso gutes Gedeihen des Kindes zu erzielen ist. Dennoch muß (aus den auf S. 127 dargelegten Gründen) das Stillen propagiert werden und die künstliche Ernährung als Behelf und als ein Verfahren, das seine eigenen Schwierigkeiten und Gefahren hat, angesehen werden.

Diese Form der Ernährung macht sich die praktischen und wissenschaftlichen Erfahrungen zunutze, die sich bei der natürlichen Ernährung ergeben (s. Abschnitt 11.3):

1. „Muttermilch ist das Beste". Als Ersatz kommt praktisch nur die Kuhmilch in Frage; sie muß in ihrer chemischen Zusammensetzung und im Brennwert (Kalorienwert) möglichst dem Vorbild Muttermilch angeglichen werden.

2. Die Muttermilch macht vom Kolostrum bis zur reifen Milch einen wochenlangen Reifungsprozeß durch. Daher ist in der künstlichen Ernährung für die ersten Lebenswochen eine geringere Konzentration des Milchfettes vorzusehen als für später. Eine Lösung dieses Problems ist zum Beispiel durch die ½-Milch, die den ersten Lebenswochen vorbehalten ist, und die ⅔-Milch möglich. Adaptierte Milchen bleiben aber bis ins 2. Lebenshalbjahr auf dem ½-Milch-Niveau.

3. Die Menge der Muttermilchproduktion steigt aus geringen Anfängen schrittweise von Tag zu Tag, bis etwa im 3. bis 4. Monat das Mengenmaximum erreicht ist. Daher wird auch bei künstlicher Ernährung die Nahrungsmenge in den ersten Lebenstagen aus kleinen Anfängen heraus schrittweise aufgebaut. Ab der 2. Lebenswoche wird sie auf einem Volumen gehalten, wie es von der Mutterbrust durchschnittlich produziert wird, und das etwa ⅙ des Körpergewichtes des Kindes entspricht. Als weitere Grenzmarke erscheint dann wie bei der Brusternährung die Tagesmenge von 800 bis 1000 g, die nicht überschritten wird. Daher ist eines Tages, um die wachsenden Kinder zu sättigen, eine kalorische Anreicherung der Nahrung durch Breie nötig, wie dies auch bei Brustkindern geschehen muß.

4. Zeitpunkt und Zahl der Mahlzeiten werden von den Gepflogenheiten des Brustkindes übernommen.

Angleichung der Kuhmilch an die Muttermilch. *Quantitative Unterschiede* zwischen Kuhmilch und Frauenmilch sind aus der Tab. 9, S. 128, abzulesen. Die etwa 3fach höhere Menge an Eiweiß und Salzen in der Kuhmilch steht mit dem 3fach schnelleren Wachstum des Kalbes in innerer Beziehung (Abb. 18, S. 128). In der Frauenmilch überwiegen dagegen Fette und Kohlenhydrate (Milchzucker).

Dazu kommen die *qualitativen Unterschiede* im Aufbau insbesondere des *Eiweißes* und des *Fettes*. Kuhmilchprotein setzt sich mehr aus Kasein, weniger aus Laktalbumin zusammen; bei der Frauenmilch ergibt sich ungefähr das umgekehrte Verhältnis. Daraus erklärt sich ein gröberes Ausflockungsbild unter der Wirkung des Magensaftes und eine längere Verweildauer der Kuhmilch im Magen. Im Kuhmilchfett ist ein geringerer Prozentsatz an ungesättigten Fettsäuren gegeben als in der Frauenmilch.

Vitamine. Frauenmilch und Kuhmilch enthalten nur sehr wenig Vitamin D, so daß in unserer geographischen Lage bei jeder Art der Ernährung noch zusätzliche D-Versorgung vonnöten ist. Vitamin C ist in reichlicher Menge in der Frauenmilch enthalten, bei Kuhmilchernährung kommt also Vitamin-C-Gaben noch größere Bedeutung zu. Vitamin A und einige Vitamine aus der B-Gruppe finden sich in beiden Milcharten in etwa gleicher, aber nicht ausreichender Menge, so daß auf jeden Fall auf Zufuhr von Vitamin-A-Trägern wie Karotten Wert gelegt werden muß.

Ausgangspunkt für die *Herstellung von säuglingsgerechten Milchmischungen* sind Frischvollmilch oder Dauervollmilch. Von den *Frischmilchen* ist nur die pasteurisierte* Markenmilch zu empfehlen; sie enthält 3,5% Fett und wird in Schläuchen oder Brikpackungen geliefert. Ungeeignet sind Magermilch (zu wenig Fett), Vorzugsmilch (wechselnder Fettgehalt, zu viele Bakterien) und H-Milch (trotz Abtötung der Bakterien reichlich Bakterientoxine). Von den *Dauermilchen* kann Trockenvollmilchpulver genommen werden (Auflösevorschrift genau beachten), mit Einschränkung Kondensmilch, nicht aber Sterilmilch (Eiweißstruktur verändert, wenig Vitamin C).

Bei der *Angleichung der Kuhmilch an die Muttermilch* gilt als einfachste Methode, durch *Wasserzusatz* den Eiweiß- und Salzgehalt zu vermindern. Damit werden aber Fette und Zucker der Milch unerwünscht reduziert und der Kaloriengehalt herabgesetzt. Ein *Ausgleich* kann nun erfolgen

- entweder durch Zugabe von Kohlenhydraten: Es entstehen Milchmischungen mit Kohlenhydratanreicherung
- oder durch Zugabe von Kohlenhydraten und von Fetten: Es entstehen Milchmischungen mit Kohlenhydrat- und Fettanreicherung.

Gleichzeitig wird durch das Verdünnen und den Zusatz hochmolekularer Kohlenhydrate (Schleime) das Kuheiweiß leichter verdaulich. Es flockt feiner aus und bietet somit den Verdauungsenzymen eine größere Oberfläche dar. Im gleichen Sinne könnte die Säuerung der Milch wirken, die früher durch Zusatz von Milchsäure, Zitronensäure oder Zitronensaft herbeigeführt wurde, heute aber verlassen ist. Ein Angleichen an die Frauenmilch, „Adaptierung", *„Humanisierung" der Kuhmilch*, kann noch weitergehen: Durch besondere Verfahren wird der Kaseinanteil und der Mineralanteil der Kuhmilch reduziert und ein Teil des Milchfettes gegen Pflanzenfette (reich an ungesättigten Fettsäuren, Linolsäure) ausgetauscht. Man spricht von angeglichenen, adaptierten Milchen. *Adaptierte Kuhmilch* hat also folgende Eigenschaften: Eiweißreduzierung durch Entnahme, Fettaustausch, keine Kohlenhydratanreicherung, allein Milchzucker als Kohlenhydrat, Ergänzung durch Vitamine und Spurenelemente. *Teiladaptierte Milch* ist der Volladaption identisch mit der Ausnahme, daß sie außer Milchzucker noch andere Kohlenhydrate enthält. Manche Mütter bevorzugen sie, weil sie etwas „dicker" wirkt in ihrer Konsistenz. *Folgemilchen* enthalten dagegen mehr Eiweiß (entsprechend einer ⅔-Milchmischung) und mehr Salze. In der Kohlenhydrat- und Fettzusammensetzung entsprechen sie der teiladaptierten Nahrung. Sie haben einen höheren Brennwert und sind nicht für Säuglinge unter 6 Monaten gedacht.

---

* Beim *Pasteurisieren* wird die Milch in dünner Schicht während 45 Sek. über eine auf 75°C erhitzte Walze geleitet. Damit wird ein großer Teil der Bakterien vernichtet. Ein anderes Verfahren ist die *Uperisation:* Durch direkte Dampfinjektion wird die Milch während 2,4 Sekunden auf 150°C erhitzt. Dadurch wird eine noch höhere Keimreduktion erzielt, ohne den biologischen Wert der Milch zu vermindern (H-Milch).

Milchmischungen für den Säugling: Rezepte zur Selbstherstellung s. Abschnitt 85, Fertignahrungen s. Abschnitt 87.

Ernährungstechnik. Einen Überblick über die künstliche Ernährung im ersten Lebensjahr gibt Abb. 19, S. 129. Dabei sind die folgenden Mengenangaben nur als (bewährter) Anhalt zu verstehen. Jedes Kind kann individuell davon abweichen und dabei gut gedeihen (Ad-libidum-Fütterung nach dem Appetit des Kindes).

Aufbauphase der ersten Lebenstage. Ab 2–4 Stunden nach der Geburt wird dem gesunden Neugeborenen in etwa 2- bis 4stündigen Intervallen, vom Appetit (Geschrei) abhängig, 10–15 ml Tee mit 10%igem Traubenzucker oder z.B. Dextroneonat gegeben. Ab dem 2. Lebenstag wird die Milchernährung aufgrund der Erfahrungen bei der Brusternährung nach der

Finkelstein-Formel: Tagestrinkmenge = (Lebenstage − 1) × 70 g

aufgebaut. Die mit dieser Berechnung erzielte Tagesnahrung entspricht am 8. Lebenstag etwa ⅙ des Körpergewichtes, d.h. 420–480 ml/Tag. Die Kinder erhalten adaptierte oder teiladaptierte Kuhmilch, bei Allergiebelastung der Familie hypoallergene Nahrungszubereitungen.

Angleichende Steigerung der Milchmenge in den ersten Lebenswochen. Ab der 2. Lebenswoche wird die Nahrungsmenge langsam weitergesteigert, wobei der 6. Teil des jeweiligen Körpergewichts einen ausreichenden und praktischen Maßstab darstellt. Mit 800–1000 g pro Tag wird die Gesamtnahrungsmenge schließlich begrenzt. Der mittlerweile ältere Säugling erhält dann durch Anreicherung der Nahrung (Breie) einen höheren Kalorienwert. Haben die Kinder bei Fieber oder in heißen Monaten Durst, sollen sie zusätzlich nicht Milch, sondern Tee mit Traubenzucker (5%) bekommen.

Im Verlaufe der Säuglingsmonate ändert sich die Art der altersmäßigen Kuhmilchkonzentration. Bei Selbstherstellung gibt man bis zum 4. Monat eine Halbmilch, dann bis zum 6. Monat ⅔-Milch, schließlich Vollmilch. Bei Fertigpräparaten bleibt man bei der voll- oder teiladaptierten Nahrung. Ab dem 6. Lebensmonat kann aber auch eine sog. Folgemilch gefüttert werden.

Zwiemilchernährung s. Abschnitt 10.6.

Die Zahl der Mahlzeiten beträgt wie beim Brustkind zunächst 5–6. Man verlegt sie bei einem 4stündigem Intervall zweckmäßigerweise auf 6, 10, 14, 18 und 22 Uhr. Viele Säuglinge brauchen in den ersten Wochen nachts noch eine 6. Mahlzeit. Ab dem 6. Monat wird die Zahl der Mahlzeiten auf 4 reduziert und dabei neben 3 Breien 1 Flasche Vollmilch mit Kohlenhydraten (5% Kochzucker, 2% Mondamin oder Grieß) gegeben. Als Zeitpunkt der Mahlzeiten empfiehlt sich 7, 11, 15 und 19 Uhr. Die meisten Kinder

erzwingen den Übergang auf 4 Mahlzeiten schon im 4. Monat, weil sie spätabends zur 5. Mahlzeit nicht mehr wach zu bekommen sind.
Beikost und Breie werden Schritt um Schritt gegeben (Einzelheiten s. Abb. 19, S. 129). Muß die Mutter schon im 4. Monat auf vier Mahlzeiten gehen, weil der Säugling die Spätmahlzeit „verschläft" und nicht zu wecken ist, sind schon im 4. Monat zwei Breie nötig. Herstellung der Breie s. S. 411. Intensive Propaganda von Nährmittelfabriken könnte manche Mutter veranlassen, früher als es den genannten Vorschlägen entspricht, Gemüse mit Fleisch zuzuführen. Der Säugling würde dabei zu wenig Milch erhalten. Er bekäme zwar ausreichend Eiweiß, aber zu wenig Kalzium. Die im Handel angebotenen *Gemüsekonserven* können als mindestens gleichwertige neben den selbsthergestellten Gemüsemahlzeiten betrachtet werden. In Wintermonaten ist ihr höherer Vitamin-C-Gehalt sogar ein Vorteil. Allerdings ist die Ernährung mit Konserven etwas teurer als bei eigener Herstellung.

Honig sollte der Nahrung des ersten Lebensjahres nicht zugesetzt werden (Botulismusgefahr). *Außerhalb der Mahlzeiten* sollte man unzufriedenen Kindern keine Tee-Zucker-Flasche geben (Gefahr der vorzeitigen und schweren Karies); bis zum 6. Monat 4%igen Maltodextrin-Tee, nach dem 4. Monat auch Tee auf Eiweißbasis; sonst Tee mit Süßstoff oder verdünnten Fruchtsaft.

Gemüsebreireste dürfen nie aufgewärmt werden (Nitritvergiftungsgefahr, Methämoglobinbildung).

Zur Flaschenzubereitung. Einmal täglich müssen Flaschen und Sauger 10 Minuten lang ausgekocht werden. Gleichwertig ist die tägliche Kalt-Sterilisierung mit Natriumhypochlorid (Milton). Nach der Mahlzeit wird die Flasche mit heißem Wasser gut ausgespült und mit der Öffnung nach unten aufgestellt. Der Sauger wird mit einigen Salzkörnern gefüllt, durchgeknetet, dadurch von Milchresten befreit und dann mit heißem Wasser gespült. Jede Mahlzeit sollte einzeln hergestellt werden, eigentlich auch die zu erwartende Nachtflasche. Zur Auflösung der Fertignahrung nimmt man abgekochtes Wasser, nicht wärmer als 50°C.

In den letzten Monaten des ersten Lebensjahres wird die Nahrung des Kindes immer mehr aufgelockert. Neben flüssigbreiiger Kost erhalten die Kinder auch feste Nahrung. Dabei wird die Ernährung der des Kleinkindes angenähert. So können Vollmilch, Milchkaffee oder Kakao mit eingebrocktem Brot, Butterbrot oder Kornflocken gegeben werden. Zwieback, Bisquit oder Brotrinde, Butterbrot mit Streichwurst oder Frischkäse werden gern zu Kauversuchen zwischen den Mahlzeiten genommen.

12 Ernährungs- und Gedeihstörungen des Säuglings

12.1 Ursachen, Einteilung

Die Ursachen für Ernährungs- und Gedeihstörungen eines Kindes und vor allem eines Säuglings sind mannigfaltig. Es sind:

Ernährungsfehler. Die Nahrung ist in ihrer Menge falsch, zu viel oder zu wenig. So hungern Säuglinge an einer schlecht gehenden Brust, so werden Kinder mit ⅓-Milch mit zu wenig Kalorien ernährt. Die Zusammensetzung der Nahrung kann durch Fettmangel (zu lange Heilnahrungen mit Magermilch!), durch Eiweißmangel (Mehlnährschaden, Milchmangelschaden), durch zu hohe Milch-Eiweiß-Konzentrationen und durch Vitaminmangel abweichen.

Infekte (Viren: z. B. Rota-, Adeno-, Echoviren; Bakterien: Salmonellen, Shigellen, Dyspepsie-Koli; Pilze,) die sowohl im Darmbereich als auch außerhalb des Darmes (Otitis, Pyelonephritis, Enzephalitis, Meningitis, Lues, Tuberkulose usw.) auftreten können und die Verwertung der Nahrung behindern.

Konstitutionelle Ursachen. Eine angeborene Störung ist anzuschuldigen. Hier ist zu denken an die Kinder mit Herzfehlern, mit anderen Organminderwertigkeiten, mit Mukoviszidose (Pankreasfibrose), mit Zöliakie, endokrinen Störungen und Pylorospasmus, ferner an Frühgeburten, an nervöse Kinder und solche mit allergischer und exsudativer Diathese*.

Allergien gegen Nahrungsmittel, so Zöliakie, Kuhmilchunverträglichkeit.

Pflegeschäden, die in mangelhafter Sauberkeit und fehlender Vorsicht bei der Zubereitung der Nahrung, in schlechter Körperpflege (Unterkühlung, Überhitzung, Wundsein) und in falscher und übermäßiger Zufuhr von Medikamenten liegen können.

Das Bild der aus diesen Ursachen entstehenden Störungen teilt man am besten ein in

akute Störungen: leichtere Form = Dyspepsie (= Durchfallskrankheit); schwere Form = Intoxikation, Toxikose (= Coma dyspepticum),

chronische Störungen: leichte Form (Dystrophie = Gedeihstörung), die mit und ohne Dyspepsie verlaufen kann; schwere Form = Atrophie (= schwerste Gedeihstörung).

---

* *Diathese,* zu übersetzen als „Neigung zu ..." Allergische D.: Neigung zu Allergie, z. B. zu Ekzem. Exsudative D.: Neigung zu heftiger Entzündungsreaktion, z. B. zum Krupp bei Infektion der Luftwege, zu Durchfallskrankheit, zur Lymphknotenschwellung.

12.2 Dyspepsie

Wie die Darstellung der Ursachen zeigt, ist die Dyspepsie in vielen Fällen infektionsbedingt. Damit ist auch die Bezeichnung Enteritis (oder Gastroenteritis) naheliegend und gebräuchlich. Der alte Ausdruck Dyspepsie ist jedoch umfassender, weil er einfach auf die Ernährungsstörung schlechthin hinweist.

Oft zeigen sich schon einige Tage lange *Vorboten* einer Durchfallserkrankung, so Stillstand des Gewichtes, Appetitmangel, Neigung zum Wundsein, Neigung zum Speisen, Unruhe und Unleidigkeit, bis dann Erbrechen, Durchfälle, dünne, wäßrige, schleimige Stühle und Gewichtsabnahme als Folge des Wasser- und Salzverlustes eintreten.

Das **Ausmaß** einer Dyspepsie ist nach der Zahl und Qualität der Stühle, nach der Häufigkeit des Erbrechens, nach dem Ausmaß des Wasser- und Salzverlustes, nach dem Fieber und nach dem Alter des Kindes zu beurteilen. Eine Dyspepsie bei einem jungen Säugling ist immer ernst zu nehmen.

Die **Behandlung** richtet sich nach der Grundkrankheit. Bei bakteriellen Prozessen im Darmbereich oder in anderen Körperregionen („parenterale Dyspepsie") werden daher Antibiotika eingesetzt. Diese medikamentöse Behandlung wird von der diätetischen Behandlung ergänzt, die in vielen leichteren Dyspepsiefällen als allein ausreichend angesehen werden kann.

Die **Diät** hat drei Stufen:

Entlastung des Darmes. Man hält für 12 bis höchstens 24 Stunden eine *Nahrungspause,* wobei Infusionen gegeben werden, oder eine *Teepause* mit 150–200 ml Flüssigkeit pro kg Körpergewicht (5–10%iger Traubenzucker und eventuell eine halbe Tablette Süßstoff auf 100 ml); ein Drittel der Flüssigkeitsmenge sollte Ringerlösung sein. Empfehlenswerte Präparate: GES 45, Oralpädon u. a. Werden Infusionen gegeben, enthalten sie Traubenzucker, Salze und Eiweiß.

Heilnahrung. Nach der Teepause bestehen mehrere Möglichkeiten, die Nahrung Schritt um Schritt über eine Heilnahrung aufzubauen (s. Abb. 20), d. h. eine ausgesprochen fettarme Heilnahrung zu nehmen oder die Dauermilchnahrung unter Verdünnung mit Wasser-Kohlenhydrat-Salz-Gemisch (s. oben) darmschonend einige Tage reduziert einzusetzen. Die Heilnahrung wird zuerst mit 5% Glukose ohne, dann mit 3%, später mit 5% Nährzucker gegeben. Als Heilnahrung bewährt sich heute vor allem Banane-Magermilch-Tee.

Übergang zur altersgemäßen Dauernahrung. Die Heilnahrung kann bei schwerer Dyspepsie 1–2 Wochen gegeben werden; dann wird alle 1–3 Tage je eine Mahlzeit durch die altersgemäße Milchmischung, beim größeren Säugling schließlich durch Brei ersetzt.

Die **Besserung** zeigt sich am Appetit, am Aufhören des Erbrechens, Abfall des Fiebers, an der Besserung der Stuhlqualität und an der Gewichtskurve.

12 Ernährungs- und Gedeihstörungen des Säuglings

Treten im Verlauf erneut Durchfälle auf, reicht es oft, auf die volle Heilnahrung zurückzugehen, oder 2–3 Teemahlzeiten einzuschieben und mit der weiteren Entwicklung der Nahrung einige Tage zu warten.

Bei den unterschiedlichen Schweregraden der Dyspepsien und im Hinblick auf das Alter des Kindes lassen sich in einer kurzen Darstellung nur kursorische Hinweise für das diätetische Vorgehen im Einzelfall geben. Auch die Gewohnheiten der einzelnen Krankenhäuser und Schwesternschulen sind sehr unterschiedlich. Mehrere Wege führen zum Ziel. Wichtig ist, daß mit Geschick. Vorsicht und Geduld die jeweiligen Erfahrungen genutzt werden. In der Abb. 20 sind einige Möglichkeiten des Nahrungsaufbaues und

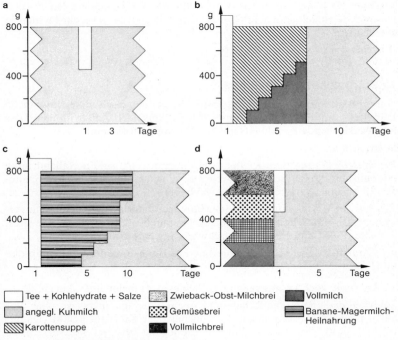

Abb. 20 **Wege der Dyspepsiebehandlung**
a) Abfangen einer leichten Dyspepsie durch zwei Teemahlzeiten („kleine Teepause")
b) Nahrungsaufbau nach Teepause über Karottensuppe (oder 5%-Reisschleim)
c) Nahrungsaufbau nach Teepause über eine Banane-Magermilch-Heilnahrung auf die altersgemäße Dauermilchnahrung
d) Beim älteren Säugling: Übergang von der altersgemäßen Breinahrung (4 Mahlzeiten) über zwei Teemahlzeiten auf die Säuglingsdauermilch, die einem Alter von 3 Monaten entsprechen würde (5 Mahlzeiten)

der diätetischen Beherrschung von Rückfalldyspepsien skizziert. Industriepräparate s. Abschnitt 87. Die Appetitarmut der kranken Kinder und ihre Neigung zum Erbrechen machen die Ernährung oft sehr schwierig. Man hilft sich mit leichter Sedierung, mit mehreren kleinen Mahlzeiten (6–8 statt 4–5), eventuell durch Legen einer Dauersonde für einige Tage und/oder Teilernährung über Infusion.

Die **Pflege** sucht durch häufiges Trockenlegen Wundsein zu vermeiden. Bei geringster Rötung der Gesäßhaut wird am besten eine Pflegesalbe messerrückendick aufgetragen und Puder darüber gestreut. Nach Stuhlentleerung wird mit Öl (statt Wasser) ohne heftiges Reiben gereinigt. Es sollen Stuhlspuren entfernt, die Salbenschicht soll möglichst gelassen werden. Wichtig ist auch die Lippen- und Nasenpflege mit Salbe. Auf Soor muß besonders geachtet werden. Je nach Art der Erreger können besondere Isolier- und Desinfektionsmaßnahmen nötig sein. Kittelpflege wird bei jeder Dyspepsie eingehalten.

Abstilldyspepsie s. Abschnitt 10.6.

12.3 Intoxikation, Toxikose

Durch Infektion, aus einer Dyspepsie heraus, aber auch ohne wesentliche Durchfälle und Erbrechen, kann sich in kürzester Zeit (Stunden) das lebensbedrohende Krankheitsbild der Toxikose entwickeln:

hohes Fieber;

Bewußtseinsstörung: Die Kinder „schwimmen weg", sind auffallend ruhig oder unruhig, stoßen schrille Schreie aus, zeigen große, starre Augen, seltenen Lidschlag, „verlorenen Blick" (Abb. 21).

Zeichen des Wasserverlustes: Tiefliegende, geränderte Augen, langsam verstreichende Hautfalten, eingesunkene Fontanelle, spitze Nase, schlechter, schneller Puls (schwere Kreislaufschwäche), wenig Urin;

tiefe Atmung, dabei schwere Säuerung des Blutes (Azidose, Azetonprobe im Harn +);

oft Krämpfe, auch Lähmungen (z. B. Schielen, Hängen eines Augenlides).

Sofortige und energische Behandlung in einem Krankenhaus ist nötig. Vor allem muß der Wassermangel ausgeglichen, der Kreislauf gefüllt (Dauertropfinfusion), die Azidose durch Pufferlösung beseitigt werden. Große Bedeutung haben die fiebersenkenden Maßnahmen (Abdecken, Wadenwickel, Abkühlungsbäder, Medikamente). Die Schwester hat eine große Aufgabe in der sorgfältigen Beobachtung dieser Kinder (Krämpfe! Erbrechen! Atemstörungen!). Neben den bei der Dyspepsie genannten Pflegemaßnahmen kommt der Augenpflege besondere Bedeutung zu. Wegen des seltenen Lidschlags neigen die Augen zur Austrocknung. Man streicht Augensalbe (Bepanthen-Augensalbe) ein.

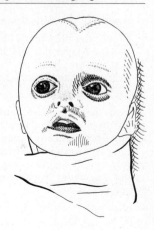

Abb. 21 **Gesicht bei Toxikose.** Starrer Blick, große Augen, eingesunkene Fontanelle

12.4 Dystrophie, Atrophie

Die Dystrophie ist gekennzeichnet durch ein zurückgebliebenes Massenwachstum bei normalem oder annähernd normalem Längenwachstum. Dystrophie und Atrophie sind prinzipiell dieselben Erscheinungen. Sie unterscheiden sich jedoch im Ausmaß des Schadens. Atrophe Kinder bestehen nur noch „aus Haut und Knochen". Schwer dystrophe und atrophe Kinder sind müde, unzufrieden, kontaktfeindlich. Im abgemagerten, bei Atrophie greisenhaften Gesicht fallen die großen Augen und der breite Mund auf. Die Hautspannung (Hautturgor) ist vermindert.

Ursachen sind die gleichen Bedingungen, die auch zu akuten Ernährungsstörungen führen können (S. 135). Durch ihre lange, vielleicht lebenslange Wirkung führen sie zur Störung des körperlichen und geistigen Gedeihens. Verständlicherweise hängt die Möglichkeit zu einer Heilung ganz von der Art der Ursache ab, und die Behandlungsverfahren haben je nach Ursache recht verschiedene Schwerpunkte. So müssen chronische Entzündungen mit Antibiotika intensiv behandelt, Fehlbildungen an den Speisewegen operativ beseitigt werden. Manchmal sind Heilungen sehr leicht zu erzielen, wenn die Ursachen in der unbemerkten Milcharmut der Mutterbrust oder in einer falschen Ernährung gefunden werden können.

Fast immer besteht bei den dystrophen oder atrophen Kindern Appetitarmut und Neigung zu Durchfall und Erbrechen, so daß man schon zu Hause zwangsläufig zu einer besonderen Kostform gekommen ist. Daher muß in allen Fällen ein vorsichtiger Übergang von der augenblicklichen Ernährungsweise auf die altersgemäße Nahrung geschaffen werden. Hier folgt man den gleichen Prinzipien wie bei der Dyspepsie-**Behandlung:**

- Ausgleich des Wasserhaushaltes,
- Ernährung mit einer Heilnahrung: Schleime, Schleime mit Magermilch, Banane-Magermilch-Heilnahrung, wobei noch Darmenzympräparate (Panzynorm, Pankreon) zur Unterstützung der Verdauung herangezogen werden können; bei Nahrungsmittelallergie allergenfreie Nahrung.
- Übergang auf die altersgemäße, evtl. allergenfreie Dauernahrung.

Manche Kinder müssen anfangs durch die Sonde ernährt und mit Infusionen versorgt werden. Der Nahrungsaufbau vollzieht sich in der Regel vorsichtig über mehrere Wochen. Am besseren Appetit, an der Stimmungsänderung und am Gewichtsanstieg ist der Erfolg des eingeschlagenen Weges abzulesen. Zunächst ist die Nahrung kalorisch noch unterwertig. Oft muß später wegen des Nachholbedarfes kalorisch überwertige Nahrung gegeben werden.

Organische Krankheiten aller Altersgruppen

13 Angeborene Anomalien und Schädigungen

Erbgut (Erbgefüge der individuellen Eigenschaften = *Genotyp*) und *Umwelt* prägen das gegebene Erscheinungsbild (= *Phänotyp*) eines Menschen. Der Begriff Umwelt ist sehr weit zu fassen. Er umschließt alle materiellen und geistigen Faktoren, die auf ein Lebewesen einwirken. Die Umwelt setzt schon im Mutterleib mit günstigen und ungünstigen Impulsen an. In der Körperstruktur fixierte, krankhafte Besonderheiten, die bei der Geburt als angeboren auffallen, können daher in ihren **Ursachen**

- entweder ererbt, d. h. in den Vererbungsträgern (Genen) fixiert sein, oder
- durch Toxinwirkung, Infektion oder Ernährungsstörung erworben sein.

Die **Gene** sind in allen Körperzellen paarweise vorhanden; der eine Satz stammt von der Mutter, der andere vom Vater; sie sind in den Chromosomen des Zellkerns nebeneinander wie auf einer Wendeltreppe aufgereiht. In den Keimzellen (Samenfäden = Spermien; Eizelle = Oozyt) ist infolge einer Reduktionsteilung nur der halbe Chromosomensatz, somit auch von jedem Genpaar nur ein Vertreter enthalten. Nicht alle Eigenschaften des Erbgutes erscheinen im neuen Organismus, der aus dem Zusammengehen väterlicher und mütterlicher Keimzellen entsteht; es gibt **rezessiv vererbte Anlagen:** Anlagen, die im Phänotyp in der Regel unterdrückt werden und nur bei besonderer familiärer Belastung (von beiden Elternteilen) erscheinen und **dominant vererbte Anlagen:** Anlagen, die bei etwa 50% der Nachkommen im Phänotyp erscheinen, bei denen also eine durchschlagende Vererbungsfolge von einem Elternteil auf ein Kind häufig zu sehen ist. Krankmachende Gene können an den Autosomen oder an den Geschlechtschromosomen sitzen. Beispiel eines autosomalrezessiven Erbganges: Mukoviszidose (Abb. 22). Von einem X-chromosomalen Erbleiden spricht man, wenn ein verändertes Gen am X-Chromosomen sitzt: Bei einem Jungen (XY) kann es zur Krankheit führen, bei einem Mädchen (XX) kann das gesunde X-Chromosom ausgleichend wirken. Beispiel: Hämophilie.

Trotz aller Konstanz des Erbgutes kommen immer wieder auch **Erbänderungen, Mutationen** vor. Dadurch entstehen vollkommen neue, auf Kinder wiederum vererbbare Eigenschaften. Die bekannteste Ursache sind die *Röntgenstrahlen*. Offenbar können aber auch ohne äußeres Zutun *Spontanmutationen* entstehen.

Nach ersten Erfahrungen bei Pflanzen (Mendelsche Gesetze) und Tieren hat heute die *Humangenetik* zahlreiche Kenntnisse der Chromosomenpathologie beim Menschen gewonnen. In Zellkulturen können die Chromosomen nach Zahl und Struktur analysiert werden. Normalerweise hat der Mensch 46 Chromosomen, die sich näher aufgliedern in 22 Autosomenpaare und 2 Geschlechtschromosomen: XY beim Mann, XX bei der Frau. Es kommen Zahlabweichungen vor allem nach oben, aber auch nach unten vor. Findet sich bei einem Chromosomenpaar noch ein weiteres gleichartiges Chromosom, spricht man von *Trisomie;* z. B. Trisomie 18, wobei von den durchlaufend numerierten Chromosomen Nummer 18 dreifach vorliegt und sich die

142 Organische Krankheiten aller Altersgruppen

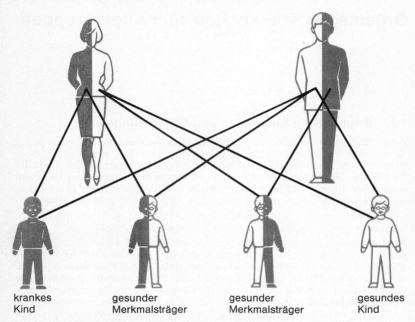

| krankes Kind | gesunder Merkmalsträger | gesunder Merkmalsträger | gesundes Kind |

Abb. 22 **Mukoviszidose:** autosomal-rezessiver Erbgang. Beide Eltern klinisch gesund, jedoch Träger des krankmachenden Gens. Nach der Statistik ist von 4 Kindern eines gesund, eines krank, zwei sind gesund, aber Merkmaltrager.

Gesamtzahl somit auf 47 Chromosomen erhöht. Über dieses Beispiel hinaus sind heute geradezu zahllose Abweichungen vom Normalen bekannt. Zahlreiche Kinder haben eine so weit geschädigte Erbmasse, die sie schon intrauterin zugrunde gehen (Abort); man sagt, das Erbgut enthält „Letalfaktoren".

Pränatale Diagnostik. Die Schädigung der Kinder kann in einigen Fällen schon im Mutterleib diagnostiziert werden, z. B. Chromosomenabweichungen, einige Stoffwechseldefekte, Meningomyelozele. Mit folgenden Methoden:

- *Sonographie,* ab der 12. Schwangerschaftswoche: Fehlbildungen der Extremitäten oder großer Organe.
- *Amniozentese,* ab der 16. Schwangerschaftswoche: Fruchtwasser mit Amnionzellen wird entnommen (Chromosomenuntersuchung, Stoffwechseltests).
- *Fetoskopie,* in der 2. Schwangerschaftshälfte: Erkennen von Fehlbildungen, evtl. Organpunktion mit Gewebsuntersuchung.
- *Chorionbiopsie,* ab der 9.–12. Schwangerschaftswoche: Eihautzellen werden abgesaugt zur Chromosomenuntersuchung und zu Stoffwechseltests.

Die **Indikation zur pränatalen Diagnostik** kann man folgendermaßen sehen:

- Alter der Mutter über 37 Jahre,
- bekanntes Erbleiden oder Chromosomenabweichungen in der Familie,
- andere Entwicklungsschäden bei früher geborenen Kindern mit Sorge der Wiederholung,
- Blutsverwandtschaft der Eltern.

Verschafft man sich über die angeborenen Schädigungen eines Kindes einen Überblick, kommt man, *abhängig vom Zeitpunkt der Schädigung,* zu folgender Einteilung: Gametopathien, Blastopathien, Embryopathien, Fetopathien.

13.1 Gametopathien, Chromosomenaberrationen

Die Störung ist schon auf der Stufe der Keimzellen, der Gameten, in den Chromosomen entstanden und fixiert. Die Chromosomenzahl kann abweichen vom Normalen, so bei folgenden Krankheitsbildern:

Down-Syndrom, Mongolismus, Trisomie 21 (s. Abschnitt 13.5).

Trisomie 18. Kieferfehlbildungen, Ohrmuschelfehlbildungen, Extremitätendeformierungen und Herzfehler kennzeichnen diese Kinder.

Klinefelter-Syndrom: Hier ist das X-Chromosom doppelt vorhanden (XXY-Kombination), wodurch sich die weiblichen Züge innerhalb eines sonst normalen männlichen Erscheinungsbildes erklären (Brustdrüsenvergrößerung = Gynäkomastie; kleine Hoden mit Ausreifungsstörung der Samenfäden; geringe sekundäre Geschlechtsbehaarung).

Turner-Syndrom. Die Chromosomenzahl ist auf 45 unter Verlust des Y-Chromosoms abgesunken. Es gibt auch Chromosomenmosaik: XX/XO. Die nach dem Genitalbefund weiblichen Kinder werden nie geschlechtsreif und lassen auch die Ausreifung der äußeren Geschlechtsmerkmale vermissen. Die Intelligenz ist normal.

Weitere Gametopathien sind:

Chrondrodysplasie, schwere Bindegewebsschwäche, Hüftgelenksluxation, Vitamin-D-resistente Rachitis, Lippen-(Kiefer-Gaumen-)Spalte, Phenylbrenztraubensäure-Schwachsinn, Muskelatrophie vom Typ Duchenne, Mukoviszidose, Hämophilie (Bluterkrankheit).

Das *Problem der Gametopathien* ist in den letzten Jahrzehnten zu einem öffentlichen und mehr und mehr zu einem bedrückenden Problem geworden. Durch den medizinischen Fortschritt verbesserten sich Frühdiagnose und Behandlung dieser Kinder erheblich. So kommen diese Kranken heute häufiger als früher ins Erwachsenenalter und zur Möglichkeit, sich fortzupflanzen. Ihre Zahl steigt. Unter Behandlung der Symptome wird ihnen ein Überleben ermöglicht. Der Lebenswert ist aber oft sehr eingeschränkt bei den Mühen und Entsagungen, die diese Kranken dabei auf sich nehmen müssen. Bei hoher Vererbungspenetranz sehen Humangenetiker eine Hilfe in der Sterilisierung dieser Kranken (Eugenik), rechtliche und religiöse Bedenken stehen dem jedoch teilweise entgegen.

13.2 Blastopathien

Die ersten Zellteilungen auf dem Wege durch die Eileiter in den Uterus können gestört sein, so daß viele Keime dann schon vor der Einnistung (Nidation) absterben. Anderenfalls entstehen totale oder teilweise Doppelbildungen, große Spaltbildungen oder es fehlen ganze Körperabschnitte.

13.3 Embryopathien

Die ersten drei Entwicklungsmonate eines Kindes mit der schnell voranschreitenden Organentstehung sind gegenüber verschiedensten Störungen besonders empfindlich. Die Erkrankung des Embryos führt wohl meist zum Abort (Totgeburt, Fruchtabgang), in weiteren Fällen aber zu umschriebe-

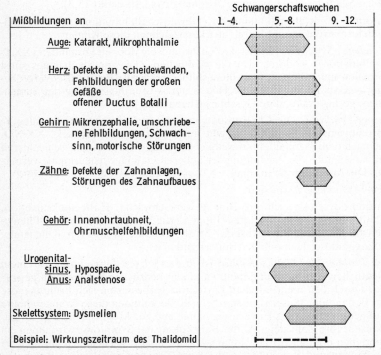

Abb. 23 **Entstehung von Embryopathien.** Empfindliche Phasen der Organentwicklung in den ersten 3 Schwangerschaftsmonaten. Das Bild der entstehenden Fehlbildung ist abhängig davon, wann die schädigende Ursache einwirkte. Aus dem „Muster" des Schädigungskomplexes kann man evtl. auf den Zeitpunkt der Schädigung schließen.

nen Organfehlbildungen, die je nach dem Zeitpunkt und der Ursache der Schädigung in verschiedenen Körperregionen sich befinden (Abb. 23). Beispiele sind:
- Rubeolen-Embryopathie als Infektionsfolge (s. Abschnitt 13.7),
- Dysmelie durch Medikamente (s. Abschnitt 13.9).
- Embryopathie bei Röntgenbestrahlung der Mutter oder durch radioaktive Bestrahlung (Mikrozephalie, Idiotie, Wachstumsstörungen),
- Fehlbildungen bei Kindern von Diabetikerinnen, von Müttern mit Schilddrüsenstörungen, Alkoholismus oder Phenylketonurie (s. Abschnitt 13.8).

In dieser sensiblen Zeit der Schwangerschaft werden auch – durch meist unbekannte Ursachen – Anenzephalie (Fehlen des Großhirns), Rachischisis (Entwicklungsstörungen am Rückenmark mit Bildung von Meningozelen und Myelozelen), angeborene Herzfehler und Speiseröhren- und Darmatresien hervorgerufen.

13.4 Fetopathien

Fetopathien entstehen in der letzten Periode der Schwangerschaft. Es sind
- Infektionen wie die angeborene Lues, Toxoplasmose, seltener die Listeriose, Zytomegalie und Tuberkulose,
- mechanische Abtreibungsschäden (Verletzungen), Strahlenbelastung (z. B. Linsentrübung),
- chronische Intoxikation durch Alkohol (s. Abschnitt 13.8),
- die Auseinandersetzungen bei Blutgruppenunverträglichkeit (Rhesus- oder AB0-System) zwischen Mutter und Kind, die nach der Geburt zum Krankheitsbild der Erythroblastose führen,
- Entwicklungsschäden (Dystrophie) durch Nikotinabusus der Mutter (verminderte Plazentadurchblutung).

13.5 Down-Syndrom, Mongolismus, Trisomie 21

Der Name Mongolismus ergibt sich aus einer äußerlichen Ähnlichkeit des Gesichtsbildes mit dem Gesicht asiatischer Rassen. Man spricht auch von Down-Syndrom oder Trisomie 21. Nicht immer ist das **Vollbild** ausgeprägt:
- typisches Gesichtsbild: flaches Gesicht, großer Augenabstand (Hypertelorismus), Schrägstellung der Lidspalten von außen oben nach innen unten, zusätzliche, halbmondförmige Falte über dem inneren Augenwinkel (Mongolenfalte = Epikanthus), kleine Stumpfnase, clownhafte Rötung der Wangen, lange Zunge,
- Tatzenhände mit Vierfingerfurche (Abb. 24),

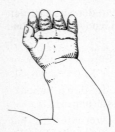

Abb. 24 **4-Finger-Furche bei Mongolismus.**

- allgemeine Muskelhypotonie mit Überstreckbarkeit der Gelenke,
- Herzfehler (meist Ventrikelseptumdefekt),
- geistiger Entwicklungsrückstand: Imbezillität, Idiotie.

Oft sind nur einzelne Zeichen (Stigmata) ausgeprägt. Epikanthus oder Vierfingerfurche allein berechtigen nicht zur Diagnose des Mongolismus; sie sind auch bei völlig gesunden Kindern zu finden. Entscheidend ist überhaupt zunächst der Chromosomenbefund. Die geistige Entwicklungshemmung ist recht unterschiedlich ausgeprägt, und vor allem im Säuglingsalter ist diesbezüglich noch keine klare Prognosestellung möglich. Daher sollte man, je jünger das Kind ist um so mehr, mit dem Wort mongoloide Idiotie, vor allem den Eltern gegenüber, sehr vorsichtig umgehen, nicht zuletzt auch deshalb, um ihnen nicht den Mut für eine intensive Entwicklungshilfe zu nehmen. Kinder mit Down-Syndrom erkranken häufiger an Leukämie als andere Kinder.

Eine an der Ursache ansetzende **Therapie** ist nicht möglich. Durch intensive, geduldige Zuwendung und liebevolle, aber konsequente Erziehung und durch heilpädagogische Maßnahmen in Sonderschulen ist eine wesentliche Hilfe auch bei den schwachsinnigen Mongoloiden zu leisten. Allerdings werden die meisten nicht zu einem selbständigen Berufsleben ermächtigt. Die Erziehungsschwierigkeiten sind bei den lebhaften, schwer lenkbaren Kindern mitunter, vor allem in der Pubertät, sehr groß.

Andererseits gewinnen die Kinder durch ihre meist fröhliche Art (oft große Musikliebe) die Zuneigung der Familienmitglieder. Vorliegen und Ausmaß des Herzfehlers ist bei der Beurteilung der Leistungsfähigkeit besonders zu berücksichtigen.

In der **Beratung von Familien** mit Mongolismus gibt heute die Chromosomenbeurteilung wertvolle Hilfen. Ursächlich liegt eine Trisomie 21 vor, d. h. ein Chromosom (Nummer 21) ist dreimal statt zweimal zu finden. Dieses überzählige Chromosom kann im Zellkern ungebunden bleiben, die Gesamtzahl der Chromosomen pro Zellkern steigt also von 46 auf 47, oder sich mit einem anderen Chromosom verbinden (= z. B. „Translokation" an das Chromosom Nummer 15): die Chromosomenzahl bleibt dann scheinbar bei 46. Zur ersteren Gruppe gehören jene Mongolismusfälle, die bei recht alten oder sehr jungen Müttern sporadisch auftreten. Die Wahrscheinlichkeit, daß weitere Kinder mit Mongolismuszeichen geboren werden, ist sehr gering, es sei denn, die Mutter ist selbst mongoloid. Bei Kindern mit dem zweiten Befundmuster ist auch ein äußerlich gesund erscheinender Elternteil chromosomal auffällig: Er hat nur ein freies Chromosom 21, das andere ist an das Chromosom 15 angelagert. Solche Eltern bekommen in einem hohen Prozentsatz noch weitere mongoloide Kinder. Frühdiagnostik bei Verdacht auf Trosomie 21: Zellkulturen aus Fruchtwasserzellen nach Amniozentese.

13.6 Mukoviszidose, Pankreasfibrose

Die Mukoviszidose ist die häufigste, oft familiär auftretende Erbkrankheit, etwa 1 Fall auf 2000 Geburten. Sie wird autosomal-rezessiv vererbt, d. h. jeder (gesunde) Elternteil hat ein krankmachendes Gen, das, zusammentreffend, statistisch zu 25% kranken Kindern führen muß (s. dazu Abb. 22). Länger bekannt sind unter dem Begriff Pankreasfibrose die zystischen Veränderungen der Bauchspeicheldrüse und ihre Leistungsschwäche. Mittlerweile hat sich herausgestellt, daß auch an anderen Drüsen eine Störung der Sekretzusammensetzung gegeben ist, vor allem an den Schleimdrüsen der Bronchien und den Schweißdrüsen. So hat das Vollbild der Krankheit 2 Schwerpunkte:

Verdauungsschwäche durch Enzymmangel im Darm, da das Pankreas nur wenige Enzyme absondert. Die Kinder haben große, fettglänzende Stühle mit reichlich Nahrungsresten, die sie schon in den ersten Lebenswochen nach dem Abstillen zeigen können. Mit Muttermilch ernährte Kinder gedeihen noch, da die Milch genügend Lipase enthält. Der Leib erscheint durch die Speisebreimassen und den durch Gärung bedingten Metorismus stark aufgetrieben. Als erstes Zeichen der gestörten Darmenzymtätigkeit kann das harzartig zähe Mekonium dieser Kinder einen Mekonium-Ileus unmittelbar nach der Geburt verursachen.

Chronische, schwere pulmonale Infekte. Der zähe Bronchialschleim führt zu langwieriger Bronchitis und begünstigt durch Sekretstauung die Ausbildung von Bronchiektasen. Immer wieder entstehen Pneumonien. Die Kinder sind in ihrem Wachstum und Gedeihen schwer behindert und durch den hartnäckigen Husten, der zeitweise Bild und Schweregrad eines schweren Keuchhusten annehmen kann, stark in Mitleidenschaft gezogen.

Von Kind zu Kind ist das Ausmaß der Erkrankung verschieden schwer und auch der Krankheitsschwerpunkt auf Lunge und Darm verschieden gelagert. Die Diagnose Mukoviszidose wird bewiesen durch die Feststellung einer erhöhten Natrium- und Chlorausscheidung im Schweiß *(Schweißtest* mit der Methode der Pilocarpin-Iontophorese) sowie durch das familiäre Auftreten der Erkrankung. Der Enzymmangel kann durch *Untersuchung des Duodenalsaftes* direkt nachgewiesen werden oder aus dem *Nachweis unverdauter Nahrungsbestandteile* (Stärke, Muskelfasern, Fett) im Stuhl geschlossen werden. Verdacht auf Mukoviszidose kann sich schon gleich nach der Geburt aus einem positiven Mekonium-Test *(BM-Test Meconium)* ergeben. Grundlage des Tests ist der besonders hohe Eiweißgehalt des Mekoniums bei Mukoviszidose. Zur Abgrenzung des Krankheitsbildes von der Zöliakie s. Tab. 16, S. 243.

Therapie: Die Enzymschwäche des Darmes ist durch Enzympräparate einigermaßen zu kompensieren und in Verbindung mit hochwertiger, kalorien- und vitaminreicher Nahrung ein gewisses Gedeihen der Kinder zu erzielen. Gegen die pulmonalen Erscheinungen kommen Antibiotika, Hustensäfte ohne Kodein, schleimlösende Ärosolbehandlung mit anschließender Drainagelagerung (s. S. 234) und Atemgymnastik zum Einsatz. Im Beginn der Aerosolbehandlung können sich schnell größere Sekretmengen verflüssigen, die dann zu Atemnot führen. Absauggerät bereitstellen! Gute Beobachtung, vor allem auch nachts!

13.7 Röteln-(Rubeolen-)Embryopathie

Erkrankt eine schwangere Frau in den ersten 12 Wochen an Röteln, kann auch der Embryo infiziert werden (abfallende Häufigkeit: 60–90% im 1. Monat, 10–20% im 3. Monat). Das Kind weist dann bei der Geburt und später folgende Krankheitszeichen auf: Augenmißbildungen (grauer Star bei 70% der Erkrankten), Innenohrtaubheit (70%), Herzfehler (50%), Hirnfehlbildungen mit neurologischen Störungen und geistigen Defekten, Zahnschäden. 15% der infizierten Kinder sterben intrauterin ab. Bemerkenswert ist, daß der kranke Säugling noch bis zum 3. Lebensmonat Viren durch Speichel, Stuhl und Urin ausscheiden kann. Die *Behandlung* kann sich nur gegen die einzelnen Symptome richten; im Bereich der Ohren und des Auges ist sie praktisch hoffnungslos. Für die *Pflege* sei hervorgehoben, daß diese pränatal mit Röteln infizierten Kinder mehrere Monate lang das Virus noch ausscheiden können.

Wichtig ist die *Prophylaxe* dieser Störungen:
- Schutz vor Rubeoleninfektion im ersten Teil der Schwangerschaft,
- bei Infektion der Mutter intensive Behandlung mit Gammaglobulinen, noch besser mit Rubeola-Hyperimmun-Globulin.
- Wünschenswert ist, daß Mädchen vor dem heiratsfähigen Alter Röteln durchmachen und immun werden oder eine aktive Rötelnschutzimpfung erhalten.

13.8 Embryofetales Alkoholsyndrom

Ist eine Schwangere chronische Trinkerin, wird auch die wachsende Leibesfrucht für viele Stunden des Tages einem hohen Alkoholspiegel ausgesetzt. Das Kind kann schwere Schäden davontragen. Bei der Häufigkeit des Alkoholabusus heute kommt dem Krankheitsbild der Alkohol-Embryofetopathie hohe sozialmedizinische Bedeutung zu. Es ist häufiger als das Down-Syndrom. Es ist das häufigste Mißbildungssyndrom, das heute durch äußere Ursachen ausgelöst wird. Die toxische Alkoholwirkung kann sowohl in der Embryonal- als auch in der Fetalzeit einsetzen und an folgenden *Merkmalen* nach der Geburt sichtbar werden:

- niedrige Geburtsmaße: Gewicht unter 2500 g, Länge unter 46 cm,
- weitere Veränderungen des Äußeren: kleinerer Schädelumfang bei hoher Stirn (Mikrozephalie), kleiner Unterkiefer, aufgebogene Nase, Gaumenspalte, Epikanthus, Strabismus, Verkleinerung der Augen (Mikrophthalmus), Trichterbrust, in vielen Fällen auch Herzfehler (Scheidewanddefekt), große, tief angesetzte Ohren, Hypospadie, Hüftdysplasie, Nagelhypoplasie,
- geistige Entwicklungsverzögerung unterschiedlichen Grades,
- motorische Störungen: insbesondere Störung der feineren Einstellbewegungen.

Entscheidend für die diagnostische Einordnung des Krankheitsbildes ist natürlich die Alkoholanamnese der Mutter. Die Gefahr, ein durch Alkohol geschädigtes Kind zu bekommen, ist besonders groß, wenn der tägliche Konsum 60–80 g reinen Alkohol übersteigt. Diese Menge entspricht etwa 5 kleinen Flaschen Bier oder ½ l Wein.

13.9 Embryopathien durch Medikamente

Um 1960 kam es zu einer epidemieartigen Häufung von Extremitätenmißbildungen durch ein Schlafmittel (Contergan = Thalidomid), das die Mütter zumindest zwischen dem 25. und 44. Tag nach der Konzeption eingenommen hatten. Neben diesen Extremitätendefekten (Dysmelie) wurden weitere Mißbildungen an den Verdauungswegen, am Herzen und an den Harnorganen beobachtet (vgl. Abb. 23).

Thalidomid ist längst aus dem Handel. Inzwischen kennt man auch durch andere Medikamente Keimschäden, z. B. durch *Antiepileptika* (Hydantoin, Valproinat), *Zytostatika* oder *Hormone* (Gestagene, Androgene: Gestaltabweichungen des Genitale, Vermännlichungszeichen bei Mädchen, Pseudohermaphroditismus femininus). Die Beweisführung ist oft außerordentlich schwierig. Notwendige Medikamente können während einer Schwangerschaft nicht ohne weiteres weggelassen werden, z. B. bei einer Epilepsie. Immer muß aber der Grundsatz gelten, während einer Gravidität jegliches Medikament nur nach ärztlicher Absprache einzunehmen.

14 Krankheiten und Störungen des Stoffwechsels

14.1 Wasser- und Salzstoffwechsel

Der *Flüssigkeitsbedarf* eines Kindes ist sehr viel größer als der eines Erwachsenen. Die Gefahr der Austrocknung (Exsikkose) durch vermehrten Verlust von Flüssigkeit (Erbrechen, Durchfall, Harnflut, Schwitzen) oder durch Durst ist daher viel größer.

Die *Mineralstoffe* (Salze) müssen in einer ganz bestimmten Zusammensetzung, qualitativ und quantitiv, vorhanden sein. Sie dienen

- der Regulierung des osmotischen Druckes in Blutserum und Lymphe und im Zellinneren,
- der Aufrechterhaltung eines lebensnotwenigen Säuren-Basen-Gleichgewichtes,
- der Bildung fester Körpersubstanzen, vor allem beim Wachstum der Knochen,
- der Flüssigkeitsbindung im Organismus, wobei die Salze von Eiweißkörpern unterstützt werden,
- weiteren Aufgaben, die sich auf die einzelnen Atome, entsprechend ihren chemischen Eigenschaften, unterschiedlich verteilen.

Säuren und Basen treten unter Bildung von Salzen zusammen. So besteht z. B. das Kochsalz aus Natrium (Basenrest) und Chlor (Säurenrest). Es ist eine charakteristische Eigenschaft der Mineralstoffe, daß sie, in Körperflüssigkeiten gelöst, in elektrisch geladene Teilchen (= *Ionen*, zu deutsch: Wanderer im elektrischen Feld) zerfallen. *Die wichtigsten Salzbildner* des Organismus sind: Natrium, Kalium, Kalzium, Chlor, Magnesium, Eisen, Kupfer, Bikarbonat, Phosphat.

14.1.1 Azidose, Alkalose

Von größter Bedeutung für den Stoffwechsel, insbesondere für die Tätigkeit der Enzyme, ist ein gleichmäßiger pH-Wert der Körperflüssigkeit. Die Reaktion des Blutplasmas beträgt: pH = 7,35–7,45. Man spricht
- bei Werten über 7,45 von Alkalose; Basen überwiegen die Säuren,
- bei Werten unter 7,35 von Azidose; Säuren überwiegen die Basen.

Der Stoffwechsel des gesunden, noch mehr des kranken Kindes produziert ständig Substanzen, die in hoher Konzentration als Gifte wirken müssen und daher über Lunge, Niere, Darm und Haut schnellstens ausgeschieden werden sollen. Da sie meist Säuren- oder Baseneigenschaften haben, bahnt sich zunächst eine Verschiebung des pH-Wertes des Blutes an. Diese wird sofort durch ein *„Puffersystem"* aufgefangen. Erst bei zu starker Beanspruchung der Säuren- und Basenreserven des Blutes entsteht die gleichbedrohliche Situation der Azidose oder der Alkalose. Nun muß durch entsprechende Diät und unter Einsatz von genau berechneten Salzlösungen das Säuren-Basen-Gleichgewicht wiederhergestellt werden. Anhaltspunkte für die Berechnung gewinnt man aus der Bestimmung der aktuellen chemischen Reaktion (sog. pH-Wert), der Alkalireserve bzw. des Standardbikarbonats des Blutes (s. Tab. 10). (Der Begriff Astrup-Wert bezieht sich auf Poul Astrup, der ein sehr brauchbares Gerät für diese Untersuchung baute.)

Infusionsbehandlung von Azidose und Alkalose. Für die Behandlung stehen u. a. folgende Puffer zur Verfügung: bei Azidose Natriumbikarbonat, bei Alkalose Lysin-Hydrochlorid.

Gefahr der Azidose besteht

- bei gestörtem Gasaustausch in den Lungen (mangelnde Entfaltung, Hyalin-Membran-Krankheit, Pneumothorax, schwere Herzerkrankung, interstitielle Pneumonie, schwere Pleuropneumonie, zentrale Atemlähmung). Man spricht auch von respiratorischer Azidose;
- bei Niereninsuffizienz, bei Diabetes mellitus, bei Hunger oder bei azetonämischem Erbrechen, bei Toxikosen aus verschiedenen infektiösen Ursachen. Bei letzteren Ursachen spricht man von metabolischer Azidose.

14 Krankheiten und Störungen des Stoffwechsels

Tabelle 10 Störungen des Säuren-Basen-Haushaltes. Bestimmungen nach Astrup. Symbole, Definitionen, Normbereiche.

pH	Bezeichnung der Wasserstoffionenkonzentration Normbereich = 7,35 bis 7,45 pH im Normbereich = keine oder kompensierte Störung ph erhöht = dekompensierte Alkalose pH erniedrigt = dekompensierte Azidose
pCO_2	Kohlendioxiddruck = Partialdruck von Kohlendioxid in der Luft, welcher sich im Diffusionsgleichgewicht mit dem Blut befindet Normbereich = 34 bis 45 mmHg pCO_2 im Normbereich = keine respiratorische Störung pCO_2 erhöht = respiratorische Azidose pCO_2 erniedrigt = respiratorische Alkalose
Stand.-HCO_3^-	Standardbikarbonat = Bikarbonatgehalt des Blutplasmas Normbereich = 21,3 bis 24,8 mmol/l Stand.-HCO_3^- im Normbereich = keine metabolische Störung Stand.-HCO_3^- erhöht = metabolische Alkalose Stand.-HCO_3^- erniedrigt = metabolische Azidose
BE	Basic excess = Baseüberschuß: die Menge an starker Base oder Säure, die pro Liter Blut zugesetzt werden muß, um den willkürlich mit 0 festgesetzten Wert (Stand.-HCO_3^- = 22,8 mmol/l) zu erreichen Normbereich = −2,3 bis +2,3 mmol/l BE im Normbereich = kein Base- oder Säureüberschuß BE erhöhter +Wert = Alkalose BE erhöhter −Wert = Azidose

Gefahr der Alkalose entsteht

– bei stark gesteigerter Atemtätigkeit, Hyperventilation (Enzephalitis, hohes Fieber, Hysterie). Man spricht von respiratorischer Alkalose;
– bei großen Säureverlusten, so beim Erbrechen durch schweren Pylorospasmus (metabolische Alkalose).

14.1.2 Bedeutung von Natrium, Kalium, Kalzium

Salze und Eiweißkörper binden eine große Menge von Wassermolekülen. Insbesondere vom Kochsalzspiegel im Blut ist die Wassermenge abhängig.

Ein *Absinken* von **Natrium** führt zum Wassermangel, zum Welkwerden der Haut (Turgorverlust), zum Gewichtsverlust und zur Kreislaufschwäche, da das Röhrensystem der Blutgefäße nicht mehr genügend gefüllt wird. Ein

Anstieg des Natriums bringt Überwässerung, Ödem der Gewebe. Natrium findet sich vornehmlich außerhalb, Kalium vornehmlich innerhalb der Zellen.

Kalium*mangel, Hypokaliämie,* entsteht u. a. bei schweren Durchfällen und Erbrechen. Die Kinder zeigen allgemeine Muskelschwäche, Darmblähung und Verminderung der Darmperistaltik, eventuell Dyspnoe und Herzschwäche. Die Behandlung erfolgt oral durch Kaliumsalze, Fruchtsäfte und Gemüse, z. B. durch die Karottensuppe, intravenös durch vorsichtige Infusion kaliumhaltiger Lösungen.

Hyperkaliämie tritt ein bei Urämie (durch Verminderung der Kaliumausscheidung), bei Hämolyse und beim Crush-Syndrom (Freiwerden größerer Kaliummengen aus den Erythrozyten bzw. aus anderen zerstörten Zellen) und bei Leistungsschwäche der Nebennierenrinde (adrenogenitales Syndrom, Addison-Krankheit). Soweit sich Symptome zeigen, bestehen sie in feinen Muskelzuckungen (z. B. „Fibrillieren" der Zunge), Kreislaufkollaps und Verwirrtheitszuständen.

Aufgabe des Kalziums:

– Verfestigung des Skeletts; es wirkt dabei mit dem Phosphat zusammen. Kalziummangel führt daher zu Rachitis.
– Erhaltung der normalen Erregbarkeit von Nerven und Muskeln. Kalziummangel führt zu Spasmophile und Krämpfen.
– Abdichtung der Zellmembranen (Zellwände). Kalziummangel wirkt sich besonders empfindlich am intensiv tätigen Herzmuskel aus (EKG-Veränderung).
– Förderung der Blutgerinnung bei Blutungen. Aus diesem Grunde kann Transfusionsblut durch Entzug von Kalzium ungerinnbar gemacht werden (sog. Zitratblut).

Die Behandlung des Kalziummangels erfolgt diätetisch (Milch!), bei akuten Symptomen durch Injektion von Kalzium (intravenös, tief intramuskulär). Von großer Bedeutung für einen ungestörten Kalziumstoffwechsel ist die ausreichende Versorgung mit Vitamin D.

Rachitits, s. Abschnitt 14.5.4

Selten einmal kommt auch eine *Erhöhung des Kalziumspiegels* im Blut vor (Hyperkalzämie). Die Kinder zeigen Appetitlosigkeit, Verstopfung und Erbrechen. Behandlung: Weglassen von Vitamin D, kalkarme Nahrung (beim Säugling: adaptierte Milchnahrung), evtl. Kortikoide.

14.2 Kohlenhydratstoffwechsel

Der *Blutzuckerspiegel des Kindes* liegt bei 60–140 mg/100 ml und entspricht damit dem des Erwachsenen. *Neugeborene* können in den ersten Lebenstagen bis auf 30 mg/100 ml erniedrigte Werte aufweisen.

14 Krankheiten und Störungen des Stoffwechsels

Eine Verminderung des Blutzuckerspiegels wird *Hypoglykämie* genannt, eine Erhöhung *Hyperglykämie;* das letztere Symptom kennzeichnet insbesondere den nicht seltenen Diabetes mellitus.

Der Stoffwechsel der Kohlenhydrate ist eng mit dem Stoffwechsel der Fette verknüpft. So erklärt sich die vor allem bei hungernden Kindern gegebene Neigung zur Vermehrung der Ketonkörper (Azeton, Azetessigsäure im Blut); dadurch kann das Kind krisenhaft schwerst bedroht sein.

14.2.1 Hypoglykämien

Eine Verminderung des Blutzuckers bewirkt vor allem dann klinische Symptome, wenn sie abrupt erfolgt. Die Kinder zeigen

– Wesens- und Verhaltensänderungen: allgemeine Unruhe oder Apathie, Starrköpfigkeit, unklare Angst,

– Blässe, Schweißausbruch, hohe Pulszahl, Schwäche, Zittern,

– sie äußern Heißhunger, Kopf- u. Bauchschmerzen und

– können sogar in tiefe Bewußtlosigkeit und Krämpfe verfallen.

Treten schwere Anfälle mit Bewußtlosigkeit öfter auf, sind zerebrale Dauerschäden möglich (hypoglykämische Enzephalopathie).

Ursachen sind:

Regulationsstörungen des vegetativen Systems: So beobachtet man diese Zustände

– vor allem bei vegetativ und affektiv labilen Kindern, manchmal 3–4 Stunden nach größeren Mahlzeiten,

– mitunter speziell kurz nach eiweiß-(milch-)reichen Mahlzeiten (leucinempfindliche Hypoglykämie).

– Auch die Neugeborenen-Hypoglykämie, die gehäuft bei Frühgeborenen und Kindern von diabetischen Müttern auftritt, ist hier einzuordnen. Sie ist oft schwer erkennbar. Zittern und Unruhe der Kinder weisen darauf hin.

Insulinüberdosierung oder ungenügene Kohlenhydratzufuhr bei behandeltem Diabetes (s. Tab. 11).

Vermehrung der insulinproduzierenden Zellen in der Bauchspeicheldrüse (Inselzelladenom oder Inselzellenhyperplasie).

Organerkrankungen, die Einfluß auf die Insulinwirkung haben können, wie Enzephalitis, Leberzirrhose, Nebennierenrindenerkrankung.

Andere Störungen des Kohlenhydratstoffwechsels, wie die angeborene Unverträglichkeit von Fruktose oder Galaktose sowie die Glykogenspeicherkrankheit.

Tabelle 11 **Unterscheidung des diabetischen Komas vom hypoglykämischen Schock.**

	Coma diabeticum	hypoglykämischer Schock
Bewußtseinsverlust	allmählich (Stunden)	plötzlich (Minuten)
Anamnese	zuviel Kohlenhydrate, Weglassen des Insulins, Infektion	weniger Nahrung, Erhöhung der Insulindosis, Überanstrengung
Haut	trocken, gerötet	feucht, blaß
Atmung	vertieft, pausenlos (Kussmaul-Atmung)	normal
Puls	rasch, weich, klein	voll
Erbrechen	häufig	selten
Krämpfe, Zittern	fehlen	häufig
Blutzucker	hoch, über 130 mg/100 ml	tief, unter 45 mg/100 ml
Urin	sofort: Zucker +, Azeton + +, nach Stunden dergleichen	sofort: evtl. Zucker +, eventuell Azeton +, nach einigen Stunden: Zucker und Azeton ∅
Bei Entscheidungsschwierigkeiten injiziert der Arzt 10–20 ml einer Glukoselösung	keine Änderung des Bildes	Patient wacht auf, zumindest erhebliche Besserung

Die Reichhaltigkeit der Entstehungsbedingungen macht verständlich, daß die Grundlage einer beobachteten Hypoglykämie oft erst spät diagnostiziert wird.

Zur **Behandlung** des akuten Zuckermangels werden Kohlenhydrate gegeben. In leichten Fällen reicht ein Stück Brot oder eine Banane, in schwereren ist Traubenzuckerinjektion nötig, bis die Symptome verschwinden. Auf Dauer ist es wichtig, kohlenhydratreiche Nahrung auf zahlreiche Einzelmahlzeiten über den Tag zu verteilen, im übrigen muß die mitunter schwierige Vorsorge vor erneuten bedrohlichen Zuständen von der nachgewiesenen Grundlage ausgehen.

14.2.2 Azetonämisches Erbrechen

Fast ausschließlich bei Kleinkindern kommt es zu gehäuftem, unstillbarem Erbrechen. Die Kinder machen einen mitgenommenen Eindruck, sind apathisch und appetitlos. Die Haut ist meist blaß, die Wangenfarbe in fortgeschrittenem Stadium hektisch rot, die Augen sind umrändert (haloniert). Die Atemluft hat den obstartigen Azetongeruch.

Ursache ist eine schwere Stoffwechselstörung, wobei in reichlichen Mengen Azetessigsäure und Azeton entstehen. Diese Stoffe führen zur Säuerung des Blutes (Azidose). Harn: Azetonprobe positiv. Nur wenn durch das intensive Erbrechen und den damit verbundenen Chloridverlust eine Alkalisierung des Blutes (Alkalose) eingetreten ist, wird die Atmung flach, „oberflächlich". Die Bewußtseinsstörung kann in Ausnahmefällen bis zum Koma gehen, dann „große" Atmung (= Kussmaul-Atmung). Krämpfe können durch Abfall des Blutzuckers bedingt sein. *Auslösende Bedingungen:* Bindung an das Kleinkindesalter, oft bei psychisch und vegetativ labilen, überbehüteten Einzelkindern oder bei Nachkömmlingen, Infekte.

Die **Behandlung** bekämpft

in erster Linie die Stoffwechselstörung

– durch Sedierung oder ein brechreizstillendes Mittel,

– durch kontinuierliche, geduldige Zufuhr von kochsalz-, kalium- und traubenzuckerhaltigen Getränken, z. B. eine eisgekühlte Mischung von ⅓ physiologischer Kochsalzlösung, ⅓ Orangensaft und ⅓ Tee mit 10%igem Traubenzucker,

– bei schwerer Azetonämie und anhaltendem Erbrechen durch Infusion von Glukose, Fruktose und Salzlösungen,

in zweiter Linie die auslösenden Ursachen, den Infekt und – vor allem bei wiederkehrenden Attacken von azetonämischem Erbrechen – die möglichen psychischen (Mit-)Auslöser. Oft hören die Kinder schon unter dem Milieuwechsel vom Elternhaus in die Klinik auf zu erbrechen. Wegen der Schwere vieler azetonämischer Krisen ist Klinikaufnahme in vielen Fällen unumgänglich.

14.2.3 Diabetes mellitus

Der Diabetes (Zuckerharnruhr) beruht auf Insulinmangel, also auf einer Funktionsschwäche der Bauchspeicheldrüse (genauer: des endokrinen Inselapparates des Pankreas). Diabetes ist auch unter Kindern eine häufige Krankheit (5000 in der Bundesrepublik). Er zeigt sich meist in der Präpubertät oder Pubertät, gelegentlich schon im Säuglingsalter. In manchen Fällen ist eine familiäre Erblast erkennbar. Für die Manifestierung spielen oft Infekte und besondere seelische Belastungen eine Rolle.

Die **Symptome** des unbehandelten oder des behandelten, aber entgleisten Diabetes sind

– großer Appetit, Durst,

– Harnflut, nächtliches Wasserlassen,

– Abmagerung, körperliche und geistige Leistungsschwäche,

– Resistenzschwäche gegen bakterielle Infekte, vor allem an der Haut,

- Zuckerausscheidung im Harn, starke Erhöhung des Blutzuckerspiegels bis aufs 8fache des normalen Wertes,
- Azeton im Blut, im Harn und in der Atemluft (obstartiger Geruch),
- häufig sogar das diabetische Koma, wobei zu den obengenannten Zeichen noch Zeichen der Austrocknung des Körpers (langsam verstreichende Hautfalten, eingesunkene Augäpfel) und eine Störung des Bewußtseins von schwerer Apathie („Präkoma") bis zur Reaktionslosigkeit dazukommen (s. Tab. 11, S. 154).

Die besonderen **Schwierigkeiten der Behandlung** liegen

im kindlichen Stoffwechsel, der nicht nur der Erhaltung der Körpersubstanz und der Energieproduktion, sondern auch noch dem Wachstum dienen muß. Da in der Pubertät, hormongesteuert, sexuelle Ausreifungsvorgänge dazukommen, liegt gerade in dieser Zeit eine besonders schwierige Behandlungsphase.

in der Tatsache, daß der kindliche Diabetes ein *Insulinmangeldiabetes* ist, daher eine Tablettenbehandlung mit Antidiabetika nicht möglich und ohne Injektionen nicht auszukommen ist.

in der kindlichen Wesensart, im kindlichen Temperament, weswegen die Berechnung der benötigten Kalorien für die Muskelleistung des Körpers schwieriger ist, und im Mangel an Vernunft und Disziplin, der hier häufiger als beim Erwachsenen eine verabredete Diät durchbricht.

Gelingt es aber, einen Diabetes gut einzustellen, sind die körperliche und intellektuelle Leistungsfähigkeit sowie die sexuelle Entwicklung des Kindes normal. Dann ist ein Diabetiker nicht „krank", sondern „bedingt gesund", d. h. gesund mit den Einschränkungen der Lebensweise, die auferlegt sind und befolgt werden. Die Kinder holen ihren Gewichtsverlust auf, Appetit und Durst regulieren sich ins normale Ausmaß zurück. Anfänglich werden hohe Insulinmengen benötigt, die dann im Verlaufe von Wochen bis auf geringere Mengen reduziert werden können. Die mittlere Lebenserwartung der Diabetiker ist gegenüber früher um Jahrzehnte verbessert. Sie ist im Einzelfall von der Güte der Stoffwechseleinstellung abhängig. Die besonderen *Gefahren* sind schwerste Stoffwechselentgleisungen unter dem Bilde des diabetischen Komas, Infekte, u. a. Tuberkulose, in späteren Jahren die Blutgefäßveränderungen, die sich vor allem als Augen- und Nierenleiden zeigen.

Nicht unterschätzt werden darf die besondere *seelische Belastung,* unter der auch ein Kind mit Diabetes steht. Die Vorstellung, chronisch krank und minderwertig zu sein, die täglichen Insulin-Injektionen, die häufigen ambulanten und klinischen Stoffwechselkontrollen, die strenge Regelung des Tagesablaufes und die entsagungsreiche Diät bedeuten eine große Belastung, und nur unter besonnener, verständnisvoller Führung durch den Arzt und die Schwestern und unter liebevoller, aber nicht verhätschelnder oder bemitleidender Fürsorge der Familie sind seelische Fehlhaltungen zu vermeiden oder im Ausmaß gering zu halten. Um die Abhängigkeit möglichst klein zu halten, soll man schon 6jährige Kinder die Spritztechnik lehren und Schulkinder mit Austauschtabellen und Schnelltests vertraut machen. Kindergärtnerin, Lehrer, Arbeitgeber, Leiter von Jugendgruppen müssen unbedingt über die Krankheit des Kindes orientiert sein.

Als beste Behandlung für das Kind hat sich eine geregelte *Diät* unter großzügiger Anwendung von *Insulin* entwickelt. Größte Bedeutung hat ausgiebige körperliche Bewegung *(Muskeltätigkeit)*.

Diät. Die *Nahrungsmenge* richtet sich nach dem Brennwertbedarf (Kalorien-, Joule-Bedarf) des Alters (Tab. 37, S. 478) und setzt sich zu etwa 20% aus Eiweiß, zu 35% aus Fetten und zu 45% aus Kohlenhydraten zusammen. Das Kind erhält am besten *5 Mahlzeiten,* die etwa zum gleichen Zeitpunkt täglich eingehalten werden sollen, z. B.

7.00 Uhr 1. (großes) Frühstück,

10.00 Uhr 2. Frühstück (z. B. in der ersten Schulpause),

11.30 Uhr 3. Frühstück (z. B. in der zweiten Schulpause),

13.00 Uhr Mittagsmahlzeit (bei Schulkindern auch etwas später),

15.30 Uhr Zwischenmahlzeit,

18.30 Uhr abendliche Hauptmahlzeit,

20.00 Uhr Spätmahlzeit.

Die Diät soll einem Kind entsprechen und abwechslungsreich sein. Daher sind sogenannte *Austauschtabellen* (s. Tab. 28, S. 419) eine große Hilfe; schon das größere Diabeteskind kann erzogen werden, sie strikt zu beachten, sie aber auch freizügig zu benutzen. *Entwurf einer Diät* s. S. 416.

An **Insulinen** stehen heute verschieden lang wirkende Präparate zur Verfügung, so daß den individuellen Erfordernissen in der Regel leicht entsprochen werden kann (Tab. 12). Die Einstellung erfolgt mit *(Alt-)Insulin,* das schnell und intensiv, aber nur für einige Stunden wirkt; daher sind 3 × täglich Injektionen 15 Min. vor den Hauptmahlzeiten nötig. Der Übergang auf das *Depot-Insulin* mit seiner langsam einsetzenden, aber langanhaltenden Wirkung erlaubt manchmal, mit einer einzigen morgendlichen Injektion auszukommen; in der Regel braucht man aber zwei Injektionen, einmal morgens nüchtern, einmal abends vor der abendlichen Hauptmahlzeit (jeweils 30 Min. vor der Mahlzeit). *Komb-Insuline* setzen sich aus Alt-Insulin und Depot-Insulin zusammen. Wichtig: bei geringstem Verdacht auf eine hypoglykämische Situation darf kein Insulin gespritzt werden (die Schwester muß sofort den Arzt benachrichtigen, sofort Blutzuckertest bestellen).

Für die *Spritztechnik* hat die Schwester folgendes zu beachten und den Eltern sowie möglichst früh auch dem kranken Kind beizubringen:

Tabelle 12 **Insulintypen**

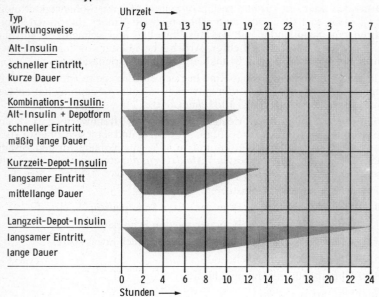

- Fläschchen mit Langzeitinsulinen gut schütteln, um gleichmäßige Verteilung des Insulins in der Lösung herbeizuführen.
- Gummiverschluß des Insulinfläschchens – der nie entfernt werden darf! – mit Watte- oder Mullbausch plus Desinfektionsmittel abreiben.
- Stempel der Spritze bis zu der Marke zurückziehen, die der vorgesehenen Insulinmenge entspricht. In dieser Stempelstellung Gummistopfen des aufrechtstehenden Fläschchens mit der Nadel durchstoßen, bis die Nadelspitze im Flaschenhals gerade sichtbar ist. Dann Stempel bis zum Anschlag vorschieben und damit Luft in das Fläschchen drücken. Fläschchen mit Spritze anschließend sofort auf den Kopf stellen und Spritzenstempel erneut bis zur gewünschten Marke zurückziehen. Dabei füllt sich die Spritze mit der erforderlichen Menge Insulin. Strömt gleichzeitig Luft in die Spritze, so sitzt die Nadel nicht fest genug. Dann die Nadel aus dem Fläschchen herausziehen, gut befestigen, Luft bei senkrecht nach oben zeigender Nadel entfernen und das Aufziehen wiederholen. Von dem bereits in der Spritze befindlichen Insulin darf nichts mehr in das Fläschchen zurückgedrückt werden!
- Ort der Injektion oft wechseln, um Resorptionsungenauigkeit zu verhindern. Zweckmäßige Einstichstellen sind die Vorder- und Außenseiten der Oberschenkel und die Bauchwand. Die Haut wird vorher desinfiziert. Die Injektion erfolgt ins subkutane Gewebe (Technik s. S. 395).
- Alle Insulin-Präparate kühl aufbewahren, jedoch vor Frost schützen.

- Als Spritzen werden heute in der Regel Einmalspritzen mit kleinem Zylindervolumen genommen. Ihre Handhabung ist einfach und hygienisch am sichersten.

Im Krankenhaus erfolgt die **Überwachung** des Zuckerstoffwechsels durch Blutzuckerbestimmung vor den Hauptmahlzeiten (je nach Fall auch zu anderen Zeiten), durch laufende Urinzuckerbeurteilung und durch Prüfung der Azetonausscheidung im Harn. Der Harn wird am besten in 3 Portionen gesammelt (6–12 Uhr, 12–18 Uhr; 18–6 Uhr).

Als *Zeichen einer guten Einstellung* gelten für das diabetische Kind:
- Nüchternblutzucker bis 100 mg/100 ml, im Tagesverlauf ein Blutzuckerniveau zwischen 90 und 160 mg/100 ml, normaler Hb Alc-Wert,
- Harn: keine Azetonausscheidung, Zuckerausscheidung bis höchstens 10 g am Tag,
- körperliches Normalgewicht. Ohne Hunger ist das Kind mit der Nahrungsmenge zufrieden.

Tab. 13 faßt zusammen, was Kindern mit Zuckerkrankheit eingeprägt werden muß.

Tabelle 13 **Was Kindern mit Diabetes eingeprägt werden muß.**

1. Auch ein Diabetiker ist ein **voll leistungsfähiger Mensch.**
2. Alle **Anweisungen des Arztes** im Hinblick auf Diät, Insulin und körperliche Bewegungen müssen genau eingehalten werden.
3. Auch das Kind soll mit seiner Krankheit **selbständig** leben, pünktlich sich selbst spritzen, Diätpläne selbständig einhalten, über Austauschmöglichkeiten in der Nahrung Bescheid wissen, Urinkontrollen auf Zucker und Azeton, möglichst auch die Blutzuckerkontrollen selbst durchführen.
4. Sorgfältiger Umgang mit Spritzen und Nadeln! Saubere **Injektionstechnik!** Injektionsort regelmäßig wechseln!
5. Bei Änderungen der durchschnittlichen **Lebensweise** (Schulausflug, Sportstunden) Insulin und Nahrung entsprechend abstimmen.
6. Auf körperliche **Sauberkeit** peinlich genau achten.
7. **Verletzungen** auch kleiner Art vermeiden, **Hautentzündungen** sofort dem Arzt zeigen.
8. Bei **Störungen des Wohlbefindens während des Schulunterrichts** (Zeichen der Unterzuckerung: Bauchschmerz, schneller Puls, Schweißausbruch, Unruhe mit Angst, Heißhunger, Kopfschmerzen, Zittern, Schwindelgefühl, träges Denkvermögen) sich vertrauensvoll an den Lehrer wenden, dabei auf Diabetes verweisen. Lehrer muß überhaupt orientiert sein.
9. Stets ein Stück Brot oder Zucker für Phasen von **„Unterzuckerung" (Hypoglykämie)** bei sich tragen.
10. **Ausweis** mit Name, Wohnung, Telefon der Eltern, Diagnose, Insulindosis und Name des Hausarztes immer einstecken.

Diabetiker werden mindestens alle 4–8–12 Wochen ärztlich kontrolliert (Hausarzt oder Diabetiker-Ambulanz an größeren Kliniken). Mindestens alljährlich ist eine genaue Durchuntersuchung einschließlich Tuberkulintestung und augenärztlicher Untersuchung angezeigt. Die Eltern oder die kranken Kinder müssen selbst Urinkontrollen auf Zucker und Azeton und Blutzuckerbestimmungen durchführen (Teststreifen).

Die **Komabehandlung** bei Diabetes kann nur in einem Krankenhaus unter laufender Blutzuckerkontrolle erfolgen. Innerhalb von Stunden muß die gefährliche Stoffwechselsituation beherrscht werden. Mehrfach wird Altinsulin injiziert. Anfangs werden Salzlösungen, später Salz- und Zuckerlösungen infundiert. Sehr wichtig ist dabei die schnelle Beseitigung der Hypokaliämie und der Azidose. Die Schwester sorgt für einwandfreie warme Lagerung des manchmal unruhigen Kindes (Dekubitusgefahr, Unterkühlungsgefahr), überwacht die Dauertropfinfusion, Atmung und Puls, registriert die Ausscheidungen und achtet auf hypoglykämieverdächtige Zeichen. Sobald das Kind trinkt, können Fruchtsäfte und gesüßter Tee nach genauer Anordnung vorsichtig mit dem Löffel gegeben werden.

Hypoglykämie bei Insulinbehandlung, Symptome und Behandlung s. in Abschnitt 14.2.1.

14.2.4 Angeborene Störungen

Glykogenspeicherkrankheit (Glykogenose). Durch eine Enzymstörung entsteht eine krankhafte Speicherung von Glykogen in Leber, Niere und Herz unter Vergrößerung dieser Organe. Die Kinder sind dick, auch im Gesicht („puppenartiges Aussehen"), minderwüchsig und appetitlos. Da sie zu Hypoglykämie und Azidose neigen, muß die Nahrung kohlenhydratreich sein.

Pfaundler-Hurler-Krankheit (Dysostosis multiplex, Gargoylismus). Es handelt sich um eine Speicherkrankheit (vor allem Mukopolysaccharide) mit Zwergwuchs, Schwachsinn, Schwerhörigkeit, Leber- und Milzvergrößerung. Das grobe Gesicht erinnert an die Wasserspeier an gotischen Domen (Gargoyl) und wurde namengebend. Die Extremitäten sind plump verkürzt, die Hände tatzenartig groß. Die meisten Kinder sterben vor dem 10. Lebensjahr. Behandlungsmöglichkeit ist nicht bekannt. Große Ähnlichkeit besteht zur Morquio-Krankheit.

Galaktose-Intoleranz (Galaktosämie). Die Galaktose der Nahrung (Milchzucker s. Tab. 14) kann nicht verwertet werden. Es kommt zur Schädigung des Gehirns (Schwachsinn), der Leber (Zirrhose) und der Augen (Katarakt). Unter Anstieg der Galaktose im Blut fällt der Blutzuckerspiegel erheblich ab, ohne daß es aber gewöhnlich zu hypoglykämischen Krämpfen kommt. Die schwersten Formen erscheinen schon in der 1. Lebenswoche mit Beginn der Milchzufuhr unter dem Bilde von Erbrechen, Durchfall, Gewichtsverlust, Nahrungsverweigerung, Gelbsucht und Lebervergrößerung. *Therapie:* Bei galaktosefreier Ernährung gedeihen die Kinder ungestört. Milch und Milcherzeugnisse (auch Butter) müssen vermieden werden. Ein Suchtest in der Art des Guthrie-Testes auf Phenylketonurie wird in einigen Ländern in den ersten Lebenstagen zur Frühdiagnostik durchgeführt (auf etwa 40 000 Neugeborene 1 Fall mit Galaktose-Intoleranz).

Die **Fruktose-Verwertungsstörung** hat große Ähnlichkeit mit der Galaktose-Intoleranz (vgl. Tab. 14). Nach Genuß von fruchtzuckerhaltigen Speisen (Rohrzucker,

14 Krankheiten und Störungen des Stoffwechsels

Tabelle 14 **Chemische Ordnung der Kohlenhydrate**

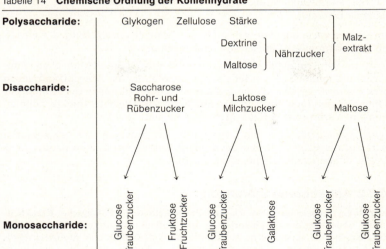

Honig, Früchte, Karotten) steigt der Fruktosespiegel im Blut an, der Blutzucker fällt. Die Kinder zeigen Apathie bis Somnolenz, heftiges Erbrechen, Blässe, Schweißausbruch und kalte Extremitäten. Die akute Behandlung besteht in Trinkenlassen oder Injektion von Traubenzucker. Bei früher Diagnose und konsequentem Vermeiden von fruktosehaltigen Nahrungsmitteln ist die Prognose gut.

14.3 Eiweiß- und Aminosäurenstoffwechsel

Eiweiß wird für die Struktur der Körperzellen unter Mitwirkung der Nukleinsäuren aus Aminosäuren aufgebaut, die der Organismus zum Teil der Nahrung entnehmen muß, da er sie nicht synthetisieren kann (essentielle Aminosäuren). Mit Hilfe der Methoden der Elektrophorese und Chromatographie werden heute die Störungen des Eiweiß- und Aminosäurenstoffwechsels exakt zugänglich.

14.3.1 Eiweißmangel

Mangelhafte Ernährung ist eine erste Bedingung für Dystrophie und niedrigen Eiweißspiegel im Blut *(= Hypoproteinämie)*. Dieses Bild entstand früher häufig bei zu milcharmer Ernährung *("Mehlnährschaden");* es wird heute noch in unterentwickelten Ländern beobachtet und ist bei Negerkindern als Kwashiorkor besonders bekannt geworden. Hypoproteinämie entsteht ferner bei starkem Eiweißverlust nach außen (Nephrose, Eiweißverlust bei Darmwanderkrankungen, großflächige Verbrühungen, schwere nässende Ekzeme).

Unter *Dysproteinämie* versteht man eine Mengenverschiebung der einzelnen Eiweißarten des Blutes (Albumine, Globuline).

Beim *Antikörpermangelsyndrom (Immunparese)* ist durch Mangel an Gammaglobulin und/oder eines Teils der Betaglobuline die Abwehrkraft gegen Infekte schwer gestört, da die genannten Eiweißfraktionen die Antikörper (Immunkörper IgG, IgA, IgM) enthalten. Sonst leichte Infekte nehmen dann einen schweren Verlauf. Mehr in Abschnitt 18.13.

Hyper-Aminoazidurie ist eine vermehrte Ausscheidung von Aminosäuren im Harn, die beim Neugeborenen physiologisch, bei älteren Kindern aus verschiedenen Krankheitsursachen auftritt.

14.3.2 Angeborene Störungen

Phenylbrenztraubensäure-Schwachsinn, Phenylketonurie, Föllingsche Krankheit.
Bei der Bedeutung der Eiweißkörper für den Aufbau der Strukturen des zentralen Nervensystems ist verständlich, daß eine Reihe von Aminosäuren-Stoffwechselstörungen zu Schwachsinn und Krämpfen führt. Die wichtigste Krankheit ist die vererbbare Föllingsche Krankheit, bei der die Aminosäure Phenylalanin nicht zu Tyrosin umgewandelt werden kann. Sie ist heute auch deshalb besonders herauszuheben, weil durch eine Frühdiagnose und Frühbehandlung die schweren Krankheitsfolgen verhindert werden können. Häufigkeit: 1 Kind auf 8000 Neugeborene. Phenylalanin und dessen Abbauprodukte (vor allem Phenylbrenztraubensäure) häufen sich im Blut und im Gewebe, sie werden auch durch den Harn ausgeschieden. Nachweis: im Blut mit Hilfe des Guthrie-Testes, der schon ab dem 5. Lebenstag vorzunehmen ist, nachdem das Kind einige Tage lang Milchnahrung erhalten hat (Abb. 25).

Klinisches Bild. Das äußere Bild dieser Kinder ist sehr charakteristisch. Über 90% der Fälle sind pigmentarm, hellblond und blauäugig. 30% haben Ekzeme. Viele fallen durch Ratten-, Raubtierstall- oder Pferdestallgeruch des Körpers und des Harnes auf. Der Schwachsinn wird in der Regel erst im 2. Lebenshalbjahr bemerkbar. Jedes 2. Kind hat Krämpfe.

Die *Behandlung* erfolgt mit einer Diät, die in ihrem Eiweißanteil nur das notwendige Minimum von Phenylalanin gestattet (15–25 mg/kg/Tag, das Doppelte beim Säugling). Man verwendet, um die nötigen anderen Aminosäuren zuzuführen, hauptsächlich ein phenylalaninfreies Eiweißhydrolysat. Das Umstellen der Kinder auf diese monotone und im Geschmack wenig angenehme Kost gelingt mit Geschick und Konsequenz nach einigen Wochen. Das verwendete, sehr teure Präparat ist vom Erfolg her gut zu begründen: Beginnt die Behandlung in den ersten 3–4 Lebensjahren, kann der geistige Entwicklungsstand erheblich angehoben werden, je früher, um so mehr. Kann die Behandlung gleich nach der Geburt einsetzen, ist die Entwicklung normal oder fast normal. Nach dem 5. Lebensjahr ist die Hirnstruktur so weit ausgereift, daß die Diät ohne Schaden gelockert werden kann.

Albinismus. Diese erbliche Stoffwechselstörung beruht auf einem Unvermögen zur Melaninbildung. Durch Fehlen von Pigment ist daher die Haut auffallend weiß, sehr empfindlich gegen Sonnenstrahlen, das Haupthaar hellgelb. Durch die pigmentlose

14 Krankheiten und Störungen des Stoffwechsels

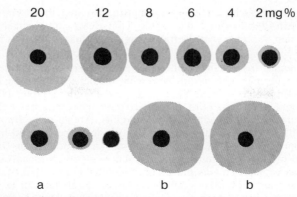

Abb. 25 **Phenylalanintestplatte nach Guthrie.** In der oberen Reihe die Standardbluttropfen mit ansteigender Phenylalaninkonzentration. Je mehr Phenylalanin vorhanden, um so besser das Bakterienwachstum (Hofbildung). In der unteren Reihe zwei positive Fälle (b), ein verdächtiger Probandenblutstropfen (a), sonst unauffällige Proben.

Regenbogenhaut scheint die rote Aderhaut hindurch. Die Sehschärfe ist durch Streulicht beeinträchtigt. Sonnenlicht muß durch eine Sonnenbrille abgeschirmt und die Haut durch Salben entsprechend geschützt werden.

Bei der **Zystinkrankheit** unterscheidet man

Zystinurie, wobei es zur Vermehrung von Zystin (sowie von Arginin und Lysin) im Harn unter Bildung von Zystinsteinen in den Harnwegen kommt, und

Zystinose (Zystinspeicherkrankheit), bei der Zystin in vielen Geweben, vor allem in Milz, Knochenmark und Hornhaut, abgelagert wird und die Kinder nicht gedeihen. Sie sterben schon in den ersten Lebensjahren an Infekten oder an Urämie, falls sie nicht zystinarm ernährt werden können. Ein Ausgleich der Störung des Wasser- und Elektrolythaushaltes wird mit Alkaligaben (Natriumzitrat) und hohen Dosen von Vitamin D versucht.

14.4 Fett- und Lipidstoffwechsel

14.4.1 Alimentäre Fettsucht, Adiposogigantismus

Der häufigste Typ der Fettsucht ist die alimentäre Fettsucht (Mastfettsucht). Meist tritt sie in der Präpubertät auf, gelegentlich mit Überlänge verbunden (Adiposogigantismus). Das Sollgewicht kann bis zum Doppelten gesteigert sein. X-Beine, Senkfüße und Rückenschmerzen sind oft die Folge. Zweifellos spielen konstitutionelle Faktoren (Vererbung) eine Rolle. Entscheidend ist eine mengenmäßig übertriebene und in der Bevorzugung der Kohlenhydrate auch qualitativ ungünstige Nahrung. Viele der gutmütigen, seelisch unausgeglichenen, meist introvertierten Kinder haben psychische Lebensschwierigkeiten (ungünstige Stellung in der Geschwisterreihe, Überforderung durch die Schule, Hänseleien ihrer Umgebung). Im Essen finden sie eine Art Befriedigung und Entspannung („Kummerspeck").

Die *Behandlung* besteht in eiweißreicher, sehr fettarmer und kohlenhydratarmer Kost, geringer Salzzufuhr, Anregung zu intensiver körperlicher Betätigung (Gymnastik, Turnen, Radfahren) und Psychotherapie: Heben des Selbstwertgefühls durch Förderung wertvoller schöpferischer Eigenschaften, Ermunterung und geduldiges Verständnis, Abbau einer Bevorzugung von Geschwistern. Wird der Ehrgeiz des Kindes angeregt und bei Erfolg mit Lob nicht gespart, ist viel zu erreichen. Der Erfolg einer Diät hängt davon ab, ob das Kind mit der gegebenen Kost satt wird und sich wohl fühlt. Es ist besser, den Geschmack nach Kohlenhydraten (Kuchen, Süßigkeiten) ganz auf Eiweißkost umzugewöhnen, als ab und zu (z. B. „weil Sonntag ist") den ungebremsten Genuß zu erlauben. Dem Kind wird viel erleichtert, wenn – wie so oft – auch die Mutter wegen der gleichen Ursache die Diät auferlegt bekommt. Erlaubte und zu meidende Nahrungsmittel sowie Vorschlag eines Tagesplanes s. S. 414.

14.4.2 Speicherkrankheiten

Unter der Bezeichnung *Lipidosen (Lipoidosen)* faßt man Stoffwechselstörungen zusammen, bei denen Neutralfette oder fettähnliche Stoffe in pathologischer Menge im Blut oder in pathologischer Lagerung in Geweben angetroffen werden. Die Behandlung ist fast immer hoffnungslos.

Bei der *infantilen amaurotischen Idiotie (Tay-Sachssche Krankheit)* handelt es sich um eine Speicherkrankheit des Gehirns und der Retina (Sehhaut des Auges). Sie wird wahrscheinlich rezessiv vererbt.

Die *Niemann-Picksche Krankheit* führt regelmäßig noch in den ersten 2 Lebensjahren unter völligem geistigen und körperlichen Verfall zum Tode. Schwellung von Leber und Milz, häufiges Erbrechen, auch Durchfälle, Spastik der Muskulatur oder vollständige Hypotonie, schließlich Blindheit sind die Symptome.

Bei der von Gaucher beschriebenen Krankheit *(Morbus Gaucher)* erfolgt die Speicherung in den Zellen des retikuloendothelialen Systems (Leber, Milz, Lymphknoten und Knochenmark) und im Gehirn. Die Zellen lassen sich im Mark und in der Milz leicht nachweisen. In der Behandlung hat die Entfernung der erheblich vergrößerten Milz eine gewisse Bedeutung, weil sich dann die Symptome der Knochenmarksschwäche (Anämie, Verminderung der weißen Zellen und der Thrombozyten) bessern. Der Verlauf geht über Jahre und Jahrzehnte.

14.5 Vitaminmangelkrankheiten

Die Vitaminmangelkrankheiten in ihrem verschiedenen Ausmaß *(Hypo- oder A-Vitaminose)* können

- durch mangelndes Angebot in der Nahrung oder
- durch unzureichende Resorption aus dem Darm entstehen.

14 Krankheiten und Störungen des Stoffwechsels

Vitamine sind im Stoffwechsel benötigte Substanzen, die der Körper nicht selbst aufbauen kann. Besonders groß ist die Gefahr einer Hypo-Vitaminose bei der künstlichen Säuglingsernährung. Bei einigen Vitaminen (A und D) führt auch eine *Überdosierung* zu Störungen *(Hyper-Vitaminose)*. Für die Resorption der sog. fettlöslichen Vitamine A, D, E und K sind Fettsäuren als Vehikel nötig. Bei länger dauernder, fettfreier Ernährung müssen diese Vitamine also eventuell injiziert werden.

14.5.1 Vitamin A

Vitamin A (Axerophthol) kommt im Eigelb und in tierischen Fetten (Milch, Lebertran) in großen Mengen vor, nicht in Pflanzenölen. Praktisch wichtig ist es, daß das Karotin von Blatt- und Wurzelgemüsen (u. a. Karotten) durch Darmenzyme in Vitamin A zerlegt werden kann. Vitamin A wird in der Leber gespeichert. Zeichen des A-Mangels sind:

blasse (= dicke), trockene Haut.

Austrocknung von Schleimhäuten. Durch Störung der Tränendrüsentätigkeit trocknet das Epithel der Hornhaut und der Konjunktiva (Xerophthalmie, Augendarre). Die Hornhaut ist mehr oder weniger stark getrübt, sie neigt zur Erweichung (Keratomalazie), Perforation mit Abfluß des Kammerwassers und Infektion. Das Auge wird bleibend blind.

Nachtblindheit, da Vitamin A beim Aufbau des Sehpurpurs benötigt wird.

Die beste **Prophylaxe** ist eine vernünftige Ernährung, in der die obengenannten Vitamin-A-Träger ausreichend enthalten sind. Zeichen einer reichlichen Karottenzufuhr bei Säuglingen ist der Karotinikterus, der von der echten Gelbsucht leicht abzugrenzen ist; das Augenweiß bleibt dabei frei.

14.5.2 Vitamin-B-Gruppe

Mangel an **Vitamin B_1** (Aneurin) führt zu Störungen im Kohlenhydratstoffwechsel und zum Krankheitsbild der Beriberi (Lähmungen).

Unter dem Begriff **Vitamin B_2** werden heute mehrere Stoffe zusammengefaßt. Bei *Riboflavin-(Laktoflavin-)Mangel* entstehen Rhagaden und Entzündungen der Mundschleimhaut. Der **PP-Faktor** (Nikotinsäure) verhindert die Pellagra (Hautrötung und Bläschenbildung). **Pantothensäure** wird zur Förderung der Wundheilung eingesetzt. **Folsäure** wird in der Nukleinsäuresynthese gebraucht. Mangel führt zur megalozytären Anämie. Anti-Vitamine der Folsäure (Folsäureantagonisten, z. B. Amethopterin = Methotrexate) werden wegen ihrer Hemmwirkung in der Behandlung der Leukämie eingesetzt.

Mangel an **Vitamin B_6** (Pyridoxin u. a.) kann bei Neugeborenen Ursache von Krampfanfällen sein. Bei tuberkulösen Kindern, die mit INH (Isonikotinsäurehydrazid = Neoteben) behandelt werden, treten durch B_6-Mangel nicht selten Nervenschmerzen (Polyneuritis) auf; deshalb wird in der Regel gleichzeitig mit INH Vitamin B_6 gegeben.

Durch **Vitamin B_{12}** (Antiperniziosafaktor) wird die perniziöse Anämie behandelt. Insgesamt sind Mangelzustände im Bereich der Vitamin-B-Gruppe beim gesunden, normal ernährten Organismus äußerst selten.

14.5.3 Vitamin C

Durch Vitamin-C-Mangel entsteht bei Säuglingen die **Möller-Barlow-Krankheit,** die man beim Erwachsenen **Skorbut** nennt. Der junge Organismus bildet etwas andere *Krankheitszeichen* aus:

erhöhte *Infektanfälligkeit,*

schwere *Schmerzhaftigkeit* der Gliedmaßen, so daß die Kinder einerseits auffällig bewegungsarm daliegen und mit ängstlichem Gesichtsausdruck jede Annäherung verfolgen, andererseits aber bei der leichtesten Berührung oder Erschütterung zusammenzucken („Hampelmann-Phänomen"). Grundlagen der Schmerzen sind die schweren *Blutungen* (Hämatome) unter der Knochenhaut und in den Weichteilen, vor allem der Beine. Ferner können einzelne petechiale Hautblutungen, leichtes Nierenbluten und Anämie entstehen. Am Kiefer entstehen auch Zahnfleischblutungen.

Wichtiges Zeichen ist der skorbutische *Rosenkranz,* eine Abknickung im Rippenverlauf beim Brustbein.

Bei den kranken Kindern handelt es sich fast immer um Säuglinge im 2. Lebenshalbjahr, die ohne Obstsäfte und Gemüse, dabei aber mit zu lange gekochter Milch oder der sog. Sterilmilch ernährt wurden.

Für die *Verhütung* sind Obstsäfte und Gemüse wichtig. Die *Behandlung* erfolgt durch Vitamin-C-reiche Kost, Injektionen und Tabletten. Bei Infekten ist der Vitamin-C-Bedarf etwa 10mal größer; diese Tatsache erklärt auch, daß bei einem akuten Infekt aus einem latenten Vitamin-C-Mangel plötzlich das schwere Krankheitsbild entsteht.

14.5.4 Vitamin D

Vitamin D erfüllt nicht ganz die Definition eines Vitamins. Es kann auch unter der Wirkung von Ultraviolett-Strahlen (Sonne, UV-Lampe) in der menschlichen Haut aus der Vorstufe Dehydrocholesterin gebildet werden. Die gegebene Menge reicht aber nicht aus; daher ist Zufuhr mit der Nahrung (etwas in Eigelb, Milch und Butter), im Säuglingsalter auch noch medikamentöse Versorgung vonnöten.

Vitamin D fördert die Kalziumresorption aus dem Darm, erhöht das Kalkbindungsvermögen in den Wachstumszonen der Knochen und sorgt, zusammen mit der Nebenschilddrüse, für eine ausreichende Kalziumversorgung des Blutes, der Muskeln, des Herzens und des Nervensystems.

Rachitis. Die Rachitis ist als Vitamin-D-Mangelkrankheit eine Erkrankung des wachsenden Kindes. Früher trat sie wie eine Seuche als Ursache schwerer, bleibender Verbiegungen der Extremitäten und der Wirbelsäule (Buckel) auf. Mindestens in leichter Form war jedes Kind betroffen. Viele Säuglinge starben an Kalkmangelkrämpfen.

Das *klinische Bild* setzt sich zusammen aus:

Zeichen am Knochensystem, die durch mangelnde Kalkeinlagerung in die noch weiche Knochengrundsubstanz zu erklären sind:

- Weichheit der Schädelknochen, vor allem am Hinterhaupt (Kraniotabes),
- große offene Fontanelle, verzögerter Fontanellenschluß,
- rachitischer Rosenkranz, d. h. Auftreibungen an den Rippenenden nahe dem Brustbein,
- Verformungen des Schädels (Plattschädel, Quadratschädel, Schiefkopf), des Brustkorbes (Glockenform, Furche in Höhe des Zwerchfellansatzes), der Wirbelsäule (Skoliose, Kyphose) und der Beine (beim älteren Säugling),
- Neigung zu Frakturen,
- verspäteter Durchbruch der Milchzähne.

Ein Teil der Deformierungen bleibt auch nach Ausheilung der Rachitis. Die Zähne des bleibenden Gebisses können in dem Ausmaß Kalkmangel und Schmelzdefekte zeigen, wie die Zeiträume der Zahnbildung und der Rachitis zusammenfallen; bekanntlich werden einige bleibende Zähne schon im Säuglingsalter gebildet.

Zeichen am Nervensystem, die ebenfalls durch den niedrigen Kalkspiegel, aber auch durch ein Mißverhältnis zwischen Kalk- und Phosphatspiegel erklärt sind; die Situation ist vor allem in der beginnenden Heilungsphase gegeben und wegen der zunehmenden Sonnenbestrahlung vor allem im Januar und Februar zu beobachten. Es sind

latente Spasmophilie = zur Vorsicht mahnende Symptome einer gesteigerten Nerventätigkeit:

- Schreckhaftigkeit, Übellaunigkeit,
- bei ärztlicher Prüfung positive Zeichen nach Chvostek (Schlag auf den Stamm des Fazialisnerv: Gesichtszuckung) oder nach Lust (Schlag auf den Fibularisnerv: Heben des seitlichen Fußrandes),
- gesteigerte Nervenerregbarkeit bei Prüfung mit geringen elektrischen Stromstärken;

manifeste Spasmophilie = Symptome einer akut lebensbedrohenden Stoffwechselsituation:

- Krämpfe, nur im Gesicht, nur an den Extremitäten oder am ganzen Körper, meist mit Bewußtlosigkeit,
- Stimmritzenkrampf (Laryngospasmus), wobei unter dramatischen Zeichen der Atemnot die Atmung stillsteht oder die Kinder „nur einfach zu atmen vergessen". Dauer: einige Sekunden. Häufigkeit: bis 10mal am Tag. Es kommt dabei zu grauer Blässe, zu Schweißausbruch und Lippenzyanose, falls sich die Kinder wieder erholen und nicht der gefürchtete Herzstillstand eintritt. Vielleicht ist mancher plötzliche und unerklärliche Säuglingstod durch solche Ursachen verständlich.

- Tetanie, das heißt über Stunden und Tage anhaltende Muskelspasmen an Händen und Füßen, die zu einer charakteristischen Fingerstellung führen („Pfötchenstellung"). Das Greifen ist unmöglich. An Fuß- und Handrücken bilden sich Ödeme. Auch das Gesicht ist vermehrt gespannt, die Lidspalten sind klein, die vorgeschobenen, gespitzten Lippen behindern das Trinken. Im Zusammenhang auch EKG-Veränderungen.

Die *Behandlung* der Rachitis erfolgt heute mit Tabletten oder Tropfen Vitamin D. Dabei sind größere Dosen als bei der Prophylaxe nötig. Bei Behandlung der Spasmophilie mit Vitamin D ist besondere Vorsicht geboten; gleichzeitige orale Kalziumgaben sind nötig. Die Erscheinungen der manifesten Spasmophilie verlangen allerdings zu allererst Kalzium i. v. und Sedativa, wie Luminal. Kinder mit Verbiegungen muß man nach ärztlichem Rat sorgfältig lagern. Vor Ausheilung der Rachitis dürfen sie nicht zum Laufen und Stehen ermuntert werden.

Die *Prophylaxe* der Rachitis gelingt durch

- eine ausgewogene, rechtzeitig Gemüsekost aufnehmende Säuglingsernährung,
- großzügige Exposition der Säuglinge in Luft und Sonne,
- Vitamin-D-Tabletten oder -Tropfen.

Man kann wählen zwischen *täglicher Zufuhr* kleiner Vitaminmengen (500–1500 IE) oder der *Stoßbehandlung* (in größeren Abständen 5 mg = 200000 IE). Ersteres Vorgehen ist physiologischer und daher in erster Linie zu empfehlen. Beide Verfahren sind unschädlich. Bedacht ist dabei auch, daß Industrienahrungen für Säuglinge Vitamin-D-Zusätze enthalten. Die in letzter Zeit geäußerten Warnungen vor einer Vitamin-D-Überdosierung sind für die vorgeschlagenen Dosen ohne Bedeutung. *Ohne Vitamin D bekommt in unserer geographischen Breite jedes Kind Rachitis!*

Eine umfassende *Prophylaxe* beginnt schon *in der Schwangerschaft:* die Mutter erhält täglich 500–1000 IE ab Beginn des 6. Schwangerschaftsmonats. *Frühgeborene* erhalten wegen ihres schnelleren Wachstums mehr Vitamin D als ausgetragene Säuglinge (zunächst 1000–1500 IE). *Ausgetragene Säuglinge* erhalten ab dem 2. Lebenstag fortlaufend täglich 500 IE bis zur Vollendung des 1. Lebensjahres. In Geburtskliniken wird auch folgender Weg beschritten: zunächst zwischen dem 5. und 8. Lebenstag 5 mg, dann ab 28. Lebenstag täglich 500–1000 IE bis zur Vollendung des 1. Lebensjahres. Begründung: Arbeitserleichterung für die Mutter in den ersten Lebenswochen, ferner die Überlegung, daß das Kind ja in der 4. Lebenswoche dem Kinderarzt vorgestellt wird, der dann die fortlaufende Überwachung bespricht und Vitamin D rezeptiert.

Muß eine Mutter als unzuverlässig gelten, kann auch heute noch die *„Stoßprophylaxe"* von Nutzen sein. In der ärztlichen Sprechstunde erhält der Säugling jeweils 5 mg Vitamin D: ein Frühgeborenes jeweils am Ende der 1., 3. und 6. Lebenswoche und am Ende des 3., 6. und 9. Lebensmonats, ein ausgetragenes Kind jeweils am Ende der 1. und 4. Lebenswoche und am Ende des 3., 6. und 9. Lebensmonats.

Wichtig: Eine fortlaufende Vitamin-D-Gabe ist auszusetzen und nur auf ärztlichen Rat fortzuführen, wenn das Kind aus irgendwelchen Ursachen Wachstumsstillstand zeigt und nicht gedeiht.

Vitamin-D-Hypervitaminose. Bei Überdosierung von Vitamin D kommt es zu uncharakteristischen Zeichen wie Appetitlosigkeit, Erbrechen und Obstipation, im Blut zu hohen Kalkwerten und Anstieg von harnpflichtigen Substanzen, da sie die Niere schlecht ausscheidet. *Ursachen* sind Überdosierungen von fortlaufend gegebenen Vitamin-D-Präparaten in Kombination mit vitaminisierten Nahrungsmitteln (Milch, Nährmittel) oder zu häufige Gabe von hochdosierten Vitamin-D-Stößen. Besonders gefährdet sind schlecht gedeihende Kinder, da ihre Vitamin-D-Empfindlichkeit erhöht ist. *Behandlung:* Weglassen von jeglichem Vitamin D und kalkarme Nahrung (adaptierte Säuglingsmilch). Das in England zuerst beschriebene Krankheitsbild der **idiopathischen Hyperkalzämie** mit Gedeihstörung, das im Alter bis zu 18 Monaten auftritt, läßt an eine konstitutionelle Vitamin-D-Überempfindlichkeit gegenüber normalen Vitamin-D-Dosen denken.

14.5.5 Vitamin K

Vitamin K wird bei der Prothrombinbildung in der Leber benötigt. Mangelzustände (Blutungsneigung) entstehen in der Neugeborenenzeit (s. Abschnitt 8.5) und bei Leberkrankheiten.

15 Erkrankungen der Hormondrüsen

Drüsen mit innerer Sekretion geben ihre Stoffe, die Hormone, direkt ins Blut. Die einzelnen Drüsen stehen zueinander in einer elastischen Abhängigkeit („Rückkopplung"), und man spricht aus dieser Vorstellung heraus vom hormonellen System. Eine gewisse Sonderstellung hat die Hypophyse, die mit speziellen Hormonen einige Drüsen besonders stimulieren kann und in einem besonders engen Zusammenhang mit den vegetativen Zentren im Zwischenhirn (Hypothalamus) steht. Durch diese Verknüpfung heben sich verschiedene Ursachen von hormonellen Störungen heraus:
– Überfunktion der Drüse durch Veränderungen in der Drüse selbst,
– Überfunktion der Drüse durch verstärkten Antrieb von seiten der Hypophyse und der vegetativen Zentren,
– Unterfunktion durch Veränderungen in der Drüse selbst,
– Unterfunktion durch verminderten Antrieb von seiten der Hypophyse und von den vegetativen Zentren.

In der Kindheit mit den Aufgaben des Wachstums und der sexuellen Ausreifung ist das hormonelle System besonders belastet. In den ersten Tagen nach der Geburt wirken sich noch die mütterlichen Hormone aus.

Diabetes mellitus, Zuckerkrankheit, s. Abschnitt 14.2.3.

15.1 Hypophyse

Die Hypophyse (Hirnanhangsdrüse) setzt sich aus zwei Teilen mit ganz verschiedenen Funktionen zusammen. Der *Vorderlappen* bildet das Wachstumshormon (somatotropes Hormon = STH) und 5 glandotrope Hormone, die die Schilddrüse (thyreotropes Hormon = TSH), die Nebennierenrinde (adrenokortikotropes Hormon = ACTH) und die Sexualdrüsen (Ovarien, Hoden) anregen. Der *Hinterlappen* enthält das Adiuretin, das in der Niere durch eine Drosselung der Wasserausscheidung die Konzentrierung des Harnes bewirkt.

Erkrankungen des Hypophysenvorderlappens. *Hypophysärer Zwergwuchs* beruht auf dem Mangel an Wachstumshormon. Die Kinder kommen normal groß auf die Welt, ab dem 3. Lebensjahr zeigt sich sehr deutlich der Wachstumsrückstand. Die Zwerge behalten auch im Erwachsenenalter die kindlichen Proportionen bei. Die Intelligenz ist normal. Eine Substitutionstherapie ist heute möglich.

Das *eosinophile Adenom* der Hypophyse, also Überfunktion, bewirkt Riesenwuchs. Jenseits der Pubertät wächst aber nicht mehr der ganze Körper; es wachsen nur Teile wie Kinn, Nase, Hände, Füße; man spricht von Akromegalie. Ausfall des gesamten Vorderlappens (vor allem durch Tumoren) bewirkt die *Simmondssche Krankheit,* die durch höchstgradigen Appetitmangel, Abmagerung und Wesensänderung gekennzeichnet ist.

Erkrankungen des Hypophysenhinterlappens. Fällt die Produktion des Adiuretins aus, entsteht der *Diabetes insipidus**. Die Niere verliert ihre Konzentrationsfähigkeit. Daher entleeren diese Kinder riesige Harnmengen von 4–10 l. Das spezifische Gewicht des sehr hellen Harns steigt nicht über 1008, auch nicht nachts oder im Durstversuch, der wegen des sehr starken Durstes der Kinder meist nicht exakt durchzuführen ist. Die Kinder trinken alle erreichbaren Flüssigkeiten, Waschwasser, auch den eigenen Urin. Ursachen sind meist Tumoren im Bereich der Hypophyse, vor allem die Granulome der Histiozytosis X. Es gibt auch eine *nierenabhängige Form* des Diabetes insipidus: die Ansprechbarkeit der Niere auf das Hormon ist herabgesetzt. Durch Hormon als Nasentropfen oder Schnupfpulver (pulverisierte Hinterlappensubstanz) oder (überraschenderweise!) mit bestimmten Diuretika läßt sich die Harnmenge auf 2–5 l reduzieren. Daneben ist vielleicht die Behandlung der Grundkrankheit erfolgreich.

Erkrankung des Hypophysen-Zwischenhirn-Systems. Bei der seltenen *Dystrophia adiposogenitalis Fröhlich* sind Veränderungen im Hypothalamus nachgewiesen, die

---

* *Diabetes mellitus, Diabetes insipidus.* Das Wort Diabetes kennzeichnet den „Durchtritt" großer Wassermengen; „mellitus" weist darauf hin, daß der Harn süß schmeckt; „insipidus" besagt, daß er nicht süß schmeckt. Diese Bezeichnungen stammen aus einer Zeit, in der sich der Arzt noch nicht auf ein Labor stützen konnte und durch einfache Methoden, hier also durch Abschmecken des Harns seiner Patienten, zur Diagnose kam.

offenbar Wirkungen auf den Hypophysen-Vorderlappen haben. Daraus werden die Erscheinungen: Minderwuchs, Adipositas, sexueller Infantilismus verständlich. In der gleichen Weise – Zusammenwirken geschädigter Hirnzentren mit der Hypophyse – erklären sich auch andere hormonelle Störungen bei Tumoren und nach Enzephalitis.

15.2 Schilddrüse

Das jodhaltige Hormon der Schilddrüse, Thyroxin, hat wichtige Aufgaben für das seelische und körperliche Wachsen und Reifen des Kindes.

Unterfunktion der Schilddrüse. Verschiedene Gründe, Fehlen oder Unterentwicklung des Drüsengewebes (Aplasie, Hypoplasie), Enzymdefekte in den Drüsenzellen oder Jodmangel, ferner zu wenig Antrieb durch das thyreotrope Hypophysenhormon können zu einem mehr oder weniger starken Hormonmangel führen und das *Krankheitsbild der Hypothyreose* bewirken:

- schon früh Trinkschwäche, später Antriebsmangel und geistiger Entwicklungsrückstand,
- blaß-gelbliche, trockene, „teigige" Haut (Myxödem),
- im Gesicht: enge Lidspalten, großer Mund, große Zunge und grobe Mimik,
- großer Bauch mit tiefstehendem Nabel, Verstopfung und harter Stuhl (Obstipation),
- rauhe, heisere Stimme durch das Myxödem der Kehlkopfschleimhaut,
- sexuelle Unterentwicklung im Pubertätsalter (Hypogenitalismus).

Der Schilddrüsenkörper kann dabei, je nach Grundlage des Leidens mehr oder weniger gut tastbar, auch zur Struma (Kropf) vergrößert sein. Entscheidend für die kindliche Entwicklung ist die Frühdiagnose, die sich durch einen Screening-(Such-)Test am 5. Lebenstag (TSH-Test) oder ab der 6. Lebenswoche aus der Neigung zu Obstipation und der Reaktionsträgheit des Kindes ergeben kann. Dann kann mit dem frühzeitigen Beginn der *Substitutionstherapie* durch Schilddrüsenhormon, falls sie mit altersentsprechenden Dosen konsequent lebenslang durchgeführt wird, eventuell eine fast normale Entwicklung vorausgesagt werden. Auf *Zeichen der Überdosierung* ist zu achten: Temperaturanstieg, Pulsbeschleunigung, Schwitzen, Durchfall.

Struma. Struma oder Kropf ist beim Kind meist eine allgemeine, gleichmäßige, selten eine knotige Vergrößerung der Schilddrüse,
- die mit hormonellen Störungen einhergehen kann, aber nicht muß, und
- die eventuell durch Druck auf die Umgebung das Schlucken oder die Atmung behindert (Stridor bei Anstrengung).

Die *Neugeborenenstruma* entsteht in Kropfgegenden aus Jodmangel und nimmt besonders große Ausmaße an. Jodzufuhr heilt in Kürze.

In der Pubertät, vor allem bei Mädchen, ist eine leichte Drüsenschwellung *(Pubertätsstruma)* nicht selten. Stoffwechselabweichungen sind damit nicht verbunden (euthyreote Struma). Als Ursache könnte die erhöhte Aktivität des hormonellen Systems in dieser Entwicklungsphase oder ein relativer Mangel bei dem Mehrbedarf dieser Zeit in Frage kommen. *Behandlung:* Thyroxin in kleinsten Dosen. Viele Mädchen brauchen wegen der kosmetischen Störung beruhigenden Zuspruch.

Die *Jodmangelstruma* wird in manchen Gebieten der Schweiz, des Südschwarzwaldes und Tirols endemisch beobachtet. Genaue Untersuchungen bewiesen den Jodmangel. Durch gesetzlichen Zusatz von Kaliumjodid zum Kochsalz ging die Kropfhäufigkeit entschieden zurück. Der höchste Grad der Schädigung, Idiotie und Minderwuchs, wurde in solchen Gegenden beim Kretin erreicht *(Kretinismus).*

Überfunktion der Schilddrüse. Die *Hyperthyreose* (Basedow-Krankheit) ist im Kindesalter sehr selten. Wie beim Erwachsenen zeigen sich Vergrößerung der Schilddrüse, Augensymptome und der typische Gesichtsausdruck mit den wie im Schreck weit aufgerissenen Augen, mit Tachykardie, Schwitzen, Heißhunger, Durchfall und Gewichtsabnahme. Der Grundumsatz ist erhöht. Therapie: Thiourazil.

15.3 Epithelkörper (Parathyreoidea)

Die neben der Schilddrüse gelegenen kleinen Epithelkörperchen haben in Zusammenarbeit mit der Niere und dem Vitamin D eine wichtige Aufgabe im Kalzium- und Phosphorstoffwechsel.

Bei *Überfunktion* entsteht der **Hyperparathyreoidismus:** Kalk wird aus den Knochen gelöst, der Blut-Kalk-Spiegel steigt, die Kalkausscheidung durch die Niere ist stark erhöht. Merkwürdig oft werden dabei Magengeschwüre (Bluterbrechen?, Teerstühle?) beobachtet. *Vorsicht bei der Pflege:* Wegen der Entkalkung der Knochen (Osteoporose) entstehen leicht Frakturen! *Therapie:* Falls ein Tumor die Ursache ist, Operation.

Bei *Unterfunktion* entsteht der **Hypoparathyreoidismus** mit den entgegengesetzten Verschiebungen im Kalkstoffwechsel. Es kommt durch die Hypokalzämie zu Krämpfen.

15.4 Thymusdrüse

Diese, im mittleren Brustkorbbereich (Mediastinum) gelegene Drüse hat offenbar Aufgaben beim Wachstum und bei der Infektabwehr. Sie hilft in den ersten Lebensjahren eine Grundimmunität aufbauen und verliert dann mehr und mehr an Größe und offenbar auch an Bedeutung. Die **Thymushyperplasie** ist in erster Linie eine röntgenologische Diagnose: Man sieht beim Säugling häufig auf dem Herzschatten ein weiteres schattengebendes Gebilde mit einer charakteristischen Begrenzung. Ob sonst unerklärliche Symptome wie Atemnot, Stridor und auch plötzliche Todesfälle durch einen großen Thymus bedingt sein können, ist mehr als fraglich. Meist handelt es sich beim sog. Thymustod um schnellst verlaufende Infektionen mit Beteiligung des Gehirns oder um unbemerktes Erbrechen mit Aspiration.

15.5 Nebennieren

In der Nebenniere sind *Markanteil* und *Rindenanteil* anatomisch vereinigt, jedoch in ihren Leistungen entschieden getrennt.

Die **Rindenregion** der lebensnotwendigen Drüse ist die Produktionsstätte von mehreren Hormonen. Die *Glukokortikoide* wirken eiweißabbauend, blutzuckererhöhend und entzündungswidrig. Das natürlich entstehende Cortisol kann heute durch die synthetischen Kortikoide ersetzt werden. Die *Mineralokortikoide* regulieren den Salz- und Wasserhaushalt, halten Natrium im Körper (damit auch Chlor und Wasser) und fördern die Abgabe von Kalium. Das wichtigste Hormon dieser Gruppe ist das Aldosteron, das heute als Medikament zur Verfügung steht. Die *Nebennierenandrogene* – Hormone mit sexualspezifischer Wirkung – fördern das Längenwachstum in der Pubertät, die Skelettreifung und die Ausbildung der sekundären Geschlechtsmerkmale (Axillar- und Schambehaarung). In Situationen besonderer Belastung (*„Streß"*) erfolgt eine akute intensive Tätigkeitssteigerung der Nebennierenrinde.

Im **Nebennierenmark** werden *Adrenalin und Noradrenalin* gebildet. Sie sorgen für eine gute Durchblutung des Organismus und stehen auch als Medikamente bei Kreislaufschwäche zur Verfügung.

Krankheiten der Nebennierenrinde sind Addison-Krankheit, Cushing-Syndrom, Hyperaldosteronismus und das adrenogenitale Syndrom.

Addison-Krankheit. Kinder mit der seltenen chronischen Nebennierenrindenschwäche zeigen äußerste Müdigkeit, Dystrophie, niedrigen Blutdruck und Blutzuckerspiegel, bronzefarbene Hautverfärbung, besonders an den dem Licht ausgesetzten Körperstellen. Die Behandlung mit Kortikoiden und reichlicher Kochsalzzufuhr kann eine wesentliche Besserung der Symptome bringen.

Cushing-Syndrom, Hyperkortizismus. Die gleichen klinischen Symptome wie Fettsucht des Stammes, gerötetes Vollmondgesicht, blaurote Striae an den Flanken, Minderwuchs, Kalkarmut der Knochen (Osteoporose), Blutdruckerhöhung und Blutzuckererhöhung, dadurch Glukosurie können aus verschiedenen Ursachen entstehen: bei einem Tumor der Nebennierenrinde oder medikamentös durch langdauernde Anwendung von ACTH und/oder Glukokortikoiden. Die häufigste Ursache ist heute die medikamentöse; man spricht meist vom *Pseudo-Cushing* und vom *medikamentösen Hyperkortizismus*. Eine andere Ursache ist äußerst selten. Die Therapie ist bei Tumoren die Operation. Bei medikamentöser Auslösung gehen die Erscheinungen nach Reduktion oder Absetzen der Medikamente wieder zurück. Man muß diese unerwünschten Nebenerscheinungen bei Anwendung der so segensreichen Kortikoide in Kauf nehmen.

Hyperaldosteronismus. Eine Erhöhung der Aldosteronproduktion besteht bei bestimmten Nebennierenrindentumoren; die Behandlung erfolgt möglichst durch Operation. Bei Wasser- und Natriumverlust (z. B. beim nephrotischen Syndrom) steigt der Aldosteronspiegel aber auch reaktiv im Blut an. Ödeme können dann in erheblichem Ausmaß entstehen. Die Behandlung erfolgt mit Substanzen, die sich im Stoffwechsel an die Stelle des Aldosterons setzen und damit dessen Wirkung verhindern (z. B. Aldactone). Man nennt diese Stoffe Aldosteron-Antagonisten (zu deutsch Gegenspieler).

Adrenogenitales Syndrom (AGS). Bei dieser angeborenen endokrinen Störung handelt es sich um eine Synthesestörung des Kortisols. Der dadurch gegebene niedrige Kortisolspiegel im Blut veranlaßt die Hypophyse zu intensivster Ausscheidung von

ACTH, wodurch die Nebennierenrinde nun ausreichend Kortisol bildet. Gleichzeitig mit dieser erwünschten Wirkung wird aber nun zuviel von den Nebennierenrinden-Androgenen gebildet, und es entsteht

bei Knaben das Bild einer vorzeitigen Pubertät (Pseudo-Pubertas praecox): Scham- und Axillarbehaarung, Peniswachstum und Stimmwandel treten schon im Kleinkindesalter auf, die Muskulatur bildet sich kräftig aus.

Bei Mädchen Virilisierung, das Bild männlich geprägter Pseudo-Pubertas praecox: Das äußere Genitale hat durch die bis zum Penisausmaß gehende Klitorishypertrophie männliche Prägung, und manche Mädchen werden, sofern dieses Bild schon bei der Geburt vorliegt, als Knaben verkannt.

Unter diesen Bedingungen ist bei beiden Geschlechtern der Wachstumsverlauf abnorm. Im Kleinkindes- und frühen Schulalter eilt das Wachstum um 3 bis 4 Jahre voraus. Ab dem 10. Lebensjahr – also nur rund 8 Jahre zu früh – hört das Knochenwachstum auf, und die Kinder bleiben bei einer Endlänge von etwa 150 cm deutlich minderwüchsig. Zur vollen Ausreifung kommen die Geschlechtsdrüsen nicht, die Kranken bleiben unfruchtbar.

Eine besondere Gefahr besteht in *Salzverlustkrisen,* wobei durch Erbrechen und Durchfälle die Kinder stark herunterkommen, falls nicht durch Aldosteron, Kochsalz und Flüssigkeit der Zustand abgefangen wird.

Die *Behandlung* des AGS geschieht durch Dauerersatz des fehlenden Kortisols durch Kortikoidpräparate. Die Kinder sollen ihrem Alter entsprechend wachsen. Bei Infekten darf die Medikamentendosis auf keinen Fall abgesetzt werden, sie muß sogar in dieser Streßsituation noch wesentlich erhöht werden. Besonders ernst zu nehmen sind Erbrechen, Durchfall und Gewichtsverlust, da es sich um eine Salzverlustkrise handeln kann. Viele Kinder brauchen ständig eine Zulage von täglich 1–3 g Kochsalz zur normalen Kost. Besonders wichtig und schwierig zugleich ist die *seelische Betreuung* und pädagogische Führung der Kinder. Mädchen leiden unter den Vermännlichungserscheinungen, Jungen unter dem Erscheinungsbild der Pubertas praecox, beide oft durch den Minderwuchs. Bei Mädchen wird eine stärker vergrößerte Klitoris noch im Vorschulalter operativ teilweise abgetragen. Beim erworbenen, durch Tumor hervorgerufenen AGS kann die Operation Heilung bringen; Virilisierungserscheinungen gehen allerdings nicht mehr zurück.

Krankheiten des Nebennierenmarkes

Bei einem isolierten Ausfall des Nebennierenmarkes kommt es noch nicht zur Kreislaufschwäche, da andere Produktionsstätten für Adrenalin und Noradrenalin einspringen. Wichtig sind die Tumoren des Nebennierenmarkes. Das *Phäochromozytom* geht mit Überproduktion von Adrenalin einher und verursacht anfallsweise Kopfschmerzen, Erbrechen, Schweißausbruch und Sehstörungen oder ständig hohen Blutdruck. Viel häufiger sind die *Neuroblastome,* die als große Geschwülste den Bauch auftreiben können und in Knochen, Leber und Haut Tochtergeschwülste entsenden. Neuroblastome können auch im Brustraum entstehen. Die Diagnose wird durch Nachweis der Katecholamine (chemische Verwandte des Adrenalins) im Harn gesichert. *Therapie:* Operation, Bestrahlung, Zytostatika.

15.6 Störungen der Pubertät

Pupertas praecox. Schon unter physiologischen Bedingungen variiert der Zeitpunkt des Eintrittes der Geschlechtsreife sehr. Krankhafte Pubertas praecox liegt vor, wenn die Pubertätszeichen bei Mädchen vor dem 8., bei Knaben vor dem 10. Lebensjahr auftreten. Man unterscheidet:

die genuine Pubertas praecox, die häufiger bei Mädchen als bei Knaben schon im Kleinkindesalter ohne erkennbare Ursache auftritt. Vor allem die Mädchen sind in der Diskrepanz zwischen körperlicher Reifung und geistiger Unreife gefährdet (Verführung, Schwangerschaft);

die hypothalamische Pubertas praecox, die durch Veränderungen im Zwischenhirn (Tumoren, Hydrozephalus, Enzephalitis) hervorgerufen wird.

Verspätete Pubertät. Treten die ersten sekundären Geschlechtsmerkmale beim Knaben nach dem 15. Lebensjahr, bei Mädchen nach dem 14. Jahr auf, die Menarche (= erste Menstruation) nach dem 18. Lebensjahr, spricht man von verspäteter Pubertät *(Pubertas tarda)*. In den meisten Fällen führt sie dennoch zur vollen Geschlechtsreife. Sie hat verschiedene Ursachen.

15.7 Geschlechtsabartungen, Intersexualität

Somatische Intersexualität liegt vor, wenn eine Unstimmigkeit zwischen der Entwicklung der äußeren Geschlechtsmerkmale, der Art der Keimdrüsen (Hoden, Ovar) und dem Chromosomengeschlecht oder dem Kerngeschlecht besteht. Von **psychischer Intersexualität** ist zu sprechen, wenn sich ein Individuum bei klarer körperlicher Geschlechtsausbildung psychisch andersartig verhält (Homosexualität).

Chromosomen werden in Zellkulturen bestimmt. Das Kerngeschlecht zeigt sich bei mikroskopischer Untersuchung von Zellkernen. Von weiblichem Kerngeschlecht spricht man, wenn an weißen Blutzellen (Leukozyten) ein trommelschlegelartiger Kernanhang *(„drumstick")* oder in Mundepithelkernen ein besonders kräftig gefärbter Kerneinschluß *(Barr-Kernkörper)* zu finden ist.

Turner-Syndrom und Klinefelter-Syndrom in Abschnitt 13.1.

Der Begriff **Pseudohermaphroditismus** besagt: Die äußeren Geschlechtsmerkmale sind mit gegengeschlechtlichen Gonaden und gegengeschlechtlichen genetischen Merkmalen verknüpft. So ist beim *maskulinen Pseudohermaphroditismus* das äußere Genitale weiblich, beim *femininen Pseudohermaphroditismus* das äußere Genitale männlich geprägt.

Bei einem **echten Hermaphroditismus (Zwitter)** findet sich gleichzeitig männliches und weibliches Keimdrüsengewebe.

Viele dieser Erscheinungen werfen große **psychologische Probleme** in der Führung und Lebensgestaltung dieser Kinder und späteren Erwachsenen auf. Jeder Mensch wird nach seinem Erscheinungsbild beurteilt, und auch er selbst sieht sich zunächst einmal in der Rolle, die seinem Habitus entspricht. Bei den geschilderten sexuellen Disharmonien weicht aber nicht selten Verhalten und Fühlen davon ab.

Die Geschlechtsdiagnose bei der Geburt ist in manchen Fällen besonders schwierig und die getroffene Entscheidung immer von größter Tragweite. Wenn auch diese, der standesamtlichen Registrierung dienende Entscheidung fallen muß, kann doch die letztgültige praktische Entscheidung auf einen späteren Zeitpunkt verschoben und bis dahin mit einer neutralen Namengebung überbrückt werden. Dann ist nach Bestimmung des Kerngeschlechts, der Chromosomenverhältnisse, der Keimdrüsenspezifität (eventuelle operative Nachschau und histologische Untersuchung) und der seelisch-geistigen Entwicklung die Entscheidung leichter möglich. Führend für die Entscheidung ist in der Regel die äußere geschlechtliche Prägung. Die kerngeschlechtlich männlichen Mädchen mit Turner-Syndrom wird man in ihrer Mädchenrolle lassen, nach dem 13. Lebensjahr den weiblichen Phänotyp durch Hormongaben sogar noch verdeutlichen. Das entsprechend gleiche gilt für die im Phänotyp männlichen Kranken mit Klinefelter-Syndrom. Dagegen wird bei Mädchen mit adrenogenitalem Syndrom (= Pseudohermaphroditismus femininus) die penisartig vergrößerte Klitoris teilweise entfernt. Umgekehrt kann – bei Knaben – bei einer Harnröhrenfehlmündung auf den Damm durch plastische Operationen die Harnröhrenmündung an die Spitze des Penis verlegt werden.

Es gibt immer wieder Fälle, wo früher getroffene Einordnungen revidiert werden müssen. Dann sollte man nicht zu lange zögern und sich möglichst bis zum Schuleintritt entscheiden. Kranke Kinder mit Abartungen im sexuellen und genitalen Bereich sachlich richtig und in seelischer Hinsicht verständnisvoll zu betreuen und zu führen, gehört zu den schwierigsten und menschlichsten Aufgaben von Ärzten und Schwestern.

16 Allergie

Der Ausdruck Allergie bezeichnet eine veränderte Reaktionsfähigkeit des Organismus. Sie entsteht durch Abwehrstoffe (Antikörper), die der Körper bei der Abwehr einer Krankheit oder eines in den Körper eingedrungenen körperfremden Stoffes (Antigen) gebildet hat. Antigen und Antikörper passen chemisch genau aufeinander, wie „ein Schlüssel in ein Schloß". Diese Antigen-Antikörper-Reaktion kann entweder innerhalb der Blutbahn (mit humoralen Antikörpern) oder an Zellen (mit zellständigen Antikörpern) vor sich gehen. Nach einer Sensibilisierung (Antikörperbildung) reagiert der Organismus bei erneutem Kontakt mit dem entsprechenden Antigen anders,

- entweder ohne Krankheitszeichen, und das dürfte bei den vielen Fremdstoffen, mit denen sich unser Körper täglich auseinandersetzen muß, die Regel sein,
- oder mit mehr oder weniger heftigen Erscheinungen, die an allen Geweben vorkommen können. Es ist dann unter Umständen die Abwehrreaktion des Organismus noch gefährlicher als der Fremdstoff selbst.

Besonders bekannt sind die Umstimmungsvorgänge bei Infekten. Sie führen bei vielen Krankheiten zu **Immunität,** so daß ein einmaliges Überstehen der Infektion vor weiteren Erkrankungen schützt (z. B. bei Masern). Praktische Bedeutung hat die Allergie bei der Tuberkulose, da sie bei den Tuberkulintesten ausgenutzt werden kann. Das Musterbeispiel für eine Antigen-Antikörper-Reaktion ist die Erythroblastose der Neugeborenen.

16 Allergie

So vielseitig die stofflichen Allergieursachen sind, so schmal ist doch die **Skala von Reaktionsformen**. Hinter dem gleichen klinischen Bild können also verschiedene auslösende Ursachen stehen, deren Erfassung sehr schwierig ist (Allergene aus der Nahrung, aus Wohnungen, Industrie, Tier- und Pflanzenwelt, Medikamenten).

An der Haut sind es Exantheme verschiedenster Prägung, vor allem die Urtikaria. Besondere Formen sind Strophulus, Ekzem, Erythema exsudativum multiforme, das Erythema nodosum und das Quinckesche Ödem.

An den Organen der Atmung sind es die allergische Rhinitis (z. B. Heuschnupfen), Asthma bronchiale und allergische Lungeninfiltrate (z. B. bei Spulwurmbefall).

Im Darmbereich spielen sich viele Auseinandersetzungen bei Nahrungsmittelallergien ab; die bekannteste ist die Zöliakie und die Kuhmilchunverträglichkeit.

Am Nervensystem sind manche enzephalitisähnlichen Krankheitsbilder und Nervenentzündungen Ausdruck einer allergischen Krankheit.

Besondere Besprechung verlangen die *rheumatischen Erkrankungen* und die *Serumkrankheit*.

Transfusionszwischenfall, s. Abschnitt 78.

Anaphylaxie („Schutzlosigkeit") entsteht nach Injektion von artfremdem Eiweiß; bei erneuter Injektion kann es zum gefährlichen *anaphylaktischen Schock* kommen: Bild des Kreislaufschocks (z. B. bei wiederholter Injektion von Heilseren gleicher Tierart; humorale *Allergie vom Soforttyp*).

Serumkrankheit. Als Serumkrankheit werden Überempfindlichkeitserscheinungen nach Injektion von Heilseren (meist vom Tier: Pferd, Rind, Hammel) bezeichnet; gleiche können bei (Frisch-)Zelltherapie beobachtet werden. Sie zeigen sich meist erst nach einer Zweitinjektion, können aber auch schon nach einer 1. Serumgabe auftreten, vor allem, wenn größere Serummengen angewandt wurden; es richtet sich dann die schnell einsetzende Antikörperbildung gegen die noch vorhandenen Antigene. Je nach Art der Sensibilisierungsvorgänge treten nach Stunden, nach einigen Tagen, meist aber am 7. bis zum 10. Tag nach der Seruminjektion hohes Fieber, Hautausschläge, meist mit Juckreiz, Ödeme, Schmerzen und Schwellungen an den Gelenken, im Harn Eiweißausscheidung, im Blut Eosinophile auf *(Allergie vom verzögerten Typ)*.

Ärztliche Vorsorge und Behandlung versucht auf verschiedenen Wegen, die Allergiekrankheit zu verhindern:

Diagnostik: oraler Auslaßtest und Provokation bei Verdacht auf Nahrungsmittelallergie; inhalative Provokation bei Verdacht auf Inhalationsallergie; Hauttests. Nachweis der in der Blutbahn befindlichen Antikörper: IgE-Bestimmung, RAST (= *R*adio-*A*llergo-*S*orbent-*T*est).

Vermeiden der allergiemachenden Substanzen (z. B. entsprechende Nahrungswahl, Beseitigung von schädlichen Kontaktsubstanzen im Haushalt, genaue Befragung der Eltern nach früheren Seruminjektionen vor weiteren Injektionen).

Desensibilisierung bei Kenntnis des Antigens, wobei durch Injektion kleiner Antigendosen in steigender Konzentration eine Unempfindlichkeit gegen die krankmachende Antigendosis erreicht wird (z. B. bei Pollenallergie, Heufieber; vorsichtiges Vorgehen bei Seruminjektion, um anaphylaktischen Schock zu verhüten).

Allgemeinumstimmung des Körpers durch Klimakuren.

Akut wirksame Medikamente: Kortikoide, Kalzium, Antiallergika.

17 Rheumatische Krankheiten

Für die Bezeichnung der rheumatischen Erkrankungen sind verschiedene Begriffe gebräuchlich, die die Verständigung manchmal erschweren. Man unterscheidet beim Kind am besten
– das rheumatische Fieber oder die akute rheumatische Polyarthritis und
– die rheumatoide Arthritis oder die primär-chronische Polyarthritis.

Gelenkerscheinungen bei anderen Krankheiten, so bei Serumkrankheiten, Ruhr, Leukämie und Scharlach, haben mit Rheumatismus nichts zu tun. Man kann natürlich von rheumatoiden, rheumaähnlichen Erscheinungen sprechen. Auch das Gelenkrheuma der Erwachsenen und vor allem alter Menschen hat meist eine andere Ursache (Altersabnutzung = Arthrosis deformans).

17.1 Rheumatisches Fieber, akute Polyarthritis

Wiederholte Infektionen mit Streptokokken und eine individuelle Krankheitsbereitschaft führen zu diesem ernst zu nehmenden Krankheitsbild. Über 5 Jahre alte Kinder erkranken in steigendem Maße. Der statistische Gipfel liegt etwa bei 10 Jahren; nach der Pubertät fällt die Häufigkeit stark ab. In der Vorgeschichte solcher Kinder finden sich Scharlach, Neigung zu Halsinfekten, vor allem häufige Anginen.

Die **klinischen Zeichen** sind:

mehr oder weniger hohes, anhaltendes *Fieber*.

Schmerzen in großen Gelenken, die gleichzeitig in mehreren Gelenken bestehen oder von einem zum anderen springen. Manchmal leichte Schwellung der betroffenen Gelenke mit Hautrötung.

Herzsymptome, die bei näherer Untersuchung auf eine Myokarditis, Endokarditis und/oder Perikarditis hinweisen: Mattigkeit, Schweißneigung,

Blässe, schnelle Pulsfolge, eventuell Irregularität, Druckgefühl und Schmerzen in der Herzgegend.

Hauterscheinungen: schmale, blaßrote Ringe an der Rumpfhaut (Erythema anulare), schmerzhafte kleine Knoten im Unterhautgewebe, meist in der Nähe von Sehnen.

Blutbefunde: sehr hohe Senkung, Vermehrung der Gammaglobuline, hoher Antistreptolysintiter.

Schubweiser Verlauf über Monate und Jahre, falls nicht behandelt wird.

Rezidivneigung bei unzureichender Behandlung.

Chorea minor (Veitstanz) bei Befall des Nervensystems (s. Abschnitt 27.5).

Nicht alle Organe sind in jedem Krankheitsfalle befallen. Vor allem die Herzbeteiligung wechselt. Sind alle Schichten des Herzens betroffen, spricht man von *Pankarditis.* Als Folge der rheumatischen Endokarditis (Narbenbildung an den entzündeten Herzklappen) entstehen vornehmlich *Mitralfehler* (Mitralstenose, weniger -insuffizienz) und *Aorteninsuffizienz.* Das unbehandelte rheumatische Fieber führt nur selten akut zum Tode, meist zu Defektheilung, wobei die Schädigung des Herzmuskels und der Herzklappen die Leistungsfähigkeit auf die Dauer mehr oder weniger stark beschränkt.

Die **Behandlung** richtet sich in erster Linie

gegen die Streptokokken: langdauernde Penizillinbehandlung im akuten Stadium, jahrelange Anwendung kleiner Penizillindosen, um ein Rezidiv zu verhindern (Rezidivprophylaxe);

gegen den Gewebsprozeß, der in mikroskopischer Betrachtung sich als eine Art von Entzündung erweist: Anwendung von Kortikoiden, Salizylpräparaten (Aspirin) u. a.;

ferner gegen die Organschäden:

bei rheumatischer Karditis Ruhe, Diät, Medikamente; bei Ausbildung eines Herzfehlers später eventuell Operation; bei Gelenkschmerzen schmerzfreie Lagerung; bei Chorea minor Beruhigungsmittel.

In jedem Falle bis zur Normalisierung der Blutkörperchensenkung Bettruhe.

17.2 Primär-chronische Polyarthritis

Die chronische Polyarthritis (unter Einbezug innerer Organe: Stillsche Krankheit) zeigt neben den Gelenkschwellungen, wobei große und kleine Gelenke betroffen sind, Vergrößerung von Lymphknoten und Milz. Die Gefahr von Deformierungen, Kontrakturen und damit Krüppeltum ist sehr groß. In der Behandlung spielen daher neben antirheumatischen, eventuell auch zytostatischen Medikamenten Bewegungsübungen, Kältepackungen, Bäderbehandlung, besondere geistige Förderung und entsprechende Berufsberatung eine entscheidende Rolle.

Enge Beziehungen bestehen zur **Subsepsis (Pseudosepsis) hyperergica oder allergica.** Diese zeigt über Wochen hohes, intermittierendes Fieber bis 40°C, hohe Blutkörperchensenkung, Vermehrung der Leukozyten und Hautausschläge, oft auch Gelenk- und Herzsymptome. Alle Symptome sind durch Antibiotika *nicht* beeinflußbar. Das Bild ähnelt einer Sepsis; daher der Name. Therapie: Kortikoide, Antirheumatika.

17.3 Mukokutanes Lymphknotensyndrom (Kawasaki)

Das *akute febrile mukokutane Lymphadenopathiesyndrom,* als ziemlich häufige Krankheit von Kawasaki in Japan vor einigen Jahren beschrieben, kommt offenbar auch bei uns nicht selten vor. Es wird hier bei den rheumatischen Krankheiten aufgeführt. Vom erkrankten Organismus geschaffene Immunglobuline (Autoaggressionskrankheit) spielen dabei offenbar eine auslösende Rolle, ein Zusammenhang mit einem Virusinfekt wird diskutiert.

Vor allem Kleinkinder von 1–3 Jahren erkranken an diesem sehr schweren Krankheitsbild, das in einigen Fällen durch Herzversagen (Miterkrankung der Herzkranzgefäße) auch zum Tode führen kann. Die schwierige Diagnose ergibt sich aus folgender *Symptomkombination:* hohes Fieber über eine Woche, Konjunktivitis, Auflockerung und Rötung der Mundschleimhaut mit Himbeerzunge, an Hand und Fußsohlen Rötung, Ödem und später Schuppung, ein ausgedehntes grobfleckiges Exanthem am Stamm, Schwellung der Halslymphknoten, dazu oft Zeichen einer Karditis (Tachykardie, Herzrhythmusstörung) und Gelenkbeschwerden.

Die behutsame *Pflege* dieser schwerkranken Kinder muß sich vor allem auf die möglichen Herzkomplikationen einstellen.

18 Krankheiten des Blutes und des Knochenmarks

18.1 Physiologische Vorbemerkungen

Während der kindlichen Entwicklung im Uterus erfolgt die Blutzellbildung zeitweise auch in Leber und Milz, erst nach der Geburt allein im Knochenmark. Dieser Entwicklungsgang macht verständlich, daß der kindliche Organismus, vor allem im Säuglingsalter, bei Blutkrankheiten gern auf frühere Blutbildungsstätten „zurückgreift"; Folge ist die Vergrößerung von Leber, Milz und Lymphknoten.

Von großer Wichtigkeit sind einige Besonderheiten am kindlichen Blut, die beim Neugeborenen und im anschließenden jungen Alter in Erscheinung treten und bei Unkenntnis dieser physiologischen Befunde als Zeichen einer Erkrankung fehlgedeutet werden:

Die Zahl der *Erythrozyten* und die Menge des Hämoglobins ist nach der Geburt sehr hoch. Im Verlaufe eines Vierteljahres werden alle Erythrozyten ersetzt. Einzelheiten s. S. 79. Diese „Blutmauserung" führt zur physiologischen Neugeborenengelbsucht.

Die *weißen Blutkörperchen,* die sich in Granulozyten, Lymphozyten und Monozyten weiter aufteilen lassen, sind in den ersten 2 Tagen nach der Geburt stark erhöht. Im

Kleinkindesalter überwiegen die Lymphozyten über die Neutrophilen (Lymphozytose). Ab dem 5. Lebensjahr dominieren beim gesunden Kind die Neutrophilen in der gleichen Weise wie beim Erwachsenen.

Die *Blutplättchen (Thrombozyten)* sind in den ersten Tagen nach der Geburt etwas niedriger. Die Blutungsneigung mancher Neugeborener hat aber in erster Linie andere Gründe (s. Abschnitt 8.5).

18.2 Erythropoese, Anämien

Der komplizierte Entwicklungsgang bis zur reifen roten Blutzelle (Erythrozyt) geschieht in der Erythropoese. Aus Vorstufen werden immer reifere Zellen, die zuletzt Eisen aufnehmen und Hämoglobin synthetisieren. Schließlich verlieren sie den Zellkern und werden zu unreifen Erythrozyten (= Retikulozyten), mit einer Lebensdauer von 120 Tagen. In dieser Entwicklungsreihe von der Stammzelle bis zum reifen, gesunden Erythrozyten können viele Schadensursachen ansetzen und dabei zu charakteristischen Krankheitsbildern führen (Abb. 26).

Bei einer *Anämie* ist immer die Hämoglobinmenge, in der Regel auch die Zahl der roten Blutkörperchen erniedrigt. Symptome sind Blässe, Mattigkeit, Appetitmangel, bei schwerem, vor allem akuten Blutverlust Atemnot und Tachykardie. Nicht jedes blasse Kind hat aber eine Blutarmut.

Aplastische Anämie, Erythroblastopenie. Die Kinder zeigen eine Anämie, weil zu wenig Stammzellen vorhanden sind und folglich zu wenige reife Erythrozyten entstehen. *Therapie:* eventuell Antibiotika und Kortikoide; bei Hypothyreose z. B. Thyroxin.

Perniziöse und perniziosiforme Anämie. Hierbei ist – bedingt durch B_{12}-Mangel oder aus anderen Ursachen – die Entwicklung der verschiedenen Reifungsstufen der Erythroblasten behindert. Zellteilungen fallen aus. Es entstehen daher zu große Erythrozyten (Megalozyten), die mit Hämoglobin überladen sind (hyperchrome Anämie). *Therapie:* Vitamin B_{12}, Folsäure.

Eisenmangelanämie. Diese Anämieform ist die häufigste im Kindesalter. Die Hämoglobinbildung ist gestört, da der Zelle zu wenig Eisen zur Verfügung steht oder sie das Eisen infolge eines Enzymdefektes nicht einbauen kann. Der einzelne Erythrozyt ist kleiner als normal (Mikrozyt); durch seine geringe Hämoglobinbeladung färbt er sich nur wenig an *(hypochrome Anämie)*.

Eisenmangel entsteht durch

- mangelnde Zufuhr von eisenhaltiger Kost (z. B. Gemüse),
- gestörte Resorption im Darm wie bei der Zöliakie,
- Abwanderung des Eisens in andere Zellen wie beim Infekt oder bei Tumoren,
- starken Eisenverlust bei fortdauernden Blutungen nach außen, meist Darmblutungen,

182 Organische Krankheiten aller Altersgruppen

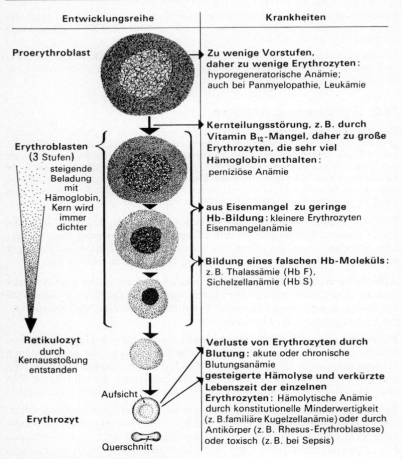

Abb. 26 **Störungen der Erythropoese** (Anämien)

- Einbaustörung des Eisens wie bei der sog. sidero-achrestischen Anämie oder
- verstärkten Eisenverschleiß wie bei manchen chronischen hämolytischen Anämien.

Therapie: je nach Ursache Vollkost, Infektbekämpfung, Beseitigung der Blutungsquelle, Eisengaben u. a.

Blutungsanämie. Durch akute oder chronische Blutverluste, deren Quelle manchmal erst bei sehr sorgfältigem Suchen (Darm!) gefunden wird, kann oft selbst eine gesteigerte Erythropoese die Anämie nicht verhindern. *Therapie:* Blutstillung, Bluttransfusion, später evtl. Eisengaben.

Hämolytische Anämie. Durch angeborene Minderwertigkeit (wie bei der konstitutionellen familiären Kugelzellanämie; Cooley-Anämie [Thalassämie]; Sichelzellanämie), durch Entstehen von Hämolysinen (Erythroblastose der Neugeborenen) oder durch Toxine (Infektion, Giftpilze) wird die normale Lebensdauer der Erythrozyten stark vermindert. Durch den Zerfall der Erythrozyten fällt in großer Menge Bilirubin an. Es kann von der Leber nicht schnell genug ausgeschieden werden. Gelbsucht (Ikterus) entsteht. Fast immer ist die Milz vergrößert. *Therapie:* je nach Ursache Kortikoide, Milzentfernung, Blutaustausch, Transfusion, Infektbekämpfung.

Bei den folgenden Anämieformen ist die Ursache nicht so leicht überschaubar.

Die **Frühgeborenenanämie** entsteht durch Unreife des Knochenmarks und durch Eisenmangel. *Therapie:* In den ersten Wochen kommen nur Transfusionen in Frage, dann kann das Eisendefizit durch tägliche Eisengaben und durch tägliche Gemüsezufuhr gebessert werden.

Die **Infektanämie** entsteht einerseits durch Toxinwirkung, andererseits durch Eisenmangel. *Therapie:* Infektbekämpfung, anfangs evtl. Bluttransfusion, später Eisengaben.

Zu einer **alimentären Anämie** kann

- quantitative Unterernährung (Eiweiß-, Eisen- oder Vitaminmangel),
- mangelnde Aufspaltung im Darm (Mukoviszidose) oder
- mangelnde Resorption (Zöliakie, chronische Durchfälle) führen.

Therapie entsprechend der Ursache.

18.3 Leukopoese, Veränderungen der Leukozyten

Entsprechend der Erythropoese spricht man von der Leukopoese. Jede Leukozytenart im Blut (neutrophiler Segmentkerniger und Stabkerniger, eosinophiler und basophiler Leukozyt, Lymphozyt, Monozyt, Plasmazelle) hat ihren eigenen Bildungsgang und ihre eigene Aufgabe. Am kompliziertesten ist die Entwicklung in der neutrophilen Granulopoese. Von der Stammzelle (Myeloblast) aus reifen die Zellen unter völliger Umgestaltung von Zellkern und Zellplasma bis zum Segmentkernigen aus. Auch bei den eosinophilen und basophilen Leukozyten nimmt man einen ähnlichen Entwicklungsgang an, nur daß anstelle der feinen neutrophilen Körnchen (Granula) grobe rote (= eosinophile) oder blaue (= basophile) Granula im Zellplasma eingelagert werden. *Leukozytose* = Vermehrung der Leukozyten im Blut. *Leukopenie* = Verminderung der Leukozytenzahl gegenüber normal. *Differentialblutbild:* prozentuale Auftrennung der Leukozyten; die ermittelten Zahlen werden in einer Reihe folgendermaßen nebeneinandergesetzt: Basophile, Eosinophile/Myelozyten, Jugendliche, Stabkernige, Segmentkernige/Lymphozyten, Monozyten.

Bei *akuten bakteriellen Infekten* entsteht meist eine Leukozytose, wobei neben den Stab- und Segmentkernigen auch noch unreife Zellen aus der Entwicklungsreihe ins Blut ausgeschwemmt werden können (Abszesse, Scharlach). Beim Keuchhusten dagegen kommt die Vermehrung der Gesamtzahl durch Vermehrung der Lymphozyten zustande (Lymphozytose). Bei *Virusinfekten* sind die Leukozyten meist deutlich vermindert. *Vermehrung der Monozyten* findet sich bei abklingenden Infekten oder bei schwelenden chronischen Infekten. *Vermehrung der eosinophilen Leukozyten* ist vor allem bei Allergien gegeben. *Lymphoidzellen, lymphatische oder monozytäre Reizformen, Virozyten* – viele Namen für die gleiche, schwer beurteilbare Zellart – sieht man oft bei Virusinfekten, Hepatitis und Verbrennungen; sie sind mit der Pfeiffer-Zelle beim Pfeifferschen Drüsenfieber identisch. Ihre Ähnlichkeit mit Lymphozyten und Monozyten kommt in den Bezeichnungen zum Ausdruck.

Von **Agranulozytose** spricht man, wenn eine Ausreifungsstörung in der neutrophilen Granulopoese so hochgradig oder die Zerstörung von Segmentkernigen durch Toxine oder Leukozytenagglutinine so umfangreich ist, daß keine reifen Zellen im Blut erscheinen. Damit ist ein Bollwerk der Infektabwehr verloren und Lebensgefahr gegeben. Es entstehen oft schwere Entzündungen in der Mundhöhle, hohes Fieber und das Bild einer Sepsis. *Therapie:* Frischblut- und Leukozyten-Transfusionen, Antibiotika, Kortikoide; sorgfältigste *Pflege*, vor allem der Mundregion, peinliche Asepsis bei Eingriffen, wie dem Harnblasenkatheterismus. Die Agranulozytose kann wie eine Anämie Teil einer umfassenderen Markkrankheit sein (Panmyelopathie, s. Abschnitt 18.10, Leukämie, s. Abschnitt 18.8).

18.4 System der Blutgerinnung

Ein *Blutungsübel* liegt vor, wenn Blutungen spontan auftreten oder Blutungen nach Verletzungen auffällig verlängert oder verstärkt sind.

Für objektive Feststellungen bedient man sich der Bestimmung der *Blutungszeit* = Zeitdauer, bis entnommenes Blut in einem uhrglasähnlichen Schälchen geleeartig gerinnt. *Zahl der Thrombozyten,* der Blutplättchen (s. Tab. 33, S. 475). *Kapillarfestigkeit:* Legt man eine Blutdruckmanschette mit geringem Druck an, treten bei erhöhter Gefäßbrüchigkeit flohstichartige (= petechiale) Blutungen in der Ellbeuge auf (= positives Rumpel-Leede-Zeichen). *Gerinnungsanalyse* durch Untersuchung der einzelnen Faktoren (z. B. Quick-Wert, partielle Thromboplastinzeit [PTT]).

Für die **Blutgerinnung** ist das Zusammenwirken von Gerinnungsfaktoren im Blutserum und von Substanzen aus Thrombozyten nötig. Im letzten Teil der Blutgerinnung, den Abb. 27 zeigt, wird durch die Wirkung des Gewebs-Thromboplastins oder des Blut-Thromboplastins – unter Anwesenheit von Kalzium – aus Prothrombin Thrombin, aus Fibrinogen Fibrin. Die Thromboplastine benötigen zu ihrer Bildung

18 Krankheiten des Blutes und des Knochenmarks

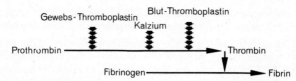

Abb. 27 **Blutgerinnung.** Das Zusammenwirken einiger Gerinnungsfaktoren

eine ganze Gruppe von Faktoren, u. a. das antihämophile Globulin (Faktor VIII), den Christmas-Faktor (IX) und den Thrombozytenfaktor III. Alle Gerinnungsfaktoren sind, sofern sie vermindert sind, auch als Einzelursache von Gerinnungsstörungen bekannt. Nur das Kalzium macht eine Ausnahme, da es bei Hypokalzämie eher zum Tode des Kindes als zu einer Gerinnungsverzögerung kommt.

Einteilung der Blutungsübel. Je nach Ursache unterscheidet man:

Koagulopathien: Die Störung liegt bei den Gerinnungsfaktoren des Blutserums; die Kranken zeigen vorwiegend große Blutungsflecken auf der Haut.

Thrombozytenbedingte Blutungsübel: Die Thrombozyten sind mengenmäßig erniedrigt oder funktionell minderwertig oder beides zusammen; die Kranken zeigen sowohl kleine petechiale Blutungsherde als auch große.

Gefäßbedingte Blutungsübel: Ursache ist eine Gefäßwandschädigung; die Kranken zeigen fast ausschließlich kleinste Blutungsherde von einigen Millimetern Durchmesser (Petechien).

18.5 Koagulopathien

Hämophilie, Bluterkrankheit. Die Bluterkrankheit wird geschlechtsgebunden vererbt. Nur weibliche Familienangehörige übertragen, nur männliche Nachkommen erkranken. Unter besonderer erblicher Belastung kommt auch einmal ein weiblicher Bluter vor, wenn die Erbeigenschaft sowohl bei der Mutter als auch beim Vater gegeben ist. Hämophilie A ist durch Mangel an Faktor VIII, Hämophilie B durch Faktor-IX-Mangel bedingt. Im Hinblick auf den Vererbungsmodus, auf das klinische Bild und auf die Prognose unterscheiden sie sich nicht. *Klinisches Bild:*

- Erste langdauernde Blutungen können schon in der Neugeborenenperiode auffallen.
- Schon bei Alltagstraumen (unbemerktes Anstoßen) kann es zu großen Hämatomen kommen, die sich vor allem über hautnah gelegenen Knochen (Schienbeine, Hüfte, Gesicht) ausbilden. Um so größeres Ausmaß haben Blutungen bei schwereren Traumen.
- Kleine Operationen (Zahnextraktion, Tonsillektomie) sind Anlaß zu langdauernden gefährlichen Blutungen.

- Jede therapeutische Injektion oder jede Impfung (i. m., s. c.) kann ein schweres Hämatom provozieren, in das sich bis ½ l Blut ergießen kann.
- Häufige kleine Blutungen in die großen Gelenke (vor allem in die Knie) machen schmerzhafte Auftreibungen und Leistungsbehinderung; im Laufe der Zeit kann es bis zur Versteifung des Gelenkes kommen.
- Folge ist mehr oder weniger schwere Anämie.

Therapie: Bei beiden Formen exakte lokale Blutstillung, Frischblut. Bei Hämophilie A: Faktor VIII oder Frischblut. Bei Hämophilie B: Faktor IX oder Konservenblut. *Pflege:* Die Schwester muß diese Kinder besonders gut beobachten, wenn Blutungen noch nicht ganz zum Stillstand gekommen sind. Blutergelenke verlangen einerseits schmerzfreie Lagerung, Kompressionsverband, Eisbeutel, andererseits dürfen sie nicht zu lange inaktiviert werden, damit sich nicht Kontrakturen entwickeln (vorsichtige Massage und Bewegungsübungen). Nach jeder unumgänglichen Injektion sind Kompressionsverbände nötig. Man soll sich nicht täuschen lassen von Vorstellungen, daß ein gut bekannter Bluter „zur Zeit eine gute Phase mit wenigen Blutungen" habe.

Seelische Führung: Kaum eine Krankheit belastet einen Kranken mehr. Die ständige Sorge vor schweren Blutungen oder vor Gelenkbeschädigungen entzieht diese Kinder dem unbehinderten Umgang mit Spielkameraden und fast jeglichem Bewegungsspiel und führt bei besonders schweren Erscheinungen oder besonderer Ängstlichkeit der Eltern nicht selten zu häuslicher Asylierung mit Unterricht durch einen Hauslehrer. Viel Zeit verbringen die Kinder in Kliniken, und oft müssen sie schleunigst, stark blutend, dorthin gebracht werden und sich energischen Erste-Hilfe-Maßnahmen unterziehen (Faktorinjektion, Nasentamponade, Kompressionsverbände, wiederholte Transfusionen). In diesen Schwierigkeiten bedarf es eines guten Kontaktes zwischen Elternhaus, Lehrer, Arzt und Schwester. Besondere Fragen ergeben sich durch die Berufswahl (sitzende Zimmerberufe) und später die Fragen der Heirat und Familienplanung.

Erworbene Koagulopathien. Bei langdauernden schweren Lebererkrankungen muß immer mit Gerinnungsstörungen durch Verminderung der Gerinnungsfaktoren gerechnet werden. Ferner können durch wiederholte Bluttransfusionen Hemmstoffe auftreten, die sich gegen einzelne Gerinnungsfaktoren richten und ihre Wirkung im Blut reduzieren. Bei der lebensgefährlichen *Verbrauchskoagulopathie* werden im Schockzustand Gerinnungsvorgänge in Gang gebracht. Dadurch wird die Menge der freien Gerinnungsfaktoren und Thrombozyten vermindert, so daß Blutungen allerorts entstehen. Die Therapie liegt in der Ursachenbekämpfung, in der Beseitigung der Kreislaufschwäche und in der Gabe von Heparin, das die pathologischen Gerinnungsvorgänge stoppt.

18.6 Thrombozytenbedingte Blutungsübel

Die **Thrombozytopenie (Thrombopenie)** ist als akute und chronische Form bekannt, letztere auch **Werlhofsche Krankheit** genannt. Der Schweregrad des klinischen Bildes wechselt stark von Kind zu Kind. Auch die Blutungsneigung schwankt, ohne daß jedes Mal eine Änderung der Thrombozytenzahl eine Erklärung ist. *Ursache* ist eine Bildungsstörung oder eine frühzeitige Zerstörung der Thrombozyten. Die Kinder neigen zu Nasenblutungen, Hautblutungen *(Petechien und große Hämatome),* vor allem an den unteren Extremitäten, zu Schleimhautblutungen, Darm- und Nierenblutungen. Eine Anämie ist mehr oder weniger ausgeprägt. *Therapie:* exakte lokale Blutstillung, Eisblase, Sedierung, Transfusion von Frischblut oder Thrombozytenkonzentrat. Eventuell Immunglobuline, Kortikoide und Milzentfernung. Keine vermeidbaren Injektionen! Wie bei der Hämophilie sind bei der chronischen Form besondere psychische Lebenshilfen nötig (s. S. 186).

Beim **Willebrand-Jürgens-Syndrom** (Angiohämophilie), einer vererbbaren Gerinnungsstörung, bestehen Defekte an den Thrombozyten, an den Gefäßwänden und an Gerinnungsfaktoren des Blutes. Es entstehen fast immer größere Hämatome, keine Petechien. Auch die **Thrombasthenie** (Glanzmann) ist vererbt. Es handelt sich, wie der Name sagt, um eine Funktionsschwäche der Thrombozyten. Vor allem Schleimhautblutungen entstehen. Die Thrombozytenzahl ist normal.

18.7 Gefäßbedingte Blutungsübel

Eine Reihe von Ursachen führt zu einer pathologischen Brüchigkeit der Kapillaren, so daß vorwiegend *stecknadelkopfgroße Blutungen (Petechien)* entstehen. Sie können sich über den ganzen Körper verteilen. Dieses Bild der Blutungsneigung ist von schweren Infektionen her bekannt, vor allem von Sepsisformen, bei denen der gesamte Körper von Toxinen überschwemmt ist. Die **Meningokokkensepsis** ist wegen ihrer Gefährlichkeit besonders herauszuheben. Gerade bei ihr ist das Auftreten der Hautblutungen ein wichtiges, für die Diagnose und Therapie richtungweisendes Symptom.

Daneben gibt es weitere, oft sehr schwere und lebensbedrohende Krankheitsbilder, bei denen die Blutung so im Vordergrund steht, daß sie namengebend wurde. Die **Kokardenpurpura** entsteht meist nach Infekten. Die Anordnung der Blutungen und Exantheme erinnert an eine Kokarde. Bei der **Purpura fulminans** treten innerhalb weniger Stunden großflächige Hautblutungen auf. Sie führt meist zum Tode.

Die **anaphylaktoide Purpura (Schönlein-Henochsche Purpura)** entsteht meist 1–2 Wochen nach einem Infekt vornehmlich bei Kleinkindern. Die klinischen Zeichen sind im Einzelfall recht unterschiedlich schwer:

An der Haut vielgestaltige *Exantheme,* vor allem an den Streckseiten der Extremitäten meist symmetrisch ausgebildet und mit reichlich petechialen *Blutungen* in diesen Bezirken versehen, die auch ganz im Vordergrund stehen können.

Bauchschmerzen von Kolikcharakter, meist mit sichtbarer *Darmblutung* verbunden; Teerstühle, noch öfter hellrotes Blut aus dem Anus.
Harnbluten, nicht selten auch hartnäckige Glomerulonephritis.
Flüchtige *Gelenkschmerzen und -schwellungen,* die den Namen Purpura rheumatica veranlaßten.
Die Krankheitsdauer wechselt von Tagen bis zu vielen Monaten.
Therapie: Bettruhe, Schmerzmittel, Antibiotika, eventuell Kortikoide.

Petechien an Kopf und Hals (nur in diesen Bereichen!) werden bei Keuchhustenkindern beobachtet oder manchmal nach heftigem Schreien oder nach einer Lumbalpunktion, gegen die sich die Kinder gewehrt haben. Diese Erscheinungen sind dadurch zu erklären, daß die zarten Blutgefäßwände bei dem erhöhten Rückstaudruck des Blutes im Kopf-Hals-Bereich gerissen sind. Die Gefäßwandfestigkeit ist dabei normal.

18.8 Akute Leukämie, Leukose

Man unterscheidet *akute und chronische Leukämien.* Bei der akuten Leukämie ist in vielen Fällen heute eine Heilung möglich, bei der chronischen allenfalls durch Knochenmarktransplantation. Im Kindesalter handelt es sich zu 98% um die akute Form. Die kranken Zellen (Leukämiezellen) nehmen den gesamten Knochenmarkraum ein, treten oft ins Blut über und finden sich meist zusätzlich noch in Leber, Milz, Lymphknoten und Nieren. Die Prägung der Zellen ist bei den einzelnen Fällen immer etwas verschieden, worauf eine große Zahl der Bezeichnungen wie Para-Myeloblasten, Para-Blasten, Para-Leukoblasten, Para-Promyelozyten hinweisen will. Die Vorsilbe „Para" bezeichnet dabei das Abwegige (Atypische) der Zellen. In 80% der Fälle findet man ausschließlich atypische Stammzellen (sog. lymphoblastische Leukämie). Aus unbekannten Ursachen bricht bei den bisher gesunden Kindern die normale Knochenmarktätigkeit zusammen. Aus dem Fehlen aller drei physiologischen Marksysteme, der Erythropoese, Leukopoese und der Thrombozytenbildung erklären sich die **Symptome:**

– *Schwere Anämie* bis zu Hb-Werten von 4 g/100 ml. Folge: Blässe, Mattigkeit, Appetitlosigkeit.

– *Starke Verminderung oder vollständiges Fehlen von Segmentkernigen.* Die Leukozytenzahl im Blut kann dabei vermindert oder auch durch die Ausschwemmung von Leukämiezellen stark erhöht sein (bis auf 80000 und weit mehr Leukozyten). Folge: Infekte, Fieber.

– *Thrombozytopenie, Verminderung der Blutplättchen.* Folge: schwere Blutungen in die Haut und auf Schleimhäute (Nase, Darm, Harnwege).

– Oft bestehen *Knochenschmerzen und Vergrößerung von Leber, Milz und Lymphknoten.*

Die besonderen Gefahren liegen in der gestörten Infektabwehr und in der Blutungsneigung, und sie bedingen, daß früher ein Kind mit akuter Leukämie „akut", wie bei einer Infektionskrankheit, innerhalb 1–4 Wochen nach Erscheinen der Krankheit verstarb.

Risikofaktoren beeinflussen die Prognose negativ, zum Beispiel hohe Zellzahl im Blut, Vergrößerung von Leber, Milz, Nieren und Hoden oder Meningosis.

Meningosis leucaemica. Eine besondere Komplikation stellt der Befall des Zentralnervensystems dar. Symptome wie bei einer Meningitis und wie bei einem raumfordernden Prozeß im Schädel oder im Wirbelkanal weisen darauf hin. Im Vordergrund stehen dann Erbrechen, Kopfschmerzen, Lähmungen und Krampfanfälle, eventuell gesteigerter Appetit.

Non-Hodgkin-Lymphom, früher *Lymphosarkom* genannt. Hier handelt es sich anfangs um eine isolierte bösartige Erkrankung eines Lymphknotens, vor allem im Bereich des Halses, des Mediastinums und des Bauchraumes. In den meisten Fällen erfolgt dann ein „Umschlag" in eine akute Leukämie. Wegen dieser Beziehung sehen viele Hämatologen hierin eine besondere Verlaufsform der akuten Leukämie.

Die heutige **Therapie** hat einerseits wertvolle Verbesserungen, andererseits aber neue Probleme gebracht. Unter der Behandlung mit Bluttransfusionen, Kortikoiden und Zytostatika gelingt es bei über 90% der Fälle, in wenigen Wochen alle Krankheitszeichen zurückzudrängen. Eine *Remission* ist eingetreten. Bei 70% der Kinder leitet sie die Heilung ein. Von großer Bedeutung für diese heute gegenüber früher so großen Behandlungschancen ist die Bestrahlung des Zentralnervensystems. *Rückschläge (Rezidive)* sind noch nach 3–5 Jahren möglich; durch höhere Dosis, Wechsel der Medikamente und/oder Knochenmarktransplantation ist aber in einzelnen Fällen immer wieder eine erneute Remission erreichbar.

Durch die lange Überlebenszeit und moderne Behandlung entstehen große Probleme. Sie sind dadurch besonders schwer zu lösen, daß man für das einzelne Kind die Prognose kaum übersieht, nicht voraussehen kann, ob es im ersten Ansturm der Krankheit oder nach längerer Remission mit jahrelangem Wohlbefinden in einem Rezidiv stirbt oder zu den Geheilten gehört. Kinder und Eltern kommen in eine enge Abhängigkeit vom Arzt eines Behandlungszentrums: längere stationäre Behandlung, häufige Blutbildkontrollen, Lumbalpunktion, Knochenmarkpunktion. Psychisch belastend ist der (vorübergehende) Haarausfall als Nebenwirkung mancher Zytostatika und der Telekobaltbestrahlung des Zentralnervensystems. Die Kinder nehmen plötzlich eine Sonderstellung in der Familie ein: Es erwachsen Spannungen zu anderen Geschwistern. Es entstehen Inkonsequenzen in der Erziehung. Die meisten Kinder entwickeln im Laufe der Zeit ein problematisches Ausmaß an Eigenwillen, das vor allem die Eltern sehr belastet. Sie möchten die Schule besuchen, sind aber wegen großer Versäumnisse, oft auch mangels Fleiß (der eine Ursache auch in der gewandelten Erziehungssituation hat) mitunter eine Belastung für den Unterricht und für die pädagogische Neutralität des Lehrers. Je älter die Kinder sind, je länger die Remission anhält, um so entschiedener muß auch die Berufswahl bedacht werden. Daher ergibt sich der Rat, die Kinder, solange sie sich in einer einwandfreien Remission befinden, in den Pflichten des Alters zu belassen und in gleichbleibender Strenge Leistungen zu verlangen. Diese Probleme sind nur in harmonischer, vertrauensvoller Zusammenarbeit von Elternhaus, Hausarzt, Klinik und Schule einigermaßen befriedigend zu lösen. Der *Schwester* fällt dabei eine große Aufgabe zu

- in der Pflege des akut schwer blutenden, durch Fieber und Schmerzen erregten und durch Stomatitis besonders belasteten Kindes,
- in der Erziehung des Kindes, das trotz seiner Sonderstellung nicht durch sein Verhalten zur Belastung der Eltern und der weiteren Umgebung werden soll,
- in der Betreuung der Eltern, die anfangs unter der Diagnose schwer leiden, meist für Wochen im Rooming-in dabei sind und die immer wieder auch wegen ihrer Neigung, das tödlich erkrankte Kind zu verziehen, Erziehungsratschläge brauchen,
- in ihrer Bemühung, das Krankenhaus zur zweiten Heimat des Kindes zu machen. Man bringt am besten die Kinder bei jeder Einweisung möglichst wieder auf die gleiche Station.

Weitere Einzelheiten zu den psychologischen Problemen bei Kindern mit Leukämie und Krebs s. Abschnitt 3.5.

Die zytostatische Dauerbehandlung führt bei den Leukämiekindern zu einer *Infektabwehrschwäche (Immunparese),* so daß Infektionen einen schwereren, mitunter tödlichen Verlauf nehmen; besonders gefürchtet sind die interstitielle Pneumonie und der Soor.

18.9 Chronische myeloische Leukämie (Myelose)

Wie beim Erwachsenen ist die reifzellige, chronische Leukämie, auch *chronische Myelose* oder *myeloische Leukämie* genannt, durch einen hohen Anstieg der Leukozyten (100000' und mehr), durch Leberschwellung, leichte Lymphknotenschwellung und vor allem durch erhebliche Milzschwellung charakterisiert. Der Verlauf geht unter der Behandlung mit Myleran oder Purinethol u. a. nach jahrelanger Besserung bis zum Tode, falls nicht die Knochenmarktransplantation die Heilung bringen kann. Manche Kinder zeigen zuletzt das Zellbild der akuten Leukämie (sog. *Myeloblastenschub*). Eine *chronische lymphatische Leukämie* wird bei Kindern nicht beobachtet.

18.10 Panmyelopathie, Knochenmarkschwäche

Wie die Leukämie ist die Panmyelopathie eine Erkrankung aller Marksysteme; atypische Zellen werden aber in der Regel nicht gebildet. Dementsprechend werfen die Symptome

- Anämie,
- starke Verminderung der Granulozyten,
- Absinken der Thrombozytenzahl

die gleichen Probleme des Sauerstoffmangels im Gewebe, der Infektanfälligkeit und der schweren Blutungsneigung auf wie bei der Leukämie. Die Prognose ist schlecht. 50% der Kinder sterben in Jahresfrist. Die *Therapie*möglichkeiten sind gering: Transfusionen, Kortikoide, Antibiotika. Besonders schwer beeinflußbar ist die Blutungsneigung, so daß sich für die Zeit der Entlassung nach Hause und den eventuellen Schulbesuch ähnliche Überwachungsschwierigkeiten wie bei der Hämophilie (s. S. 186) und bei der Werlhofschen Krankheit (s. S. 187) ergeben können.

Nach der **Ursache** sind drei Gruppen abgrenzbar:

familiäre Panmyelopathie, eine ererbte Knochenmarkschwäche, meist auch mit anderen Mißbildungen verbunden,

sekundäre Panmyelopathie, hervorgerufen durch infektiöse oder toxische Schädigung oder durch Verdrängung des Markes (z. B. ausgedehnte Tumormetastasen, Benzolvergiftung),

idiopathische Panmyelopathie, für die noch keine Ursache zu finden ist (= ⅔ der Fälle).

18.11 Lymphogranulomatose Hodgkin

Bei der *Hodgkinschen Krankheit* handelt es sich um eine bösartige Erkrankung der Lymphknoten, wahrscheinlich durch ein Virus ausgelöst. In einem Drittel der Fälle sind Halslymphknoten befallen. Die Abgrenzung von banalen entzündlichen Lymphknotenschwellungen ist zunächst nicht leicht. Die Diagnose wird daher immer durch mikroskopische Untersuchungen erhärtet. Weitere Symptome sind hohe Senkung, Fieber, oft Milzschwellung, Leukozytose, Anämie. Ohne Behandlung würde die Krankheit in Monaten bis Jahren zum Tode führen. Unter günstiger Verknüpfung von Operation, Bestrahlung und Einsatz von Zytostatika werden heute viele geheilt. Die psychologischen Schwierigkeiten bei der langjährigen Führung dieser Kinder und ihrer Eltern sind groß; sie ähneln denen bei der Leukämie. *Non-Hodgkin-Lymphome* s. in Abschnitt 18.8.

18.12 Erkrankungen des retikuloendothelialen Systems

Die unter dieser Bezeichnung zusammengefaßten Krankheitsbilder, *die akute Retikulogranulomatose (Retikulose, Retikuloendotheliose), das eosinophile Granulom* und *die Hand-Schüller-Christian-Krankheit (Xanthomatose),* gehören als Erkrankungen des retikuloendothelialen Systems (RES) zusammen, ja ihre Grenzen sind so unscharf, daß man verschiedene Abarten der gleichen Störung annimmt und sie unter dem Begriff **Retikuloendotheliose** oder **Histiozytose X** zusammenfaßt.

Die **akute Retikulose** (Abt-Letterer-Siwe-Krankheit) tritt vor allem im Säuglings- und im Kleinkindesalter auf und nimmt in Wochen einen tödlichen Verlauf. Kennzeichnend sind Schwellung von Leber, Milz und Lymphknoten, Anämie, Fieber und Blutungsneigung, papulöse Hauterscheinungen mit Petechien. *Therapie:* Versuch mit Kortikoiden und Zytostatika.

Das **eosinophile Granulom** enthält eosinophile Zellen; es bildet sich multipel oder als Einzelherd im Knochen und ist oft ein Zufallsbefund. *Therapie:* Operation, Kortikoide, Zytostatika, Bestrahlung. Spontanheilung ist möglich.

Bei der **Hand-Schüller-Christian-Retikulogranulomatose** findet eine Cholesterinspeicherung in den Zellen statt. Es entstehen zahlreiche Knochenherde, vor allem im Schädelbereich (Röntgenbild: „Landkarten-Schädel"). Durch andere Herde können die Augen vorgetrieben und der Hypophysen-Hinterlappen ausgeschaltet werden, so daß Diabetes insipidus entsteht. Die Krankheit geht über Jahre. *Therapie:* Bestrahlung, Zytostatika.

18.13 Immunschwächekrankheiten

Das Abwehrsystem des Menschen **(Immunsystem)** dient der *Abwehr körperfremder Substanzen, der Beseitigung abgestorbener Zellen und dem Schutz vor entartetem Wachstum* (Tumorwachstum). Dafür stehen zwei Lymphozytentypen bereit (B- und T-Zellen), die in genügender Zahl und mit einer unbehinderten Immunproteinsynthese verfügbar sein müssen. Zum Teil sind sie an Organe gebunden (Thymus, Milz, Lymphknoten), zum Teil frei bewegt in den Körpersäften.

Ein **primärer Immundefekt** wird häufig bei *jungen Säuglingen,* v. a. nach Frühgeburt beobachtet, eine vorübergehende Erscheinung. Auf Dauer besteht er bei isoliertem *IgA-Synthesedefekt,* bei *Thymushypoplasie* (Di-George-Syndrom) oder bei anderen vererbten Stoffwechseldefekten (verknüpft mit Gefäßerweiterung an den Bindehäuten: *Louis-Bar-Syndrom;* verknüpft mit Ekzem und Thrombozytenverminderung: *Wiskott-Aldrich-Syndrom;* viele weitere Formen).

Sekundäre, d. h. erworbene Immundefekte sind viel häufiger als angeborene, so
- bei *viralen Infektionen* wie Windpocken, Masern und Pfeiffersches Drüsenfieber (paralleles Zeichen ist das Negativwerden der Tuberkulinprobe),
- bei *malignen Erkrankungen* wie der Leukämie,
- durch Einwirkung von *Zytostatika und ionisierenden Strahlen,*
- durch *Eiweißverlust* über den Harn (nephrotisches Syndrom), den Darm oder die Haut (Verbrühung, Ekzem),
- bei *AIDS.*

AIDS (acquired immun deficiency syndrome) ist eine bisher unheilbare Erkrankung der Infektabwehr (T-Helferzellen-Defekt), eine übertragbare Krankheit, auch im Sinne des Seuchengesetzes. 1983 wurde der Virus gefunden und HIV genannt (*H*uman *I*mmunodeficiency *V*irus). Infektion mit HI-Virus bedeutet noch nicht Erkrankung; diese folgt aber nach einer symptomfreien Zeit von Monaten bis Jahren; auch dieser so vage Zeitraum der Unsicherheit ist eine enorme Belastung für den Erkrankten, falls er von seiner Infektion weiß.
Nachgewiesen ist das HIV in *Körperflüssigkeiten* von Infizierten, in Sperma, Vaginalsekret, Blut, Speichel, Tränen, Urin, Stuhl, Schweiß, Nasensekret, Muttermilch; aber allein über Sperma und Blut ist bisher eine Übertragung beobachtet worden. Insbesondere in der Pädiatrie besteht für eine AIDS-Furcht kein Anlaß. Bisher gibt

es keine Hinweise auf HIV-Übertragung von Neugeborenen und Kindern auf Ärzte, Pflegepersonal, ebensowenig wie auf Eltern, Geschwister oder Spielkameraden (Daschner: Monatsschrift Kinderheilkunde Bd. 136 [1988] 151). Eine Beschränkung der Sozialkontakte infizierter Kinder ist hygienisch ebensowenig zu rechtfertigen wie Isolierung im Einzelzimmer der Klinik. Es ist also auch jene Bestrebung abzulehnen, diese Kranken in Spezialkliniken zusammenzuziehen: Sie würden in vielen Fällen fern vom Heimatort behandelt, ohne den gerade jetzt so besonders wertvollen Zuspruch der Angehörigen und Freunde regelmäßig haben zu können.

Das *akute Initialsyndrom der Erkrankung* wird meist übersehen: grippeähnliche Zeichen, rötelnähnlicher Hautausschlag. Nach 3 Wochen bis 6 Monaten sind *HIV-Antikörper* nachweisbar. Wichtig ist, daß mindestens zwei technisch einwandfreie Verfahren (Suchtest mit ELISA-Technik und Westernblot-Bestätigungstest) ein positives Ergebnis haben, ehe der Patient davon erfährt. Ein positiver Befund ist für den Betroffenen und seine Familie regelmäßig mit einer erheblichen seelischen Belastung verbunden, so daß man seiner Diagnose absolut sicher sein muß. Zu betonen ist, daß ein positiver Test keineswegs mit der Diagnose AIDS gleichzusetzen ist. Der HIV-Test ist also strenggenommen kein AIDS-Test.

Monate bis Jahre nach der Infektion wird eine monatelang *anhaltende Lymphknotenschwellung* mindestens in zwei Körperregionen (v. a. Hals und Leiste) beobachtet, verbunden mit unspezifischen Zeichen wie Fieber und Gewichtsverlust. Auch Leber und Milz schwellen an. Vom *Vollbild von AIDS* spricht man dann, wenn der Patient immer wieder unter Infekten leidet, das Bild der Immunschwäche zeigt, wobei Infektionen mit Pneumocystis carinii (interstitielle Pneumonie), Toxoplasmen, Pilzen (Soor), Viren (Herpesbläschen nicht nur an den Lippen, echte Warzen und Dellwarzen) und einige Bakterien (Aknepusteln auf der Haut) eine besondere Rolle spielen. Schließlich tritt eine besondere Form des Hautkrebses, das Kaposi-Sarkom auf, das auch innere Organe befällt.

Aus den Übertragungsmaterialien Sperma, Vaginalsekret und Blut leiten sich die *besonders gefährdeten Personenkreise* ab: Personen mit wechselndem Geschlechtsverkehr, Drogensüchtige (Fixer), Kranke, die infizierte Blutkonserven oder Blutbestandteile übertragen bekamen (früher viele Hämophile; heute wird durch entsprechende Kontrollen vorgesorgt), Neugeborene von infizierten Müttern (Weg über die Plazenta).

Prinzipiell gelten bei HIV-infizierten Kindern die gleichen Pflegemaßnahmen wie bei einer Hepatitis-B-Infektion, wobei HI-Viren sogar wesentlich empfindlicher gegenüber äußeren Einflüssen sind als die Hepatitiserreger.

Bei den Angaben zur *Pflege* folgen wir auch hier den Ratschlägen von Daschner. Für Windelwechsel sind Handschuhe nicht erforderlich. Ein normaler Baumwollkittel genügt. Zur Beseitigung von Erbrochenem und Stuhl, mit der Gefahr, die Hände zu kontaminieren, sollte man Einmalhandschuhe nehmen. Beim Infusionsbesteckwechsel oder beim Umstecken einer Dauertropfinfusion sind sie nicht nötig, Händedesinfektion vorher und nachher genügt. Für Blutentnahmen empfiehlt sich ein geschlossenes Blutentnahmesystem. Bei Anlegen von Transfusionen und Dauertropfinfusionen werden Handschuhe angeraten, da mit Blutkontamination zu rechnen ist. In vielen Fällen reicht aber auch schon *ein* Handschuh, z. B. für die linke Hand, die beim Umstecken einer Infusion die Kanüle hält, aus der Blut läuft. Zum Abtupfen von ausgetretenem Blut aus der Einstichstelle sind zwei oder drei Papiertupfer übereinander ausreichend, ohne daß unbedingt ein Handschuh angezogen sein muß.

Augenschutz ist erforderlich bei Reanimation eines Neugeborenen einer HIV-positiven Mutter, da das Neugeborene häufig infiziert ist. Augenschutz auch bei Absaugen von bluthaltigem Trachealsekret oder bei Intubation, wenn man mit Verspritzen rechnen muß. Im gleichen Zusammenhang sind Handschuhe anzulegen.

19 Infektionskrankheiten

19.1 Allgemeine Infektionslehre

Haut und Schleimhäute des Menschen sind keine sterilen Flächen, sondern von Mikroorganismen (Bakterien) in gewisser Dichte besiedelt. Dieses Gast-Wirt-Verhältnis ist in der Regel ohne Nachteil, mitunter sogar für den Menschen von Vorteil; man spricht dann von *Symbiose* (Beispiel: physiologische Darmflora).

Krankheitskeime sind Mikroorganismen (Viren, Bakterien, Pilze, Einzeller), die unter bestimmten Bedingungen Krankheiten hervorrufen. Das menschliche Auge kann sie nur unter optischer Vergrößerung im Mikroskop (Lichtmikroskop, Elektronenmikroskop) als einzelne Gebilde sehen und beurteilen. Dringen sie durch die natürlichen Schranken der Haut und Schleimhäute in den Körper ein, setzt der Organismus seinen Abwehrapparat (Leukozyten und molekulare Abwehrkörper in den Gewebssäften) dagegen an. In einem solchen Fall ist eine **Infektion** erfolgt; ob der Befallene erkrankt, ob eine *Infektionskrankheit* entsteht, hängt von verschiedenen Umständen ab: von der Art und der Aggressivität der Erreger (Virulenz), auch von ihrer Zahl, ferner von der Abwehrlage des Organismus.

Manche Menschen verfügen über eine natürliche Widerstandsfähigkeit gegen einzelne Erreger *(Resistenz)*, auch ohne daß sie früher eine entsprechende Krankheit durchmachten oder geimpft wurden. Andere erhielten diese Resistenz durch Impfung mit abgeschwächten oder abgetöteten Erregern *(aktive Immunisierung)* oder durch Injektion von Seren mit Antikörpern *(passive Immunisierung)*, schließlich durch früheres Überstehen einer Infektionskrankheit mit dem gleichen Erreger; sie wurden also immun, und diese *Immunität* kann das ganze Leben lang anhalten.

Die Zeit zwischen dem Eindringen eines Erregers (Ansteckung) und dem Krankheitsbeginn nennt man *Inkubationszeit* (Tab. 15).

Ein Teil der in diesem Abschnitt aufgeführten Infektionskrankheiten heißt im Volksmund *Kinderkrankheiten* (z. B. Masern, Windpocken).

Diese Krankheiten werden durch ihre hohe Ansteckungsfähigkeit zu Kinderkrankheiten, da der Mensch schon im Kindesalter erkrankt, um dann im Erwachsenenalter immun zu sein. Aus diesen Überlegungen wird klar, daß auch noch ein Erwachsener Masern oder Keuchhusten bekommen könnte, falls er als Kind mangels Kontakt nicht immun wurde. Allerdings gibt es auch eine unbemerkte Auseinandersetzung mit dem Erfolg der Immunität, die sogenannte *stille Feiung*.

Die **Krankenhauseinweisung** eines infektkranken Kindes erfolgt, da

- die Schwere der Infektionskrankheit und/oder
- eine eingetretene Komplikation dies im Einzelfall erfordern oder
- eine Isolierung aus seuchenhygienischen Überlegungen unbedingt nötig oder erwünscht ist, damit nicht noch andere erkranken.

Tabelle 15 **Inkubationszeiten der wichtigsten Infektionskrankheiten.**

Krankheit	Inkubationszeit in Tagen	Krankheit	Inkubationszeit in Tagen
Botulismus	3 bis 6	Pertussis, Keuchhusten	7 bis 14
Diphtherie	3 bis 5	Pleurodynie	2 bis 14
Encephalitis epidemica	6 bis 8	Poliomyelitis	7 bis 14
Exanthema subitum	3 bis 7	Psittakose, Ornithose	7 bis 14
Gonorrhö	1 bis 4	Röteln, Rubeolen	14 bis 21
Grippe	1 bis 3	Ruhr, bakterielle	1 bis 7
Hepatitis A und B	15 bis 90	Salmonellen-Gastroenteritis	¼ bis 3
Herpes simplex	4 bis 6		
Katzenkratzkrankheit	10 bis 12	Scharlach	1 bis 7
Lyssa, Tollwut	5 bis 60	Toxoplasmose	7 bis 9
Masern	9 bis 11	Tuberkulose	28 bis 42
Meningokokken-Meningitis	4 bis 5	Typhus abdominalis	7 bis 21
Mononukleose, infektiöse	5 bis 14	Windpocken	11 bis 28
Mumps	14 bis 21	Wundstarrkrampf	1 bis 180
Paratyphus	3 bis 7	Zoster	7 bis 16

Jedes infektkranke Kind bringt dem Krankenhaus neben der Schwere des eigentlichen Krankheitsbildes als Keimträger und -ausscheider weitere Probleme, nämlich die *Gefahr der Krankheitsübertragung* auf andere Kinder und auf das Pflegepersonal. Daher sind für viele Infektionskrankheiten besondere Isolierungs- und Desinfektionsvorschriften einzuhalten und eine gewisse Vorsicht zum Schutz vor eigener Infektion nötig; auch besuchende Eltern sind in diese Sorgen einzubeziehen.

Nach den erlassenen Seuchengesetzen veranlaßt die allgemeine Gefährlichkeit mancher Infektionen den Arzt, schon *Beobachtungs- und Verdachtsfälle einer Erkrankung* oder sogar gesunde Bakterienträger (*Keimausscheider* aus Rachen oder Darm) ins Krankenhaus einzuweisen. Bei diesen Fällen muß in der Pflege in gleicher Weise hygienisch verfahren werden.

Bei *meldepflichtigen Krankheiten nach dem Bundesseuchengesetz* (1961 mit Ergänzungen) unterscheidet man je nach Allgemeingefährdung in folgender Weise: Verdacht, gesicherte Diagnose der Erkrankung, Tod des Patienten, Bakterienausscheidung beim Gesunden. Manche Erkrankungen müssen dann gemeldet werden, wenn sie gehäuft in Gemeinschaftseinrichtungen (Schule, Kindergarten, Heim, Krankenhaus) auftreten.

19.2 Pflegerichtlinien, Desinfektion

Isolierung. Bei der Pflege von infektkranken Kindern hat die Grundeinstellung zu herrschen, durch weitestgehende Absonderung eine Übertragung von Kind zu Kind zu verhindern. Jede einzelne Infektionskrankheit verlangt aber besondere Maßnahmen; Einzelheiten dazu werden bei den Krankheiten besprochen. Hier ist lediglich herauszustellen, daß einige Infekte wie die Luftwegsinfekte so zahlreich vorkommen und durch eine so breite Skala von Erregern verursacht werden, daß eine Isolierung (selbst bei Kenntnis der Keime) schon aus räumlichen Gründen unmöglich wäre. Andererseits: Obwohl bei schwerer wiegenden Krankheitsbildern wie Durchfallerkrankung und Hirnhautentzündung schon frühzeitig strenge Isolierung angezeigt wäre, kann sie anfangs nicht vorgenommen werden, da der Erreger noch nicht bekannt ist. Hier ist man dann berechtigt, gleiche Krankheitsbilder solange (mit getrennter Kittelpflege) zusammenzulegen, bis durch den Keimnachweis eine sinnvolle Isolierung geschehen kann. Nicht selten bringen aber schon vor der exakten Diagnose manche Feinheiten des klinischen Bildes wichtige Anhaltspunkte, so daß einzelne Kinder schon auf einen Verdacht hin vorsichtshalber isoliert werden.

Eine Isolierung hat, von der Krankheit abhängig, einige praktische Abstufungen. Kinder mit Krankheiten, die nur durch direkten körperlichen Kontakt oder durch beschmutzte Gegenstände übertragen werden, können in einem Zimmer mit anderen Kindern zusammen gepflegt werden, falls diese Übertragungsmöglichkeiten ausgeschlossen sind. Eine dazwischen gestellte Abschirmwand hilft das Risiko noch vermindern. Andere Infektionen werden selbst über größere Entfernungen übertragen, so daß die Kinder durch Doppeltüren (Schleusen*) abzusondern sind. Dementsprechend ist auch beim Öffnen der Fenster auf benachbarte, seitlich davon, ein Stockwerk höher oder tiefer gelegene Zimmer mit Kranken besondere Rücksicht zu nehmen („fliegende Infektionen" wie Masern und Windpocken). Allerdings gibt es Infektionskrankheiten, die nicht ansteckend, also vom Erkrankten nicht weiter übertragbar sind (z. B. Wundstarrkrampf).

Manche Infektionskrankheiten (z. B. Keuchhusten, Mumps, Masern, Windpocken) führen nach Überstehen zu einer Immunität. Es ergibt sich also die Möglichkeit, Kinder mit solchen Krankheiten mit immunen Kindern zusammenzulegen, sofern deren jetzige Krankheit von sich aus keine Isolierung verlangt.

Andere, besonders schutzbedürftige Kinder werden deshalb isoliert gehalten, damit möglichst jede nosokomiale (Krankenhaus-)Infektion ferngehalten wird: Kinder mit Antikörpermangelkrankheit, Leukämie, AIDS.

Kittelpflege. Der direkte Kontakt der Schwester mit dem kranken Kind bringt die Gefahr der Übertragung auf andere *(„Schmierinfektion")* und die der eigenen Erkrankung. Hier schützt, soweit nur denkbar, eine sorgfältige Reinigung der Hände vor und nach jedem Kontakt mit einem Kind und die sog. Kittelpflege. Man unterscheidet dabei – je nach Ansteckungsfähigkeit und Gefährlichkeit der Krankheit –

– eine normale Isolierpflege, wobei das Überziehen eines Kittels vor jedem Berühren des Kindes gefordert wird und

– eine strenge Isolierpflege, wobei in jedem Falle vor Betreten des Zimmers ein Kittel angezogen werden muß. Bei Pflege besonders infektiöser Kinder sind Gummihandschuhe, eventuell auch Mundtuch und Schutzbrille vorgeschrieben.

Ein Isolierkittel wird hinten geschlossen. Korrektes An- und Ausziehen ist nicht einfach und will geübt sein. Nach Gebrauch wird ein Kittel in der Regel außerhalb des Krankenzimmers abgehängt, die „unsterile" Seite wird dabei sorgfältig nach

---

* Von einer *Schleuse* spricht man, wenn ein Zimmer durch 2 Türen vom Flur getrennt ist. Die 2. Tür darf erst geöffnet werden, wenn die erste geschlossen ist.

innen gekehrt. Hängt der Kittel dagegen im Krankenzimmer, bleibt die „unsterile" Seite außen.

Desinfektion. Man unterscheidet:

Laufende Desinfektion. Sie soll Hände, Fußböden, beschmutzte Wäsche und Geräte reinigen, infektiöse Ausscheidungen des kranken Kindes unschädlich machen.

Schlußdesinfektion. Sie soll nach Entlassung des Kindes das Zimmer mit seiner Einrichtung für anderweitigen Gebrauch reinigen und Besitzstücke des Kranken von Keimen befreien.

Im Rahmen der Desinfektion ist die Sterilisation eine nur auf wenige Gegenstände anwendbare Maßnahme: nur wenige Stoffe vertragen trockene Hitze oder Wasserdampf von 100°C. Daher dienen der Desinfektion in erster Linie chemische Mittel, von denen eine ganze Reihe, von Krankenhaus zu Krankenhaus wechselnd, gebräuchlich ist. Das ideale Mittel ist kaum zu finden, es sollte folgende Eigenschaften haben: es soll alle Krankheitskeime in kurzer Zeit töten, die Haut der Pflegerinnen schonen, geruchlos sein und die Oberfläche der gereinigten Gegenstände nicht angreifen.

Laufende Desinfektion. Die *Hände* haben den engsten Kontakt zu Patienten und sind möglicherweise die gefährlichsten Keimträger. Ihre Reinigung erfolgt mit Flüssigseife, ferner durch Desinfektion mit einem Alkoholgemisch („Hygienische Händedesinfektion"). Wichtig ist, die Hände durch Fett zu pflegen, um Rauhwerden und Einrisse zu vermeiden. Die Schwester hat jede eigene Wunde sorgfältig zu behandeln und am besten durch wasserdichten Verband oder Handschuhe vor Infektionen zu schützen. Hat sie selbst eine offene Infektion an der Hand, muß sie eventuell aus der Pflege ausscheiden.

Krankenzimmer. Auf Infektionsabteilung dürfen die Fußböden nur mit feuchten, Desinfektionslösung enthaltenden Lappen gewischt werden; niemals darf mit dem Besen gefegt oder gar maschinell gebohnert werden. Beim möglichst ausgiebigen Lüften der Zimmer muß die Möglichkeit, Krankheitskeime durch das Fenster zu verbreiten, bedacht werden (Masern, Windpocken). Benützte Flaschen und Geräte, wie Wickeltischpolster, Umbettmulden, Waagen, Badewannen, Waschbecken, Krankentragen und Kinderwagen, sind sofort nach Gebrauch durch Besprühen und Reinigen mit einem Lappen zu desinfizieren („Scheuer-Wisch-Desinfektion").

Wäsche. Die Wäsche muß in gut zu reinigenden, wasserdichten Behältern gesammelt und in festen Säcken ins Waschhaus transportiert werden.

Spritzen, Kanülen, Schläuche sind heute meist aus sog. Einmalmaterial; sie werden nach Gebrauch sorgfältig gesammelt und vernichtet. Andere Gebrauchsgegenstände werden nach Gebrauch zuerst in eine Desinfektionslösung gelegt und mechanisch gereinigt. Je nach Material können sie durch Kochen oder trockene Hitze sterilisiert werden (s. Abschnitt 81). Mehr und mehr haben sich Geräte für den einmaligen Gebrauch eingebürgert.

Thermometer, Blutdruckapparat, Lichtbügel und Inhaliergeräte, auch Gummischürzen, Gummieinlagen, Stethoskopansätze, Perkussionshammer, Röntgenapparate werden durch Desinfektionsmittel gereinigt.

Eßgeschirr: Nahrungsreste werden vernichtet. Das Geschirr wird in Desinfektionslösungen eingeweicht, dann mit heißem Wasser gereinigt.

Windeleimer, Stuhltöpfe und Nierenschalen werden nach Beseitigung des infektiösen Inhaltes mit Desinfektionslösungen von allen Seiten gereinigt.

Für die Beseitigung von *Ausscheidungen* infektiös-kranker Kinder (Stuhl, Urin, Erbrochenes, Eiter, Auswurf) weichen die technischen Möglichkeiten in den verschiedenen Krankenhäusern voneinander ab. Eine große Hilfe sind mit kochendem Wasser zu reinigende und desinfizierende Apparate, in welche die Stuhltöpfe einfach hineingestellt werden. Sonst sind Stuhl, Urin und Erbrochenes mit der zwei- bis dreifachen Menge an Desinfektionslösung zu versetzen; kräftiges Umrühren mit einem Glas- oder Holzstab fördert die Einwirkung des Desinfektionsmittels. Nach 5 Stunden kann in die Toilette entleert werden. Anschließend müssen Gefäße und Stäbe desinfiziert und gereinigt werden. Infizierte Verbände werden verbrannt.

Schlußdesinfektion. Man unterscheidet die gewöhnliche Schlußdesinfektion („Scheuerdesinfektion") von der besonders strengen Schlußdesinfektion.

Gewöhnliche Schlußdesinfektion. Fußboden und Wände des Zimmers, Kinderbetten und Möbel werden mit Desinfektionslösungen gründlich abgewaschen. Wäsche und Kleider gehen ins Waschhaus. Nicht kochbare Gegenstände wie Spielzeug werden mit Desinfektionslösung abgewaschen oder – falls sie keinen wesentlichen Wert darstellen – verbrannt. Die Matratzen kommen in die Dampfdesinfektion.

Die *strenge Schlußdesinfektion* schließt darüber hinaus eine Gasdesinfektion mit Formaldehyddämpfen durch einen Desinfektor ein. Das Gas bleibt mindestens 4 Stunden im Raum. Nach guter Lüftung folgt das Abwaschen des Zimmers.

19.3 Einteilung der Infektionskrankheiten

Eine Einteilung der Infektionskrankheiten kann erfolgen

nach der Art der Erreger,

Bakterien: Scharlach, Diphtherie, Keuchhusten, Typhus, Paratyphus, Salmonellen-Gastroenteritis, bakterielle Ruhr, Koli-Dyspepsie, bakterielle Sepsis, Gonorrhö, bakterielle Meningitis, Tetanus, Appendizitis, Peritonitis, bakterielle Angina, Pyelonephritis, bakterielle Pneumonie und Bronchitis, Listeriose, Tuberkulose,

Viren: Masern, Röteln, Ringelröteln, 3-Tage-Fieber, Windpocken, Zoster, Pocken, Herpes, Hepatitis, Poliomyelitis, Bornholm-Krankheit, Mumps, Psittakose, Tollwut, infektiöse Mononukleose, Zytomegalie, Grippe, virale Meningitis und Enzephalitis, Stomatitis, virale Pneumonie und Bronchitis, virale Angina, AIDS,

Einzeller: interstitielle Pneumonie, Toxoplasmose, Amöbenruhr,

Leptospiren, Spirochäten: Leptospirosen, Lues,

Pilze: Aktinomykose, Soor, Trichophytie,

Würmer: Oxyuriasis, Bandwurmkrankheiten, Askaridiasis;

nach dem zeitlichen Ablauf der Krankheit, so

akute Infektionskrankheiten: Scharlach, Masern, Röteln, Ringelröteln, 3-Tage-Fieber, Windpocken, Zoster, Pocken, Herpes, Hepatitis (auch chronische Verläufe), Poliomyelitis, Bornholm-Krankheit, Mumps, Psittakose, Tollwut, infektiöse Mononukleose, interstitielle Pneumonie, Grippe, Diphtherie, Keuchhusten, Typhus, Paratyphus, Ruhr, Sepsis (auch langdauernde Verläufe), Gonorrhö, Meningitis, Enzephalitis, Tetanus,

chronische Infektionskrankheiten: Tuberkulose, Lues, Toxoplasmose, Mykosen, Wurmbefall, AIDS.

Man könnte ferner *nach dem Befall des Organs* (z. B. des Rückenmarkes bei Poliomyelitis) *oder des Organsystems* (z. B. des lymphatischen Systems bei der infektiösen Mononukleose) einteilen und ferner die Besonderheiten einer Infektionskrankheit darin sehen, daß sofort (Sepsis) oder schrittweise (Tuberkulose) *der Gesamtorganismus* befallen sein kann.

19.4 Scharlach, Scarlatina

Erreger: A-Streptokokken, durch direkten Kontakt mit Kranken, gesunden Keimträgern oder über infizierte Gegenstände übertragen. Nach einer *Inkubationszeit* von 1–7 Tagen kommt es, bevorzugt bei Kindern von 5–9 Jahren, schnell zu hohem Fieber, Erbrechen, Kopfschmerzen und Schluckschmerzen. *Ansteckungsfähigkeit* besteht, solange Erreger im Rachenabstrich nachgewiesen werden.

Klinisches Bild: Angina mit flammendroter Verfärbung auch des weichen Gaumens. Anfangs belegte, dann kräftig rote Zunge mit geschwollenen Papillen *("Himbeerzunge")*. Ab dem 2. Krankheitstag erscheint das *kleinfleckige Exanthem* am Rumpf und an den Innenflächen der Oberschenkel; das Gesicht ist dagegen diffus rot mit blassem Mund-Lippen-Bereich. In der 2. bis 3. Krankheitswoche stößt sich die Haut oft in groben *Lamellen* ab, vor allem an Händen und Füßen.

Anschließend Immunität, jedoch neuerliche Streptokokken-Angina möglich. Die Intensität des klinischen Bildes schwankt von Fall zu Fall. In den letzten Jahren sieht man viele leichte Formen mit nur zart ausgebildetem Exanthem, häufig auch nur eine durch Streptokokken hervorgerufene Angina. In seltenen Fällen nimmt der Scharlach einen besonders schweren Verlauf mit Hautblutungen, Kreislaufschwäche und Krämpfen, auch mit Todesfolge *(toxischer Scharlach)*.

Komplikationen sind heute selten; sie können schon früh gegeben sein oder als „zweites Kranksein" nach Wochen erscheinen: *Gelenkschmerzen* (Scharlach-Rheumatoid); *Lymphknotenentzündung,* vor allem im Kieferwinkelbereich; *Mittelohrentzündung,* die oft auf den Knochen übergreift; *Nierenentzündung.*

Eine Sonderform ist der **Wundscharlach.** Er zeigt dasselbe Exanthembild. Der Ort der Auseinandersetzung mit den Strepotokokken ist nicht das Mandelgewebe – daher fehlt die Angina! –, sondern ein infiziertes Wundbett.

Therapie: Penizillin. Die *Pflege* berücksichtigt anfangs vor allem das hohe Fieber und die Schluckschmerzen. Strenge Isolierung für 5 Tage; der

Rachenabstrich sollte dann keine Streptokokken mehr enthalten. Kittelpflege. Normale Schlußdesinfektion.

19.5 Masern, Morbilli

Diese Viruserkrankung wird meist durch Tröpfcheninfektion, aber auch durch Verschleppen der Viren mit der Luft übertragen. Nach einer Inkubationszeit von 9–11 Tagen kommt es zu

- Fieber und Schleimhauterscheinungen (Prodrome = „Vorläufer"): Schnupfen, Bronchitis mit Husten, Konjunktivitis mit Lichtscheu, Rötung und Auflockerung der Mundschleimhaut mit den Koplikschen Flecken (winzige weiße Flecken wie „Kalkspritzer" auf rotem Grund).
- 3 Tage später zum Ausbruch des Exanthems, das hinter den Ohren grobfleckig beginnt, sich besonders stark im Gesicht ausbreitet und im Verlauf von 2 Tagen bis zu den Beinen in abnehmender Intensität absteigt; dann fällt auch das Fieber ab.

Der Hautausschlag kann noch fast 14 Tage an einer leichten Fleckenbildung der Haut sichtbar bleiben. In dieser Zeit schuppt dann die Haut in feinsten Lamellen ab.

Die Intensität der Ausprägung wechselt vom leichtesten Ausschlag, der dann auch an Röteln denken läßt, bis zu schweren, lebensbedrohenden *toxischen Formen* (Kreislaufschwäche, Krämpfe, Bewußtseinsstörungen). Tritt im Bereich des Exanthems etwas Blut aus, spricht man von *hämorrhagischen Masern*. Säuglinge erkranken bis zum 4. Lebensmonat nicht, falls die Mutter Masern durchgemacht hat. Praktisch jede Masernerkrankung führt zu einer lebenslangen Immunität.

Masern sind eine durchaus ernst zu nehmende Krankheit; die Gefahr von **Komplikationen** ist groß:

- anfangs Masern-Krupp mit erheblicher Behinderung der Atmung durch Entzündungen im Bereich des Kehlkopfes und der Trachea,
- Pneumonie, meist Bronchopneumonie,
- Mittelohrentzündung (Schmerzen, laufendes Ohr),
- Masernenzephalitis (Erbrechen, Bewußtseinsstörung, Krämpfe),
- Verschlechterung einer akuten Tuberkulose oder Wiederaufflackern einer schon abgeheilten Tuberkulose.
- Auch andere zusätzliche Infektionen wie Varizellen, Stomatitis, Appendizitis oder weitere Belastungen wie Operationen werden wegen der Verminderung der körperlichen Abwehrfähigkeit schlechter als sonst absolviert.

Masernkinder sind gegenüber Tuberkulose besonders gefährdet und daher anschließend besonders zu überwachen, vor allem, wenn sich in der Umgebung ein Tuberkulosekranker befand oder befindet (Tuberkulindiagnostik!).

Therapie: Fiebersenkende Maßnahmen, abschwellende Nasentropfen, Hustensaft, bei Komplikationen Antibiotika und Gammaglobulin. In der *Pflege* nützt bei starker Konjunktivitis eine leichte Abdunklung des Zimmers, reichliche Flüssigkeitszufuhr bei Fieber, Pflege der vielleicht verkrusteten Augenlider mit lauwarmem Kamillentee, gute Mundpflege, häufiges Lüften. Die Kinder müssen vom Beginn der Prodrome bis einschließlich dem 5. Exanthemtag strengstens isoliert werden. Das Zimmer sollte durch eine Schleuse gesichert sein. Sonst darf die Tür nur geöffnet werden, wenn alle anderen Türen der Station geschlossen sind. Vorsicht auch beim Öffnen der Fenster. Kittelpflege. Nach Verlassen des Zimmers hat die Pflegeperson jedesmal für etwa 1 Minute ins Freie zu treten („lüften"). – Normale Schlußdesinfektion, reichlich lüften.

Inkubierte Kinder sollen 2 Wochen die Schule nicht besuchen. Im Krankenhaus rechnet man 3–4 Wochen Isolierzeit für inkubierte Kinder. *Masern-Schutzimpfung* s. Abschnitt 49.

19.6 Röteln, Rubeola

Das Virus wird durch Kontakt, Tröpfcheninfektion oder infizierte Gegenstände übertragen. Es ruft nach 14–21 Tagen rote, locker stehende Hautflecken im Gesicht und am Rumpf ohne wesentliche Schleimhauterscheinungen hervor. Die Lymphknoten im Nacken (an der Haargrenze) sind oft geschwollen tastbar. Die Plasmazellen des Blutes sind vermehrt. Die Krankheit verläuft leicht, Komplikationen sind selten. Anschließend besteht in der Regel Immunität.

Pflege: Isolierung mit Kittelpflege, möglichst Schleuse für 5 Tage. Normale Schlußdesinfektion. Inkubierte Kinder werden im Krankenhaus 3 Wochen isoliert. *Schwestern, die selbst noch nicht Röteln hatten,* dürfen in den ersten Monaten einer Schwangerschaft keinesfalls Rötelnkranke pflegen, geschah es aus Versehen dennoch, erhalten sie Röteln-Hyperimmunglobulin. *Rubeolen-Embryopathie* Abschnitt 13.7, *Impfung* Abschnitt 49.

19.7 Ringelröteln, Erythema infectiosum

Bei dieser seltenen Virusinfektion entsteht nach 7–14 Tagen Inkubationszeit eine scharf begrenzte, symmetrische Hautrötung beiderseits der Nase („Schmetterlingsfigur"), einen Tag später auch ein girlandenförmiges Exanthem an den Streckseiten der Arme und Beine. Die Farbe geht schnell ins Blaurote. Dauer 6–10 Tage. Keine Komplikationen. Anschließend Immunität. *Pflege:* bei Fieber Bettruhe, sonst keine Behandlung nötig. Keine Isolierung und besondere Desinfektion.

19.8 3-Tage-Fieber, Exanthema subitum

Offensichtlich virusbedingte Krankheit, die praktisch nur Kinder bis zum 4. Lebensjahr befällt. Nach einer Inkubationszeit von 7–14 Tagen kommt es für 3 Tage zu hohem Fieber, manchmal mit Nackensteife und Krämpfen verbunden. Mit dem plötzlichen Abfall des Fiebers entsteht ein Exanthem am Rumpf, das meist an leichte Masern erinnert. Keine Komplikationen zu erwarten. Anschließend Immunität. *Pflege:* Fiebersenkung, reichlich trinken lassen. Keine Isolierungsmaßnahmen.

19.9 Windpocken, Varizellen

Das Varizellenvirus (= offensichtlich auch der Erreger des Zoster) führt zu einer hochinfektiösen Bläschenkrankheit, die Immunität hinterläßt. Nach direktem Kontakt oder „fliegender" Infektion schießen 11–28 Tage später kleine blaßrote *Flecken* von etwa 3 mm Durchmesser auf, die sich zu wasserhellen *Bläschen,* später zu trüben Bläschen entwickeln und unter Krustenbildung eintrocknen. Der Hautausschlag kommt in mehreren Schüben, so daß sich nach einigen Tagen der Krankheit ein buntes Bild verschiedener Entwicklungsstadien („Sternkarte") entwickelt hat (dies im Gegensatz zu den echten Pocken!). Auch auf dem behaarten Kopf finden sich Erscheinungen (im Gegensatz zum Strophulus!). Manchmal bleiben kleinste Narben.

Komplikationen: bakterielle Superinfektion, Enzephalitis (Einsatz von antiviralen Substanzen). Besonders gefährdet sind Kinder unter Zytostatika- und Kortikoidbehandlung.

Pflege: Die Therapie beschränkt sich auf juckreizstillenden Puder und Vermeidung von Sekundärinfektion. Strenge Isolierung (Schleuse). Vorsicht beim Öffnen der Fenster! Kittelpflege. Nach Verlassen des Zimmers hat die Schwester etwa 1 Minute an der frischen Luft „auszulüften". Normale Schlußdesinfektion; reichlich lüften. Die Dauer der Ansteckungsfähigkeit ist umstritten. Viele Ärzte rechnen mit 8 Tagen nach Ausbruch des letzten Bläschens, andere isolieren bis zum Abfall der Borken.

19.10 Zoster

Offenbar durch den gleichen Keim wie bei Varizellen hervorgerufen, erkranken vorwiegend ältere Kinder und Erwachsene an Gruppen von Bläschen, die sich fast ausschließlich im Verbreitungsgebiet eines Hautnerven befinden. Oft bestehen dabei heftige Schmerzen. Häufig ist der Brust- und Bauchbereich („Gürtelrose") oder das Gesicht befallen.

Pflege: wie bei Windpocken unter Hinzunahme von Schmerzmitteln. *Isolierung* und Desinfektion ebenfalls wie bei Windpocken. Kinder mit Zoster können mit Kindern, die schon Windpocken durchgemacht haben, in einem Zimmer zusammengelegt werden.

19.11 Echte Pocken, Variola

Diese Viruserkrankung beherrschte in früheren Jahrhunderten durch große Seuchenzüge ganz Europa; sie gilt jetzt als ausgerottet, Schutzimpfungen sind daher heute nicht mehr üblich. Die Gefahren lagen in der hohen Sterblichkeit von 30% (durch Enzephalitis und Sepsis) und in den schweren Entstellungen. Überlebende haben lebenslange Immunität. *Infektionsquellen* sind der Pockenkranke (Tröpfcheninfektion), seine Wäsche und andere infizierte Gegenstände. Nach einer *Inkubationszeit* von 10–13 Tagen entsteht das *Vorstadium:* hohes Fieber, schweres Krankheitsgefühl, Kreuz- und Gliederschmerzen. 2 Tage später folgt das *Eruptionsstadium:* In einem Schub entstehen mehr oder weniger viele linsen- bis erbsgroße Bläschen von mattglänzender, weißgrauer Farbe, die bald in der Mitte einsinken ("Pockennabel"). Um den 8. Tag beginnt das *Stadium der Vereiterung* der Blasen: erneuter hoher Fieberanstieg mit Kreislaufschwäche und Gefahr der Sepsis. Daran schließt sich das *Krustenstadium* und die Ausheilung unter schwerer *Narbenbildung* an. *Isolierung:* Für Pockenfälle und Verdachtsfälle liegen auf Gesundheitsämtern sog. Pockenalarmpläne bereit, die Maßnahmen der strengen Isolierung, Überwachung und Schutzimpfung vorsehen. Ärzte und auch Schwestern sowie Reinigungskräfte gehen in Quarantäne. Pflegepersonen usw. müssen früher geimpft sein, ihr Impfschutz ist durch sofortige Nachimpfung aufzufrischen. Kittelpflege und Gesichtsmaske; Gummihandschuhe. Die Isolierung dauert bis zum Abfall der letzten Kruste.

19.12 Herpes simplex

Bei dieser Virusinfektion schießen unter Fiebererscheinungen Bläschen an den Lippen (Herpes labialis), auf der Mundschleimhaut (Stomatitis herpetica, Mundfäule), an der Vulva, auf Ekzemflächen (Eczema herpeticatum) oder an der Hornhaut und Konjunktiva (herpetische Keratokonjunktivitis) auf. Herpes labialis ist häufig Begleitkrankheit, so bei Meningokokken-Meningitis. *Pflege:* Zovirax-Salbe, Augentropfen, Mundpflege.

19.13 Infektiöse Gelbsucht, Hepatitis A oder B

Weitere Bezeichnungen für diese Krankheit sind *epidemische oder infektiöse Hepatitis, Serum- oder Inokulationshepatitis, Hepatitis A oder B, Nicht-A-nicht-B.* Alle Formen werden durch Viren hervorgerufen. Quelle ist jeweils der Mensch, ob er sichtbar erkrankt ist oder nicht, mit seinen Ausscheidungen (Stuhl, Nasen-Rachen-Sekret) oder seinem But; die Inokulationshepatitis B wird bei Bluttransfusionen oder durch schlecht sterilisierte Spritzen, Nadeln oder Instrumente übertragen. Die Inkubationszeit ist verschieden (30 Tage bzw. 90 Tage im Durchschnitt), das *klinische Bild* aber ist weitgehend gleich:

– Appetitmangel, Übelkeit, Neigung zu Erbrechen, etwas Fieber.

– Leberschwellung, oft auch leichte Milzschwellung.

– Gelbsucht; sie kann auch fehlen (anikterische Hepatitis).

- Harn: dunkel, Bilirubinprobe positiv. Stuhl: normal gefärbt oder etwas heller als sonst.
- Blut: Anstieg des Bilirubins und der Transaminasen (SGOT, SGPT u. a.). Nachweis der Antigene und Antikörper für die Formen A und B.

Behandlung s. S. 249. Die *Prognose* ist im Kindesalter in der Regel gut. Ausgänge in Leberzirrhose, in akute Leberatrophie oder Komplikationen mit Panmyelopathie sind selten. *Pflege:* Die Kinder werden 4 Wochen streng isoliert. Kittelpflege. Strenge Schlußdesinfektion. Die Ansteckungsgefahr verlangt von der Schwester besondere Vorsicht, vor allem im Umgang mit Stuhl, Harn, Blut und Erbrochenem, ähnlich den Vorsichtsmaßnahmen bei AIDS. Kann sie sich über eine Hautwunde infiziert haben, muß sie sich noch am gleichen Tag für die Schutzimpfung melden!

Eine passive und aktive Schutzimpfung ist gegen Hepatitis B, passive gegen A möglich.

19.14 Poliomyelitis, Heine-Medinsche Krankheit

Die *epidemische oder spinale Kinderlähmung* wird durch eine Gruppe von 3 Viren hervorgerufen (Typ I Brunhilde, II Lansing und III Leon). Vor wenigen Jahren noch eine seuchenhaft auftretende Krankheit der Sommermonate, ist die Poliomyelitis heute durch intensive Impfaktionen eine sehr seltene Krankheit geworden. Dieses gute Ergebnis ist nur zu halten, wenn der Impfwille nicht erlahmt (*Impfung* s. S. 348). Die Übertragung erfolgt in erster Linie von Mensch zu Mensch. Nach einer *Inkubationszeit* von 7–14 Tagen kommt es beim einzelnen Infizierten zu recht unterschiedlich starken Ausprägungen der Krankheit, die folgende **Stadien** umfassen kann:

Uncharakteristisches Initialstadium: Fieber, Halsschmerzen, Leibschmerzen, Krankheitsgefühl, Erbrechen; Dauer 2–3 Tage.

Freies Intervall ohne Fieber von 1–2 Tagen.

Meningeales Stadium mit erneutem Fieber sowie Erbrechen, Nackensteife, Überempfindlichkeit der Haut; Dauer 1–3 Tage.

Lähmungsstadium mit schlaffen motorischen Lähmungen, die überall lokalisiert sein können; man unterscheidet
- spinale Lähmungen, die auf Schäden im Rückenmark zurückgehen,
- bulbäre Lähmungen, bei denen Nervenkerne im verlängerten Mark und Mittelhirn betroffen sind.

Empfindungsstörungen bestehen nicht. Der *Liquor* ist klar, der Druck oft erhöht, die Zellzahl liegt zwischen 20 und 1500. Akute Lebensgefahr entsteht durch *Schlucklähmung*, zentrale (das Zentrum im Gehirn betreffende) oder periphere (die Muskulatur betreffende) *Atemlähmung*. Die isolierte Lähmung des Gesichtsnerven (Fazialislähmung) gehört zu den leichtesten Krankheitsverläufen. Beim einzelnen Kranken kann die Krankheit in jedem der geschilderten Stadien stehenbleiben. Ein Lähmungsfall wird unter 500 infizierten Personen beobachtet. Die Krankheit hinterläßt eine lebenslängliche Immunität für den Erregertyp, der sie auslöste; durch einen anderen Typ kann man also noch erkranken.

Therapie: Im Initialstadium können Gammaglobuline vielleicht etwas helfen. Sonst sucht die *Pflege* das Fieber zu senken, bei Gliederschmerzen durch feuchtwarme Umschläge und durch spannungsfreie Lagerung der Extremitäten zu wirken. Bei Lähmungen müssen Kontrakturen vermieden werden (s. S. 381). Ruhe im Krankenzimmer und Vermeiden unnötiger Belastungen, solange Fieber besteht, helfen weitere Lähmungen verhindern. Das besondere Augenmerk richtet sich auf die Atmung, die Schluckfunktion, Erbrechen (Vorsicht vor Aspiration) und auf den Eintritt weiterer Lähmungen. Ab der 2.–3. Krankheitswoche beginnen bei Lähmungsfällen Massage- und Bewegungsübungen. Die Bewegungstherapie wird mit besonderem Erfolg im Wasserbecken durchgeführt. Auch die Schwester kann beim täglichen Bad die Freude gelähmter Kinder erleben, wenn diese die durch den Auftrieb im Wasser erleichterten Extremitäten mit ihren restlichen Muskelkräften selbständig bewegen können. Strenge *Isolierung* mit Kittelpflege ist für 3–4 Wochen nötig. Der Stuhl der Kinder ist für mehrere Wochen hochinfektiös. Strenge Schlußdesinfektion.

19.15 Epidemische Myalgie, Bornholm-Krankheit

Bei dieser Coxsackie-Virus-Erkrankung (Inkubationszeit 2–14 Tage) besteht Erbrechen, Fieber. Die Kranken werden von schweren, minuten- oder stundenlangen Brustwandschmerzen plötzlich angefallen, die eine quälend behinderte, oberflächliche Atmung zur Folge haben; daher ist ein anderer Name der Krankheit verständlich: „Teufelsgriff". Manchmal ist eine abakterielle Meningitis dabei. *Therapie:* Feuchtwarme Wickel auf die befallenen Partien und analgetische Medikamente. Das Kind wird isoliert. Kittelpflege. Normale Schlußdesinfektion.

19.16 Mumps, Parotitis epidemica

Meist durch Tröpfcheninfektion, seltener über Gegenstände wird diese sehr infektiöse Viruserkrankung hervorgerufen. Inkubationszeit: 14–21 Tage. Es kommt zu einer Erkrankung der Speicheldrüsen, wobei die Ohrspeicheldrüse besonders eindrucksvoll, in der Regel beiderseits, betroffen ist. Das Parotisgebiet ist teigig, schmerzhaft geschwollen, das Ohrläppchen steht meist etwas ab („Ziegenpeter"). Eine Kieferklemme behindert die Nahrungsaufnahme. Oft ist eine *Hirnhautentzündung* dabei, die jedoch fast immer ohne Komplikationen abheilt. Als Komplikation kann eine Entzündung der Bauchspeicheldrüse, bei großen Knaben auch Hodenentzündung, bei Mädchen Eierstockentzündung dazu kommen. Im Harn ist das Enzym der Speicheldrüse (Diastase, Amylase) vermehrt nachweisbar. Im Anschluß an Mumps entsteht Immunität.

Therapie: Bettruhe, Wärmeanwendung auf die Drüsen, gute Mundpflege (Gurgeln), Breikost. Bei Orchitis Hochlagern des Skrotums und feuchte Umschläge. Die Kinder werden bis 1 Woche nach Abklingen der Drüsenschwellung isoliert. Kittelpflege. Normale Schlußdesinfektion. *Impfung* s. Abschnitt 49.

19.17 Papageienkrankheit, Psittakose

Diese Viruskrankheit, von Papageien, Sittichen oder anderen Vögeln übertragen, führt nach einer Inkubation von 7–14 Tagen unter Schüttelfrost, hohem Fieber und Gliederschmerzen zu schwerer Pneumonie mit blutdurchsetztem Auswurf. *Pflege:* Isolierung. Kittelpflege. Strenge Schlußdesinfektion.

19.18 Tollwut, Lyssa, Rabies

Infektionsquelle (Virusinfektion) sind tollwütige Tiere; von den Waldtieren hauptsächlich Fuchs, Eichhörnchen, Reh, von den Haustieren Hund und Katze. Durch Biß oder Lecken wird der infektiöse Speichel übertragen; auch bei Berührung von toten Tieren ist also Übertragung möglich. Nach einer sehr unsicheren Inkubationszeit (10 Tage bis 2 Monate) kommt es zu Kopfschmerzen, schweren Erregungszuständen und Schluckkrämpfen, die schon durch den Anblick des Wassers oder durch Geräusch fließenden Wassers ausgelöst werden. Im anschließenden Lähmungsstadium sterben die Kinder. Die Krankheit wird heute durch die steigende Verseuchung der genannten Tierarten zu einem öffentlichen Problem. Mit zutraulichen Wildtieren spielende Kinder müssen als möglicherweise infiziert ins Krankenhaus eingewiesen und geimpft werden. Oft ist die Infektionsquelle fraglich. Verdächtige Tiere sollten nicht getötet, sondern vom Tierarzt beobachtet werden. Schon im Zweifelsfall muß aber sofort *geimpft* werden; die Entscheidung erfolgt unter Mithilfe eines Tierarztes. *Pflege:* Erkrankte werden streng isoliert. Besonders sorgfältige Kittelpflege mit Handschuhen. Strenge Schlußdesinfektion.

19.19 Pfeiffersches Drüsenfieber, infektiöse Mononukleose

Diese Viruskrankheit (Inkubationszeit: 8–14 Tage) ist gekennzeichnet durch

- hohes Fieber für mehrere Tage,
- Angina (meist lakunäre Angina),
- allgemeine Lymphknotenschwellung, vor allem am Kieferwinkel, Leber- und Milzschwellung,
- schweres Krankheitsgefühl,
- im Blut Pfeiffer-Zellen (s. S. 184), positiver Ausfall des Epstein-Barr-Testes.

Die *Pflege* bemüht sich um Fiebersenkung (Wadenwickel, Medikamente) und die durch Schluckschmerzen erschwerte Nahrungsaufnahme. Isolierung bis zur Abfieberung. Kittelpflege. Normale Schlußdesinfektion.

19.20 Zytomegalie

Diese seltene Viruskrankheit wird meist von der (gesund erscheinenden) Mutter auf die Leibesfrucht übertragen und daher vor allem beim Neugeborenen beobachtet. Der Pathologe findet in allen drüsigen Organen des Körpers eigenartige, große Zellen. Klinisch fallen die Kinder durch Gelbsucht, Blutungsneigung, Leber- und Milzschwellung, auch durch Krämpfe auf. Im Gehirn sind manchmal Verkalkungen nachweisbar. In Tagen bis Wochen sterben viele der erkrankten Kinder.

19.21 Interstitielle plasmazelluläre Pneumonie

Diese Form der Lungenentzündung wird praktisch nur bei Säuglingen von einem Alter unter 6 Monaten, bevorzugt bei Frühgeborenen, sowie bei anderen älteren Kindern mit Immunparese (Abwehrschwäche), beobachtet: Kinder mit Agranulozytose, Leukämie und anderen Krankheiten, die Zytostatikatherapie erfordern. *Erreger:* Pneumocystis carinii, ein Einzeller. *Inkubationszeit:* 4–6 Wochen. Übertragung durch direkten Kontakt oder infizierte Gegenstände.

Klinisches Bild: schwerste Atemnot mit sehr schneller, flacher Atmung, graue Zyanose, schnell verstärkt bei Aufregungen und Anstrengungen (Trinken), kaum Fieber. Das Röntgenbild der Lunge zeigt charakteristische beiderseitige Trübungsfelder. Durch Entzündungen im Zwischengewebe der Lungen (Interstitium) wird der Gasaustausch stark erschwert. Über die Hälfte der Kinder stirbt. Antibiotika wirken nur unsicher. Daher richtet sich fast alle Hoffnung auf andere *Maßnahmen:* Gute Sedierung, Sauerstoffspende, Ernährung durch Dauersonde mit 8–12 kleinen Mahlzeiten. Unterlassen von nicht nötigen Belastungen (Baden). Die Kinder sind mindestens 4 Wochen streng zu isolieren, auch schon auf einen Verdacht hin. Kittelpflege. Strenge Schlußdesinfektion. *Prophylaxe:* Gammaglobulingabe an gefährdete Kinder.

19.22 Grippale Virusinfektionen

Die neuen Methoden der Virusisolierung und der serologischen Krankheitsdiagnostik haben eine Reihe von Infektionen ursächlich aufgeklärt. Sie verlaufen unter dem Bilde eines grippalen Infektes mit Fieber und Gliederschmerzen, manchmal mit flüchtigen uncharakteristischen Hautausschlägen, auch mit Magen-Darm-Symptomen und mitunter auch mit Liquorveränderungen (abakterielle, seröse Meningitis). Ohne auf die feinen Unterschiede einzugehen, seien die Gruppen genannt:

Viren, die hauptsächlich Erscheinungen an den Luftwegen (Bronchitis, Pharyngitis, Schnupfen) machen: *Influenzaviren, Adenoviren.*
Viren, die vorwiegend Hauterscheinungen, Durchfälle und Meningitis hervorrufen: *Coxsackie-Viren, ECHO-Viren, Herpesviren, Rotaviren.*

19.23 Diphtherie

Kranke, Keimträger, infizierte Gegenstände und Staub sind die Überträger der Diphtheriebakterien. Die Inkubationszeit ist kurz (3–5 Tage). Die Bakterien bleiben am Orte der Invasion liegen, sie wirken durch ihre Gifte

(Toxine) in den Organismus hinein. Keimnachweis aus Abstrichmaterial. Vom Orte der Entzündung abhängig teilt man ein:

Tonsillendiphtherie: Unter mäßigem Fieber entstehen auf den geröteten Tonsillen dicke, mitunter auch schleierartig zarte, scharf begrenzte, elfenbeinfarbene Beläge, die auch über die Organgrenzen hinweg auf Rachenwand und weichen Gaumen übertreten. Die „Membranen" (Pseudomembranen) haften fest. Beim Versuch, sie abzulösen, blutet es etwas. Die Lymphknoten im Kieferbereich sind schmerzhaft, eigentümlich weich geschwollen. Der Schluckschmerz ist relativ gering.

Kehlkopfdiphtherie („echter" Krupp): Bei dieser gefährlichen Form der Diphtherie ist die Kehlkopfschleimhaut schon primär vom Erreger befallen. Ödem und pseudomembranöse Beläge engen die Lichtung des Kehlkopfes bis zum Kehlkopfeingang und zum oberen Tracheaabschnitt ein. Da bei der Racheninspektion nichts zu sehen ist, wird die Diagnose erst durch die Zeichen des Stridors, des trockenen bellenden Hustens, der Heiserkeit und schließlich der schweren Atemnot mit blaß-zyanotischer Hautverfärbung ermöglicht.

Nasendiphtherie: Diese Form findet sich vor allem bei Säuglingen. Die Kinder schniefen durch die etwas verstopfte Nase. Das Sekret ist anfangs eitrig, auf die Dauer blutigserös. Am Naseneingang bilden sich Rhagaden.

Haut- und Wunddiphtherie: Verdacht ist zu schöpfen bei schlecht heilenden Wunden, die schmierige Beläge zeigen.

Nabeldiphtherie: Sie entsteht an der Nabelwunde. Durch Rötung und Schwellung um den Nabel entsteht das Bild einer Phlegmone.

Vaginaldiphtherie ist sehr selten. Blutiger Ausfluß aus der Vagina.

Toxische oder maligne Diphtherie: Zum Befall des Kehlkopfes kann es auch durch Fortschreiten der Entzündung aus dem Rachenraum kommen. Hier kombinieren sich dann die genannten Symptome der Kehlkopfdiphtherie mit denen einer besonders schweren Angina. Kloßige Sprache, wegen Behinderung der Nasenatmung leicht geöffneter Mund, schwere Lymphknotenschwellung mit leichtem Hautödem am Hals („Cäsarenhals"). Die Kinder sind matt, schwerkrank. Der Puls ist schnell, weich, mitunter auch unregelmäßig.

Die Kinder können an Herzversagen (bis zum 50. Krankheitstag!), an Kreislaufschwäche oder an Erstickung sterben.

Komplikationen sind: Myokarditis, Nierenschädigung, Nervenlähmungen (Schluckstörungen, „näselnde" Sprache, Augenmuskel- oder Extremitätenlähmung).

Frühdiagnose durch mikroskopische Untersuchung von Abstrichmaterial einschließlich Bakterienkultur. In der *Therapie* steht die frühzeitige Injektion von Antitoxin an erster Stelle; die Dosis ist von der lokalen Erkrankung abhängig. Man gibt ferner Antibiotika und eventuell Gammaglobulin.

Für alle Formen ist strengste Bettruhe bis mindestens 14 Tage nach Abklingen der lokalen Erscheinungen angezeigt.

Pflegemaßnahmen: Bei jeder schweren Diphtherie unterbleiben nicht unbedingt nötige Pflegemaßnahmen wie Baden oder Aufsetzen beim Essen. Besondere Vorsicht, falls EKG-Veränderungen bestehen! In der Ernährung Breiform, anfangs nur Flüssigkeit, kleine Mahlzeiten. Man achtet besonders auf Pulsirregularität, Verschlucken und Atemschwierigkeiten. Der Krupp verlangt Freiluftbehandlung, größte Ruhe, intensive Sedierung, eventuell Intubation und Tracheotomie (Technik und Pflege s. S. 376; Sitzwache. Alle Kinder werden isoliert, solange Diphtheriebakterien nachgewiesen werden (drei negative Abstriche). Kittelpflege; Maske, Handschuhe. Strenge Schlußdesinfektion.

Diphtherieschutzimpfung, passiv durch Antitoxinserum vom Pferd, aktiv s. Abschnitt 49.

19.24 Keuchhusten, Pertussis

Keuchhusten wird praktisch nur durch Anhusten übertragen; Entfernungen über 2 m machen also eine Infektion unwahrscheinlich. Erreger: Haemophilus pertussis. Säuglinge und Kleinstkinder sind besonders gefährdet, für sie ist Keuchhusten eine schwere Krankheit.

Klinisches Bild. Nach einer Inkubation von 1–2 Wochen entsteht zunächst das

katarrhalische Stadium, zuerst ein uncharakteristischer Husten, der allmählich zunimmt, dann das

Stadium des Krampfhustens: Nachts häufiger als am Tag erscheint der typische Anfallshusten, eventuell verbunden mit Erbrechen. Es sind Serien kurzer Hustenstöße (Stakkatohusten). Dazwischen ziehende, laute Inspiration (Reprise). Am Ende wird zäher Schleim herausgewürgt. Bei schweren Anfällen können Hautblutungen im Kopfbereich (vor allem an den Augen) und ein leichtes Gesichtsödem auftreten. Nach 2–6 Wochen Dauer gehen die Anfälle nach Zahl und Schweregrad zurück. Bei *jungen Säuglingen* fehlen mitunter die typischen Hustenattacken; die Kinder „bleiben" nach einigen kurzen Hustenstößen fahlblaß oder zyanotisch „weg", bis sie nach einigen schnappenden Atemzügen wieder normal atmen *(apnoische Anfälle).* Im Blut sind häufig die Leukozyten angestiegen, die Lymphozyten vermehrt.

Komplikationen: Pneumonie und Keuchhustenenzephalopathie, wobei die Kinder Krämpfe, Benommenheit bis Bewußtlosigkeit und Lähmungen zeigen können.

Die Krankheit hinterläßt eine in der Regel lebenslange Immunität. Da diese nicht von der Mutter auf das Kind übertragen wird, erkrankt schon das Neugeborene.

Die medikamentöse *Therapie* hat, je früher sie angesetzt wird, um so mehr Erfolg: Antibiotika, Pertussis-Hyperimmunglobulin. Sonst muß sich alle Bemühung auf die Linderung der Anfallshäufigkeit und des einzelnen Anfalles (Sedierung durch Medikamente, Ruhe im Krankenzimmer, hustendämpfende Mittel, Stützen und Zuspruch im Anfall) konzentrieren; da vor allem in der Nacht gehustet wird, müssen die hustenwirksamen Medikamente auch nachts (und dafür weniger am Vormittag) gegeben werden. Schwerstkranke Kinder, vor allem solche mit apnoischen Anfällen, brauchen meist eine Sitzwache.

Ernährungsweise für die meist appetitarmen Kinder: Häufig kleine, kalorien- und vitaminreiche Mahlzeiten. Die beste Fütterungszeit ist kurz nach Anfällen, da die Nahrung dann am ehesten behalten wird; eventuell Sondenernährung. Alles vermeiden, was zum Hustenreiz werden kann (krümelnde Plätzchen, grobes Gemüse).

Keuchhustenkinder sind – ohne Behandlung – während der ganzen Zeit ihres Hustens streng abzusondern, mindestens bis zur 6. Woche, höchstens bis zur 9. Woche nach Krankheitsbeginn, bei antibiotischer Therapie bis 14 Tage nach Beginn dieser Behandlung. Kittelpflege, normale Schlußdesinfektion.

Keuchhustenschutzimpfung s. Abschnitt 49. Durch sie wird im Erkrankungsfalle in der Regel eine erhebliche Abschwächung erreicht.

19.25 Typhus abdominalis, Paratyphus

Bei dieser durch Bakterien (Salmonella typhi, paratyphi A u. B) hervorgerufenen Erkrankung werden bei älteren Kindern vereinzelt dieselben Zeichen einer Allgemeininfektion wie beim Erwachsenen gesehen, während kleine Kinder und Säuglinge fast immer uncharakteristisch mit einer Dyspepsie bzw. Enteritis reagieren.

Klinisches Bild. Nach einer Inkubation von 1–2 Wochen tritt bei älteren Kindern hohes Fieber auf, das – sofern nicht behandelt wird – über Wochen anhalten kann. Der Puls ist dabei relativ langsam. Die Kinder wirken benommen. In der 2. Woche des Krankseins können *Roseolen,* einige Millimeter durchmessende rote Fleckchen, vor allem auf der Bauchhaut beobachtet werden. Die Typhuszunge ist mit Ausnahme der Zungenspitze durch intensiven Belag ausgezeichnet. Durchfällige Stühle sind häufig nur in geringem Ausmaß und erst nach Tagen des Krankseins gegeben. Dem Aussehen nach spricht man von Erbsenbrei-Stühlen. Durch die geschwürigen Veränderungen an der Dünndarmschleimhaut kann es zu schweren Darmblutungen (Blutstühle, Kreislaufkollaps) und zur Perforation der Darmwand (Bauchfellentzündung) kommen.

Die Bakterien werden anfangs aus dem Blut, ab der 2. Woche aus dem Stuhl und aus dem Harn gezüchtet. Im Blut ist die Widalsche Reaktion (s. S. 361) ab der 3. Woche positiv.

Unter der heutigen *Therapie* mit Antibiotika ist die Prognose gut. Auch die *Pflege* dieser schwerkranken, matten Kinder ist damit wesentlich erleichtert. Wichtig ist Mundpflege und Frischluft; die Schonkost richtet sich nach dem Ausmaß der Darmsymptome. Strengste Isolierung ist nötig, bis nach Heilung der Krankheitszeichen drei negative Stuhlproben vorliegen. Kittelpflege. Strenge Schlußdesinfektion.
Ein besonderes Problem stellen die *Keimträger (Dauerausscheider)* dar. Heute sieht man in der Regel von einer medikamentösen Behandlung ab, es sei denn, die Eltern dieses Kindes arbeiten im Lebensmittelgewerbe oder im Erzieherberuf (Lehrer, Kindergärtnerin).

19.26 Gastroenteritis

Dieses Krankheitsbild mit Erbrechen, Durchfällen, Bauchschmerzen und Fieber führt je nach Ausmaß zu Wasser- und Salzverlust, Kreislaufschwäche und Gewichtsabnahme. Eine Reihe von Erregern kommt in Frage: Viren, z. B. Rotaviren, Salmonellen, Yersinien, auch Staphylokokken. Shigellen rufen eher eine Dickdarmentzündung hervor (Ruhr). Blutbeimengung läßt an Salmonellen oder Shigellen denken. Jede Enteritis muß soweit möglich isoliert und unter getrennter Kittelpflege versorgt werden. Die Kinder bekommen Flüssigkeit (Tee) mit Traubenzucker und Süßstoff sowie Salzzusatz (⅓ der Flüssigkeit = Ringer- oder Kochsalzlösung oder z. B. GES 45) in kleinen, dabei um so häufigeren Portionen. (Nahrungsaufbau, Diät, s. S. 413.) Oft kommt man ohne Antibiotika, Kohlekompretten und Infusionen nicht aus.

19.27 Ruhr, Dysenterie

Die Bakterien (Shigellen) werden durch Schmierinfektion (Stuhl von Erkrankten) übertragen. Man spricht von der bakteriellen oder bazillären Ruhr im Gegensatz zur Amöbenruhr. Nach einer Inkubationszeit von 1–7 Tagen erkranken die Kinder unter raschem, hohen Temperaturanstieg an Kopf- und Bauchschmerzen sowie an den charakteristischen schleimig-blutigen, auch eitrigen Stühlen, die unter ziehenden Schmerzen (Tenesmen) bis 20mal pro Tag abgesetzt werden. Der Bakteriennachweis erfolgt aus dem Stuhl.
Therapie und Pflege: Sulfonamide und Antibiotika; Bettruhe, Diät mit reichlich Flüssigkeit, evtl. – vor allem beim Säugling – Dauertropfinfusion. Strenge Isolierung und Kittelpflege, solange Shigellen ausgeschieden werden. Strenge Schlußdesinfektion.

19.28 Kolidyspepsie

Für den labilen Säuglingsdarm gelten andere Gesetze als bei älteren Kindern und Erwachsenen. So wird eine große Zahl der Durchfallserkrankungen des Säuglings durch besondere Bakterien aus der Koligruppe hervorgerufen, die ohne Schädigung auch im Darm von großen Kindern und Erwachsenen vorkommen. Eine ganze Reihe von Typen ist als besonders gefährlich erkannt. Das klinische Bild entspricht dem bei der Dyspepsie und der Toxikose. Auf Säuglingsstationen und in Säuglingsheimen ist besonders dann an Kolidyspepsie zu denken, wenn hintereinander mehrere Säuglinge einer Zimmereinheit an Durchfällen erkranken. Die *Pflege* sucht – bei bekanntem Keim – solchen Gefahren durch Absonderung von Koliträgern, durch separate Kittelpflege und durch großzügige Anwendung von Antibiotika zu steuern. Diät und Nahrungsaufbau in Abschnitt 12.2. Strenge Schlußdesinfektion.

19.29 Sepsis

Man spricht von Sepsis, wenn von einem Entzündungsherd aus Bakterien in erheblichem Ausmaß in den Organismus einströmen (Blutvergiftung). Verschiedene Keime kommen in Frage: Meningokokken, Strepto- und Staphylokokken, Pneumokokken, Kolibakterien, Pyozyaneus u. a. Auch dem Vollbild des Typhus liegt eine Sepsis zugrunde. Die Erreger lassen sich in Blutkulturen züchten.

Klinisches Bild:
- schwerkrankes, oft verfallenes Aussehen, grau-blasse Hautfarbe,
- Fieber, schnelle Pulsfrequenz, weicher Puls,
- Benommenheit, Unruhe, Schüttelfrost, zerebrale Krämpfe,
- Exantheme, evtl. Ikterus und Ödeme, oft Hautblutungen,
- Erbrechen, Durchfälle, Darmblähung,
- ferner die Symptome: Milzschwellung, Leukozytose, hohe Blutkörperchensenkung.

Die *Therapie* mit Antibiotika hat um so mehr Erfolg, insbesondere im Hinblick auf eine vollständige Ausheilung, je früher sie einsetzt. Sobald die Herde Abszesse darstellen, werden sie eröffnet. Die schwerkranken Kinder bekommen zahlreiche kleine, anfangs vorwiegend flüssige Mahlzeiten. Wichtig sind Mundpflege, Vermeiden von Dekubitalgeschwüren und von Kontrakturen, Kittelpflege. Je nach Erreger normale bis strenge Schlußdesinfektion.

19.30 Gonorrhö

Hervorgerufen durch den Gonokokkus (Neisseria gonorrhoeae) und übertragen von infizierten Erwachsenen entsteht beim Kind eine schwere eitrige Bindehautentzündung (**Blennorrhö**, s. S. 103) und/oder bei Mädchen eine Entzündung des äußeren Genitales (**Vulvovaginitis**). Therapie: Penizillin. Die *Pflege* hat in erster Linie eine Übertragung auf andere Kinder (Waschlappen! Handtuch!) oder beim gleichen Kind auf andere Körperregionen (von der Vulva aufs Auge) zu vermeiden. Strenge Kittelpflege mit Handschuhen bei strenger Isolierung und Schlußdesinfektion! Bei einseitiger Blennorrhö wird das Kind auf die kranke Seite gelegt, das gesunde Auge verbunden; Armmanschetten verhindern das Wischen im kranken Auge. Bei Vulvovaginitis nur im Sitzen baden, Hemd nie über den Kopf ausziehen!

19.31 Hirnhautentzündung, Meningitis

Durch eine Reihe von Erregern (Viren, Bakterien, Einzeller und Pilze) werden die Hirnhäute befallen. Es entstehen Krankheitsbilder mit günstiger oder auch mit sehr ernster Prognose. Die Kinder zeigen
- Erbrechen und Nackensteife; sie sitzen mit geradem Rücken und stützen sich mit den Händen hinter dem Gesäß ab (Dreifußzeichen); sie können mit dem Mund die angezogenen Knie nicht erreichen (negativer Kniekußversuch),
- Kopfschmerzen, Fieber,
- Schläfrigkeit oder Benommenheit bis zur Bewußtlosigkeit (Enzephalomeningitis), nicht selten auch Krämpfe und Lähmungen,
- mitunter Exantheme und Hautblutungen.

Man unterscheidet:

„Seröse" oder abakterielle Meningitis. Der Liquor ist wasserklar oder nur leicht getrübt, Zellzahl (bis 3000) und Eiweißgehalt (Pandy-Reaktion +) sind nur leicht erhöht. Erreger: verschiedene Virusstämme, Leptospiren.

Eitrige Meningitis. Der trübe Liquor enthält bis 50000 Entzündungszellen und reichlich Eiweiß (Pandy +++). Erreger: Meningokokken, Pneumokokken, Kolibakterien, Influenzabakterien u.a.

Die **tuberkulöse Meningitis** nimmt im Hinblick auf die Liquorbeschaffenheit eine Sonderstellung ein (s. S. 219).

Die *Behandlung* kann bei einem Teil der Erreger durch Antibiotika in kurzer Zeit sehr erfolgreich sein. Die Intensität der Isolierung geht von vermuteten oder nachgewiesenen Erregern aus; das gleiche gilt für die Schlußdesinfektion. In der Pflege entstehen aber weitgehend die gleichen Aufgaben: gute Beobachtung der Kinder (Erbrechen! Hauterscheinungen! Krämpfe! Atmung! Bewußtsein! Lähmungen!); sorgfältige Lagerung zur Vermeidung von Aufliegen und Kontrakturen; vorsichtige Ernährung, bei ansprechbaren Kindern anfangs flüssig, dann breiig, bei bewußtlosen durch die Dauersonde oder durch Infusionen.

19.32 Hirnentzündung, Enzephalitis

Wie die Meningitis wird auch diese Erkrankung durch verschiedene Erreger, hauptsächlich durch Viren hervorgerufen. Meist beginnt die Erkrankung mit *uncharakteristischen Symptomen,* wie Fieber, Rachenrötung, Erbrechen, bis dann die

Zeichen der zerebralen Allgemeinstörung und die Zeichen der umschriebenen Störung *(„Herdzeichen")* erscheinen (was im Einzelfall aber nur teilweise gegeben sein kann):

- Bewußtseinstrübung bis zum Koma,
- Unruhe, schrille Schreie oder lautlose Starre mit maskenhaftem Gesicht („Enthirnungsstarre"),
- Krämpfe, die einseitig betont ablaufen können,
- Lähmungen: vorübergehend nach einem Krampfanfall oder ständige Lähmungen des Gesichtsnerven, äußerer Augenmuskeln u. a., Schlucklähmung, Atemlähmung,
- Ataxie (Bewegungsunsicherheit); isoliert als *akute zerebellare Ataxie* zu beobachten,
- vegetative Störungen, vor allem der Schweißsekretion, Speichelabsonderung, Darm- und Harnblasenfunktion.

Jede Enzephalitis ist eine ernste Krankheit und unsicher in ihrer Prognose. Die Mortalität ist nicht gering. Ein Teil der Kinder zeigt Defektheilung: Schwachsinn, bleibende Lähmungen, Bewegungsstörungen, Abweichungen des Muskeltonus. Die Frühsommer-Meningo-Enzephalitis (FSME; eine Virusinfektion) wird durch Zecken übertragen (Abb. 28).

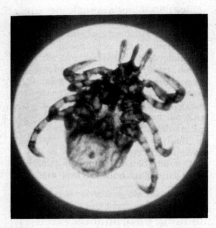

Abb. 28 **Zecke.** Größe bis 1,5 cm; diese ist von der nach dem Biß gesaugten Blutmenge abhängig. Die Entfernung der in die Haut fest verbissenen Zecke ist in folgender Weise möglich: dichtes Überstreichen mit Nagellack oder Übergießen mit Öl oder Umhüllen mit Salbe, Klebstoff (Uhu) bzw. flüssigem Wachs.

Therapie: Gammaglobulin, hypertone Infusionslösung intravenös gegen das Hirnödem. Die Kinder sind zu isolieren. Für die Pflege gilt das bei der Meningitis Gesagte.

Impfung gegen die FSME s. S. 350.

19.33 Wundstarrkrampf, Tetanus

Der Erreger ist ein sporenbildendes, auch unter Luftabschluß lebensfähiges Bakterium, das in der Erde besonders reichlich vorhanden ist. Eintrittspforten sind verschmutzte Wunden (Verletzungen, Verbrennungen, auch die Nabelwunde). Das vom Krankheitskeim abgesonderte Toxin haftet an Nervenzellen und führt nach einer Inkubation von 5–14 Tagen und mehr (die Wunde kann also schon verheilt sein!) zu

uncharakteristischen Erscheinungen: Unruhe, Verstimmung, Appetitmangel, Fieber, bald zu

Krampfsymptomen, die im Gesicht als Kieferklemme (Trismus) und Risus sardonicus (enge Lidspalten, zu einem eigentümlichen Lächeln verzogener Mund) beginnen und auf den ganzen Körper übergreifen können. Erhöhte Spannung der Nacken- und Rückenmuskulatur führt zum Opisthotonus. Schon geringe Reize (Berührung, Eigenbewegung, Geräusche, Licht) lösen tonische Streckkrämpfe aus oder verstärken sie. Besonders bedrohlich sind die Krämpfe der Kehlkopf- und Atemmuskulatur.

Symptome des *Neugeborenentetanus* s. auch Abschnitt 8.8.

Man kann 3 *Schweregrade des Tetanus* unterscheiden:

Grad I: Kieferklemme, erhöhte Spannung der mimischen Muskulatur (Risus), Opisthotonus,

Grad II: dazu häufige generalisierte Krampfanfälle,

Grad III: dazu Ateminsuffizienz durch Krampf der Kehlkopf- und Atemmuskulatur, hohes Fieber.

Therapie: Durch Eröffnung, besser durch Ausschneiden der Wunden wird versucht, das Bakterienlager zu vernichten. Medikamentös gibt man Antitoxin in großen Mengen, evtl. auch Tetanustoxoid, um einen alten, geringen Impfschutz aufzufrischen, ferner Antibiotika. Schwere Fälle verlangen intensive Sedierung (Dauerschlaf = „Winterschlaf"), Anwendung von Muskelrelaxantien, die die verkrampften Muskeln entspannen, und deshalb auch künstliche Beatmung (s. S. 377). Meist ist dann Tracheotomie nötig (Pflege s. S. 376). Die Kinder werden in einem lärmabgeschirmten, abgedunkelten Einzelzimmer in größter Ruhe gepflegt, evtl. von einer Sitzwache beobachtet. Besonderes Augenmerk ist auf die Durchgängigkeit der Trachealkanüle, auf die Darmfunktion (evtl. Einläufe), die Harnentleerung (eventuell Katheter), auf die Lagerung (Dekubitus!), auf die Augenpflege (Austrocknungsgefahr bei den kuraresierten Kranken) und auf die Ernährung zu richten; bei Fällen der Gruppe I und in der Genesungsphase kann flüssige Nahrung aus der Schnabeltasse gegeben werden, sonst Sondenernährung, in schwersten Fällen intravenöse Dauertropfinfusion. Der Flüssigkeits- und Kalorienbedarf ist beim Tetanus gesteigert. Normale Kittelpflege. Normale Schlußdesinfektion. Verbandmaterial von Wunden Tetanuskranker ist zu verbrennen. *Tetanusschutzimpfung* s. Abschnitt 49.

19.34 Leptospiren-Erkrankungen

Die Leptospiren sind sehr zarte, bewegliche, angedeutet spiralige Mikroorganismen mit einer gewissen Ähnlichkeit zum Lues-Erreger. Sie werden von Nager (Ratten), aber auch von großen Tieren (Hund, Pferd usw.) übertragen. Durch sie entstehen verschiedene Krankheitsbilder mit Symptomen einer Leber- und Nierenschädigung sowie einer Hirnhautentzündung. Bei den einzelnen Typen liegt der Schwerpunkt jeweils anders. Die **Weilsche Krankheit** zum Beispiel zeigt vor allem Gelbsucht, meist auch Nierenentzündung. Andere Infektionen verlaufen allein unter den Symptomen der **Meningitis**. Der Erregernachweis erfolgt durch Agglutinationsreaktionen mit Blutserum. *Therapie:* Manchmal ist das Antibiotikum Tetrazyklin wirksam. Die Pflege richtet sich nach den Krankheitsbildern. Im Krankenhaus werden die Kinder zunächst wie Hepatitis- oder Meningitiskranke isoliert. Sind Leptospiren als Erreger erkannt, ist eine weitere Isolierung nicht nötig. Normale Schlußdesinfektion.

19.35 Tuberkulose

Der Erreger der Tuberkulose *(Tuberkelbakterium = Mykobacterium tuberculosis)* ist auch in trockener Umgebung (Staub) lange haltbar und gegen die meisten Desinfektionsmittel sehr widerstandsfähig. Für Sonnenlicht ist er empfindlich; Hitze verträgt er aber gut, selbst 100°C einige Minuten, weswegen das Pasteurisieren der Milch (s. S. 132) nur seine Virulenz vermindern, ihn aber nicht abtöten kann. Man unterscheidet einen Menschen- und einen Rindertyp des Bakteriums, die in gleicher Weise dem Menschen gefährlich werden können. Größte Gefahr besteht für Kinder mit Masern, für Säuglinge und Kleinstkinder; auch in der Pubertät verläuft die Tuberkulose relativ ungünstig. *Tuberkuloseschutzimpfung* mit dem abgeschwächten Erreger (BCG-Impfung) s. Abschnitt 49.

Jede tuberkulöse Infektion beim Menschen geht letzten Endes auf eine tuberkulöse Erkrankung in der Umgebung zurück. Die **Infektion** geschieht insbesondere auf zwei Wegen:

Durch Inhalation: Tröpfcheninfektion von hustenden und niesenden Kranken mit offener Tuberkulose oder Staubinhalation von der Straße, von Fußabstreifern usw. Die Ansiedlung der Keime und die erste Auseinandersetzung findet in der Lunge statt (90% der Fälle).

Durch Fütterung: Nahrungsmittelinfektion (Milch und Milchprodukte; Nahrungsmittel, die von offen Tuberkulösen behustet wurden); Schmutz- und Schmierinfektion unter Vermittlung des Staubes, wie sie gerade bei Kindern im Kriechalter möglich ist. Es entsteht die Fütterungstuberkulose mit der ersten Ansiedlung des Keimes im Darmbereich.

Als weitere Infektionsorte sind die *Haut* (primäre Hauttuberkulose) und für sehr seltene Fälle die *Plazenta* zu nennen.

Am Orte der Infektion entsteht ein sog. **Tuberkel,** ein Gewebsknötchen, das im Innern die Bakterien enthält. Auf den Lymphwegen dringen die Keime von hier aus bis zum nächsten Lymphknoten vor. Damit entsteht der sog. **Primärkomplex.** Primärkomplex = Primärherd + regionaler Lymphknoten.

In den meisten Fällen bleibt die tuberkulöse Infektion in diesem Stadium stehen. Im Inneren des Primärherdes und der Lymphknoten zerfällt eine Anzahl von Zellen (tuberkulöse Nekrose = *„Verkäsung"*); im Laufe von vielen Monaten heilt der Herd unter Kalkeinlagerung aus, einige Tuberkelbakterien können dabei vital, aber inaktiv liegenbleiben. Oft überwiegt die Größe des Lymphknotenherdes. So werden z. B. die meisten Lungeninfektionen lediglich an der Schwellung der Lymphknoten an der Lungenwurzel sichtbar (Hilusschwellung, Hilus-Tbc).

Diese Auseinandersetzung mit der Tuberkulose kann mit leichtem Fieber, Appetitmangel, verminderter körperlicher und geistiger Leistungsfähigkeit, morgendlichem Schwitzen und mit Husten einhergehen. Manchmal weisen auch die eindrucksvollen Zeichen des **Erythema nodosum** darauf hin. Man findet in diesem Falle an den Unterschenkeln flache, blaurote, schmerzhafte Knoten, verbunden mit Fieber.

Ausbreitung. In seltenen Fällen schreitet die Infektion über die Grenzen der ersten Auseinandersetzung hinaus. Größere Gewebsbezirke zerfallen, Ausbreitungswege werden eröffnet. Die Ausbreitung erfolgt

auf dem Lymphweg (= lymphogen): Weitere Lymphknoten erkranken, zerfallen, und der Prozeß kann in die Nachbarschaft einbrechen.

durch Einbruch in ein Kanalsystem: Über einen infizierten Bronchus werden die Keime in andere Lungenabschnitte und zum Kehlkopf verschleppt, oder in der Darmlichtung wird die Infektion weitergetragen.

auf dem Blutweg: Es kommt zur allgemeinen Aussaat in den Körper, zur tuberkulösen Sepsis (Miliartuberkulose). In vielen Organen (Lunge, Leber, Milz, Gehirn, Hirnhäute, Nieren) können sich zahllose Tuberkel ausbilden. Das Ausmaß wechselt von Fall zu Fall. Sehr gefürchtet ist die tuberkulöse Hirnhautentzündung.

Kaverne = tuberkulöse Gewebshöhle. In den Lungen hat sie oft Zugang zum Bronchus, in der Niere zum Nierenbecken, so daß eine ständige Keimstreuung erfolgen kann.

Offene Tuberkulose: Das kranke Kind sondert Bakterien mit dem Hustenstoß (Sputum), mit Kot oder Harn nach außen ab. Vorsicht vor einer Ansteckung und Schmierinfektion anderer Kinder!

Geschlossene Tuberkulose: Die Bakterien verlassen den Körper nicht.

Aktive Tuberkulose: Die Auseinandersetzung mit dem Tuberkelbazillus ist noch nicht abgeschlossen. Man rechnet im Kindesalter dafür – ohne medikamentöse Behandlung – durchschnittlich 2 Jahre.

Inaktive Tuberkulose: Die Krankheit ist geheilt. Die Untersuchungsergebnisse (Röntgenbild, Temperatur, Blutkörperchensenkung, Leistungsfähigkeit) sprechen dafür, daß der Abwehrkampf eingestellt ist.

Die Infektion führt zu einer Umstimmung des ganzen Körpers, die man **Tuberkulinallergie** nennt. Diese ist von praktisch größter Wichtigkeit, weil dadurch neu eingeschleppte Tuberkelbakterien einen in der Abwehr schon vortrainierten Körper vorfinden. Die Allergie entsteht innerhalb 4–6 Wochen durch die Bakterientoxine, die in den Körper gelangt sind. Ihr Nachweis geschieht durch die *Tuberkulinreaktionen* (s. Abschnitt 61).

Besondere Tuberkuloseformen sind:

Hiluslymphknotentuberkulose. Der Primärherd sitzt im Lungengewebe, ist aber meist röntgenologisch nicht nachweisbar. Die Lymphknoten an der Lungenwurzel und längs der Bronchien sind geschwollen.

Halslymphknotentuberkulose. Sie geht aus von Herden in den oberen Luftwegen oder den Tonsillen. Meist sind mehrere Lymphknoten ohne Schmerzempfindlichkeit befallen, miteinander sowie mit Unterlage und Haut verbacken. Sie neigen zum Durchbruch, zur Fistel- und häßlichen Narbenbildung.

Bauchtuberkulose. Von der Darmwand aus tritt die Infektion in die mesenterialen Lymphknoten oder aufs Bauchfell über; dort tritt Entzündungsflüssigkeit aus, Aszites (*Peritonitis tuberculosa*).

Hauttuberkulose, Lupus vulgaris. Es entstehen kleine, bräunliche Knoten und Geschwüre, vornehmlich an der Wange oder den Extremitäten.

Schleimhauttuberkulose findet sich vor allem am Naseneingang.

Brustfell-(Pleura-)Tuberkulose (Pleuritis tuberculosa) entsteht über einem Lungenherd oder bei hoher Tuberkulinallergie; in den Pleuraspalt ergießt sich bernsteinfarbene Flüssigkeit.

Miliartuberkulose. Eine hämatogene Aussaat der Keime führt bei unzureichender Widerstandskraft des Organismus, vor allem bei Säuglingen, zu einer Allgemeinerkrankung (Sepsis); die Folge ist u. a. eine Tbc-Meningitis.

Tuberkulöse Perikarditis. Die entzündliche Reaktion am Herzbeutel führt zu bindegewebsreicher Ummauerung des Herzens, die sich schließlich durch Kalkeinlagerung noch verstärkt. Das „Panzerherz" verlangt operative Befreiung, sonst sterben die Kranken auch nach Abheilung der Tuberkulose an Herzschwäche.

Gelenktuberkulose. Betroffen sind vor allem das Hüftgelenk und das Kniegelenk.

Knochentuberkulose. Am häufigsten ist die Spina ventosa an Fingergliedern (Auftreibung) und die tuberkulöse Wirbelkörperentzündung (Spondylitis). Sie führt zu Stauch- und Klopfschmerzen an der Wirbelsäule, beim Zusammenbruch des Wirbels zum Buckel (Gibbus), ferner durch Einbruch des Eiters in die Umgebung zu Senkungsabszessen und zu tuberkulöser Meningitis.

Nieren- und Harnwegstuberkulose. Sie macht eine hartnäckige Pyurie mit leichtem Blutharnen.

Skrofulose. Bei diesem Krankheitsbild besteht eine toxisch-allergische Entzündung an der Hornhaut und Bindehaut des Auges. Es kommt zu starker Lichtscheu und Lidkrampf. Dazu liegt eine chronische Rhinitis mit reichlicher Schleimabsonderung und, dadurch bedingt, eine entzündliche Schwellung der Oberlippe vor. Es sind immer schlecht gepflegte Kinder mit starker exsudativer Diathese und intensiver Tuberkulinallergie.

Tuberkulöse Hirnhautentzündung, Meningitis tuberculosa. Die Infektion der Hirnhäute erfolgt in erster Linie auf dem Blutwege, in zweiter Linie von durchgebrochenen tuberkulösen Wirbelentzündungen aus. Charakteristisch sind

der schleichende Beginn: Appetitmangel, gelegentliches Erbrechen, Leistungsabfall, Wesensänderung, Kopfschmerzen; ein Verlauf über 1–3 Wochen.

die schweren Krankheitszeichen auf dem Höhepunkt: Fieber, Berührungsempfindlichkeit, Nackensteife, Opisthotonushaltung, Neigung zum Schwitzen, Blässe, Lähmungen, Krämpfe, Bewußtlosigkeit, evtl. Blindheit und Schwerhörigkeit, Kreislaufschwäche.

Der klare bis leicht getrübte *Liquor* enthält reichlich Eiweiß („Spinngewebsgerinnsel" nach längerem Stehenlassen), Zellvermehrung auf 500 bis 800/3. Der Liquorzukker ist stark erniedrigt.

Therapie: Jede aktive Tuberkulose wird mit Tuberkulostatika z. B. Isonikotinsäurehydrazid (INH = Neoteben), Bettruhe, vitamin- und kalorienreicher Kost behandelt. Intensivste Behandlung verlangt die Miliartuberkulose. Die *Pflege* hat bei den einzelnen Formen spezielle Schwierigkeiten. Alle aktiv tuberkulösen Kinder werden streng isoliert. Strenge Kittelpflege. Strenge laufende Desinfektion und Schlußdesinfektion. Die meisten Kinder mit Primärtuberkulose fühlen sich so wenig krank, daß es schwer ist, die Ruhe- und Liegetherapie durchzusetzen. Kinder mit Miliartuberkulose verlangen aufopfernde Pflege: Wechselnde Lagerung auf Schaumgummi oder Wasserkissen zum Vermeiden von Aufliegen, Vorsorge vor Kontrakturen; geduldige Ernährung – evtl. durch Dauersonde – bei der hochgradigen Appetitarmut und der Neigung zum Erbrechen; zuverlässiges Eingeben der Medikamente (Erbrechen!); Beobachtung im Hinblick auf Krämpfe, Lähmungen, Atemstörungen. Die genaue Einhaltung der Isolier- und Desinfektionsvorschriften schützt auch die Schwester vor einer Ansteckung. Offen tuberkulöse Kinder müssen evtl. mit einem Nasen-Mund-Tuch gepflegt werden. Tuberkulinnegative Schwestern werden nicht auf Tuberkulosestationen eingesetzt; ihnen ist die BCG-Impfung sehr zu empfehlen.

Neugeborene offen tuberkulöser Mütter werden von der Mutter getrennt; Stillen ist nicht möglich, auch nicht Füttern der abgepumpten Milch.

19.36 Angeborene Syphilis, Lues connata

Beim Erwachsenen unterscheidet man drei Luesstadien.

Stadium I: An der Infektionsstelle bildet sich ein dunkelrotes, fast schmerzloses Geschwür (Primäraffekt).

Stadium II: Nach 6 Wochen und später entstehen Exantheme und andere Hauterscheinungen (breite Kondylome). Die Wassermann-Reaktion ist positiv.

Stadium III: Nach etwa 5 Jahren und später – jahrelang kann jegliches Krankheitszeichen fehlen (= Lues latens) – entstehen Knoten (Gummata) und Geschwüre an Haut, Knochen und inneren Organen. Anschließend können die Symptome der Neurolues (Paralyse und Tabes dorsalis) erscheinen.

Das Stadium I (Primärstadium) ist auch im Kindesalter möglich. In der Regel jedoch tritt das Kind, da es im Uterus von der Mutter infiziert wird, sogleich in eine dem Stadium II entsprechende Erkrankung ein. Die Spirochäten dringen in der zweiten Hälfte der Schwangerschaft über die Plazenta ins Kind vor. Sie führen bei sehr früher und massiver Infektion zum Fruchttod oder zur schwergeschädigten, kaum lebensfähigen Frühgeburt, bei geringerer Infektion zu einer reifen Frucht, die sofort oder später die luischen Symptome bietet. Man teilt ein in die Lues des Säuglingsalters, des Kleinkindes und des Schulkindes (Lues tarda).

Bei der **Lues des Säuglingsalters** finden sich:

Erscheinungen an der Haut: Pemphigus in den ersten zwei Lebenswochen (Blasen mit Vorliebe an Handtellern und Fußsohlen); makulöse und papulöse Exantheme mit kupferähnlichen Farbtönen; diffuser Haarausfall am Kopf, Verlust der Augenbrauen.

Erscheinungen an den Schleimhäuten: leichter, hartnäckiger, meist serös-blutiger Schnupfen in den ersten Lebensmonaten, dabei auch tiefergehende Zerstörungen an der Nasenschleimhaut unter Einbezug des Knochen- und Knorpelgerüstes der Nase (Bildung der Sattelnase); starre Infiltration der Lippen mit zahlreichen schmerzhaften Rhagaden (Einrisse).

Veränderungen an inneren Organen: Leberschwellung, Milzschwellung, oft Ikterus; Nierenschädigung mit Eiweißausscheidung; luische Meningitis mit Eiweiß- und Zellvermehrung im Liquor; Hirnveränderung mit Krämpfen, Hydrozephalusbildung und geistiger Entwicklungsstörung; Knochenveränderungen, Einschmelzungsherde im Knorpelbereich (Osteochondritis) und im Bereich des schon fertig gebildeten Knochens (luische Osteomyelitis) sowie Periostveränderungen. Die intensiven Veränderungen am Oberarmknochen führen zu schweren Schmerzen bei jeder Bewegung, so daß die Kinder mit einer Schmerzlähmung reagieren (Parrotsche Scheinlähmung); Anämie.

Als **Lues des Kleinkindes** werden die selten auftretenden Rezidive von Hautausschlägen bezeichnet, die nach einer symptomlosen Periode von einigen Jahren auftreten können. Insbesondere sind es Kondylome, nässende, breit aufsitzende Knötchen um den After, am Mund und an der Vulva. Aber auch Milzschwellung, sonst unerklärlich hohe BKS, schlechtes Gedeihen können auf die Lues hinweisen.

Die **Lues tarda im Schulalter** ist vor allem durch die

Hutchinson-Trias zu diagnostizieren: 1. weißlich-wolkige Trübung der Hornhaut des Auges (Keratitis), die die Sehkraft bis zur Blindheit beeinträchtigen kann; 2. tonnenförmige Deformation der bleibenden Schneidezähne; 3. Innenohrschwerhörigkeit.

Ferner weisen Knochenveränderungen (Auftreibungen an der Schienbeinkante, schmerzlose Auftreibung des Kniegelenkes) und Störungen im Zentralnervensystem (Krämpfe, Pupillenstarre, Lähmungen, Debilität bis Idiotie) darauf hin.
Die *Diagnose* der Lues wird durch spezifische Serumreaktionen (TPHA-Test) gesichert. Die Erreger (Spirochaeta pallida [Treponema pallidum] s. Abb. 66, S. 363) können im Sekret von Haut- und Schleimhautveränderungen mikroskopisch gesehen werden.
Therapie: mehrere Kuren mit Penizillin. Der Behandlungserfolg ist am Negativwerden der Serumreaktionen zu erkennen. Rückschläge (Rezidive) sind möglich. *Pflege:* Kinder mit Haut- und Schleimhauterscheinungen oder Luesschnupfen werden isoliert. Dabei Kittelpflege und Benutzung von Handschuhen, auch noch in den ersten Tagen der Behandlung. Besonders rücksichtsvolle Pflege bei schmerzhaften Knochenprozessen. Normale Schlußdesinfektion. Die pflegende Schwester hat auf eigene Wunden an den Händen zu achten, die durch Spirochäten infiziert werden könnten (Primäraffekt!). Kinder ohne diese obengenannten Erscheinungen brauchen nicht isoliert zu werden. Stillen des Neugeborenen ist möglich, weil bei Mutter und Kind die gleiche Krankheit vorliegt.

19.37 Toxoplasmose

Der Erreger ist ein Einzeller (= Protozoon; Toxoplasma Gondii), der von kranken Tieren (Hunde u. a.) auf den Menschen sowie von der kranken Mutter auf die Leibesfrucht übertragen wird. Die Erkrankung von Kleinkindern und Erwachsenen verläuft in der Mehrzahl der Fälle unerkannt (z. B. als Lymphknotenentzündung), dagegen ist die angeborene Toxoplasmose durch schwere Veränderungen gekennzeichnet:

– Leber- und Milzschwellung, nicht selten schwerer Neugeborenenikterus,
– oft Hydrozephalus; auf dem Röntgenbild sind intrazerebrale Verkalkungen sichtbar, evtl. Krämpfe, Lähmungen, Hypertonie der Muskulatur,
– Mikrophthalmie, Augenhintergrundsveränderungen (Chorioretinitis), evtl. Blindheit,
– Liquorveränderungen: Zell- und Eiweißvermehrung, gelbliche Verfärbung; gelegentlich sind auch Erreger zu finden.
– Blut: Sabin-Feldman-Test und IgM-Test.

Die Lebens- und Heilungsaussichten sind schlecht. Es können Blindheit, Debilität und Hydrozephalus entstehen. Als Medikamente werden Sulfonamide, Tetrazykline und Daraprim eingesetzt. *Pflege:* Frische Erkrankungen mit Liquorveränderungen werden isoliert, solange diese Symptome unter der Behandlung anhalten. In solchen Fällen Kittelpflege und strenge Schlußdesinfektion. Vorsicht beim Umgang mit Punktionsflüssigkeiten, vor allem bei Verletzungen an der Hand der Pflegerin (Handschuhe!).

19.38 Pilzkrankheiten

Strahlenpilzkrankheit, Aktinomykose. Eintrittspforte für die Pilze, die Gräsern anhaften können, ist in erster Linie die Schleimhaut des Mundes. Es kommt zu brettharten Verdickungen und bläulich-roten Verfärbungen der Haut über dem Unterkiefer und an einer Halsseite. Fast immer entstehen Einschmelzungsherde mit Fisteln, aus denen sich Eiter (mit Pilzdrusen) entleert. *Therapie:* hohe Dosen von Penizillin. *Pflege:* Isolierung ist nicht nötig. Kittelpflege. Normale Schlußdesinfektion.

Soor. Der Keim dieser Erkrankung, Candida albicans, ist auf Haut und Schleimhäuten vieler Menschen zu finden (Abb. 29). Vor allem bei Säuglingen wuchern die Pilze bei infektbedingter Schädigung der körperlichen Widerstandskraft oder infolge Anwendung von Antibiotika, die das natürliche Gleichgewicht der Mund- und Darmflora stören. Sie führen zu den charakteristischen, festhaftenden, weißlichen Soorrasen auf der Zunge, der Wangenschleimhaut und am Gaumen. In schweren Fällen kann es auch zu ausgedehntem Befall der Luftröhre, des Speiseweges bis zum After und der Haut um den Anus, ferner auch zur Pneumonie und tödlichen Pilzsepsis kommen. *Therapie und Pflege:* lokales Betupfen oder Einträufeln von Amphomoronal-Suspension; bei Herden auf der äußeren Haut Amphomoronal-Salbe oder Canesten-Creme. Kittelpflege. Normale Schlußdesinfektion.

Trichophytie. An allen Körperregionen kommen Pilzerkrankungen der Haut vor. Meist sind es einzelne Herde, rund begrenzt, am Rand etwas wallartig erhaben, in der Mitte leicht schuppend. Herde am behaarten Kopf führen zu umschriebenem

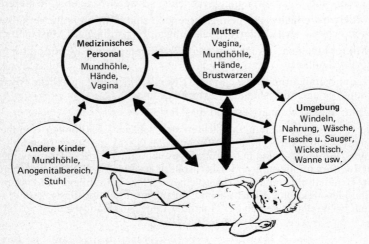

Abb. 29 **Soor.** Infektionsquellen, Infektionswege der Candida albicans

Haarausfall. *Therapie:* Canesten-Creme auf den Herd, andere Antimykotika per os. Die Pflege hat die leichte Übertragbarkeit zu bedenken. Insbesondere muß ein indirekter Kontakt zu anderen Kindern über gemeinsame Kämme, Bürsten oder Kopfbedeckungen vermieden werden. Kittelpflege. In manchen Kliniken werden die Kinder isoliert. Strenge Schlußdesinfektion.

19.39 Wurmkrankheiten

Madenwurmbefall, Oxyuriasis. Hierbei handelt es sich um die häufigste Wurmkrankheit. Sie ist Ursache von abendlichem Afterjucken und Entzündungen im Enddarmbereich. Die Würmer sind etwa 10 mm lang und sehen wie kurze, bewegliche, weißliche Fadenstückchen aus. Abends kriechen die Weibchen zur Eiablage aus dem After. Auf einem Cellophanstreifen lassen sich die Wurmeier leicht nachweisen. Der Streifen wird nachts über den After, morgens über einen Objektträger geklebt und dann mikroskopisch untersucht. Die *Behandlung* ist meist nur dann erfolgreich, wenn die ganze Wohngemeinschaft gleichzeitig das Medikament einnimmt. Allerdings wäre auch schon durch saubere *Pflege,* die den Weg der Selbstinfektion After–Finger–Mund ausschaltet, Heilung möglich. Die Kinder sollen während 6 Wochen (Lebensdauer der Oxyuren) Tag und Nacht enganliegende Unterhosen (Badehosen) tragen, die täglich gewechselt und frisch ausgekocht werden. Häufige Reinigungsbäder; kurz geschnittene Fingernägel, Kittelpflege. Normale Schlußdesinfektion.

Bandwurmbefall. Die verschiedenen Bandwurmarten (Rinder-, Schweine-, Fischbandwurm) kommen von verschiedenen „Zwischenwirten" bei Genuß rohen Fleisches mit Finnen zum Menschen. Die im Darm lebenden Würmer sind unterschiedlich groß, der häufigere Rindbandwurm wird 6–10 m lang. Im Stuhl findet man (neben den nur mikroskopisch sichtbaren Wurmeiern) immer wieder kurze Wurmabschnitte von etwa 8 mm Länge („Nudelreste" = *Proglottiden*). Die Krankheitszeichen sind meist nur gering (Blutarmut, Heißhunger, schlechtes Gedeihen). *Therapie:* Cestodin, Yomesan. Bei Erfolg geht der Wurm ab. Nicht immer ist der Kopf nachweisbar, da er vom Medikament aufgelöst sein kann. Aus psychologischen Gründen kann bei Wurmkuren Isolierung der Kinder angebracht sein, bis der Wurm abgegangen ist. Im übrigen genügt Kittelpflege. Abgegangene Würmer werden nicht in die Toilette gegeben, sondern verbrannt. Für die Lehrsammlung einer Schwesternschule sollten Muster in Alkohol aufbewahrt werden. Normale Schlußdesinfektion.

Spulwurmbefall, Askaridiasis. Die Erkrankung erfolgt über fäkaliengedüngtes, schlecht gewaschenes Gemüse, welches Wurmlarven enthält. Die Larven schlüpfen im Darm aus, gelangen durch Darmwand und Blutgefäßsystem ins Lungengewebe. Dort führen sie zu flüchtigen, umschriebenen Entzündungen, die sich als Schatten röntgenologisch nachweisen lassen. Schließlich treten die Larven in die Bronchien aus, wandern über die Luftröhre in die Speiseröhre und wachsen zuletzt im Darm zum geschlechtsreifen Tier von 20–30 cm Länge heran. Die zahllosen Eier werden später mit dem Stuhl entleert. Sie reifen außerhalb des Körpers zu Larven heran.

Befallene Kinder haben Bauchschmerzen, evtl. sogar Ileuserscheinungen durch Wurmknäuel, auch Erbrechen, im Blut Vermehrung der Eosinophilen. **Therapie:** z. B. Helmex. *Pflege:* Isolierung ist nicht nötig, da keine direkte Übertragung von Mensch zu Mensch stattfindet. Normale Schlußdesinfektion. Abgegangene Würmer werden verbrannt.

20 Krankheiten von Mundhöhle, Rachen, Nase und Ohren

20.1 Stomatitis

Die Entzündung des Zahnfleisches, der Mundschleimhaut und der Lippen ist eine häufige, pflegerisch problematische Krankheit, meist eine Virusinfektion. Mitunter spielt dabei eine Abwehrschwäche (Antikörpermangel, Leukozytenmangel) eine fördernde ungünstige Rolle. Im Einzelfall ist der Schweregrad sehr verschieden. Bei schweren Fällen ist die ganze Schleimhaut aufgelockert, gerötet und geschwollen (Ödem). Die Lippen werden rüsselartig vorgeschoben. Schwellung und Schmerzhaftigkeit behindern Sprechen, Kauen und auch Schlucken. Es besteht vermehrter Speichelfluß und Fötor (unangenehmer Geruch) aus dem Mund. Finden sich noch zusätzlich runde, etwa linsengroße, gelblichweißliche Oberflächenveränderungen mit einem intensiven roten Hof (Aphthen), spricht man von **Stomatitis aphthosa.** Bilden sich Nekrosen und Geschwüre, aus denen es auch bluten kann, liegt eine **Stomatitis ulcerosa (Mundfäule) vor.** Nicht selten sind auch weißliche Pilzrasen **(Soor)** auf der Schleimhaut nachweisbar.

In der *Behandlung* haben Antibiotika und Gammaglobulin eine besondere Bedeutung, wenn die physiologische Abwehr des Körpers beeinträchtigt ist. In allen Fällen kann aber eine sorgfältige *Pflege* den Kindern vieles erleichtern. Die Nahrung ist flüssig, breiig, konzentriert. Eine halbe Stunde vor dem Essen kann man ein Schmerzzäpfchen geben oder die Schleimhaut mit Anästhesinpuder betäuben. Spülungen mit Kamillentee oder Pfefferminztee, Salbenpflege der gespannten, vielleicht eingerissenen Lippen (Rhagaden) sind sehr zu empfehlen. Bei Fieber Wadenwickel oder Fieberzäpfchen. Je nach Erreger ist Isolierung, immer aber Kittelpflege vorzusehen. Übertragung von Herpesviren könnte vor allem Ekzemkindern gefährlich werden (Eczema herpeticatum).

20.2 Spaltbildungen

Bei den nicht seltenen vererbten Lippenspalten („Hasenscharte"), Lippen-Kiefer-Gaumen-Spalten („Wolfsrachen", eine merkwürdige Bezeichnung) und isolierten Gaumenspalten liegt eine Hemmungsmißbildung in der Gesichtsentwicklung vor. Schwierigkeiten bei der Fütterung des jungen Säuglings sind von der Ausdehnung abhängig. Die meisten Kinder eignen sich bald eine eigene, erstaunlich gute Technik des Trinkens aus der Brust oder der Flasche an, so daß man nicht immer mit dem Löffel füttern muß. Später können Sprachstörungen zum Problem werden.

Die Kinder müssen von Anfang an in guter Zusammenarbeit des Haus- und Kinderarztes, des Kieferchirurgen, Kieferorthopäden, später auch des Sprecherziehers betreut werden. Zuerst brauchen die betroffenen Eltern ein echtes Mitgefühl für die Fehlbildung, die das äußere Erscheinungsbild des Kindes so auffallend verunstaltet (s. Abschnitt 3.4). Später bedürfen dann die Kinder einer verständnisvollen Führung, damit sie mit ihrer, auch nach gelungener Operation oft noch sichtbaren Abnormität (Narbe) und ihrer Sprachbehinderung gut fertig werden. Operationszeitpunkt s. S. 296.

20.3 Zähne, Lutschen

Zahnentwicklung s. Abschnitt 6.

Der **Milchzahn„durchbruch"** verläuft in der Regel ohne jede Schwierigkeit und Belästigung des Kindes. Öfter aber kann man am Epithel über dem durchbrechenden Zahn einen roten Hof, gelegentlich auch eine bläulich durchschimmernde Blase sehen. Empfindliche Kinder zeigen zu dieser Zeit auch Unruhe, verstärken Speichelfluß oder febrile Temperaturen. Weitergehende Störungen, hohes Fieber, Krämpfe, Lungenentzündung, Durchfälle lassen sich aber nicht mit einer erschwerten Zahnung erklären, wie manche Mütter und Großmütter immer noch annehmen. Hierfür liegen andere, vielleicht nicht erkannte Ursachen vor (Pyurie? Virusinfekte?). Beißringe und Brotrinde können den Zahndurchtritt erleichtern helfen.

Auch die Schwester soll in ihrem Bereich auf die Bedeutung einer regelmäßigen und gründlichen, vor allem abendlichen **Zahnpflege** hinweisen. Eine obstreiche, kräftige Kost fördert die Kaufunktion der Kiefer, festigt das Zahnfleisch und stärkt den Halteapparat der Zähne. Karies der Zähne, auch der Milchzähne muß regelmäßig vom Zahnarzt nachgesehen und behandelt werden. Aktuell ist heute die Fluorprophylaxe der Zahnschäden, die am leichtesten duch tägliche Einnahme einer Fluor-Tablette erfolgt. Gründliche Zahnpflege bleibt aber auch bei dieser Maßnahme der beste Kariesschutz. Kariesfördernd ist die z. Z. verbreitete Unsitte, Kleinkindern ständig eine Tee-mit-Zucker-Flasche zur freien Trinkverfügung zu geben („Nuggelflasche").

Anomalien der Zähne und Kiefer, die durch **Lutschen** hervorgerufen werden, sind häufig. Daher muß sich auch die Schwester eine eigene Stellungnahme zum Schnullerproblem aneignen. Es ist ein ästhetisches und ein medizinisches Problem. Fast alle Säuglinge lutschen irgendwann an Schnuller, Daumen, Spielzeug oder Bettzipfel. Auch das gewohnheitsmäßige Zungen- und Lippenbeißen ist hier zu nennen. Dies alles hat einen gewissen Beruhigungseffekt und ist gar nicht pauschal zu beurteilen ohne nähere Kenntnis der psychologischen Situation. Im dritten Lebensjahr geben fast alle Kinder das Lutschen wieder auf. Die medizinischen Bedenken gegen dieses Ausmaß des Lutschens sind in den letzten Jahren geringer geworden, da sich die Kieferveränderungen fast immer von selbst wieder ausgleichen.

Die Frage, ob **Daumen oder Schnuller,** ist vielleicht mehr zugunsten des Schnullers zu entscheiden, falls man die durchaus unschöne Wirkung außer acht läßt, die ein Schnuller mitten im Gesicht des Säuglings macht. Ein Schnuller ist vielleicht eher sauberzuhalten als ein Daumen und eher eines Tages abzugewöhnen. Ein Daumen als Lutschkörper pflegt die Nachtruhe der Familie weniger zu stören, da ihn die Kinder wieder leichter in den Mund bekommen als den entfallenen Schnuller. Der Daumendruck führt aber in der Regel zu stärkerer Deformierung des Oberkiefers.

Nach dem ersten Jahr sollte man das Lutschen abgewöhnen, in aller Geduld und Vorsicht. Der richtige Zeitpunkt ist sicher dann nicht getroffen, wenn einem ins Krankenhaus aufgenommenen Kind – krank, getrennt von der Mutter, in fremder Umgebung! – der Schnuller von Anfang an weggenommen wird. Die wichtigste Hilfe liegt in einer richtigen psychotherapeutischen Haltung: den Kindern ein Leben in einem harmonischen, entspannten Milieu geben, echte verläßliche Zuneigung, keine verzärtelnde Überfürsorge (Overprotection)!

20.4 Nasenbluten

Ursachen: Blutgefäßerweiterung und Entzündung an der Nasenschleimhaut oder Störungen der Blutgerinnung, z. B. bei Thrombozytenmangel. Das gefährlichste Nasenbluten erfolgt nicht nach vorn, sondern nach hinten in den Rachen hinein. Es wird erst spät an der Blässe und Kreislaufschwäche bemerkt. Daher soll man größeren Kindern mit Blutungsneigung abverlangen, daß sie sich melden, wenn Blut nach hinten herunterläuft. Manche Kinder machen auch durch die Angabe, sie müßten oft schlucken, auf hinten herunterlaufendes Blut aufmerksam. Durch in Abständen wiederholtes vorsichtiges Aufsetzenlassen oder bei Lagern in sog. stabiler Seitenlage (s. Abb. 111, S. 463) kann man selbst kontrollieren, da in dieser Körperhaltung das Blut bei den Nasenlöchern herausgeleitet wird. Wichtig ist in allen Fällen Pulskontrolle, Blutdruckmessung und Beobachtung der Hautdurchblutung. *Behandlung* durch die Schwester: Beruhigung des Kindes; hinlegenlassen mit Kissenunterlage unter den Kopf; eiskalte Auflagen auf die Nase und den Nacken; Tamponeinlage mit blutungsstillenden Substanzen (Thrombin = Topostasin), Andrücken der Nasenflügel. Evtl. ist Blutstillung durch den HNO-Arzt und Bluttransfusion nötig.

20.5 Schnupfen, Rhinitis

Mehrfach wurde auf die besondere Bedeutung des Schnupfens für den Säugling aufmerksam gemacht und die schnelle Hilfe durch abschwellende Nasentropfen hervorgehoben. Aber auch für jedes andere Lebensalter des Kindes ist der Schnupfen eine lästige Behinderung der Nasenatmung, wodurch Appetit, Schlaf und Verhalten erheblich gestört sein können. Häufig sind die Nasennebenhöhlen miterkrankt (Sinusitis). Man gibt mehrmals täglich 1–2 Tropfen z. B. von Otriven.

20.6 Angina

Unter Angina versteht man eine Erkrankung der lymphatischen Organe am Eingang zum Rachen. Als lymphatischen Rachenring faßt man die Rachenmandel, die zwei Gaumenmandeln und die gleichartigen Zellnester am Zungengrund zusammen. Bei Angina entsteht Rötung und Schwellung dieser Bezirke. Der anatomischen Lage entsprechend führt sie zur Schluckbehinderung, zu Schluckschmerzen und zu „kloßiger" Sprache. Die beim Schlucken gegebenen Schmerzen pflegen bei größeren Kindern stärker als bei kleineren zu sein und oft heftig und stechend bis ins Ohr auszustrahlen. Regelmäßig sind auch die Lymphknoten im Kieferwinkel deutlich vergrößert und schmerzhaft tastbar. Verschiedene *Erreger* kommen in Frage: verschiedene Viren, vor allem Streptokokken und Staphylokokken, auch Diphtheriebakterien und Spirillen (Plaut-Vincent-Angina). Angina bei Scharlach s. Abschnitt 19.4., bei Diphtherie s. Abschnitt 19.23, beim Pfeifferschen Drüsenfieber s. Abschnitt 19.19.

Nur die Gaumenmandeln sind den Augen direkt zugänglich. Bei Angina kommen neben Rötung und Schwellung Beläge und andere zusätzliche Veränderungen vor, weshalb man *folgende Anginaformen* unterscheidet:

Katarrhalische Angina. Hier besteht, wie schon beschrieben, Rötung und Schwellung der Tonsillen.

Stippchen-Angina, Angina follicularis. Beide Mandeln weisen über die obigen Zeichen hinaus feinste, eben sichtbare, gelbweißliche Pünktchen auf. Es handelt sich dabei nicht um Beläge.

Lakunäre Angina. In den Vertiefungen des Mandelgewebes sitzen schmutzig-graue Pfröpfe, die sich oft als ausdrückbar erweisen.

Angina mit Belägen, pseudomembranöse Angina. Auf den Tonsillen, aber auch über deren Grenze hinaus, findet man festhaftende Beläge, die Verdacht auf Diphtherie hervorrufen müssen.

Eitrige Angina. Gelblicher Eiter ist ausdrückbar.

Behandlung und Pflege: Antibiotika, vor allem Penizillin; Fiebersenkung. Kalte Halswickel werden als sehr angenehm empfunden. Mundspülungen und Gurgeln mit Kamillen- und Pfefferminztee. Die Aufnahme der flüssigbreiigen, konzentrierten Nahrung wird bei schweren Schluckschmerzen am besten durch ein schmerzdämpfendes Zäpfchen, ½ Stunde vorher gegeben, vorbereitet.

Beim **Paratonsillarabszeß** hat sich neben oder hinter einer Mandel ein Eiterherd entwickelt, der in der Regel durch Inzision entleert werden muß. Es bestehen sehr starke Schluckschmerzen, eine erhebliche Behinderung des Speiseweges und Kieferklemme. Behandlung und Pflege wie oben.

20.7 Hypertrophie der Rachen- und Gaumenmandeln

Bei vielen Kindern, vor allem im Alter von 2–5 Jahren, besteht eine chronische Vergrößerung des Mandelgewebes. Meist sind sowohl die Rachenmandeln als auch die zwei Gaumenmandeln betroffen. Oft neigen diese Kinder zu Angina, Schnupfen und Mittelohrentzündung. Es sind schlechte Esser, Kinder, die mit offenem Mund schlafen und in der Schule durch Konzentrationsschwäche auffallen. Charakteristisch ist der Gesichtsausdruck: Ein langes Gesicht mit offenem Mund und schmaler Nase, das einen langweiligen, fast debilen Eindruck macht. Die manchmal gegebene Schwerhörigkeit muß diesen Eindruck geistigen Entwicklungsrückstandes noch verstärken. Die Gaumenmandeln können so stark vergrößert sein, daß sie in der Mitte zusammenstoßen und das Schlucken stark behindern. Eine Verstärkung aller dieser Symptome ergibt sich bei der nicht seltenen Angina mit Fieber.

Behandlung: Geringere Ausmaße der Tonsillenhyperplasie gehen mit dem Eintritt in das Schulalter vollständig zurück. Schwere Zustände von Hypertrophie müssen jedoch durch chirurgische Entfernung der Rachenmandeln (*Adenotomie*) und der Gaumenmandeln (*Tonsillektomie*) kuriert werden. Die Tonsillektomie wird auch dann vorgenommen, wenn die Mandeln als chronisch entzündete Herde („Foci") angesehen werden müssen; so bei Kindern mit rheumatischem Fieber, Endokarditis, Nephritis. Da die Erfahrung lehrt, daß bei Poliomyelitisepidemien frisch tonsillektomierte Kinder schwerer erkranken, vermied man früher bei aufschiebbaren Tonsillektomien die Sommermonate. Adenotomien werden häufig ambulant durchgeführt, oder das Kind wird nur für eineinhalb Tage ins Krankenhaus aufgenommen. Für Tonsillektomien bleiben die Kinder etwa 5 Tage im Krankenhaus. Die Schwester vermag durch ihre Zuneigung dem Kind einen Teil der Blastung zu ersparen („Operationstrauma"). Nach der Narkose und Operation wird das Kind in Seitenlage gelagert, wodurch Aspiration oder Verschlucken des Blutes vermieden wird und das Ausmaß von Blutungen am besten beurteilt werden kann. Das Kind bekommt eine Eiskrawatte. Sobald es voll ansprechbar ist bzw. die Anästhesie abgeklungen ist (Schluckreflex!), können kalter, gezuckerter Tee oder Fruchtsaft (ausprobieren, da mitunter schmerzauslösend!) und Speiseeis gegeben werden. Die Kinder werden aufgefordert, sich ruhig zu halten, nicht zu husten, bei Rachenreizung nicht zu räuspern, nicht die Nase zu schnauben. Während 5 Tagen ist die Kost ausschließlich breiig; durch Schmerzmittel wird das Essen erleichtert. Im Wundbett bildet sich ein graugelber Belag. Wenn er sich am 4.–6. Tag löst, ist noch einmal Gefahr einer Nachblutung gegeben.

20.8 Ohrentzündungen

Entzündungen des Außenrohres (Otitis externa) können durch Fremdkörper, durch Eiterabsonderung aus dem Mittelohr (bei Mittelohrentzündung) oder durch Ekzem des Gehörganges hervorgerufen sein.

Mittelohrentzündung (Otitis media) ist die häufigste Ohrkrankheit, meist durch Streptokokken und Staphylokokken im Anschluß an Virusinfekte hervorgerufen und durch eine Rachenmandelhypertrophie gefördert. Manche Kinder zeigen eine heftige Reaktion: Unruhe, Fieber, Nahrungsverweigerung, Schmerzgeschrei. Säuglinge werfen den Kopf hin und her, ältere Kinder greifen ins Ohr, das sich bei der Untersuchung ebenfalls als schmerzempfindlich erweist. Bei anderen Kindern wird lediglich durch den

Abfluß von gelblicher, trüber, stinkender Flüssigkeit aus dem Gehörgang darauf aufmerksam gemacht (Trommelfellperforation). Die Schwerhörigkeit wird oft nicht bemerkt.

Aus einer Mittelohrentzündung können sich Innenohrentzündung, Meningitis, Hirnabszeß und eine Erkrankung der umliegenden Knochenräume (Mastoiditis) entwickeln. Auf solche Komplikationen weisen Augenwackeln (Nystagmus), Erbrechen, Krämpfe und eine Vorwölbung hinter dem Ohr hin. Ferner ist Lähmung des mimischen Gesichtsnervs (Fazialisnerv) möglich.

Behandlung: Antibiotika; durch abschwellende Nasentropfen, die beim liegenden Kind bis auf die Rachenwand gelangen sollen, wird die Belüftung der Ohrtrompete und damit des Mittelohres gefördert.

Pflege: Eiter aus dem Gehörgang kann man durch wiederholt vorgelegte Watte auffangen (Gefahr einer Schmierinfektion). Kittelpflege.

20.9 Taubheit, Schwerhörigkeit

Taubheit und Schwerhörigkeit kommen angeboren und erworben vor. Sie können Folge einer schweren Mittelohr-, Innenohrerkrankung oder einer Hirnerkrankung sein. Schon beim Säugling ist jedem Zweifel an seiner Hörfähigkeit nachzugehen und ohrenärztliche Abklärung erforderlich. Solche Kinder fallen auf, wenn eine Schreckreaktion auf Geräusche ausbleibt, oder sich ihr Auge nicht auf eintretende oder sprechende Personen richtet. Schwerhörigkeit kann auch die Ursache einer geistigen Entwicklungsrückständigkeit sein. Ist Taubheit schon vor dem üblichen Zeitpunkt des Sprechbeginns gegeben, bleibt das Sprechen aus (*Taubstummheit*). Tritt die Taubheit später auf, bleibt die Sprache erhalten; aber sie läßt scharfe Artikulation und übliche Modulation vermissen.

Die *Behandlung* zielt darauf ab, Hörreste durch elektroakustische Geräte und durch Hörtraining zu verstärken. Bei schwersten Schädigungen lernen die Kinder schon ab dem 3. Lebensjahr in einer systematischen Sprechausbildung die Worte von den Lippen eines Sprechenden abzulesen und mit dem eigenen Mund Gleiches zu artikulieren. Schon Zweijährige können ein Hörgerät bekommen.

Groß sind die *psychologischen und pädagogischen Probleme*. Ein Tauber ist meist sehr empfindlich und schüchtern. Er sondert sich gern ab und neigt aus dieser Unsicherheit zu Wut- und Trotzreaktionen. Die beste Möglichkeit einer Schulerziehung ist in den Gehörlosenschulen gegeben.

Gelegentlich kann ein *Ohrschmalzpfropf (Cerumen)* Ursache von Schwerhörigkeit und auch von leichten Schmerzen sein (Spülbehandlung s. Abschnitt 73.).

Sprechstörungen s. S. 312.

21 Erkrankungen der Atmungsorgane

21.1 Stridor congenitus

Konnataler (kongenitaler) Stridor beruht auf einer angeborene Weichheit des Kehlkopfgerüstes. Ständig, vor allem aber bei intensiveren Atmungsbemühungen (bei Infekt oder Anstrengung), ist ein inspiratorisches Nebengeräusch (Stridor) zu hören, wobei die Einatmung wiederholt wie abgehackt aufhört. Trotz aller Behinderung bis zur Dyspnoe und Zyanose ist die Erstickungsgefahr selten gegeben. Der Stridor geht im 2. Lebensjahr zurück. In der Regel ist keine besondere Behandlung nötig. Durch Lagerung (Kopf leicht nach hinten gebeugt, wodurch der Hals gestreckt wird) kann die Atmung oft verbessert werden.

21.2 Laryngitis

Kehlkopfentzündung, akute Laryngitis, wird fast immer durch Viren ausgelöst und meist zusammen mit Luftröhrenentzündung und Bronchitis beobachtet. Auch reizende Gase können durch Ödem das Bild hervorrufen. Es entstehen Fieber, inspiratorischer Stridor, Heiserkeit und bellender Husten. Behandlung s. unter Krupp-Syndrom.

21.3 Krupp-Syndrom, subglottische Laryngitis

Der diphtherische Krupp*, „der Würgeengel der Kinder", spielt heute fast keine Rolle mehr. Immer häufiger tritt aber der Krupp aus anderen Ursachen auf, den man damals dem „echten", dem diphtherischen Krupp gegenüberstellte. So sprach man dann vom Pseudo-Krupp. Meist ist es ein Virusinfekt (Grippe-Krupp). Bevorzugt sind Kleinkinder.

Die *Krankheitszeichen*

- plötzlicher, vor allem nächtlicher Beginn,
- schwerer inspiratorischer Stridor, bellender Husten,
- angestrengte Atmung mit Einziehungen; die Kinder wollen aufsitzen,
- ängstlicher Gesichtsausdruck,

gehen insbesondere auf die erhebliche Schleimhautschwellung speziell unterhalb der Stimmbänder zurück („subglottische Laryngitis"). Diese kann isoliert oder im größeren Rahmen einer entzündlichen Luftwegserkrankung (Laryngo-Tracheo-Bronchitis) bestehen.

Behandlung und Pflege: Die Kinder kommen häufig in schwerster Atemnot und Zyanose, fast sterbend zur Aufnahme. Die Eltern sind bei dem schnellen, überraschenden Verlauf in heller Aufregung. Das wichtigste ist ruhiges, schnelles und sicheres Handeln:

---

* *Krupp* oder *Croup:* Das Wort kommt aus dem Schottischen und bedeutet „Einschnürung", Enge im Luftweg.

- beruhigend wirken durch die eigene überlegene Haltung,
- Sauerstoff, Öffnen der Kleider, Frischluft,
- Luminal, Kalzium, Kortikoide, Hustensedativa,
- im Notfall Intubation oder Tracheotomie,
- oft erweist sich die Dampfbehandlung als günstig (s. Abschnitt 74).

Das Bild plötzlich einsetzender schwerster Atemnot kann auch durch *Fremdkörper in den Luftwegen* hervorgerufen sein.

21.4 Akute eitrige Epiglottitis

Sowohl von Laryngitis wie auch vom Krupp-Syndrom ist ein anderes schweres Krankheitsbild abzugrenzen, eine bakterielle Infektion (vor allem durch Haemophilus influencae Typ B), es hat in erster Linie Ähnlichkeit mit dem Krupp-Bild. Bei der akuten eitrigen Epiglottitis ist der obere Kehlkopfbereich (Kehlkopfwand, Kehldeckel und Zungengrund; *„supraglottische Laryngitis"*) hochrot gefärbt und erheblich geschwollen, so daß die Kinder in größte Luftnot geraten. Der typische Ablauf: plötzlicher Beginn mit hohem Fieber, über Stunden fortschreitende Schluckbeschwerden, deshalb Speichelfluß nach außen, Versagen der Stimme (Aphonie) und inspiratorischer Stridor, zunehmende Hinfälligkeit des Kindes. Da die Luft durch den Speichelsee im Rachen hindurchgezogen wird, kommen schnorchelnde Geräusche zustande. Der bellende Husten, der das Krupp-Bild („subglottische Laryngitis") charakterisiert, fehlt hier. Auch die eindrucksvollen Schluckschmerzen müssen vom typischen Krupp-Syndrom weglenken!

Therapie: Antibiotika, Kreislaufstütze, Sauerstoffgabe. Die Beruhigung dieser oft sehr aufgeregten, in schweren Fällen lebensbedrohten Kinder muß auch aus der souveränen und mitfühlenden Haltung der Schwestern kommen. Nicht selten ist Tracheotomie nötig, falls die Intubation wegen der Enge des Kehlkopfeingangs nicht gelingt.

21.5 Bronchitis

Akute Bronchitis ist eine häufige Erkältungskrankheit der Kinder. Der Husten ist anfangs trocken, später lockerer. Das Sputum wird jedoch nicht ausgehustet, sondern verschluckt. Eine immer wiederkehrende Bronchitis oder chronische Bronchitis ist mitunter durch eine Nebenhöhlenentzündung (Sinusitis; Röntgenbild!) oder die Mukoviszidose hervorgerufen. Gefahren sind Bronchopneumonie, bei längerer Dauer Dystrophie, Leistungsschwäche und Bronchiektasiebildung.

Behandlung: Hustensaft, Inhalationen (Technik s. Abschnitt 74), evtl. Antibiotika, Fiebersenkung, Frischluft. Bei Kindern jenseits des Säuglingsalters kann man mit Einreiben von Salben, wie Transpulmin-Balsam, einiges erreichen. Vorsicht bei empfindlicher Haut!

Bei der **Bronchiolitis (Kapillarbronchitis)** sind die Luftwege bis in die letzten Verzweigungen der Bronchien befallen. Der Gasaustausch wird durch ein eiweißreiches Exsudat in den Bronchien behindert. Daraus erklären sich intensive Atemnot mit Einziehungen, Zyanose und Nasenflügelatmung. Nicht wenige Kinder sterben.

21.6 Obstruktive Bronchitis, Asthma bronchiale

Spastische (asthmatoide) Bronchitis, auch obstruktive Bronchitis genannt, und Asthma bronchiale können wegen des fast identischen klinischen Bildes zusammen besprochen werden. Die Kinder zeigten

- schwere, vor allem exspiratorische Behinderung der Atmung; die Ausatmungsphase ist verlängert, der Bauch wird dabei eingezogen („schiebende Atmung"),
- gespanntes Gesicht, in schweren Graden der ängstliche Gesichtsausdruck der Atemnot,
- am liebsten sitzende Haltung mit Aufstützen der Arme und leichtem Rundrücken,
- Lippenzyanose, kalten Schweiß,
- im Röntgenbild intensive Lungenblähung (= verstärkte Luftfüllung).

Verbleiben die Kinder stunden- bis tagelang im Zustand schwerster Dyspnoe, spricht man vom *Status asthmaticus*.

Eine **spastische Bronchitis** wird meist durch Viren ausgelöst. Sie geht mit Schnupfen, Fieber und Rachenrötung einher und betrifft vor allem Säuglinge und Kleinkinder. Das **Asthma bronchiale** wird erst jenseits des 3. Lebensjahres gesehen. Das wiederholte, anfallsartige Auftreten ohne Fieber, die Eosinophilie im Blut, Kombination mit Ekzem und bekannter Allergie, familiäre Belastung und der Nachweis einer seelischen Lebensproblematik, unter der das Kind leiden könnte, sprechen für die Diagnose Asthma bronchiale.

Die *akute Behandlung* erfolgt mit Spasmolytika, die den Krampf der Bronchialmuskulatur lösen sollen (z. B. Euphyllin), Beruhigungsmittel, Kortikoide, Frischluft, Sauerstoff, evtl. Antibiotika. Rezidive lassen sich nur schwer vermeiden. Wochen- bis monatelange Klimakuren haben oft einigen Erfolg; gute Wirkung hat in vielen Fällen das Präparat Intal, das regelmäßig inhaliert werden muß. Allergien oder psychische Konflikte sollen aufgespürt und möglichst beseitigt werden. Manchmal löst Sport oder Aufregung aus (Anstrengungsasthma). Wichtig ist Atemgymnastik in frischer Luft.

Dem Asthmatiker soll auch eine sinnvolle *Atemtechnik* gelehrt werden, die er im Anfall selbst beherrscht und anwenden kann. Wie die Abb. 30 zeigt, sind im Asthmaanfall die Lungenbläschen (Alveolen) gebläht. Atemnot verführt zu intensiver, unbeherrschter Ausatmung. Die dadurch bedingte Druckerhöhung in der Lunge führt aber zur Abklemmung vieler kleiner Bronchien (Bronchiolen) und dabei zu unnützer Kraftverschwendung ohne

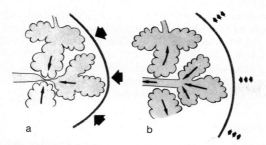

Abb. 30 **Asthma bronchiale,** für welches eine Blähung der Lungenbläschen (Alveolen) typisch ist (Lungenemphysem)
a) Angestrengte, schnelle Ausatmung ist ungünstig, weil die Luftgänge (Bronchiolen) durch benachbarte Alveolen komprimiert werden.
b) Langsames, beherrschtes Ausatmen (Mundstellung: gespitzte Lippen!) läßt die Luft relativ wenig behindert ausströmen.

Luftaustausch. Trotz aller Atemnot beherrschte, langsame Ausatmung verbessert die Möglichkeiten des Luftausstromes; in erster Linie mit dem Zwerchfell atmen (Bauchatmung), möglichst nicht mit Händen oder Ellbogen aufstützen. Diese Atemtechnik muß das Kind außerhalb der Anfälle lernen, um sie dann bei Bedarf zur Verfügung zu haben. Im Anfall können die Eltern oder die Schwester mit dem Kind zusammen in der gleichen Weise atmen und damit eine wesentliche, auch eine beruhigende Hilfe leisten. Ein zugleich unterhaltsames wie nützliches Spiel ist das Seifenblasenspiel für diese Kinder, weil dabei ein ruhiges Ausatmen nötig ist, um eine große Blase zu erzielen.

21.7 Bronchiektasie

Bei der Bronchiektasie, der Bronchialerweiterung, handelt es sich um sackartige Erweiterung der Bronchien vor allem im Bereich der Unterlappen der Lungen. Diese können in seltenen Fällen angeboren sein; sie entstehen später durch chronische Bronchitis oder Pneumonie, langdauernden Keuchhusten, nach Fremdkörperaspiration und bei Mukoviszidose. Die Kinder zeigen

– hartnäckigen, schweren Husten, der sich wie Keuchhusten anhören kann, reichlich schleimig-eitrigen Auswurf, vor allem morgens; oft Rasselgeräusche bei der Atmung,
– Abmagerung, Leistungsschwäche, ständig leichtes oder zeitweise hohes Fieber, nach einigen Jahren Dauer oft auch Trommelschlegelfinger.

Die Diagnose wird durch Bronchographie gesichert. Die Prognose ist bei ausgedehnten Prozessen schlecht. Man gibt Antibiotika, Inhalationen und läßt reichlich Frischluft ins Zimmer. Erfolg, wenigstens für einige Zeit, haben mindestens 6 Wochen dauernde Klimakuren (Nordsee). Günstig ist die tägliche gute Entleerung der erweiterten Bronchien in *Quinckescher Hängelage:* Die Kinder liegen im Bett, auf einem Tisch oder über einem Stuhl, lassen den Oberkörper herabhängen und husten aus (Abb. 31). Klopfmassage unterstützt die Sekretentfernung. Umschriebene Erweiterungen einzelner Bronchien können operiert werden.

21.8 Pneumonien

Die Entzündung des Lungengewebes kann vorwiegend in den Lungenbläschen oder im Zwischengewebe (Intersitium) erfolgen. Der *Infektionsweg* führt über die Bronchien (z. B. von einer Bronchitis zur Peribronchitis und zur Bronchopneumonie) oder über den *Blutweg* (z. B. bei Lungenabszessen). Manche Pneumonieformen sind *altersgebunden.* So sieht man die **Aspirationspneumonie** und die **interstitielle Pneumonie** vor allem im Säuglingsalter, die durch Staphylokokken hervorgerufene **abszedierende Pneumonie** und **Bronchopneumonie** vor allem bei Säuglingen und Kleinstkindern. Die **kruppöse (lobäre) Pneumonie** befällt vorzugsweise Kinder im Schulalter. Hier sind ein oder mehrere ganze Lungenlappen erkrankt. Die Pneumonie durch Viren oder Mykoplasmen kommt in jeder Altersgruppe vor. Aspirationspneumonie: Viele inhalierte Fremdkörper geben keinen Schatten auf dem Röntgenbild.

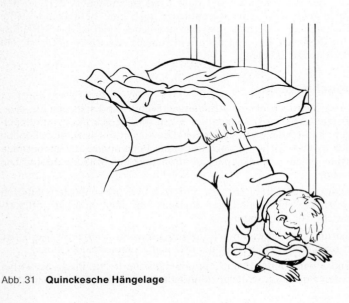

Abb. 31 **Quinckesche Hängelage**

Klinisches Bild. Bei allen Pneumonieformen stehen Fieber und beschleunigte Atmung im Vordergrund. Je nach Schweregrad zeigen die Kinder ein in der Atemnot gespanntes, ängstliches Gesicht, Nasenflügelatmung, Akrozyanose bis allgemeine graue Zyanose, exspiratorisches Keuchen und inspiratorische Einziehungen am Brustkorb. Häufig besteht Husten, fast nie Auswurf. Vor allem bei Bronchopneumonie und Staphylokokken-Pneumonie verursachen die Bakterientoxine Kreislaufschwäche und leichte Darmlähmung. Der Leib kann erheblich aufgetrieben sein und das Bild eines paralytischen Ileus entstehen.

Interstitielle Pneumonie s. Abschnitt 19.21.

Staphylokokkenpneumonie. Dieses Krankheitsbild sei näher besprochen, da es durch besondere Komplikationen Schwierigkeiten machen kann. Zunächst kommt es zu einer entzündlichen Verdichtung (Infiltration) des Lungengewebes und zu einer eitrigen Rippenfellentzündung (Pleuropneumonie). Wie auch von einem Hautfurunkel geläufig, zerfällt nun das infiltrierte Lungengewebe unter Eiterbildung. Der Eiter bricht in einen Bronchus ein, wird ausgehustet oder – häufiger – verschluckt. Er kann sich auch in die Pleurahöhle hinein einen Weg schaffen. In der Lunge entsteht ein luftgefüllter Raum, eine Pneumatozele. Hat dieser Raum eine Öffnung zum Bronchus, kann er durch weiteren Lufteinstrom bis zur Faustgröße aufgeblasen werden. Dadurch wird angrenzendes, gesundes Lungengewebe komprimiert, oft auch das Herz nach der anderen Seite verdrängt. Diese schwere Komplikation verlangt als zusätzliche Maßnahme das Anstechen der Pneumatozele (Punktion), damit die Luft entweichen kann. Ein Ventil- und Schlauchsystem verhindert zunächst weiteren Überdruck (Technik s. S. 392). Zusätzlich müssen die Kinder gut sediert werden. Isolierpflege. Kittelpflege. Strenge Schlußdesinfektion.

Allgemeine medikamentöse **Behandlung der Pneumonien:** Sedierung, Sauerstoff, Antibiotika, fiebersenkende Mittel.

Pflege: Die Kinder erhalten Frischluft, indem die Fenster weit geöffnet werden. Man kann sie auch, selbst im Winter, ganz ins Freie (Terrasse, Balkon) bringen. Nebeliges Wetter ist allerdings dafür ungeeignet. Durch Wollmützen und -jacken sowie Handschuhe, Wärmflasche und Federbett auf den Beinen wird Unterkühlung vermieden. Trockenlegen, Temperaturmessung, Füttern und ärztliche Untersuchung erfolgt aber im warmen Zimmer (evtl. rechtzeitig vorher die Fenster schließen, Heizung anstellen und Wärmelampe bereitstellen). Durch halbsitzende Stellung im Bett wird die Atmung erleichtert. Dazu wird die Rückenstütze schräg gestellt und ein festes Polster unter den Rücken gelegt. Somit sinkt der Kopf etwas nach hinten. Wichtig ist, daß das Polster von Schulter zu Schulter reicht. Ist es zu klein, fallen die Schultern zurück, und der Brustkorb gerät in eine ungünstige Inspirationsstellung. Eine Rolle in der Höhe der Oberschenkel verhindert das Abrutschen der Kinder. Pneumoniekranke sollen möglichst wenig gestört werden. Medikamentengabe und Nahrungsaufnahme werden kombiniert. Nicht zum Essen zwingen! Kleine, konzentrierte Mahlzeiten, reichlich Flüssigkeit (Tee, Fruchtsaft mit Zucker). Bei Säuglingen Weglassen der Breie! Sehr schwache Kinder können durch Sonde gefüttert werden. Die Beobachtung der Schwester richtet sich besonders auf das Verhalten des Kindes, die Atemfrequenz, auf Seitenunterschiede der Thoraxbewegung, auf den Kreislauf (Puls, Hautfarbe und Temperatur der Extremitäten).

21.9 Rippenfellerkrankungen

Eine **Rippenfellentzündung (Pleuritis)** steht meist im Zusammenhang mit einer Lungenerkrankung, kann aber auch isoliert auftreten.

Die *trockene Pleuritis (Pleuritis sicca)* ist durch eine Eiweißausschwitzung an den Rippenfellflächen ausgezeichnet. Jeder Atemzug kann daher schmerzhaft sein. Der Arzt hört ein Reibegeräusch.

Bei der *feuchten Pleuritis (Pleuritis exsudativa)* ergießt sich eine eitrige oder bernsteingelbe Flüssigkeit in die Pleurahöhle. Je größer der Erguß ist, um so mehr ist die darunterliegende Lunge komprimiert und der Gasaustausch behindert. Der Brustkorb macht auf der kranken Seite weniger Atembewegungen.

Verschiedene Ursachen kommen in Frage, u. a. Staphylokokken und Tuberkelbakterien als Erreger, Herzkrankheiten und Rheumatismus. Danach richtet sich auch die medikamentöse *Behandlung* (Antibiotika, Kortikoide, Herzmittel). Immer ist Sedierung von Bedeutung, gelegentlich

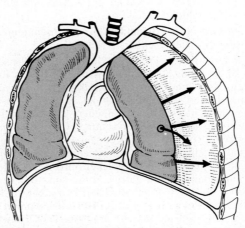

Abb. 32 **Linksseitiger Pneumothorax** mit Kollaps der linken Lunge und Verdrängung des Herzens und der großen Gefäße nach rechts: *Spannungspneumothorax.*

auch Sauerstoff nötig. Größere Ergußmengen werden abpunktiert. Später versucht man mit Gymnastik, evtl. auch mit Kurzwellenbehandlung die Ausbildung einer Schwarte zu vermeiden. Unter *Schwarte* versteht man eine flächige Narbenbildung am Rippenfell. Das spätere Schrumpfen kann zu Verziehungen (Skoliose der Wirbelsäule) führen.

Pneumothorax. Reißt die Pleura über der Lunge ein, tritt Luft in den Pleuraspalt. Die Lunge fällt zusammen und steht für den Gasaustausch nicht mehr zur Verfügung, bis die Luft im Pleuraraum wieder resorbiert ist. Dieses akut eintretende Ereignis kann zu plötzlicher Dyspnoe, Kreislaufschwäche, grauer Zyanose und seitenungleicher Brustkorbbewegung führen und daran erkennbar werden (Abb. 32). *Ursachen* sind Keuchhusten, Pneumonie und akutes Lungenemphysem aus anderen Ursachen (Lungenblähung; z. B. bei Atemnotsyndrom bei Neugeborenen, schweren körperlichen Anstrengungen, Asthma bronchiale). *Behandlung:* Sedierung, Absaugen der Luft nach Pleurapunktion (Technik s. S. 392f).

22 Krankheiten der Verdauungsorgane

Ernährungsstörungen des Säuglings s. Abschnitt 12; Parotitis epidemica s. Abschnitt 19.16; Mukoviszidose s. Abschnitt 13.6.

22.1 Atresie und Stenose der Speiseröhre

Die **angeborene Atresie** (Verschluß) oder hochgradige **Stenose** (Verengung) der Speiseröhre fällt nach der ersten Nahrungsaufnahme dadurch auf, daß das Kind Tee oder Milch wieder herauswürgt. Schon bei Verdacht jede Fütterung einstellen! Eine durch Nase oder Mund eingeführte Sonde stößt in etwa 10 bis 15 cm Tiefe (vom Naseneingang aus gerechnet) auf Widerstand. Bei der Geburt solcher Kinder wird besonders viel Fruchtwasser beobachtet (Hydramnion). Für diese Neugeborenen ist die diagnostische Speiseröhrensondierung eventuell lebensrettend; im Grunde gehört diese bei jedem Neugeborenen zum allerersten Untersuchungsprogramm.

Gefährlich sind **Verbindungen (Fisteln) zwischen der Speiseröhre und der Luftröhre,** die ebenfalls Mißbildungen darstellen (Abb. 33). Nach dem ersten Schlucken zeigen die Kinder Husten und schwere Atemnot. Jegliche weiteren Fütterungsversuche sind sofort einzustellen, *Behandlung:* Sofortige Seitenlagerung des Kindes. Absaugen, Tieflagerung des seitwärts gedrehten Kopfes; Operation.

Die **erworbene Verengung der Speiseröhre** ist fast immer die Folge einer Verletzung durch Trinken von Laugen, Säuren oder sehr heißen Flüssigkeiten. Akut führt die Reizung zu schwerem Ödem, eventuell auch an der Schleimhaut des nahe gelegenen Kehlkopfes, so daß die Atmung behindert wird. Als Hinweis auf die Ursachen finden sich an Lippen, Zunge und/oder

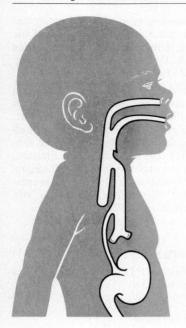

Abb. 33 Beispiel einer Form der **Ösophagusatresie** (hier Typ C bzw. IIIb). Der obere Ösophagusabschnitt endet blind. Der untere Abschnitt entspringt aus der Luftröhre (Fistel!). Hier staut sich beim Füttern Speise auf, deshalb Aspirationsgefahr am Kehlkopfeingang. Magensaft läuft rückwärts in die Trachea.

Gaumenbögen weißliche Oberflächenveränderungen. Die Kinder wirken ängstlich, haben Schmerzen und Schwierigkeiten, wenn sie schlucken sollen, und lassen reichlich Speichel herausfließen. Sofortige Behandlung s. unter „Erste Hilfe", Abschnitt 102. In der ersten Phase ist die *Ernährung,* wenn überhaupt möglich, flüssig-breiig. Sonst wird über intravenösen Dauertropf ernährt. In der nächsten Phase der Behandlung gilt es, die Narbenstrikturen zu vermeiden. Ab etwa 6. Tag wird mit *Sondieren* (Bougieren mit weicher dicker Sonde) begonnen und dies wochenlang fortgesetzt.

22.2 Hiatushernie, Kardiaschwäche

Die **Schlußschwäche des Magenmundes,** der Kardia, ist eine Erkrankung der Säuglinge. Sie führt leicht zu Erbrechen im Schwall und zu Speien kurz nach der Mahlzeit. Ist die Durchtrittsöffnung der Speiseröhre im Zwerchfell (Hiatus) erweitert und dazu die Speiseröhre verkürzt **(Brachyösophagus),** steht der obere Magenabschnitt oberhalb des Zwerchfells **(Hiatushernie).** Die Muskel- und Sekretionstätigkeit dieses Abschnittes wird dadurch gestört und der Blutabfluß behindert, so daß es neben dem oben geschilderten Rückfluß der Nahrung auch zu Blutbeimengungen aus geplatzten Gefäßen kommen kann. Je nach Ausmaß der Störung entstehen Dystrophie, Exsikkose und Anämie. *Behandlung:* 6–10 kleine Mahlzeiten; Vorfütterung einiger Teelöffel Milchbrei vor der Flasche oder Andicken der ganzen Nahrung mit Nestargel (1–2%). Das Kind soll nach sorgfältigem Aufstoßen mit aufgerichtetem Oberkörper liegen. In vielen Kliniken wird zusätzlich Linkslagerung empfohlen. Es kann auch ein eigenes Bettstühlchen für diese Kinder benützt werden. Bei Erfolglosigkeit wird, vor allem bei Vorliegen einer Hiatushernie, operiert.

22.3 Hypertrophische Pylorusstenose, Pylorospasmus

Eine etwa daumendicke Hypertrophie der Ringmuskulatur des Magenpförtners (Pylorus) ist Ursache dieser Erkrankung der ersten 1–3 Säuglingsmonate. Vor allem Knaben sind betroffen (Abb. 34). Es bestehen in ausgeprägten Fällen folgende **Zeichen:**

- Erbrechen im Strahl bis 50 cm weit, 1–2 Stunden nach einer Mahlzeit.
- Die Kinder zeigen guten Appetit, ja Hunger. Sie sind ausgesprochen störungsempfindlich. Oft verziehen sie das Gesicht (Stirnfalten), als ob sie *Schmerzen* hätten (Magenspasmen!).
- Wenig Stuhl (Scheinobstipation), wenig Harn.
- Dystrophie, zusätzlich Exisikkose mit langsam verstreichenden Hautfalten und eingesunkener Fontanelle; im Blut niedriger Kalium- und Chlorwert durch den Salzsäureverlust.
- Eingesunkener Unterbauch, eher vorgewölbter Oberbauch; peristaltische Wellen von links nach rechts sind im Oberbauch, vor allem nach dem Trinken zu beobachten.
- Röntgenologisch bzw. sonographisch: großer Magen, gesteigerte Peristaltik, langer fadendicker Pyloruskanal, Entleerungsverzögerung.

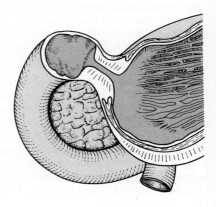

Abb. 34 **Hypertrophische Pylorusstenose.** Verdickte Muskulatur am Magenausgang. Links der Zwölffingerdarmbogen. In der Mitte ist der Kopf der Bauchspeicheldrüse sichtbar.

- Magenspülung fördert Nahrungsreste von Mahlzeiten, die bis 8–12 Stunden zurückliegen.

Gegen Ende des 3. Lebensmonats heilt die Krankheit spontan. Die **Behandlung** ist auf zwei Wegen, konservativ oder chirurgisch, möglich: Größte *Ruhe* im Krankenzimmer, es soll möglichst dieselbe (ruhige) Schwester pflegen. *Spasmolytika* in hohen Dosen und Sedativa. *Häufige kleine Mahlzeiten* (10–12), in der Gesamtmenge auf etwa $1/10$ des Körpergewichtes reduzierte Milchnahrung, mit Nestargel ($1/2$–1%) oder Mondamin (2%) angedickt. Die Milchmahlzeit kann auch durch 1 Teelöffel voll Brei vorweg („Breivorfütterung") „eingeleitet" werden. Wegen Reduzierung der Nahrungsmenge muß ein Teil der Flüssigkeit als *Infusion* gegeben werden, wobei auch der Salzverlust berücksichtigt wird. Anfangs 1 × täglich *Magenspülung* mit Ringer-Lösung, um die Nahrungsreste zu entfernen. Bei der *Operation nach Weber und Ramstedt* wird die verdickte Ringmukulatur bis auf die Schleimhaut durchtrennt und damit die Stenose beseitigt. Von 4 Stunden nach der Operation an gibt man stündlich 5–10 ml sterile 10%ige Glukoselösung (8 Stunden lang), dann alle 2 Stunden (12 Mahlzeiten) ansteigende Mengen von adaptierter Milch. Bei entsprechender Steigerung erhält das Kind am 2.–3. Tag eine ausreichende Nahrungsmenge. Bis dahin wird das Defizit durch Infusionen gedeckt. Postoperativ achtet die Schwester darauf, ob dem Magensaft oder Stuhl Blut beigemengt ist.

22.4 Fehlrotationssyndrom, Malrotation

Die *fetale Entwicklung* sieht im Bauchraum eine Verlagerung einzelner Organe in die Seitenräume des Bauches vor, nachdem sich diese zunächst in der Mittelebene des Bauches entwickelt haben. So gerät die Leber nach rechts, die Milz nach links. Der Magen führt eine Drehung aus, so daß der Pylorus nach der rechten Seite weist. Der Bogen des Zwölffingerdarmes wird an der Rückwand fixiert. Dementsprechend kommen dann die ersten Dünndarmschlingen im linken Bauchteil zu liegen.

Beim **Fehlrotationssyndrom** ist diese Entwicklung nicht ganz vollzogen. Die ersten Dünndarmschlingen liegen nicht links, sondern rechts der Mittelebene. Durch die leichte Abknickung und Verengung, die der unterste Abschnitt des Zwölffingerdarmes dadurch erfährt, entsteht Erbrechen. Es ist leicht vorstellbar, daß der Weg zu einem vollständigen Darmverschluß (Ileus) dann nicht weit ist. Bei dieser Art von Darmverschluß, bei dem eine Darmschlinge gedreht ist, spricht man von *Volvulus*.

Auch die *Lage des Dickdarms* ist fast immer betroffen, indem der Blinddarm mit dem Wurmfortsatz (Zäkum mit Appendix) nicht im rechten Unterbauch, sondern im rechten Oberbauch liegt. So erklärt sich dann auch die atypische Schmerzlokalisation bei einer eventuell entstandenen Appendizitis.

Die *Hauptbeschwerden* zeigen sich im 1. Vierteljahr bald nach der Geburt:
- Erbrechen nach den Mahlzeiten, das meist periodisch alle paar Wochen gehäuft auftritt, Galle ist meist beigemengt,
- Auftreibung des Leibes im Oberbauch durch Erweiterung des Magens und Duodenums,

- Wasser- und Elektrolytverlust,
- spärliche Stühle, evtl. auch Blutbeimengungen (Benzidinprobe!),
- röntgenologisch: Rechts-Verlagerung der ersten Dünndarmschlingen.

Therapeutisch macht man einen medikamentösen und diätetischen Behandlungsversuch, mit dem man fast immer zum Ziel kommt. Neben Infusionen und Sedativa gibt man eine größere Zahl täglicher Mahlzeiten (6-10), dickt mit Nestargel oder Mondamin an, läßt besonders sorgfältig aufstoßen und lagert die Kinder in leichter Seitenlage nach links. Die Operation eines Volvulus wird durch Infusionen und Absaugen des Magensekretes vorbereitet. Anschließend wird die parenterale Flüssigkeitszufuhr fortgesetzt, auch das Absaugen, bis keine Gallenbestandteile mehr abgesaugt werden können. Der Nahrungsaufbau erfolgt dann wie beim operierten Pylorospasmus.

22.5 Magen- und Zwölffingerdarmgeschwüre

Ein Ulkus oder mehrere Ulzera im Magen und Duodenum sind im Kindesalter gar nicht so selten, wie man gewöhnlich denkt. Einerseits das Neugeborenen- und Säuglingsalter, andererseits die Präpubertät sind betroffen. Oberbauchschmerzen nach den Mahlzeiten oder im Nüchternzustand, Erbrechen, evtl. mit Blutbeimengung, weisen bei größeren Kindern darauf hin. Im Stuhl kann die Blutprobe positiv sein. Teerstühle, Blässe und höhere Pulsfrequenz zeigen die schwere Blutung an. Bei Säuglingen weisen evtl. nur Bluterbrechen und Blässe darauf hin. Perforationen in die Bauchhöhle werden vielleicht erst an der Peritonitis erkannt. Bei Komplikationen (schwere Blutung, Perforation, Stenose durch Narbenzug) tritt die Operation an die erste Stelle der Behandlungsverfahren. Die konservative Behandlung geschieht mit Magenschonkost (s. S. 413) in mehreren kleinen Mahlzeiten, Sedativa, Magensäure abstumpfenden Medikamenten (Antazida) Bettruhe und durch sog. Rollkuren.

22.6 Durchfallskrankheiten

Die verschiedenen Ursachen wurden in Abschnitt 12.1 besprochen, einzelne Krankheitsbilder bei den Infektionskrankheiten und bei den Ernährungsstörungen des Säuglings dargestellt. In der Regel sind sowohl Dünndarm wie auch Dickdarm entzündlich gereizt. Auch beim Megakolon, bei Zöliakie und Mukoviszidose kommt es zeitweise zu Durchfällen, die mit Exsikkose einhergehen.

Unter **regionaler Enteritis** (Morbus Crohn) versteht man die umschriebene Erkrankung eines Darmabschnittes. Große Abschnitte des Dickdarms sind bei **Colitis ulcerosa** befallen. Es entstehen Fieber, zahlreiche Durchfälle und Bauchschmerzen. Auch eine Darmtuberkulose kann unter diesem klinischen Bilde verlaufen (Tuberkulinproben!).

Diätplan und Nahrungsaufbau bei Durchfallskrankheiten s. S. 413. Für die Zöliakie muß allerdings noch die Glutenfreiheit der Nahrung beachtet werden (s. unten und S. 418).

22.7 Zöliakie, Kuhmilchallergie

Die Ursache der *Zöliakie* ist eine Unverträglichkeit von Klebereiweiß, wie es in der Schale von Weizen, Roggen, Hafer und Gerste vorkommt. Genauer gesagt handelt es sich um eine Allergie gegen das Gluten aus der Gliadinfraktion des Klebereiweißes. Immer häufiger wird auch *Kuhmilchallergie* mit einem sehr ähnlichen Krankheitsbild beobachtet. Die Auseinandersetzung zwischen dem Antigen in der aufgenommenen Nahrung und den vom Körper gebildeten Antikörpern findet in der Darmwand statt, die sich unter Ödembildung verändert und daher die natürlichen Resorptionsaufgaben nicht mehr erfüllen kann. Der Leib wird durch den unresorbierten Speisebrei und durch Gasbildung aufgetrieben. Er fühlt sich schwappend an wie bei Aszites. Massige, weißlich glänzende, übelriechende, schaumiggärende Stühle werden abgesetzt. Die Kinder sind dystroph und anämisch, auch Vitaminmangel zeigt sich, Mangel an Vitamin A und K, fast nie dagegen Vitamin-D-Mangel, da die Kinder nicht oder nur wenig wachsen. Der riesige Bauch steht in eigenartigem Kontrast zu dem mageren restlichen Körper. Auch das mürrische, weinerliche Wesen der Kinder fällt auf. Nach Aufdecken der Ursache (Nachweis von Antikörpern im Blut, Xylosetest, Darmschleimhautbiopsie durch Spezialsonden, Röntgenuntersuchung des Darmes) ist die *Behandlung* theoretisch leicht, wenn auch praktisch sehr schwierig. Bei Zöliakie muß aus der Nahrung jegliches Korn, jeglicher Mehlzusatz weggelassen werden (glutenfreie Kost). Diätplan s. S. 418. Bei Milchallergie wird eine allergenfreie Nahrung gegeben (Sojaeiweiß, hydrolysiertes Milcheiweiß). Bei konsequenter, jahrelanger Durchführung der Behandlung gedeihen die Kinder, und die Prognose ist günstig. In Tab. 16 werden die Krankheitszeichen der Zöliakie und der Mukoviszidose gegenübergestellt.

22.8 Appendizitis

Fälschlicherweise wird diese Krankheit Blinddarmentzündung genannt, richtig heißt sie Wurmfortsatzentzündung. Besonders betroffen sind Kinder ab dem 6. Lebensjahr unter folgenden Beschwerden:

– bohrende und ziehende Leibschmerzen, die meist in der Nabelgegend oder in der Mitte der rechten Bauchseite plötzlich beginnen,
– Erbrechen und Fieber (rektal um 0,5°C mehr als axillär; unsicheres Zeichen!),
– häufig Obstipation, aber auch normaler Stuhl und Durchfall möglich.

Bei der Untersuchung stellt der Arzt die eingeschränkte Bauchatmung, die rechtsseitig überwiegende Bauchdeckenspannung, den dort auslösbaren Druckschmerz, den Erschütterungsschmerz beim Lachen, Husten und den „Loslaßschmerz" fest. Die Zahl der Leukozyten im Blut ist fast immer erhöht. Untypische Symptomatik erklärt sich durch Lagevarianten der Appendix (Abb. 35).

22 Krankheiten der Verdauungsorgane

Tabelle 16 **Unterscheidung von Zöliakie und Mukoviszidose**

	Zöliakie	Mukoviszidose
Ursache der Darmstörung	Allergie gegen Klebereiweiß	angeborener Enzymmangel im Pankreassaft
Wirkung der Ursache	Resorptionsstörung im Dünndarm „Malabsorption"	Nahrung wird nicht chemisch gespalten „Maldigestion"
Alter des Beginns	meist 2.–3. Lebensjahr	kurz nach der Geburt
Aussehen der Kinder	magere Extremitäten, großer Bauch	magere Extremitäten, großer Bauch
Appetit	meist schlecht	gut
Duodenalsaft	normal	enthält wenige Enzyme, am wenigsten das fettspaltende Enzym Lipase
Verträglichkeit von Fett	herabgesetzt	sehr schlecht
Verträglichkeit von Mehl	schlecht	gut
Neigung zu Infekten der Luftwege	fehlt	starke Neigung, Bronchiektasiebildung
Behandlung	glutenfreie Kost	Pankreassaftpräparate

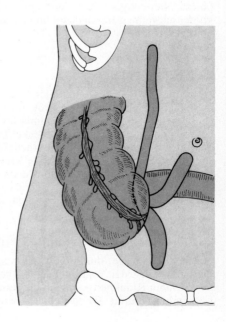

Abb. 35 **Wurmfortsatz, Appendix.**
Individuell gibt es Unterschiede der Größe und Lage. In der Abbildung sind 3 Varianten eingezeichnet. Ein hochgeschlagener Wurmfortsatz erklärt z. B. Schmerzen im Leberbereich.

Groß ist die *Gefahr* der Perforation, des Durchbruches in die freie Bauchhöhle. Es kommt dann zur sehr gefährlichen, allgemeinen Bauchfellentzündung (Peritonitis) oder nur zu einer umschriebenen Entzündung der nächst gelegenen Bauchfellflächen, falls schnell einsetzende Verklebungen eine Weiterverbreitung der ausgetretenen Darmkeime verhindern; man fühlt dann einen kindsfaustgroßen Tumor im rechten Unterbauch *(postappendizitischer = perityphlitischer Abszeß)*.

Behandlung: Bei akuter Appendizitis wird sofort operiert, auch bei Perforation mit diffuser Peritonitis. Bei der beschriebenen Abszeßbildung wird unter Antibiotikabehandlung eventuell einige Wochen zugewartet und dann appendektomiert („Intervall-Appendektomie"). Ab 12–18 Stunden nach der Operation Beginn mit 2–10–20 ml Tee alle 2 Stunden. Nach 24 Stunden dem Durst entsprechend im Schluck trinken lassen. Überbrückung durch Infusionen. Ab 3. Tag (1. Tag = Operationstag): Schleim mit Quark, dann Übergang auf Breie. Nach etwa 36 Stunden erhält das Kind einen Einlauf, um Stuhl zu fördern. Nachbehandlung, falls es zur Perforation gekommen war: nach der Operation zunächst 3 Tage lang intravenöse Ernährung. Sobald Darmgeräusche hörbar sind, wird das Essen schrittweise wieder aufgenommen.

Das klinische Bild der Appendizitis kann, gerade im Kindesalter, auch durch andere Krankheiten, wie Angina, Pneumonien, Meningitis, Pyelonephritis, Nierenkolik, Hüftgelenksentzündung und durch eine akute Lymphknotenschwellung im Bauchraum (Lymphonodulitis mesenterialis) vorgetäuscht werden.

22.9 Nabelkoliken

Unter diesem Begriff werden plötzlich einsetzende, kolikartige Schmerzen im Nabelbereich zusammengefaßt, für die sich trotz gründlicher Untersuchung keine organische Begründung fassen läßt (Ausschluß von Gastritis, Ulkus, Fehlrotationssyndrom, Meckel-Divertikel [Ausstülpung der Dünndarmwand], Obstipation, Nabelbruch, Wurmbefall, Epilepsie). Vor allem sind empfindliche, vegetative labile Kinder betroffen. Offenbar handelt es sich um Darmspasmen. Therapieversuche mit Gymnastik, Bellergal und Psychotherapie (Pflasterstreifen über den Nabel, Farbanstrich der Bauchhaut; Suche nach psychischer Familienproblematik s. Abschnitt 37).

22.10 Bauchfellentzündung, Peritonitis

Auf dem Blutwege, durch die Darmwand hindurch (Perforation, erhöhte Durchlässigkeit der Wand bei Ileus), bei Neugeborenen auch vom Nabel her, können Krankheitskeime in die Bauchhöhle gelangen und zur eitrigen Entzündung führen. Es entsteht ein sehr gefährliches Krankheitsbild, das auch heute noch nicht selten mit dem Tode des Kindes endigt. Die Kinder zeigen

- schwerkranken Zustand; sie liegen meist auffallend ruhig und still auf dem Rücken. Zunehmend werden sie apathisch. Der Schmerzausdruck – ständiges Schmerzgefühl oder Schmerzattacken – hängt von der Grundkrankheit und vom Bewußtsein des Kindes ab. Einer sich nähernden Person pflegen die Kinder aus Furcht vor dem Berührungsschmerz ängstlich entgegenzusehen. Die Atmung ist aus den gleichen Gründen oberflächlich, daher beschleunigt;
- Turgorverlust, halonierte Augen, trockene Lippen, trockene Zunge;
- Auftreibung und Spannung des Leibes;
- Erbrechen, durchfällige Stühle oder paralytischer Ileus;
- hohes Fieber, Leukozytose.

Behandlung: Antibiotika in hohen Dosen, Infusionen, je nach Ursache auch Operation. Die Pflege muß in aller Vorsicht (Schmerzen!) und Genauigkeit erfolgen (Dekubitusgefahr). Die Kinder sind sorgfältig zu beobachten, vor allem im Hinblick auf Erbrechen (Aspirationsgefahr), Kreislauf, Abweichungen der Atmung.

Tuberkulöse Peritonitis s. S. 218.

22.11 Ileus, Darmverschluß

Bei einem Ileus ist die natürliche Bewegung des Darminhaltes infolge eines mechanischen Hindernisses oder der Lähmung der Darmmuskulatur nicht mehr möglich. Als Ursache des **mechanischen Ileus** sind angeborene Darmanomalien (Stenosen, Atresien), Verschluß durch Mekonium (s. S. 102), Einklemmung von Darmabschnitten in Bruchpforten (Hernien s. S. 247), Volvulus (s. S. 240) und Invagination besonders zu nennen. Für den **paralytischen Ileus** sind vor allem schwere Entzündungen (Toxine) und Hypokaliämie anzuschuldigen. Die Kinder zeigen *aufgetriebenen Leib, manchmal schwere Schmerzen, massives Erbrechen, faltenreiche Haut, eingesunkene Augen und schlechten Kreislauf.*

Jeder Ileus ist ein akut das Leben bedrohendes Ereignis. Mechanische Ursachen verlangen chirurgisches Einschreiten. Beim Mekoniumileus werden zunächst Einläufe versucht. Ein paralytischer Ileus wird symptomatisch durch Medikamente, die den Tonus der Darmwand erhöhen (Prostigmin), und durch Behandlung der Grundkrankheit (Antibiotika) angegangen. Jeder Ileus verlangt

- vollständige Nahrungskarenz, Dauertropfinfusion,
- größte Ruhe im Krankenzimmer, gute Beobachtung (Erbrechen!).

Pflegeprobleme bei Anlage eines Anus praeternaturalis s. Abschnitt 66.

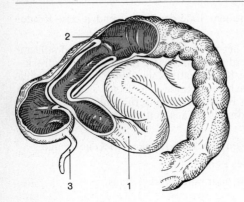

Abb. 36 **Invagination** des untersten Dünndarmabschnittes in den Dickdarm
1 Dünndarm, oberhalb der Engstelle erweitert
2 Dickdarm
3 Wurmfortsatz (Appendix)

Invagination. Bei diesem Krankheitsbild, das vor allem ältere Säuglinge befällt, stülpt sich ein Darmteil in den nächstfolgenden hinein. Er wird in der Lichtung des Abschnittes durch die vermehrt einsetzende Peristaltik vorgeschoben. Meist handelt es sich um eine Dünndarm-Dickdarm-Invagination (Abb. 36). Anfangs gehen noch zahlreiche kleine, stark schleim- und auch bluthaltige Stühle ab, die an Ruhr erinnern. Bald setzt der vollständige mechanische Verschluß ein. Bei rektaler Untersuchung ist mitunter der untere Pol des eingestülpten Darmteils mit dem Finger erreichbar. Durch die Bauchdecken hindurch kann ein wurstförmiger, weicher Tumor in der Gegend des aufsteigenden Kolons getastet werden. *Therapie:* Repositionsversuch durch den Druck des Röntgenkontrasteinlaufes, sonst Operation.

22.12 Megakolon

Die Erweiterung des Dickdarms ist Folge einer erschwerten Stuhlentleerung. Die Ursachen sind verschieden:

Beim **angeborenen Megakolon (Hirschsprungsche Krankheit)** fehlt die Nervenversorgung eines tief gelegenen Dickdarmabschnittes. Dieser Teil des Darmrohres ist eng und unbeweglich, also ein mechanisches Hindernis. Die Störung besteht von Geburt an. *Therapie:* Operation.

Beim **idiopathischen Megakolon,** das sich erst nach dem 3. Lebensjahr einstellt, ist eine abnorme Schlaffheit der Dickdarmwand bis zum Anus hin gegeben. Dadurch staut sich Stuhl auf. Trotz Obstipation kann sich Einkoten (Überlauf-Enkopresis) entwickeln; die Kinder kommen dann mit der Angabe, daß sie immer etwas Durchfall hätten. *Therapie:* Am Anfang steht gründliche Stuhlentleerung, dann wird durch Medikamente (z. B. Dihydroergotamin) die Spannung der Darmwand verbessert sowie durch schlackenreiche Kost (Plan s.S. 415) und durch Laxantien die Darmentleerung gesteuert. Da aber häufig seelische Ursachen zugrunde liegen, müssen diese aufgedeckt, möglichst beseitigt und die Kinder verständnisvoll wieder zu einer regelmäßigen Darmentleerung angehalten werden. Hierbei hilft die Klinikeinweisung sehr viel, da sich die Kinder in der fremden Umgebung anders geben und Anordnungen leichter befolgen als in einer Familiensituation, die ihren Protest herausgefordert hat. Es ist aber eben auch Psychotherapie im Familienmilieu nötig, um Rezidive zu vermeiden.

Das **symptomatische Megakolon** schließlich ist hervorgerufen durch Prozesse, die die Darmlichtung verengen (komprimierende Bauchtumoren, krankhafte Klappenbildung an der Darmwand). Hier wird die Obstipation je nach Ursache angegangen.

Wenn auch das wesentlichste Symptom des Megakolons die Verstopfung ist, kann es doch phasenweise nach Zersetzung des aufgestauten Darminhaltes zu schweren *Durchfällen* kommen, die eine eigene, vorübergehende stopfende Therapie verlangen.

22.13 Hernien

Man spricht von einer Hernie (Bruch), wenn Bauchorgane durch eine Lücke der Bauchwände (z. B. in der Leiste) ganz oder teilweise ausgetreten sind. Bei einem Mißverhältnis zwischen der Weite der Bruchpforte und des ausgetretenen Bruchsackinhaltes kommt es zur Einklemmung **(Inkarzeration)**. Man sagt, eine Hernie, z. B. ein Darmteil, ist inkarzeriert. Beim Austritt von Darmteilen ist dann der Durchfluß durch das Darmrohr behindert und ein Ileus entstanden (s. Abschnitt 22.11.). Bei vielen Kindern führen die anatomischen Verhältnisse zu keinen Einklemmungserscheinungen, und insoweit besteht im Hinblick auf den Operationszeitpunkt kein Zeitdruck (Operationszeitpunkt s. S. 298).

Hiatushernie s. Abschnitt 22.2.

Zwerchfellhernie. Durch einen Zwerchfelldefekt können Magen, Milz, Darmabschnitte oder auch ein Teil der Leber unter Verdrängen der Lunge und des Herzens in den Thoraxraum eindringen. Die Behinderung der Atmung kann schon in der Neugeborenenperiode auffallen. In schweren Fällen sind die Kinder zyanotisch; die Brustkorbhälften werden seitenungleich beatmet. Gegenüber normal sinkt der Oberbauch bei jeder Einatmung ein. Bei Lebensgefahr wird in jedem Alter sofort operiert.

Nabelbruch. Infolge bindegewebiger Schwäche wölbt sich der Nabel vor, besonders deutlich beim Schreien und Pressen des Kindes. Eine Behandlung kann mit einem Pflasterverband (Abb. 37), der 2–4 Wochen liegt, versucht werden. Kleine Bruchpforten schließen sich auch spontan, bei größeren ist die Operation unumgänglich.

Leistenbruch. Vor allem bei Knaben, aber auch bei Mädchen kann der

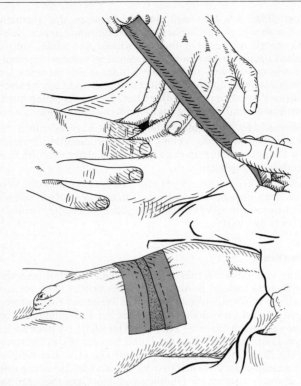

Abb. 37 **Pflasterverband bei Nabelbruch.**

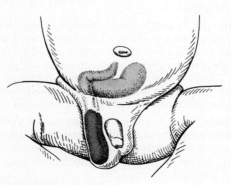

Abb. 38 **Eingeklemmter Leistenbruch.**

Leistenkanal offen bleiben. Bei erhöhtem Bauchinnendruck, beim Schreien, Husten und Pressen können Darmschlingen in den Bruchsack hineingedrängt werden. Meist treten sie von selbst wieder zurück, oder sie sind durch weichen Druck leicht reponierbar. Bei Einklemmungserscheinungen äußern die Kinder jedoch Schmerzen; sie zeigen Unruhe und Erbrechen, schließlich noch weitere Ileuszeichen. Man sieht und fühlt bei der Untersuchung einen sehr druckempfindlichen, walzenförmigen Tumor in der Leistenbeuge; er kann bei Knaben bis ins Skrotrum reichen. Schreien und Pressen machen ihn noch derber (Abb. 38). Zur Abgrenzung von einer Hydrozele s. Abschnitt 26; sie kann auf eine Hernie hinweisen.

Behandlung: Bei frisch ausgetretenen und eingeklemmten Hernien kann ein Reponierungsversuch gemacht werden. Er gelingt leichter nach guter medikamentöser Sedierung des Kindes. Unter Anheben der Beine und massierenden Bewegungen in Richtung Bruchpforte gehen manche Hernien leicht zurück. Man kann es auch im warmen Bade versuchen, oder das Kind durch Trinkenlassen aus der Flasche ablenken. Bei Erfolglosigkeit muß sofort operiert werden (Herniotomie). Im Kinderkrankenhaus werden Kinder, bei denen als Nebenbefund eine Hernie besteht, besonders bezeichnet, damit die Schwester sich bei unklarem Schreien oder bei Erbrechen sowie bei jedem Trockenlegen vergewissert, daß der Bruch nicht eingeklemmt ist.

23 Erkrankungen der Leber und der Gallenwege

23.1 Leberkrankheiten

Die häufige **epidemische Hepatitis** und die seltene **Inokulationshepatitis** (s. Abschnitt 19.13) heilen in fast allen Fällen nach einigen Monaten aus. Selten bricht die Leberfunktion unter dem Bilde der **akuten gelben Leberatrophie** zusammen. Dieser Leberzellverfall kann auch durch bestimmte Medikamente oder Gifte des Knollenblätterpilzes ausgelöst sein. Die Kinder zeigen intensiven Bilirubinanstieg im Blut (Ikterus), Anstieg der Transaminasen, Erbrechen und schwere Blutungen. Unter zunehmender Bewußtseinsstörung geraten sie ins **Coma hepaticum. Leberzirrhose, Leberverhärtung** ist das chronische Endstadium einer unheilbaren Lebererkrankung. Hier entsteht auch Bauchwassersucht (Aszites). *Therapie der Leberkrankheiten:* Diätplan s. S. 413. Fettlösliche Vitamine A und K bei längerem Kranksein als Injektion. Als Medikament eventuell Kortikoide oder Diuretika. Wesentlich sind ferner Bettruhe, heiße feuchte Packungen auf den Leib, Karlsbadersalz (1 Teelöffel auf 1 Glas Wasser morgens nüchtern) zur Förderung der Darmperistaltik. Eventuell Infusionen.

Reye-Syndrom. Akute lebensbedrohliche, kombinierte Stoffwechselstörung von Leber und Gehirn mit Erbrechen, Fieber, Bewußtseinsverlust und Krämpfen; Erhöhung von Transaminasen und Ammoniak, Verminderung des Blutzuckers. In der Ursachenskala sieht man z. Z. vor allem Virusinfekte und Arzneimittel wie Azetylsalizylsäure und Valproat.

23.2 Erkrankungen der Gallenwege

Angeborene Gallengangsatresie führt noch in der Neugeborenenperiode zu einem anhaltenden steigenden Ikterus (s. Abschnitt 8.4). Operationschancen bestehen nur bei einem Verschluß der großen Gallenwege außerhalb der Leber.

Syndrom der eingedickten Galle. Bei intensiver Bilirubinausscheidung kann es zu einer vorübergehenden Verstopfung der in der Leber gelegenen Gallengänge, somit zu Symptomen eines Stauungsikterus kommen.

Entzündungen der Gallenwege sind im Kindesalter sehr selten, desgleichen **Gallensteine**; diese kommen eigentlich nur bei Kindern mit chronischer hämolytischer Anämie vor, hierbei aber häufig, allerdings erst um das 10. Lebensjahr.

24 Erkrankungen des Herzens und des Kreislaufs

Pulsfrequenz s. Tab. 30, S. 469.

Der **fetale Kreislauf** unterscheidet sich vom endgültigen in wesentlichen Abschnitten. Die Lunge ist vor der Geburt noch nicht beatmet und daher nur von wenig Blut durchströmt. Der Hauptstrom des zum Herzen gerichteten Blutes wird daher (Abb. 39 im Vergleich zu Abb. 40)

- zum einen Teil vom rechten Vorhof aus nicht in die rechte Kammer, sondern durch das ovale Fenster in den linken Vorhof geleitet,
- zum anderen Teil aus der rechten Kammer über die A. pulmonalis durch einen breiten Verbindungsgang (Ductus arteriosus Botalli) in die Aorta geleitet.

Beide Kurzschlußwege verschließen sich normalerweise nach der Geburt. Ihr Offenbleiben führt zu zwei Krankheiten, zum Vorhofseptumdefekt und zum offenen Ductus Botalli. Weitere angeborene Herzfehler erklären sich aus dem komplizierten Entwicklungsgang der Herzräume. Die zarten Herzklappen und die Herzmuskulatur erweisen sich vielen toxischen und infektiösen Belastungen gegenüber sehr anfällig. Ferner wirken sich alle Veränderungen im Strömungsgebiet des Körpers – Gefäßverengungen und Gefäßerweiterungen – sofort auf das Herz aus, das Schlagfolge und Austreibungskraft, bei längerer Dauer auch Muskelmasse und äußere Form diesen Bedingungen anpaßt. Diese Feinheiten des Herz- und Kreislaufzustandes suchen zahlreiche ärztliche Untersuchungsmethoden zu erfassen: Anamnese (Krankheitsgeschichte), Betrachtung der äußeren Leibeserscheinung, Fühlen des Pulses und der Herzaktion, Perkussion (Beurteilung des Klopfschalles), Auskultation (Beurteilung der Schallerscheinungen durch das Stethoskop), Blutdruckmessung (s. S. 356), Röntgenuntersuchung, Elektrokardiographie (EKG, s. S. 359), Phonokardiographie (PKG, s. S. 356), ferner Kreislauffunktionsproben (Schellong-Test), Ultraschalluntersuchung (s. S. 358), Herzkatheterismus (s. S. 356), Angiokardiographie (s. S. 353).

Am Herzen unterscheidet man akustisch **Töne** und **Geräusche**. Töne werden durch den normalen Klappenschluß hervorgerufen. Geräusche entstehen durch Wirbelbildungen im Blutstrom. Nicht jedes Geräusch ist krankhaft und gibt Hinweis auf einen Herzfehler: Etwa jedes vierte Kind hat ein unbedeutendes sog. **akzidentelles Herzgeräusch.** Herzgeräusche werden nach der Arbeitsphase des Herzens bezeichnet, in der sie auftreten (Systole, Diastole). Reine Herztöne hören sich etwa folgendermaßen an: „lup-dup", „lup-dup", ein systolisches Geräusch z. B. „schsch-dup", „schsch-dup". Erklärung einiger Begriffe:

Ventrikel = Herzkammer, *Atrium* = Vorhof.

Herzinsuffizienz = Schwäche der Herzleistung.

Kreislaufinsuffizienz = Schwäche der peripheren Durchblutung und Sauerstoffversorgung, meist infolge Weitstellung der Blutgefäße.

Herzklappenstenose = Verengung der Blutstrombahn durch narbige Verziehung an Herzklappen. Der Durchstrom des Blutes ist behindert. Das Blut wird vor der Engstelle aufgestaut (Folge: Dilatation, Erweiterung des davor gelegenen Raumes), falls der vor der Engstelle liegende Muskelteil nicht zusätzliche Kräfte entwickeln kann (Hypertrophie der Muskulatur).

Herzklappeninsuffizienz = Narbige Verziehungen führen zu einer Verschlußundichte an Herzklappen. Dadurch strömt ein Teil des Blutes zurück. Folge ist Erweiterung des vor der Klappe gelegenen Herzabschnittes.

24.1 Angeborene Herzfehler ohne Zyanose

Der Kinderarzt hat häufiger mit angeborenen Herzfehlern zu tun als der Arzt von Erwachsenen, da viele Kinder mit schweren Herzfehlern nur wenige Jahre alt werden. Die modernen Operationsverfahren haben allerdings hier sehr viel verbessert.

Unter den Herzfehlern werden auch Veränderungen an den großen Gefäßen (Aorta, A. pulmonalis) aufgeführt. Eine Einteilung der angeborenen Fehler des Herzens und der großen Gefäße geht am einfachsten davon aus, ob die Kinder eine ständige bläuliche Verfärbung der Haut, der Lippen und Finger (**Zyanose, Ruhezyanose**) zeigen oder nicht. Eine weitere Unterscheidungsmöglichkeit ergibt sich aus der Tatsache, ob sich Blut des kleinen Kreislaufes mit Blut des großen Kreislaufes – oder umgekehrt – infolge einer Kurzschlußverbindung mischt. Man spricht dann von einem **Shunt.**

Links-rechts-Shunt: Arterielles Blut tritt aus dem linken Herzen ins rechte Herz. Die Hautfarbe ist normal. Beispiel: Kammerscheidewanddefekt.

Rechts-links-Shunt: Venöses Blut aus den rechten Herzräumen tritt in die linken Herzräume über. Die Hautfarbe ist mehr oder weniger zyanotisch. Beispiel: Pulmonalstenose mit Druckerhöhung im rechten Herzraum und Kammerscheidewanddefekt (Fallotsche Tetralogie).

Im folgenden werden nun die **Herzfehler ohne Zyanose** besprochen. Zunächst einige *Formen ohne Shunt:*

Aortenstenose. Die Engstelle sitzt in Höhe der Aortenklappe. Die Kinder sehen blaß aus. Sie sind in der Regel leistungsfähig.

Erklärungen für die Abbildungen 39–46:

Der Intensitätsgrad der Sauerstoffbeladung des Blutes ergibt sich aus der Intensität des roten Farbtones.

■ **arterielles Blut**

▨ **Mischblut** (Mischung von arteriellem und venösem Blut)

▨ **venöses Blut**

1 Aorta
2 Ductus Botalli (offen oder narbig verschlossen)
3 Lungenkreislauf
4 Blutbahn von den Lungen zum Herzen (Pulmonalvenen)
5 Linker Vorhof
6 Mitralklappe
7 Aortenklappe
8 Linke Herzkammer (Ventrikel)
9 Obere Hohlvene
10 Blutbahn zur Lunge (Pulmonalarterie)
11 Lungenkreislauf
12 Rechter Vorhof
13 Pulmonalklappe
14 Trikuspidalklappe
15 Rechte Kammer
16 Untere Hohlvene
17 Körperkreislauf

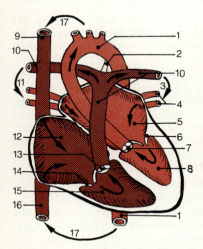

Abb. 39 **Gesundes Kind. Strömungsrichtung des Blutes im Herzen nach der Geburt.**

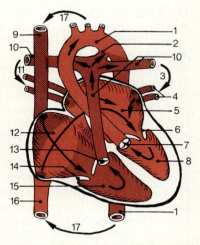

Abb. 40 **Herz des Fetus. Strömungsrichtung des Blutes vor der Geburt.** Ductus Botalli und Vorhofseptum sind durchgängig. Erklärungen zur Farbintensität und zu den Zahlenanmerkungen s. Legende oberhalb von Abb. 39.

24 Erkrankungen des Herzens und des Kreislaufs

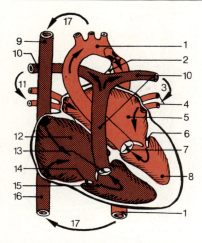

Abb. 41 **Aortenisthmusstenose. Engstelle unterhalb des Aortenbogens (zwischen 1 und 2).** Der Strömungsverlauf entspricht den Verhältnissen im gesunden Herzen (Abb. 39). Der Ductus Botalli (2) ist in der Regel geschlossen. Erklärungen zur Farbintensität und zu den Zahlenanmerkungen s. Legende oberhalb von Abb. 39.

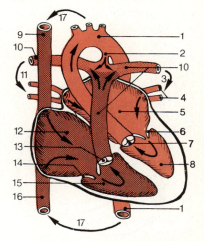

Abb. 42 **Offener Ductus arteriosus Botalli. Verbindung zwischen Aortenbogen und Pulmonalarterie (2).** Anatomisch die gleiche Erscheinung wie am Herzen des Fetus (Abb. 40), aber entgegengesetzt der dortigen Strömungsrichtung. Das gesunde Herz hat diese Verbindung nicht mehr (Abb. 39). Erklärung zur Farbintensität und zu den Zahlenanmerkungen s. Legende oberhalb von Abb. 39.

Aortenisthmusstenose (Abb. 41). Die Engstelle liegt unterhalb des Aortenbogens. Folge: die linke Herzkammer leistet Mehrarbeit gegen diesen Widerstand; der Blutdruck ist im Armbereich hoch, an den Beinen sehr niedrig; die Kinder leiden an Kopfschmerzen und kalten Füßen. Operation: Entfernung der Engstelle.

Pulmonalstenose. Die Ausflußbahn aus der rechten Herzkammer ist verengt, die rechte Kammerwand muß verstärkt Austreibungsarbeit leisten. Die Kinder bekommen leicht Dyspnoe. Operation: Beseitigung der Engstelle.

Bei den folgenden Fehlern besteht ein *Shunt,* ein Übertritt von arteriellem Blut in venöse Herz- und Gefäßabschnitte.

Offener Ductus arteriosus Botalli. Von der Aorta her strömt Blut über diesen fetalen Verbindungsgang in die Pulmonalarterie. Es bestehen somit

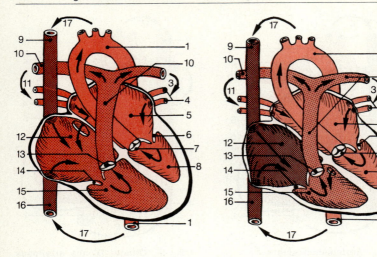

Abb. 43 **Vorhofscheidewanddefekt. Blut tritt durch die offene Vorhofwand von der linken Herzhälfte in die rechte (nahe bei 12).** Erklärung zur Farbintensität und zu den Zahlenanmerkungen s. Legende oberhalb von Abb. 39.

Abb. 44 **Ventrikelseptumdefekt. Verbindung zwischen rechter und linker Herzkammer.** Weitere Einzelheiten im Text. Erklärung zur Farbintensität und zu den Zahlenanmerkungen s. Legende oberhalb von Abb. 39.

die umgekehrten Strömungsverhältnisse gegenüber der fetalen Situation (Abb. 42, vergleiche mit Abb. 40). Operation: Abbinden des Ganges.

Vorhofscheidewanddefekt (ASD) (Abb. 43). Bei diesem relativ häufigen Herzfehler strömt arterialisiertes Blut aus dem linken Vorhof in den rechten Vorhof. Unnützerweise wird dann dieses Blut noch einmal durch die Lunge geschickt. Es entsteht eine größere Blutfülle im rechten Herzen und in der Lunge gegenüber normal. Auch in diesem Fall ist eine Strömungsumkehr gegenüber der fetalen Situation gegeben (vergleiche mit Abb. 40). Operation: Verschluß.

Ventrikelseptumdefekt (VSD), Kammerscheidewanddefekt. Vom linken Ventrikel tritt Blut in den rechten (Abb. 44). Die Lungendurchblutung wird somit verstärkt. Bei leichteren Formen zeigen die Kinder keine Dyspnoe. Nimmt die Muskelkraft der rechten Kammer zu, kommt es zur Shunt-Umkehr, zum Übertritt von venösem Blut ins linke Herz, somit zur Zyanose und Leistungsschwäche (Dyspnoe, evtl. schon in Ruhe). Operation: Verschluß des Loches in der Scheidewand.

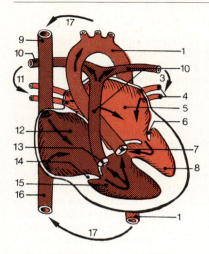

Abb. 45 **Fallotsche Tetralogie.** Kombinierter Herzfehler. Einzelheiten s. Text. Erklärungen zur Farbintensität und zu den Zahlenanmerkungen s. Legende oberhalb von Abb. 39.

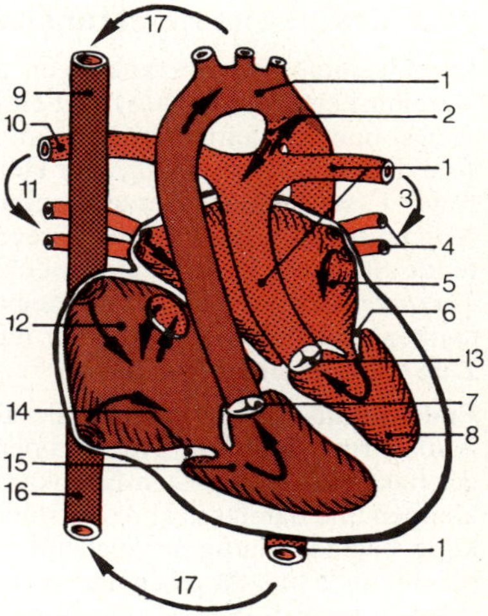

Abb. 46 **Transposition der großen Gefäße.** Kombinierter sehr schwerer Herzfehler. Einzelheiten s. Text. Erklärung zur Farbintensität und zu den Zahlenanmerkungen s. Legende oberhalb von Abb. 39.

24.2 Angeborene Herzfehler mit Zyanose

Fallotsche Tetralogie (Abb. 45). Hierbei ist eine Pulmonalstenose mit einem Ventrikelseptumdefekt und mit Rechtsverlagerung der Aorta kombiniert. Die Druckerhöhung in der rechten Kammer führt zur Hypertrophie der Muskulatur der rechten Kammer. Blut aus dem rechten Herzen tritt durch das offene Kammerseptum in den linken Ventrikel und in die Aorta über. Die Kinder sind mehr oder weniger zyanotisch. Das Leistungsvermögen ist stark eingeschränkt, viele leiden schon in Ruhe an Atemnot. Die Fingerenden sind trommelschlegelartig aufgetrieben. Oft gehen die Kinder zum Ausruhen in eine charakteristische Hockstellung, bis sie weiterspielen können. Operation: Unter Einsatz der Herz-Lungen-Maschine kann heute die plastische Korrektur am offenen Herzen vorgenommen werden.

Transposition der großen Gefäße. Die Aorta entspringt aus der rechten Kammer, die Pulmonalarterie aus der linken. Eine Verbindung zwischen den sonst getrennten Kreisläufen wird durch ein offenes ovales Loch oder einen Kammerscheidewanddefekt hergestellt (Abb. 46); sonst wären die Kinder überhaupt nicht lebensfähig.

24.3 Erworbene Herzkrankheiten

Im einzelnen sind Erkrankungen der Herzinnenhaut *(Endokarditis)*, des Herzmuskels *(Myokarditis)*, der Herzbeutels *(Perikarditis)* und des Reizbildungs- und Reizleitungssystems im Herzen *(Rhythmusstörungen)* zu unterscheiden. Eine Beteiligung aller Herzabschnitte besteht bei der *Pankarditis*. Eine Ursache der Herzerkrankung ist das rheumatische Fieber (s. Abschnitt 17.1). Als lebende Erreger sind vor allem Bakterien (Hämolysierende Streptokokken, Staphylokokken, Pyozaneus) nachgewiesen. In der *Therapie* kommt den Antibiotika entscheidende Bedeutung zu. Ihnen ist zu danken, daß diese Krankheiten mit ihren bleibenden Defekten heute an Zahl stark abgenommen haben.

Endokarditis. Die rheumatische Endokarditis führt zu knötchenartigen Auflagerungen auf die Herzklappen, später zu narbiger Schrumpfung. Bei der bakteriell ausgelösten Endokarditis entstehen Geschwüre an den Herzklappen und damit schwere Zerstörungen (Endocarditis lenta). Die Erkrankung beginnt häufig schleichend mit etwas Fieber, flüchtigen Gelenkerscheinungen und Abgeschlagenheit, manchmal aber auch stürmisch mit den Zeichen einer Sepsis. Erreger sind eventuell in der Blutkultur zu züchten. Am Herzen hört der Arzt wechselnde Geräusche, die schließlich einen konstanten Charakter erhalten und typisch für einen bestimmten Klappenfehler werden.

Bei den **Klappenfehlern** unterscheidet man:

Mitralfehler: Die Veränderungen an der Segelklappe zwischen dem linken Vorhof und der linken Kammer führen zu einer Verengung (Mitralstenose) oder Erweiterung (Mitralinsuffizienz) der Blutstrombahn.

Aortenfehler: Auch hier Stenose oder Insuffizienz.

Bei **Myokarditis und Myokardschäden** aus nicht entzündlicher Ursache steht die Schwäche der Herzleistung im Vordergrund der klinischen Symptome. Zunächst ist die Erkrankung nur an der abnorm hohen Herzschlagfolge abzulesen. Eine fortschreitende Schwäche führt aber zu weiteren Zeichen der Herzinsuffizienz (s. unten). Auch Rhythmusstörungen treten dabei häufig auf. Eine Sonderform ist die **Endokardifibrose.** Sie kann schon beim Neugeborenen diagnostiziert werden. Das Herz ist allseitig stark vergrößert. Die meisten Kinder sterben an Herzschwäche.

Die **Perikarditis** wird durch Viren, Bakterien und Toxine ausgelöst. Zwischen Herzoberfläche und Herzbeutel entwickeln sich eiweißreiche Auflagerungen oder ein eitriger oder bernsteinfarbiger Erguß. Folge ist nicht selten eine großflächige Schwielenbildung mit Kalkeinlagerungen. Das Herz wird fest umschlossen und in seinen Bewegungen behindert (Panzerherz) (s. auch S. 218).

Frequenz- und Rhythmusstörungen. Der Puls als Ausdruck der Herzschlagfolge läßt erkennen, wenn pathologische Reize den Herzmuskel zu abnormer Tätigkeit veranlassen. Frequenzstörungen führen zu langsamer Schlagfolge (Bradykardie) oder zu schneller (Tachykardie). Anfallsweise kann die Schlagfolge über 180 pro Minute bis auf 300 pro Minute ansteigen. Der Puls ist dann nicht mehr zählbar. Bei diesem Krankheitsbild der **paroxysmalen Tachykardie** verändern sich viele Kinder zunächst erstaunlich wenig. Bei stundenlanger Dauer zeigen sie aber doch graue Zyanose, Unruhe und schnellere Atmung. Der Arzt versucht, durch einen starken Vagusreiz die Schlagfolge zu bremsen: er drückt kräftig auf beide Augäpfel oder auf die Kopfarterie an einer Halsseite und erreicht damit nicht selten, daß die Herzfrequenz schlagartig auf normale Werte zurückspringt. Sonst werden Medikamente (Digitalis, Isoptin u. a.) eingesetzt. Eine ständig hohe Herzfrequenz kann bei *Vorhofflimmern* gegeben sein.

24.4 Herzinsuffizienz

Es gibt keinen Zweifel, daß eine Herzinsuffizienz im Kindesalter später entdeckt wird als beim Erwachsenen, der sich der Minderung seiner Leistungsfähigkeit leichter bewußt wird, dies auch seiner Umgebung mitteilt und den Arzt aufsucht. Man kann zwar beobachten, daß herzkranke Kinder selber Pausen einlegen und somit ihre Leistungsfähigkeit selber überschauen können. Meist führt aber doch erst die Dyspnoe und eine auffallende Unruhe, die ihrem Luftmangel entspricht, die Eltern mit dem Kind zum Arzt. Eine Ausnahme machen natürlich die Kinder mit einer shuntbedingten Zyanose (Blausucht, Morbus coeruleus), die schon als „bluebabies" von den bestürzten Eltern dem Arzt gezeigt werden.

Die **Zeichen der Herzinsuffizienz** sind

- beschleunigte und erschwerte Atmung schon bei geringer körperlicher Belastung, evtl. schon in Ruhe. Subjektiv besteht oft Atemnot, kenntlich am gespannten, ängstlichen Gesichtsausdruck. Manche Kinder sitzen lieber in halb aufgerichteter Stellung im Bett;

- eingeschränkte körperliche Leistungsfähigkeit, schnellere Ermüdbarkeit, Einschränkung der geistigen Frische, der Spiellust und der Zuwendung zu Personen der Umgebung;

- Ödeme an den Beinen. Das volle Ausmaß der Wassereinlagerung ist am Körpergewicht zu fassen;

- vermehrte Füllung der Venen, Zeichen des Blutrückstaus;

- Zyanose der Lippen, Finger und Zehen, evtl. allgemeine Zyanose. Diese ist aber in ihrem Ausmaß nicht immer eine zuverlässige Anzeige der Herzschwäche, sondern auch Zeichen einer Mischungszyanose (s. auch S. 251). Kalte Hände und Füße;

- Vergrößerung des Herzens, beschleunigter Puls, evtl. Rhythmusstörungen. Niedriger Blutdruck;

- Vergrößerung der Leber, Stauungsbronchitis mit Husten. In schwersten Fällen Lungenödem (Versagen der linken Herzhälfte);
- schlechter Appetit, schlechte Verträglichkeit mancher Speisen infolge der Stauungsgastritis.

24.5 Behandlung und Pflege bei Herzkrankheiten

In der Betreuung solcher Kinder gilt es, auf die körperlichen wie auch auf die seelischen Schwierigkeiten des gegebenen Einzelfalls einzugehen. Viele Kinder müssen nach Überstehen der akuten schweren Krankheitsphase für ihr Leben eine Leistungsgrenze akzeptieren, die sie gegenüber Gesunden behindert und minderwertig erscheinen läßt. Mit Rücksicht darauf werden verständige Eltern die Interessengebiete ihrer Kinder krankheitsgemäß steuern, ihnen damit auch das nötige Selbstwertbewußtsein für ihr Leben geben und den richtigen Lebensberuf vorbereiten helfen.

In der *klinischen Behandlung* sind folgende Maßnahmen wichtig:

- Beruhigung des Kindes. Pflege in kleinen, ruhigen Zimmern. Sedativa. Strengste Bettruhe. Die Kinder dürfen nicht auf die Toilette. Für regelmäßigen Stuhlgang durch mild wirkende Laxantien ist zu sorgen; das Kind soll nicht pressen.
- Halbhohe Lagerung im Bett wird oft als sehr angenehm empfunden. Rolle unter die Knie! Die Atmung wird dadurch erleichtert.
- Frischluft. Evtl. Sauerstoffgaben nach genauer Anordnung zur Verbesserung der Sauerstoffsättigung des Blutes.
- Digitalispräparate, durch welche die Herzleistung zunimmt.
- Kochsalzarme, flüssigkeitsbeschränkte Ernährung zur Verminderung der Gewebsflüssigkeit. Häufige, kleine, kalorien- und vitaminreiche, vor allem auch schmackhafte Mahlzeiten. Bei Säuglingen langsam füttern, 8–10 Mahlzeiten, oder Sondenernährung.
- Anwendung von Diuretika zur Ausschwemmung der Ödeme. Häufige Gewichtskontrolle! Registrierung der Harnmenge.
- Gute Hautpflege zur Vermeidung von Liegeschmerzen und Dekubitus. Schaumgummiunterlage oder anderes Material.

Nach Beseitigung der Herzschwäche und nach Abklingen akuter entzündlicher Erscheinungen an Endokard, Myokard und Perikard müssen die Kinder langsam Schritt um Schritt belastet werden. Rückschläge sollen zunächst nicht entmutigen. Nicht wenige Kinder mit angeborenen Herzfehlern oder Defektheilungen nach Endokarditis zeigen schließlich unter ständiger ärztlicher Kontrolle wieder erstaunlich gute Leistungen. Andere Kinder mit Endokarditis werden durch diese sorgfältige klinische Ruhetherapie vollständig geheilt. Zusätzliche Behandlungsverfahren sind bei den einzelnen Krankheitsbildern besprochen.

24.6 Kreislaufinsuffizienz

Kinder mit Kreislaufschwäche zeigen schnellen weichen Puls, niedrigen Blutdruck (Hypotension oder Hypotonie), kalte Extremitäten, Blässe, feuchte Haut, spitze Nase und allgemeine Schlaffheit, evtl. Bewußtlosigkeit. Eine schwere Kreislaufbelastung ergibt sich häufig durch Bakterientoxine bei schweren Infektionen, ferner durch schwere Belastungen des vegetativen Nervensystems *(Schock)* wie bei Verbrennungen und nach schweren Traumen mit Knochenbrüchen. Plötzliche Kreislaufschwäche mit bewußtlosem Hinstürzen *(Kollaps)* zeigen u. a. asthenische Kinder, insbesondere bei längerem Stehen in schlecht gelüfteten Räumen.

Behandlung: Flachlagerung des Kranken, Beine hochlagern. Ferner werden Infusionen, Kreislaufmittel und Kortikoide, bei Infektionen Antibiotika erfolgreich eingesetzt.

25 Erkrankungen der Nieren und Harnwege

25.1 Albuminurie

Die Ausscheidung von Eiweiß im Harn kann isoliertes Symptom sein. Sie wird bei vielen fieberhaften Erkrankungen und als Restsymptom einer Nierenentzündung gesehen.

Bei vegetativ labilen Kindern wird die **orthostatische Albuminurie** beobachtet. Der Nachtharn ist eiweißfrei. Nach Gehen und Stehen wird Eiweiß ausgeschieden. Der Nachweis geschieht mit dem Lordoseversuch (s. Abschnitt 59). Eine Behandlung, außer allgemeiner körperlicher Kräftigung und Abhärtung, ist bei gesicherter Diagnose unnötig.

25.2 Glomerulonephritis

Bei der akuten, hämorrhagischen Nephritis handelt es sich um eine diffuse allergische Entzündung der Nierenrinde, die durch Streptokokkeninfektionen nach Anginen, Scharlach oder Impetigo oder durch Virusinfektionen ausgelöst ist. Vor allem kleine Kinder sind unter folgenden *Zeichen* betroffen:
- Appetitlosigkeit, Kopfschmerzen, Übelkeit bis Erbrechen,
- Ödeme, vor allem im Gesicht und um die Augen, Gewichtsanstieg,
- schmutzig-braunroter Harn („Fleischwasserfarbe"), der zahlreiche rote Blutkörperchen, Eiweiß und hyaline Eiweißzylinder enthält,
- Urämie: Erhöhung von Reststickstoff und Kreatinin im Blut als Zeichen der gestörten Ausscheidungstätigkeit der Nieren,
- bei manchen Kindern Blutdruckanstieg (Hypertension),
- evtl. Krämpfe durch Hirnödem oder Urämie.

Bei frühzeitiger Diagnose und strenger Behandlung ist die Prognose günstig und in der Regel volle Ausheilung gegeben.

Behandlung und Pflege: Beginn mit Obst-Zucker(10%)-Tagen oder Saft-Zucker(10%)-Tagen, dann eiweißfreie, später eiweißarme Kost, solange Urämiezeichen anhalten. Kontrolle der Flüssigkeitsaufnahme. Flüssigkeitseinschränkung jedoch nur bei Blutdruckerhöhung. Diätaufbau s. S. 414. Aufpassen, daß das Kind nicht vom Bettnachbarn oder in der Besuchszeit verbotene Speisen annimmt oder aus der Wasserleitung trinkt! Strenge Bettruhe bis zur Normalisierung des Harnbefundes und der Blutsenkung. Kinder, Eltern und Schwestern brauchen viel Geduld, da sich die Kinder bald nicht mehr krank fühlen. Mit Vorlesen und Basteln läßt sich viel helfen. Dann vorsichtige Belastung, dabei besonders Vorsorge vor Unterkühlung. Wärme auf die Nierengegend. Penizillin, in bestimmten Fällen Aderlaß. Gute Hautpflege; ödematöse Haut infiziert sich leicht. Die Kinder werden täglich gewogen. Der Harn wird gesammelt, Menge und spezifisches Gewicht werden bestimmt. Diese Aufgabe ist bei einnässenden Kindern nur schwierig zu lösen, desgleichen wenn Harn und Stuhl zusammen entleert werden. Auch Einnässen muß von der Schwester registriert und die in der Windel sichtbare Harnfarbe vermerkt werden.

Jede akute Nephritis, die länger als 8 Wochen besteht, ist in Gefahr, zur **chronischen Nephritis** zu werden (genaue Aussage durch Nierenpunktion mit histologischer Untersuchung). Diese ist dann kaum heilbar und endigt meist nach 1–2 Jahrzehnten unter dem Bild der Schrumpfniere.

Unter **Herdnephritis** versteht man eine nur umschriebene Nierenentzündung, die zwar auch zur Ausscheidung von Eiweiß und Erythrozyten, jedoch nicht zur Urämie führt. Meist ist ein Entzündungsherd im Körper die Ursache (z. B. chronische Tonsillitis). Behandlung wie oben.

25.3 Nephrose, nephrotisches Syndrom

Man spricht heute meist vom **nephrotischen Syndrom,** das auf der Grundlage einer chronischen Nephritis, bei Diabetes, bei verschiedenen Vergiftungen und ohne nachweisbare Ursache auftreten kann. Die Kinder verlieren durch die Glomeruli der Niere in großen Mengen Eiweiß. Dies hat zur Folge:

- stark positive Eiweißproben im Harn;
- Verminderung des Eiweißgehaltes im Blut (Hypoproteinämie). Vor allem die Albumine und Gammaglobuline sind innerhalb der Bluteiweißkörper betroffen;
- Ödeme am ganzen Körper leichten bis schweren Ausmaßes, auch Aszites infolge der Abwanderung von Natrium und Wasser aus dem Blut ins Gewebe bzw. in die Körperhöhlen;

– hohe Blutsenkung. Normaler Blutdruck;
– große Infektanfälligkeit wegen des Verlustes von Gammaglobulinen.

Behandlung und Pflege der Kinder ist heute durch die Kortisonpräparate sehr erleichtert. 60% der Kinder verlieren dadurch innerhalb 14 Tagen ihre Symptome. Bei anderen aber, vor allem, wenn das nephrotische Syndrom mit einer chronischen Nephritis kombiniert ist, entwickeln sich Dauerzustände, die große Schwierigkeiten mit ihrer Ödem- und Aszitesbildung, mit der Ausbildung eines schweren Pseudo-Cushing (s. S. 173), mit der Appetitlosigkeit, Ablehnung der einförmigen Kost und mit der monatelangen Hospitalisierung machen. Die Behandlung hat folgende Möglichkeiten: Kortisonpräparate, ACTH oder Imurek (ein Zytostatikum); eiweißreiche, extrem salzarme Kost, Einschränkung der Flüssigkeitsmenge; antibiotische Prophylaxe von Infektionen; Blut- und Eiweiß-(Serum-)Infusionen zur Unterstützung der Ödemausschwemmung. Diuretika aus den gleichen Gründen. Weitere Einzelheiten der *Pflege* s. bei Nephritis.

25.4 Urämie

Unter Urämie, auch Azotämie genannt, versteht man die Harnvergiftung des Organismus, wenn die Niere harnpflichtige Substanzen zurückhält. Als Folge davon entstehen schlechter Appetit, Übelkeit, Erbrechen, Kopfschmerzen, Reizgastritis, Neigung zu Durchfällen. Durch Rippenfell- und Bauchfellreizungen können Schmerzen entstehen. Ferner bestehen Sehstörungen und Bewußtseinsstörungen bis zum Coma uraemicum. Die Prognose ist von der Ursache abhängig, meist schlecht. Lebensgefahr herrscht bei Harnstoffwerten über 180 mg% und Serumkreatinin über 9 mg%. Bei der Messung der Ausscheidungsleistung der Niere haben *Clearanceuntersuchungen* hohen Aussagewert, wobei die Ausscheidung (Elimination) bestimmter Substanzen, z. B. von Kreatinin, aus der Blutbahn gemessen wird (Clearance = Reinigung).

Akute Urämie wird durch bakterielle oder von außen wirkende Toxine (schwere Infektion, Hämolyse, Vergiftungen mit Analgetika oder Hypnotika, ferner mit Reinigungs- und Desinfektionsmitteln) oder in einer Kreislaufschocksituation (akute Blutung, Trauma) ausgelöst. Sie ist durch Oligurie oder sogar Anurie gekennzeichnet. Die Prognose hängt davon ab, ob es gelingt, die Harnausscheidung wieder in Gang zu bringen. *Therapie:* Infusionen, Diuretika, Dopamin, Wärme auf die Nierengegend, in besonderen Fällen Austauschtransfusion und Dialyse.

Schweres chronisches Nierenversagen ist bei chronischer Glomerulonephritis und Pyelonephritis, bei Nierendysplasie, Zystenniere und Nierenvenenthrombose gegeben. Ihm ist nur durch Dauerdialyse einigermaßen, allerdings auch nur für einige Zeit, beizukommen. In einzelnen Fällen wird die Nierentransplantation erwogen und durchgeführt.

Technik der Dialyse. Man unterscheidet Peritonealdialyse und extrakorporale Hämodialyse. Bei der *Peritonealdialyse* wird dicht unterhalb des Bauchnabels ein Peritonealkatheter in die Bauchhöhle eingeführt und bis ins kleine Becken vorgeschoben. Dann wird auf 38°C erwärmte handelsübliche Spülflüssigkeit eingebracht und ohne Verweildauer wieder abgezogen. Die Menge richtet sich nach dem Alter: 300–1000 ml. Um einer Infektion vorzubeugen, wird ein Antibiotikum (meist Ampicillin) zugesetzt. Es wird also bei dieser Methode die große Bauchfellfläche ausgenützt für den Übertritt von Harnstoff und anderen ins Blut aufgestauten Substanzen aus der Blutflüssigkeit in die Dialyseflüssigkeit.

Die *Hämodialyse* ist das wirksamste und sicherste Dialyseverfahren. Bei den kleinen Körperverhältnissen der Säuglinge und Kleinkinder ist allerdings der Zugang zu Blutgefäßen oft nicht leicht (Venen und Arterien an Armen und Beinen; sog. arteriovenöse Fistel oder Shunt). An das Gefäß wird der Dialysator (*„Künstliche Niere"*) angeschlossen, das Blut eingeleitet und im Durchfluß von einem großen Teil der harnpflichtigen Substanzen gereinigt, und dies im Abstand von einigen Tagen. Bei jeder Dialyse müssen Puls, Atmung, Blutdruck, Gewicht und Körpertemperatur laufend überwacht werden.

Psychologische Probleme. Dialysebehandlung oder nicht ist eine Entscheidung zwischen Leben und Tod, aber die Entscheidung dafür ist eine Entscheidung mit positiven und negativen Konsequenzen für Kind, Eltern, Ärzte und Schwestern. Ohne Kenntnis und Berücksichtigung der andauernden psychologischen Probleme ist diese Therapie nicht durchzuführen. Sie ist in der Regel auf Dialysezentren beschränkt. Der therapeutischen Arbeitsgemeinschaft gehört oft ein Psychologe an. Jedes Kind muß – seinem Verständnis entsprechend – aufgeklärt und vor allem in Tiefpunkten des Verlaufes in seiner vegetativen Belastung (Erbrechen, Appetitarmut), Depression aus Hoffnungslosigkeit, aus Rückschlägen, Minderwuchs, urämischem Geruch und herabgesetzter geistiger Leistungsfähigkeit sowie Angst optimistisch und zuverlässig geführt sein. Dann kann man seine Mitarbeit für die immer wiederkehrenden stationären Behandlungen, ambulanten Untersuchungen, für die nötige Diät und die besondere Pflege und Schonung der Extremität, an der die Hämodialyse durchgeführt wird, gewinnen.

25.5 Tubuläre Nierenschädigungen

Angeborene Minderwertigkeit und erworbene Schäden am tubulären Abschnitt des Nephrons (Abb. 47) sind Ursache von Störungen im Wasser- und Elektrolytstoffwechsel. Bekanntlich wird im Glomerulus zunächst ein Vorharn ausgeschieden. Aus ihm werden im oberen Tubulusabschnitt Traubenzucker, Aminosäuren, Phosphate, Kalzium und Kochsalz zurückresorbiert. Im unteren Tubulusabschnitt werden Säuren und Basen ausge-

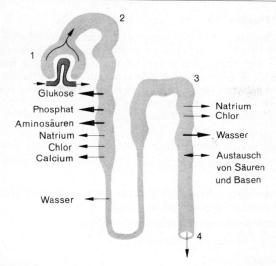

Abb. 47 **Tätigkeit der Niere,** dargestellt an der kleinsten anatomischen Einheit, dem Nephron. 1 Glomerulus mit Bowmann-Kapsel; 2, 3 gewundene Kanälchen (Tubulus); 4 Harnkanälchen, das ins Nierenbecken mündet.

tauscht, und durch Wasserresorption wird der Harn konzentriert. Bei Störungen werden also zuviel Aminosäuren, Phosphat, Kalzium, Natrium, Chlorid, Traubenzucker und Wasser ausgeschieden. Die Konzentrationsleistung der Niere ist herabgesetzt.

25.6 Vergrößerung der Niere, Nierentumoren

Das **Nephroblastom (Wilms-Tumor)** ist ein relativ häufiger Tumor, der leider meist sehr spät an der Umfangszunahme des Leibes erkannt wird. Das Gewebe besteht aus verschieden gearteten unreifen Zellen, weswegen man auch von einer *embryonalen Mischgeschwulst* spricht. Behandlung: Operation, Nachbestrahlung, Zytostatika.

Es gibt auch andere Vergrößerungen der Niere, die zunächst sehr schwierig von einer Geschwulst abgrenzbar sind. Bei der **Hydronephrose** handelt es sich um eine Erweiterung des Nierenbeckens, die durch eine Abflußbehinderung des Harns hervorgerufen wird. Bei der **Zystenniere,** einer angeborenen Entwicklungsstörung, sind fast immer beide Nieren betroffen. Sie sind von zahlreichen mit Harn gefüllten Blasen durchsetzt. Als besondere Gefahren bestehen Infektion und Urämie. Behandlung: Operation, jedoch meist wenig Erfolg. Solitäre **Nierenzysten:** meist Zufallsbefund.

25.7 Pyelonephritis

Diese vor allem bei Mädchen auftretende und relativ häufige Krankheit wurde früher Pyurie (= Leukozyten im Harn) genannt, weil es sehr schwer ist, zwischen einer Nierenbeckenentzündung (Pyelitis) und Blasenentzündung (Zystitis) zu unterscheiden. Meist sind alle Bereiche der Harnwege befallen, und auch das Nierengewebe ist in Mitleidenschaft gezogen (Pyelonephritis). Sie neigt zum chronischen Verlauf und zur schnellen Wiederkehr nach Behandlung. Daher sind folgende Symptome verständlich:

bei akutem schweren Verlauf
- hohes Fieber, Abgeschlagenheit, Erbrechen, grau-blasse Hautfarbe,
- Brennen beim Wasserlassen, häufiger Harndrang, Schmerzen im Nierenlager,
- im Harn reichlich Schleim, viele Leukozyten, auch Erythrozyten, etwas Eiweiß, Bakterien (meist Kolibakterien),
- hohe Blutkörperchensenkungsgeschwindigkeit,
- Neigung zum Einnässen (Enuresis);

bei schleichendem Verlauf
- schlechtes Gedeihen, Blässe, Anämie.

Der Harn muß für die Untersuchung in sauberen, sterilen Gläsern aufgefangen werden. Technik der Harngewinnung und Katheterismus s. Abschnitt 59. *Behandlung* mit Ampicillin und Furadantin u. a. Es ist üblich, mit einer reduzierten Dosis monatelang weiter zu behandeln, um ein Rezidiv zu verhindern („Langzeitbehandlung"). Reichlich trinken lassen. Auch nach Klinikentlassung sind häufige Harnkontrollen nötig und ist Warmhalten der Kinder, Schutz vor Erkältung, bei Rezidivneigung auch Badeverbot (kein Seeurlaub!) anzuraten.

Nieren- und Harnwegstuberkulose s. S. 219.

25.8 Nieren- und Harnwegsmißbildungen

Für die Entstehung und Unterhaltung von Pyelonephritis spielen häufig *Fehlbildungen der Harnwege* eine ungünstige Rolle (Doppelureter, falsche Uretermündung in der Blase, angeborene Ureter- und Urethrastenose u. a.). Schon in der Harnblase befindlicher Harn kann wieder in die Ureteren zurückfluten und einer Keimeinschwemmung in das Nierenbecken Vorschub leisten (Reflux). Mitunter wird durch Operation eine bisher unheilbare Entzündung beseitigt. *Untersuchungsmethoden:* Sonographie, i. v. Pyelographie, Refluxurogramm, Zystoskopie.

25.9 Enuresis

Einnässen ist erst nach dem 3. Lebensjahr ein pathologisches Symptom, das tagsüber und/oder nachts, häufig oder gelegentlich auftreten kann. In den meisten Fällen ist es *psychologisch* zu erklären (s. S. 315), vorher müssen aber *lokale Ursachen* im Bereich der Harnblase durch Harnuntersuchung (Entzündung? Chronische Nephritis?, Urethrastenose?), durch Röntgendarstellung der Harnblase (Fehlbildung?) und durch neurologische Untersuchung (Blasenlähmung?) ausgeschlossen werden. Von den *Stoffwechselstörungen* kann Diabetes mellitus und Diabetes insipidus zum Einnässen führen. Nächtliches Einnässen wird auch bei *Epilepsie* beobachtet (Hinweis auf einen nächtlichen Anfall).

26 Erkrankungen der Geschlechtsorgane

Entwicklung der Geschlechtsmerkmale s. Abschnitt 6; Störungen der Pubertät s. Abschnitt 15.6; Geschlechtsabartungen, Zwitter s. Abschnitt 15.7; Adrenogenitales Syndrom s. S. 173.

Lageanomalien des Hodens. Liegen die Hoden im 2. Lebensjahr noch nicht im Skrotum, werden mehrere Injektionen Hypophysenvorderlappenhormon gegeben. Bleibt der Erfolg aus, sind die Hoden aber im Leistenkanal tastbar, können diese durch Operation heruntergeholt werden. *Kryptorchismus:* Hoden nicht tastbar, auch nicht im Leistenkanal. *Leistenhoden:* Hoden liegt im Leistenkanal. *Hodenhochstand:* Hoden liegt gerade außerhalb des Leistenkanals und ist tastbar. *Pendelhoden:* Hodenlage wechselt zwischen Hodensack, Hochstand und Leistenkanal.

Hodendistorsion, Stieldrehung des Hodens. Meist plötzlich bei einer schnellen Bewegung dreht sich der Hoden an seinem „Stiel" (Samenstrang), was zu heftigem Schmerz (Schreien!), manchmal erheblicher Kreislaufschwäche, lokal zu blauroter Verfärbung im Bereich von Hoden und Samenstrang, Ödembildung und hoher Berührungsempfindlichkeit führt. *Behandlung:* falls sich die Drehung nicht löst, sofortige Operation.

Phimose. In den ersten Lebensmonaten besteht am Penis physiologischerweise eine Verklebung der Vorhaut. Die Vorhaut kann daher nicht zurückgestreift werden, und man sollte es auch nicht versuchen. Läßt sie sich dagegen bei älteren Kindern nicht zurückstreifen, ist eine pathologische Phimose anzunehmen. Mitunter können auch Harnabflußstörungen entstehen. Operationszeitpunkt s. S. 299.

Balanitis ist die entzündliche Schwellung des Penis; vor allem die Vorhaut ist gerötet und vergrößert. Eiter tritt aus dem Vorhautraum. Die Harnentleerung kann schmerzhaft behindert sein. *Behandlung:* Kühlende Umschläge, Ringer-Lösung oder Kamillentee. Antibiotikum. Nach Abklingen wird eine vorhandene Phimose operiert oder der Vorhautring manuell gedehnt.

Bei einer **Hydrozele** besteht eine nicht entzündliche Wasseransammlung zwischen Hoden und einem umhüllenden Bauchfellabschnitt. Der Hodensack ist oft aufgetrieben. In der Regel handelt es sich um eine harmlose Störung. Geht sie nicht zurück, ist die Operation zu erwägen (s. S. 299). Durchleuchtet man mit einer Taschenlampe, erscheint der Hodensack bei Vorliegen einer Hydrozele hell, bei einer Leistenhernie dunkel. Beides kann kombiniert gegeben sein.

Scheidenentzündung, Vulvovaginitis. Durch verschiedene Erreger, Bakterien, auch Gonokokken, Trichomonaden oder Pilze kommt es zu entzündlicher Rötung der Vulva mit Juckreiz und weiß-gelblichem Ausfluß. Immer muß an einen Fremdkörper in der Vagina gedacht werden. *Behandlung:* Antibiotika, Moronal, bei Trichomonadeninfektion Spülungen mit 0,1%iger wäßriger Pyoktaninlösung. Sitzbäder mit Kaliumpermanganatlösung oder Kamillenextrakt.

27 Erkrankungen des Nervensystems

Motorische Entwicklung s. Abb. 10 und Tab. 3, S. 172 ff; Normalwerte des Liquors s. S. 477; Meningitis s. Abschnitt 19.3; tuberkulöse Meningitis s. S. 219; Poliomyelitis s. Abschnitt 19.14; Enzephalitis s. Abschnitt 19.32.

27.1 Hydrozephalus

Auf einen Hydrozephalus weisen die *ausladende Hirnschädelform,* die *hohe breite Stirn* und eventuell eine *sehr große Fontanelle* hin. Die Augen sind tiefer getreten und teilweise unter die Unterlider gesunken *("Phänomen der untergehenden Sonne")*. Als *Ursachen* kommen in Frage: Verstärkte Liquorproduktion oder verminderte Liquorresorption (oft verbunden mit Meningozele), Entzündungen, Hirntumoren, frühere Blutungen in den Liquorraum (Pachymeningosis).

Folgen des Hydrozephalus sind Abbau der Hirnsubstanz (Hirnatrophie), Intelligenzschwäche, auch Bewußtseinsstörungen, Lähmungen und Krämpfe. Erstaunlich lange Zeit können die vegetativen Funktionen der Atmung und der Nahrungsaufnahme auch bei schwerster Hydrozephalusbildung erhalten bleiben. Nicht jeder Hydrozephalus schreitet unter laufender Vergrößerung fort bis zum Tode. Bei vielen Kindern stellt sich schließlich spontan ein Gleichgewicht zwischen Liquorproduktion und Liquorabfluß ein. Der Abbau der Hirnsubstanz ist aber nicht rückgängig zu machen. Allerdings ist für das einzelne Kind das Ausmaß der geistigen Schädigung nicht vom Schädelumfang ablesbar; man muß hier in der Beurteilung sehr vorsichtig sein. Das Ausmaß eines Hydrozephalus ist durch das Computertomogramm und die Sonographie nachweisbar.

Behandlung bei fortschreitender Vergrößerung des Schädels (laufende Messung des Schädelumfanges!): Operation, Ableitung des Liquors in das

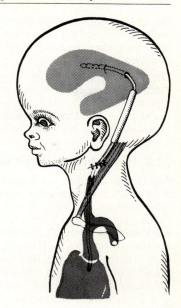

Abb. 48 **Hirnventrikel-Herzrohr-Drainage (Holter-Pudenz-System) bei Hydrozephalus.** Tiefstehendes Auge: „Sonnenuntergangs-Phänomen".

Gefäßsystem (Abb. 48). Die Prognose ist natürlich von der Grundkrankheit in erster Linie abhängig. Klammert man Tumoren aus, können ⅔ der Kinder mit durchschnittlichen oder unterdurchschnittlichen Intelligenzleistungen (I. Q. 0,7–1,0) sozial angeglichen werden, das restliche Drittel ist imbezil und idiotisch. Kinder, die erst nach dem 6. Lebensmonat operiert wurden, weisen das schwerste Intelligenzdefizit auf. Die Pflege eines Kindes mit schwerstem Hydrozephalus, das unansprechbar im Bett liegt und dem man nur den erlösenden Tod wünschen möchte, ist schwer. Vorsicht beim Herausheben, da es durch das Übergewicht des Kopfes leicht aus den Armen kippt! Wegen der Dekubitusgefahr an der Kopfschwarte empfiehlt sich häufiger Lagewechsel des Kopfes und Lagerung auf Schaumgummi oder Wasserkissen.

27.2 Hirntumoren, Hirnabszeß

Bei Hirntumoren pflegen sich die Symptome langsam „schleichend" zu entwickeln:
- Erbrechen, Kopfschmerzen,
- Krampfanfälle, Gleichgewichtsstörungen,
- Lähmungen, z. B. Schielen, Sehstörungen,
- bei Säuglingen Zunahme des Kopfumfanges.

Die gleichen Erscheinungen machen Hirnabszesse. Hier entwickelt sich das Vollbild der Ausfälle meist stürmischer, und die entzündliche Ursache ist auch am Fieber, an einer Begleitmeningitis oder anderen eitrigen Entzündungen ablesbar.

Die Prognose ist für beide Ursachen schlecht. Bei Entzündungen stehen Antibiotika an erster Stelle der Behandlungsmöglichkeit, bei Tumoren Operation und/oder Bestrahlung sowie Zytostatika. Für die Diagnose sind das EEG, das Echoenzephalogramm, das Computertomogramm, die Hirnszintigraphie und die Angiographie von großer Bedeutung.

27.3 Hirnschäden durch Verletzungen

Die Geburt mit ihrer mechanischen Belastung und der Vitamin-K-Mangel nach der Geburt bewirken eine erste Häufung von Blutungen ins Gehirn (**Hirnblutung**, s. S. 101), unter die harte Hirnhaut (**subdurales Hämatom** durch Zerreißen von Venen) und außerhalb der harten Hirnhaut (**epidurales Hämatom** durch Zerreißen der mittleren Hirnhautarterie) (Abb. 49). Aus einem subduralen Hämatom kann sich eine **Pachymeningosis** entwickeln. Hierbei wird die Blutung durch Membranen abgekapselt und ein anhaltender Druck auf benachbarte Hirnregionen ausgeübt. Stürze des Säuglings vom Wickeltisch, des älteren Kindes beim Spielen u.a. sind weitere Ursachen der nicht seltenen Hirntraumen. **Commotio** (Hirnerschütterung) und **Contusio** (Hirnquetschung) sind durch sofortige, mehr oder weniger lange Bewußtlosigkeit, Erbrechen und evtl. Herdsymptome charakterisiert. Ein epidurales Hämatom braucht einige Zeit, bis es voll entwickelt ist; daher besteht ein erscheinungsfreier Zeitraum zwischen Trauma und den ersten *Symptomen des gesteigerten Hirndruckes:* Erbrechen, Lähmungen, Bewußtlosigkeit, Krämpfe, langsamer Puls. An der Schädelober-

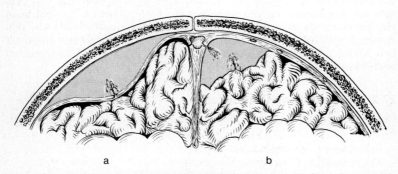

Abb. 49 **Epidurales (a) und subdurales (b) Hämatom** (aus: W. Catel: Das gesunde und das kranke Kind. Thieme, Stuttgart 1977).

fläche können Blutungen tastbar und an Vorwölbungen sichtbar sein (subperiostales Hämatom, Kephalhämatom, s. S. 100). Das Röntgenbild kann eine Knochenfraktur zeigen.

Behandlung und Pflege: Sedativa, Hochlagerung und Seitenlagerung des bewußtlosen Kindes, gute Beobachtung wegen des häufigen Erbrechens, Aspirationsgefahr! In stündlichem, evtl. ½stündlichem Abstand Pulskontrolle. Pulsverlangsamung unter 65/min ist Zeichen gefährlichen Hirndrukkes! Ernährung durch Sonde. Absaugen bei Schluckstörungen. Eventuell Möglichkeit einer Operation (Ausräumen des Hämatoms).

27.4 Angeborene degenerative Erkrankungen

Unter **Hirnsklerose** wird eine Reihe erblicher Hirnerkrankungen zusammengefaßt, die mit spastischen Lähmungen, Krämpfen und Schwachsinn verlaufen. Es gibt Formen, die im Säuglingsalter, andere, die erst im Kleinkindalter beginnen. *Behandlung:* Medikamente gegen Krämpfe; Gymnastik.

Die **erblichen Ataxien (Friedreich-Ataxie, Kleinhirnataxie)** sind durch Gleichgewichtsstörungen gekennzeichnet, die die Kinder besonders gefährden. Oft bestehen auch Sprachstörungen.

Bei der **progressiven** (= fortschreitenden) **spinalen Muskelatrophie** (Werdnig-Hoffmann) wird eine *kindliche (infantile)* und eine *jugendliche (juvenile)*, in der Pubertät auftretende Form unterschieden. Ursache des Leidens ist eine Degeneration der motorischen Vorderhornzellen im Rückenmark. Folge ist Spannungsverlust (Hypotonie), schließlich schlaffe Lähmung und Atrophie der Muskeln des Rückens, der Schulter, des Beckens, der Beine und anderer Körperabschnitte. Schon vor der Geburt können die Kinder durch geringe Bewegungen im Mutterleib auffallen. Die Säuglinge liegen auffällig schlaff und bewegungsarm. Beim Hochnehmen hängen Beine und Kopf schlaff herab; beim Aufsetzen fällt der Oberkörper vornüber. Die Diagnose wird durch Prüfung der elektrischen Muskelerregbarkeit und durch Myographie gesichert. *Behandlung und Pflege:* Vitaminreiche, aber nicht zu kalorienreiche Kost, damit die Kinder nicht übergewichtig werden! Massage, Gymnastik und gleichmäßige Belastung dienen dem Muskeltraining. Bei Klinikaufenthalt sollen also die Kinder nur soweit unbedingt nötig im Bett gehalten werden. Atemübungen richten sich gegen die besondere Gefährdung der Kinder, die Bronchopneumonie. Schon leichtere Luftwegsinfekte müssen ernstgenommen werden. Die meisten Kinder sterben früh.

27.5 Chorea minor

Die Chorea minor (Veitstanz) kann als allergische Enzephalitis bei Rheumatismus (s. Abschnitt 17) bezeichnet werden; insbesondere das Striatum ist betroffen. Sie hinkt zeitlich hinter den anderen rheumatischen Erscheinungen her und befällt vor allem Mädchen. Die Erkrankung beginnt zunächst schleichend. Die Unruhe, Zappeligkeit und übersteigerte Mimik des Kindes können als Ungehörigkeit in der Schule verkannt werden. Auf dem Höhepunkt bestehen folgende klinische *Zeichen:*

- Starker Abfall der Muskelspannung (Hypotonie) mit Überstreckbarkeit der Gelenke; dabei lebhafte Sehnenreflexe.

- Bewegungsstörungen: die Bewegungen erfolgen überschießend blitzartig, z. T. unwillkürlich, immer schlecht koordiniert. Schreiben, Essen und andere zweckvolle Bewegungen sind schwer gestört, vielleicht sogar unmöglich. Daneben werden unnötige Bewegungen ausgeführt (Zwangsbewegungen). Die Ataxie zeigt sich auch beim Versuch, bei geschlossenen Augen mit dem Zeigefinger die Nasenspitze zu erreichen, und bei anderen Prüfungen.
- Psychische Veränderungen: Zerfahrenheit, Affektlabilität, vor allem Neigung zum Weinen.

Behandlung und Pflege: Die Kinder brauchen in erster Linie Verständnis für ihre Schwierigkeiten. Reichlich Sedativa. Gegen die rheumatische Grundlage richten sich Aspirin, Kortikoide u. a. Bettruhe in ruhigem, kleinen Zimmer, am besten Einzelzimmer. Polsterung der Bettwände schützt vor Verletzung durch Anschlagen. Die Krankheit währt durchschnittlich 3 Monate. Die Besserung ist gut ablesbar an der Sicherheit zu essen und zu schreiben.

27.6 Polyneuritis, Polyradikulitis

Virusinfekte und toxische Wirkungen können zu einer Erkrankung der Nervenstämme und der Nervenwurzeln am Rückenmark führen. Die Symptome sind – im Einzelfall sehr verschieden – Bewegungs- und Empfindungsstörungen mit Ataxie und Schmerzen. Je näher der Prozeß ans Rückenmark heranreicht, um so mehr ist auch der Liquor verändert (starke Eiweißvermehrung bei fast normalem Zellgehalt). Im letzteren Falle spricht man von der *Polyradikulitis* oder dem *Guillain-Barré-Syndrom*. Meist heilt die Erkrankung im Laufe mehrerer Wochen aus, jedoch ist auch ein Aufsteigen der Lähmung bis zum Atemzentrum möglich *(Landry-Paralyse)*. Die *Behandlung* kann sich nicht gegen die Ursache, nur gegen die Symptome richten: gute Lagerung und Hautpflege bei Lähmungen, bei Atemschwäche evtl. künstliche Beatmung. Vitaminreiche Kost; Vitamin B_1 zusätzlich als Medikament. Später Massage und Heilgymnastik.

27.7 Zerebrale Kinderlähmung

Unter der Bezeichnung zerebrale Kinderlähmung, infantile Zerebralparese (Abkürzung: ICP) werden Hirndefekte zusammengefaßt, die angeboren sind oder sich in den ersten zwei Lebensjahren aus sehr verschiedenen Ursachen heraus entwickelt haben. Dieser Begriffsbestimmung entsprechend, besteht keine Tendenz zum Fortschreiten der Störung, sondern eher zu einer leichten Besserung. Andererseits können sich aber einige Schädigungszeichen erst später zu einem Zeitpunkt zeigen, an dem diese Hirnregion normalerweise in Betrieb genommen würde. Wie der Name sagt, ist das vordergründige Symptom die Bewegungsstörung. Man spricht auch von *"Spastikern"*; da nicht alle Kinder Muskelhypertonie aufweisen, ist dieser Ausdruck nicht korrekt.

Den einzelnen Ursachen entsprechend, kommen auch zahlreiche andere Störungen dazu, und sie gilt es genauso in der Behandlung zu berücksichtigen, um aus diesen behinderten Kindern „das Beste herausholen" zu können. Insgesamt bestehen *motorische Störungen:*

- Lähmungen, spastisch (Hypertonus der Muskulatur) oder schlaff (atonisch = Hypotonie),
- Störungen des Bewegungsablaufes vom Typ der Athetose (bizarre, schwerfällige, langsame Bewegungen) und der Chorea,
- Bewegungsunsicherheit mit Schwierigkeiten, das Gleichgewicht zu halten (Ataxie);

weitere Störungen:

- Sprachstörungen bei über 50% der Kinder, Hörstörungen bei 25%, Sehstörungen bei 50%,
- Krampfanfälle bei 35%,
- Verhaltensstörungen, mit denen die behinderten Kinder gegenüber der gesunden und nicht immer verständnisvollen Umgebung reagieren, bei über 50%,
- Intelligenzdefekte verschiedenen Grades bei 75%.

Die Kinder können äußerlich verändert sein (Hydrozephalus, Mißbildungen) oder ganz unauffällig wirken. EEG, Ultraschallbild und Computerenzephalogramm sind oft pathologisch.

Man unterscheidet folgende **Einzelformen**; allerdings besteht bei solchen Bezeichnungen die Gefahr, bedeutsame weitere Störungen außer acht zu lassen:

Spastische Zerebralparese. Bild einer allgemeinen Muskelhypertonie, regional allerdings sehr unterschiedlich intensiv ausgeprägt. Bei der *spastischen Hemiplegie* ist einseitig (= Hemiplegie) oder beidseitig die ganze Körperseite betroffen. Die Spastik pflegt an den Armen intensiver als an den Beinen zu sein. Eine weitere Sonderform ist die *spastische Diplegie (Littlesche Krankheit)*; beide Beine sind stark betroffen. Jeder Bewegungs- und Belastungsversuch führt zu intensiver Hypertonie, vor allem zum Adduktorenspasmus. Die Unterschenkel liegen meist überkreuzt („Scherenzeichen"). In Ruhe kann Hypotonie bestehen. Beim Aufstellen stehen die Kinder auf den Zehen (Spitzfußstellung), bei Gehversuchen führen sie die Beine unter Überkreuzen der Unterschenkel aneinander vorbei („Scherengang"). Das Gleichgewicht kann nur mühsam mit Hilfe von Armmitbewegungen gehalten werden, falls freies Gehen überhaupt möglich ist. Die sog. *zentrale Koordinationsstörung* ist die Schwachform dieser Erscheinungen; die Kinder zeigen insbesondere in Erregung Schulterretraktion, Hypertonie der Arme und häufigen Faustschluß.

Hyperkinetische und dyskinetische Formen. Im Vordergrund stehen die Störungen im Bewegungsablauf und im Bewegungsausmaß. Es gibt athetotische, seltener choreatische Störungen und Mischbilder. Die Mimik ist durch Grimassieren verändert, das Sprechen aus dem gleichen Grunde schwer behindert. Daher wirken besonders diese Kinder geistig gestört, obwohl sich gerade in dieser Gruppe der größere Prozentsatz mit normaler Intelligenz befindet. Man darf sich also vom Aspekt nicht täuschen lassen. Bei Erregung ist die Störung besonders stark ausgeprägt, auch der Schluckakt kann schwer gestört sein (Pseudobulbärparalyse).

Atonisch-astatisches Syndrom. Der Name besagt, daß die Kinder schlaffe Muskulatur haben und keine oder sehr stark verzögerte statische Weiterentwicklung (Sitzen, Stehen usw.) zeigen.

Ursachen der zerebralen Kinderlähmung sind in erster Linie Schädigungen im Zeitraum der Geburt (Sauerstoffmangel, Geburtstrauma mit Blutungen, u. a. Erythroblastose mit Bilirubinwerten über 22 mg%). Kinder mit schwerer Geburt und Frühgeburten sind daher besonders betroffen. Andere Ursachen sind Mißbildungen des Gehirns, chronische Stoffwechselkrankheiten und abgelaufene Hirnentzündungen.

Behandlungserfolge sind von der Frühdiagnose und der Intensität der Behandlung, dann in erster Linie vom Intelligenzgrad des Kindes abhängig. Daher ist wichtig zu wissen, daß von 100 Kindern mit zerebraler Kinderlähmung 35 normale Intelligenz aufweisen, 60 bei entsprechender Bemühung bildungsfähig sind und nur 5 sich als idiotisch erweisen. Die größten Erfolge sind in sogenannten *Spastikerzentren* (besser: Behandlungszentrum für bewegungsgestörte Kinder) zu erzielen, in denen Ärzte, Schwestern, Heilgymnastinnen, Kindergärtnerinnen und Lehrer zusammenarbeiten. Große Energie und Geduld sind nötig, um die Kinder mit Hilfe der Methoden von Bobath und Vojta aus verspannten Haltungen zu lösen, Schritt um Schritt zu gezielten, großen und kleinen Bewegungen zu führen (Gehen, Essen, Schreiben usw.) und den Spracherwerb zu leiten; die Erfolge sind oft erstaunlich. Die *Pflege* der Kinder kann durch die Spastik und die Kontrakturen sehr behindert sein. Zudem machen die geistig rückständigen Kinder dieser Krankheitsgruppe mit ihrer Neurasthenie, der Nahrungsverweigerung, der Neigung zum Erbrechen, dem Einnässen und Einkoten besondere Schwierigkeiten.

27.8 Schwachsinn

Das Wort Schwachsinn bedeutet Intelligenzverminderung auf ererbter oder erworbener Grundlage. Die Feinheiten der Störungen, die zu besprechen sind, werden leichter zugänglich, wenn an Stelle von Schwachsinn der weiter gefaßte Begriff *geistige Leistungsbehinderung* gesetzt wird.

Zunächst seien die Begriffe *Debilität, Imbezillität* und *Idiotie* erläutert.

Zur Intelligenzprüfung werden verschiedene Testmethoden herangezogen (s. Abschnitt 58).

Debilität. Die Kinder lernen später sprechen und versagen in der Schule und der weiteren Berufsausbildung. Durch Nachhilfeunterricht und Besuch von Hilfsschulen können sie zu einfachen Berufen erzogen und zu einem selbständigen Leben vorbereitet werden. I. Q. (Intelligenzquotient; Erklärung s. Abschnitt 58): 0,7–0,85.

Imbezillität. Die sehr geringe Bildungsfähigkeit dieser Kinder reicht nicht zu einem selbständigen Leben. Unter entsprechender Betreuung und Aufsicht können einfache Arbeiten selbständig ausgeführt werden. I. Q.: 0,4–0,7.

Idiotie. Die Kinder sind vollkommen bildungsunfähig. Die Sprache wird höchstens in Brocken erlernt, die evtl. zu einer einfachen Verständigung ausreicht. Viele Kinder lernen nicht selbständig essen und bleiben ihr Leben lang unrein. Sie können nur unter ständiger Lebenshilfe, evtl. nur in Heimen existieren. I. Q. unter 0,4.

In den Tests und in der Beurteilung nach dem Intelligenzquotienten (I. Q.) kommt häufig nicht zum Ausdruck, daß geistig leistungsbehinderte Kinder isolierte hohe Begabungen aufweisen können (technisches Geschick, mathematisches Können). Andererseits kann ein gleichmäßig gutes Begabungsniveau durch isolierte Begabungsausfälle unterbrochen sein. Hier ist die Legasthenie zu nennen, auf die weiter unten näher eingegangen wird. Andere geistig gut begabte Kinder sind motorisch äußerst ungeschickt (*minimale zerebrale Dysfunktion*, Ausdruck einer nur leichten Hirnschädigung). Auch eine extreme Schüchternheit, Abneigung zum Kontakt mit anderen Menschen kann die Entfaltung intellektueller Fähigkeiten stark behindern.

Recht unterschiedlich ist die Dynamik des Gefühlslebens (Temperament) der geistig behinderten Kinder. Die einen sind schwerfällig, phlegmatisch, gleichmäßig in ihrem Antrieb gehemmt, andere neigen zu Affektausbrüchen, oder sie zeigen ständig turbulente Lebhaftigkeit und ziellose Unruhe *(Erethismus)*. Von *„moralischem Schwachsinn"* spricht man, wenn der Ausfall ethischer Hemmungen ein intelligentes Kind zu üblen, mitunter verbrecherischen Handlungen führt.

Als **Ursachen der geistigen Leistungsbehinderung** kommen in Frage:

angeborene Schädigungen wie das Down-Syndrom,

Störungen vor, während und unmittelbar nach der Geburt,

Stoffwechselstörungen, wie die Föllingsche Krankheit, die amaurotische Idiotie, der Gargoylismus, die Niemann-Pick-Krankheit u. a.,

hormonelle Störungen, wie das Myxödem,

Enzephalitiden mit bleibenden Hirndefekten,

Epilepsie, vor allem BNS-Krämpfe.

Die *Behandlung* kann lediglich in geduldiger, intensiver pädagogischer Entwicklungshilfe bestehen, falls die Grundkrankheit keine medikamentösen und diätetischen Möglichkeiten zuläßt. Die Kinder sollen möglichst früh in Spezialkindergärten, später in Sonderschulen kommen, von denen es aber leider noch zu wenige gibt. Bei schweren Fällen ist Anstaltsunterbringung nicht zu umgehen.

Legasthenie, Lese- und Rechtschreibschwäche. 2–4% aller Volksschüler fallen dadurch auf, daß sie einen diktierten Satz nur mit zahlreichen Fehlern niederschreiben, den gleichen Satz aber fehlerfrei aus dem Buche abschreiben können und ferner einen einwandfrei geschriebenen Satz nur stockend und fehlerhaft lesen. Dabei ist ihre allgemeine Intelligenz in der Regel gut. Die Störung ist erblich. Diese Erscheinungen verstärken sich noch bei falschen erzieherischen Maßnahmen und Spott der Mitschüler. Schließlich können sich durch trotzige Auflehnung oder stilles Resignieren Verhaltensstörungen aufpfropfen; mitunter machen diese erst auf die Grundstörung aufmerksam. Die *Behandlung* im Einzelunterricht oder in Sonderklassen verlangt viel Verständnis und Großzügigkeit von Lehrern und Eltern und ist je nach Schweregrad innerhalb von Monaten oder Jahren erfolgreich.

Autismus des Kindes. Dieser Begriff bezeichnet Kinder mit normaler Intelligenz, die völlig zurückgezogen von der menschlichen Umgebung, auch innerhalb der Familie, leben und gemütsarm wirken in ihrer Wortkargheit. Technisch können sie begabt sein und im geschickten Umgang mit Sachen hohe Leistungen entwickeln. Daß es sich nicht um schwachsinnige Kinder handelt, ist an dem wachen, aufmerksamen Gesichtsausdruck abzulesen. Oft sind es Kinder geistig hochstehender, aber gefühlskühler Eltern. Geduldige heilpädagogische Führung vermag viele Kinder aufzulockern und zugänglicher zu machen.

27.9 Anfallskrankheiten

Zerebrale Krampfanfälle gehen auf plötzliche, krampfhafte Reizungen von Hirnzellen zurück, die je nach Hirnregion ein verschiedenes klinisches Bild hervorbringen. Also ist verständlich, daß die Anfälle sich in *motorischen Erscheinungen, Empfindungsänderungen, Wesens- und Verhaltensänderungen, Bewußtseinsstörungen und auch in vegetativen Reizerscheinungen wie Bauchschmerzen, Erbrechen, Röte oder Blässe der Haut* ausdrücken. Alle Einzelheiten eines Anfalls müssen genau beobachtet und dem Arzt berichtet werden (s. Tab. 17). Eine große Bedeutung für die Krampfdiagnostik hat das Elektroenzephalogramm.

Im folgenden werden zunächst die **Anfallsbilder** beschrieben:

Großer Anfall, Grand mal. Die Kinder stürzen bewußtlos zusammen, verfallen zunächst in Streckstarre, bald aber in Zuckungen aller Extremitäten und der mimischen Muskulatur.

Bei *fokalen Anfällen* kann das Bewußtsein erhalten bleiben und sich der motorische Krampf nur in einer Muskelgruppe oder an einer Extremität abspielen. Fokale Anfälle können in große Anfälle übergehen.

Bei *psychomotorischen Anfällen* haben die Kinder sehr oft zunächst ein besonderes Sinneserlebnis (Bauchschmerzen, Geschmacks-, Gesichts- oder Hörhalluzinationen); auch Stimmungsänderung, wie Ängstlichkeit und Zorn, kommen vor. Oft werden dann Mundbewegungen, Schnüffeln oder sinnlose Handbewegungen beobachtet. Das Bewußtsein wirkt vermindert („umdämmert").

27 Erkrankungen des Nervensystems

Tabelle 17 Beobachtung eines zerebralen Anfalles. Worauf ist zu achten?

Aus welcher Situation geschieht der Anfall? Im Wachzustand – im Schlaf – nach dem Erwachen – beim Füttern – beim Spiel – bei Erregung (Ärger, Streit, Schmerz, Trotz, Freude)

Welche Körperhaltung? Welche Bewegungen? Aus dem Gehen, Laufen, Stehen, Sitzen oder Liegen – Kind bleibt stehen, hält inne, setzt sich hin, steht auf, sucht Halt, hält sich fest, sinkt um, stürzt hin, krümmt sich zusammen, dreht sich, setzt Tätigkeit automatisch fort, führt sinnlose Handlungen aus (Nesteln mit den Fingern, Zupfen, Reiben, Klopfen, Winken, Drehen der Hände)

Haltung und Bewegungen von Armen und Beinen? Beugehaltung – Streckhaltung – Zuckungen einseitig, doppelseitig, eine Seite betont – regelmäßige, unregelmäßige Folge – rhythmische Folge – seitenungleicher Beginn, seitenungleiches Aufhören – unterschiedliches Verhalten von Armen und Beinen

Spannungszustand der Arme und Beine: Muskelspannung verstärkt, vermindert, normal, wechselnd

Kopfstellung, Gesichtsausdruck? Gesichtsfarbe normal, blaß, rot, blau – Kopfwendung nach links oder rechts – Kopfbeugung in den Nacken – Blickwendung in eine Richtung – Augenbewegungen – mimische Bewegungen: Verziehen des Mundes, Zucken der Augenlider, Mund- und Lippenbewegungen wie beim Schlucken, Schmecken, Schmatzen, Lecken, Kauen – Speichelfluß, schaumiger Speichel

Atmung? Atmung steht, ist angestrengt, unregelmäßig – Atemgeräusch?

Psychisches Bild? Ansprechbar – bewußtlos – benommen, desorientiert – schläfrig – dämmert vor sich hin – spricht unverständlich, verständlich, Sinnloses, Sinnvolles, aber für den Augenblick Unpassendes – zeigt unmotiviert plötzlich Furcht, Zorn, Wut, Schmerz, Freude

Untersuchungen während und nach einem Anfall: Reaktion auf Anruf – Reaktion auf Schmerzreiz – Reaktion auf Licht (Pupillenreaktion) – Tonus der Arme und Beine – Lähmungen? – Stuhlentleerung im Anfall? – Urinabgang? – Messung der Körpertemperatur – Verletzungen? (Zungenbiß, Sturzverletzngen)

Dauer des einzelnen Anfalles, der Anfallsserie? Zahl der Einzelanfälle?

Erscheinungen nach dem Anfall? Müdigkeit – Schlaf – Erregung – Weinen – Lähmung – unauffälliges Weitermachen

---

Absenzen sind sekundenlange Bewußtseinspausen, in denen die Kinder einen langweiligen, geistesabwesenden Gesichtsausdruck zeigen. Diese Anfälle wiederholen sich oft mehrmals hintereinander.

Bei den *Blitz-Nick-Salaamkrämpfen (BNS-Krämpfen)* zeigen die Kinder – meist in Serien – sekundenlange, ruckartige Vorwärtsbewegungen des Kopfes und der Arme.

Für die *Sturzanfälle, myoklonisch-astatische Anfälle* ist die Tatsache namengebend, daß die Kinder plötzlich mit besonderer Wucht zu Boden stürzen, wobei sie sich mitunter ernstlich verletzen, Hautwunden, Knochen- und Zahnbrüche sich zuziehen. Im übrigen ähnelt dieses Anfallsbild dem Grand mal.

Zu *Affektkrämpfen* neigen Kinder im sogenannten Trotzalter. Charakteristisch ist die Situation, aus der heraus sie jeweils entstehen. Die Kinder haben sich über etwas geärgert (Nichterfüllen eines Wunsches, Wegnehmen eines Spielzeuges, Zwang, irgend etwas tun zu müssen, Schläge als Strafe, Schmerzempfindung bei Unfällen), schreien los und halten dann in ihrem Schmerz, Ärger und Zorn die Luft an. Sie werden rot und blau im Gesicht, sehen dabei bedrohlich aus, geraten in einen Strecktonus, fallen um oder sinken hin, werden bewußtlos und können sogar Zuckungen im Gesicht und an den Extremitäten wie in einem typischen großen Anfall (s. oben) zeigen. Auf dem Höhepunkt der Zyanose löst sich der Krampf wieder. Die Kinder kommen langsam wieder zu sich und sind meist noch einige Zeit unleidig. Das EEG dieser Kinder ist normal.

Nicht jeder Anfall ist „epileptisch", höchstens epileptiform, d. h. wie bei Epilepsie geprägt. Man unterscheidet

Gelegenheitskrämpfe, die 1- bis 3mal einzeln, evtl. im ganzen Leben nur einmal oder in einer einzigen Serie auftreten können, von der

Epilepsie, dem Krampfleiden, der Fallsucht, wo bleibende Ursachen immer wieder zu Krämpfen führen.

Anfallsursachen. Die Anfallsbilder sind bis zu einem gewissen Grade von der Ursache abhängig. So zeigen sich Gelegenheitskrämpfe meist als große Anfälle. Auch das *Alter des Kindes* spricht offenbar bei der Prägung des Bildes mit, wenn man bedenkt, daß epileptische Kleinkinder zu BNS-Krämpfen, größere eher zum generalisierten Grand mal, Schulkinder besonders zu Absenzen, Kleinkinder zu Affektkrämpfen neigen (s. Abb. 50).

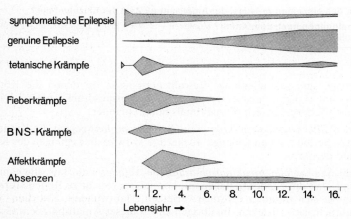

Abb. 50 **Auftreten der Krampfformen**

Ursachen für Gelegenheitskrämpfe ergeben sich durch
- geburtstraumatische Verletzungen, Blutungen, Sauerstoffmangel,
- schweren Ikterus,
- Absinken des Blutzuckers und des Blutkalkes (hypoglykämischer bzw. hypokalzämischer Krampf),
- Hirnödem bei Nephritis oder Allergie,
- angeborenen Vitamin-B_6-Mangel,
- Fieber im Beginn von Infektionskrankheiten (initialer Infektkrampf, Fieberkrampf),
- Enzephalitis, Hirnabszesse, Hirntumoren,
- Vergiftungen (Intoxikation), endogene Stoffwechselstörungen wie die Toxikose mit Azidose,
- psychische Ursachen (Affektkrämpfe bei Zorn, Schmerz oder Trotz).

Ursachen für Epilepsie:
- Hirnmißbildungen, Hydrozephalus, Hirngefäßmißbildungen wie bei der Sturge-Weber-Krankheit,
- Dauerschäden (Defekte, Narben) nach Geburtstrauma oder späteren Schädel-Hirn-Verletzungen, vor oder nach der Geburt abgelaufene Hirnentzündungen und Gefäßprozesse, chronische Stoffwechselstörungen wie die Fölling-Krankheit, Lipidosen, Hirnsklerosen,
- langsam, wachsende Hirntumoren,
- unklare Schäden.

Alle Epilepsien, für die sich keine organischen Veränderungen am Gehirn nachweisen oder aus der Vorgeschichte ableiten lassen (⅕ der Fälle), bezeichnet man als *genuine (kryptogenetische) Epilepsien* und stellt sie den *symptomatischen* gegenüber. Für beide Gruppen ist eine familiäre Krampfbelastung in manchen Fällen von Bedeutung (etwa 10%). Man muß aber festhalten, daß nicht die Epilepsie selbst, sondern nur eine erhöhte Bereitschaft zu Anfällen vererbt wird.

Kinder mit symptomatischen Epilepsien zeigen nicht selten auch *neurologische Störungen*. Beide Epilepsiegruppen können mit *Schwachsinn* bis zur Idiotie einhergehen. Dieser ist Folge der Grundkrankheit, der wiederholten Krampfzustände und evtl. auch der sedierenden Medikamente, die geistigen Zuwachs behindern können.

Wesensveränderungen sind bei epileptischen Kindern seltener als bei an Krämpfen leidenden Erwachsenen. Dranghafte Unruhe (Erethismus) ist häufiger zu finden als Antriebsarmut und Pedanterie, die für den erwachsenen Epileptiker als typisch gelten. Wesens- und Verhaltensänderungen wären aber auch leicht aus der Außenseitersituation zu verstehen, in der sich ein Krampfkind mit seinen Eltern befindet. Erhöhte Reizbarkeit entwickelt sich mitunter erst durch die medikamentöse Behandlung, die andererseits die erwünschte Krampffreiheit erzielt hat.

Betreuung der Kinder. In der Behandlung der Krampfanfälle ist eine Behandlung des einzelnen Anfalles von einer Dauerbehandlung zu unterscheiden. In der Regel dauert der *einzelne Anfall* nicht länger als 1–3 Minuten, so daß jede Sedierung zu spät kommt. Man kann durch Luminal, Chloralhydrat oder Diazepam rektal jedoch weitere Anfälle zu verhindern suchen. Krampfserien oder Dauerkrämpfe *(Status epilepticus)* müssen allerdings abgebrochen werden, z. B. durch intravenöse Anwendung von Rivotril. Bei *Gelegenheitskrämpfen* ist Behandlung der Grundkrankheiten die beste Methode, um weitere Krämpfe zu verhindern. Kinder mit Affektkrämpfen müssen pädagogisch geschickt und in bewußter Gelassenheit geleitet werden, was mitunter sehr schwierig ist. Zu große Abhängigkeit der (oft durch die Anfälle sehr ängstlichen) Eltern gilt es ebenso zu vermeiden wie ein verständnisloses hartes Anpacken dieser sensiblen und in ihrer Eigenwilligkeit und Eigenständigkeit durchaus auch sehr wertvollen Kinder.

Kinder mit *Epilepsie* werden auf bestimmte Medikamente eingestellt, die zumindest mehrere Jahre genommen werden müssen. Die wichtigsten *Antiepileptika (Antikonvulsiva)* s. S. 408. Die Erfahrung lehrt, daß diese Medikamente bei den verschiedenen Epilepsieformen unterschiedlich stark wirken. Grundsätzlich wichtig ist, das Medikament in ausreichend hoher Dosis regelmäßig und genügend lange zu geben. Auch das Wachstum mit der steigenden Körpermasse muß laufend in der Dosierung berücksichtigt werden (Blutspiegelbestimmung). Den Eltern wird eingeschärft, keine eigenmächtige Änderung in der Dosis vorzunehmen, vor allem nicht ihr Kind bei einem fieberhaften Infekt ohne Medikament zu lassen. Gewöhnlich dauert die Behandlung bis etwa 1–2 Jahre nach dem letzten Anfall und nach Normalisierung des EEG.

Nicht weniger wichtig als die medikamentöse Versorgung ist die *psychologische Betreuung und Führung* der Kinder und ihrer Familien. Die kranken Kinder sollen keine Sonderstellung einnehmen und auch, soweit möglich, an Sport und Spiel anderer Kinder teilnehmen (ohne Schwimmen, Klettern, Turnen an Geräten, Radfahren, solange weitere Anfälle ernstlich zu befürchten sind). Eine Fallhaube kann Sturzrisiken vermeiden helfen.

Pflegerische Einstellung. So dämonisch-unheimlich das Bild vom Krampf erfaßten Menschen erscheint, so verständlich und natürlich sind die Kräfte, die hier wirken. Krampfanfälle und Bewußtseinsstörungen sind einfach Ausdruck der besonderen Struktur des erkrankten Gehirns, wie entsprechend die erkrankte Leber oder Niere ebenfalls ihre eigenen Erkrankungszeichen haben. Man kann den Eltern der kranken Kinder keine größere Hilfe bieten, als daß man über die Krankheit offen spricht, mystisch umlagerte Begriffe, wie Epilepsie, ohne Scheu ausspricht und mit ihrem selbstverständlichen Gebrauch „entschärft". Es darf kein Makel auf Kind oder Familie im Lebenskreis der Schule oder des Dorfes usw. kommen, weil es eine Epilepsie hat. Die Epilepsie ist keine „heilige Krankheit". Der Kontakt mit einem Krampfkind muß unbefangen sein und sachlich. Das Kind braucht Verständnis und Solidarität; Mitleid hilft ihm nicht weiter.

Im Anfall so lagern, daß sich das zuckende Kind nicht schädigen kann. Scharfe oder harte Gegenstände entfernen, Kleidung am Halse öffnen. Erbrochenes und Speichel vom Mund abwischen. Kopf, soweit es die Muskelspannung zuläßt, auf die Seite wenden. Keine Gewalt anwenden, auch nicht den Mund gewaltsam zu öffnen versuchen. Wenn möglich, Gummikeil oder zusammengerolltes Tuch zwischen die Zahnreihen schieben. Vorsicht mit den eigenen Fingern! Keinen Sauerstoff zuführen, sonst Verlängerung des Krampfes möglich. Scharf beobachten, das Anfallsbild genau schildern.

Nach dem Anfall soll das Kind beruhigt und in seinem Nachtschlaf nicht gestört werden.

27.10 Meningozele, Querschnittssyndrom

Unter den *Mißbildungen am zentralen Nervensystem* ist die **Meningozele** besonders herauszuheben. Frühest mögliche Diagnose durch Amniozentese: Alpha-Fetoprotein ist im Fruchtwasser erhöht. Eine Entwicklungsstörung im Bereich der Wirbelsäule – meist im Lendenbereich – führt zu einer sackartigen Ausweitung der Rückenmarkshäute. Oft ist auch die nervöse Substanz in diese Entwicklungsstörung einbegriffen **(Meningomyelozele);** Lähmungen der Beine, von Blase und Mastdarm sind dann die Folge. Durch frühzeitige Operation kann in vielen Fällen die Prognose verbessert werden. Eine Spätkomplikation sind die Pyelonephritis und die Schrumpfniere.

Zu einem ähnlichen Lähmungsbild kommt es beim **Querschnittssyndrom.** Tumoren, Wirbelentzündungen oder schwere Unfälle mit Wirbelfrakturen sind die Ursache. Pflege s. S. 382.

28 Erkrankungen der Muskeln, Myopathien

Muskulärer Schiefhals ist hervorgerufen durch Verkürzung des rechten oder linken Kopfwenders (Sternocleidomastoideus) infolge Hämatoms, entzündlicher Reizung oder Fehlbildung des Muskels. *Behandlung:* Lagerung des nach der kranken Seite gewandten Kopfes zwischen zwei Sandsäcken. Es müssen aber zwei weitere Sandsäcke an den Thorax gelegt werden, damit der Säugling nicht durch Rumpfverlagerung nach der kranken Seite den alten Zustand wiederherstellen kann. Bei leichten Fällen genügt es, das liegende Kind so ins Bett zu lagern, daß es bei seiner natürlichen Zuwendung zur Mutter usw. immer gegen den verkürzten Muskel anarbeiten muß (z. B. bei Verkürzung des rechtsseitigen Halsmuskels soll die Zimmerwand an der linken Körperseite sein). Ferner Massage und Krankengymnastik. In schweren Fällen Operation.

Progressive Muskeldystrophie (Erb). Die meist familiäre Muskelerkrankung beginnt in der Regel um das 4. Lebensjahr. Es degenerieren zunächst die langen Rückenmuskeln, die Becken- und Wadenmuskeln, später auch die übrigen Muskeln. Durch Fetteinlagerung wird die Atrophie jedoch nicht sichtbar. Im Gegenteil kann insbesondere die Wade kräftige Ausmaße erhalten („Gnomenwade"). Die Kinder fallen durch Schwierigkeiten beim Treppensteigen, durch watschelnden Gang und durch ihre typische Schwierigkeit, sich aus dem Liegen aufzurichten, auf: Sie klettern dabei an sich selbst hoch. Die *Therapie* versucht die Erhaltung und Verbesserung der gegebenen Muskelfunktionen und die Verhütung von Kontrakturen. Als Medikamente Vitamine, dazu eiweißreiche Kost. Am wichtigsten sind Massage, ständige Übungsbehandlung und Muskeltraining, damit zur Grundstörung nicht noch Inaktivitätsschwäche dazu kommt. Auch in der Klinik sollen die Kinder, soweit möglich, belastet werden (aufstehen lassen, Spaziergänge). Man soll auf die Kinder eingehen, da sie in ihrer Muskelschwäche manche besonderen Lebens-, Haltungs- und Arbeitsgewohnheiten entwickelt haben. So fällt den meisten Kindern die Stuhlentleerung wesentlich leichter auf der Toilette; sie gehen nicht so gern auf den Topf. Vernünftige Kost, um Übergewicht zu vermeiden! Die Prognose ist schlecht, da die Krankheit praktisch zur vollständigen Lähmung führt. Vergleiche mit der *spinalen Muskelatrophie*, Abschnitt 27.4.

Bei der **Dermatomyositis (Lila-Krankheit)** handelt es sich um eine kombinierte Erkrankung des Unterhautgewebes (Ödem), der Kapillaren (Hautrötung) und der Muskeln (Muskelschwäche). Die rotvioletten Hautflecken finden sich vorwiegend um die Augen.

29 Skeletterkrankungen

Chrondrodystrophie. Bei dieser vererbbaren, nicht seltenen Erkrankung entsteht durch eine Wachstumsstörung der langen Röhrenknochen ein ungleichmäßiger Minderwuchs (kurze Extremitäten, normal entwickelter Rumpf). Der Schädel erscheint dabei groß, die Stirn infolge Verkürzung der Schädelbasis ausladend. Behandlungsmöglichkeit unbekannt.

29.1 Frakturen, Luxationen

Ein **Knochenbruch (Fraktur)** fällt auf

– durch Schmerz, Spontanschmerz, Schmerzen beim Versuch zu bewegen und bei Druck, Zug oder Stauchung der Bruchstelle,
– durch die Formänderung des Körperabschnittes, z. B. die Achsenabknickung im Extremitätenverlauf,

- durch Schwellung der Weichteile infolge Ödem oder Bluterguß,
- durch die Einschränkung oder Aufhebung der Gebrauchsfähigkeit des Körperabschnittes,
- evtl. durch abnorme Beweglichkeit von Arm und Bein und
- durch Knochenreiben (Krepitation).

Knochenabrisse entstehen vor allem an den Ansatzstellen von Bändern und Sehnen. Bei der **Grünholzfraktur** ist der Knochenverlauf getrennt, die Fragmente sind aber durch den weiterhin geschlossenen Knochenhautschlauch (Periost) zusammengehalten; eine Achsenknickung ist möglich. Sind die beiden Bruchenden verschoben, spricht man von einer *Dislokation*.

Komplizierte Frakturen sind der *offene Knochenbruch* (auch die Haut über der Fraktur ist verletzt; erhöhte Infektionsgefahr für den Knochen!) und der *Gelenkbruch* (der Frakturspalt läuft durch eine Gelenkfläche).

Bei der **pathologischen Fraktur** liegt eine krankhaft gesteigerte Knochenbrüchigkeit vor, so daß es für die Entstehung eines Bruches nur einer unwesentlichen Gewalteinwirkung bedarf (z. B. bei der angeborenen erhöhten Knochenbrüchigkeit, der *Osteogenesis imperfecta,* ferner bei großen *Knochenzysten, Tumoren,* bei schwerer *Osteoporose* oder *Rachitis*).

Bei einer **Luxation** (Verrenkung eines Gelenkes) hat äußere Gewalt die Gelenkflächen vollständig, bei einer **Subluxation** teilweise voneinander getrennt, so daß eine Einrenkung in Narkose erfolgen muß. Die hohe Schmerzhaftigkeit, die abnorme Gliedstellung, das Ödem und der Bluterguß sind leicht verständlich. Nicht selten sind Gelenkkapsel, Bänder oder Sehnen gezerrt oder zerrissen und dadurch schmerzhaft. Bei einer **Distorsion** eines Gelenkes wurden die Gelenkflächen durch ein Trauma vorübergehend gegeneinander geschoben. Die Schmerzhaftigkeit der sehr empfindlichen Knorpelflächen und die Leistungsbehinderung der gezerrten Gelenkkapsel, Sehnen und Bänder können Tage bis zwei Wochen anhalten.

Therapie der traumatischen Knochen- und Gelenkerkrankungen: Ruhigstellung auf Schienen, Fixieren im Gips- oder Zinkleimverband, Reposition, evtl. blutige Reposition mit Klammerung der Bruchstücke.

29.2 Osteomyelitis, Knochenmarkseiterung

Auf dem Blutweg, bei offenen Bruchverletzungen auch durch Lokalinfektion, dringen Bakterien (Staphylokokken u. a.) ins Knochenmark und führen dort zur Entzündung. Wird nicht rechtzeitig behandelt, wird ein Teil des Knochens zerstört und später als totes Knochenstück (Sequester) abgestoßen; der Eiter sucht sich einen Weg nach außen. Folgende **Zeichen** weisen auf eine Osteomyelitis hin:

- hohes Fieber, schnelle Herzfrequenz,

- Schmerzhaftigkeit und Leistungsbeschränkung im Bereich des befallenen Knochens,
- Rötung und Schwellung der Weichteile über dem befallenen Knochen, evtl. auch Eiteraustritt durch eine mehr oder weniger große Fistel,
- im Blut hohe BKS, Vermehrung der Leukozyten,
- röntgenologisch: fleckförmige Aufhellung im Knochen,
- evtl. Allgemeinzeichen wie bei einer Sepsis (osteomyelitische Sepsis).

Erregernachweis aus Blut und Eiter.

Behandlung: hohe Dosen von Antibiotika, Lagerung und Ruhigstellung der betroffenen Extremität auf Schiene oder im Gipsverband. Evtl. muß dem Eiter chirurgisch Abfluß geschaffen werden. Später Massage, aktive und passive Bewegungsübungen.

29.3 Aseptische Knochennekrosen

An verschiedenen Stellen des Skelettsystems kommt es – ohne entzündliche Zeichen – zum umschriebenen Knochenzerfall (Knochenerweichung). Hinken oder geringe Schmerzen weisen möglicherweise darauf hin. Unter anderem sind folgende Formen bekannt: **Perthessche Krankheit:** Der Kopf des Oberschenkelknochens ist befallen. – **Schlattersche Krankheit:** Die Störung sitzt im oberen Tibiaabschnitt. – **Köhlersche Krankheit:** Fußknochen sind betroffen. – **Scheuermannsche Krankheit,** die vor allem bei Jugendlichen zwischen 12 und 17 Jahren auftritt: Die Deckplatten der Wirbelkörper sind infolge ihrer zu geringen Belastungsfähigkeit teilweise zerstört. Es kommt zu einer großbogigen Kyphose **(Adoleszentenkyphose)**. *Behandlung:* Ruhigstellung der betroffenen Skelettabschnitte für Wochen oder Monate. Später Heilgymnastik.

29.4 Angeborene Hüftgelenksluxation

Die Fehlbildung im Hüftgelenksbereich ist die häufigste angeborene Skelettfehlbildung und eine der schwerstwiegenden dazu. Sie kann einseitig oder doppelseitig auftreten. Daher ist die Frühdiagnose unbedingt anzustreben. Sie wird vermehrt nach Geburt aus Beckenendlage beobachtet. Die Gelenkpfanne für den Femurkopf ist sehr flach, und sie steht zudem sehr steil **(Dysplasie)**, so daß der Femurkopf leicht nach lateral oben heraustreten kann **(Hüftverrenkung)**. Dadurch werden folgende *Zeichen* verständlich

beim Säugling:
- gewisse Bewegungsarmut des befallenen Beines,
- Verkürzung des betroffenen Beines. Die Falte des Kniegelenkes und die quere Gesäßfalte stehen auf der kranken Seite höher als auf der gesunden.
- Das Abspreizen nach der Seite ist behindert. Bei bestimmter Stellung des Beines kann man vielleicht ein Einrenkgeräusch vernehmen oder den

29 Skeletterkrankungen

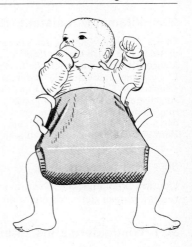

Abb. 51 **Spreizhöschen bei Hüftgelenksdysplasie.**

Einrenkvorgang mit der unter dem Hüftgelenk liegenden Hand spüren (Ortolani-Zeichen).

Später:
- verzögertes Laufenlernen,
- Hinken bei einseitigem Hüftbefall, das vor allem beim Treppensteigen auffällt,
- Watschelgang bei doppelseitiger Hüftverrenkung.

Behandlung: Beim jungen Säugling genügt eventuell Spreizlagerung für mehrere Monate. Durch „breites Wickeln" (Knieabstand 16 cm), Anlegen eines Spreizhöschens oder von Abspreizschienen werden die Beine gespreizt und die Femurköpfe damit in eine andere Belastungsstellung zur Pfanne gebracht (Abb. 51). Bei älteren Kindern wird durch Operation die Gelenkpfanne korrigiert.

29.5 Luxation des Radiusköpfchens

Hierbei handelt es sich um eine typische und häufige Erkrankung von Kleinkindern *(Chassaignac-Lähmung)*. Werden diese an der Hand geführt und beim Stolpern durch schnelles Hochreißen der Hand vor dem Hinfallen bewahrt, äußern sie anschließend mitunter heftige Schmerzen im Arm. Sie halten die Hand wie bei einer Lähmung. In diesem Fall ist das Köpfchen der Speiche (Radius) durch ein Ringband gerutscht und die Gelenkbewegung in der Ellbeuge schmerzhaft verhindert. Die betroffene Hand steht nach innen gedreht. *Behandlung:* Einrenkung. Anschließend wird der Arm einige Tage lang in gebeugter Stellung durch ein Dreieckstuch oder einen Verband ruhiggestellt. Wiederholung der Luxation ist nicht selten.

29.6 Vitamin-D-resistente Rachitis

Dieses Krankheitsbild hat mit Vitamin-D-Mangel nichts zu tun. Das klinische Bild dieser Kinder, auch das Röntgenbild, hat aber große Ähnlichkeit mit der Vitamin-D-Mangel-Rachitis, nur treten alle Erscheinungen erst jenseits des Säuglingsalters auf. Es bestehen eindrucksvolle Verbiegungen, vor allem der Beine, Verdickungen der gelenknahen Knochenenden (Knie, Fußgelenke), hohe Stirn und Minderwuchs. Das Allgemeinbefinden ist kaum gestört. Als *Ursachen* kennt man Kalkresorptionsstörung und Nierenkrankheiten. In der *Therapie* sind geringe Besserungsaussichten durch Anwendung von Vitamin D in sehr hohen Dosen gegeben, wobei wöchentlich Harn und evtl. Blut auf den Kalkgehalt geprüft werden müssen.

30 Hautkrankheiten

Hautkrankheiten s. auch bei Infektionskrankheiten. *Morphologie der Hautveränderungen* siehe Abschnitt 46.

30.1 Windeldermatitis, Intertrigo

Die Neigung zum Wundwerden ist bei den einzelnen Säuglingen sehr verschieden; sie steigt in jedem Falle bei Dyspepsie und bei schlechter Pflege. Vor allem im Bereich der Windeln, durch die aufweichende Wirkung von Harn und Stuhl gefördert, entwickeln sich entzündlich gerötete Flächen, die stellenweise Erosionen und leicht blutende Bezirke aufweisen können. Pilzbefall dieser Flächen **(Soor)** ist nicht selten. *Behandlung:* Häufiges Trockenlegen, Benutzung weicher Stoffwindeln ist manchmal besser als die Anwendung von Einmalwindeln aus Zellstoff. Die Haut wird nur mit Öl und Watte gereinigt. Messerrückendick wird weiche Zinkpaste oder für einige Tage Kortikoidcreme oder antimykotische Salbe aufgestrichen. Reichlich pudern (Kinder im Inkubator dürfen allerdings nicht gepudert werden: Aspirationsgefahr wegen der ständigen Ventilation).

30.2 Bakterielle Hautinfektionen

Pemphigoid, Schälblasen. Bei Säuglingen führt eine durch Staphylokokken hervorgerufene Hautinfektion zu eitrigen Hautblasen, die in ihrem Aussehen an die Eiterblasen bei Lues erinnern, jedoch nicht wie dort auch an Handflächen und Fußsohlen zu finden sind. Die dünne Wand der Blasen platzt leicht, der Eiter wird verschmiert und führt zu weiterer Blasenbildung. Da vor allem Hautstellen an Unterbauch und Oberschenkel befallen sind, wo die Haut durch Schweiß, Urin und Stuhl aufgeweicht wird, ist die Therapie oft langwierig: tägliche Kamillenbäder oder Kaliumpermanganatbäder, antibiotikahaltige Salben, Antibiotika per os oder durch Injektion. Peinliche Vorsorge vor Übertragung auf andere Kinder!

Eine schwere Verlaufsform des Pemphigoids, wobei Herde am ganzen Körper und auch im Gesicht auftreten, ist die **Rittersche Krankheit (Dermatitis**

exfoliativa). Die früher schlechte Prognose (50% der Kinder starben) ist heute unter Einsatz der Antibiotika gut.

Wundrose, Rose, Erysipel. Die durch Haut- und Schleimhautdefekte (Nabel, Ekzemflächen, Windpocken u. a.) eintretenden Streptokokken führen zu einer scharfen, begrenzten, intensiven, schmerzhaften Rötung. Unter Einbeziehung tieferer Gewebsschichten kann es zur Phlegmone kommen. Die Kinder zeigen hohes Fieber, evtl. Fieberkrämpfe. *Therapie:* Penizillin, Isolierung und Kittelpflege. Strenge Schlußdesinfektion.

Übertragbarer eitriger Bläschenausschlag, Impetigo contagiosa. Wie der Name sagt, ist diese durch Streptokokken oder Staphylokokken ausgelöste Hautkrankheit sehr ansteckend. Es bilden sich vor allem im Gesicht und am behaarten Kopf dünnwandige, mittelgroße Eiterblasen, die schnell platzen und sich in eine honiggelbe Kruste umwandeln. Durch Schmierinfektion schießen weitere Herde auf. Die *Behandlung* erfolgt nach Aufweichen der Krusten mit antibiotischen Salben, unter strenger laufender Desinfektion aller möglicherweise infizierten Gegenstände. Strenge Kittelpflege. Am besten werden die Kinder isoliert. Strenge Schlußdesinfektion. Wegen der nicht seltenen Nephritis ist auf Ödeme und Harnveränderungen zu achten.

Hautabszesse, Furunkulose. Staphylokokken oder Kolibakterien einerseits, Immunparese andererseits bedingen beim Säugling mitunter zahlreiche, hartnäckige Hautabszesse am Körper und am behaarten Kopf, die schwerste Allgemeinstörungen, Erbrechen, Durchfälle, Fieber, Appetitlosigkeit, Dystrophie machen können und sich oberflächlicher Therapie gegenüber resistent erweisen. Fast immer führen erst intensive *Behandlung* mit Antibiotika, Gammaglobulin, Eröffnung der Abszesse, lokale Behandlung mit antibiotischen Salben und Puder sowie saubere Pflege zum Ziel. Strenge Kittelpflege. Strenge Schlußdesinfektion. Einzelne Hautabszesse gibt es in jeder Altersgruppe. Auch auf dem Boden der **Akne** können zahlreiche kleine Abszesse entstehen.

30.3 Dermatitis seborrhoides

Offenbar hautempfindliche Säuglinge zeigen bald nach der Geburt bis gegen Ende des 3. Lebensmonats wenige Millimeter kleine, rote Fleckchen, die oberflächlich leicht schuppen, nie nässen und praktisch nie Superinfektion zeigen. Es können wenige bis zahlreiche Fleckchen sein, die insbesondere im Gesicht, mitunter auch im Stirnhaaransatz, am Hals, seltener am Rumpf zu finden sind. Der Reizzustand der Kopfhaut führt zu weißlichen bis schmutzig-grauen Hautschuppen **(Kopfgneis),** die ziemlich fest haften und durch übliche Kopfwäsche nicht zu beseitigen sind. Die Kinder neigen sehr und mehr als andere zur **Windeldermatitis.**

Sind diese Erscheinungen in hoher Intensität und in großflächiger Verteilung über weite Körperabschnitte, vor allem über den unteren Körperbereich ausgedehnt, spricht man von **Erythrodermia desquamativa** oder von der **Leinerschen Krankheit.** Charakteristisch ist die groblamellöse Schuppung über den hellroten Hautflächen, die einen Farbstich ins Bräunliche aufweisen.

Behandlung durch Salben, wie beim Ekzem näher ausgeführt.

30.4 Ekzem, atopische Dermatitis

Diese Hauterkrankung tritt jenseits des 3. Säuglingsmonats zum erstenmal auf und ist meist allergisch bedingt. Die Ausprägung ist wechselnd und gut durch geschickte Pflege zu beeinflussen. Man unterscheidet

das nässende, krustöse Ekzem des Kopfes und des Gesichtes,

das trockene, über weite Körperflächen ausgesäte Ekzem und

Mischbilder.

Die Kinder zeigen
- entweder nässende, gerötete Hautstellen, die von stecknadelkopfgroßen Papeln umgeben und mit gelblichen Krusten teilweise bedeckt sind („Milchschorf" auf den Wangen),
- oder trockene, verdickte Haut, die mit Schuppen besetzt, oft auch von Rhagaden zerrissen ist,
- evtl. Ödem und starke Rötung, Fieber und Lymphknotenschwellung als Zeichen der Superinfektion,
- Juckreiz.

Um Erfolg zu haben, ist eine umfassende *Behandlung* nötig:
- Vermeiden des Kratzens durch Anlegen von Armmanschetten, Kurzschneiden der Nägel, juckreizstillende Medikamente.
- Bei nässendem Ekzem: Entfernung der Borken mit aufweichenden Umschlägen (häufig gewechselte Umschläge mit Kamillentee u. a.).
- Bei trockenem Ekzem: Entfernung von Hyperkeratosen durch 2%ige Salizylvaseline oder 1%iges Salizylöl (1–2 Tage wirken lassen).
- Salbe oder Creme mit Kortikoiden für 3–6 Tage, evtl. kombiniert mit Teerpräparaten, anschließend wochen- und monatelang unermüdliche Hautpflege mit Fettsalben. Bei Wiederaufflackern der Herde eventuell erneut für einige Tage Kortikoidsalbe.
- Bei entzündeten Ekzemflächen: Antibiotika per os und/oder als Salbe.
- In schweren Fällen Diät mit knapper Milchernährung; als Eiweißträger dafür zusätzlich gewiegtes Kalbfleisch, durchgedrehte Leber. Der Gemüsebrei wird an Stelle von Butter mit Pflanzenöl angereichert.
- Einschränkung der Wasseranwendung bei der täglichen Reinigung; Öl bevorzugen.
- Vermeiden von als allergieauslösend erkannten Substanzen.

30 Hautkrankheiten

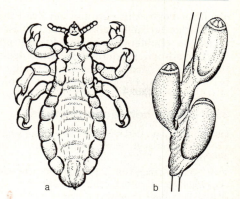

Abb. 52 **Kopflausbefall.** a Die Kopflaus, ein flügelloses Insekt. 2–3 mm groß. Mit klammerartigen Krallen kann sie relativ schnell an den Haaren entlanglaufen. b Nissen sind ihre weißlichen, ovalen Eier, die an den Haaren befestigt werden. Größe ca. 0,8 mm.

Besondere Gefahren für Ekzemkinder sind die Infektion mit Herpesviren (Eczema herpeticatum) und Kuhpockenviren (Eczema vaccinatum).
Verbrennungskrankheit s. Abschnitt 34.3.

30.5 Befall mit Kopfläusen, Krätze

Pediculosis capitis. Kopfläuse führen zu Jucken und Aufkratzen, so daß es nicht selten zur Superinfektion kommt. Möglicherweise überwuchern dann die Zeichen der bakteriellen Entzündung die Erscheinung der Grundkrankheit. Manchmal findet man, vor allem hinter den Ohren, die kleinen Kopfläuse, häufiger die grauweißen, sandkorngroßen Eier (Nissen) an den Haarschäften (Abb. 52). *Behandlung:* Mehrfaches Auftragen von Jacutin-Gel (Lauskappe). Anschließend Waschen und Durchkämmen der Haare mit dichtem Staubkamm.

Scabies, Krätze. Der Juckreiz der Krätze macht sich vor allem in der Bettwärme bemerkbar. Die Krätzmilbe bohrt 2–5 mm lange Gänge in die Haut, vor allem an den Gelenkbeugen und zwischen den Fingern. Auf die Dauer kann sich ein Ekzem darüberlagern, das dann das Bild beherrscht. *Behandlung:* Einreiben mit Jacutin-Lösung oder -Gel, Ekzembehandlung. Gleichzeitige Behandlung der Familienangehörigen.

Da Kopfläuse oder Krätzmilben durch Kontakt übertragen werden, empfiehlt sich Kittelpflege, evtl. Isolierung der Kinder.

30.6 Epidermolyse

Epidermolyse nennt man eine schwere Hauterkrankung, bei der sich mehr oder weniger große Epithelflächen ablösen, so daß das „rohe Fleisch" (Unterhautzellgewebe, Lederhaut) sichtbar wird. Schon leichter Druck an der Haut beim Anfassen und bei der Pflege genügt, von einer weiteren Hautfläche das Epithel abzuschieben. Dieses Krankheitsbild gibt es als Erbkrankheit **(Epidermolysis hereditaria)** und als akute Hautschädigung **(Lyell-Syndrom, Epidermolysis acuta toxica),** wobei als Ursache neben Infekten auch Medikamente angeschuldigt werden müssen. *Therapie:* saubere, vorsichtige Pflege wie bei einer Verbrennung.

30.7 Pflege bei Hautkrankheiten

Hautkrankheiten, deren Vielfalt eine Besprechung in verschiedenen Kapiteln eines Lehrbuches verlangt, setzen durch folgende Eigenschaften besondere Akzente für die Pflege:

Viele Kinder haben von Geburt an eine **sehr empfindliche Haut.** Bei ihnen kommt der sorgfältigen Hautreinigung besondere Bedeutung zu. Ob das tägliche und zeitlich ausgedehnte Baden günstig ist, muß von Fall zu Fall entschieden werden. Jedenfalls muß anschließend gut mit weichen Handtüchern abgetrocknet und heftiges Reiben vermieden werden. Für trockene Haut eignet sich als Badezusatz eine Ölemulsion (z. B. Balneum Hermal Ölbad), für fettreiche „ölige" Haut z. B. Kinderbad-Töpfer. Diese Vorsicht gilt um so mehr bei Kindern mit Ekzem und anderen ausgedehnten Hauterscheinungen. Das Abtrocknen darf hier nur ein Abtupfen der Haut sein. Reinigung mit Öl wird der Wasserreinigung vorgezogen.

Bei starkem **Juckreiz** benutzen viele Kinder das Fertigmachen nach dem Baden zu heftigem Kratzen. Zwei zusammenarbeitende Schwestern können diese lebhaften Kinder leicht versorgen. Überhaupt verlangt der quälende Juckreiz besondere Überlegungen, um ihn den Kindern zu erleichtern; Möglichkeiten der Hilfe sind
- bei großen Kindern Beruhigung durch Worte und geistige Ablenkung (z. B. Vorlesen),
- nur leichtes Zudecken, gutes Lüften des Bettes; häufiger Wäschewechsel,
- je nach Krankheit: feucht-kalte Umschläge, kühlende und juckreizstillende Salben oder Fettsalben, alkoholische Lösungen mit Zitronensaft, Thymol- oder Essigsäure, Medikamente,
- Armmanschetten (Abschnitt 62).

Bei **Hautinfektionen** gilt es zu vermeiden, daß bisher nicht betroffene Haut- oder Schleimhautflächen befallen und dazu andere Kinder oder die Schwester selbst infiziert werden. Immer ist deshalb Kittelpflege angezeigt. Verbände werden verbrannt, benutzte Gegenstände, insbesondere Badewannen, anschließend sorgfältig desinfiziert. Bei gefährlichen Infektionen oder Epitheldefekten an der eigenen Hand trägt die Schwester Handschuhe.

31 Erkrankungen der Augen

In zahlreichen Abschnitten des Buches wird auf Symptome an Bindehaut, Hornhaut und Linse hingewiesen. **Retrolentale Fibroplasie** s. S. 114. **Blennorrhö bei Neugeborenen** s. S. 103. Spülung der Augen und Eingabe von Augentropfen s. Abschnitt 72.

Verletzungen des Auges erfolgen nicht selten beim Spielen der Kinder. Möglichst schnell sollte augenärztliche Behandlung erfolgen. Erste Hilfe: Bei Verätzungen reichlich mit Wasser spülen. Auge steril abdecken, dann zum Augenarzt.

Die **Pflege** der Augen ist besonders wichtig *bei bewußtlosen Kindern* und solchen mit *Lähmungen der Augenlider,* da hier die natürliche Befeuchtung der Hornhaut nicht mehr gewährleistet ist. 2- bis 3mal täglich werden indifferente Augensalben in die Lidspalte eingestrichen.

Nach einer **Operation im Augeninneren** (z. B. Staroperation) wird der abdeckende Verband durch eine feste Schale verstärkt, um jeden zufälligen Stoß gegen das Auge abzufangen. Kann das Augenlid frei bewegt werden, können die Kinder Schmerzen durch scheuernde Nähte empfinden. Große Hilfe bedeutet diesen Kindern beruhigende Pflegehaltung, liebevolle, von den Beschwerden ablenkende Zuwendung.

Strabismus. Beim Schielen unterscheidet man *Lähmungsschielen* und *Begleitschielen;* meist handelt es sich um das letztere. Je nach Stellung der Sehachsen spricht man von einem *Einwärtsschielen* oder einem *Auswärtsschielen*. Lähmungsschielen geht auf Enzephalitis, Mißbildungen oder Tumoren zurück, während Begleitschielen auf muskulären Spannungsunterschieden beruht. Die *Behandlung* des angeborenen Schielens soll so früh wie möglich aufgenommen werden, da die Gefahr besteht, daß das Sehempfinden des einen Auges zur Vermeidung von Doppelbildung unterdrückt wird (Folge: Sehschwäche dieses Auges). Ab dem 2. Lebensjahr: Schielbrille und/oder zeitweiliges Abdecken eines Auges (Okklusionsbehandlung), sog. Sehschule. Die Operation wird vor Schulbeginn vorgenommen und dabei durch Versetzen einiger Muskelansätze eine Parallelstellung beider Sehachsen beim Blick nach vorne hergestellt. Vom Schielen ist das *Scheinschielen (Pseudostrabismus)* abzugrenzen bei einseitiger Ausbildung eines Epikanthus (s. S. 145).

Früherkennen von Sehstörungen ist von größter Wichtigkeit und auch eine Aufgabe der Schwester. *Hinweise:* Schielen, mangelnde Reaktion auf Licht, vorgehaltene Spielsachen oder eigentlich vertraute Gesichter.

32 Chirurgische und orthopädische Erkrankungen

Das klinische Bild und die Pflegeprobleme der **einzelnen Erkrankungen,** die chirurgisch behandelt werden, sind in den entsprechenden Organkapiteln abgehandelt.

32.1 Allgemeine Probleme

Die **Chirurgie bei Kindern,** die **Kinderchirurgie,** ist zu einem Spezialfach der Kinderheilkunde und der Chirurgie geworden. Dieses Fach hat charakteristische Besonderheiten. Die anatomischen Gegebenheiten beim Kind verlangen besonders geschicktes Operieren. Die für das Kind charakteristischen Organfunktionen und Stoffwechselvorgänge sind besonders zu beachten, um einen guten postoperativen Verlauf und auch auf Dauer ein gutes Operationsergebnis zu erzielen. Das Spektrum der beim Kind gegebenen Erkrankungen, die chirurgisch behandelt werden, unterscheidet sich wesentlich von dem anderer Altersgruppen. Schließlich hat das Kind auch im Psychischen seine Eigengesetzlichkeit, sein eigenes Verhalten zur Operation, zur Narkose und zum Krankenhausaufenthalt, auf das sich der Chirurg besonders einstellen muß.

Dank moderner Narkoseverfahren kann die chirurgische Behandlung schwerkranker Kinder und auch schon neugeborener immer mehr ausgebaut werden. Neue Operationstechniken ermöglichen, bisher unheilbare Leiden günstig zu beeinflussen. Vor allem die Thoraxchirurgie erzielt große Fortschritte. So werden viele Herzfehler operabel. Daneben hat die postoperative Betreuung der Kranken eine erhebliche Besserung der Heilungschancen durch Antibiotika, Infusionen und bessere labortechnische Überwachung gebracht.

Die **Orthopädie** hat sich in den letzten Jahrzehnten mit neuen Methoden der Behandlung bewegungsgestörter Kinder gewidmet. Die eindrucksvollsten Erfolge werden dabei nicht in erster Linie durch Operationstechniken erzielt, vielmehr sind bei Kindern mit Zerebralparesen, Extremitätenmißbildungen und Lähmungen nach Poliomyelitis u. a. die größen Erfolge durch planvollen Einsatz vielfältiger, im körperlichen und seelischen Bereich ansetzender Heilmethoden entstanden.

32.2 Allgemeine Begriffe der Kinderchirurgie

Wunden. Eine Wunde entsteht durch eine Gewebsdurchtrennung. Der natürliche Zusammenhang des Gewebes geht verloren. Oberflächen werden geöffnet. Bisher abgeschlossene Flüssigkeiten ergießen sich über den Wundrand, z. B. Gewebslymphe aus dem Zwischenzellraum und den Lymphgefäßen; Blut aus Arterien, Kapillaren oder Venen oder Darminhalt z. B. in die Bauchhöhle. Was die intakte Oberfläche gegen das Eindringen von Krankheitskeimen schützte, ist nun der Infektionsgefahr ausgesetzt. Liegen die Wundränder nicht an, spricht man von einem Klaffen der Wunde.

Wundformen sind abhängig von der Ursache der Gewalteinwirkung. Man unterscheidet:

Schnittwunden mit glattem Wundrand, die in der Regel gut übersichtlich sind.

Stichwunden, deren Tiefenausmaß schlecht bestimmbar ist.

Quetschwunden mit oft tiefreichender Gewebszertrümmerung, dem reichlichen Bluterguß und dem unregelmäßig gezackten Wundrand. Sie entstehen durch stumpfe Gewalteinwirkung (Überfahrenwerden, Stockhiebe, Steinwürfe).
Sind Weichteile über Knochenflächen betroffen, entstehen die sogenannten *Platzwunden*.

Rißwunden zeigen unregelmäßig zerfetzte Ränder.

Kratzwunden mit oberflächlicher Hautabschürfung: Hierbei ist an Parasitenerkrankungen der Haut, z. B. Krätze, Lausbefall, an juckende Hautkrankheiten und an die Katzenkratzkrankheit zu denken.

In *Bißwunden* ist das Bild der Stichwunden mit dem oberflächlicher Epithelzerstörung und Quetschung mehr oder weniger tiefliegender Gewebe kombiniert. Gefahr der Tollwutinfektion ist zu bedenken, falls das beißende Tier tollwütig sein konnte.

Schußwunden zeigen eine relativ kleine Einschußöffnung und, bei einem Durchschuß, eine größere Ausschußöffnung, die das Bild einer Quetsch- und Zerreißwunde bietet.

Durch die **Wundheilung** werden die getrennten Gewebsanteile wieder fest vereinigt:

Primäre Wundheilung, wenn der Wundspalt sehr schmal bleibt und die Eiweißausschwitzung ihn schnell ausfüllt, eine Infektion ausbleibt und Bindegewebszellen und Epithelzellen die Wundflächen wieder fest verbinden (Heildauer 8 bis 14 Tage).

Sekundäre Wundheilung, wenn der organische Wundschluß durch eine Infektion der Wundfläche verzögert wird oder bei einem weiten Klaffen der Wunde der offene Raum durch Bindegewebsvermehrung (Granulation) erst gefüllt werden muß, bis das Epithel dann, von den Rändern her wachsend, den Abschluß herbeiführen kann (Heildauer: einige Wochen).

Narben. Die Narbe ist bei primärer Wundheilung schmal und glatt, bei sekundärer breit und evtl. dunkel pigmentiert. Haare, Schweiß- und Talgdrüsen fehlen im Narbenbereich. Die *Keloidnarbe* ist eine dicke aufgeworfene Narbe. Sie entsteht durch starke Bindegewebswucherung. Vor allem Verbrennungsnarben neigen dazu. Jede Narbe hat die Neigung, im Verlaufe von Monaten zu schrumpfen, so daß Bewegungsbehinderungen in Gelenknähe entstehen können (= *Narbenkontraktur*); Dehnungstherapie oder eventuell operative Korrektur sind nötig. In größeren, schlecht durchbluteten Wundfeldern verzögert sich der vollständige Epithelschluß durch ein *Narbenulkus,* ein kleines Geschwür.

Wundbehandlung. So häufig Kinder kleine Wunden haben, muß doch im Grunde jede Wunde ernstgenommen und sorgfältig behandelt werden. Besonders zu vermeiden ist die eitrige Infektion (evtl. Nierenschäden und Sepsis!), insbesondere zu fürchten die Infektion mit Keimen von Diphtherie, Tetanus und Streptokokken (Wundscharlach). Die meisten Wunden benötigen einen *sterilen Verband.* Auch der *Verbandswechsel* wird unter aseptischen Bedingungen sorgfältig durchgeführt, selbst dann, wenn die Wunden schon infiziert sein sollten, um eine weitere Infektion zu vermeiden. Frische Wunden werden von Fremdkörpern gereinigt und gründlich gesäubert, am besten mit steriler physiologischer Kochsalzlösung. *Tintenstiftverletzungen* werden im nichtverfärbten Gewebe ausgeschnitten. Jede größere Wunde soll möglichst schnell und innerhalb von 6 Stunden dem Chirurgen gezeigt werden, da dieser dann auch bei verschmutzten Wunden durch *Ausschneiden der Wundränder* so saubere Wundverhältnisse schaffen kann, daß eine feste Naht gelegt werden kann. Die jetzt mögliche primäre Wundheilung führt zum kosmetisch und funktionell besten Ergebnis. Größere

Defekte werden durch *Hautverschiebungen* und *Hauttransplantationen* geschlossen. Bei allen Wunden und insbesondere bei größeren Defekten, die nicht geschlossen werden können, gilt es insbesondere, die Wundinfektion zu vermeiden oder zu beseitigen, damit der Defekt durch wachsendes Bindegewebe (Granulationsgewebe) ungestört aufgefüllt werden kann.

Bei jeder Wunde wird die *Tetanusschutzimpfung* durchgeführt bzw. ein vorhandener Impfschutz überprüft und evtl. durch erneute Injektion von Tetanusadsorbatimpfstoff aufgefrischt.

32.3 Verbände

Die verschiedenen Verbände, die die Chirurgie kennt, haben verschiedene Bezeichnungen, aus denen entweder auf ihrem Zweck, ihr Material oder ihre Anlegetechnik geschlossen werden kann. Ein **Schutzverband** wird steril ausgeführt, er soll das Eindringen von Wundkeimen verhindern (Verband der Ersten Hilfe, Verband über Operationswunden). Der **ruhigstellende Verband** bringt Schmerzstillung und fördert durch Ruhigstellung des erkrankten Gliedes die Heilung (Verband über Entzündungen, Verletzungen von Muskeln, Sehnen und Knochen, Verband über größeren Nähten). Eine Ruhigstellung erkrankter Bereiche an Arm und Bein wird nur dann voll erreicht, wenn die beiden benachbarten Gelenke mit ruhiggestellt werden. Ein **Druckverband** dient in erster Linie der Blutstillung. Vielfältige Anwendung findet der **feuchte Verband** zur Kühlung, Schmerzlinderung und Entzündungshemmung, z. B. bei Prellungen, Distorsionen, Hämatomen, entzündlichen Schwellungen. Am einfachsten wird ein weiches zusammengefaltetes Tuch mit Alkoholwasser (Wasser 2 Teile, 70%iger Alkohol 1 Teil) oder Kamillentee getränkt und mit einer Mullbinde oder einem weiteren Tuch locker angedrückt. **Entlastende Verbände** richten sich gegen unzweckmäßigen Zug bestimmter Muskeln (z. B. Rucksackverband bei Schlüsselbeinbruch). Der **Zugverband** wirkt Muskelzug direkt entgegen und verhindert z. B. bei einer Beinfraktur die Verkürzung der Gliedmaße. Der Zug wird durch Heftpflaster oder über einen durch den Knochen gebohrten Draht *(Drahtextension)* angesetzt. Der **Schienenverband** dient insbesondere der Ruhigstellung von Extremitäten. Das Grundgerüst der Kramer-Schiene ähnelt einer Leiter aus Draht, die nach Bedarf geformt werden kann. Die Braunsche und die Volkmannsche Schiene sind feste Gestelle für die Ruhigstellung der Beine. Schienen müssen gut gepolstert sein, um Druckstellen (Dekubitus) zu vermeiden. Die zuverlässigste Ruhigstellung wird mit dem **Gipsverband** erreicht. Auch mit **Kunststoffen** getränktes Bindenmaterial wird in gleicher Weise eingesetzt. – *Wickeltechnik einiger Verbände* in Abschnitt 82.

32.4 Voraussetzungen einer Operation

Einverständnis der Eltern und/oder des zu operierenden Jugendlichen. Jeder chirurgische Eingriff bei einem Kind bedarf der Bewilligung durch beide Elternteile oder der sonstigen Erziehungsberechtigten. Die ausdrückliche Einwilligung eines Elternteils reicht dann aus, wenn die Einwilligung des anderen Elternteiles ebenfalls erkennbar ist oder von dem einen Elternteil durch Unterschrift versichert wird. Jede Zustimmungserklärung muß schriftlich erfolgen. Telefonische Absprachen reichen nur in Notfällen aus, da auf diesem Wege zu leicht ein Mißverständnis entsteht. Dies gilt nicht für die telegraphische Absprache, falls der Name des Kindes und der Verwandtschaftsgrad des Telegrammsenders enthalten sind. In Notfällen kann der Arzt in der Sorge um Leben und Gesundheit des anvertrauten Kindes jeden Eingriff ohne ausdrückliche Zustimmung der Eltern durchführen. Die Notwendigkeit ist aus der momentanen Bedrohung gegeben und die Zustimmung aus der Tatsache unterstellt, daß das Kind von den Eltern zur bestmöglichen ärztlichen Behandlung in das betreffende Krankenhaus gebracht wurde.

Größere Kinder sollte man immer in die entscheidenden Überlegungen miteinbeziehen. Jugendlichen ab 16 Jahren steht die Entscheidung ausschließlich zu, es sei denn, ihr Bewußtseinszustand verlangt eine fürsorgliche Entscheidung durch die Eltern oder aus der Notfallregel durch den Arzt. Weitere Einzelheiten zu juristischen Fragen in Abschnitt 94.

Aufklärung. In der Denkweise von Kindern und Jugendlichen sind Vorgänge wie Narkose und Operation mit intensiven Ängsten besetzt. Um bleibende seelische Traumen zu verhindern, müssen diese jungen und unreifen Patienten in ihrer Sprache und Vorstellungsfähigkeit in die vorgesehenen Dinge eingewiesen werden. Ist eine verstümmelnde Operation (z. B. Beinamputation) vorgesehen, muß darauf genau vorbereitet werden, wenn man einen postoperativen seelischen Schock vermeiden will. Dem Anästhesisten kommt in der seelischen Führung eines Kindes eine besondere Rolle zu, da er die unmittelbare Überleitung in den narkotischen Schlafzustand durchführt.

32.5 Anästhesie und ihre Methoden

Die Kinderanästhesie hat ihre *speziellen Schwierigkeiten und Eigenheiten* in den kleinen anatomischen Verhältnissen (Intubation!) und den speziellen Stoffwechseleigenschaften des Kindes, insbesondere des Säuglings (Hypoglykämieneigung, Azidoseneigung, Labilität im Wasser- und Salzhaushalt, maligne Hyperthermie). Den anatomischen Besonderheiten entsprechend sind besondere Laryngoskope und besondere Tuben entwickelt worden. Für Säuglinge und Kleinkinder sind besondere *Narkosesysteme* (Apparaturen) im Einsatz, die den Besonderheiten der Atmung bei diesen Kindern angepaßt sind.

Kinder, für welche eine Narkose vorgesehen ist, müssen 6 Stunden ohne Nahrung sein, weil sonst die Gefahr des Erbrechens mit Aspirationsmöglichkeit besteht. Andernfalls ist vor der Narkose Magenaushebung nötig.

Prämedikation. Vor Einleitung der Narkose werden die Kinder durch Sedativa ruhiggestellt, um ihre Angstreaktionen zu beschränken und die Einleitung einer Narkose zu erleichtern.

Anästhesiemethoden. Da lokale Anästhesiemethoden eine volle Mitarbeit des Patienten verlangen würden, kommen beim Kind vorwiegend *Inhalationsnarkotika* zum Einsatz, insbesondere in einer Kombination von Lachgas, Sauerstoff und Halothan. Viel im Gebrauch ist neuerdings das Ketamine (Ketanest), das sich für die Narkoseeinleitung oder als alleiniges Narkosemittel für kurze Eingriffe eignet. Es wird intravenös oder intramuskulär injiziert. Wird während der Operation eine vollständige Muskelerschlaffung *(Muskelrelaxierung)* erforderlich, wird meist Succinylcholin intravenös gespritzt. Diese Substanz bewirkt, daß die Erregung der motorischen Nerven nicht mehr über die sog. Nervenendplatte auf die Muskulatur übergreifen kann. Damit ist die Skelettmuskulatur gelähmt. Muskelrelaxantien führen somit zur Atemlähmung. Künstliche Beatmung über ein in der Luftröhre liegendes Rohr (Tubus) wird unumgänglich. Das Bewußtsein des Kranken beeinträchtigen diese Substanzen nicht. Ohne zusätzliche Narkose würde der Patient also Atemnot und Schmerz verspüren, ohne dies ausdrücken zu können. Der Nutzen der Muskelrelaxantien liegt darin, daß sie Narkotika einsparen helfen, die nur in einer kleinen Menge bis zum Erlöschen des Bewußtseins nötig sind.

Die Narkoseeinleitung verlangt vom Anästhesisten viel *psychologisches Geschick*, vor allem bei Kleinkindern. Um eine unerwünschte heftige Abwehrreaktion beim Aufsetzen der Maske auf das Gesicht zu vermeiden, halten manche Anästhesisten die Maske mit einigem Abstand über das Gesicht oder nützen Neugierde und Interesse eines Kindes an der Narkoseapparatur dadurch aus, daß sie den Reservoirbeutel durch die Narkosemaske aufblasen lassen. Ist das Kind eingeschlafen, gelingt die *Intubation* fast immer leicht.

Aufgaben der Schwester vor einer Narkose s. in den Arbeitshilfen (Abschnitt 64).

32.6 Postoperative Betreuung

Nach der Operation werden noch bewußtlose oder eben erwachende Kinder auf Kreislauf, Atmung oder Erbrechen sorgfältig beobachtet und nach Anordnung des Arztes eventuell in stabile Seitenlage (s. S. 463) gebracht. Neugeborene und Säuglinge sollten nach einer größeren Operation in einen Inkubator oder in ein Wärmebett gelegt werden.

In Erregungszuständen kann sich das Kind verletzen. Im Aufwachstadium sind viele Kinder desorientiert. Im Grunde soll man die Kinder in diesem Stadium möglichst in Ruhe lassen. Dies gilt insbesondere bei dem Narkotikum Ketanest, da die Kinder im Aufwachstadium in verstärktem Maße Angstgefühlen ausgesetzt sind. Aus dem zuwendigen Verhalten der behutsam pflegenden Schwester sollen sie aber erkennen können, daß sie nicht allein sind. Spuckschale, Absauggerät und Analeptika müssen bereitstehen. Erste Getränke kann man frühestens drei Stunden nach vollständigem

Erwachen vorsichtig mit dem Teelöffel eingeben; diese Frage ist aber genau mit Chirurg und Anästhesist vorher zu besprechen.

Exakt hat die Flüssigkeitszufuhr, meist zunächst im Dauertropf, zu erfolgen. Je nach Blutverlust wird Blutersatz durch Transfusion geschaffen. Parallel zur Flüssigkeitszufuhr wird die Urinausscheidung kontrolliert; am besten werden die Urinportionen stündlich erfaßt und gemessen (evtl. Dauerkatheter, der den Harn zunächst in einen Urimeter einlaufen läßt). Urinmenge bei den einzelnen Altersgruppen s. Tab. 36, S. 477.

In den Arbeitshilfen weitere Hinweise zur **Intensivpflege** (s. Abschnitt 63).

32.7 Operationstermine chirurgischer und orthopädischer Krankheiten

Die in Tab. 18 genannten Zeiträume sind zeitliche Regeln, wie sie von den Kinderchirurgen, Kieferorthopäden, Orthopäden und Kinderärzten als verbindlich angesehen werden. Sie werden aber in Fachzeitschriften und auf Kongressen immer wieder zur Diskussion gestellt. Der einzelne Arzt kann also mit seinen guten Gründen von diesen Regeln abweichen.

Während bei einer akuten Appendizitis unter allen Umständen sofort operiert werden muß, ist bei zahlreichen anderen Erkrankungen der Entschluß zur Operation von mehreren Überlegungen abhängig. Erwägt man das **Operationsrisiko,** sind zu bedenken:

- anhaltende oder aufkommende Gefahren und Behinderungen, falls nicht operiert würde (absoluter Therapieeffekt der Operation),
- Belastung, die für jedes Kind durch die vorgesehene Operation gegeben wäre (Anästhesie, Operationstechnik, postoperative Belastung durch Schmerzen, Ruhigstellung und evtl. behinderte normale Ernährung),
- Belastbarkeit des betreffenden Kindes, also die augenblickliche Operationsfähigkeit. Frei von Infekten? Gute Stoffwechsellage bei Stoffwechselkrankheiten? Psychische Problemsituation? Vorangegangene Impfungen?

Kleine Eingriffe können auch ambulant durchgeführt werden, d. h. das Kind verläßt noch am selben Tag das Krankenhaus *(„Tageschirurgie")*. Abzuraten: vor Vollendung des ersten Lebensjahres, bei chronischer Krankheit wie Diabetes und Mukoviszidose, nicht bei oder kurz nach Infekten oder Impfungen innerhalb der letzten 6 Wochen, nicht bei Ausländern (Sprachprobleme), bei weitem Fahrtweg und ohne einen zur Betreuung bereiten Kinderarzt (Hausbesuch).

Tabelle 18 Operationstermine für akute und nicht akute Erkrankungen

Krankheitsbild	Zeitpunkt, eventuell besondere Bedingungen
Kopfbereich und Bereich der Wirbelsäule	
Enzephalozele	sofort
Kraniostenose, vorzeitiger Verschluß der Schädelnähte	im 3. bis 6. Monat, bei erheblichen Druckerscheinungen im Schädelinneren sofort
Hydrozephalus	sofort, falls angeboren und wachsend; sonst regelmäßige Kopfumfangmessungen, Kontrolle der Hirnmanteldicke durch Computertomographie falls zusammen mit Meningozele gegeben oder aus anderen Ursachen erworben: bei schneller Umfangszunahme des Schädels
Meningozele	falls fest überhäutet: im 2. Lebensjahr falls offen oder dünn überhäutet: sofort
offener Dermalsinus (Hautfistel, eine direkte Verbindung von der Haut zum Neuralrohr, Meningitisgefahr!)	sobald möglich exstirpieren bei gutem Befinden des Kindes
Ranula (Zyste der Speicheldrüse unter der Zunge)	bei Trinkschwierigkeiten sofort, sonst mit 2 bis 3 Monaten
Lippenspalte, Gaumenspalte, Lippen-Kiefer-Gaumen-Spalte	weicher Gaumen ab 6. Monat, weiteres bis Ende des 3. Jahres
Oberlippenbändchen	mit 4 Jahren, um spätere Fehlstellung der Schneidezähne zu verhindern
kurzes Zungenbändchen	nur in seltenen Fällen zu operieren, wenn die Zunge durch Zug eingerollt wird
abstehende Ohren	nach dem 5. Jahr, vor Einschulung
Halsbereich	
muskulärer Schiefhals	bei Erfolglosigkeit von Lagerung und Massage nach dem 4. Lebensmonat
angeborene Halsfisteln und -zysten	nach dem 1. Lebensjahr

32 Chirurgische und orthopädische Erkrankungen

Tabelle 18 (Fortsetzung)

Krankheitsbild	Zeitpunkt, eventuell besondere Bedingungen
Brustbereich	
offener Ductus arteriosus (Ductus Botalli)	bei Herzinsuffizienz sofort, sonst im 2. Lebensjahr
Aortenisthmusstenose	nach dem 1. Lebensjahr
Fallotsche Tetralogie	Totalkorrektur nach dem 5. Lebensjahr. Einfache Operation in schweren Fällen früher (Blalocksche Anastomose, wobei die A. subclavia mit der Lungenarterie verbunden wird)
Vorhofscheidewanddefekt	ab 4. Lebensjahr
Kammerscheidewanddefekt	ab 4. Lebensjahr
Panzerherz	sofort
angeborene Ösophagusstenose	sofort
Verätzungsstenose	erst nach langer Bougierung
Fistel zwischen Ösophagus und Luftröhre	sofort
Bronchiektasen	bei umschriebener Bronchiektasiebildung nach Erfolglosigkeit anderer Behandlungsverfahren nach dem 5. Lebensjahr
Trichterbrust	nach dem 5. Lebensjahr
Mediastinaltumoren und angeborene Zysten im Mediastinum	sofort
lobäres Emphysem	wenn schleimlösende Mittel und endotracheales Absaugen keine Entlastung brachten
angeborene Lungenzysten	ab 4. Lebensmonat
Pneumatozelen nach abszedierender Pneumonie	erst nach monatelanger konservativer Therapie
Bauchbereich	
Zwerchfellhernie	sofort
Hiatushernie	nach erfolgloser konservativer Behandlung

Tabelle 18 (Fortsetzung)

Krankheitsbild	Zeitpunkt, eventuell besondere Bedingungen
Nabelschnurbruch	sofort
Nabelbruch	bald, falls Darm im Bruchsack enthalten, sonst nach dem 12. Lebensmonat
epigastrische Hernie	nach dem 1. Lebensjahr sofort
Leistenbruch	möglichst bald, sofort bei Inkarzeration
Urachusfistel	nach dem 3. Lebensmonat
verbliebener Ductus omphaloentericus	sofort, wegen der Volvulusgefahr für die Darmschlingen
hypertrophische Pylorusstenose	wenn die konservative Therapie nach 8 Tagen keinen Erfolg zeigt
Duodenalstenose	so bald wie möglich
akute Appendizitis	sofort
chronische Appendizitis	bald
Megakolon mit Wandstenose (Hirschsprung-Krankheit)	sofort, in den ersten Lebensmonaten eventuell zunächst nur Anus praeternaturalis
Colitis ulcerosa, Morbus Crohn	erst nach monatelanger konservativer Therapie
Anal- und Rektumatresie	sofort
Analprolaps	nach Versuch konservativer Behandlung (Einlegen eines Ringes)
Analfistel	bald, nach dem 10. Lebensmonat
Gallengangsatresie	vor Ende der 6. Lebenswoche bei Verschluß außerhalb der Leber
Fehlbildungen der Niere	nur bei Krankheitserscheinungen nach Erfolglosigkeit anderer Therapie
Harnröhrenstenose	sofort

32 Chirurgische und orthopädische Erkrankungen

Tabelle 18 (Fortsetzung)

Krankheitsbild	Zeitpunkt, eventuell besondere Bedingungen
große Nierensteine und Blasensteine	möglichst bald, vor allem bei hartnäckigen Entzündungen
Ureterstein	wenn 6 Wochen konservativer Behandlung ohne Erfolg
vesikoureteraler Reflux	nach intensiver antibiotischer Langzeittherapie
Hypospadie	sofort: Beseitigung von Stenosen; im 2. Lebensjahr: falls Verkrümmung des Penisschaftes gegeben. Vor der Einschulung: eventuell Harnröhrenplastik
Phimose	nach dem 1. Lebensjahr
Hodenhochstand, Leistenhoden	falls Hormonkur im 2. Lebensjahr ohne Erfolg, anschließend Operation
Hydrozele des Hodens	nach dem 4. Monat bei größerem Ausmaß; meist spontane Rückbildung
Klitorishypertrophie beim adrenogenitalen Syndrom	vor der Einschulung, ab 2. Lebensjahr
Extremitäten	
6-Finger- oder 6-Zehenbildung	nach dem 4. Lebensmonat
häutige Verwachsungen zwischen den Fingern	vor Schulbeginn
Klumpfuß	nach dem 2. Lebensjahr, falls sofort nach Geburt einsetzende konservative Behandlung erfolglos
Haut	
Hämangiom	abwarten, da große Neigung zu spontaner Rückbildung, eventuell kommt auch Bestrahlung in Frage
kavernöses Hämangiom und Lymphangiom	sofort, wenn die Lokalisation zu Schluck- und Atemschwierigkeiten führt, sonst abwarten

33 Geschwülste, Tumoren

Onkologie ist die wissenschaftliche Lehre von den bösartigen Geschwülsten (die Leukämie wird dabei eingerechnet). Die bösartigen Tumoren stehen an zweiter Stelle in der Statistik kindlicher Todesursachen (Abb. 2, S. 5). Entgegen allen Vermutungen haben sie aber in den letzten Jahren nicht sicher zugenommen. Knaben sind etwas häufiger als Mädchen betroffen. Am stärksten sind die Säuglingszeit und das Kleinkindesalter heimgesucht. Die Art der Tumoren unterscheidet sich von der der Erwachsenen erheblich. *Karzinome,* bösartige Tumoren aus Epithelzellen, stehen stark im Hintergrund, bösartige Tumoren aus Abkömmlingen des Bindegewebes *(Sarkome)* im Vordergrund. Viele Tumoren haben die Unreife embryonaler Strukturen. Die einzelnen Tumorarten und ihre therapeutischen Probleme sind bei den einzelnen Organen besprochen. Die Tab. 19 gibt einen Überblick über ihre regionale Verteilung. Es zeigt sich, daß die bösartigen Neubildungen des blutbildenden Zellsystems an erster Stelle stehen. *Seelische Probleme* s. Abschnitt 3.5.

Als *Therapiemöglichkeiten* stehen bei Tumoren Kortikoide, Zellgifte (Zytostatika), Operationen und Bestrahlung zur Verfügung, ohne daß aber diese Maßnahmen bei allen Formen überhaupt anwendbar und erfolgreich wären. Eine große Zahl der Kinder mit bösartigen Tumoren wird heute durch eine intensive, dabei sehr belastende Therapie geheilt. Oft entscheidet der Zeitpunkt der Entdeckung die Prognose. Daher ist die Frühdiagnose so wichtig.

Tabelle 19 **Bösartige Tumoren beim Kind in der Häufigkeit ihres Auftretens**

Tumoren	%
Leukämie, Retikulose Lymphogranulomatose	35
Hirntumoren	25
Bauchtumoren	14
Weichteiltumoren	8
Tumoren im Brustraum	5
Knochentumoren	5
Tumoren anderer Organe	8
	100

34 Unfälle, Vergiftungen

Die Statistik aller Länder zeigt in den letzten Jahrzehnten einen Anstieg der Unfallhäufigkeit und der tödlichen Vergiftungen von Kindern. Durch bessere Hygiene, Impfungen, Sulfonamide und Antibiotika haben sich die Todesfälle durch Infektionen erheblich vermindert. So stehen nun die Unfälle und Vergiftungen an der ersten Stelle der Todesursachenstatistik (Abb. 2, S. 5). Es sind in der Bundesrepublik Deutschland im Jahr etwa 4000 Kinder. Allein 2000 davon sterben auf der Straße (mehr als alle Infektionskrankheiten zusammen fordern). 20mal soviel Kinder werden vorübergehend oder dauernd schwer geschädigt. Diese Zahlen sind um so aufregender und tragischer, als 90% der Unfälle und Vergiftungen vermeidbar wären, wenn die Möglichkeiten der Vorsicht (Prophylaxe) ausgenützt würden.

Ursachen sind:

Straßenverkehrsunfälle. Am häufigsten gefährdet sind die zu Fuß gehenden Schulanfänger und die Radfahrer und Mofafahrer im Alter von 13 bis 15 Jahren.

Ertrinken: im Sommer beim Baden, im Winter beim Begehen zu dünner Eisdecken, durch Sturz in Regentonnen, Brunnen und Bottiche. Bevorzugt wird hier das Kleinkindesalter betroffen.

Stürze: aus dem Bett, vom Wickeltisch, von Treppen, Dächern, aus dem Fenster, aus dem fahrenden Zug, aus der Straßenbahn, Anschlagen im Auto bei heftigem Bremsen.

Hitzeeinwirkung, s. Abschnitt 34.3.

Verätzungen durch Säuren, Laugen, Haushaltschemikalien (Speiseröhrenverätzung) s. Abschnitt 102.

Schäden durch elektrischen Strom s. unten.

Vergiftungen s. Abschnitt 34.2 und 102.

Ersticken: Säuglinge unter dem Deckbett, im Bett der Eltern, durch Plastikbeutel, die die Kinder gern über den Kopf ziehen, durch schlecht ziehende Öfen (Kohlenmonoxidvergiftung); durch Selbsterhängen oder -erdrosseln (Strangulation), vor allem sind Kleinstkinder betroffen, die im Bett angebunden werden; durch Verschlucken von Fremdkörpern (Spielzeug, abgebissener Schnullerteil, Knöpfe, Münzen); durch spielerisches Einschließen in Kühltruhen.

34.1 Unfälle durch Elektrizität

Der Stromdurchfluß beeinträchtigt das nervöse System des Herzens und führt zu ungeordneten und wirkungslosen Zuckungen des Herzmuskels. Es entsteht Kammerflimmern, das auch nach Unterbrechung der Stromwirkung anhält und zum Tode führt. Der von einer Stromquelle überspringende Strom (Flammenbogen) verursacht tiefe Verbrennungen der Haut und der tiefer gelegenen Weichteile. Die Kinder kommen durch schadhafte elektrische Leitungen oder durch ungeschützte Steckdosen, in die sie Finger, Metallgegenstände, sogar die Zunge hineinstecken, zu Schaden. Die Gesamtzahl dieser Unfälle ist heute relativ gering, die Todesfolge aber dabei häufig. Sehr selten sind *Hochspannungsunfälle,* meist durch Übermut und Neugierde von Jungen hervorgerufen, wenn sie auf Hochspannungsmasten klettern; hier kommt zur Stromwirkung noch Verletzung durch das Abstürzen. *Blitzunfälle* entstehen durch Entladung atmosphärischer Elektrizität (Gewitter).

Behandlung: Zunächst muß der Verletzte unter allergrößter Vorsicht aus dem Stromkreis gebracht werden. Die akute Lebensgefahr entsteht durch Kreislaufstillstand (Herztod) und Atemstillstand. Diese beiden Erscheinungen gilt es durch äußere Herzmassage und künstliche Beatmung (s. Abschnitt 97) zu bekämpfen. Wichtig ist ferner die richtige Lagerung des Bewußtlosen (s. Abschnitt 100). Die tiefen Verbrennungsnekrosen werden mit sterilen Tüchern bedeckt und erst im Krankenhaus behandelt.

Prophylaxe: Nur einwandfreie elektrische Schalter, Schnüre, Steckdosen und Geräte benutzen! Alle Steckdosen im Spielbereich von Kindern durch „Kinderschutzsteckdosen" ersetzen. Keine Verlängerungsschnüre mit Verteilersteckdosen in einem Kinderzimmer dulden, weil damit die Kinderschutzdosen wieder wirkungslos werden. Aufklärung der Kinder. Bei Blitzgefahr einzeln stehende Bäume, Türme und das freie Feld meiden; man ist sicher in Häusern mit Blitzschutzanlage, in Höhlen und Gruben, in Zügen, Kraftwagen und Flugzeugen, im dichten Wald.

34.2 Vergiftungen

Durch *zahlreiche Substanzen,* Medikamente, Haushaltschemikalien, Schädlingsbekämpfungsmittel, Pflanzen- und Pilzgifte ist vor allem das kritiklose und neugierige Kleinkind gefährdet.

Bedingungen. Die Auswertung zahlreicher Unglücksfälle hat sehr interessante Aufschlüsse und Einblicke gebracht, die auch für die Verhütung der Vergiftungen beherzigt werden sollten:

Am stärksten sind die *ersten 5 Lebensjahre,* vor allem das 2. und 3. Jahr gefährdet; Knaben mehr als Mädchen.

Die gefährlichen Substanzen entnehmen die Kinder in erster Linie aus *Flaschen und Kannen;* es handelt sich also vor allem um *Flüssigkeiten.* Oft enthalten Bierflaschen und Limonadenflaschen Lösungsmittel, Terpentin oder Möbelpolituren.

Als *Orte der Vergiftungen* sind folgende Räume zu nennen: in erster Linie Küche, dann Schlafzimmer, Badezimmer, ferner industriell oder gewerblich benützte Räume, zuletzt die freie Natur.

Die Kinder haben es nicht schwer, an die Dinge heranzukommen. Sie finden sie auf Tischen, in Regalen, auf dem Fußboden; in ⅔ der Fälle liegen die Substanzen an einem „unüblichen Platz", an dem sie *versehentlich* liegengeblieben sind.

Der *Häufigkeitsgipfel* für Vergiftungen liegt im Winter und Frühjahr, nur für Pflanzenvergiftungen im Sommer und Frühherbst. Wie die Erwachsenen unterliegen die Kinder ferner Vergiftungsgefahren durch *Schlangengift und verdorbene Nahrungsmittel* (Konserven, schlecht geräucherte Fleischwaren), die das Toxin des Botulismuserregers enthalten.

Auf eine Vergiftung sind folgende Beobachtungen bei jedem Kind **verdächtig:**

– wenn ein gesundes Kind plötzlich bewegungsunsicher (taumelig) oder sogar bewußtlos wird,
– wenn ein Kind Verätzungen an den Lippen oder in der Mundhöhle zeigt,
– wenn es beim Spiel mit Medikamenten getroffen wird, und seien es nur leere Medikamentenpackungen, die das Kind in Händen hat.

Die Entscheidung, ob eine Vergiftung vorliegt oder nicht, muß sofort getroffen oder angestrebt werden. Abwarten kann den Tod des Kindes verschulden!

Maßnahmen der **Ersten Hilfe bei Vergiftungen** s. Abschnitt 102.

Lebensrettend ist aber oft das **Verhalten am Unfallort.** Leere Packungen und Reste der eingenommenen Substanzen müssen sichergestellt und dem Arzt mitgebracht werden. Besteht darüber bei der Einlieferung ins Krankenhaus keine Klarheit, geht evtl. wertvolle Zeit verloren!

Behandlung: Jede Vergiftung sollte in einer Klinik behandelt werden. Viele Gefahren sind anfangs noch nicht überschaubar. Bei Kenntnis der Substanz können gezielte Maßnahmen ergriffen und Gegenmittel (Antidots) angewandt werden. Einzelheiten entnimmt der Arzt speziellen Handbüchern, oder er hält Rücksprache mit einer Vergiftungszentrale.

Lagerung und Transport eines bewußtlosen Kindes s. Abschnitt 100.

Im Krankenhaus gilt:

– Kinder mit Vergiftungen oder auch nur mit Vergiftungsverdacht nie ins Wartezimmer, sofort ins Untersuchungszimmer bringen.
– Sofort den diensthabenden Arzt benachrichtigen unter ausdrücklichem Hinweis, daß es sich um einen Vergiftungsfall handelt.
– Schon die Aufnahmeschwester fragt genau: Welche Substanz? Welche Menge? Wieviel Zeit ist verstrichen?
– Packungen und Reste des Vergiftungsmittels sicherstellen! Verschüttete Flüssigkeit oder Erbrochenes haften mitunter den Kleidern an und können auf diese Weise noch erfaßt werden. Tablettenhülsen werden evtl. beim Ausziehen der Kinder gefunden.
– Ausscheidungen für den Substanznachweis aufbewahren: Erbrochenes, Harn, Stuhl; so lange, bis der Arzt weiteres entscheidet.

- Bei akuter Erstickungsgefahr die Abklärung der obengenannten Fragen zunächst aufschieben und Atemhilfe geben: sinnvolle Lagerung – Absaugen des Mund- und Nasenraumes – Sauerstoff – Intubationsbesteck und evtl. Beatmungsgerät bereitmachen – falls nötig Atemspende und künstliche Beatmung, Mund-zu-Mund- oder Mund-zu-Nase-Beatmung aber nur, wenn für den Helfer keine Vergiftungsgefahr besteht. In einem solchen Verdachtsfall als Behelf Beatmungsmethode nach Silvester anwenden.

- Sorgfältige Überwachung des Kindes: Kontrolle von Puls, Atmung, Temperatur, Blutdruck, Sprache, Bewußtsein. Die Schwester benachrichtigt den Arzt bei Verschlechterung der Hautfarbe, der Atmung, der Pulsfrequenz (deutliche Beschleunigung, Verlangsamung, Unregelmäßigkeit), der Bewußtseinslage und bei Krampfbereitschaft. Evtl. ist Sitzwache nötig!

- Genaues Protokoll, evtl. auch Aufzeichnung wichtiger sprachlicher Äußerungen des Kindes, weil Vergiftungsfälle manchmal zu Gutachten, gerichtsmedizinischen Untersuchungen und polizeilichen Erhebungen führen können.

- Feste oder flüssige Nahrung erst nach ärztlicher Erlaubnis. Evtl. bestimmte Diät, z. B. reichlich Flüssigkeit, fettfreie Kost, genau einhalten.

Da bei fast allen Vergiftungen nicht böse Absicht, sondern Leichtsinn von Erwachsenen eine verhängnisvolle Rolle spielt, reichen in der Regel Schreck und Schock für einen schuldigen Elternteil als „Strafe" und Erziehungshilfe aus. Fast immer handelt es sich also um tragische Unglücksfälle. Dies sollte auch eine Schwester den Eltern gegenüber mitfühlend ausdrücken. Im Einzelfall ist aber evtl. auch an die Möglichkeit einer kriminellen Handlung zu denken.

Maßnahmen, um Erbrechen herbeizuführen, s. S. 465. **Technik der Magenspülung** s. S. 384.

34.3 Verbrennungskrankheit

90% aller Schäden durch Hitzewirkung sind Verbrühungen. Bevorzugt ist das 2. bis 4. Lebensjahr. *Ursachen:* Zuber und Schüsseln mit heißer Waschlauge, Kochtöpfe und Kaffeekannen mit heißen Flüssigkeiten, Wärmflaschen ohne sicheren Verschluß, ferner offenes Feuer, Spiel mit Zündhölzern und Feuerzeug, heiße Ofenflächen, unkontrollierte Anwendung von Heizkissen bei Kindern (auch von Geräten mit Thermostat!), offene elektrische Heizöfen, in welche Kinder brennbare Gegenstände hineinstecken (z. B. Kämme). Kleine Kinder ziehen gern an Tischdecken und herabhängenden Elektroschnüren von Tauchsiedern usw.!

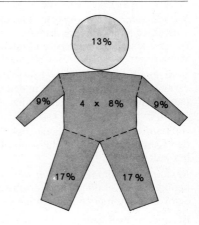

Abb. 53 **Körperoberflächenverteilung bei einem 5jährigen Kind**

Das **Ausmaß der Gewebsschädigung** an der Stelle der Hitzeeinwirkung wird meist folgendermaßen eingeteilt:

Verbrennung I. Grades: Hautrötung.
II. Grades: Blasenbildung und Ödem als Zeichen des Flüssigkeitsaustrittes aus den geschädigten Blutgefäßen.
III. Grades: Zerstörung von Gewebsschichten bis zur Verkohlung.

Wichtiger noch als die umschriebenen Hautveränderungen sind die Zeichen der Allgemeinstörung (Schocksymptome, s. nächste Seite). Diese bringen die größte Gefahr für das Kind, evtl. Lebensgefahr. Man spricht daher an Stelle von Verbrennungen am besten von Verbrennungskrankheit.

Das *Ausmaß der verbrannten Fläche* wird bei großen Kindern und bei Erwachsenen nach der *„Neuner-Regel"* abgeschätzt: Kopf 9%, Arme 2 × 9%, Rumpf mit Hals 4 × 9%, Beine 4 × 9%. Bei kleinen Kindern verteilen sich die Flächen etwas anders (Abb. 53). Als einfachstes Maß dient die Handfläche des Kranken:

Handfläche des Kranken = 1% Körperoberfläche.

Man kann damit sehr schnell das Ausmaß der Schädigung abschätzen. Verbrennungsflächen über 7% verlangen sofortige Krankenhauseinweisung!

Erste Hilfe bei Verbrennungen s. Abschnitt 101.

Die Verbrennungskrankheit verläuft in folgenden **Stadien,** die mit ihren Symptomen besondere Gefahren bringen können:

Schockstadium, Ödemphase: Gekennzeichnet durch schwere Schmerzen, schlechte Kreislaufverhältnisse, Nierenversagen (geringe Harnabsonderung), mehr oder weniger ausgedehntes Ödem (auch Hirnödem!), Verlust von Körpereiweiß über die offenen Wundflächen. Dauer: bis 48 Stunden.

Intoxikationsstadium: Der Einstrom von denaturierten (durch die Hitze veränderten) Eiweißkörpern in den Organismus verursacht weiterhin Kreislaufschwäche und Nierenstörung, führt zu hohem Fieber, eventuell zu Krämpfen. Dauer: 2. bis 5. Tag.

Infektionsstadium: Durch die bakterielle Wundinfektion treten Toxine in den Körper, so daß Kreislauf- und Herzschwäche, Anämie und hohes Fieber auftreten.

Reparationsstadium, Stadium der Abheilung, wobei überschießende Narbenbildung (Keloide) und Gewebsschrumpfung (Kontrakturen) besondere Schwierigkeiten noch nach Monaten bringen können.

Besondere **Probleme** ergeben sich **bei bestimmten Lokalisationen:**

- am behaarten Kopf durch die eitrige Wundinfektion, wobei die Entzündung auch auf das Schädelinnere übergreifen kann;
- im Bereich der Augen, die durch das Wundödem zeitweilig verschlossen werden können; dadurch entsteht eine kritische psychische Situation für die Kinder und Infektionsgefahr am Auge;
- an Nase und Mund, wo durch das Wundödem eine vorübergehende Stenose, durch Bindegewebsschrumpfung eine Dauerstenose entstehen kann;
- im Mund-, Rachen-, Hals-Bereich, wo durch Ödeme die Atmung behindert werden kann; evtl. wird Tracheotomie nötig;
- im Brustwarzenbereich bei Mädchen: Narbenschrumpfung kann später zu Stillschwierigkeiten führen;
- an den Händen, wo Infektionen bedenkliche Auswirkungen auf Sehnen und Gelenke haben können;
- an den Füßen, wo schlecht geheilte Wunden mit Keloiden später Gehschwierigkeiten machen;
- an Gelenken, die durch spätere Kontrakturen behindert werden;
- im Bereich des Dammes mit Harnröhre, Penis, Scheide und Anus, wo zunächst die Gefahr der Harn- und Kotsperre, später die von Narbenverziehungen gegeben ist.

An diesen Besonderheiten ist ersichtlich, daß Verbrennungen an diesen Stellen eine besonders sorgfältige Lokalbehandlung verlangen.

Behandlung, Pflege. Bei großen Verbrennungsflächen hat die Allgemeinbehandlung mit schmerzstillenden Mitteln, großen Infusionen und Kortikoiden (Schockbekämpfung) Vorrang vor der Lokalbehandlung, wenngleich diese vom ersten Tag an mit aller Umsicht ebenfalls geleistet werden muß. In allen kritischen Phasen richtet die Schwester ihr besonderes Augenmerk auf den Kreislauf (Kühle der Extremitäten, Puls, Blutdruck), auf Atmung, Nierenleistung (evtl. Dauerkatheter), Bewußtsein und evtl. Krämpfe des Kindes. Die Ernährung der ersten Tage erfolgt mit gut gesüßten Fruchtsäften, dann mit eiweißreicher, kohlenhydratreicher, relativ fettarmer, vitaminreicher Kost („Leberschutzdiät"). Die Lokalbehandlung braucht viel Geduld und Vorsicht. Zunächst werden unter sterilen Arbeitsbedingungen und unter Anwendung schmerzstillender Medikamente Hautfetzen gründlich entfernt und Blasen abgetragen. Dann wird – von Klinik zu Klinik verschieden – Puder mit Antibiotika oder Salbe aufgetragen. Große Wundflächen brauchen u. U. Hauttransplantationen. Die meisten Ärzte sind Anhänger der sog. offenen Wundbehandlung. Sie hat viele Vorteile: die jederzeit gegebene Übersicht über die Wundfläche, die kürzere Heildauer, die einfachere und zeitsparende Wundversorgung und die geringeren Kosten. Überschießende Granulationsgewebsbildung wird mit dem Höllensteinstift gebremst. Später haben Massage und Bewegungsübungen an den befallenen Körperabschnitten größte Bedeutung für die Rehabilitierung und die Verhütung von Kontrakturen.

35 Plötzlicher Kindstod

Der unerklärliche plötzliche Tod eines Kindes (**SIDS** = sudden infant death syndrome) ist ebenso erschütternd wie unerklärlich.

Typisch sind folgende Situationen:

Tod während der Schlafzeit, am häufigsten zu beobachten. Die Mutter findet das Kind leblos, schon totenstarr und mit Leichenflecken, im Bett, oft in Bauchlage. Das Kind hat vielleicht erbrochen, und der meist irrige Verdacht liegt nahe, es sei am Erbrochenen erstickt.

Plötzlicher Zusammenbruch. Ein Kind sinkt ohne dramatische Zeichen einfach zusammen. Ein schnappender Atemzug, Atemstillstand, Zyanose, Herzstillstand.

Extrem kurze Verlaufszeit zum Tode. Plötzlich zeigt das Kind Unruhe, ziehende und vertiefte Atmung, vielleicht Erbrechen, oft noch einen Krampfanfall, vielleicht hohes Fieber.

Betroffen sind vor allem *Kinder des 1. Lebensjahres,* Knaben eher häufiger als Mädchen, eher Kinder mit niedrigem Geburtsgewicht, v. a. während der Wintermonate, v. a. in sozial ungünstigen Lebensverhältnissen.

Die **Obduktion** läßt charakteristischerweise keine Befunde erkennen, die in vollem Maß als Erklärung herangezogen werden könnten. Manchmal finden sich einige Infektionszeichen, vielleicht einmal ein bisher unbekannter Herzfehler oder Strukturbesonderheiten des Gehirns. Einige Beobachtungen sprechen auch für eine Störung des Reizleitungssystems des Herzens (QT-Syndrom im EKG). In allen Fällen bleibt dem Arzt nur die Feststellung einer „ungeklärten Todesursache" auf dem Totenschein, was in unserem Rechtssystem die gerichtsmedizinische Obduktion veranlassen muß. Natürlich hat er, wird ihm ein totes Kind gebracht oder wird er dazu gerufen, an verschiedene besondere Ursachen zu denken: Todesfolge nach Mißhandlung, Ersticken im Bett der Mutter, unbeabsichtigte oder absichtliche Vergiftung (daher evtl. chemische Untersuchung des Erbrochenen), rasch verlaufener Infekt wie Meningitis oder Toxikose (deshalb auch am toten Kind noch Temperatur messen!).

Für die **Eltern** bedeutet ein solches Ereignis einen schweren Schock, der in eine länger dauernde Krise mit depressiver Trauer, mit Vorwürfen gegen sich und andere münden kann. Weil sie unvorbereitet etwas Unerklärliches und Unfaßbares erleben: Eltern, die ein Kind z. B. an Leukämie verlieren, konnten sich auf den Tod des Kindes vorbereiten. Eltern, die ein Kind durch Unfall verlieren, können sich wenigstens eine plausible Erklärungsmöglichkeit vorstellen. Beim SIDS trifft es die Eltern plötzlich, ganz unerwartet, in einer familiären Situation, in der das kleine Kind die ersten Zeichen einer freundlichen Zuwendung seinen Eltern gibt, Lächeln und Greifen, die ersten Laute. Da der Tod zumeist zu Hause eintritt, fehlen ihnen die professionellen und verständnisvollen Helfer, wie es die Ärzte und Schwestern eines Krankenhauses wären. Angehörige zu Hause sind genauso ratlos und verunsichert, und der aus der Sachlage notwendige Kontakt mit Polizei und Gerichtsmedizin irritiert noch mehr. Was sie brauchen, ist sachkundige und eingehende Information, damit sie wieder zu sich selbst finden und ihre Trauer in einer fruchtbaren Art und Weise verarbeiten.

Zur **Prophylaxe** des plötzlichen Kindstodes sind Geräte entwickelt worden, die die Herzaktion (Alarm unter 80, über 200/min) und die Atmung des Säuglings überwachen (Alarm bei Apnoe länger als 20 sec). Siehe dazu auch Tab. 20.

Eine Verbesserung liegt neuerdings darin, daß schon ein kleiner Vibrator den Säugling an der Fußsohle kitzelt und ihn gewissermaßen ans Atmen erinnert; der Vibrator schaltet sich bei Atempausen von mehr als 10 sec ein (eine Zeit ohne Atmung, die übrigens noch keine gefahrdrohende Bedeutung hat). Durch einen Atmungstest, eine aufwendige Untersuchung in einem sog. Schlaflabor, glaubt man das Risiko einer Atemregulationsstörung näher abschätzen zu können.

35 Plötzlicher Kindstod

Tabelle 20 **Sorge vor SIDS.** Was man den besorgten Eltern sagen muß für die Überwachung und Erste Hilfe.

Lebensbedrohliche Zeichen. Falls das Kind am Monitor hängt, ist zu prüfen, ob echter oder falscher Alarm gegeben ist:
- Ist das Kind blaß oder blau,
- ohne Atmung oder
- ist der Pulsschlag unter 70 oder über 200/min,
- das Kind ohne spontane Bewegung, auch nicht nach Schmerzreiz,

dann ist Lebensgefahr gegeben, dann handelt es sich um einen echten Alarm.

Maßnahmen:
- Kind hochnehmen und auf feste Unterlage (Tisch) legen,
- prüfen, ob die Atemwege frei sind: Mund mit dem kleinen Finger auswischen bzw. absaugen, auch den Nasenweg,
- Kind anstoßen, auf Rücken oder Fußsohle klopfen,
- bei Atemstillstand von länger als 20 sec mit Mund-zu-Mund-Atmung beginnen: Kopf etwas zurückneigen und Kinn nach oben schieben,
- bei Herzstillstand: Herzmassage, 2mal pro sec; in Kombination auch Atemhilfe: 5 Atemstöße wechseln mit 15 Brustkorbkompressionen,
- durch 2. Person sofort Arzt und Krankenwagen rufen; Telefonnummer sollte bereitliegen.

Störungen des Verhaltens und Erkrankungen aus seelischen Ursachen

36 Neurotische Verhaltensstörungen

Bei dieser Gruppe von Krankheiten und Störungen erweist sich das Kind mit seiner Schwäche und hohen seelischen Verletzlichkeit, mit seiner Abhängigkeit von seiner personalen und sachlichen Umwelt, mit seinen problemgeladenen Entwicklungsphasen verstrickt in sein Schicksal. Es lebt in einem Konflikt, den es nicht beherrscht, weil seine eigene Schwäche dies verhindert oder weil die Last der Schwierigkeiten sein Belastungsvermögen übersteigt. *Das Kind erkrankt somit aus seelischer Ursache; alle seine leiblichen, seelischen und geistigen Bereiche können ergriffen sein.* So wichtig für jede Erkrankung eines Kindes, wie sie in den vorherigen Kapiteln besprochen wurde, die Vorgeschichte (Anamnese) ist, diese Kinder können nur aus ihrer und ihrer Familie Lebensgeschichte verstanden und geheilt werden (sog. biographische Anamnese).

Für viele Kinder ist die *Neuropathie,* eine erhöhte, über ein normales Maß hinausgehende Reizbarkeit, eine wesentliche Grundlage, wenn sie umwelt- und erlebnisbedingt anormal reagieren. Als Ursachen kindlicher Neurosen sind auch umschriebene *körperliche Mängel* zu nennen, die eine niedrige Selbstwerteinschätzung bei diesen Kindern entstehen lassen. Es handelt sich dabei um äußerlich verunstaltete Fehlbildungen (z. B. Lippenspalte, Gehstörungen), Leistungsschwäche wie bei Herzkranken, Erlebnis immer wiederkehrender Krampfanfälle (Epilepsie) u. a., geistige Leistungsmängel wie nach einer Enzephalitis. Die Kinder erfahren, daß sie die Umwelt negativ bewertet, oder sie leben wenigstens in einem Minderwertigkeitsglauben (Abb. 54). Sie reagieren in ihrer Eigenart und in ihren praktischen Möglichkeiten. Sie reagieren im lauten Protest einer *Aggression gegen die Umwelt* oder *in einer stillen Resignation,* in der sie ihren Kummer in sich hineinfressen. Beides, so verschieden diese Erscheinungen sind, hat also dieselbe Wurzel.

Solche **Aggressionen gegen Eltern, Lehrer und Spielkameraden** können sich in Trotz, Ablehnung von Wünschen, Faulheit, Sperren gegen Zärtlichkeiten, Wutausbrüchen, Nahrungsverweigerung, Eifersucht, Quälereien und anderen Tätlichkeiten äußern. Unter **Mutismus** versteht man ein seelisch bedingtes Schweigen der Kinder, das sich gegen jedermann oder gegen bestimmte Personen richtet.

Machtlos nach außen, z. B. wenn eine strenge Erziehung Impulse gegen die Umwelt nicht zuläßt, bleibt anderen Kindern nur die **Aggression gegen sich**

36 Neurotische Verhaltensstörungen 311

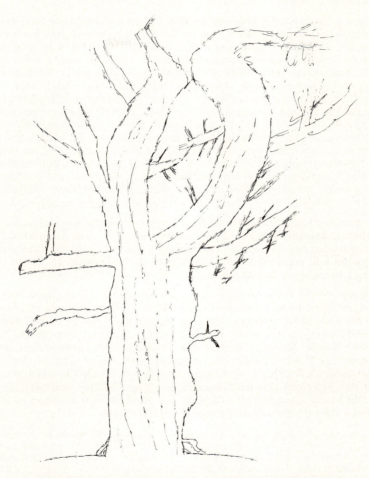

Abb. 54 **Baumzeichnung eines depressiven 16jährigen Jungen mit Minderwuchs.**
Auffällig ist in diesem Baumtest der zunächst stark expansive Zeichnungsgang, ein breiter Stamm und kräftige Äste. Dann bleibt alles unvollendet, nur kurze Endäste in dürrer Ausführung. Auffällig auch die verhältnismäßig kleine Standfläche des Baumes und nur wenig Wurzelwerk, das bei einem Sturm wohl kaum standhält. Zaghaft dünne Strichführung in der Gestaltung des Baumes (aus *M. Hertl:* Pädiatrische Differentialdiagnose, 2. Aufl. Thieme, Stuttgart 1986).

selbst. So ist das *Nägelknabbern* der Kinder verständlich, auch das *Haarausreißen* (Trichotillomanie), was meist einseitig erfolgt, und das Abreißen der Haut an den Fingern.

Zeigen größere Kinder **Daumenlutschen,** das im Säuglingsalter als normal zu bezeichnen ist, ist zu überlegen, ob diese nicht in ihren Zärtlichkeitsansprüchen unbefriedigt geblieben sind und sich auf diese Weise Beruhigung und Zufriedenheit suchen. Auch bei Kindern, die am Genitale spielen und sich damit Lustgefühle schaffen **(Onanie),** spielt eine solche Kontaktstörung zur Umwelt eine Rolle. Allerdings sind es fast immer auch Kinder, die sich nicht im üblichen, versunkenen Spiel mit Spielzeug und Spielkameraden Betätigung und Bewegung schaffen können, sondern in einer gewissen Langweile und Unlust auf diese Ersatzbefriedigung am eigenen Körper gekommen sind. Sicherlich darf der Onanie bis zur Pupertät keine sexuelle Deutung gegeben werden. Aber selbst in der Pupertät kann man die Onanie (Selbstbefriedigung) nicht als eine Perversion ansehen, sondern muß sie in dem Spannungsfeld von körperlicher Reifung, Kraftbewußtsein, Betätigungsdrang, mangelnder Entfaltungsmöglichkeit und geistiger Instabilität sehen, in dem viele Jugendliche nicht geringe Schwierigkeiten haben.

Bei manchen Kindern drückt sich die Störung ihrer Selbstsicherheit in übertriebener **Ängstlichkeit** aus. **Pavor nocturnus** nennt man das nächtliche Aufschrecken der Kleinkinder. Nach einigen Stunden Schlaf verlangen sie schreiend und angsterfüllt nach der Mutter oder Pflegerin, als hätten sie einen schrecklichen Traum gehabt.

Stottern ist eine krampfartige Störung des Sprechflusses bei grundsätzlich intaktem Sprachwerkzeug. Im Trotzalter (2–5 Jahre) findet man nicht selten das *Entwicklungsstottern*, vor allem bei Knaben. Häufig ist eine familiäre Belastung zu erkennen. Die Intelligenz der Stotterer entspricht der anderer Kinder. Bei jedem 4. Kind ist ein frühkindlicher Hirnschaden nachzuweisen. Je früher ein Kind mit Stottern beginnt, um so sicherer bildet es sich wieder zurück. Rein psychogene Ursachen sind wahrscheinlich, wenn sich das Symptom erst im Schulalter zeigt. In Familien von Stotterern besteht häufig mangelnde Bereitschaft, das Kind zu Wort kommen zu lassen und ein auf Leistung ausgerichteter Erziehungsstil.

Vom Stottern sind folgende Sprechstörungen abzugrenzen: **Stammeln** ist die Unfähigkeit, bestimmte Laute oder Lautgruppen richtig auszusprechen oder richtig zu bilden. Dabei kann der Laut falsch gesprochen, ausgelassen oder durch einen anderen ersetzt werden. Sind besonders die Zischlaute betroffen („s", „z", „x", „sch"), spricht man vom *Lispeln*. **Näseln** ist die Störung des Stimmklanges, hervorgerufen durch falsche Luftführung während der Artikulation. **Poltern** ist eine Störung des Sprechablaufes durch unbeherrschte überstürzte Redeweise, Verschlucken oder Verstümmeln von Lautgruppen.

Der soziale Kontakt erweist sich schwer gestört bei **lügenden** und **stehlenden** Kindern oder solchen, die fremdes Eigentum bewußt zerstören.

Geschwisterprobleme, Einzelkindprobleme. Die prägende Bedeutung der Umwelt wird nirgends deutlicher als im Familienverband oder evtl. in der Heimsituation, in der das Kind heranwächst. Ein Kind wird jeweils ein anderer Mensch, ob es im Elternhaus oder im Heim, als Kind jüngerer oder älterer Eltern, im engen Kontakt zu Großeltern, zu kinderlosen Tanten, als Einzelkind oder Kind innerhalb einer größen Kinderzahl, als Erstgeborener, als zweites Kind, als drittes Kind in einer Reihe von fünfen, als Letztgeborener, als Nachkömmling, als Junge zwischen Mädchen oder als Mädchen zwischen Jungen heranwächst. In jeder dieser Konstellationen gibt es Konflikte eigener Prägung, die zu charakteristischen Schwierigkeiten führen können.

In Stichworten seien einige genannt: Das Einzelkind mit seinen vielen, oft übertriebenen Sorgen für Mutter und Großeltern, mit häufigen Klagen vor allem über schlechten Appetit, abendlichen Einschlafschwierigkeiten, besonders heftigen Trotzreaktionen, langem Einnässen und Einkoten; das erste Kind mit Eifersucht gegenüber dem Zweitgeborenen; das erste Kind mit Mangel an Leistungswillen in der Schule („Konzentrationsschwäche") im Gegensatz zum frischeren ehrgeizigeren und erfolgreicheren Zweitgeborenen; das Zweitgeborene resignierend im Schatten des erfolgreichen, dominierenden Erstgeborenen; das „Nesthäkchen" der Familie, welches alles darf und seine „beste Rolle in der Familie" weidlich ausnützt; das in der Geschwisterreihe steckende Kind, welches weder zu „den Großen" noch zu „den Kleinen" gehört und mitunter still in sich gekehrt und vernachlässigt lebt („unser einfachstes Kind"); das „langersehnte" Kind mittlerweile älterer Eltern, das als kleiner Tyrann herrscht.

37 Psychosomatische Erkrankungen

Viele neurotische Störungen sind *in körperlichen Bezirken fixiert*. Bei oberflächlicher Betrachtung wirken sie als reine Organkrankheiten. Sie sind auch Organkrankheiten, aber ihre Ursache ist seelisch. Man spricht in diesem Sinne auch von *psychosomatischen Krankheiten*. Für die im folgenden zu nennenden Krankheitsbilder sei unterstellt, daß die Diagnose einer seelischen Störung erst nach sorgfältigem Ausschluß einer organischen Ursache gestellt wurde.

Häufig sind im Kindesalter die **Störungen des Appetits und des Essens.** Unsicherheit der Mutter beim Füttern, zu große Fürsorge, Zureden zu reichlichem Essen sind einige der Ursachen. Gesund empfindende Kinder setzen sich gegen eine zu weit gehende Bemutterung zur Wehr und verweigern das Essen. Höhere Grade der Ablehnung führen zum **Erbrechen.** Die Situation wird besser, wenn die Mutter die Einstellung zum Essen ändert und das Kind essen „darf". Auch für das azetonämische Erbrechen mancher Kinder spielen solche Erwägungen eine Rolle.

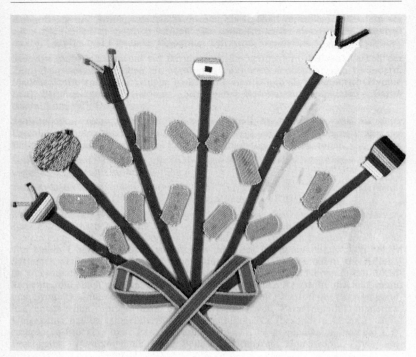

Abb. 55 Blumenstraußkollage eines 14jährigen Mädchens mit **Pubertätsmagersucht.** Eigenwillig, originell, ideenreich und penibel geht das Mädchen an die Aufgabe und benutzt dabei eher ungewöhnliches Material (Stoff und Bänder). Der Auftrag hatte an sich gelautet, einen Baum darzustellen. In der Ausführung ist die Starrheit und Einförmigkeit bemerkenswert, die wohl auch ein Ausdruck der geistigen Enge ist, in der sich dieses Mädchen befindet (aus *M. u. R. Hertl:* Das kranke Kind, 2. Aufl. Thieme, Stuttgart 1986).

Andere körperliche Manifestationen einer Neurose sind:

Pubertätsmagersucht bei Mädchen in der Pubertät und in den Jahren danach, wobei diese ihre weibliche Formprägung in der Entwicklung ablehnen und im Trieb zur Selbstzerstörung alles daran setzen, mager zu werden und zu bleiben. Kennzeichnend ist die beharrliche Nahrungsverweigerung, so daß unter Umständen künstliche Ernährung als letzter Ausweg erwogen werden muß. Das gegenteilige Verhalten ist die **Bulimie,** bei der heißhungrig und maßlos in Massen hineingegessen, alles aber dann wieder ausgebrochen wird („Freß-Brech-Sucht"). Beide Störungsbilder werden mitunter auch bei Jungen beobachtet. Zur psychischen Struktur ist einiges aus Abb. 55 erkennbar.

Nabelkoliken, Bauchweh, das manche Kinder als Ausweg bei unerwünschten Leistungsanforderungen benutzen.

Obstipation, wobei Angst vor Verlust, Geiz, auch die simple Einstellung, mit der Stuhlverhaltung den Eltern etwas zu versagen und gegen übertriebene Sauberkeitserziehung und Gängelei durch die Mutter zu protestieren, im psychologischen Test und auch in aufdeckenden Gesprächen immer wieder erfahren werden können.

Enuresis, Einnässen, das bei organisch gesunden, geistig normal entwickelten Kindern als neurotisch bedingt angesehen werden muß, wenn es entweder über das 3. Lebensjahr hinaus oder nach einer Zeit der Sauberkeit erneut erfolgt. Oft will das Kind die Aufmerksamkeit auf sich lenken, weil es sich vernachlässigt fühlt, so z. B. nach der Geburt eines jüngeren Geschwisters, dessen Reinhaltung die Mutter so viel Mühe und Liebe widmet. Weitere Einzelheiten dazu in Abschnitt 25.9.

Enkopresis, Einkoten, was aus entsprechenden Motiven erfolgen kann. Einkoten kann auch Folge einer exzessiven Obstipation sein („Überlauf-Enkopresis").

Asthma bronchiale, wobei sich neben materiellen Ursachen (Allergie, Infekte) immer wieder Konfliktsituationen, Überbehütung, Überbürdung ergeben.

Tic-Krankheit, bei der willentlich kaum beeinflußbare Muskelzuckungen, meist im Gesicht oder im Schulterbereich bestehen, Räuspern, Schniefen, in seltenen Fällen auch Grunzen und Bellen.

Affektkrämpfe s. S. 276.

38 Drogenabusus und Alkoholismus

Gestörte Familien- und Umweltbeziehungen, Zugehörigkeit zu Gruppen, die den **Rauschmittelgenuß** propagieren und (am häufigsten) Neugierde sind die Gründe, aus denen vor allem Jugendliche zu Rauschmitteln und anderen Drogen kommen. Auch der **Alkoholismus** bedroht heute die Jugendlichen mehr und mehr, er hat z. Z. größere Bedeutung als der Drogenabusus.

Drogen sind Substanzen, die nach Einnahme Funktionen des lebenden Organismus verändern können. Nicht nur Rauschmittel, auch Giftstoffe und Arzneimittel sind „Drogen". – **Drogenmißbrauch** ist die ständige oder gelegentliche übermäßige Einnahme von Drogen ohne medizinische Verordnung oder bei medizinischer Indikation über die ärztliche Verordnung hinaus. – **Drogenabhängigkeit** („Sucht", „Gewöhnung") bezeichnet einen körperlichen und/oder seelischen Zustand, der sich aus der Wechselwirkung zwischen einem bestimmten Stoff und dem Organismus entwickelt und der mit dem Zwang zu fortgesetzter Einnahme des Mittels verbunden ist. – Besondere Gefährdung der von Injektionen abhängigen „Fixer": Hepatitis B, HIV-Infektion und AIDS.

Wichtigste Rauschmittel sind: **Haschisch** und **Marihuana,** gewonnen aus indischem Hanf (Cannabis), Decknamen: „Heu", „Hasch", „hash" u. a., „joint" = Marihuanazigarette. Blätter, Blüten und Harz der Pflanze werden mit Tabak vermischt und als Zigarette oder mittels Pfeife geraucht. Kennzeichen der Substanz: graugrünliche Farbe, Ähnlichkeit mit getrockneter und gemahlener Minze, beim Brennen Geruch von trockenem, entzündetem Heu. Wirkung: Sie verschlechtern das Konzentrationsvermögen, sie führen bei manchen Menschen zu gehobener Stimmung und gesteigerter Kontaktfreudigkeit, bei anderen zu Ruhelosigkeit und Initiativverlust; intensiviert werden Zeit- und Raumgefühl, Farb- und Tonempfinden; in hohen Dosen Halluzinationen (Sinnestäuschungen), Angstzustände, Depression. – **Opium,** milchiger Saft der Mohnkapsel (= Rohopium); wesentlicher Bestandteil ist **Morphin (Morphium)**, daraus leitet sich **Heroin** ab. Decknamen: „O", „H", „M" u. a. Die Drogen werden injiziert. Wirkung: beruhigend, schmerzstillend, betäubend; allgemeines Glücksempfinden, ein Gefühl des Losgelöstseins von der Wirklichkeit und angenehme Träume hervorrufend. Opiumabhängigkeit entwickelt sich innerhalb von Wochen. Gewöhnung verlangt schnelle Steigerung der Dosis, sonst treten heftige Abstinenzerscheinungen, wie Unruhe, Angst, Übelkeit und Schweißausbrüche, auf. Entziehungskuren sind langwierig und schwierig. Heroin erscheint noch gefährlicher als Morphium. – **Kokain** wird aus Blättern des südamerikanischen Kokastrauchs gewonnen. Als Reinsubstanz ist es ein weißes, bitterschmeckendes Pulver, das geschnupft, geraucht oder in Wasser aufgelöst in die Vene gespritzt wird. Decknamen: „C", „Koks", „coke", „Schnee", „Crack" u. a., Wirkung: starkes Weck- und Rauschmittel, welches Sprechlust und Kontaktfreudigkeit steigert, aber auch Verwirrungszustände und krankhaftes Mißtrauen hervorruft (Kokainsüchtige tragen daher manchmal Waffen bei sich). Die Abhängigkeit tritt rasch ein. – **Haluzinogene** sind Substanzen, die Sinneseindrücke verändern und Sinnestäuschungen hervorrufen, z. B. **LSD (Lysergsäurediäthylamid), Meskalin, DOM.** Wirkung: gesteigerte nervliche Erregbarkeit (euphorisch oder depressiv), Gefühl der Bewußtseinserweiterung; „trip" (Reise in eine andere Welt). Erlebnisse und Sinnestäuschungen können so bedrängend werden, daß es zu abrupten Fehlhandlungen, z. B. Selbstmordversuch, kommt. – **Weckmittel** haben stark anregende Wirkung auf das zentrale Nervensystem *(Stimulanzien)*, z. B. Pervitin, Benzedrin, Preludin, Ritalin, Captagon, Ephedrin. In Gefahr sind Menschen, die besondere Arbeitsleistungen zu erbringen haben, wie z. B. Examenskandidaten und Nachtschwestern. Diese Substanzen werden in der Regel als Tabletten eingenommen, nur selten nach Auflösen gespritzt. Wirkung bei Überdosis: Sinnestäuschungen, Wahnvorstellungen, krankhaftes Mißtrauen. – **„Schnüffeln" („Sniffing")** bedeutet das Einatmen von Dämpfen leicht flüchtiger Stoffe, vor allem organischer Lösungsmittel wie Äther, Azeton, Benzin (Benzol), Trichloräthylen, Verdünnungsmittel für Farben, Lacke und Klebstoffe. Wirkung: kurzdauernder Rausch, der durch erneutes Einatmen wiederholt werden kann; es entsteht mäßige Euphorie (glückliches Gelöstsein), in der Steigerung allgemeine Enthemmung und Bewußtlosigkeit. Schnüffeln vor allem bei milieugeschädigten Kindern und Jugendlichen; oft wird es gruppenweise betrieben.

Sichere Zeichen für Drogeneinnahme oder -abhängigkeit: Injektionsstellen am Körper und Antreffen des Jugendlichen unter Drogeneinwirkung (Rausch, starke Benommenheit).

Unsichere körperliche Symptome: Müdigkeit und erhöhtes Schlafbedürfnis, Appetitlosigkeit, Gewichtsabnahme, gerötete Augen, trockener Mund, evtl. sehr enge oder sehr weite Pupillen.

Verdächtig: allmähliche oder plötzliche Verhaltensänderungen und seelische Auffälligkeiten wie Reizbarkeit, Ängstlichkeit, Unausgeglichenheit, Verlust der Initiative, Depression (traurige Verstimmung), Erlöschen früherer Interessen und Kontakte, nachlassende schulische Leistungen, Vernachlässigung der Körperpflege.

39   Krisen bei Jugendlichen (Adoleszenten)

Der Begriff Adoleszenz bezeichnet die Lebensphase im Übergang von der Kindheit zum Erwachsenenalter. Die Pubertät, die sich zunächst in einem körperlichen Umwandlungsprozeß ausdrückt, leitet diese Phase ein. Der Jugendliche (Adoleszent) hat seine körperliche und sexuelle Reifung psychologisch zu bewältigen und sich in einem mehr oder weniger kritischen Bewußtsein gegenüber sich selbst und seiner Umgebung um eine eigene tragfähige Stellung im Leben zu bemühen. Wirkungen der engeren Familie, der weiteren persönlichen Umwelt, Wirkungen der Zeit, der Mode, Auswirkungen geschichtlicher Prägungen har er sich zu stellen. Spitzen sich Konflikte zu, spricht man von Adoleszentenkrisen. Sie können den Jugendlichen sehr belasten und auch zu Suizid und Suizidversuch führen.

Störungen der Sexualentwicklung. Diese sind mehr von Umweltfaktoren als von hormonellen Primärwirkungen abhängig. So zeigt sich zum Beispiel, daß die meisten Kinder mit Pubertas praecox nicht in gleicher Weise vorzeitig sexuellen Trieben nachleben, wie sie über eine erhöhte Hormonproduktion verfügen und pathologisch frühreif erscheinen. Grundsätzlich gilt, daß man kaum eine Norm für die sexuellen Aktivitäten von Jugendlichen vorweisen kann. Zu große Schwankungen bestehen zwischen Stadt und Land, zwischen einzelnen Familiensituationen, und gerade in den vergangenen 20 Jahren, in denen eine stärkere Erotisierung und Sexualisierung des Lebens allgemein zu beobachten ist. Eine *Neigung zu sexueller Frühaktivität* wird vor allem aus sozialen Faktoren beobachtet: bei Jugendlichen in verwahrlosten Familien mit hohem sexuellem Reizangebot, bei Kindern ohne tragfähige Familienbindung (Broken-home-Situation), bei Jugendlichen mit Protesthaltung gegenüber autoritär gesetzten Normen, bei schwachsinnigen Jugendlichen, vor allem bei Mädchen, bei Jugendlichen, die Minderwertigkeitsaffekte gerade auf diesem Gebiet abreagieren wollen. Gefahren: unerwünschte Schwangerschaft mit oder ohne Abbruch, woraus jeweils besondere psychische Konflikte nachfolgen können und Frühehen, die häufig in Trennung enden. Das Gegenteil, die *Pubertätsaskese,* die Ablehnung jeder oder einer frühzeitigen sexuellen Betätigung wird oftmals als Kontrasteinstellung zu einer zu freizügigen Sexualmoral der Umwelt (Eltern, Geschwister, Freunde) gelebt oder aus Angst vor möglichen Konsequenzen, wie

Schwangerschaft und Geschlechtskrankheit. Oft zeigen diese Jugendlichen sich in einer deprimierenden sozialen Isolation. Die grundsätzliche Ablehnung einer eigenen geschlechtlichen Entwicklung kann vor allem bei Mädchen zur *Pubertätsmagersucht* führen. Auch die *exzessive Onanie* (im Gegensatz zur gelegentlichen Onanie) ist hier als neurotische Fehlreaktion zu nennen und als Ausdruck einer Konfliktsituation unter hoher sexueller Spannung, oft im Einfluß einer Depression, zu deuten. *Homosexualität,* fixierte homosexuelle Zuwendung zum gleichen Geschlecht führt unter den geltenden sozialen Normen häufig zu Schwierigkeiten: Schuldgefühle, Depressionen, öffentliche Diskriminierung, gelegentlich zu Suizid. In der Entstehung, die nur ungenügend wissenschaftlich aufgeklärt ist, spielen Erbfaktoren und vor allem Milieufaktoren, z. B. Verführung durch homosexuelle Erwachsene vor einer eigenen heterosexuellen Fixierung, eine große Rolle. Gleichgeschlechtliche, schwärmerische Freundschaften unter Schulkindern und Jugendlichen sind diesbezüglich unbedenklich und normale Durchgangsphasen in einer noch nicht entschiedenen heterosexuellen Differenzierung.

Identitätsprobleme ergeben sich in der Umorientierung vom Kind zum selbständigen Erwachsenen, im Verlust des Kindheitsstatus, in der Unsicherheit, welchen späteren Standpunkt man einzunehmen hat, im Mangel eines anerkennbaren Vorbildes in der Erwachsenenwelt, vor allem in der Situation gestörter Familien und bei mangelnder sozialer Kontaktfähigkeit. Angst und Sorge, das gesetzte Ziel nicht zu erreichen (Insuffizienzgefühle) sind ein beherrschendes Gefühl.

Autoritätskrisen sind gerade heute, wo vieles grundsätzlich in Frage gestellt wird, sehr häufig zu beobachten. Eine Protesthaltung zeigt sich als universeller oder familiärer Protest, als Protest isoliert gegen Vater, Mutter, Schule, Kirche, staatliche Ansprüche (z. B. Wehrdienstverweigerung) oder gegen andere normative Ansprüche.

40 Suizid und Suizidversuch

Suizid wird besser mit *Selbsttötung* und nicht mit Selbstmord übersetzt. Das Wort Selbstmord steht zu nahe beim Begriff Mord und verstellt zu leicht den Zugang zur seelischen Not und Verzweiflung der Jugendlichen und Erwachsenen, die diesen Weg gehen. Bei Schulkindern von 10 bis 15 Jahren wird nur selten Suizid beobachtet, bei Jugendlichen von 15 bis 20 Jahren steht er an zweiter Stelle der Todesursachenstatistik (Abb. 2). Die Dunkelziffer (unerkannte Fälle) ist sicher groß: Zweifellos ist ein Anstieg in den letzten Jahren festzustellen. Dies gilt auch für den Versuch der Selbsttötung *(Suizidversuch).* Das Zahlenverhältnis von Selbsttötung und Selbsttötungsversuch ist bei Jungen ungünstiger als bei Mädchen; Jungen wählen also aggressivere Methoden, um sich das Leben zu nehmen. Unter den Suizidmitteln sind vor allem Schlafmittel und Gifte zu nennen, die durch den Mund aufgenommen werden, erst in zweiter Linie Ertrinken, Erschießen, Erhängen und gesuchter Tod im Straßenverkehr. Tabletten sind heute in vielen Familien sehr leicht zugänglich, im übrigen wissen sich die Jugendlichen die tödlichen Substanzen einfach zu beschaffen. Bei der heutigen Häufigkeit des Suizids beim Erwachsenen ist das Nachahmungsangebot verführerisch groß. Der Mangel an tragfähigen Freundschaften und familiären Bindungen wirkt begünstigend. Zusätzlich wirkt sich oft Alkoholabusus, auch Drogenkonsum förderlich aus.

Vorstadien sind anhaltende **Depressionen,** die sich nicht nur im typischen Bild stiller Isoliertheit, Antriebsarmut und Traurigkeit („Einigeln"), sondern vor allem in einer **larvierten Depression** äußern. Die Jugendlichen zeigen dann vordergründig ungezielte motorische Unruhe, Selbstvorwürfe, Minderwertigkeitsgefühle, Versündigungsideen, Ängstlichkeit, auch Frechheit und Aggressivität gegenüber anderen oder gegen sich selbst. Bedenkliches Zeichen ist das Weglaufen eines Kindes als erste Fluchtreaktion in den verspürten Schwierigkeiten. Besonders gefährdet sind auch chronischkranke Kinder und behinderte Kinder, Kinder mit hohem Leistungsdruck bei nicht ausreichender Begabung, Kinder in gestörten Familien.

Bei jeder Selbsttötungshandlung ist zwischen der **grundlegenden Ursache und dem auslösenden Anlaß** zu unterscheiden, der oft geradezu banal sein kann, aber als Abschluß einer schon längerdauernden Fehlentwicklung dann verstanden werden muß (Tadel, Liebesentzug aus Strafe z. B.). Suizid kann als Hilferuf und als letzter Appell zu verstehen sein, der an die Umgebung gerichtet ist („Seht nun endlich, wie schlecht es mir geht"), auch als Bestrafung und Vergeltung gegenüber nahestehenden Personen („Sie sollen einmal sehen, wie es ohne mich ist"). Selbsttötung sollte als Symptom einer sozialen Krankheit angesehen werden, an deren Entstehung die soziale Gemeinschaft, Familie, Schule, Freundeskreis und Gesellschaft im weiten Sinne wirksam beteiligt und damit mitverantwortlich sind; die Therapie nach einem Suizidversuch kann daher nicht nur am Kind geschehen, sie muß auch am Milieu ansetzen.

In einer akuten Gefahrensituation ist das Gespräch, der anhaltende Versuch, ins Gespräch zu kommen und im Gespräch zu bleiben, der wichtigste Weg einer ersten Hilfe. Solange dieser Faden nicht abgerissen ist, bleibt die Hoffnung, eine lebensgefährdende Tat im Augenblick abwenden zu können. Ist aber eine Vergiftungssubstanz schon aufgenommen (oder nur bei Verdacht), muß der Kranke ohne Verzug in ein Krankenhaus gebracht werden. Zur Ersten Hilfe s. Abschnitt 102. Im Krankenhaus hat mitmenschliche Wärme und Verständnis einen gleich wichtigen, ja noch größeren Stellenwert als die somatische Methode der Rettung („Entgiftung" durch Erbrechenlassen, Magenspülung, Infusionstherapie). Die immer wieder zu vernehmende, harte Reaktionsweise von Schwestern und Ärzten (Schimpfen, brutale Magenspülung mit dem „dicksten Schlauch") sind als unmenschlich zu verurteilen. Auch Gleichgültig wäre eine unmenschliche Haltung. Der stationäre Aufenthalt soll reichlich lange bemessen sein. Psychologen oder Kinderpsychiater sollten sehr früh zugezogen werden, schon *in der besonders sensiblen Phase der ersten 48 Stunden.*

41 Verstehen und Behandeln seelischer Störungen

Bei allen psychischen Störungen bewährt sich der Weg, durch **Einfühlen in die Entstehungsweise** der Verhaltensstörungen und der Organstörungen einzudringen. Man kommt den zugrundeliegenden Ursachen am ehesten nahe, wenn man sich nach einem Sinn fragt, der das spezielle Verhalten motivieren könnte. Stiehlt ein Kind, weil es seelisch oder materiell zu kurz kommt? Stottert es, weil man es nicht ungestört zu Wort kommen läßt? Verhindert Respekt vor einer kritischen Person oder der eigene drängende Ehrgeiz das Kind, gelassen zu sprechen? Warum strengt es sich in der Schule nicht an? Warum ist es in schlechte Gesellschaft geraten? Ist Suizid ein verzweifelter Versuch, um Hilfe in einer objektiv oder subjektiv ausweglosen Lage zu erhalten?

Will ein einnässendes Kind unbewußt Baby sein, dem besondere Aufmerksamkeit gehört? Setzt sich ein Kind mit Einkoten über zu enge, zu strenge Grenzen hinweg? Hat es Bauchweh, weil es seinen Ärger hinunterschlucken muß, statt ihn laut abzureagieren? Ist es motorisch unruhig, weil es seelisch unruhig ist?

Solche Überlegungen zeigen zugleich, wie falsch es wäre, nur das Zeichen der seelischen Störung zu behandeln, das Daumenlutschen brutal zu unterbinden, das mutistische Kind durch Schläge, strafendes Schweigen und Übersehen noch mehr auf seine eigene kleine Lebensfläche zu drängen, zum verwahrlosten „Hascher" die Familienbeziehungen abzubrechen und einem Verzweifelten zu empfehlen, sich „zusammenzureißen".

Die *Behandlung* der meisten Erziehungsschwierigkeiten, Verhaltensabartungen und seelisch bedingten Organneurosen wäre kaum erfolgreich, wenn man nur am Kranken therapieren und keine Milieutherapie treiben wollte. In der Praxis ist aber das letztere meist noch schwieriger als das erste. Im Klinikmilieu von ihren Erscheinungen befreite, wieder aufgelockerte, entspannte Kinder und Jugendliche zeigen nach der Rückkehr ins Elternhaus oder Heim allzuoft wieder die alten oder nun neue Symptome. *Psychosomatische Therapie* am Kind ist, wie der Name sagt, eine Ganzheitstherapie, die Ablenkung im freien Spiel, Konfliktentladung im gesteuerten Figurenspiel, im Malen und Zeichnen, Problemlösung im offenen Gespräch, Sport und Gymnastik umfaßt. Nie soll am Symptom behandelt werden. Ein Tic oder Stottern würde sich verstärken, wenn das Kind darauf hingewiesen würde. Beim Stotterer muß die Kontaktscheu und Sprechscheu überwunden werden. Indem man dem Gespräch einen beiläufigen

Charakter gibt, lenkt man die Aufmerksamkeit vom Sprachvorgang ab. Ein onanierendes Kind würde, streng zurechtgewiesen und durch Strafe bedroht, aus Scham, Schuldgefühl oder Angst noch unglücklicher. Man muß es durch Zuwendung offener, durch Ermunterung in Spiel und Schule erfolgreicher und damit in der ganzen Haltung freier machen, damit es seinen „Paradiesgarten" am eigenen Körper, in den es sich zurückgezogen hat, wieder verläßt. Immer ist es falsch, durch öffentlichen Tadel, bewußtes Blamieren und Lächerlichmachen das Kind bloßzustellen. Dies gilt z. B. besonders für Bettnässer, die sich durch Lob, Ermunterung und durch ehrgeizfördernes Führen eines Kalenders viel eher bessern lassen. Bei drogenabhängigen oder suizidgefährdeten Jugendlichen kommt es darauf an, das gestörte Vertrauensverhältnis zum Elternhaus usw. wiederherzustellen, eine allerdings oft sehr schwierige und mühevolle Aufgabe. In allen Erziehungsproblemen kommt der Erzieher weiter, wenn er „mit der Stärke des Kindes" und „nicht gegen seine Schwäche" arbeitet.

Hier soll aber noch etwas **Grundsätzliches zur Erziehung** gesagt werden. Konflikte bleiben in keines Menschen Leben aus. Sie sind auch nötig für die geistige und charakterliche Ausreifung. Aber die Eltern und Erzieher sind dazu da, das Kind zu behüten und zu führen, seine eigene Entwicklung fördernd zu unterstützen, auch Eigenwilligkeiten ernst zu nehmen, statt sie von vornherein zu verurteilen, dafür zu sorgen, daß es trotz aller Verarbeitungsschwierigkeiten offenbleibt und sich nicht in ihnen verstrickt. Dabei wäre aber zu große Nachgiebigkeit der Eltern gegenüber den Kindern mit ihren Wünschen und Neigungen falsch. Dies muß gerade heute in einer Zeit verbreiteten Wohlstandes deutlich gesagt werden. Der Mensch kann sich besser auf Mangel und Not einstellen, als mit dem Überfluß vernünftig leben. Eltern sollten heute mehr Mut zu einer festen Erziehung haben: die Normen eines wertvollen Lebens zeigen, Grenzen setzen, Verzicht üben und Rücksicht, Selbstbeherrschung lehren und die alten guten Tugenden wie Ordnung, Pünktlichkeit, Höflichkeit, Ehrlichkeit und Verantwortungsbewußtsein. Das Glück eines Menschen und das Ziel für ein menschliches Leben, das angestrebt werden soll, liegt nicht so sehr auf der materiellen Ebene, sondern im geistig-seelischen Bereich.

42 Vernachlässigung, Mißhandlung, sexueller Mißbrauch

Vernachlässigung und Mißhandlung eines Kindes erscheinen auf den ersten Blick als zwei sehr verschiedene Tatbestände, obwohl bei näherem Zusehen fließende Übergänge von der einen Handlung zur anderen bestehen. Bei der Beschreibung der handelnden Persönlichkeit ergibt sich eine weitgehend ähnliche Einstellung.

Die Schwester muß einen guten Einblick in diese Probleme haben, weil ihr Erscheinungen am Kind auffallen können, denen der Arzt im Interesse des Kindes auf den Grund gehen muß.

42.1 Vernachlässigung

Bei der Vernachlässigung und Verwahrlosung eines Kindes durch Eltern oder Pflegepersonen muß zwischen *einer nicht schuldhaften (unbewußten) und einer bösartigen Vernachlässigung* unterschieden werden. In einzelnen Fällen ist es oft schwierig nachzuweisen, ob echte Böswilligkeit oder ob Verantwortungslosigkeit und Gleichgültigkeit und schließlich auch, ob geistige Beschränktheit vorliegt. Unbeeinflußbare soziale Not, die gelegentlich angeführt wird, kann als Begründung kaum etwas bedeuten, weil immer wieder unter gleich ärmlichen Verhältnissen Tür an Tür neben Verwahrlosung und Chaos einerseits, Sauberkeit und Ordnung andererseits gefunden werden können.

Zeichen der Vernachlässigung und Verwahrlosung ist,
- wenn Kinder anhaltend nicht gedeihen, dystroph oder sogar atroph werden, geistig stumpf, weinerlich, apathisch wirken, geistig oder statisch rückständig sind, dann aber bei Übernahme durch eine sorgfältige, zugewandte Pflegerin bei normaler Ernährung gedeihen, freundliche Zuwendung zeigen und in jeder Hinsicht schnelle Fortschritte machen – eine Erfahrung, die am gleichen Kind möglicherweise auch wiederholt gemacht werden kann,
- wenn Säuglinge eine schwere Rachitis aufweisen, weil sie noch nie oder zu wenig Vitamin D bekommen haben,
- wenn die üblichen ärztlichen Überwachungsuntersuchungen beim Kinderarzt oder in der Mütterberatungsstelle nicht erfolgen, auch bei einem bemerkbaren Zurückbleiben des Kindes nicht geschehen und sogar nach Aufforderung, z. B. von seiten der Familienfürsorge, nicht in Anspruch genommen werden,
- wenn Kinder in hohem Grade äußerlich vernachlässigt sind, moderig und urinös riechen, zerrissene, schmutzige Kleidung tragen, und ferner
- wenn tiefe Geschwüre nach anhaltendem, ungewöhnlich schwerem Wundsein entstanden sind, ohne daß ärztliche Hilfe gesucht wird.

Im Extremfall werden Kinder nicht nur viele Stunden, sondern ganze Tage ohne Nahrung, Wartung und Pflege gelassen. Eine **Zusammenstellung der sozialen Faktoren** zeigt Tab. 21.

Schließlich sollten hier auch noch *geringere Grade einer Verwahrlosung* aufgeführt werden, die zwar im strafrechtlichen Sinne keine Bedeutung haben, aber doch zu großen Nachteilen für die Kinder führen. So,
- wenn Kinder ohne Not, sondern nur aus Bequemlichkeit in ein Heim, noch dazu in ein schlecht geführtes, gegeben werden,
- wenn Kinder unter dem Einfluß moderner Lebensformen ohne rechte Rücksicht auf ihre eigenen Lebensansprüche, z. B. in manchen Wohnkommunen, in stark verräucherten Räumen, bei ungeregeltem Tagesrhythmus und ohne genügende Ruhe zum Schlafen leben müssen, und schließlich
- wenn behinderten Kindern eine mögliche medizinische und pädagogische Hilfe vorenthalten wird.

Tabelle 21 **Verwahrlosung und Mißhandlung eines Kindes. Soziale Fakten.**

Täter sind vor allem die Eltern, insbesondere die Mutter
Unreife und Unsicherheit der Eltern, vor allem der Mutter
Zerrüttete Ehen
Wirtschaftliche Not
Egoismus der Partner, Vergnügungssucht
Überforderung der Mutter durch Berufstätigkeit oder große Kinderzahl
Alkoholismus
Zu kleine Wohnung, die herrschende Spannungen noch verstärkt
Außerehelich erzeugtes Kind, das Anlaß zu Ärger gegen Erzeuger schafft
Unerwünschtes Kind, das Zwang und Anlaß zur Eheschließung war
Unzeitig geborenes Kind in der Ehe, das Anlaß zu Zerwürfnissen ist
Abgelehntes Kind mit körperlichen oder seelischen Behinderungen

---

42.2 Mißhandlung

Auch bei der Besprechung der Mißhandlung muß man davon ausgehen, daß der weitaus größte Teil der Fälle nicht bekannt wird (sehr große Dunkelziffer). In Deutschland werden pro Jahr 300–400 Fälle schwerer Kindesmißhandlung den Behörden gemeldet. Man glaubt, daß damit nur 5% der Fälle erfaßt sind und rechnet damit, daß die Häufigkeit wahrscheinlich bei rund 8000 Fällen liegt. Die Schätzung geht noch weiter: Bei jedem 10. dieser Kinder führen die Mißhandlungen zum Tode. Solche erschreckend hohen Zahlen werden genauo für andere zivilisierte Länder erhoben beziehungsweise geschätzt.

Täter sind vor allem die Eltern, insbesondere die Mutter. In erster Linie sind Kinder bis 3 Jahre betroffen. Die Voraussetzungen für Mißhandlung entsprechen weitgehend den in Tab. 21 genannten Faktoren der Vernachlässigung. Wird ein mißhandeltes Kind einem Arzt gezeigt, geschieht es häufig, daß die pathologischen Erscheinungen nicht als Mißhandlungsfolge gedeutet, sondern anderen Ursachen zugeordnet werden.

Die ärztlichen Erfahrungen, dieses **„Syndrom des geschlagenen Kindes"** *(battered-child-syndrome)* richtig zu erfassen, sind erst einige Jahrzehnte alt. In auf Mißhandlung verdächtigen Fällen müssen Vorgeschichte und Befund besonders sorgfältig erhoben werden, Lokalbefunde möglichst durch Fotografie festgehalten werden. Wichtig ist es, bei Verdacht das gesamte Skelett zu röntgen, da frische und auch alte Frakturen gefunden werden können und damit evtl. wiederholte Gewalteinwirkung erkennbar machen. Allerdings muß immer bewußt sein, daß gleiche Erscheinungen sowohl durch schuldhaftes Verhalten wie auch durch unvermeidbare Unfälle entstehen können. Es ist auch immer zu erforschen, wieweit evtl.

Stoffwechselstörungen eine verminderte Knochenfestigkeit bewirkt haben oder eine schwere Blutung durch ein Blutungsübel begründet oder mitbegründet ist. Deshalb ist eine genaue Gerinnungsanalyse durchzuführen.

Zeichen der Mißhandlung. Die mißhandelten Kinder zeigen körperliche Erscheinungen und seelische Folgen.

Körperliche Erscheinungen einer Mißhandlung sind:

- offene Wunden, Platz-, Schnitt-, Bißwunden,
- Striemen, Abdrücke von Gegenständen oder einer Hand, Würgemale, Strangulationsmale nach Festbinden,
- Verbrennungen, Frostbeulen und andere Erfrierungszeichen,
- Hämatome, meist verschiedenen Alters und an sehr weit auseinanderliegenden Körperstellen; innere Blutungen (Harn- und Stuhluntersuchungen), subdurales Hämatom oder andere Blutungen in die Schädelhöhle,
- Frakturen, evtl. an verschiedenen Orten, gleichzeitig entstanden oder aus verschiedenen Zeitabschnitten stammend, was z. B. an unterschiedlich intensiver Kallusbildung zu erkennen ist.
- Erbrechen, Krämpfe, Bewußtlosigkeit, Hirndruck, evtl. Lähmungen,
- und dazu oft Zeichen der Verwahrlosung: Verschmutzung des Kindes, schmutzige, stinkende Wäsche, Zeichen der Unterernährung und der Unterentwicklung, Anämie, Ekzeme.

Psychische Auswirkungen einer Mißhandlung sind:

- Angstausdruck in Mimik, Haltung und Verhalten,
- Verschlossenheit, Kontaktarmut gegen jedermann oder isoliert gegen Fremde, Eltern oder Geschwister,
- falsche Angaben von seiten des Kinder aus Angst vor weiteren Mißhandlungen (dadurch evtl. sogar Freispruch des Mißhandelnden vor Gericht),
- gesteigerte Aggression gegen die Umwelt (gegen Personen und Sachen).

Mißhandlungsmethoden. Hier ist ein endloser Katalog menschlicher Brutalität aufzuführen:

- Schlaginstrumente: Riemen, Peitschen, Stöcke, Kohlenschaufel, Feuerhaken, Kochlöffel,
- Hitzewirkung durch Überbrühen mit heißem Wasser, Setzen auf den heißen Ofen, Ausdrücken einer brennenden Zigarette, Haltenlassen von brennenden Zündhölzern, bis die Finger anbrennen,
- Eintauchen in eiskaltes Wasser bis zum Tod durch Erschöpfung oder Ertrinken, Ertränken im Badewasser oder im Waschwasser,
- stundenlanges Haltenlassen von schweren Gegenständen, Knienlassen auf kalten Fliesen oder kantigem Brennholz, Aufhängen an den Armen,
- Einsperren in dunkle Räume, Drohungen, Versetzen in Todesangst,
- Hungernlassen, Liegenlassen in Kot und Urin,

42 Vernachlässigung, Mißhandlung, sexueller Mißbrauch

- Unterkühlung, mangelnde Bekleidung, mangelndes Abgedecktsein (Tod durch Unterkühlung oder Pneumonie).

Schutzbehauptungen. Nur in einzelnen Fällen werden Kinder durch Polizei oder Gesundheitsamt schon unter der richtigen ursächlich bestimmten Diagnose aufgrund einer Anzeige aus der Nachbarschaft ins Krankenhaus gebracht. In den meisten Fällen wird spontan oder auf Befragen eine unverfängliche Ursache genannt. Man spricht hier von Schutzbehauptungen:

- Sturz von der Treppe, aus dem Bett, vom Tisch,
- krankhafte Blutungsneigung,
- durch das Kind selbst verschuldeter Unfall (Ersticken, Verbrühen, Sturzunfall, Anstoßen an Kanten).

Ist die wahre Ursache erkannt, werden oft besondere Erziehungsschwierigkeiten mit dem Kind genannt, welche die Mutter oder den Vater chronisch herausgefordert haben, wie Eigensinnigkeit und Trotz, Einnässen, Einkoten, Schreien, Stehlen, Lügen, Faulheit, Naschen, Nicht-essen-Wollen, Erbrechen. Es zeigt sich aber bei der näheren Aufdeckung der Verhältnisse, daß diese Erziehungsschwierigkeiten meist erst Folge der gestörten Familie oder von falschen Erziehungsmethoden sind. Aus dem „Problem des geschlagenen Kindes" wird dann meist das *„Problem der schlagenden Mutter".* In sehr vielen Fällen sind es junge Mütter, unreif, unselbständig, schwache Persönlichkeiten, überfordert von den Verhältnissen; es sind Frauen aus allen Bevölkerungsschichten. *Väter und andere Personen* sind nur in seltenen Fällen die Täter; sie weisen in der Regel eine andere Persönlichkeitsstruktur auf. Es sind in erster Linie schwer pathologische Persönlichkeiten, oft Alkoholiker, häufig auch gegen Erwachsene gewalttätig, z. B. auch gegen die Mutter des Kindes.

Abhilfe. Zusammenfassend ist also für Vernachlässigung und Mißhandlung zu erkennen, daß meist ungünstige äußere Lebensumstände oder persönliche Schwierigkeiten die Voraussetzungen für die verwerfliche Handlungsweise sind. Das Kind erweist sich hier als ein fast schutzloses, an die Erwachsenen ausgeliefertes Objekt, an dem Aggressionen hemmungslos abreagiert werden. So sehr in einzelnen Fällen bedrückende Lebensumstände der Eltern einige Bedingungen zu solchen Verbrechen klarmachen können, so sehr muß die Bemühung der Öffentlichkeit dahin gehen, daß *das Kind in seiner Schwäche, Unreife und Abhängigkeit einen besonderen Schutz hat.* Diese Bemühung der Öffentlichkeit drückt sich in entsprechenden Gesetzen aus. Sie muß aber darüber hinaus immer wieder auch eine Bemühung jedes einzelnen sein, an seiner Stelle in Familie, Beruf und Öffentlichkeit die hohe Wertigkeit des Kindes, die Gleichwertigkeit mit dem Erwachsenen herauszustellen und dementsprechend zu handeln.

Es ist schwierig, im Falle einer Vernachlässigung oder Mißhandlung den richtigen Weg für das Kind einzuschlagen. Als erste Reaktion liegt bei Arzt und Schwester nahe, einer solchen Mutter das Kind wegzunehmen. Diese Lösung wäre aber in den meisten Fällen nicht die beste. Das Kind würde zu Pflegeeltern oder in ein Heim kommen und insgesamt wieder einem ungewissen Schicksal entgegensehen. In der Regel muß die Entscheidung in *Zusammenarbeit mit dem Kinderschutzbund und mit Sozialhelfern der*

Familienfürsorge gesucht werden. Diese können sich an Ort und Stelle über die häuslichen Verhältnisse ein klares Bild machen. Nach Rückgabe des Kindes sehen sie bei wiederholten Besuchen nach dem Rechten. Unsichere Mütter müssen gestärkt und angeleitet, materielle Schwierigkeiten ausgeräumt werden. In vielen Fällen ist so tatsächlich eine Verbesserung der Lebensumstände für das Kind und eine ungestörte Weiterentwicklung zu erreichen. Es bleibt eine Reihe von Fällen übrig, in denen es besser ist, Vernachlässigung und Mißhandlung des Kindes der *Polizei* zu melden, z. B. weil das Ausmaß zu schlimm und die Gefahr weiterer Mißhandlung gegeben ist. Die Eltern erhalten dann ein gerichtliches Urteil, das eine Sühne für ihre Tat, noch mehr aber ein nachhaltiger Anstoß dazu sein soll, in der Zukunft besser für das Kind zu sorgen. Solche Strafen werden nicht selten weitgehend zur Bewährung ausgesetzt. Man billigt dem Täter damit nicht mildernde Umstände in hohem Maße zu, sondern will dem Kind noch weiteren Schaden durch die Trennung von der Mutter oder dem Vater ersparen. Der Richter hofft in einem solchen Falle, daß der Denkzettel einer Verurteilung und kurzen Haftverbüßung ausreicht. Kommt es aber im Rückfall zu erneuten Gewalttaten, kann diese gutgemeinte Handlungsweise eventuell zum Tode des Kindes führen.

Beim **gewaltsamen Tod eines Kindes** (oder auch nur bei Verdacht) muß immer die Kriminalpolizei benachrichtigt werden.

42.3 Sexueller Mißbrauch

Der sexuelle Mißbrauch von Kindern ist ein Delikt mit *hoher Dunkelziffer,* Schätzungen können nur grobe Annäherungswerte aussagen. Man rechnet mit 5-8% aller Kinder; 80% davon sind Mädchen.

Täter sind vor allem Männer in mittleren Lebensjahren, Menschen mit Kontaktschwierigkeiten insbesondere gegenüber dem anderen Geschlecht. In der eigenen Familie sind sie nur unzureichend zu einem Austausch von Zuneigung fähig, zu dem neben Worten und Freundlichkeiten auch das Erlebnis einer körperlichen Nähe gehört im Streicheln und Ansichdrücken, um die Gefühle der Freude und Trauer gemeinsam zu haben oder sich über die Einsamkeit hinwegzuhelfen. Innerhalb von Familien ist der Vater-Tochter-Inzest am häufigsten, wobei besonders auch Adoptiv-, Pflege- und Stiefväter zu nennen sind. Selten sind homoerotische Inzestbeziehungen. Über die enge Familie hinaus sind in jedem 3. Fall Opfer und Täter näher bekannt. Solche Beziehungen in Familien und Bekanntschaftverbänden erleichtern die Einleitung und die Wiederholung sexuellen Mißbrauches. Die Kinder machen die Annäherung leichter. Die Täter können aufgrund der näheren Beziehung auch eher das Schweigen des Kindes oder des Jugendlichen erwirken. Vielleicht hatte das Kind bei seinem Vater oder der anderen Vertrauensperson einen tröstenden affektiven und körperlichen Kontakt gesucht, dann aber zu seinem Schrecken erleben müssen, wie es in sexuelle Handlungen hineingezogen wurde.

In der *großen Bandbreite der sexuellen Mißhandlung und des sexuellen Mißbrauchs* geht es grundsätzlich um jede körperliche Annäherung mit und ohne Gewaltanwendung ohne Einwilligung des Partners, und darum, daß die Erweckung oder Befriedigung sexueller Gefühle ohne Einwilligung des Partners erzwungen ist. Entscheidend sind also zwei Kriterien: Die Einwilligung des Partners fehlt, und: der Kontakt des Täters ist nicht auf die Totalität des anderen als Person, sondern nur auf Teile seines Körpers gerichtet, die isoliert benutzt werden.

Die *direkten körperlichen Schäden* gehören, falls sie kleinen Kindern zugefügt werden, zu den schwersten Mißhandlungsverletzungen. Bei größeren Kindern und bei Jugendlichen kann es ohne Verletzungen ausgehen. Über die akuten und die fortwirkenden **seelischen Auswirkungen** ist noch zu wenig bekannt. Die Not des Kindes entwickelt sich vor allem aus der Verwirrung der eigenen Gefühle, indem es sich einerseits gegen die aufgezwungene sexuelle Handlung sträubte, aber doch auch an sich selbst Gefühle, sexuell gedeutete Gefühle wahrgenommen hat. Oft kann es mit niemandem darüber sprechen, am wenigsten mit dem Mißhandler selbst. Das Kind fühlt, daß es nicht Zuneigung und echte Liebe war, die zu dieser sexuellen Handlung führte, sondern es lediglich mit Macht und Übermacht zu einer sexuellen Befriedigung des anderen benutzt wurde. Es entwickelt Schuldgefühle, daß es mit seiner eigenen Annäherung den Anstoß gegeben haben könnte und daß es – z. B. mit Blick auf die eigene Mutter – in eine Partnerbeziehung eingedrungen ist. Können solche Mädchen eines Tages darüber sprechen, drücken sie insbesondere ihren Haß gegenüber dem Vergewaltiger aus. Gefragt, warum sie das Verbotene damals nicht angezeigt haben, so waren es Scham, ein Gefühl, in dieser Sache allein gelassen zu sein, einschüchternde Drohungen und das ambivalente Gefühl einer Zuneigung, das man z. B. für den Vater neben dem Haß auch noch weiterhin hatte. Wie befreiend wäre es aber, fürs ganze Leben wirksam, gewesen, hätte jemand diesem Kind klargemacht,

- daß es aus der Situation nicht schuldig wurde, obwohl es sich schuldig fühlt,
- daß die sexuellen Gefühle bei Reizung erogener Zonen automatisch ausgelöst werden und schließlich
- daß in solchen Fällen immer die beteiligten Erwachsenen und nicht das überwältigte Kind als schuldig anzusehen sind.

Für die Aufklärung einer sexuellen Mißhandlung ist die psychologische Erfahrung von Bedeutung, daß Berichte jüngerer Kinder zuverlässiger den Ablauf schildern als die von Kindern in der Präpubertät oder Pubertät.

In der **Abhilfe** ist wiederum – wie schon im Abschnitt 42.2 ausgeführt – vordergründig von Bedeutung, ob die schädigende Person der Familie angehört oder ein Fremder ist. Daran entscheidet sich auch die Frage, ob die Polizei eingeschaltet werden sollte. Wichtig ist wiederum nicht so sehr das Verletzungsausmaß. Vielmehr geben wohlüberlegte Planung, kaltblütige Ausführung und/oder Wiederholungshandlungen den Eindruck eines unbedingt meldepflichtigen Verbrechens, das mit der einmaligen Ausrutscherhandlung eines labilen Vaters oder Stiefvaters nicht vergleichbar ist. Ist der Täter eine fremde Person, die mit dem Kind in keiner näheren Beziehung steht, muß in aller Regel Anzeige erfolgen, schon auch deshalb, weil mit wahllosen Wiederholungsdelikten bei anderen Kindern zu rechnen ist. Die Schweigepflicht des Arztes hat am Kindeswohl ihre Begrenzung. Wenn es das höherwertige Wohl des Kindes bestimmt, kann der Arzt seine beruflich erfahrenen Kenntnisse ohne Kollision mit dem § 203 des Strafgesetzbuches (StGb) weitergeben.

Differentialdiagnostische Hinweise

Auf den folgenden Seiten werden einige wichtige Krankheitssymptome mit der Absicht dargestellt, damit für die Beobachtung eines kranken Kindes einige Anhaltspunkte für ihre Vieldeutigkeit zu geben. Gleiche oder ähnliche Beschwerden können sich erfahrungsgemäß aus verschiedenen Ursachen entwickeln. Zunächst gilt es, das Symptom so scharf wie möglich zu erfassen und bei einem örtlichen Bezug genau zu lokalisieren. Die dann folgende Zuordnung zur Ursache ist die Aufgabe der ärztlichen Differentialdiagnostik. Auf diesem Weg zur endgültigen Diagnose, das heißt Festlegung nach der medizinischen Systematik, leistet auch die Schwester und der Pfleger einen wichtigen, unverzichtbaren Beitrag (vgl. Abschnitt 2.2).

43 Atemnot, Dyspnoe

Zum Bild der Atemschwäche, Ateminsuffizienz, gehören *zahlreiche Erscheinungen,*
- die sich dem beobachtenden Auge unübersehbar aufdrängen (Zyanose der Haut, stark angestrengte Atmung mit Einsatz der Atemhilfsmuskulatur) oder
- erst sorgfältig gesucht werden müssen (Muskelschwäche, Seitendifferenz in der Thoraxbewegung), ferner
- krankhafte Atemgeräusche (Stridor, Stöhnen).

Zu diesen objektiven Zeichen kommt bei einer schweren Ateminsuffizienz der **charakteristische Gesichtsausdruck** in seiner notvollen Prägung mit den großen Augen, der starr wirkenden oder auch stark bewegten Mimik, dem weit geöffneten Mund und den abgespreizten Nasenflügeln, die sich mit den Atemzügen bewegen. In der Intensität seiner Ausprägung zeigt dieser Ausdruck an, in welchem Ausmaß das Kind unter seiner Atemschwäche leidet. Das Ausdrucksbild der akuten Atemnot hat große Ähnlichkeit mit dem Angstausdruck. Atemnot kann ja auch als eine Sonderform der Angst definiert werden, der Angst zu ersticken. Allerdings ist dabei vorausgesetzt, daß die Ausdrucksorgane, insbesondere die mimische Muskulatur vom Krankheitsprozeß unberührt geblieben sind. Es gibt aber auch schwerste Zustände von Ateminsuffizienz, für die das mitteilende Ausdrucksbild wegen schwerwiegender Muskelausfälle fehlt (z. B. bei Tetanus, Botulismus). In solchen Fällen werden die weiteren, zum Teil schon genannten

Symptome einer gestörten Atmung wie Zyanose, vermehrtes Schwitzen und Benommenheit besonders wichtig.

Die erschwerte Atmung wird auch **Dyspnoe** genannt. Die objektiven Zeichen einer Dyspnoe sind:

- *Abweichung der Atembewegung in ihrer Häufigkeit (Frequenz) und Tiefe:* Tachypnoe = schnell folgende Atemzüge; Bradypnoe = langsame regelmäßige Folge; Hyperventilation = übermäßige Atemleistung, was zur Alkalose führen kann; Hypoventilation = zu geringe Atemleistung, was zur respiratorischen Azidose führen kann; Seufzeratmung = eine Folge geringer Atemexkursion wird von einem sehr tiefen Atemzug unterbrochen; Schnappatmung = einzelne schnelle, tiefe Atemzüge in großem Abstand, dazwischen Atempausen (Apnoe).

- *Farbänderungen der Haut und der Schleimhäute:* allgemeine Zyanose; Zyanose der Füße, Hände, der Nase und Lippen (Akrozyanose); eventuell Blässe; rosige Hautfarbe bei Kohlenmonoxidvergiftung.

- *Besonderheiten der Stimme und Sprache:* Wenn die Kinder oder Jugendlichen ihre Atemnot ausdrücken wollen, können sie es oft nur mit leiser, kraftloser Stimme, in kurzen abgehackten Sätzen oder nur in einzelnen Worten.

Zur **Lokalisation der Ursachen** s. Abb. 56.

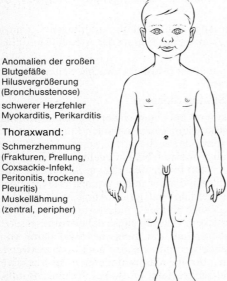

zentrale Ursachen der gestörten Atmung:

Urämie, Toxikose, schwere Azidose
Enzephalitis, Hirntumor
zentrale Unreife (Frühgeborenes)
Anämie, Kohlenmonoxidvergiftung

eitrige Epiglottitis, Krupp-Syndrom
angeborene oder narbige
Trachealstenose

Asthma bronchiale,
obstruktive Bronchitis
schwere Bronchitis
(z. B. bei Mukoviszidose),
Bronchiolitis

Ösophagotrachealfistel

Einengung der Lungenfelder:

Pneumonie, exsudative Pleuritis,
schwere Tuberkulose
Lappenemphysem
große Zwerchfellhernie
Pneumothorax, Atelektasen
Zysten, Pneumatozelen
Lungenödem
Mediastinaltumoren

Anomalien der großen
Blutgefäße
Hilusvergrößerung
(Bronchusstenose)

schwerer Herzfehler
Myokarditis, Perikarditis

Thoraxwand:

Schmerzhemmung
(Frakturen, Prellung,
Coxsackie-Infekt,
Peritonitis, trockene
Pleuritis)
Muskellähmung
(zentral, peripher)

Abb. 56 **Ursachen der behinderten Atmung und ihre Lokalisation**

44 Schmerz

Beim kranken Kind und Jugendlichen entstehen Schmerzen aus sehr verschiedenen seelischen und körperlichen Ursachen. Nicht in allen Altersgruppen kann mit einem fein abgestuften Schmerzausdruck im Gesicht und in der Haltung des Körpers gerechnet werden. Selbst wo dies bei den größeren Kindern des Schulalters gegeben wäre, ist doch mit einer zuverlässigen Beschreibung von Ausmaß, Ablauf und Dauer des Schmerzes in vielen Fällen kaum zu rechnen. Bei sehr vielen Kindern unter 6 Jahren ist man allein auf die Beobachtung angewiesen. Auf den Ort und die Ursache des Schmerzes muß also dann mehr aus dem Ausdrucksbild (Mimik, Schreien oder andere Schmerzlaute) oder aus charakteristischen Körperhaltungen geschlossen werden.

Auffällige Körperhaltungen sind

– einerseits von der Schmerzursache aufgezwungene Fehlstellungen oder
– es sind Schonhaltungen, die den Schmerz vermindern sollen.

Liegen die Kinder auffällig ruhig im Bett, vermeiden sie möglichst jede Bewegung, schränken sie eventuell sogar die Brustkorbbewegung bei der Atmung ein, läßt dies z. B. an folgende Ursachen denken: Knochenbruch, Rippenfellschmerzen, „akutes Abdomen" (insbesondere Bauchfellentzündung). Bei einer Erkrankung im Bauchraum wird öfter statt der Rückenlage eine offenbar schonendere *Seitenlage mit etwas angezogenen Beinen* eingenommen, dies vor allem bei Kolikschmerzen im Bereich der Harnwege oder des Darmes.

Steht ein Kranker in gebeugter Haltung, eventuell nach einer Seite geneigt, kann es sich um einen heftigen Brustwandschmerz, um Schmerzen in Abhängigkeit von der Atmung oder um einen heftigen Bauchschmerz handeln.

Abnorme und schmerzhafte Arm- und Beinstellungen weisen auf Frakturen und Luxationen hin. Fällt allein die Bewegungsarmut einer Extremität neben dem Schmerz auf, ist z. B. neben einer Fraktur an Osteomyelitis und an Weichteilverletzungen (Hämatome) zu denken.

Im Gespräch mit größeren Kindern haben die **sprachlichen Abstufungen einer Schmerzäußerung** große Bedeutung, die für die einzelnen Schmerzursachen recht kennzeichnend sein können. Ein Schmerz kann ständig oder nur zeitweise bestehen, stechend, brennend, klopfend, bohrend, gleichbleibend oder anfallsartig verstärkt, einschießend, nagend, dumpf oder hell.

Gerade bei Kindern und Jugendlichen ist die **Schmerzempfindung** auch sehr von äußeren Umständen, Gedanken und Ängsten abhängig, und der Schmerzausdruck gestaltet sich dementsprechend. *Verstärkend* wirken Schreck und Angst (z. B. fließendes Blut) oder der Zorn über das ausgelöste Ereignis (z. B. wenn ein Kind geschlagen wurde). Dagegen können Angst vor einem ärztlichen Eingriff, Angst vor Strafe bei eigenem Verschulden und kämpferische Wut die *Schmerzempfindung und den Schmerzausdruck eher begrenzen.* Bewußte Beherrschung ist selten. Scheinbare Tapferkeit, wie sie manche Kleinkinder im Gegensatz zu jungen Schulkindern zeigen, hat eher mit bisher nur geringer Schmerzerfahrung zu tun.

In allen Fällen, in denen die objektive Schmerzursachen, die Lokalisation und das Schmerzerlebnis nur ungenau überschaut werden können, helfen bei der **Abklärung** zwei einfache Verfahren, so

– *um das Ausmaß des Schmerzes abschätzen zu können:* Man prüft, ob das Kind durch Zureden, Ablenkung im Spiel, Fütterung oder Hochnehmen zu beruhigen ist. Schwerer Schmerz läßt sich nicht beeinflussen, ein geringer sehr wohl;

– oder *um den Ort der Schmerzauslösung noch näher zu erfassen:* Man tastet verdächtige Körperbereiche ab, begutachtet aber nicht sofort im vermuteten Erkrankungsbezirk, sondern zuerst auf der gesund erscheinenden Seite. Erst zuletzt wird die Stelle untersucht, an der man die Schmerzauslösung vermutet.

Einzelheiten zu den Schmerzursachen s. Abb. 57.

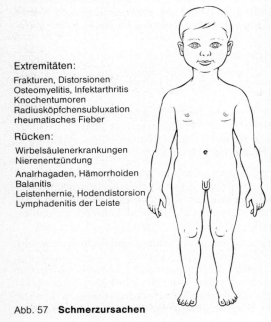

Abb. 57 **Schmerzursachen**

Kopfschmerz:
Sinusitis, Karies
Migräne
Sehstörung
Enzephalitis, Meningitis,
Hirntumor
Blutdruckerhöhung

Halsschmerz:
Angina, Seitenstrangangina
Epiglottitis, Laryngitis
Lymphadenitis
Schiefhalssyndrom

Schmerz beim Atmen:
Pleuritis, Coxsackie-Infekt
Rippenfraktur, Thoraxprellung,
Klavikulafraktur

Bauchschmerz:
Appendizitis, Adnexitis
Obstipation, Meteorismus
eingeklemmte Hernie,
Hodendistorsion
Pyelonephritis, Zystitis
Gastroenteritis
Gastritis, Ulkus von Magen
und Duodenum
Ileus
Pankreatitis, Milzinfarkt
Gallensteine, Nierensteine
Muskelkater bei Keuchhusten

Extremitäten:
Frakturen, Distorsionen
Osteomyelitis, Infektarthritis
Knochentumoren
Radiusköpfchensubluxation
rheumatisches Fieber

Rücken:
Wirbelsäulenerkrankungen
Nierenentzündung

Analrhagaden, Hämorrhoiden
Balanitis
Leistenhernie, Hodendistorsion
Lymphadenitis der Leiste

45 Angst, Angstbild und -ursachen

Ängstliches Verhalten eines Kindes kann *seelisch oder körperlich verursacht* sein. Für das Ausmaß ist jedoch die seelische Konstitution, die Situation und natürlich auch der Umfang der Bedrohung ausschlaggebend. Sensible Kinder neigen besonders zu Furcht und Angst. Das Kleinkind, das Vernunfterwägungen noch nicht zugänglich ist, leidet verstärkt. Allerdings beruht Angstfähigkeit in erster Linie auf negativen Lebenserfahrungen. Es gibt offenbar auch *eingeborene Angstreaktionen*, wie man schon beim Säugling feststellen kann. Er reagiert, wenn man ihm mit bitterbösem Gesicht einen Finger drohend vors Gesicht hält, verunsichert, verstimmt, oft mit Geschrei.

Angst ist also ein *verstimmender seelischer Zustand mit dem Gefühl, in einer Bedrohung zu stehen;* er entsteht auf einen inneren oder äußeren Reiz hin. Von ängstlicher Verstimmung kann man reden, wenn dieses negative Gefühl einer Bedrohung die seelische Grundstimmung über längere Zeit ausmacht. Angst wird ausgelöst durch eine *unmittelbar wirkende Gefahr;* sie kann sich aber auch auf eine *vorgestellte mögliche oder auch unmögliche Gefahr* beziehen.

Beim **Angstausdruck** kann man einen direkten von einem maskierten unterscheiden. Der *unmaskierte, direkte Ausdruck* mit den weit aufgerissenen, wenig bewegten Augen, dem halbgeöffneten Mund, der quer gefurchten Stirn ist auf den ersten Blick deutbar, vor allem wenn ihn noch abwehrende Gesten oder Bewegungen, Fluchtbewegungen begleiten. An *vegetativen Reizsymptomen* kann man Blässe und Schweißausbruch („Angstschweiß"), Zittern am ganzen Körper, Pupillenerweiterung und trockenen Mund, schnellen Herzschlag, beschleunigte Atmung, Blutdrucksteigerung, Darmspasmen, Durchfall, Harndrang und Appetitarmut beobachten.

Der *maskierte Angstausdruck* kann erst bei näherer Kenntnis, Einführung und Erfahrung auf seine Ursache, die Angst, zurückgeführt werden. Man spricht von *Angstäquivalenten,* wenn Kinder durch innere Unruhe, hohe Ablenkbarkeit, Beklemmungsgefühle, Stottern und gepreßte Sprache („Angst verschlägt einem die Sprache"), durch Einschlafstörungen oder nächtliches Aufschrecken (Pavor nocturnus) auffallen. Ein Kind mit Pavor nocturnus nimmt sozusagen die Spannung des Tages in den Schlaf mit. Es schreckt auf, man hat den Eindruck, ein schrecklicher Traum habe es bedroht.

Die **Ursachen der Angst** sind in folgender Weise zu gliedern:
Vitalangst, eine Angstform, die von Veränderungen im eigenen Körper ausgeht: Atemnot, Gefühl der Lebensbedrohung bei schweren Erkrankungen, Todesangst.
Realangst bezieht sich auf die Umwelt: Dunkelängste, Angst vor Verlust naher Angehöriger, z.B. auch Trennungsangst, Angst vor gewalttätiger

Bedrohung durch andere Personen oder z. B. auch durch ärztliche Untersuchung, Angst im Zusammenhang mit einer Erkrankung, wenn durch pflegerische oder ärztliche Tätigkeit Schmerzen ausgelöst werden könnten.

Gewissensangst, falls ein Kind Skrupel hat nach Lügen, Stehlen, Schulschwänzen, Zerstörung fremden Eigentums, wegen sexueller Probleme oder Drogenabusus.

Existentialangst, die eine allgemeine Lebensunsicherheit bedeutet. Sie ist oft grundgelegt durch unzuverlässige Lebenspartner (Eltern, Heimbetreuer), wiederholte schwere Enttäuschungen, Minderwertigkeitsgefühle auf permanente Versagenserlebnisse, aber auch gefördert durch falsche Erziehung unsicherer und selbst ängstlicher Eltern.

Psychotische Angst, sicher sehr selten, ist ohne äußere Begründung und vom Inhalt her durch Einfühlen nicht verständlich. So können Kinder mit einer Enzephalitis angstgefärbte Ausdrucksbilder mit entsprechender Unruhe zeigen. Schwieriger zu erfassen und richtig zu deuten sind solche Zustände im Rahmen einer psychomotorischen Epilepsie. Durch äußere Ereignisse unerklärbar, ohne Sinnzusammenhang zum unmittelbar vorher gegebenen Zeitraum, zeigen diese Kinder ein Angstbild, das für sie offenbar in diesem Augenblick auch eine innere Realität hat. Dabei sind sie nicht oder kaum ansprechbar für eine kürzere oder längere Zeit. Erleichtert wird die Zuordnung zur Epilepsie durch ebenfalls anfallshafte motorische Abläufe, durch ein pathologisches EEG und den Nachweis einer zerebralen Vorschädigung.

Angst ist auch ein *wichtiges Zeichen bei schwerer Hypoglykämie* (z. B. beim insulinbehandelten Diabetes mellitus) oder bei *Drogenabusus* (vor allem Haschisch und Marihuana; „Horrortrip"). Auch manche *Medikamente* wie Atropin, Hypnotika (so auch nach Ketanest-Narkose) und Tranquilizer können akustische oder optische Halluzinationen auslösen (z. B. bedrohende Tiere, vergrößerte Gestalten); die Kinder kommen in einen sonst unerklärlichen angstgefärbten Erregungszustand, im Grunde sind sie dabei wach und ansprechbar.

Phobien nennt man Ängste, die aus äußeren oder inneren Gründen immer wieder gleichförmig auftreten. Die Kinder und Jugendlichen scheinen wie unter einem Zwang zu stehen, der durch Erklärungen und gutes Zureden höchstens nach sehr langer Bemühung aufzulösen ist, in der Regel aber offenbar unbeeinflußbar ist (Zwangsangst). Einige Ursachen: Angst in einem geschlossenen Raum (Klaustrophobie); Angst vor Gewitter und Dunkelheit; Angst davor, verlegen und rot zu werden; Angst vor Hunden, Schlangen u. a.; Angst vor der Angst. Manche Angstbedingung kann dabei offenbar von anderen Personen, z. B. der Mutter, übernommen sein.

46 Erbrechen und Aussehen des Erbrochenen

Kinder erbrechen leicht, vor allem in den ersten Lebensjahren. Gewöhnlich erfolgt das Erbrechen plötzlich, explosiv. Im einzelnen unterscheidet man folgende **Formen des Erbrechens:**

Spucken und Speien des Säuglings. Kleine Mengen werden herausgebracht (5–30 ml), meist mit dem Aufstoßen verbunden. Diese Form des Nahrungsverlustes kann eine pathologische Bedeutung bei unruhigen, nicht gedeihenden Kindern haben, muß es aber nicht.

Ausschütten, atonisches Erbrechen. Schlaffes Herauslaufenlassen oder kraftloses Herauswürgen. Es spricht für eine schlaffe Erweiterung der Speiseröhre und für eine Schwäche des Mageneinganges (Kardiainsuffizienz).

Erbrechen im Schwall. Hier wird unter Druck eine reichliche Menge ausgestoßen. Dies ist die häufigste Form des Erbrechens, vor allem bei einem Infekt.

Erbrechen im Strahl, spastisches Erbrechen. Im hohen Bogen wird Mageninhalt ausgeworfen, meist etwa eine halbe Stunde nach der Mahlzeit. Typisch für die hypertrophische Pylorusstenose, den Magenpförtnerkrampf.

Hier sei noch das **Wiederkäuen, Ruminieren** genannt *(Rumination)*. Säuglinge oder Kleinkinder würgen Nahrung, die sich schon im Magen befand, wieder in die Mundhöhle hoch, kauen und bewegen sie erneut und schlucken sie wieder – offenbar ein lustvoller Vorgang.

Ursachen des Erbrechens s. Abb. 58.

Das Erbrochene
- *riecht sauer* und reagiert sauer auf Lackmuspapier, wenn es aus dem Magen stammt, im Gegensatz zu Erbrochenem aus der Speiseröhre;
- *enthält Galle,* wenn z. B. eine Engstelle unterhalb des unteren Zwölffingerdarmes sitzt;
- *enthält Kot* bei tiefsitzendem Ileus;
- *enthält Blut,* das aus folgenden Bereichen stammen kann: Nase oder Tonsillen (zunächst wurde es verschluckt), bei einem gestillten Kind aus Brustrhagaden der Mutter, beim Säugling aus einer Schleimhautblutung bei Meläna, aus Ösophagusvarizen (Leberzirrhose, Pfortaderthrombose), aus einem Schleimhautdefekt der Speiseröhre nach Verätzung oder Verletzung oder bei Hiatushernie, schließlich aus allen Schleimhautbereichen bei allgemeiner Blutungsneigung z. B. bei Thrombozytopenie, insbesondere nach einem schweren Bauchtrauma.

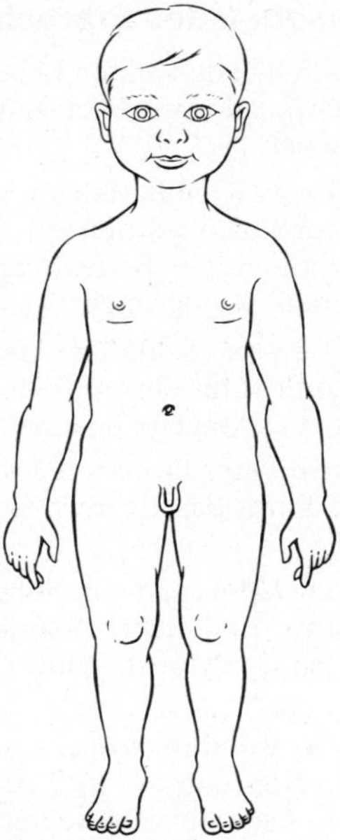

toxisch:
bei Infektion, Sepsis
Urämie
schwerer Leberzellschaden
Galaktosämie
Adrenogenitales Syndrom
Vergiftungen

**reflektorisch
über das ZNS:**
Peritonitis
Otitis (Innenohr)
Keuchhusten
Pankreatitis
Bauchtrauma

zentrale Ursachen:
Schädeltrauma
Enzephalitis, Meningitis
Hirntumor, Hirnblutung
Hydrozephalus
psychisch

Ursachen im Speisenweg:
falsche Fütterungstechnik
bei Neugeborenen:
Ösophagotrachealfistel,-atresie
Angina, Rachenentzündung
erworbene Ösophagusstenose
Kardiainsuffizienz
Pylorusstenose,
Duodenalstenose
Fehlrotationssyndrom
„verdorbener Magen",
Gastritis, Ulkus
Ileus
Appendizitis
Gastroenteritis

Abb. 58 **Ursachen des Erbrechens**

47 Besonderheiten der Hautbeschaffenheit

Grundbegriffe der Hautkrankheiten sollen näher beschrieben werden, da sie für die exakte Beschreibung besonderer Beobachtungen gebraucht werden:

Hautausschlag, Exanthem ist zu beschreiben nach Ausbreitung, Gestalt und Farbe.

Hauteffloreszenz ist die einzelne Hauterscheinung, die aufgefallen ist.

Fleck, Makula („fleckige, makulöse Effloreszenz"): Sie liegt im Hautniveau. Größe und Gestalt müssen beschrieben werden.

- *Roter Fleck:* Er ist wegdrückbar, spricht für eine umschriebene Hautdurchblutungssteigerung, für eine Hyperämie; z. B. bei Röteln.
- *Rotblauer Fleck,* nicht wegdrückbar: Er spricht für Blutung; z. B. bei Hämophilie.
- *Brauner Fleck,* umschriebene Pigmentvermehrung; z. B. Sommersprossen.

- *Weißer Fleck,* umschriebene Pigmentverminderung; z. B. oft in einer Narbe.

Quaddel, Urtikaria („urtikariell"): eine plateauartige Oberflächenerhebung, die in der Farbe weiß oder rot sein kann; z. B. bei einem Bienenstich.

Knötchen, Papel („papulös" = knötchenartig): eine umschriebene feste Substanzvermehrung von Stecknadelkopf- oder Linsengröße; z. B. bei einem trockenen Ekzem.

Bläschen, Vesikula („vesikulöse"), Blase, Bulla („bullös"): Durch Wassereinstrom in die oberen Hautschichten entsteht ein wassergefüllter Hohlraum; z. B. Verbrühungsblasen, Windpockenbläschen.

Entzündliche Blase, Pustel („pustulös"): wäßrig-trüber, eitriger Inhalt; z. B. bei Impetigo contagiosa.

Schuppe, Squama („schuppig", „squamös"): eine oberflächlich sich abstoßende Hautverdickung, überschießende Hornhautbildung; z. B. bei Psoriasis.

Kruste, Borke, Krusta („krustös"): Hautauflagerung aus eingetrocknetem Serum, Blut oder Eiter.

Abschürfung, Erosion: Oberflächliche Schichten der Haut sind entfernt, die rötliche Lederhaut liegt frei.

Kratzabschürfung, Exkoriation; z. B. bei juckenden Effloreszenzen.

Schrunde, Rhagade, ein Einriß in die trockene, etwas starre Haut; z. B. am Anus bei hartem Stuhlgang.

Geschwür, Ulkus („geschwürig", „ulzerös"), ein tiefgehender Substanzdefekt der Haut, z. B. nach Zerfall eines Furunkels. **Ekthyma** ist ein schlecht heilendes Geschwür mit wie gestanzt erscheinenden Wundrändern; vor allem bei abwehrschwachen Kindern zu beobachten. In schweren Fällen spricht man auch von **Noma.**

Narbe: Ausheilung eines Substanzverlustes der Haut durch derbes Bindegewebe.

Ursachen akuter Hauterscheinungen s. Abb. 59.

Ursachen chronischer Hauterscheinungen und Beschreibung typischer Narbenbildungen s. Abb. 60.

Ursachen von Schwellungen und Auftreibungen der Körperoberfläche s. Abb. 61.

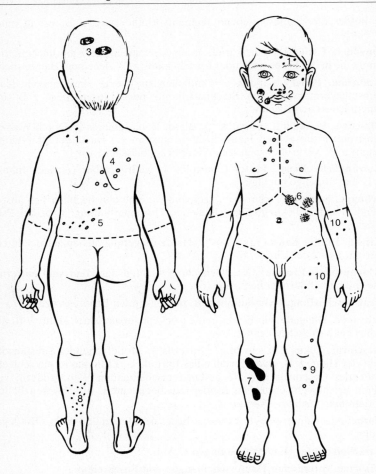

Abb. 59 **Akute Hauterscheinungen.** 1 = Mückenstiche; 2 = Grippebläschen, Herpes; 3 = gelbe Krusten auf rotem Grund: Schälblasenausschlag, Impetigo; 4 = kleine Bläschen und Krusten, über den ganzen Körper verteilt: Windpocken; 5 = Bläschen und Krusten in gürtelförmiger Anordnung: Gürtelrose; 6 = rote juckende Flecken: Nesselsucht, Urtikaria; 7 = größere blaurote, oft etwas erhabene Flecken: Bluterguß oder Allergie, z. B. Erythema nodosum; 8 = kleinste Hautblutungen, nicht wegdrückbare Fleckchen; 9 = einzelne jukkende Bläschen: Juckblattern, Strophulus; 10 = Injektionsstellen bei Drogensucht oder Zuckerkrankheit. Die Hauterscheinungen sind an typischen Stellen eingezeichnet. Sie können aber auch an anderen Körperstellen vorkommen.

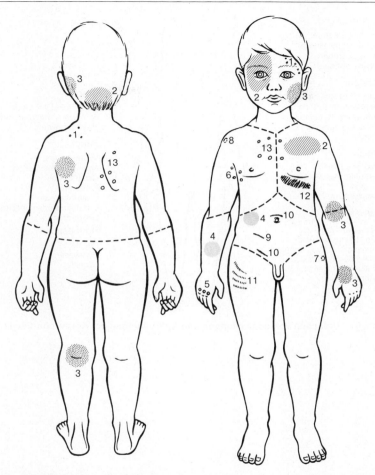

Abb. 60 **Chronische Hauterscheinungen.** 1 = Akne, Hautunreinheit in der Pubertät; 2 = roter Fleck: Hämangiom; 3 = roter Fleck oder Gruppen von kleinen Knötchen, eventuell mit Kratzspuren: Ekzem; 4 = brauner Fleck: Leberfleck, Pigmentfleck; 5 = echte Warzen; 6 = Scheinwarzen, Dellwarzen; 7 = Narbe nach Tuberkuloseschutzimpfung; 8 = Narben nach Pockenschutzimpfung; 9 = Narbe nach Entfernung des Wurmfortsatzes (Blinddarmentzündung); 10 = Narben nach Leistenbruch oder Nabelbruch; 11 = streifenförmige Gewebsnarben (blaurot oder blaß) bei schnellem Gewebswachstum (vor allem bei Übergewicht); 12 = strahlige Narbe nach Verbrühung oder Verbrennung; 13 = verstreute Narben nach Windpocken. Die Hauterscheinungen sind an typischen Stellen eingezeichnet. Sie können aber auch an anderen Körperstellen vorkommen.

Schädeldach:

Kephalhämatom,
Kopfgeschwulst der
Neugeborenen
Hydrozephalus

Gesicht:

Ödem bei Sinusitis,
Nephrose/Nephritis,
schwerem Keuchhusten
Orbitalphlegmone
Parulis

Hals:

Hautemphysem
Lymphknoten, Angiome
Struma
Halszysten

Extremitäten:

Ödem bei Nephrose
und Herzinsuffizienz
Hämangiom, Lymphangiom
Osteomyelitis, Fraktur
Prellung mit Hämatom
Arthritis

Brust:

Herzbuckel bei Vitium
schwere Lungenblähung
Hautemphysem

Bauch:

Meteorismus,
schwere Obstipation
Organtumor
Peritonitis
Leistenhernie
Lymphknotenschwellung
Leistenhoden

Hodensack:

Hernie
Hydrozele
Orchitis

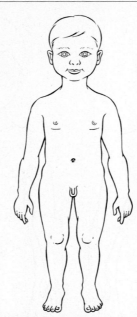

Abb. 61 **Ursachen von Schwellungen und Auftreibungen der Körperoberfläche**

Prophylaxe von Schädigungen

48 Prophylaxe in den einzelnen Altersgruppen

Vorsicht ist besser als Heilen! Die Medizin von heute macht es sich mehr und mehr zur Aufgabe, nicht nur eingetretene Schäden zu heilen, sondern diese durch eine vernünftige Vorsorge zu verhüten. Die Prophylaxe besteht somit in der Bemühung,

- eine Erkrankung zu verhüten; Beispiel: Rachitisprophylaxe, Impfungen,
- eine gegebene Erkrankung möglichst früh zu erfassen; Beispiel: Frühdiagnose der Föllingschen Krankheit oder der Hüftgelenksluxation,
- bei gegebener, unheilbarer Krankheit Komplikationen zu verhindern; Beispiel: gute Überwachung von Diabetikern, Lebenshilfe bei Mongolismuskindern.

Diese Möglichkeiten sind heute in einem umfassenden Programm der Betreuung aller Altersgruppen berücksichtigt. In einer besonderen Dichte werden die Kinder der ersten vier Lebensjahre untersucht: „Erstuntersuchung" sofort nach der Geburt (Vitalitätsprüfung, U1), „Basisuntersuchung" zwischen dem 3. und 10. Lebenstag (eine genaue Durchuntersuchung, U2), Untersuchungen in der 4. bis 6. Lebenswoche (U3), im 3. bis 4. Monat (U4), im 6. bis 7. und 10. bis 12. Monat (U5, U6), mit 2 und mit 4 Jahren (U7, U8). Gewiß hängt die Durchführung dieser Untersuchungen von einer entsprechenden finanziellen Basis ab (Kostenträger: Krankenkassen); im Grunde aber entscheidet sich der Erfolg immer wieder am Einsatz und am Können der mit dieser Prophylaxe betrauten Personen. Auch die *Schwester* wirkt in ihrer täglichen Berufsarbeit, in dem Beispiel, das sie durch ihr eigenes Leben und ihre eigene Einstellung gibt, und durch das beratende und mahnende Wort an der Aufgabe der Prophylaxe mit.

Die Prophylaxe von Schädigungen des Kindes beginnt schon vor seiner Geburt. Die Grundlagen eines gesunden, gesegneten Alters werden schon in der Kindheit gelegt.

Prophylaxe vor der Geburt. Hier ist zunächst zu erinnern, daß eine Reihe von Krankheiten (z. B. Hämophilie) eine hohe Erbfolge aufweisen und bei solcher familiärer Belastung durch freiwilligen Verzicht auf Nachkommenschaft großes Leid verhindert werden kann. *Embryopathien* sind durch besondere Vorsicht in den ersten Schwangerschaftswochen zu verhüten: Vermeiden von Impfungen mit lebenden Viren, Schutz vor Röteln und Mumpsinfektion, möglichst keine Anwendung von Röntgenstrahlen, Ver-

Tabelle 22 **Impfungen in der Schwangerschaft.** Es wird unterschieden in aktive und passive Immunisierung. Das Urteil „bedingt" bedeutet, daß in der Regel von dieser Impfung Abstand zu nehmen ist, besondere Umstände sie jedoch erfordern können.

Schutzimpfungen gegen bakterielle Krankheiten:

Krankheit	aktiv	passiv
Tetanus	ja	ja
Diphtherie	bedingt	ja
Typhus – Paratyphus	bedingt	nein
Cholera	ja	nein
Tuberkulose	nein	nein

Schutzimpfungen gegen Viruskrankheiten:

Krankheit	aktiv	passiv
Poliomyelits	ja	ja
Tollwut	ja	ja
Gelbfieber	bedingt	
Masern	bedingt	ja
Grippe, Mumps, Röteln, Hepatitis, Windpocken	nein	ja

meiden jeglicher unnötiger Medikamente, Vermeiden unnötiger körperlicher und seelischer Belastungen, gesunde Lebensführung (kein Alkohol, kein Nikotin). Welche Impfungen möglich sind, ist aus Tab. 22 ersichtlich. Ferner muß durch Vorsichtsuntersuchungen und evtl. durch Behandlung der Mutter die kindliche Erkrankung an *Lues* und *Toxoplasmose* verhindert werden. *Pränatale Diagnostik bei Sorge vor Keimschäden* s. S. 142.

Auf eine *Rhesuserythroblastose* kann man schon in der Schwangerschaft durch Untersuchung der Blutgruppen der Eltern und durch Bestimmung des Antikörperspiegels im mütterlichen Blut aufmerksam werden, um dann die Geburt in der Klinik zu erwarten und den Blutaustausch so früh wie möglich vorzunehmen. Bei besonderer Gefährdung wird heute auch schon am noch im Mutterleib befindlichen Kind der Blutaustausch vorgenommen. Ein besserer Weg ist es, durch Anwendung von Seren die Antikörperbildung bei der Mutter überhaupt zu verhindern. Folgende Überlegungen stehen hinter diesem Vorhaben. Erfahrungsgemäß treten während der Geburtswehen und bei Lösung der Plazenta reichlich kindliche Erythrozyten in den mütterlichen Kreislauf über. Sie würden die Antikörperbildung bei der Mutter heftig entfachen, wobei ein Rh-positives Kind der nächstfolgenden Schwangerschaft gefährdet wäre. Daher werden *Rhesusantikörper* rh-negativen Müttern unmittelbar nach der Geburt eines Rh-positiven Kindes injiziert. Diese Antikörper treten an die im mütterlichen Blut kreisenden kindlichen Erythrozyten heran und bereiten ihre Zerstörung vor, die in der Milz erfolgt. Es ist bei einem solchen Vorgehen zu erwarten, daß in der

Zukunft ein Blutaustausch wegen Rhesusunverträglichkeit zu den medizinischen Seltenheiten gehört.

Prophylaxe beim Neugeborenen. Der Leben und Gesundheit des Kindes besonders belastende *Zeitraum um die Geburt* kann durch zahlreiche Maßnahmen entschärft werden:

- durch eine das Kind ausreichend berücksichtigende, schonende Geburtshilfe,
- durch Vermeiden von Aspiration,
- durch Frühdiagnose und Frühbehandlung des pathologischen Ikterus und des Atemnotsyndroms,
- durch schonenden Transport und gute Betreuung der Frühgeborenen,
- durch Früherkennung von Mißbildungen der Nasengänge und der Speiseröhre (Sondierung), von Hernien, Analatresie (probeweises Einführen des Fieberthermometers bis zur Gradeinteilung) und anderen Mißbildungen,
- durch Vitamin-K-Prophylaxe von Neugeborenenblutungen.

Schon beim wenige Tage alten Kind können Mukoviszidose, Föllingsche Krankheit (Guthrie-Test) und Hypothyreose ausgeschlossen werden.

Prophylaxe beim Säugling und älteren Kind. Die Beratung von Müttern mit Säuglingen *(„Mütterberatung")* hat die Aufgabe, die Gesundheit der Säuglinge zu prüfen, ihr Gedeihen zu überwachen, unsichere Mütter zu stützen und ihre Fragen zu beantworten. Gewicht, Hautfarbe, Hautturgor, Stühle, statische Funktionen, Appetit, geistige Leistungen und Laune des Kindes sind dabei wertvolle Merkmale. Rachitis, Hüftgelenksluxation, Herzfehler und andere Mißbildungen sowie Stoffwechselstörungen sollen ausgeschlossen werden.

Größte Bedeutung hat die *richtige Ernährung* mit Milch, Gemüse, Obst und Vitaminen sowie die Prophylaxe der Rachitis.

Einige schon bei Geburt auffällige Kinder werden als Risikokinder besonders beobachtet: Frühgeborene Kinder, Kinder mit schwerem Geburtsverlauf, mit Asphyxie, Atemnotsyndrom oder geburtsbedingter Hirnblutung, Kinder mit pathologischem Ikterus, Kinder aus Familien mit vererbbaren Krankheitsanlagen (Tab. 5, S. 89).

Mit steigendem Alter erweitert sich immer mehr der Kreis der Vorsorge; die Maßnahmen werden immer differenzierter und umfassender. Mit der natürlichen Erweiterung des Lebensraumes des wachsenden Kindes erweitern sich die Gefahren und vergrößern sich die Probleme für viele Eltern.

Die große Frage des Infektschutzes kann mit einem umfassenden *Impfplan* beantwortet werden. Vieles ist hier mittlerweile erreicht, so daß die durch Infektion begründeten Todesfälle heute an dritter Stelle der Todesursachenstatistik stehen. Diese günstige Lage kann sich in wenigen Jahrzehnten wieder verschlechtern, wenn der Impfwille gegen seuchenhaft auftretende Infekte, wie Kinderlähmung und Masern, wieder erlahmen sollte. Kinder mit *Mißbildungen* kommen auf Wartelisten, um dann zum günstigen Zeitpunkt operiert zu werden. *Körperlich und geistig behinderte Kinder* sollen in orthopädischen Anstalten, in Kindergärten und Spezialschulen eine besondere Lebenshilfe erhalten.

Wichtig ist, daß die Kinder in den Normen und zu den Zielen *erzogen* werden, die ihnen, ihrer näheren mitmenschlichen Umgebung und der ganzen Menschheit das Leben wertvoll und angenehm machen. Wichtigste Impulse empfängt das Kind dabei aus dem *Beispiel*, das ihm Eltern, Erzieher und andere Erwachsene vorleben. Leider wird heute viel zu wenig darauf geachtet, daß die geistige Tagesnahrung den einzelnen Altersgruppen angepaßt sein muß und daß durch die Überflutung mit ungeeigneten Film-, Illustrierten- und Fernseherlebnissen die Kinder verdorben, zumindest in Konflikte gebracht werden können. Besonders gefährdet sind die Jugendlichen, denen heute zusätzlich Akzelerationsprobleme aufgeladen sind.

Die große Bedrohung der Kinder durch *Unfälle* und *Vergiftungen* muß – mehr noch als bisher – durch Aufklärung der Kinder und Eltern, durch Verkehrsunterricht in der Schule, durch dem Kind gut verständliche Verkehrszeichen, durch sorgfältige Aufbewahrung von giftigen Substanzen und Medikamenten vermindert werden.

Vielen Eltern muß auch der Vorwurf mangelhafter *Beaufsichtigung der Kinder und Jugendlichen* gemacht werden. Häufiger ist heute auch die Mutter berufstätig und das Kind für viele Stunden des Tages sich selbst überlassen; oft könnte die Mutter durchaus zu Hause bleiben, da der Vater genug verdient. Andere Mütter stellen hohe Ansprüche, eigenen Interessen (Sport, Gesellschaftsleben) nachgehen zu können. Nicht zuletzt durch diesen Mangel an Aufsicht ist auch die sexuelle Bedrohung der Kinder heute größer geworden. Täglich fallen Kinder Sittlichkeitsverbrechern zum Opfer, und nur in einem Bruchteil der Fälle erfahren die Eltern und die Polizei davon; die Quote des sexuellen Mißbrauchs ist sehr hoch. Suchtkrankheiten (Drogen, Alkohol) mit ihren besonders schwerwiegenden Gefährdungen nehmen zu. Viele Eltern haben nicht mehr die Zeit oder nehmen sich nicht die Zeit, zu erfahren, was das Kind tagsüber erlebt, mit wem es spricht, von wenn es Geschenke erhält, was es liest und sieht. Viele Eltern drücken sich um jegliche und insbesondere die sexuelle Aufklärung ihrer Kinder herum und liefern diese mitunter noch durch unvernünftige, aufreizende Kleidung dem Interesse von Jugendverderben aus.

49 Impfungen

Begriffe: **Immunisierung, Immunität** und **Antikörper** s. Abschnitt 16. Der Impfstoff führt zu einer in der Regel unschädlichen Auseinandersetzung im kindlichen Körper mit dem Erfolg der Immunisierung. Durch Impfungen erlangt also das Kind die gleichen Abwehrkräfte, die es durch Überstehen der entsprechenden Krankheit erhalten würde. Diese *aktive Immunisierung* wird von der *passiven* unterschieden, bei der ein Serum mit fertigen Antikörpern in akuter Gefahr injiziert wird (z. B. Diphtherie-, Tetanus-, Botulismus-Antitoxin; Rubeola-, Tetanus-, Keuchhusten-Hyperimmunglobuline, Gammaglobuline). Einzelheiten erklärt Abb. 62.

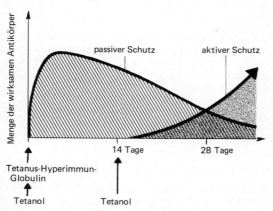

Abb. 62 **Aktive und passive Immunisierung,** erklärt am Beispiel der Tetanus-Schutzimpfung. Passiver Schutz durch Injektion von Immunglobulin verbessert sofort die Abwehr. Der Aufbau eines aktiven Schutzes durch Tetanol (Injektion abgetöteter Erreger) benötigt vier bis sechs Wochen. Im Beispiel der Abbildung werden beide Impfstoffe gleichzeitig gegeben (Simultanimpfung).

Bei der **aktiven Immunisierung** kennt man folgende *Möglichkeiten:*

Impfung mit abgetöteten Krankheitserregern, so die Impfung gegen Keuchhusten, Typhus, Tollwut, Influenza.

Impfung mit abgeschwächten, lebenden Erregern, so die Impfungen gegen Tuberkulose (BCG-Impfung mit dem Bazillus Calmette Guérin), Kinderlähmung (Schluckimpfung nach Sabin), Masern, Mumps.

Impfung mit abgeschwächten Toxinen aus Bakterien (Toxoide), so gegen Diphtherie, Wundstarrkrampf.

Impftechnik. Der Impfstoff wird in sehr verschiedener Weise in den Organismus eingebracht, und zwar

durch oberflächliche Verletzung der Haut: Pockenschutzimpfung,

intrakutan: BCG-Impfung,

tief subkutan bis intramuskulär: Diphtherie, Keuchhusten, Tetanus, u. a., durch Schlucken: Kinderlähmung (Sabin-Impfstoff).

Die *Erfolge der Impfmaßnahmen* sind unverkennbar. Viele Seuchen sind in Ländern mit großer Impffreudigkeit verschwunden; besonders eindrucksvolle Erfolge wurden gegen Pocken und Kinderlähmung erzielt. Solche Tatsachen werden von Impfgegnern vergessen und gelegentlich auftretende Impfschäden werden daher überbewertet. Man muß diese, so bedauerlich sie sind, vor dem Hintergrund der Infektionsgefahren sehen, die ohne Impfung gegeben waren und heute noch gegeben wären.

Zur Zeit gibt es in der Bundesrepublik keine gesetzlich verankerte **Pflichtimpfung;** die bisher gesetzliche Pockenschutzimpfung ist inzwischen vollständig aufgegeben worden. Einige Impfungen sind aber besonders empfohlen (§ 51 Bundesseuchengesetz: gegen Diphtherie, Tetanus, Poliomyelitis, Masern, Mumps, Röteln).

Impfplan. Nicht jedes Kind kann geimpft werden. Man spricht von *Kontraindikationen.* Vor jeder Impfung ist für den Arzt wichtig zu wissen:

- Ist das Kind z. Z. an einem Infekt erkrankt?
- Ist eine Operation vorgesehen?
- Wurde es in den letzten 14 Tagen operiert, hatte es eine Infektion?
- Sind beim Kind irgendwann Krämpfe aufgetreten, oder bestehen andere Erkrankungszeichen des Nervensystems?
- Leidet das Kind an Überempfindlichkeit der Haut, an Asthma oder Heuschnupfen, anderen Allergieursachen?
- Besteht eine Herz-, Leber-, Zucker- oder Nierenkrankheit? Diabetes in der Familie?
- Erhält es als Medikamente Kortison oder Zytostatika? Besteht Immunkörpermangel?
- Hat das Kind in den letzten 6 Wochen eine Impfung erhalten?
- Gibt es in der Umgebung ansteckende Krankheiten?

Müssen diese Fragen mit Ja beantwortet werden, kann ein Kind nur in Ausnahmefällen und unter besonderen Vorsichtsmaßnahmen geimpft werden. Verantwortung und Entscheidung liegen beim Impfarzt, der in besonderen Fällen aber Eltern, die auf Impfung drängen, auf ihre eigene Verantwortung durch Unterschrift verpflichten muß.

Ein Infektionsschutz sollte schon im *Säuglingsalter* wirksam sein. Daher wird früh mit Impfungen begonnen. Die oben aufgeführten Fragen machen aber verständlich, daß es bei vielen Kindern sehr schwierig ist, ein größeres Impfprogramm zu entwickeln, einen Impfplan einzuhalten.

Die Tab. 23 zeigt, in welchem Zeitraum die wichtigsten Impfungen erwünscht sind. Eine große Hilfe im Impfprogramm sind die *Mehrfachimp-*

Tabelle 23 **Schutzimpfungen, Regulärer Impfplan.**
● = Impftermin. Weitere fakultative Impfungen siehe im Text

Alter	Tuberkulose	Diphtherie	Tetanus	Pertussis	Poliomyelitis	Masern	Mumps	Röteln
1 Monat	(●)	(in den ersten 6 Lebenswochen)						
4 Monate		●	●	(●)	●			
5 Monate		(●)	(●)	(●)				
6 Monate		●	●	(●)	●			
15 Monate		●	●			●	●	●
6–7 Monate	●							
10 Jahre		●	●		●			
12 Jahre	(●)					bei Mädchen:		●

fungen, bei welchen gleichzeitig gegen mehrere Krankheiten, so gegen Masern, Röteln und Mumps, Diphtherie und Wundstarrkrampf geimpft wird. In der Regel wird mit einer einmaligen Impfung kein ausreichender und kein Dauerschutz erreicht. Zum Beispiel sind gegen Diphtherie und Tetanus 3 Impfungen innerhalb eines Jahres nötig, später Auffrischimpfungen.

Zwischen den einzelnen Impfungen sollen mindestens 4 Wochen Pause sein, nach BCG-Impfung 2 Monate.

Die jeweilige Impfschutzdauer ist verschieden lang (Tab. 24).

Im folgenden werden **die einzelnen Impfungen** näher dargestellt:

Tuberkuloseschutzimpfung, BCG-Impfung. Durch Impfung kann bei 90% der Geimpften die Tuberkulose verhindert oder in eine stark abgeschwächte Form übergeführt werden. Die Impfung ist dringend zu empfehlen, wenn in der Lebensgemeinschaft eines Kindes tuberkulöse Infektion möglich ist. Ob bei jedem Neugeborenen eine Impfung durchgeführt werden sollte, hängt von der Erkrankungsrate mit Tuberkulose ab, die in der Bevölkerung der jeweiligen Region gegeben ist. So lauten auch die ärztlichen Empfehlungen regional verschieden.

Tabelle 24 **Schutzdauer aktiver Impfungen.** Voraussetzung ist eine richtig durchgeführte Immunisierung. Innerhalb der angegebenen Zeiträume werden vom Arzt bei besonderen Gefährdungen Auffrischimpfungen für nötig befunden.

Impfung gegen	Schutzdauer	Impfung gegen	Schutzdauer
Grippe	1 Jahr	Gelbfieber	6 bis 10 Jahre
Poliomyelitis	10 Jahre	Tuberkulose (BCG)	8 bis 12 Jahre
Cholera	6 Monate	Masern	mindestens 10 Jahre
Typhus (oral)	4 Monate	Mumps	mindestens 10 Jahre
Tetanus	5 Jahre	Röteln	mindestens 10 Jahre
Diphtherie	5 Jahre		

In den ersten 6 Lebenswochen sofort, bei älteren Kindern nach vorheriger Durchtestung mit Tuberkulin, wird der Impfstoff intrakutan gespritzt, meist am Oberschenkel außen. In der 2. bis 4. Woche danach entwickelt sich ein kleines Knötchen, das anschließend verschwindet; in manchen Fällen zerfällt es im Inneren und bricht zu einem kleinen, langsam heilenden Geschwür auf. Ein Lymphknoten schwillt in der linken Leiste fast immer an; bis Mandelgröße ist eine Vergrößerung normal. Die Impfstelle soll trocken behandelt werden; bei Geschwüren am Rande mit Zinkpaste abdecken. Der Impferfolg wird durch neuerliche Tuberkulintestung geprüft; der Test muß nun positiv sein. Jede stärkere Lokalreaktion, jede stärkere Lymphknotenanschwellung sollte dem Impfarzt gezeigt werden.

Tetanusimpfung. Diese Impfung gegen Wundstarrkrampf kann als eine der bestverträglichen und wertvollsten Impfungen angesehen werden. Die häufigen Verletzungen des Kindesalters, die große Gefahr von Verkehrsunfällen fordern, daß jeder Mensch aktiv gegen Wundstarrkrampf geimpft wird und einen guten Impfschutz hat. Eventuell ist bei einer Verletzung eine Auffrischung vonnöten. Fehlt im Verletzungsfall ein verläßlicher Impfschutz, sollte die Simultanprophylaxe durchgeführt werden: Gleichzeitige Gabe von 250–500 IE Immunglobulin i.m. plus 0,5 ml an getrennten Körperstellen. Nach 14 Tagen 2. Dosis von 0,5 ml Impfstoff. Bei vollem Impfschutz Auffrischimpfung alle 5 bis 10 Jahre.

Impfung gegen Kinderlähmung. Als Impfstoff stehen entweder abgetötete Erreger (Impfung nach Salk) oder lebende abgeschwächte Erreger (Impfung nach Sabin) zur Verfügung. Heute ist nur noch der Impfstoff nach Sabin zu empfehlen. Er wird 2mal im Abstand von 4 bis 6 Wochen geschluckt („Schluckimpfung"), ein drittes Mal nach 6 Monaten. Ein voller Schutz gegen die Kinderlähmung besteht nur, wenn alle 3 Stämme bei der Impfung gegeben wurden (s. dazu S. 204). Die Impfung ist sehr gut verträglich und allen Altersgruppen zu empfehlen. Kinder, für die die Schluckimpfung vorgesehen ist, sollten allerdings keine Neigung zu Durchfallskrankheiten haben. Wiederholungsimpfung dann etwa alle 5–10 Jahre.

Keuchhustenimpfung. Sie wird heute nicht allgemein empfohlen, da der verfügbare Impfstoff in manchen Fällen schlecht verträglich, die Keuchhusteninfektionsgefahr nicht groß ist und eine Erkrankung heute durch Antibiotika oder durch Immunglobuline in der Regel schnell beherrscht werden kann. Wenn überhaupt, sollten Säuglinge in den ersten Lebensmonaten dann geimpft werden, wenn sie in kinderreicher Familie oder in einem Kinderheim leben. Leider kommt es bei einigen der Geimpften zu gewissen örtlichen oder zu Allgemeinreaktionen. Man empfiehlt meistens 2 Impfungen zwischen dem 4. und 6. Lebensmonat. Nach dem 2. Lebensjahr sind Erst- und Wiederholungsimpfung nicht mehr angebracht.

Tollwutimpfung. Durch die Verseuchung der Tierwelt ist die Tollwut eine steigende Gefahr. Eine allgemeine Empfehlung zur Tollwutschutzimpfung kann heute noch nicht ausgesprochen werden. Im Notfalle einer Infektion oder einer möglichen Infektion ist aber die sofortige Impfung unbedingt nötig; sie hat kaum Nebenwirkungen.

Diphtherieschutzimpfung. Auch heute ist diese Impfung – trotz und gerade wegen der geringen Krankheitshäufigkeit der Diphtherie – aktuell. Ab dem 8. Lebensjahr ist die Impfdosis verringert.

Masernschutzimpfung. Die Injektion von abgeschwächten, lebenden Erregern führt zu einer harmlosen, leichten, fast immer gar nicht erkennbaren Masernerkrankung und zu einem Schutz, der wahrscheinlich lebenslang anhält. Nur einzelne Kinder zeigen etwa 11 Tage später etwas Fieber, Unpäßlichkeit, leichtes Exanthem; sie sind dabei nicht infektiös.

Mumpsschutzimpfung. Die Impfung ist sehr zu empfehlen. Auch dieser Lebendimpfstoff ist sehr gut verträglich; bei Familienbelastung durch Diabetes mellitus ist allerdings Vorsicht geboten. Impfung in der Regel zusammen mit dem Masernimpfstoff im 15. Lebensmonat.

Rötelnschutzimpfung. Die hohe Gefährdung des Embryos bei einer Rötelnkrankheit der Mutter verlangt Impfung aller Kinder (mit 15 Monaten), insbesondere aller Mädchen (zusätzlich im Alter von 10–12 Jahren), oder junger Frauen außerhalb einer Schwangerschaft. Die Impfung ist also auch jeder Schwester unbedingt zu empfehlen, falls sie noch keine Röteln durchgemacht hat. Eine mögliche frühere Erkrankung kann durch eine spezifische Komplementbindungsreaktion erfaßt werden. Der Rötelnimpfstoff vom Cendehill-Stamm, ein Impfstoff mit lebenden, abgeschwächten Viren, wird einmal injiziert. An Nebenwirkungen werden selten einmal Gelenkschmerzen oder die Schwellung von Nackenlymphknoten (wie bei echten Röteln) beobachtet. Nach der Impfung sollte drei Monate lang eine Schwangerschaft vermieden werden.

Impfung gegen Hepatitis B. Dieser wichtige Impfstoff ist gut verträglich und immunologisch gut wirksam. Grundimmunisierung: 3 Impfungen mit inaktivierten Erregern (die 2. nach einem, die 3. nach 6 Monaten). Auffrischung alle 3–5 Jahre. Für Kinder unter 10 Jahre Kinderdosis. Evtl. geringe

Nebenwirkungen wie Abgeschlagenheit u. a. Empfohlen für Neugeborene von HBsAg-positiven Müttern, für medizinische Berufsgruppen, Kontaktpersonen von Hepatitis-B-Kranken. Für Sofortschutz Simultanprophylaxe mit Hepatitis-B-Immunglobulin neben der 1. oben genannten Impfdosis; Fortführung dann nach Schema.

Impfung gegen Frühsommer-Meningo-Enzephalitis, Zeckenenzephalitis. Hauptverbreiterungsgebiet dieser Enzephalitisform, die durch Zeckenstich übertragen wird, ist Ost- und Mitteleuropa. (vgl. Abb. 28). Die Impfung besteht aus 2 Injektionen im Abstand von 2–4–12 Wochen sowie einer 3. nach wenigstens 9 Monaten. Wiederimpfung alle 3 Jahre empfohlen. Mit Immunglobulin auch die Möglichkeit einer passiven Immunisierung.

Pockenschutzimpfung, Vakzination. Eine Impfpflicht für die Pockenschutzimpfung besteht nicht mehr, nachdem die Pocken in der Welt ausgerottet sind (Feststellung der Weltgesundheitsorganisation). Alle Einreiseländer verzichten heute auf den Nachweis einer Pockenschutzimpfung. Grundsätzlich würden von einer Pockenschutzimpfung Kinder mit Hautausschlägen, Schädigungen des zentralen Nervensystems u. a. ausgenommen sein. Auch in der Wohngemeinschaft darf ein Ekzem nicht gegeben sein. Die Entscheidung liegt beim Impfarzt. Soll aus irgendwelchen Gründen heute wieder die Vakzination durchgeführt werden, sollte diese frühestens im 4. Lebensmonat und nur unter abschwächender Vorimpfung erfolgen. *Besonderheiten und Komplikationen.* Häufig und harmlos sind *Nebenpocken,* die neben den Impfpocken aufschießen. Durch Verschmieren von Impfviren kurz nach der Impfung können auch an anderen Hautstellen typische Pusteln mit der üblichen Umgebungsreaktion entstehen *(Vaccina inoculata).* Da in den ersten Tagen nach Impfung Viren auch im Blut kreisen, können an mehreren Stellen des Körpers gleichzeitig weitere Pusteln auftreten *(Vaccina generalisata).* Sehr gefährdet sind Kinder mit Ekzem; bei ihnen werde die Ekzemflächen mit zahlreichen Pusteln besetzt *(Eczema vaccinatum).* Der ausgedehnte Eiterungsprozeß ist lebensbedrohend; verbleibende Narbenfelder wirken entstellend und geben Vorstellung davon, wie früher auch in Mitteleuropa zahlreiche Pockenkranke fürs ganze Leben gezeichnet wurden. An der Impfstelle kann es zur *Sekundärinfektion* kommen, die zu Geschwüren führt. Die *Impfenzephalitis* wird auf etwa 30 000 junge Erstimpflinge einmal beobachtet (ohne Vorimpfung!).

50 Prophylaxe im Krankenhaus

Unter dem Stichwort Hospitalismus (s. Abschnitt 4) wurde ausführlich über die Schäden gesprochen, die ein Kind durch langen Aufenthalt in einem Krankenhaus oder einem Kinderheim in der Massenpflege erleiden kann. Allein schon die Kürze des Klinikaufenthaltes mit den reichlichen Besuchsmöglichkeiten für die Eltern verhindert bei den meisten Kindern, daß solche Schäden auftreten. Und doch muß man sich vor dem Hintergrund eines möglichen Hospitalschadens einmal klarmachen, was von seiten der Schwester alles getan werden kann, um jede Art vermeidbarer seelischer und körperlicher Schädigung im Krankenhaus vom Kinde fernzuhalten.

50 Prophylaxe im Krankenhaus

Zunächst sind die **Pflegeschäden durch Nachlässigkeit** zu nennen. Sie bestehen in
- schlechter Hautpflege,
- schlechter Ernährungstechnik (Ungeduld, schlechtes Aufstoßenlassen, falsche Kost, zu heiße oder zu kalte Nahrung),
- falscher Lagerung von Säuglingen, die in Seitenlage gebracht werden sollen (Gefahr der Aspiration, wenn die Kinder spucken),
- schlechter Injektionstechnik (subkutan, intramuskulär),
- Eingeben falscher Medikamente oder richtiger Medikamente in falscher Dosis,
- Überhitzung des Kindes durch schweres Bettzeug und dicke Bekleidung; ebenso das Gegenteil: Unterkühlung,
- Hitzeschäden durch zu heiße Wärmflaschen.

Ferner ergeben sich zahlreiche **Gefahren durch mangelnde Vorsicht,** so
- wenn Hygienevorschriften nicht genügend beachtet und deshalb Infektionskrankheiten übertragen werden; besonders gefährdet sind Frühgeborene, junge Säuglinge, Kinder mit Antikörpermangel und Immunparese, z. B. Kinder unter Kortisonpräparaten oder Zytostatika,
- wenn kräftige Säuglinge nicht fest genug gehalten werden, vor allem, wenn man die nassen Kinder aus der Badewanne hebt,
- wenn Kinder auf dem Wickeltisch frei liegen bleiben, während die Schwester etwas Fehlendes holt oder mit jemanden spricht,
- wenn ein Kind auf dem Wickeltisch oder im offenen Bett nur mit einer Hand gehalten wird, während die andere Hand der Schwester etwas Entferntes heranholt,
- wenn bei Säuglingen am Kopf gleichzeitig eine Magensonde für die Ernährung und eine Verweilkanüle in einer Vene liegt, somit die Gefahr besteht, daß in die Vene Nahrung injiziert wird: größte Vorsicht und Kennzeichnung durch zwei Pflasterfahnen „Nahrung" und „Vene"!,
- wenn Wärmflaschen mit schlechten Verschlüssen benützt werden,
- wenn vergessen wird, das Gitter des Bettes zu schließen oder die Sicherung des Gitters einwandfrei einrasten zu lassen,
- wenn größere Kinder in kleinen Betten mit zu niedrigem Gitter untergebracht werden (Gefahr des Herausstürzens),
- wenn Federkissen im Säuglingsbett benutzt werden (Erstickungsgefahr),
- wenn Betten mit zu weitem Stababstand benutzt werden (Einklemm- und Strangulationsgefahr),
- wenn die Kinder mit Gurten unsachgemäß angebunden sind (Strangulationsgefahr). Anbinden eines Kindes sollte eine sehr seltene Maßnahme sein!
- wenn Spielzeug an Bändern im Kinderbett angebracht ist,
- wenn Säuglinge an heißen Tagen längere Zeit im Kinderwagen oder in Tragtaschen aus luftundurchlässigem Material untergebracht werden,
- wenn den Kindern Spielzeug mit scharfen Kanten (Blech!) oder von so kleinen Ausmaßen gegeben wird, daß sie es in den Mund nehmen und verschlucken können,

- wenn im Spielzeug kleine Teilchen eingeschlossen sind (Beispiel: Rasselchen), die nach Zerbrechen der Hülle aspiriert werden können,
- wenn Kindern Puderdosen zum Spielen gegeben werden (Puderaspiration beim Öffnen des Deckels),
- wenn Kindern Plastikbeutel zugänglich sind (Erstickungsgefahr, wenn der Beutel im Spiel über den Kopf gezogen wird),
- wenn im Kinderzimmer Vorhangschnüre in Gebrauch sind (Erhängungsgefahr),
- wenn Fenster in einem Zimmer mit unbeaufsichtigten Kindern offen bleiben oder ungeschützte Elektrosteckdosen den Kindern zugänglich sind,
- wenn ärztliche Anordnungen unkonzentriert aufgenommen werden und im Zweifelsfall nicht rückgefragt wird,
- wenn sich eine Schwester bei schwierigen ärztlichen Anordnungen auf ihr Gedächtnis verläßt, ohne sich schriftliche Notizen zu machen,
- wenn für i.v. Injektion aufgezogene Spritzen dem Arzt ohne die leere Ampulle gegeben werden, er also nicht die Möglichkeit zu einer Überprüfung des Inhaltes hat,
- wenn Medikamente in anderen als den Originalpackungen aufbewahrt werden (Verwechslungsgefahr),
- wenn Verfallsdaten von Medikamenten nicht beachtet und Lagerungstemperaturen nicht eingehalten werden,
- wenn die Vorschriften für Medizingeräte im Betrieb und in der Wartung nicht genügend beachtet werden,
- wenn Desinfektionsmittel und andere giftige Substanzen in falschen Flaschen aufbewahrt werden,
- wenn Alkoholumschläge oder Borwasserumschläge auf große Körperflächen gemacht werden (Resorptions- und Vergiftungsgefahr),
- wenn an Geburtstagen, Weihnachten usw. Kerzen im Kinderzimmer angezündet werden (Brandgefahr).

Zur **seelischen Betreuung** des Kindes s. Abschnitte 2.1, 2.4, 3 und 4.

Arbeitshilfen: zum Verständnis der ärztlichen Tätigkeit, Ratschläge für pflegerische Aufgaben

Die „Arbeitshilfen" für die Schwester sind unter verschiedenen Gesichtspunkten zusammengestellt. Einerseits sollen sie der Schwester Verständnis für ärztliche Untersuchungs- und Behandlungstechniken geben, ob die Schwester dabei mitarbeitet oder nicht. Andererseits enthalten viele Kapitel genaue Hinweise und Anweisungen für direkte, alleinverantwortliche Tätigkeiten des Pflegepersonals, deren einwandfreie Ausführung ein Arzt von einer examinierten Pflegekraft erwarten darf.

51 Röntgenmethoden und Strahlenschutzbestimmungen

Die diagnostische Anwendung von unsichtbaren Gammastrahlen ist eine der wichtigsten Untersuchungsmethoden (konventionelle Röntgentechnik, Computertomogramm = CT, Kernspintomographie). Die unterschiedliche Dichte der Körpergewebe führt zu einem charakteristischen Bild auf dem Röntgenschirm oder auf einer für Röntgenlicht empfindlichen Folie. Ohne weitere Hilfsmittel ergeben sich bei der „Durchleuchtung" von Knochen, Muskulatur und lufthaltigen Geweben (Darm, Lunge, Nebenhöhlen) eindrucksvolle Bilder. Knochenstörungen, Lungenveränderungen, Abweichungen der Herzform sind daher leicht zu fassen. Gewisse krankhafte Veränderungen wie verkalkende Lymphknoten, Nierensteine und metallhaltige Fremdkörper fallen durch ihre besondere Dichte von selbst auf.

Vorbereitung der Kinder für die einzelnen Röntgenmethoden s. Tab. 25.

Innenräume, wie die Hirnventrikel und die Herzkammern, Magen, Darm, Harnwege usw. werden erst sichtbar, wenn sich durch eine *kontrastgebende Füllung* ihre Kontur gegen die Umgebung abhebt. So dienen vor allem jodhaltige Kontrastmittel der Darstellung der Gallengänge und der Gallenblase *(Cholangiographie, Cholezystographie)*, des Nierenbeckens, des Ureters und der Blase *(intravenöse oder retrograde Urographie, Pyelographie, Refluxurogramm)* und der Bronchien *(Bronchographie)*. *Angiographie* ist die Darstellung großer und kleiner Blutgefäße. Besonders wichtig ist die Karotisangiographie für die Hirntumordiagnostik und die Füllung der Herzräume und der großen Gefäße für die Feinbeurteilung von Herz- und Gefäßmißbildungen. Mit verschiedenen Kontrastmitteln ist die Darstellung des Speiseweges üblich *(Ösophagographie, Magen-Darm-Passage, Kolon-*

Tabelle 25 Vorbereitung der Kinder für einige Röntgenuntersuchungsmethoden.
Ihrem Verständnis entsprechend sollen die Kinder vorher aufgeklärt werden. Unruhige Kinder werden von Fall zu Fall nach besonderer Anordnung des Arztes medikamentös sediert. Soweit es das Untersuchungsvorhaben nicht stört, werden die Generationsorgane der Kinder (Eierstöcke, Hoden) durch Schutzplatten abgedeckt.

Vorhaben	Vorbereitung
Thoraxaufnahme, Thoraxdurchleuchtung	nein
Abdomenübersicht, Beckenübersicht	nein
Extremitätenaufnahmen, Schädelaufnahme	nein
Ösophagusdarstellung	Kind von Fall zu Fall nüchtern lassen. Bariumbrei oder Gastrografin-Tee nach Vorschrift, eventuell mit Geschmackskorrigentien. Bei Säuglingen Sonde bereithalten. Bei Verdacht auf Ösophagusatresie oder Ösophagus-Tracheal-Fistel Sauerstoff, Absauggerät und Beatmungsgerät bereithalten.
Ösophagus-Magen-Duodenum-Passage	Kind nüchtern lassen. Bariumbrei oder Gastrografin-Tee usw. wie bei der Ösophagusdarstellung. Nach der Untersuchung auf ärztliche Anordnung eventuell Magenspülung zur Entfernung des Kontrastmittels.
Kolonkontrastdarstellung	Säuglinge: Letzte Nahrung 4 bis 5 Stunden vorher, bei Obstipation vorher abführen oder Reinigungseinlauf vornehmen. Klein- und Schulkinder: Am Tage vorher Kontaktlaxans (Suppositorium) oder Reinigungseinlauf, abends nur flüssige Nahrung, morgens nüchtern lassen und Reinigungseinlauf spätestens 3 Stunden vorher wiederholen.
Intravenöse oder intramuskuläre Urographie (Pyelographie)	Säuglinge: Letzte Fütterung spätestens 4 bis 5 Stunden vorher. Keine sonstige Flüssigkeitsbeschränkung, kein Abführen, kein Reinigungseinlauf. Klein- und Schulkinder: Letzte Mahlzeit am Abend vorher, in manchen Kliniken ist Reinigungseinlauf oder Abführen üblich. Morgens nüchtern lassen, nach Anordnung eventuell durch Kontaktlaxans (Suppositorium) nochmals abführen. In manchen Kliniken wird nach der Injektion und vor der Aufnahme Sprudelwasser zu trinken gegeben, der Magen dehnt sich dadurch aus, was die Bildqualität verbessert. Für Zwischenfälle Kalzium, Suprarenin, Kortikoide in Ampullenform, Sauerstoff, Absauggerät, eventuell Intubationsbesteck und Beatmungsgerät bereithalten.
Refluxurogramm	Vorbereitung wie für Katheterismus der Blase, Kontrastmittel bereitstellen, meist in Infusionsflasche.

Tabelle 25 (Fortsetzung)

Vorhaben	Vorbereitung
Bronchographie	Kind nüchtern lassen wie vor einer Operation, Untersuchung wird immer in Narkose unter Mitarbeit eines Anästhesisten durchgeführt.
Cholezystographie, Cholangiozystographie	Für Klein- und Schulkinder orale Methode: Am Vortag leichte, nicht blähende Speisen, am Abend fettfrei, wenig Flüssigkeit. Am Untersuchungstag nüchtern. Kontrastmittel am Vorabend der Untersuchung nach der Abendmahlzeit eingeben. Für Säuglinge intravenöse Injektion: Letzte Nahrung spätestens 4 Stunden vorher, unruhige Kinder sedieren. Kontrastmittel nach ärztlicher Bestimmung.

kontrasteinlauf). Der Verlauf des Rückenmarkkanals kann durch ein Kontrastmittel dargestellt werden *(Myelographie).*
Gewöhnlich gibt das Röntgenbild alle Schichten des durchstrahlten Körperabschnittes auf eine Fläche übereinander projiziert wieder. Die räumliche Ordnung kann manchmal erst mit Hilfe eines zweiten Röntgenbildes geklärt werden, das mit einem senkrecht zum ersten verlaufenden Strahlengang aufgenommen wurde. Die *Computertomographie* ist ein Röntgenverfahren, wobei in genau bezeichneter Schichttiefe feine Gewebsunterschiede in deutlichem Kontrast herausgehoben werden (z. B. Hirn- zu Tumorgewebe). Um einwandfreie Aufnahmen zu erhalten, müssen die Kinder gut sediert sein.

Alle mit Röntgenstrahlen Arbeitenden haben aus eigenem Interesse **Strahlenschutzbestimmungen** einzuhalten. Auch die Schwester muß bei der Durchleuchtung von Kindern und beim Halten von Kindern für Röntgenaufnahmen *jedesmal spezielle Schürzen und Handschuhe* zum Strahlenschutz anziehen. Sie achtet mit darauf, daß die Keimdrüsen der Kinder abgedeckt werden (Bleikapseln bei Jungen, Bleigummischilder bei Mädchen). Die Strahlenbelastung des Personals wird fortlaufend durch zwei Meßverfahren, Strahlenschutzplakette oder Füllhalterdosimeter, überwacht; dies gilt auch für jede Schwester, auch wenn sie nur gelegentlich einmal in der Röntgenabteilung ist. Besondere Strahlenempfindlichkeit besteht für ein Kind während der Schwangerschaft; eine gravide Schwester darf also nicht beim Röntgen assistieren. Neuerdings erhalten die Patienten jeweils einen Eintrag in den sog. Röntgenpaß.

52 Methoden der Herz-Kreislauf-Untersuchung

Elektrokardiogramm (EKG) s. in Abschnitt 55.

Phonokardiographie. Zur diagnostischen Abklärung von Herzgeräuschen verläßt man sich heute nicht allein auf den Hörbefund (Auskultationsbefund). Über Mikrophon werden Herztöne und -geräusche registriert (*Phonokardiogramm [PKG]*). Das gleichzeitig geschriebene EKG erlaubt eine exakte, zeitliche Zuordnung der Geräusche zur Systole und Diastole des Herzens (s. Abb. 64, S. 359). Auch die Schallintensität und die Schwingungsfrequenz sind von großer Aussagekraft.

Herzkatheterismus. Eine dünne Kunststoffsonde wird durch eine Körpervene bis ins Herz vorgeschoben (Abb. 63). In den einzelnen Herzräumen (Vorhöfe, Kammern) kann Druck und Sauerstoffsättigung gemessen und damit evtl. eine Abweichung vom normalen Bau des Herzens erfaßt werden. Durch Injektion eines Kontrastmittels mit gleichzeitiger Röntgenaufnahme kann der Blutstrom im Herzen und in den großen Gefäßen bis in letzte Feinheiten dargestellt werden.

Blutdruckmessung. Die Blutdruckmessung ist zunächst eine Aufgabe des Arztes, sie kann vor allem in der Intensivüberwachung eines Kindes auch Aufgabe der Schwester werden. Die Messung erfolgt nach dem *Verfahren von Riva und Rocci* (daher die Abkürzung: RR) mit Hilfe einer aufblasbaren Manschette, die um einen Oberarm gelegt wird. Der Druck wird in

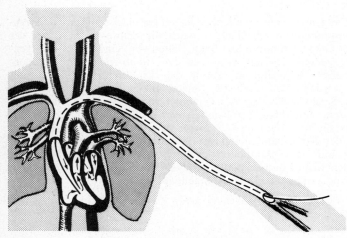

Abb. 63 **Herzkatheterismus.** Sondierung des Herzens von der linken Ellenbeugenvene aus. Die Spitze des Katheters liegt in der rechten Herzkammer.

52 Methoden der Herz-Kreislauf-Untersuchung

Tabelle 26 **Blutdruckmessung.** Notwendige Manschettenbreite (ohne Stoff; in Zentimeter) nach dem Oberarmumfang (Zentimeter).

Oberarmumfang	Manschettenbreite
7,5–10,0	4
10,0–12,5	5
12,5–15,0	7
15,0–20,0	9

Millimeter Quecksilber (mm Hg) an einer Quecksilbersäule (0–300 mm hoch) oder an einem Federmanometer abgelesen; seit 1980 gibt es neue SI-Einheiten (Système *I*nternational d'Unites), als Einheit 1 Kilopascal = 1 kPa = 7,5 mm Hg. Zwei Meßwerte werden bestimmt, der *systolische* (der höchste) und der *diastolische* Wert, und in folgender Weise notiert: zum Beispiel RR 120/80 (sprich: 120 zu 80) mm Hg.

Zunächst muß die *richtige Manschettenbreite* ausgesucht (Tab. 26), ans Meßgerät montiert und um den Oberarm gelegt werden. Man fühlt dann in der Ellbeuge nach der dort verlaufenden Arterie, die Auskultationsort (Stelle des Abhörens) sein soll. Dann wird die Manschette aufgeblasen bis etwa zur 150-mm-Marke, also über dem zu erwartenden systolischen Wert. Damit wird die Arterie vollständig abgedrückt; Blut kann nicht fließen, das auskultierende Ohr hört daher kein Geräusch. Läßt man nun durch leichtes Drehen an der Ventilrändelschraube den Druck in der Manschette langsam ab, hört man durch das Stethoskop (Hörrohr) plötzlich ein leises und immer lauter werdendes Klopfgeräusch. Es zeigt an, daß die Blutwelle mit ihrem Druck den gegebenen Druck in der Manschette gerade überwinden kann: Diejenige Meßmarke, die die Druckspitze der Blutwelle anzeigt, gibt damit den systolischen Blutdruckwert an (Druckwert, der bei maximaler Kontraktion der Herzkammern in den Arterien entstehen kann). Bei weiterem Ablassen des Manschettendruckes (also bei tieferen Manometerwerten) hören die Geräusche ziemlich unvermittelt auf: Damit ist der diastolische Blutdruckwert bestimmt (Wert, bei dem das Blut nicht mehr abhängig von der Herzkontraktion, sondern abhängig von der Spannung der Blutgefäße fließt). In der Regel ist es nicht leicht, bei der ersten Prüfung schon präzise die Blutdruckwerte festzulegen, daher empfiehlt es sich, wiederholt die Manschette aufzublasen und den Druck unter aufmerksamer Auskultation zu verfolgen. Vor allem der diastolische Wert ist oft nur schlecht abzugrenzen oder sogar bis zum Wert von 0 mm Hg zu hören; selbst wenn damit der wahre diastolische Wert nicht gefaßt ist, sollte man immer den gehörten Skalenwert angeben.

Bei kleineren Kindern ist die auskultatorische Blutdruckmessung in der Ellenbeuge oft nicht möglich, weil das Geräusch zu leise ist. Man begnügt sich dann mit dem systolischen Blutdruckwert. Er wird dadurch bestimmt, daß man beim Ablassen des Manschettendruckes den Radialispuls (Speichenpuls) fühlt und den Manometerdruck feststellt, bei dem dieser gerade tastbar wird.

53 Einblick ins Körperinnere

Einblick in Körperöffnungen ist gerade beim Kind oft nur mit besonders feinen Instrumenten und mit besonderem technischen Geschick möglich. Das technische Problem liegt in erster Linie darin, genügend Licht in die Tiefe zu bekommen. Der von Helmholtz gefundene *Lichtspiegel* hat das Problem zunächst glänzend gelöst; da er in der Mitte ein Loch für das beobachtende Auge aufweist, kann im gleichen Strahlengang beleuchtet und beobachtet werden. Dieser Spiegel wird vom Augenarzt für die Untersuchung des Augenhintergrundes, vom Hals-Nasen-Ohren-Arzt für die Betrachtung des Trommelfells, des Naseninneren, des Kehlkopfes und des oberen Rachenabschnittes benutzt; um aber die letzteren Gebiete sehen zu können, muß der Lichtstrahl noch durch einen weiteren kleinen Spiegel umgelenkt werden. Für tiefer gelegene Untersuchungsobjekte sind Röhren konstruiert worden, die am Ende eine Lichtquelle aufweisen. So werden die tiefen Luftwege *(Bronchoskopie),* die Harnblase *(Zystoskopie),* Magen und Duodenum *(Gastroskopie, Duodenoskopie),* Dickdarm und Mastdarm *(Koloskopie, Rektoskopie)* und Bauchraum *(Laparoskopie)* einer direkten Betrachtung zugänglich.

54 Ultraschallmethoden

Echographie, Ultraschalldiagnostik, Sonographie hat in den letzten Jahren große Bedeutung erhalten. Die Methode ist nichtinvasiv, was heißt: Für genauen Einblick ins Körperinnere ist kein Eingriff wie eine Punktion oder ein Katheterismus nötig. Der Ultraschall bringt zudem *keine Strahlenbelastung* und leistet dabei oft genausoviel wie die Röntgenstrahlen.

Ein Schallkopf sendet Ultraschallwellen in zu untersuchende Organe hinein. Diese Wellen werden z. T. reflektiert und vom Schallkopf wieder empfangen *(„Echo"),* auf einem Schirm aufgezeichnet, vom Auge des untersuchenden Arztes beurteilt und eventuell photographisch festgehalten.

Die **enzephale Sonographie** hat Bedeutung bei Hirntumoren, Hydrozephalus, Hirnfehlbildungen und intrakraniellen Blutungen. Die **kardiologische Ultraschalldiagnostik** gibt Auskunft über den anatomischen Aufbau der Herzräume, der Herzklappen und der großen Gefäße und ist somit eine große Hilfe in der Diagnostik der Herzfehler. Damit kann der wesentlich belastendere Herzkatheterismus oftmals vermieden werden. Die **abdominelle Sonographie** gibt im Bauchraum Hinweise auf Tumoren, Zysten, Organvergrößerungen, Organverlagerungen, Steine u. a. Der Geburtshelfer beurteilt damit Lage und Gestalt eines Fetus. Auch andere Körperbereiche, z. B. Weichteile, können sonographisch gut beurteilt werden, z. B. die Schilddrüse.

55 Aufzeichnung von Aktionsströmen

Es ist ein physiologisches Gesetz, daß von jedem tätigen Organ elektrische Ströme ableitbar sind. Das Strombild erlaubt Rückschlüsse, ob das Organ gesund ist oder vom Normalen abweicht. Am bekanntesten ist die **Herzstromkurve (Elektrokardiogramm [EKG])**, die je nach Anleitungssystem (von den Extremitäten oder von der Brustwand) ein eigenes Bild bietet (Abb. 64). Es ändert sich die Herzschlagfolge (z. B. Extrasystolie), die

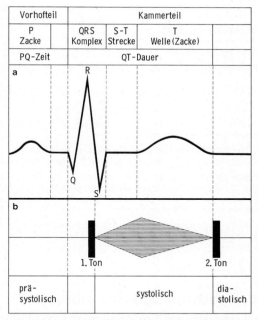

Abb. 64 **EKG-Kurve (a) und Herzschallschreibung (b).** Die Zacken und Strecken der Vorhof- und Kammererregung werden mit Großbuchstaben bezeichnet. Bei den akustisch wahrnehmbaren Phänomenen unterscheidet man den 1. und 2. Herzton und beschreibt eventuell hörbare Geräusche nach ihrer Zuordnung zu Systole oder Diastole des Herzens. In der Abbildung ist ein systolisches Geräusch wie bei Pulmonalstenose eingezeichnet (spindelförmiges Geräusch mit stärkster Ausprägung in der Mitte der Systole).

Arbeitsbelastung von einzelnen Herzabschnitten (Vorhöfe, Kammern) und das Zusammenspiel der Herzteile. Da Elektrolytstörungen die Muskeltätigkeit beeinflussen, ist aus Kurvenveränderungen eventuell auch auf Veränderungen von Kalium oder Kalzium des Blutes zu schließen.

Für die **Hirnstromkurve (Elektroenzephalogramm [EEG])** werden mehrere Elektroden ringsum an den Hirnschädel gelegt. Entsprechend der Hirnreifung sind verschiedene Strombilder für die einzelnen Altersgruppen charakteristisch; das EEG „reift" vom Säugling bis zum Erwachsenen. Die wertvollsten Aufschlüsse bringt das EEG in der Diagnostik der Enzephalitis, der Krampfkrankheiten und der Vergiftungen. Für die Vorbereitung der Kinder zu dieser Untersuchung s. Tab. 27.

Die Aktion quergestreifter Muskulatur kann über eingestochene Nadelelektroden abgeleitet und im **Elektromyogramm (EMG)** beurteilt werden. Schließlich sei noch auf das **Retinogramm** hingewiesen, in dem Netzhautströme aufgezeichnet sind.

Tabelle 27 **Vorbereitung zum EEG**

Möglichst vorher die Haare waschen.

Am Untersuchungstag möglichst aufregende Ereignisse oder eingreifende Untersuchungen vermeiden.

Dem Kind die Methode erklären, um Ängste und Verspannungen zu verhindern.

Die Kinder sollen müde sein und während des EEG möglichst einschlafen können.

Säuglinge die letzten 3 bis 4 Stunden vor der Ableitung nicht schlafen lassen. Unmittelbar vor der Ableitung eine Flaschenmahlzeit geben.

Kleinkinder: Kein Schlaf in den letzten 6 Stunden. Entsprechend den Schlafgewohnheiten Lieblingstier, Schnuller, Tücher usw. in den EEG-Raum mitbringen.

Ausgiebiger Schlafentzug bei größeren Kindern, um ein Schlaf-EEG zu erhalten: Kinder von 4 bis 10 Jahren erst gegen 24 Uhr zu Bett bringen, um 4 Uhr wecken und bis zur Ableitung mittags gegen 13.30 Uhr wach halten. Kinder über 10 Jahren evtl. die Nacht durchwachen lassen, Ableitung morgens um 8 Uhr.

Medikamentöse Sedierung kurz vor oder während der EEG-Ableitung auf spezielle ärztliche Anordnung.

56 Hämatologisch-zytologische Methoden

Erythrozyten, Leukozyten und Thrombozyten werden *vollautomatisch* oder mit *Kammerzählverfahren* ermittelt, das Hämoglobin nach Zerstörung der Erythrozytenwand aufgrund der *Farbdichte der Lösung* bestimmt. Für die gestaltliche (morphologische) Beurteilung der Blutzellen ist in erster Linie die Färbung nach Pappenheim (May-Grünwald-Giemsa-Färbung) üblich. Für Spezialfragen versucht man, einzelne chemische Körper in den Blutzellen nachzuweisen, z. B. in den Leukozyten die alkalische Phosphatase, die Peroxydase oder das Glykogen *(Zytochemie),* ferner die Erythrozytenenzyme. Ähnlich der Serumeiweißelektrophorese trennt die *Hämoglobinelektrophorese* verschiedene Hämoglobintypen ab. Größte Bedeutung hat die **Knochenmarkspunktion,** da hierdurch Aufschlüsse über die Tätigkeit der Blutbildungsstätten möglich sind. Das Knochenmark wird bei Jugendlichen am Brustbein *(Sternalpunktion),* bei kleineren Kindern an der Tibia oder am Beckenkamm durch eine kräftige Hohlnadel, die im Inneren einen Mandrin enthält, punktiert (s. Abb. 116, S. 472). Eine verschiebbare Platte verhindert, daß die Nadel zu tief eindringt. Durch kräftigen Zug werden Markteilchen in eine Spritze gesaugt. Die auf dem Objektträger ausgestrichenen und gefärbten Zellen werden nach ihrer Gestalt und ihrer Zahl mikroskopisch untersucht.

Serologische Methoden. Serologische Methoden haben verschiedene Schwerpunkte. Bei Infektionskrankheiten kann die Erregerdiagnose auch ohne direkten Erregernachweis durch **Nachweis von Antikörpern** geführt werden. Das Blutserum kann die Eigenschaft haben, Aufschwemmungen von Bakterien zur Zusammenballung zu bringen *(Agglutinationsprobe, Widal-Probe;* Beispiele: Typhus, Ruhr). Neutralisierende Antikörper verwandeln gewisse Viren so, daß sie nicht mehr infektiös sind. Auf dem Nachweis dieser Substanzen bauen die *Neutralisationstests* auf (Beispiele: Poliomyelitis, Coxsackie-Infektionen). Für manche Antigen-Antikörper-Reaktion ist als ergänzendes Zwischenglied das sog. Komplement nötig. Das Verschwinden des Komplements aus dem Serum dient als Anzeige einer positiven *Komplementbindungsreaktion (KBR).* Antikörper des Kranken treten mit den im Reagenzglasversuch angebotenen Viren unter Verbrauch von Komplement zusammen (Beispiele: Mumps, Poliomyelitis).

Mit der *Antistreptolysinreaktion (ASL-Reaktion)* wird im Patientenserum der Gehalt an Antistreptolysin bestimmt, das vom Organismus gegen das Streptolysin der Streptokokkengruppe A gebildet wurde. In ähnlicher Weise reagiert der Organismus auf *Staphylokokkeninfektionen (Antistaphylolysinreaktion).* In der Diagnostik rheumatischer Krankheitsbilder haben der *Waaler-Rose-Test* (Agglutinationstest mit sensibilisierten Menschenerythrozyten), der *Latex-Test* und die Untersuchung auf *C-reaktives Protein* Bedeutung erlangt.

Auch von nichtinfektiösen Auseinandersetzungen zwischen Organismus und Fremdsubstanz können Antikörper gefunden werden, so *Leukozyten- oder Thrombozytenantikörper, Antikörper gegen Nahrungsmittel* (z. B. Antikörper gegen Gliadin bei Zöliakie). Wichtig ist der Antikörpernachweis bei *Blutgruppenunverträglichkeit;* hier werden die Titer von Anti-A, Anti-B und die Rhesus-Antikörper bestimmt.

Bei der **Blutgruppenbestimmung** werden Eigenschaften der roten Blutkörperchen im Hinblick auf das *AB0-System* und den *Rhesus-Faktor* (mit Untergruppen c, C, d, D, e, E) mit Hilfe von Testseren untersucht

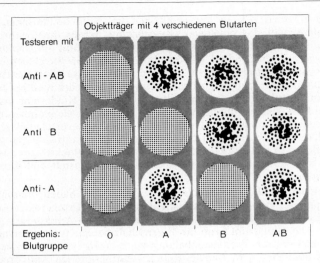

Abb. 65 **Blutgruppenbestimmung im AB0-System.**

(Abb. 65). Das Ergebnis ist für Bluttransfusionen, Diagnostik der Erythroblastosen und Vaterschaftsuntersuchungen von größter Bedeutung.

In Mitteleuropa verteilen sich diese Eigenschaften in folgender Weise: Blutgruppe 0 („null"; d. h. weder A noch B) 40%, Blutgruppe A 40%, Blutgruppe B 15%, Blutgruppe AB (d. h. A und B) 5%, Rhesus-positiv (d. h. Faktor vorhanden 85%, rhesus-negativ (d. h. Faktor fehlt) 15%. Bei Blutgruppe A enthält das Serum Anti-B, bei B dementsprechend Anti-A. Bei der Gruppe 0 sind Anti-A und Anti-B, bei Gruppe AB weder Anti-A noch Anti-B enthalten. Die Rhesuseigenschaft wird heute vielfach auch „D" und „d" geschrieben. Alle Blutgruppeneigenschaften werden in typischer Weise vererbt. Für den Rhesusfaktor s. S. 96.

Vor jeder Bluttransfusion ist – auch bei einwandfreier Bestimmung und Übereinstimmung der Blutgruppen – die **Kreuzprobe** anzusetzen. Auf je einem Objektträger werden

Blutkörperchen vom Spender + Serum vom Empfänger
Blutkörperchen vom Empfänger + Serum vom Spender

gemischt. Es darf keine Agglutination eintreten. Weiteres zur Bluttransfusion s. Abschnitt 78.

Der **Coombs-Test** ist ein Antikörpersuchtest. Er kann bei Viruserkrankungen, Lues, bei hämolytischen Anämien und beim rheumatischen Fieber positiv sein, ist also kein spezifischer Test auf Rh-Erythroblastose. Er ist nur insofern für diese Krankheit verwertbar, als beim Neugeborenen kaum andere Gründe für eine Antikörperbildung vorliegen. Beim *direkten Coombs-Test* werden die an die Erythrozyten angelagerten Antikörper nachgewiesen, indem das dagegen gerichtete Coombs-Testserum (gegen menschliche Gammaglobuline sensibilisiertes Kaninchenserum) die Erythrozyten zur Agglutination (Zusammenballung) bringt. Mit dem *indirekten Coombs-Test* werden die freien, noch nicht an Erythrozyten gebundenen Antikörper im Serum erfaßt.

57 Bakteriologische Methoden

Die bakteriologische Untersuchung auf flüssigen oder festen Nährböden *(Kultur)* dient dem Nachweis von Erregern und der Prüfung, ob sich diese gegenüber Antibiotika oder Sulfonamiden als empfindlich erweisen *(Resistenztest)*. Bei der mikroskopischen Beurteilung der Krankheitskeime spielt die *Gram-Färbung* eine wichtige Rolle. Es gibt gramnegative und grampositive Bakterien. „Säurefeste" Bakterien behalten ihre Färbung auch nach Behandlung mit Salzsäurealkohol. Das Aussehen einiger wichtiger Bakterien zeigt Abb. 66.

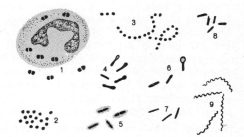

Abb. 66 **Krankheitserreger.**
1 Meningokokken; einige wurden von einem Leukozyten aufgenommen
2 Staphylokokken
3 Streptokokken
4 Diphtheriebakterien
5 Pneumokokken
6 Tetanusbakterien
7 Tuberkelbakterien
8 Kolibakterien
9 Treponema pallidum der Syphiliserreger

58 Psychologische Testverfahren

Ein guter Test soll zuverlässige, objektive Resultate liefern. Einer unvorbereiteten Testsituation gegenüber würden viele Kinder mit Unsicherheit und Verschlossenheit reagieren. Daher ist es nötig, durch freies Spiel und zunächst freie zeichnerische oder plastische Gestaltung den Willen zur Mitarbeit für den folgenden Test vorzubereiten. Angestrebt wird eine Beurteilung der Intelligenz, des Temperaments, der Phantasie, der inneren Einstellung gegenüber Menschen und Dingen der Umwelt. Jede Altersgruppe verlangt einen anderen Testinhalt und eine andere Testmethode. In der Regel wird mit mehreren Tests (Testserie) gearbeitet. Man kommt in der Auswertung zum *Intelligenzquotienten (= IQ)* und *Entwicklungsquotienten (= EQ)* und errechnet diese durch Vergleichen des altersgemäßen Leistungssolls mit der gegebenen Leistung.

$$IQ = \frac{\text{Intelligenzalter (Testergebnis)}}{\text{Lebensalter}}$$

$$EQ = \frac{\text{Entwicklungsalter (Testergebnis)}}{\text{Lebensalter}}$$

Bewertung des IQ (Intelligenzquotient):
IQ = 1 = normaler Intelligenzstand. Kleiner als 1: Intelligenzrückstand. Größer als 1: Intelligenzvorsprung. Unter 0,40: Idiotie. Von 0,40–0,70: Imbezillität. Von 0,70–0,85: Debilität. Von 0,90–1,10: normale Intelligenz. Von 1,20–1,40: hohe Intelligenz.

Der *Binet-Simon-Kramer-Test* ist ein Verfahren zur Intelligenzmessung für Kinder von 3–5 Jahren. Die gleiche Aussagemöglichkeit hat der *Hamburg-Wechsler-Intelligenztest für Kinder* (HAWIK) für ältere Kinder. Von den Entwicklungstests ist vor allem der *Bühler-Hetzer-Test* für die Kleinkinder von 0–6 Jahren zu nennen. Besondere Tests dienen der Feststellung der Schulreife.

Projektive Tests vermitteln Einblicke in die Charakterstruktur und in die Eigenart der einzelnen Kinder, Erlebnisse zu haben und zu verarbeiten. Die Kinder werden mit dem Testmaterial „angesprochen". Ein Ergebnis hat zwangsläufig zur Voraussetzung, daß bei der Testperson der Wille zu einer Einführung, Stellungnahme und Interessezuwendung da ist. Der *Rorschach-Test* arbeitet mit Klecksfiguren auf Tafeln. Im *Thematik-Apperception-Test (TAT)* werden Tafeln mit szenischen Darstellungen vorgelegt, zu denen Geschichten erzählt werden sollen. Speziell für Kinder ist der *Children's Apperception-Test (CAT)* geschaffen.

Spieltests gehen von der Überlegung aus, daß sich die Lebensproblematik eines Kindes auch in seinen Spielen ausdrückt. Daher hat der *Sceno-Test* eine besondere Bedeutung, wobei die Kinder aus menschlichen Figuren, Tiergestalten und weiterem Spielmaterial „etwas" aufbauen. Wichtig ist dabei die Interpretation, die das Kind für seine Szenerie gibt. Schließlich seien noch die **Zeichentests** erwähnt, wobei die Kinder aufgefordert werden, einen Baum, ein Haus, einen Menschen oder die eigene Familie zu zeichnen oder etwas Angefangenes zu vollenden *(Wartegg-Zeichentest)*.

59 Harngewinnung

Bei *Knaben* wird ein Kunststoffsäckchen über den Penis geschoben und mit Klebstreifen fixiert, bei *Mädchen* wird ein Kunststoffsäckchen vor die Vulva angeklebt (Abb. 67).

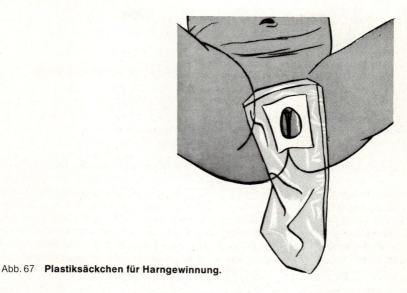

Abb. 67 **Plastiksäckchen für Harngewinnung.**

Katheterismus ist ein Eingriff, der vorsichtig und unter sterilen Bedingungen zu erfolgen hat (steriler Einmalkatheter, sterile Handschuhe). Die Dicke von Kathetern wird nach Charrière, einem Pariser Instrumentenmacher des 19. Jahrhunderts, angegeben (1 Ch = ⅓ mm Durchmesser). Die schwierigere Katheterisation der *männlichen Harnröhre* sollte dem Arzt vorbehalten sein. Bei *Mädchen* wird nach Spreizen der großen und kleinen Schamlippen (s. Abb. 68) der vordere Dammbereich 2- bis 3mal durch Desinfektionslösung (z. B. ½–1%ige Zephirol-Lösung) gereinigt. Die streichende Bewegung erfolgt mit je einem Tupfer von vorn nach hinten, von der Symphyse zum Anus, und nicht umgekehrt! Der Katheter wird vorsichtig in die Urethra eingeführt und langsam in die Blase geschoben. Blasenspülungen geschehen langsam und mit kleinen Portionen von 5–10–20 ml.

Entnahme durch Katheter kann bei größeren Kindern umgangen werden, wenn man während des Harnlassens einen Teil des Harns in einem sterilen Gläschen auffängt (sog. **Mittelstrahlurin**).

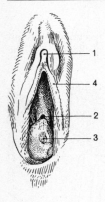

Abb. 68 **Äußere Genitale eines Mädchens (Vulva).**
1 Klitoris
2 Harnröhrenmündung
3 Vagina
4 kleine Schamlippen

In manchen Kliniken wird der Harn durch **Blasenpunktion** für bakteriologische Untersuchungen entnommen. Der Arzt sticht bei gefüllter Blase mit einer Punktionsnadel oberhalb der Symphyse in Richtung Blase ein. Dieser Punktionsweg ist unter sterilen Arbeitsbedingungen weitgehend ungefährlich, weil das Bauchfell nicht bis zu dieser Stelle reicht. Vorbereitung der Punktion durch die Schwester: Mittel für die Hautdesinfektion, sterile Handschuhe, nach Wunsch Abdecktuch und Medikament für Lokalanästhesie (2-ml-Spritze, dünne, kurze Nadel), Spritze 20 ml, lange, mitteldicke Nadeln, sterile Gläschen und Pflasterverband bereitlegen.

Lordoseversuch. Das Kind entleert nach längerer Bettruhe den Harn, der auf seinen Eiweißgehalt untersucht wird. Dann kniet es 10–15 Minuten lang mit möglichst hohlem Kreuz, wobei am einfachsten ein Holzstab durch die Ellenbeugen über das Kreuz gelegt wird. Nicht auf die Füße zurücksetzen lassen! Trinken von ¼ Liter Flüssigkeit fördert die Diurese. Harn I und II werden auf Eiweiß und Sedimentbefund untersucht.

Der **Konzentrationsversuch (Durstversuch)** beginnt abends und endigt am Mittag des nächsten Tages. Abends bekommt das Kind die letzte normale Mahlzeit, in der Nacht jedoch nichts mehr an Flüssigkeit. Die Kost (Frühstück usw.) ist Trockenkost, z. B. Zwieback, Wurstbrot, jedoch kein Obst, keine Breie. Bei einem spezifischen Gewicht des Harns von 1028 bis 1030 kann der Versuch abgebrochen werden (normaler Befund). Aufmerken, daß Kinder in ihrem Durst nicht aus der Leitung oder vom Bettnachbarn trinken!

60 Schnellreaktionen in der Stoffwechseldiagnostik

Der Wunsch, manchen wichtigen Laborbefund schnellstens zur Verfügung zu haben, und die Möglichkeit, heute mit einfachen, schnellen und sicheren Verfahren untersuchen zu können, sind Veranlassung, einige Labortests auch auf Station durch die Schwester durchführen zu lassen. Einzelheiten sollen den beigegebenen Anweisungen entnommen werden. Manche Tests werden auch von verständigen Kindern oder von Eltern zu Hause durchgeführt (Diabetes mellitus). Verfallsdaten des Testmaterials müssen genau beachtet werden.

Harndiagnostik. In erster Linie handelt es sich um Harnuntersuchung auf Azeton, Zucker, Bilirubin und Eiweiß sowie auf Erythrozyten, Leukozyten und Bakterien (Uricult). Mit einzelnen Testmaterialien können gleichzeitig verschiedene Ergebnisse erfaßt werden.

Der *pH-Bestimmung* im Harn dienen verschiedene Indikator-Papiere für pH-Werte 1–10. Eine Farbskala zum Ablesen ist beigegeben.

Das *spezifische Gewicht* wird mit dem Urometer (Aräometer) festgestellt (Abb. 69).

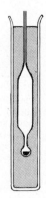

Abb. 69 **Aräometer.** Das Gerät muß frei schwimmen. Abgelesen wird, bis zu welcher Marke die Senkspindel in den Harn eintaucht. Störende Schaumentwicklung kann vor dem Eintauchen des Urometers mit Filterpapier abgesaugt werden.

Blutdiagnostik. Nachweis von *Harnstoff-Stickstoff* und *Glukose*.
Stuhldiagnostik. *Mukoviszidose-Screening* durch BM-Test-Mekonium, *Blutnachweis* durch Ames-Blut-Test.

61 Tuberkulinproben

Tuberkulinreaktionen sind positiv, wenn das Kind sich schon länger als 4–6 Wochen mit einer frischen Tuberkulose auseinandersetzt oder früher eine Tuberkulose durchmachte oder gegen Tuberkulose schutzgeimpft ist (BCG-Impfung); zwei dieser Bedingungen können natürlich zusammenkommen. Tuberkulin ist ein Extrakt aus Bakterienkulturen; es steht als *gereinigtes Tuberkulin* (GT) zur Verfügung.

Man unterscheidet Perkutanreaktionen und Intrakutanreaktionen. In ihrer Aussage sicherer sind die Intrakutanreaktionen.

Perkutanproben. *Salbenprobe nach Moro,* die *Einreibprobe* wird heute kaum noch eingesetzt. *Tuberkulinpflasterprobe.* Das Pflaster mit stecknadelkopfgroßem Tuberkulinsalbenpartikel (Abb. 70) wird unterhalb des Schlüsselbeins auf die nicht vorbehandelte Haut aufgeklebt. Es wird nach 24 Stunden entfernt. Man liest nach 48–72 Stunden ab. Im positiven Falle entstehen mindestens vier kleine Knötchen auf rotem Grund.

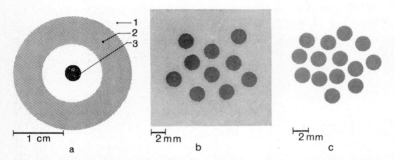

Abb. 70 **Perkutantuberkulinproben.** a) **Tuberkulinpflaster** mit hautfreundlicher Zellstofffläche, fertig zum Aufkleben. 1 Klebefläche, 2 Rinde aus Plastikfolie, 3 Tuberkulinsalbenpartikel; b) **Positive Reaktion beim Pflastertest:** kleine Knötchen, die Pflasterprobe kann wegen der begleitenden Hautrötung schlechter ablesbar sein; c) **Einreibtest:** Positive Reaktion ist besser ablesbar.

Intrakutanreaktionen. *Intrakutantest nach Mendel-Mantoux.* Nach Desinfektion der Haut durch Alkohol wird 0,1 ml einer Lösung von gereinigtem Tuberkulin (= GT; Fa. Hoechst) mit feiner Kanüle in die Haut (nicht unter die Haut!) gespritzt. Die Nadel muß ganz oberflächlich und flach in die obersten Hautschichten eintreten; die Öffnung der Kanüle soll nach oben liegen. Bei der Injektion entsteht eine blasse Vorwölbung von etwa 8 mm Durchmesser. Ablesen nach 48–72 Stunden. Bei positiver Probe kommt es zur Infiltration (tastbare Verdickung) und Rötung der Stelle, wobei der Durchmesser mindestens 6 mm betragen soll (Abb. 71). Gewöhnlich nimmt man die Konzentration GT 10. Es kann auch mit höherer Konzentration (GT 100) oder geringerer Konzentration (GT 1, GT 0,1) getestet werden. Testen mit steigender Konzentration nennt man *Durchtesten.*

Zu den Intrakutantests sind die *Tuberkulin-Stempelverfahren* zu rechnen, bei denen auf Metall- oder Kunststoffzinken aufgetrocknetes Tuberkulin in die desinfizierte Haut gedrückt wird (Tubergen, Tuberkulin-Tine-Test; Abb. 72). Der Stempel wird 1–2 Sekunden mit festem Druck und unter leichtem Drehen um 10 Grad auf die Haut gesetzt, so daß anschließend das

62 Fixieren unruhiger Kinder

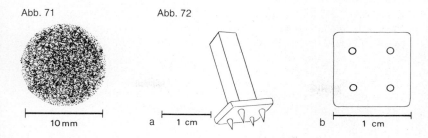

Abb. 71 Intrakutanreaktion nach Mendel-Mantoux. Positives Ergebnis: Rötung und Schwellung von mehr als 5 mm Durchmesser.

Abb. 72 Stempeltest. a) **Tubergen:** Kunststoffträger, an dessen vier Spitzen je 10 Einheiten gereinigtes Tuberkulin angetrocknet sind. **Tuberkulin-Tine:** Vier Metallzacken mit je 5 Einheiten gereinigtem Tuberkulin. b) **Stempelmuster** auf der Haut, unmittelbar nach dem Aufdrücken.

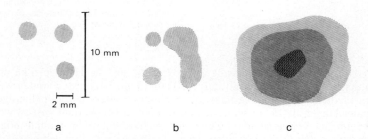

Abb. 73 Positive Reaktion beim Stempeltest. a) schwach; nur bei drei Testzähnen angegangen, b) stark, c) sehr stark; es kam zur zentralen Nekrose.

Stempelmuster sichtbar ist. Abgelesen wird nach 3–8 Tagen. Schon ein einziges 1 mm großes Knötchen ist eine positive Reaktion. Bei hoher Tuberkulin-Empfindlichkeit (Vorsicht daher bei Erythema nodosum!) kann die Reaktion bis zu einer kleinen Nekrose gehen (Abb. 73).

62 Fixieren unruhiger Kinder

Soll die Bewegung unruhiger Kinder eingeschränkt werden, empfehlen sich folgende Methoden:

Armmanschetten verhindern die Bewegung der Arme und damit z. B. das Greifen an den Kopf (Abb. 74).

370 Arbeitshilfen und Ratschläge

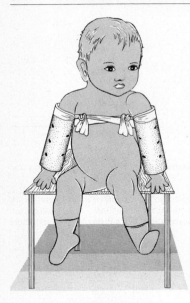

Abb. 74 **Anlegen von Armmanschetten.**
Jede Manschette wird einzeln um den Rumpf herum festgebunden. Die Schleife der Mullbinde liegt vor der Achselhöhle.

Mit Hilfe *schmaler Manschetten* (Abb. 75), die um die Handgelenke und Unterschenkel gelegt und mit kurzen Bändern am Bett festgebunden werden, bleiben die Kinder in liegender Stellung. Sollten die doppelläufigen Bänder länger als 15 cm sein, müssen Knoten in den Verlauf gesetzt werden, um die Voraussetzung einer unter unglücklichen Umständen möglichen Strangulation zu vermeiden. Diese Methode erscheint auch besser als das Anlegen mancher Gurtjäckchen. Hier sind verschiedene Modelle im Gebrauch. Leider werden immer wieder Selbsterdrosselungsunfälle durch falsch konstruierte bzw. falsch angelegte Befestigungsgurte beobachtet. Säuglinge sind oft erstaunlich beweglich. Man muß sich jedenfalls vom exakten Sitz des Gurtes wiederholt überzeugen. Bei einem bewährten Kindergurt (Abb. 76) bestehen die Seitenteile nicht aus Riemen oder Bändern, sondern aus breiten Stoffbahnen, die mit Bändern beiderseits unter der Matratze befestigt werden. In gleicher Breite zieht sich die Stoffbahn über den Rumpf, nach oben durch Schulterteile gesichert. Der Rückenteil wird durch drei Bänderpaare geschlossen. Die Bänder müssen fest angezogen werden, damit das Leibchen nicht verrutschen kann. Die verschiedenen Größen müssen vorhanden sein, damit ein fester Sitz in allen Altersstufen gewährleistet ist. Um die Bandbefestigung zu zeigen, wurde das Seitenteil bei der Anfertigung der Zeichnung gelockert. Bei strammem Sitz verhindert der Gurt das Aufsetzen. Bezugsquelle: Univ.-Kinderklinik Düsseldorf

62 Fixieren unruhiger Kinder

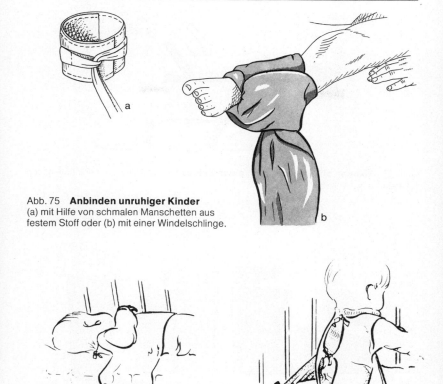

Abb. 75 **Anbinden unruhiger Kinder**
(a) mit Hilfe von schmalen Manschetten aus festem Stoff oder (b) mit einer Windelschlinge.

Abb. 76 **Sicherheits-Bettgurt** (aus *G.-A. von Harnack:* Kinderarzt, Heft 9 [1973] 588).

für die drei Größen K (Säuglinge), M (Kleinkinder. 1–2 Jahre) und G (Kinder von 3–5 Jahren).

Extremitäten werden auf *Schienen* ruhiggestellt. Die Schienen müssen gut gepolstert sein. Das Anlegen der Binden geschieht vom Fuß oder von der Hand her, um Stauungen zu vermeiden. Auch hier ist daran zu denken, daß

372 Arbeitshilfen und Ratschläge

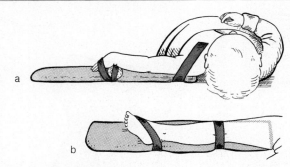

Abb. 77 **Fixieren eines Armes oder eines Beines** für das Anlegen einer intravenösen Infusion.

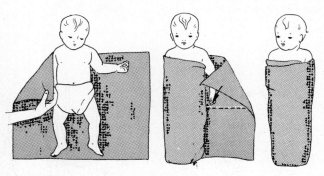

Abb. 78 **Einwickeln in ein Tuch,** um das Kind zu fixieren.

die einzelnen Gelenke sich in leichter Beugehaltung befinden sollen. Um Schmerzen zu vermeiden, muß das Knie insbesondere gut unterstützt sein.

Für *Dauerinfusionen* wird ein Arm oder Bein mit Heftpflaster oder Binden auf einer Kramer-Schiene festgebunden (Abb. 77).

Kleine Kinder können in ein großes *Tuch* so eingewickelt werden, daß sie ihre Arme nicht gebrauchen können (Abb. 78). Wenn es nur um das Festhalten der Arme geht, ist für junge Säuglinge das „Windeljäckchen" sehr praktisch (Abb. 79).

62 Fixieren unruhiger Kinder

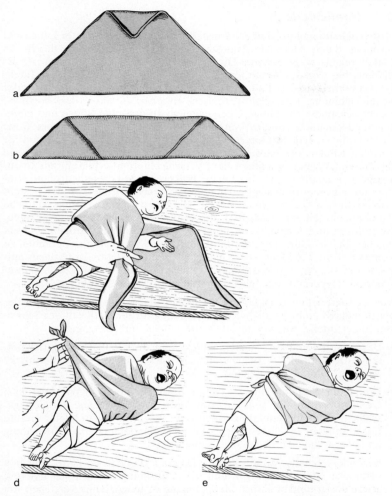

Abb. 79 **Windeljäckchen** zum Festbinden der Arme von jungen Säuglingen.

63 Intensivpflege

Arbeitsinhalte und persönliche Einstellung. Die Abwehr akuter Lebensbedrohung durch Herz-Kreislauf-Schwäche, Ateminsuffizienz, durch ein Unfallereignis (z. B. Schädel-Hirn-Trauma), eine Stoffwechselkrise (z. B. diabetisches Koma, Urämie, exogene Vergiftung) oder eine schwere Infektionskrankheit (z. B. Poliomyelitis oder Diphtherie mit Atem- oder Schlucklähmung, Enzephalitis, toxische Enteritis, Toxikose des Säuglings) macht besonders sorgfältige Überwachung, aufopfernde Pflege und intensive medikamentöse und evtl. apparative Therapie nötig, mit einem Wort: Intensivpflege. Jede Station eines Kinderkrankenhauses kann jederzeit für einzelne Kinder, die schwerkrank eingeliefert werden oder erst während des Verlaufes einer Krankheit eine Verschlechterung erfahren, zur Intensivpflege aufgerufen sein. In vielen Kliniken werden diese bedrohten Kinder auf eigenen Intensivpflegeabteilungen zusammengefaßt. Es besteht dort ärztlicher Dienst „rund um die Uhr" und besonders enge ärztliche Zusammenarbeit mit Anästhesisten, HNO-Ärzten, eventuell Chirurgen, Neurologen und Augenärzten. Manche dieser Stationen verfügen über ein eigenes kleines Labor, um auf kürzestem Wege zu wichtigen Befunden zu kommen. Eine Frühgeborenen- und Neugeborenenstation ist übrigens aufgrund der ständig dort gegebenen Probleme (Inkubatorbetrieb, Atemnotsyndrom, Hyperbilirubinämie) zum guten Teil eine Intensivpflegestation.

Von den speziellen Leistungen abgesehen, die jeweils abhängig von der gegebenen Krankheit verlangt werden, gelten für die Tätigkeit der Schwester in der Intensivpflege folgende Forderungen und Anregungen:

– Besondere Bemühung um Genauigkeit in der Beobachtung: Bewußtsein? Krampfbild? Ausscheidungen? Kreislauf? Puls, Blutdruck? Atmung? Hauterscheinungen?

– Besonders sorgfältige Pflege: Gefahr des Dekubitus und Wundwerdens; Gefahr der Injektion und Superinfektion durch ungenaue Kittelpflege, schlechte Handdesinfektion, Benutzung nicht exakt gereinigter Geräte für Absaugen, Inhalieren oder künstliche Beatmung, Wiederbenutzung unsauberer Sauerstoffzelte oder -dome.

– Besonders genaue Mithilfe in der Therapie des Arztes; klare Angaben verlangen, evtl. Rückfragen und die Anordnungen schriftlich fixieren; genau dosiert und pünktlich Medikamente verteilen; beim Aufziehen von Ampullen die leere Ampulle auf die Nadel stecken.

– Sorgfältiges, gut leserliches und übersichtliches Protokoll führen!

– Sich einführen lassen in die Technik der Überwachungsgeräte (EKG, Registriergeräte für Herzfrequenz, Atmung, perkutane CO_2- und O_2-Messung, Körpertemperatur und Blutdruck), ferner in die Technik von Absauggeräten, Inkubatoren, Inhalationsgeräten, Infusionsautomaten und Beatmungsgeräten, um sie richtig bedienen zu können.

- Gute Pflege der Geräte der Therapie und Diagnostik, damit diese im Ernstfall einwandfrei funktionieren. Am besten einen Zeitplan machen, damit im Abstand von Tagen, Wochen oder Monaten alles überprüft wird, z. B. täglich Druck der Sauerstoffflaschen, wöchentlich Absauggerät, Batterien für Intubationsbesteck, Inhalt eines sog. Notfallwagens mit Ampullen, Spritzen und Tuben, Beatmungsgerät.
- Gute Vorratswirtschaft für Medikamente, Instrumente, Wäsche und Sauerstoffflaschen betreiben.
- Besonders die menschliche Nähe zum kranken Kind suchen, das oft durch die diagnostischen und therapeutischen Maßnahmen sehr belastet wird, sich in der Isoliertheit der Intensivpflegestation sehr einsam und an den technischen Apparat ausgeliefert fühlen kann.
- Für die Not der Eltern solcher Kinder viel Verständnis entwickeln und durch Freundlichkeit ihnen viel zu erleichtern versuchen (weitere Einzelheiten zur psychologischen Problematik s. S. 32). Daran denken, daß gerade in besonders gefährlichen Krankheitssituationen, die oft in ihrer Prägung noch raschem Wechsel unterliegen, nur der Arzt und eine erfahrene Schwester Auskünfte geben sollten.
- Die Schwester sollte sich selbst eine besondere Festigkeit anerziehen, um auch in aufregenden Situationen einen klaren Kopf zu behalten.
- Ein wichtiges Gebot für die Intensivpflege: Ruhe im Zimmer! Gerade im turbulenten Situationen ruhige, besonnene Haltung gegenüber dem Kind, dem Arzt und der Mitschwester.

Absaugen. Absaugen von Fruchtwasser, Schleim- und Nahrungsresten aus dem Rachen verhütet Aspiration. Besondere Indikation: Kinder mit Schlucklähmung und Bewußtlosigkeit sowie bei künstlicher Beatmung über einen in der Trachea liegenden Tubus. Man benutzt ein Schlauchsystem, in das ein Behälter zur Aufnahme der herausgesaugten Flüssigkeit eingeschaltet ist. Das Saugen wird von der Schwester selbst (Einmalgerät) oder durch einen Motor besorgt. Das freie Ende muß mehrmals tief in den Rachen, möglichst auch in den Kehlkopfeingang, je nach Situation in den Trachelotubus geschoben werden, bis nichts mehr abgesaugt werden kann. Man drückt zunächst die Sonde mit Daumen und Zeigefinger fest ab und öffnet erst, während man den Schlauch zurückzieht. Dieses Verfahren verhindert das Festsaugen der Schlauchöffnung mit der Gefahr, daß es zu einem blutenden Schleimhautdefekt kommt. Zur Verhütung von Schleimhautinfektionen muß das einzuführende Schlauchstück steril sein. Zur Verflüssigung zähen Sekrets wird evtl. vorher eine kleine Menge steriler physiologischer Lösung in den Tubus eingebracht. Auch zum Durchspülen der Sonde wird steriles Wasser genommen.

Sauerstoffspende. Auch Sauerstoff ist ein *Medikament,* das nur nach Anordnung für die vorgeschriebene Zeit und in vorgeschriebener Konzentration gegeben werden darf. Nur im Notfall handelt die Schwester selbständig. Durch Reduzierventile am Beatmungsgerät oder an Sauerstoffleitungen wird das Ausströmen komprimierten Gases genau reguliert. Bei Zufuhr aus einer Leitung stellt man pro Minute 2–3 Liter ein und läßt das Gas aus einem Glas- oder Kunststofftrichter ausströmen, der sich in 10 bis 15 cm Entfernung vom Kind befindet. Der Sauerstoff kann ferner durch eine dünne Nasensonde in den Rachen eingeleitet werden. Bei Neugeborenen, insbesondere Frühgeborenen, muß wegen der Gefahr der retrolentalen Fibroplasie unter Sauerstofftherapie der Sauerstoffdruck im Blut fortlaufend registriert werden.

Tracheotomiertes Kind. Durch *Tracheotomie* (Luftröhrenschnitt) wird eine Engstelle im Bereich des Kehlkopfes umgangen. Meist erfolgt der Eingriff in größter Eile wegen der lebensbedrohlichen Luftnot des Kindes. Gerät zum Absaugen, Sauerstoffgerät und Lampe stellt die Schwester bereit. Die ärztlichen Geräte liegen schon als „Notfallbesteck" zusammengepackt vor. Der Arzt sucht nach Hautschnitt die Luftröhre unterhalb des Kehlkopfes auf und eröffnet sie nach Durchtrennen von 1–2 Knorpelringen. Anschließend setzt er eine Trachealkanüle ein, die aus 2 ineinanderpassenden, gebogenen Silberröhren besteht (Abb. 116, S. 473) und mit einem Leinenband um den Hals befestigt wird. Anbinden der Arme oder Armmanschetten verhindern das Herausreißen der Kanüle. Bei unruhigen Kindern, bei reichlicher Schleimabsonderung mit Gefahr der Verstopfung ist eventuell Sitzwache nötig. Für das *Reinigen* wird die innere Kanüle herausgenommen und mit Feder oder Bürste bearbeitet. Durch die Lichtung der Kanüle hindurch wird in bestimmten Abständen immer wieder – vorsichtig und doch möglichst schnell – abgesaugt.

Anfeuchtung der Atemluft geschieht am besten über Dampfbett und Kaltluftvernebler. Die Kinder können schlucken, wenn auch anfangs mühsam. Die *Nahrung soll zuerst flüssig, dann breiig sein. Zu achten ist* auf richtige Größe und richtigen Sitz der Kanüle (Abb. 80), insbesondere auf

- Schleimhautblutungen (schlechter Sitz der Kanüle, Schleimhautdefekt durch Absaugen),
- Atembehinderung durch Verstopfen oder Verengung der Kanüle,
- Hautemphysem durch Eindringen von Luft an der Hautwunde (Knistern der Haut!).

Intratracheale Intubation. Intubation – Einführung eines Schlauches durch die Mundhöhle oder die Nasengänge und den Kehlkopf bis in die Trachea – bringt ähnliche Pflegeprobleme wie die Anlage einer Luftröhrenöffnung. Bei bewußtlosen Kindern muß die Gefahr des Dekubitus beachtet werden. Intubation erfolgt bei Atemlähmung, als Vorbereitung einer künstlichen Dauerbeatmung und als Erste Hilfe bei Kehlkopfprozessen. Hat sich der Zustand nicht gebessert, wird eventuell nach einigen Tagen die Tracheotomie vorgenommen.

63 Intensivpflege

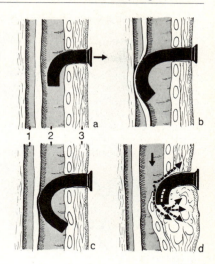

Abb. 80 **Trachealtubus.**
a) gute Lage, richtige Tubusgröße.
b) Tubus zu lang, zu weit hineingeschoben. Gefahren: Druckgeschwür mit Blutungsgefahr, Schluckbeschwerden. c) Tubus zu lang, zu stark gebogen, zu weit hineingeschoben. Gefahren: Schleimhautverletzung. d) Lage des Tubus falsch. Erstickungsgefahr, falls der Luftstrom nicht nach oben auf natürlichem Weg durchgeführt werden kann. Würde man jetzt durch den Tubus Atemhilfe durch Überdruckbeatmung geben, käme es zum Lufteintritt ins Unterhautfettgewebe (Hautemphysem).
1 Speiseröhre
2 Luftröhre
3 Unterhautgewebe

Künstliche Dauerbeatmung. Bei zentraler oder peripherer Ateminsuffizienz wird Dauerbeatmung durch Geräte nötig. Beatmung im Rahmen der Ersten Hilfe s. Abschnitt 96–98. Verschiedene *Methoden* sind üblich, die mit Hilfe der Abb. 81 erklärt seien.

Normale Atmung. Der Brustkorb wird durch die Atemmuskeln erweitert und damit der Lungenraum vergrößert, in welchen sofort und so lange Luft einströmt, bis der Luftdruck in der Lunge dem Druck der Außenluft (Atmosphärendruck) entspricht. In der Ausatmungsphase verengt sich der Brustkorb wieder, indem elastische Kräfte im Brustkorbgerüst den alten Zustand wieder anstreben; Luft strömt so lange aus, wie noch Überdruck in der Lunge herrscht. Bei der künstlichen Beatmung nach Silvester wird diese Atemmechanik – so gut es geht – nachgeahmt.

Überdruckbeatmung. Unter höherem als Atmosphärendruck wird eine bestimmte Luftmenge eingeblasen, und zwar entweder über eine aufgesetzte Mund-Nasen-Maske, durch einen im Kehlkopf liegenden Tubus (Intubation) oder durch eine Trachealkanüle nach Tracheotomie. Die Ausatmung erfolgt nach Aufhören des aktiven Überdruckes einfach durch die elastischen Kräfte des Brustkorbes, oder indem durch das Atemgerät innerhalb der Luftwege ein noch unter dem Atmoshphärendruck liegender Unterdruck hervorgerufen wird. *Beispiele* für Überdruckbeatmung: Mund-zu-Mund-Beatmung, Beatmung mit Atembeutel, Bird-Respirator, Babylog 1 u. a.

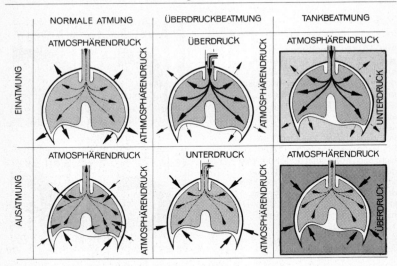

Abb. 81 **Künstliche Dauerbeatmung.** Vergleich der wirksamen Kräfte und der Druckverhältnisse bei normaler Atmung, Überdruckbeatmung und Tankbeatmung
← primäre, aktive Kraft
←--- sekundäre Kraft bzw. Wirkungen (Elastizität, Druckausgleich).

Tankbeatmung besagt, daß der Kranke vom Hals ab von einem dichten Raum eingeschlossen wird, in welchem maschinell Unter- und Überdruck erzeugt werden kann. Wie die Abbildung zeigt, führt Unterdruck zum Überwiegen des atmosphärischen Luftdruckes und damit zur Einatmung. Das Umgekehrte ist Voraussetzung zur Ausatmung. *Beispiele:* Beatmung in der Eisernen Lunge oder in Küraßgeräten. Vorteil dieser Verfahren ist, daß man ohne Intubation oder Tracheotomie auskommt. Nachteil, daß die Pflege wegen der geschlossenen Kammer schwieriger ist. Heute neigt man mehr zur Anwendung von Überdruckgeräten, vor allem dann, wenn häufiges Absaugen der Luftwege wegen Bronchitis oder Hypersekretion in die Luftwege erwünscht ist, und auch wenn zusätzlich zur Atemlähmung Schlucklähmung besteht.

Kontinuierlich dehnender Atemwegsdruck. Bei mangelhafter Entfaltung der Lungen eines Früh- oder Neugeborenen werden diese Kinder durch entsprechende Apparate veranlaßt, gegen einen kontinuierlich vorhandenen, erhöhten Atemwegsdruck von 2 bis 4 cm Wassersäule anzuatmen. Dies geschieht entweder mit einem Überdrucksystem, das über Tuben in den Nasenlöchern oder über Trachealtubus zur Wirkung kommt *(= positiver endexspiratorischer Druck),* oder mit Hilfe einer kleinen Unterdruckkammer, dem System der Eisernen Lunge vergleichbar *(= negativer endexspiratorischer Druck).*

Pflege und Beobachtung. Die Schwester hat hier eine schwere Aufgabe: *Überwachung der Technik:* Kontrolle des eingestellten inspiratorischen und exspiratorischen Druckes, des Atemluftvolumens und der erwünschten Atemfrequenz, ferner der Durchgängigkeit des technischen Systems. Kontrolle der Monitoren für Herzaktion, Blutdruck, CO_2- und O_2-Konzentration in perkutaner Messung.

Besonders sorgfältige Körperpflege wegen Dekutibusgefahr, Mundpflege und evtl. gute Versorgung der Hautwunde nach Tracheotomie (Tracheostoma).

Seelische Betreuung des schwerkranken Kindes und seiner Eltern. Im Laufe der Zeit können sich die Kinder sehr gut an das Gerät gewöhnen und ein gutes Gefühl für die richtige Geräteeinstellung entwickeln.

Genaue Beobachtung des Kindes auf Eigenatmung und auf den Beatmungseffekt durch das Gerät. Zu viel Beatmung nennt man Hyperventilation, zu wenig Hypoventilation. Reicht das Atemvolumen nicht aus, zeigen die Kinder Unruhe, ängstlichen Gesichtsausdruck (falls sie bei Bewußtsein sind), fahle Blässe bis Zyanose, Schweiß auf der Stirn, feuchte Hände, schnellen Puls, höheren Blutdruck. Im Blut entsteht infolge Aufstauung der Kohlensäure *Azidose.* Bei Hyperventilation kommt es durch Verminderung der Kohlensäure zur *Alkalose.* Ursache einer schlechten Lungenbelüftung ist meist eine Verlegung oder Beengung der Luftwege, wobei meist durch Absaugen zu helfen ist.

Schwierig ist nicht selten die *Entwöhnung vom Atemgerät.* Zuspruch und sichere Haltung der Schwester fördern im Kind das Vertrauen zur eigenen Kraft.

„Life-Island." *Kinder mit Resistenzminderung* befinden sich in erhöhter Infektionsgefahr, so Kinder mit Antikörpermangelsyndrom, Knochenmarkaplasie (Panmyelopathie), insbesondere bei strahlenbedingter Markschwäche, ferner Kinder mit Leukämie, bei denen eine Knochenmarktransplantation im Zusammenhang mit intensiver zytostatischer Chemotherapie durchgeführt wird. Der Patient liegt in einem Isolierbett („Life-Island"), das folgendermaßen gebaut ist: Eine durchsichtige Plastikhülle aus Polyvinylchlorid umgibt das Bett völlig. Die Be- und Entlüftung erfolgt durch ein Filtersystem mit Ultraviolettschleuse. Der Innenraum ist durch Stulpenärmel für ärztliche und pflegerische Maßnahmen zugänglich. Wird die Hülle voll aufgeblasen, hat der Patient neben dem Bett einen begehbaren Raum. Luftgehalt des Systems rund 7 m³. 15mal pro Stunde wird die Luft umgewälzt. Ein batteriebetriebenes Alarmsystem meldet Druckabfall und Unterbrechung der elektrischen Versorgung. Durch Ultraviolettschleusen können Nahrungsmittel und Medikamente keimfrei eingebracht werden.

Durch folgende Maßnahmen wird am Patienten selbst weitgehende *Keimarmut* erzielt: ganze Körperwaschungen mit einem Desinfizens, Darmeinläufe unter Zusatz eines Antibiotikums, fortlaufende Einnahme von Medikamenten gegen die Bakterien und gegen einen evtl. Pilzbefall im Magen-Darm-Trakt, Inhalationen mit einem Antibiotikum, Anwendung antibiotikahaltiger Salben an der Nase und am äußeren Gehörgang.

Die Schwester muß sich in dieses extreme Behandlungssystem exakt einfügen. Eine wichtige Aufgabe kommt ihr auch in der seelischen Betreuung dieser lange Zeit isolierten und durch Behandlungsmaßnahmen sehr belasteten Kinder zu. Ein besonderer Vorteil des geschilderten Systems ist es, daß die Eltern ohne Gefährdung des Kindes zugelassen werden können, ja aus psychologischen Erwägungen geradezu erwünscht sind.

64 Narkose (s. auch Abschnitt 32.4)

Kinder, für welche eine Narkose vorgesehen ist, sollen auf Einzelheiten seelisch gut vorbereitet sein, damit sie möglichst wenig Ängste entwickeln. Wegen der Gefahr des Erbrechens mit Aspirationsgefahr müssen sie mindestens sechs Stunden ohne Nahrung sein, anderenfalls ist vor der Narkose Magenausheberung nötig. Als sog. **Prämedikation** wird ein Beruhigungsmittel gespritzt.

Vor der Narkose sind Hilfsmittel für Zwischenfälle bereitzustellen: Mundtubus, Sauerstoffflasche, Analeptika, möglichst Beatmungsgerät.

Die *Empfindlichkeit* gegenüber Narkotika ist bei Kindern größer; reflektorischer Atemstillstand bei Inhalationsnarkose ist häufiger. Die Narkose ist ärztliche Aufgabe. Manche Inhalationsnarkotika sind *feuergefährlich;* daher kein offenes Licht!

Bei *Komplikationen* ist das wichtigste, die Atemwege frei zu machen; eventuell durch Absaugen.

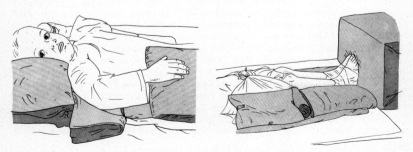

Abb. 82 **Lagerung eines Kindes mit Arm- und Beinlähmungen,** z. B. bei Poliomyelitis.

65 Dekubitusgefahr und Lähmungen

Gelähmte Extremitäten werden unter guter Unterstützung von unten und von den Seiten (Windelrollen bzw. Sandsäcke) in leichter Beugestellung gelagert (Abb. 82).

Zur **Vorbeugung von Aufliegen** (Dekubitus) ist wichtig:
- soweit möglich häufiger Lagewechsel, um auch andere Hautstellen zu belasten,
- vermeiden von drückenden Falten im Bettzeug und in der Bekleidung,
- Entlastung besonders gefährdeter Körperstellen wie Ferse, Kreuzbein und Hinterkopf durch Watte, Zellstoff oder Schaumstoffring,

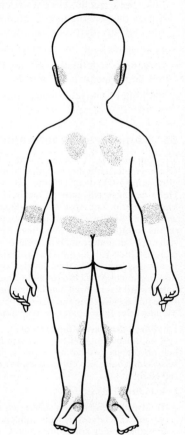

Abb. 83 **Die Hautstellen, an denen sich ein Kranker besonders leicht wundliegt:** über dem Kreuzbein, an der Knieinnenseite, an den Fersen, an den Fußaußenknöcheln, über den Schulternblättern, an den Ellbogen, hinter den Ohren (aus *M. Hertl, R. Hertl:* Das kranke Kind. Thieme, Stuttgart 1981).

- eventuell Lagerung auf Felldecke, Wasserkissen oder Luftring,
- sorgfältige Hautpflege durch häufiges Abwaschen der Haut und kräftiges Frottieren (bessere Durchblutung); Einreiben mit Kampferspiritus oder Franzbranntwein; Puder über die Hautflächen verreiben.

Besonders gefährdete Hautstellen s. Abb. 83.

Die Pflege bei **Querschnittslähmung** erfordert allergrößte Sorgfalt unter genauer ärztlicher Anleitung:
- bewußte Ganzheitstherapie, d. h., daß der seelischen wie der körperlichen Betreuung gleiche Bedeutung zukommt,
- Lagerung auf Schaumgummimatratze, regelmäßiger Lagewechsel auf die linke Seite, rechte Seite und den Rücken, mit um so größerer Vorsicht, je kürzer das schädigende Ereignis zurückliegt (bei dieser Umlagerung müssen mehrere Personen zusammenwirken);
- peinlichste Sauberkeit (Sterilität) beim Legen des Blasenkatheters;
- sorgen für regelmäßige Stuhlentleerung durch Einläufe; evtl. ausräumen mit dem Finger; leicht abführende, schlackenarme Diät;
- bei hoher Querschnittslähmung Beobachtung der Atmung.

66 Anus praeternaturalis

Die Anlage eines Dünndarm- oder Dickdarmafters an der vorderen Bauchwand (Anus praeternaturalis) bedeutet, daß ein Darmabschnitt in die äußere Haut chirurgisch eingesetzt, dann geöffnet wurde und schließlich dort eingeheilt ist. Je nach Höhe des angeschlossenen Darmteils entleert sich mehrmals täglich flüssiger oder breiiger Stuhl, bei Anschluß des Sigmoids ein relativ fester Stuhl. Die Maßnahme geht beim Kind meist auf ausgedehnte angeborene Atresien im Bereich des Dickdarms und Rektums oder auf einen Mekoniumileus zurück, die Notwendigkeit ergibt sich auch bei schweren Darmverletzungen durch Aufprallunfall oder bei einer therapieresistenten Kolitis mit Geschwürsbildung. Die anatomischen Einzelheiten haben in der gegebenen Situation für den operierenden Chirurgen eine End-zu-End-Naht funktionstüchtiger Darmabschnitte nicht erlaubt. Bei fehlender Rektum- und Anusanlage wird damit ein lebenslang währender Zustand angelegt, während bei anderen Ursachen Revisionsoperationen mit Erreichen einer physiologischen Stuhlentleerung Monate oder Jahre später durchgeführt werden.

Die **Pflege der Darmöffnung (Stoma)** ist heute durch aufklebbare Einmalauffangbeutel (ein Beispiel in Abb. 84) oder durch Ringe mit ansetzbarem Einmalbeutel wesentlich erleichtert, wodurch vor allem die Geruchsbelästigung für den Patienten und seine Umgebung sich entscheidend vermindert. Trotzdem bleiben zahlreiche Schwierigkeiten.

Lokale Probleme sind:
- Hautreizungen ergeben sich durch Pflasterreiz oder durch reizenden Darminhalt, vor allem bei durchfälligen Stühlen. Bei umschriebener Reizung kann abdeckende Zinkpaste oder kortikoidhaltige Creme zum Erfolg führen, ohne daß die Pflege-

66 Anus praeternaturalis

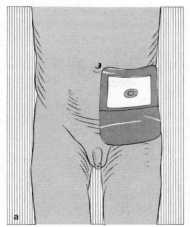 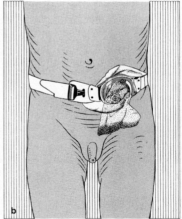

Abb. 84 **Stomaversorgung bei Anus praeternaturalis.** (a) Aufklebebeutel zur einmaligen Verwendung. (b) Pelottensystem mit anhängendem Plastikbeutel.

beutel vorübergehend ferngehalten werden müssen. Kleine warzenähnliche Erhebungen neben dem Stoma sind Ausdruck einer leichten lokalen Reizung und unbedenklich.

- Verengung (Stenose) des Stomas, die meist bei gestörter Wundheilung wegen lokaler Infektion eintritt. Der Arzt versucht mit Dehnbehandlung eine erneute Operation zu vermeiden.
- *Unterhauthernie,* wobei sich ein Darmteil in der Nachbarschaft des Stomas unter die äußere Haut geschoben hat. In der Regel bleibt die Pflege gut möglich, bei größeren Bruchsackausmaßen müßten Mieder oder Gürtel diese Darmabschnitte zurückhalten.
- *Vorfall des Darmes (Prolaps)* kann verschiedes Ausmaß haben. Zunächst versucht man durch ein Mieder oder einen breiten Gürtel dem Prolaps von Darmabschnitten zu begegnen.
- *Perforation der Darmwand bei einer Spülung,* bei vorsichtiger Spültechnik mit einem gut gefetteten, nicht zu dünnen Darmrohr ein glücklicherweise seltenes Ereignis. Je näher der in die Bauchwand eingesetzte Darmteil dem Rektum liegt, desto konsistenzreicher ist der Stuhl, so daß es auch Obstipation mit der Notwendigkeit aufweichender Spülbehandlung gibt. Hat eine Schwester den Eindruck, daß das Darmrohr die Darmwand durchstoßen haben könnte, ist sofort der Arzt hinzuzuziehen, der entsprechende Diagnostik und Therapie in Gang setzt.

Psychische Probleme sind bei einer realistischen Aufklärung der Eltern und evtl. des verständigen Kindes zweifellos in Grenzen zu halten, vor allem, wenn man sich der modernen Pflegehilfen bedienen kann. Trotzdem sind sie allgemein als sehr belastend einzuschätzen. Die Geruchsbelästigung für Patient und Umgebung ist heute gut zu beherrschen. Behindernder ist die Angst vor dem hörbaren Windabgang mit der Gefahr einer sozialen Isolation. Viele schwierige Situationen sind denkbar, z. B. beim Besuch von Theater und Konzert sowie im Freiluftsport. Ein Jugendlicher muß mit seinen engsten Partnern, zu denen auch Arzt und Schwester gehören, freimütig darüber sprechen können, was bei Jugendlichen auch für einen Partner des anderen Geschlechtes gilt.

67 Magensondierung, Magenspülung

Magensondierung. Länge des Weges von der Zahnreihe zum Mageneingang s. S. 470. Den hier genannten Zahlen sind 3–6 cm je nach Alter des Kindes zuzurechnen, wenn die Sonde durch die Nase eingeführt wird. Die Magensonde, meist aus Kunststoff wird durch den Mund (dann vorher anfeuchten!) oder besser durch die Nase (vorher einfetten!) bis zur hinteren Rachenwand eingeführt und dann vorsichtig in die Speiseröhre hineingeschoben. Das Kind liegt in Seitenlage. Bevor die Schwester z. B. Nahrung durch Trichter oder Spritze einfließen läßt, überzeugt sie sich an der freien Atmung und freien Stimme, daß die Sonde nicht im Luftweg liegt, und nach Ansatz einer Spritze, daß Magensaft aspiriert werden kann. Eine Dauersonde wird mit einem Stopfen verschlossen, damit kein Mageninhalt ausfließt (Wasser- und Salzverlust), es sei denn, daß postoperativ aus einem vielleicht noch atonischen Magen bewußt Magensaft abgeleitet werden soll. Beim Herausnehmen der Sonde, das schnell zu erfolgen hat, pressen zwei Finger die Lichtung der Sonde zusammen, um ein Auslaufen von Sondeninhalt und Aspiration in die Luftwege zu vermeiden. Liegen am Kopf von Säuglingen in enger Nachbarschaft Dauersonde für Nahrung und Dauerinfusionsschlauch, sind beide Schlauchenden durch Pflasterfahnen mit der Aufschrift „*Nahrung*" und „*Vene*" deutlich zu kennzeichnen, damit ein versehentliches Einbringen von Nahrung in die Blutbahn vermieden wird.

Magenspülung. Hierfür benötigt man eine etwas dickere, halbweiche Sonde (bei Säuglingen Nélaton-Katheter Nr. 16–20, bei größeren Kindern Gummisonde 8–11 mm Außendurchmesser). Diese ist über ein Glaszwischenstück mit einem etwa ¾ m langen Gummischlauch verbunden, der einen Trichter von 150–250 ml Fassungsvermögen trägt. Die Kinder werden in ein Tuch eingeschlagen (Abb. 78) und in Seitenlage gebracht (Abb. 85). Die mit Öl oder Wasser gleitend gemachte Sonde wird bis zur Rachenwand geführt und unter Ausnützung der Schluckbewegungen durch vorsichtiges, zügiges Weiterschieben in den Magen gebracht. Ein Gummikeil zwischen den Zähnen kann verhindern, daß die Kinder den Schlauch zerbeißen. Durch die Würgebewegungen entleert sich meist ein Teil des Mageninhaltes. Zur Spülung füllt man eine kleine Flüssigkeitsmenge (körperwarmer Kamillentee, physiologische Lösung) in den Trichter und hebt ihn über das Niveau des liegenden Kindes. Sobald die Menge eingelaufen ist, senkt man den Trichter bis unter das Magenniveau des Kindes und läßt den Magenin-

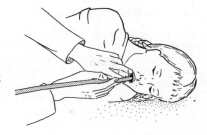

Abb. 85 **Einführung einer dicken Magensonde für die Magenspülung.** Vorsicht, daß der Helfer nicht in den Finger gebissen wird. Der Vorgang wird vom Kind stark angstbesetzt erlebt. Daher sollte möglichst eine weitere Person (neben den direkt handelnden) in Blickkontakt neben dem Kind stehen und beruhigend einwirken.

halt auslaufen. Auf keinen Fall die Portion so groß wählen, daß die Kinder Mageninhalt neben dem Schlauch herauswürgen! Man spült, bis der Magen leer, d. h. die zurückkommende Flüssigkeit klar ist. Beim (schnellen!) Herausziehen der Sonde drückt man die Lichtung fest zu, damit keine Flüssigkeit aus dem Sondenende in den Kehlkopf gelangen kann.

68 Darmrohr, Einlauf, Darmspülung

Ein etwa 15–30 cm langes **Darmrohr** mit mehreren Öffnungen an seinem vorderen Abschnitt wird gut eingefettet und in den Enddarm so weit eingeführt, wie es ohne Gewaltanwendung gleitet. Zur Entleerung von Darmgasen kann es mehrere Stunden liegenbleiben.

Für einen **Einlauf** läßt man durch das Darmrohr ¼–½ l warmes Wasser (eventuell mit Zusatz von Glyzerin, bei Säuglingen Traubenzucker- oder Malzextraktlösung) langsam einlaufen und entfernt das Darmrohr mit relativ schnellem Zug unter Zusammenpressen der Gesäßbacken. Es gibt dafür heute auch Fertigpackungen (Practoclyss z. B.).

Bei einem sogenannten **hohen Einlauf** soll die Einlaufflüssigkeit weit hinauf in den Dickdarm gelangen. Das Kind wird mit erhöhtem Gesäß gelagert; die Flüssigkeit soll unter Druck in das weit hinauf geschobene Darmrohr einfließen.

Eine **Darmspülung** leitet man schon am Vortage durch ein orales Abführmittel ein (Laktulose, Karlsbader Salzlösung), das für gute Entleerung sorgt. Die Spülung erfolgt mit Hilfe des eingelegten Darmrohres in der gleichen Weise, wie es bei der Magenspülung beschrieben wurde. Das Kind liegt auf der linken Seite.

69 Medizinische Bäder

Das **gewöhnliche Kinderbad** hat die Temperatur 35–37°C. Bei **Erwärmungsbädern** beträgt die Anfangstemperatur 2°C mehr als die Temperatur des Kindes; unter Zufluß von heißem Wasser (Vorsicht, Verbrühungsgefahr!) wird langsam auf 39–40°C gesteigert. Dauer des Bades 15 bis 20 Minuten, dann wird das Kind ins vorgewärmte Bett gebracht. **Abkühlende Bäder** bei hohem Fieber beginnen bei 1°C unter der Körpertemperatur. Sie erreichen unter Zufließen von kaltem Wasser allmählich 33–30°C. Das Badewasser soll ständig bewegt sein. Bei blasser, bläulicher Haut wird abgebrochen. Die Dauer soll sowieso 5–10 Minuten nicht überschreiten. Danach das Kind tüchtig abtrocknen und ins vorgewärmte Bett bringen.

Kaliumpermanganat-Bad. Eine konzentrierte Kaliumpermanganat-Lösung stellt man sich her, indem man einen Teelöffel Substanz in 100 g Wasser löst und einige Tage unter mehrmaligem Schütteln stehenläßt. Von dieser Lösung gibt man so viel in die Badewanne, bis eine hellweinrote Farbe entsteht. Braunfärbung der Wanne und der Hände der Schwester kann anschließend mit Wasserstoffsuperoxid und Essigsäure leicht entfernt werden.

Kamillenbad. 30–50 g Kamillenblüten werden in einem Liter Wasser 5 Minuten gekocht. Diese Menge dem Kinderbad zugeben. Man kann auch käuflichen Kamillenextrakt benutzen (Kamillosan).

70 Wickel, Umschläge

Feuchtwarme Umschläge (Prießnitz-Umschlag) oder **feuchtkühle Umschläge** (nach Kneipp) werden in folgender Weise ausgeführt: Auf dem Bett oder Wickeltisch wird ein wollenes Tuch ausgebreitet und darüber ein in Wasser getauchtes und gut ausgedrücktes Tuch gebreitet. Das Kind wird so daraufgelegt, daß es die Arme am Ende außerhalb der Packung behält. Zuerst wird das feuchte Tuch, dann das Wolltuch über dem Kind zusammengeschlagen. Soll Schweißausbruch erreicht werden, bleibt der Umschlag 1–1½ Stunden. Von Zeit zu Zeit wischt man dem Kind den Schweiß ab. Durch geistige Ablenkung (Vorlesen usw.) ist dem Kind die Prozedur zu erleichtern. Wird bei hochfiebernden Kindern ein Abkühlungseffekt angestrebt, wechselt man die kühlen Umschläge alle 30 Minuten.

Wadenwickel. Man umwickelt Beine oder Unterschenkel mit feuchtem, kühlen Tuch, darüber ein Wolltuch. Erneuerung alle 10 Minuten, 3–4mal. Bei längerem Liegenlassen wird aus einem Abkühlungswickel eine Wärmepackung. Wadenwickel sollen erst bei Fieber über 39°C angelegt werden, solange, bis die Temperatur 1 bis 2°C gesunken ist (Kontrolle der Körpertemperatur etwa alle 30 Minuten).

Leibwickel werden als heiße Kompressen ausgeführt. Man legt ein etwa 50 °C heißes, feuchtes Tuch auf den Leib und schlägt vom Rücken her ein Wolltuch darüber. Obenauf kann eine halbgefüllte Gummiwärmflasche (kein Heizkissen!) gelegt werden. Dauer: 1–2 Stunden.

71 Anwendung von trockener Wärme oder Kälte

Bei **Wärmflaschen** (Steingutkruke mit Patentverschluß) ist vor Gebrauch und Füllung zu prüfen, ob sie nicht gesprungen sind. Dies läßt sich durch Beklopfen mit dem Fingerknöchel leicht feststellen. Man füllt heißes Wasser von 45–55 °C ein, aber nicht randvoll, damit die sich entwickelnden Wasserdämpfe Platz zur Ausdehnung haben. Der Verschluß der Flasche wird durch Kippen und Schütteln auf seine Dichte geprüft. Im Bett liegend darf der Verschluß nicht vom Kinde erreichbar sein; der Verschluß weist also zum Fußende des Kindes. Jede Wärmflasche ist mit einer Umhüllung zu versehen (Moltonwindel). **Thermophore** sind Wärmeträger, die immer wieder aufgeheizt werden können und die Wärme langsam abgeben. Sie sind ungefährlicher als Wärmflaschen. **Gummiwärmflaschen** sind immer wieder auf die Dichte der Wand und des Verschlusses zu prüfen. **Elektrische Heizkissen** sind bei Kindern wegen der Überhitzungsgefahr (trotz Thermostat) abzulehnen oder nur unter ganz besonderer Vorsicht bei größeren Kindern einzusetzen.

Glühlichtbäder werden als Kopflichtbäder bei Erkrankungen des Nasenraumes angewandt. **Lichtbügel** dienen der Erwärmung unterkühlter Kinder, in der Verbrennungsbehandlung beim Trocknen von aufgetragenen Gelen. Beide Verfahren sind nicht ungefährlich. Durch die Glühlampen besteht Verbrennungsgefahr. Daher sollten diese Geräte nur mit Sitzwache und Temperaturkontrolle eingesetzt werden. Durch die **Solluxlampe** entstehen Wärmestrahlen, die bei lokalen Entzündungsprozessen mit Erfolg eingesetzt werden. In der Regel bestrahlt man 10–20 Minuten bei 30 cm Abstand (der exakt mit Maßstab bestimmt wird!). Bei kleinen Kindern verhütet eine Sitzwache, daß sie aus dem Wärmebereich geraten oder die heiße Lampenhülle berühren.

Eisblasen stehen in Beutel- oder Schlauchform zur Verfügung. Die Eisstücke sind stark zu verkleinern, damit sie nicht drücken. Der Verschluß muß dicht sein; er ist jedesmal daraufhin zu prüfen. Die Blase wird in ein Tuch eingeschlagen. Sobald die Eisstückchen geschmolzen sind, werden sie erneuert. Einfacher sind verformbare Kälteträger (Beutel mit Gelinhalt), die immer wieder im Kühlschrank abgekühlt werden können.

72 Augenspülung, Einträufeln von Augentropfen

Für **Augenspülungen** wird das Kind in Seitenlage (auf die Seite des kranken Auges!) gebracht. Der Kopf überragt etwas die Unterlage, so daß eine Schale untergehalten werden kann. Eine Hand der Schwester öffnet die Lidspalte, die andere spült mit einer Augenundine (Abb. 86) oder mit einem flüssigkeitsgetränkten Wattebausch, der über dem Auge ausgedrückt wird.

Augentropfen werden in Rückenlage mit der Tropfpipette eingeträufelt. Bei kleinen Kindern muß die Schwester die Lidspalte mit zwei Fingern der linken Hand öffnen. Größere Kinder können aufgefordert werden, nach der Decke zu sehen, so daß man die Lösung nach leichtem Abziehen des Unterlides in den unteren Bindehautsack träufeln kann. Die tropfende Hand ruht mit dem Handballen auf der Stirn des Kindes, damit sie alle Bewegungen des Kopfes mitmachen kann.

Credé-Prophylaxe bei Neugeborenen s. S. 85.

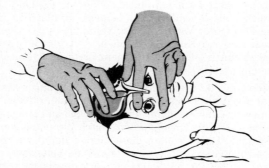

Abb. 86 **Augenspülung.**

73 Reinigung des äußeren Gehörganges

Wasser und flüssiges Cerumen können mit einem zu einer Spitze gedrehten Wattebausch oder mit Wattestäbchen entfernt werden. Hartes Ohrschmalz wird durch Einträufeln von z. B. Glyzerin aufgeweicht und dann herausgespült. Bei der **Ohrspülung** sitzt das Kind auf dem Schoß der Schwester, die mit einer Hand das Kind faßt und mit der anderen eine Nierenschale unter das Ohr hält. Das Kind ist fest in ein Tuch eingeschlagen (s. S. 372). Die spülende Person zieht die Ohrmuschel nach hinten und richtet das Gummiansatzstück der Spritze gegen die vordere Gehörgangwand. Bei den engen kindlichen Gehörgangsverhältnissen kann man mit gutem Erfolg ein etwa 4 cm langes Sondenstück aus weichem Kunststoff auf den Spritzenkonus aufsetzen. Man spült unter leichtem Druck mit körperwarmer physiologischer Lösung oder Kamillenlösung.

74 Inhalationstherapie

Bei der Inhalationstherapie sollen ätherische Öle, Wasserdampf, Antibiotika und/oder sekretverflüssigende Substanzen in die Luftwege gebracht werden. Einfachstes Verfahren zur *Einatmung ätherischer Öle* ist, Salben mit solchen Ölen (z. B. Transpulminbalsam) auf der Brust einzureiben (Vorsicht bei empfindlicher Haut!) oder auf einen Waschlappen aufzubringen und in der Nähe des Kindes am Bett zu befestigen. *Wasserdampfanreicherung* der Atemluft wird mit Hilfe von Kaltluftverneblern angestrebt. Sekretlöser und Antibiotika können mit vernebelt werden.

Dampfbett. An heißen Sommertagen und bei geöffneten Balkontüren, im Winter bei sehr trockener Zimmerluft, hat man Schwierigkeiten, die erwünschte hohe Luftfeuchtigkeit zu erzielen. Man kann die Kinder sehr nahe an die Düse des Kaltluftverneblers heranbringen. Am besten schafft man durch feuchte Leinentücher ein Zelt (Abb. 87). Im Haushalt hat man zwei Möglichkeiten, den Feuchtigkeitsgehalt der Luft zu steigern. Man kann feuchte Tücher über Stühle und Heizungskörper legen. Ist im Notfall ein Maximum an Wasserdampf erwünscht, hilft man sich so, falls ein Bade-

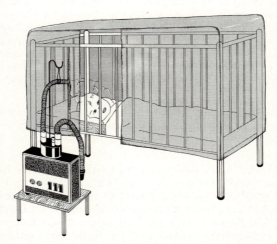

Abb. 87 **Dampfbett.** Kalte Ärosole werden am Kopfende eingeleitet. Einzelheiten s. Text.

zimmer vorhanden ist: Die Brause in der Badewanne wird auf „heiß" gestellt, Türen und Fenster werden geschlossen und das Kind wird in den dampferfüllten Raum gebracht.

Dampfbäder lassen sich bei großen Kindern in folgender Weise verwirklichen *(Kopfdampfbad)*. Das Kind beugt seinen Kopf über eine Schüssel mit dampfendem Wasser (z. B. mit eingestreuten Kamillenblüten). Durch über den Kopf gelegte Tücher wird eine Dampfkammer geschaffen (Dauer: 5–10 Minuten). Die Geduld des Kindes und die Intensität der Inhalation kann durch die danebensitzende Schwester oder Mutter erheblich gesteigert werden. Bei Entzündungen oder anderen Schwellungszuständen der Nasenschleimhaut vorher abschwellende Nasentropfen geben!

Bei der **Ärosoltherapie** werden Medikamente im Wasser nebelartig verteilt und inhaliert. Man benützt dazu Ärosolgeräte. Ultraschallgeräte liefern die feinste Teilchengröße. Die Kinder bekommen eine Atemmaske vor Mund und Nase. Die Schwester sorgt für die regelmäßige, tiefe Einatmung und den guten Sitz der Maske. Dauer: 5–10 Minuten. Bei Säuglingen kann die Vernebelung auch in einem Sauerstoffdom erfolgen.

75 Punktionen

Unter einer Punktion versteht man das Einstechen in ein Organ oder in einen inneren Hohlraum, um Gewebe oder Flüssigkeit zu entnehmen, unter erhöhtem Luftdruck stehende Räume zu entlasten oder ein Kontrastmittel für Röntgenuntersuchungen hineinzugeben. Eine der wichtigsten Voraussetzungen für das Gelingen der schwierigeren Punktionen ist eine gute *Sedierung* der Kinder auf medikamentösem Wege oder durch Narkose. Größere Kinder können nach geschickter Aufklärung auch unter Lokalanästhesie für eine gute Zusammenarbeit gewonnen werden. Für den Einzelfall erhält die Schwester ärztliche Anordnungen, wie das Kind vorbereitet werden soll.

Lumbalpunktion. Der Arzt sticht zwischen dem 2. und 3. Lumbalwirbel in der Linie der Dornfortsätze ein, um Liquor zu entnehmen, evtl. um ein Medikament zu injizieren. Nach dem Eingriff soll das Kind 24 Stunden flach liegen.

Halten des Kindes bei Punktion im Liegen (Abb. 88a): Das Kind liegt in Seitenlage, der Kopf links vom davorsitzenden Arzt. Der rechte Arm der Schwester umfaßt den Nacken des Kindes, die Hand ergreift Unterarme oder Hände. Die linke Hand der Schwester umgreift beide Kniekehlen und drückt die Oberschenkel des Kindes gegen dessen Bauch. Dadurch wird das Kind fixiert und der Rücken gekrümmt. Die Reihe der Dornfortsätze rückt auseinander, ein guter Zugang zu dem Wirbelsäulenkanal wird für die Lumbalnadel frei.

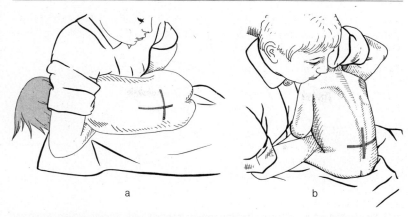

Abb. 88 **Halten eines Kindes für Lumbalpunktion** (a) im Liegen oder (b) im Sitzen. Beckenkamm und Wirbelsäule sind mit einem Strich markiert.

Halten des sitzenden Patienten (Abb. 88b): Das Kind sitzt auf dem Untersuchungstisch (besser als im Bett) mit dem Rücken zum Arzt. Der rechte Arm der Schwester greift vom Nacken unter der Achsel vorbei nach vorn zu den Händen des Kindes. Der linke Unterarm drückt auf die Oberschenkel des Kindes.

An Gegenständen stellt die Schwester vor der Punktion bereit: Mittel zur Hautdesinfektion, Wattestieltupfer, 2–3 Lumbalnadeln von verschiedener Länge und Dicke, sterile Reagenzgläser, Blockschälchen mit Pandy-Reagenz, Pflaster.

Fontanellenpunktion, Ventrikelpunktion. Der Arzt punktiert von der großen Fontanelle aus mit kurz geschliffenen Flügelkanülen den Liquorraum unter der Hirnhaut (Fontanellenpunktion) oder die Seitenkammern des Gehirns (Ventrikelpunktion). Ein Teil der dort liegenden Flüssigkeit wird zu diagnostischen Zwecken entnommen, eventuell Luft zur Röntgenuntersuchung eingespritzt. Die Schwester bereitet vor: Rasiermesser und Schere zur Beseitigung der Haare, Wattestieltupfer und Hautdesinfektionsmittel, 2–3 der kurzen oder langen Nadeln (je nach Punktionstiefe), Spritze, sterile Reagenzgläser, Blockschälchen mit Pandy-Reagenz. Druckverband. *Halten der Kinder.* Das Kind liegt, in ein Tuch eingeschlagen (s. S. 372), in Rückenlage mit dem Scheitel an der Tischkante. Die Schwester ist über das Kind gebeugt, stützt sich mit ihren Ellenbogen auf und hält mit beiden Händen den Kopf des Kindes (s. Abb. 89).

Venenpunktion. Bei großen Kindern wird – wie beim Erwachsenen – meist aus Ellenbeugevenen, bei kleinen Kindern zusätzlich aus Handrückenvenen

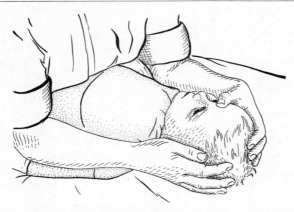

Abb. 89 Halten eines Säuglings für **Venenpunktion** am Kopf, ähnlich Halten für Fontanellenpunktion.

und Fußrückenvenen, bei Säuglingen in erster Linie aus Kopfvenen Blut entnommen, bzw. in diese Venen etwas eingespritzt. Bei der Unruhe des Kindes und den kleinen anatomischen Verhältnissen gehört nicht weniger Geschick von seiten der Schwester als von seiten des Arztes zu einer erfolgreichen Punktion dazu.

Halten für Blutentnahme aus Kopfvenen. Der Säugling wird in ein Tuch eingeschlagen (s. S. 372) oder durch eine über den Rumpf – einschließlich Arme – gelegte Decke gehalten, auf deren seitliche Streifen sich die Schwester mit ihren Ellenbogen stützt. Beide Hände der Schwester halten den Kopf an den Seiten. Der Daumen einer Hand staut das Blut im Abflußgebiet der für die Punktion vorgesehenen Vene (Abb. 89).

Halten für Blutentnahme in der Ellenbeuge. Die eine Hand der Schwester umspannt mit nicht allzu festem Druck den Oberarm, die andere Hand hält den Unterarm des Kindes. Die Schwester steht auf der dem Arzt gegenüberliegenden Seite und kann durch ihr Herübergreifen gleichzeitig grobe Abwehrbewegungen des Kindes verhindern.

Das *Legen eines Zentralvenenkatheters* erfordert besonders gutes Zusammenspiel von Arzt und Schwester (Halten des Kindes, steriles Arbeiten). Sorgfältige Hygiene des Ansatzstückes hilft die gefürchtete Kathetersepsis vermeiden.

Pleura-(Rippenfell-)Punktion kann wegen Eiteransammlung, nicht entzündlichen Ergüssen oder wegen Pneumothorax nötig sein. Der Eingriff belastet manche der schwerkranken Kinder sehr; in der Regel wird ein Sedativum vorher gegeben. Für Zwischenfälle stehen Infusion, Absaug-

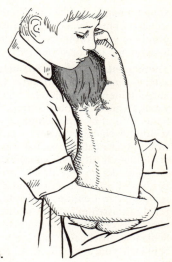

Abb. 90   Halten eines Kindes für **Pleurapunktion.**

geräte und Sauerstoff bereit. Die Schwester bereitet ferner vor: Hautdesinfektionsmittel, Wattestäbchen, Tupfer mit Faßzange, Leukoplast, kurzgeschliffene, dicke Punktionsnadeln, an welche ein dünner Schlauch angesetzt ist (s. Abb. 116, S. 473, oder Einmalmaterial), Klemmzange, Spritze (10–20 ml), sterile Reagenzgläser, Meßzylinder. *Halten des Kindes* (Abb. 90). Das Kind sitzt am Ende des Untersuchungstisches mit der für die Punktion vorgesehenen Seite zum Arzt. Der eine Arm der Schwester greift um den Nacken des Kindes, er faßt den Arm und zieht ihn etwas hoch. Der andere Arm der Schwester liegt über den Oberschenkeln und hält das Becken. Indem die Schwester zusätzlich das Kind an sich heranzieht, wird eine leichte Beugung nach der der Punktion entgegengesetzt liegenden Seite erreicht und dadurch eine Erweiterung der Zwischenrippenräume erzielt. Eine zweite Schwester unterstützt durch ihre Aufmerksamkeit und Assistenz den Arzt bei der Entnahme von Pleura-Inhalt. Der Arzt setzt die Spritze fest an den Schlauch, läßt dann (erst dann!) die Klemme öffnen und zieht den Spritzenstempel zurück. Er setzt erst die Spritze ab, wenn die Klemme wieder am Schlauch ansitzt. Damit wird die Gefahr des Lufteinstromes (Pneumothorax!) verhindert. Bei Entleerung größerer Exsudatmengen kann man sich eines Dreiwegehahnes bedienen.

Das Kind wird genau *beobachtet*: Bei Kreislaufschwäche, Blässe, Schweißausbruch, Schlaffheit bis zur Bewußtlosigkeit wird die Punktion sofort unterbrochen.

Saugdrainage. Reicht die obengenannte Punktionsbehandlung nicht aus, legt man eine dicke Kunststoffsonde zum Verbleib luftdicht in die Brustwand ein und verbindet den Schlauch zu einem Auffanggefäß und zu einer Saugpumpe (Bülau-Drainage).

Thoraxpunktion wegen Spannungspneumothorax oder großer Pneumatozele. Befindet sich Luft unter hohem Druck im Pleuraspalt oder in einer aufgeblähten Lungenhöhle, kann durch eine Punktion dieses Raumes eine wesentliche, evtl. lebensrettende Entlastung erfolgen (vergleiche Abb. 32, Seite 236). Für eine einmalige Punktion kann jede mitteldicke, kurzgeschliffene Nadel verwandt werden. Sonst nimmt man eine Flügelkanüle, wobei man noch mit radiär eingeschnittenen, sterilen Gummiplatten den erwünschten Sitz der Nadel exakt bestimmen kann. Nach dem hörbaren Ablassen der im Überdruck vorhandenen Luft kann der Arzt am Ansatzteil der Nadel einen Fingerling mit Zwirn befestigen. Der Fingerling wird neben seiner Spitze 1 cm tief eingeschnitten; damit entsteht ein Ventil, das weiteren Luftausstrom erlaubt, Lufteinstrom aber verhindert. Die Pflege wird allerdings erleichtert, wenn man an die Kanüle den obengenannten dünnen Schlauch anschließt, über ein Glaszwischenstück noch einen weiteren Schlauch von etwa 50 cm Länge anbringt und erst an dessen Ende den Fingerling als Ventil befestigt (Abb. 116). Indem man das so vorbereitete Schlauchende in einen mit steriler Lösung gefüllten Erlenmeyer-Kolben (300 ml) hineinsteckt, hat man auch ein Gefäß zum Auffangen austretenden Eiters und zu einer besseren Beobachtung austretender Luft gewonnen. Die heute gebräuchlichste Vorgehensweise benutzt einen Drainageschlauch, wie er bei der Pleura-Saugdrainage üblich ist.

Organpunktion: Knochen, Knochenmark, Leber, Milz, Niere, Lymphknoten, Tumoren. Hier ist gute Sedierung besonders wichtig. Die Schwester richtet alles zur Lokalanästhesie, falls nicht in Narkose punktiert wird. Für den aseptischen Eingriff ist folgendes *vorzubereiten:* Handdesinfektionslösung, genügend dicke Nadeln (verschiedene Dicke zur Auswahl), Spezialnadeln mit Mandrin, nach Wunsch auch Flügelkanülen, Spritzen verschiedener Größe, sterile Abdecktücher, sterile Handschuhe, entfettete Objektträger für Zellausstriche, sterile Röhrchen für bakteriologische Untersuchungen, verschließbare Gläschen mit Fixationslösungen (werden genau bestimmt) für die histologischen und histochemischen Untersuchungen und Verband. *Nach der Punktion* registriert die Schwester Schmerzen der Kinder, beobachtet Gesichtsfarbe (Blässe), Blutdruck und Puls (Tachykardie). Nach einer Leberpunktion achtet die Schwester zusätzlich auf Fieber, Bauchschmerzen, Erbrechen oder gespannte Bauchdecken. Komplikation einer Nierenpunktion ist eine Makrohämaturie. Nach einer Leberpunktion werden die Kinder anschließend auf die rechte, nach Milzpunktion auf die linke Körperseite gelegt.

76 Injektionen, subkutane Infusion

Unter Injektion versteht man eine Einspritzung von Medikamenten aus einer Spritze durch eine Hohlnadel hindurch. Diese darf nur – von Arzt oder Schwester – unter besonderer Vorsicht mit einwandfreien Lösungen, sterilen Geräten und nach Desinfektion der Haut erfolgen. Man unterscheidet folgende **Injektionsmethoden:**

intrakutane = in die obersten Hautschichten
subkutane = unter die Haut, ins weiche subkutane Gewebe
intramuskuläre = in die Muskulatur
intravenöse = in Venen
intraarterielle = in Arterien
intrakardiale = in eine Herzkammer
intrasinöse = in den Längsblutleiter (Sinus) im Bereich der großen Fontanelle
intralumbale = in den Lumbalbereich des Wirbelkanals
intrapleurale = in den Rippenfellraum
intraartikuläre = in den Gelenkraum

Für die Schwester kommt die subkutane und die intramuskuläre, evtl. die intrakutane Injektionsmethode in Frage (vgl. Abschnitt 94).

Injektionstechnik. Bei unruhigen Kindern sollten immer zwei Schwestern zusammenarbeiten. Zuerst wird die Haut desinfiziert.

Bei der **intrakutanen Injektion** tritt die dünne Nadel nur flach in die obersten Hautschichten ein. Beim Einspritzen muß eine flache Vorwölbung (Quaddel) entstehen. Weiteres siehe bei den Tuberkulinproben, S. 368.

Bei der **subkutanen Injektion,** die meist am seitlichen Oberschenkel oder am Oberarm erfolgt, nehmen Daumen und Zeigefinger der einen Hand eine Hautfalte auf, während die andere Hand die nadeltragende Spritze mit einem raschen, festen Stoß schräg gegen die Hautoberfläche führt. Man läßt nun die Hautfalte los und überprüft den festen Sitz der Nadel. Anschließend überzeugt sich die Schwester durch Zug am Stempel der Spritze, daß sie nicht in ein Blutgefäß gelangt ist (es würde Blut in der Spritze erscheinen!). Dann injiziert sie langsam die vorgeschriebene Dosis. Am Ende wird die Injektionsstelle mit sterilem Tupfer bedeckt und die Nadel darunter hervorgezogen. Man verreibt etwas mit dem Tupfer, damit sich der Stichkanal verschiebt; evtl. Pflaster aufkleben.

Die **intramuskuläre Injektion** verlangt Übung und genaue anatomische Kenntnisse. Am besten arbeiten dabei zwei Schwestern zusammen. Mit besonderer Sorgfalt sollten Lösungen mit Kalzium, Gammaglobulinen und Antibiotika injiziert werden. Als Injektionsstellen kommen ausnahmsweise der Oberschenkel seitlich, in erster Linie der vordere (!) Abschnitt des oberen *äußeren* Quadranten der Gesäßmuskulatur in Frage (ventroglutäale Injektion, Cristamethode; Einzelheiten s. Abb. 91). Die Nadel muß genügend lang sein, damit die Muskulatur erreicht wird. Die eine Hand der

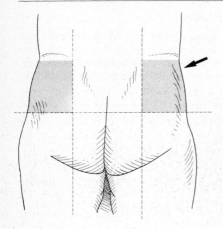

Abb. 91 **Intramuskuläre Injektion in den Gesäßmuskel vorn-unterhalb des Beckenkammes (Crista)**, s. Pfeil. Man orientiert sich am Beckenkamm. Die Schwester legt die linke Hand in die Flanke des Kindes und hilft damit, einen unruhigen Patienten zu fixieren. Der Mittelfinger liegt dabei quer auf dem Beckenkamm. Die Injektion erfolgt in das seitliche Feld unterhalb dieses Fingers, genau gesagt: bei Säuglingen einen, bei Kleinkindern zwei, bei Schulkindern und Erwachsenen drei Querfinger unterhalb.

Schwester spannt die Hautfläche, in die gespritzt werden soll. Der Einstich erfolgt mit energischem Ruck *senkrecht* zur Hautoberfläche. Nach dem Einstich wird durch Zurückziehen des Kolbens geprüft, ob die Nadel einwandfrei (nicht in einem Blutgefäß!) liegt. Langsam injizieren. Treten Schmerzen auf (Nervenschmerzen!), ist sofort zu unterbrechen und dem Arzt Meldung zu erstatten. Anschließend Pflaster.

Subkutane Infusion. Dieses alte Verfahren könnte unter schwierigen äußeren Bedingungen auch heute noch Anwendung finden müssen. Sterile isotone Lösung wird an einer Stelle der Bauchhaut, Rückenhaut oder am Oberschenkel subkutan injiziert. Exaktes Vorgehen (Sterilität!) ist bei der großen Infektionsgefahr nötig. Man wählt mittellange, nicht zu feine Kanülen. Anfangs und zwischendurch prüft man, ob nicht eine Vene angestochen ist. Langsam injizieren!

77 Intravenöse Infusion

Von intravenöser Infusion spricht man, wenn größere Flüssigkeitsmengen in die Vene eingebracht werden. Dies kann als *Kurzzeitinfusion* mit Hilfe von Spritzen oder als *Dauertropfinfusion* mit einem speziellen Infusionsbesteck geschehen (Flasche oder Plastikbeutel als Behälter für die Lösung, Tropfkammer mit Regler für die Tropfgeschwindigkeit oder automatisches Dosiergerät mit elektrischem Antrieb, Schlauch mit Ansatzkonus für die Nadel). Das **Füllen des Schlauchsystems** verlangt einiges Geschick, damit man alle Luftblasen entfernt. Man geht folgendermaßen vor:

– Die festverschlossene Flasche mit Infusionslösung wird auf den Kopf gekippt.

- Nach Desinfektion des Gummistopfens hält man die Flasche hoch und stößt den Dorn des Infusionsbesteckes an der markierten Stelle ein; Flüssigkeit strömt ins Schlauchsystem.
- Nun wird die Flasche gesenkt, das freie Ende des Schlauches hochgehalten. Es füllt sich die Tropfkammer.
- Man wiederholt dieses Auf und Ab, bis die Tropfkammer zur Hälfte gefüllt ist.
- Dann Flasche wieder hochnehmen, Schlauchende tiefhalten und solange Flüssigkeit ausfließen lassen, bis keine Luftblasen mehr im Schlauch sind. Jetzt den Schlauch mit Klemme abklemmen und zum Anschluß an die beim Kind eingelegte Nadel bereithalten.

Fixierung der Nadel. Jeder Arzt hat seine eigene Technik der Venenpunktion und bevorzugt dabei bestimmte Gefäßgebiete. Die Schwester soll sich darauf einstellen. Bei Säuglingen wird die Infusion meist am Kopf angelegt, unter Benutzung kleiner kurzer Nadeln, die an einer kleinen Plastikplatte befestigt sind (sog. *Perfusionsbesteck.*) Die Nadel wird mit einem Pflasterstreifen fixiert. Gut bewährt hat sich ein *Gipsbindenstreifen* von etwa 2,5 cm × 6 cm, der in feuchtem Zustand über Nadel und Haut an der Punktionsstelle gelegt wird und im getrockneten Zustand Haut und Nadel unverrückbar zusammenhält. Ist die Infusion in eine Extremitätenvene vorgesehen, sollten günstige Voraussetzungen durch Anbinden der Kinder und Schienenlagerung geschaffen werden.

Die **Beaufsichtigung von Dauertropfinfusionen** durch die Schwester ist von Klinik zu Klinik verschieden geregelt. *Gefahren* sind:

- Herausreißen oder Herausrutschen der Nadel oder der Kunststoffkanüle, hervorgerufen durch die Unruhe des Kindes.
- Paravenöse Infusion, was durch Unruhe des Kindes, Platzen eines zarten Gefäßes oder Rückwärtslaufen an der Nadel entlang erklärbar sein kann. Je nach Infusionsort schwillt das Gewebe an; weiterer Zufluß muß sofort gestoppt werden.
- Zu schnelles Einlaufen der Lösung; schließlich sogar Gefahr der Luftaspiration in das flüssigkeitsfreie Schlauchsystem und in die Vene (Luftemboliegefahr!).

Sogenannte **Perfusoren,** auf Infusionsmengen und Zeitraum einstellbare Geräte, automatisieren die Infusionsgeschwindigkeit; sie müssen immer wieder auf ihre Zuverlässigkeit durch die Schwester überprüft werden.

78 Bluttransfusion

Eine direkte Übertragung vom Spender auf den Kranken ist heute in der Regel durch Transfusion aus Konserven abgelöst. Voraussetzung jeder Transfusion sind die Bestimmung der Blutgruppe von Spender und Empfänger und die einwandfreie Kreuzprobe.

Transfusionsbesteck. Das Schlauchsystem, das an die Konserve angeschlossen wird, muß ein Sieb besitzen, damit das Eintreten von kleinen Blutgerinnseln aus der Konserve in das kindliche Gefäßsystem vermieden wird (Emboliegefahr).

Vor der Transfusion ist folgendes zu beachten; die Schwester kann durch ihre Aufmerksamkeit den Arzt wesentlich unterstützen:
- Konserven dürfen nur vorsichtig transportiert, möglichst nicht geschüttelt werden.
- Die Aufbewahrung erfolgt im Eisschrank. 30 Minuten vor der Transfusion wird die Konserve in Zimmertemperatur gestellt. Jegliches Aufwärmen im Wasserbad ist verboten. Bei Eile kann auch die kühlschrankkalte Konserve transfundiert werden.

Der Arzt prüft folgendes:
- Einwandfreies Aussehen der Konserve. Überstehendes Serum darf nicht rot sein (Verdacht auf Hämolyse).
- Übereinstimmung der Konservenbegleitkarte mit der Aufschrift der Konserve im Hinblick auf
 Konservennummer,
 Blutgruppe und Rhesusfaktor,
 Freigabevermerk der Blutbank, was z. B. besagt, daß die Luesreaktion, die Tests auf Hepatitis B und HIV negativ sind.
- Vergleich der Blutgruppe des Empfängers mit der Blutgruppe der Konserve. Für die Blutgruppe des Empfängers muß eine schriftliche Befundmitteilung mit Unterschrift vorliegen!
- Vorliegen einer einwandfreien Kreuzprobe, wobei auch kontrolliert wird, ob die richtigen Blutproben geprüft wurden.

Dann wird die Konserve mehrfach kräftig umgeschwenkt, jedoch nicht geschüttelt, um den Inhalt zu vermischen.

Am Krankenbett werden noch zwei weitere Proben durchgeführt. Auf vorbereitete *Karten zur Blutgruppenbestimmung* werden Blutstropfen vom Kind und aus der Konserve aufgebracht und damit nochmals die Blutgruppe überprüft (Bed-side-Test). Sodann folgt nach Anlegen des Transfusionssystems vor der eigentlichen Transfusion die *Oehleckersche Vorprobe* (2–10 ml Transfusionsblut 10–16 Minuten vor der Haupttransfusion); im einzelnen ist das Verfahren in jeder Klinik genau festgelegt. Während der Zeit, in der man eine ungünstige Reaktion des Patienten abwartet, fließt physiologische Lösung (z. B. 5%ige Traubenzuckerlösung) durch die liegende Nadel.

Während der Transfusion ist dauernde Kontrolle des Patienten nötig. Wird die Schwester mit der Beobachtung betraut, hat sie zu achten auf
subjektive Beschwerden: Kopf-, Kreuz-, Gliederschmerzen, Jucken, Übelkeit, Brechreiz, Frösteln,

objektive Zeichen einer Unverträglichkeit: Unruhe, Hautflecken, Pulsanstieg, Blutdruckabfall, Kreislaufkollaps, Schüttelfrost, Temperaturanstieg und selbst bei leichten Reaktionen sofort in folgender Weise zu handeln:
- Unterbrechung der Transfusion durch Abklemmen,
- Nadel liegenlassen,
- Arzt alarmieren,
- injizierbares Kortikoidpräparat, Kalzium, Suprarenin (Adrenalin) und 5%ige Traubenzuckerlösung herrichten.

Weitere und evtl. später einsetzende Zeichen einer Unverträglichkeit des transfundierten Blutes sind: Anurie, Ikterus, Hämoglobinurie (Verfärbung des Harns). Von jedem Transfusionszwischenfall wird die Blutbank unterrichtet; der Rest der Konserve wird aufgehoben und auf denkbare Ursachen überprüft.

79 Austauschtransfusion

Man benutzt möglichst frisches Blut, das durch Zusatz von Natriumzitrat oder Heparin ungerinnbar gemacht wurde. Die Art des Blutes muß sich nach der Art der Blutgruppen-Unverträglichkeit oder nach dem sonstigen

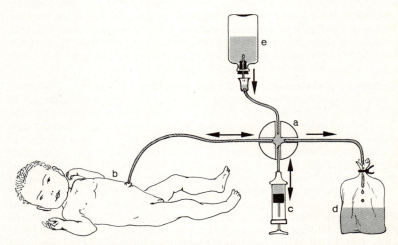

Abb. 92 **Blutaustausch im geschlossenen System.** Über einen 3-Wege-Verteiler (a) wird Blut aus der Nabelvene (b) in kleinen Portionen angezogen (c) und in einen Auffangbeutel (d) weitergeleitet. Dieselbe Menge wird dann aus der Konserve (e) aspiriert und ins Gefäßsystem des Kindes geleitet (b).

Grund des Austausches richten. Nach und nach wird etwa das 1–2fache der kindlichen Blutmenge transfundiert und die gleiche Menge an Blut dem Kinde entnommen. Dauer der Austauschtransfusion: 1½–2½ Stunden. Das Kind liegt im gutgeheizten Raum, in einem Inkubator oder in einem Wärmebett. Es wird von der Schwester auf Atmung, Puls, Unruhe und evtl. Krämpfe beobachtet. Meist kann die Schwester auch die Aufgabe übernehmen, Ein- und Ausfuhr zu protokollieren. Der Arzt frischt unter strenger Asepsis die Nabelwunde an und sucht die Nabelvene auf. Zunächst muß das in der Lichtung der Vene liegende Gerinnsel abgesaugt werden. Dann erfolgt in Mengen von 10–20 ml Blutentnahme und Injektion von Spenderblut (Abb. 92). Bei Zitratblut wird dazwischen 10%iges Kalzium, bei Heparinblut am Ende Protaminhydrochloridlösung gegeben. Nach dem Blutaustausch sind die Kinder sehr sorgfältig auf Krampfbereitschaft, Erbrechen, Temperaturanstieg, Verstärkung des Ikterus und Veränderungen am Nabel (Nachblutung, Entzündung) zu überwachen.

80 Phototherapie

Säuglinge mit *Ikterus (Hyperbilirubinämie)* erhalten Phototherapie, d. h., sie werden *mit weißem und blauem Licht* (Wellenlänge um 460 nm) intensiv bestrahlt. Das unter der Haut im Gewebe abgelagerte oder in den Kapillaren wandernde Bilirubin wird dabei in farblose chemische Körper abgebaut und damit für eine schnellere Ausscheidung über die Leber vorbereitet. Bestrahlt werden ikterische Kinder, deren Bilirubinspiegel schon früh relativ hoch ist (Bilirubinwert in der Beobachtungszone der Poláček-Kurve; s. dazu S. 98) oder rasch ansteigt: Frühgeborene bei Werten über 4–8 mg%, ausgetragene Kinder bei 10–12 mg% und darüber.

Technische Einzelheiten. Die Säuglinge werden vollkommen entkleidet, damit die bestrahlte Fläche möglichst groß ist. Für Stuhlausscheidung wird eine kleine Windel untergelegt, der Harn im Beutel aufgefangen. Die Augen des Kindes müssen mit großer Sorgfalt vollständig abgedeckt sein, damit keine Retinaschädigung eintritt. Dazu wird eine Spezialbrille aus aluminiumbeschichtetem Zellstoff geschnitten, mit Watte oder Mulltupfern unterlegt und gut über den Augen fixiert (Abb. 93). Die Bestrahlung mit dem Phototherapiegerät erfolgt in der Regel im *Inkubator,* weil hier die Thermoregulation problemlos möglich ist; dennoch muß die Temperatur des Inkubatorraumes jetzt besonders aufmerksam kontrolliert werden. Die Phototherapie kann auch im *Wärmebett* erfolgen, falls die Inkubatoren besetzt sind. Hier ist eine mögliche Überhitzung durch Wärmestauung eine große Gefahr, der durch zweistündliche Temperaturmessung begegnet werden muß. Auch die Sauerstoffkonzentration muß im Wärmebett regelmäßig kontrolliert werden. Über Temperaturmessung und Sauerstoffkontrolle werden Aufzeichnungen geführt. Säuglinge, die im Nachbarbett oder Nach-

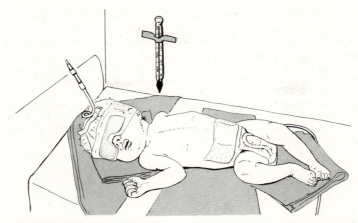

Abb. 93 **Vorbereitung zur Phototherapie.** Anlegen der Brille. Entkleiden des Kindes. Harn wird im Beutel aufgefangen. Im Hintergrund das Thermometer, das an der Innenwand des Wärmebettes angebracht ist.

barinkubator liegen, müssen vor den Strahlen des Phototherapiegerätes durch Tücher oder eine spanische Wand geschützt werden.

81 Desinfektion, Sterilisation

Desinfektion. Desinfektion im Zusammenhang mit Infektionskrankheiten s. Abschnitt 19.2 und bei den einzelnen Krankheiten.

Desinfektionslösungen sind in der VII. Liste von Desinfektionsmitteln der Deutschen Gesellschaft für Hygiene und Mikrobiologie vom 31. 3. 87 und in der Liste des Bundesgesundheitsamtes vom 1. 12. 83 zusammengefaßt und nach ihrer Wirksamkeit für Großflächendesinfektion (Wände, Böden), Wäschedesinfektion, Händedesinfektion und Desinfektion der Ausscheidungen aufgeführt.

Roh-Desinfektionsmittel für Wände, Böden, Wäsche und Exkrete sind u. a. 1–6%iges Bacillotox, 3%iges Buraton, 5%iges Sagrotan.

Für kleine Flächen sind Buraton-Spray oder Bacillol-Spray praktisch.

Desinfektionsmittel für Hände: Sterillium, Primasept u. a.

Desinfektionsmittel für Instrumente: Kohrsolin u. a.

Desinfektion der Hautstellen vor Injektionen erfolgt mit 70% Alkohol, Äther-Alkohol (im Verhältnis 1:1), Dibromol, Cutasept-Spray.

Schleimhautdesinfektion, z. B. vor Katheterismus: Wasserstoffsuperoxidlösung 1%.

Raumdesinfektion: Vernebelung von verdünnten Formaldehydlösungen. Wirkzeit 6 Stunden. Anschließend wird die Raumluft durch Ammoniaklösung neutralisiert.

Sterilisierung von Flaschen. Moderne Milchküchen verfügen über automatische Flaschenspülung und Heißluftsterilisatoren, deren einwandfreies Arbeiten immer wieder überprüft werden muß (s. S. 422). Stehen diese Anlagen nicht zur Verfügung (z. B. auch im Haushalt), müssen die Säuglingsflaschen und Sauger nach gründlicher mechanischer Reinigung in kochendem Wasser 20 Minuten erhitzt werden. Vorsicht beim Herausheben und Abgießen des Wassers! Verbrühungsgefahr! Die Flaschen werden nicht abgetrocknet, sondern mit der Öffnung nach unten zum Ablaufen des Wassers aufgestellt. Neben dieser *physikalischen Sterilisiermethode* hat sich vor allem

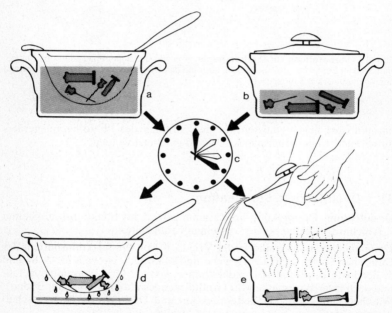

Abb. 94 **Behelfsmäßiges Sterilisieren von Spritzen, Nadeln und Instrumenten.**
(a) Zerlegte Spritze und 1 bis 2 Nadeln in ein Sieb legen und dies so weit in einen mit kaltem Wasser gefüllten offenen Topf hängen, daß die Spritzenteile und Nadeln mit Wasser gut bedeckt sind. (b) Falls kein Sieb vorhanden: kleinen Topf mit Deckel so weit mit Wasser füllen, daß Instrumente, die zum Schutz gegen Zerbrechen mit sauberem Mulläppchen umwickelt werden, gerade untertauchen. (c) Zum Keimfreimachen muß Wasser wenigstens 20 Minuten sprudelnd kochen. (d) Sieb herausnehmen. Wasser weggießen. Sieb dann wieder in den leeren Topf hängen, damit Spritzenteile und Nadeln gut abkühlen können. (e) Wasser abkippen bei liegendem Deckel. Dann bei offenem Topf Instrumente abkühlen lassen. Bewertung dieser Methode im Text S. 403.

für den Haushalt (oder bei Defekten an der Heißluftsterilisationsanlage einer Milchküche) die *chemische Sterilisiermethode* durch Milton eingeführt. Jeden Morgen wird das Sterilisierbad angesetzt (1 Eßlöffel auf 1 l kaltes Wasser). Flasche und Sauger werden für mindestens 90 Minuten ganz in die Lösung eingelegt. Keine Luftblasen lassen! Nachspülen ist nicht nötig. Nach Ablaufen des Wassers kann die Flasche benutzt werden. Mit dem gleichen Verfahren können auch Rührlöffel, Meßlöffel, Becher, Schnuller, Beißring oder Plastikspielzeug desinfiziert werden, jedoch keine Gegenstände aus Holz, Stoff oder Metall.

Sterilisation von Spritzen und Instrumenten. Zunächst werden die Geräte in warmem Wasser, evtl. mit Bürste gründlich gereinigt; Spritzen werden auseinandergenommen. Die Sterilisation kennt folgende *Verfahren:* Gassterilisation, Kaltsterilisation mit Desinfektionsmittel oder Heißluftsterilisation.

Das *Auskochen von Instrumenten* gibt nicht die Gewähr, daß alle Keime (Sporen und Viren, z. B. Serumhepatitisviren) zerstört sind. Daher kann es nur in Notfällen als vertretbare Methode angesehen werden: Kochdauer 20–30 Minuten, möglichst unter Zusatz von 0,5 % Soda. Technische Einzelheiten s. Abb. 94. In Problemen geben im Krankenhaus Mitglieder der sog. **Hygienekommission** Auskunft.

82 Verbände

Man unterscheidet *Tuchverbände, Bindenverbände, Schnellverbände aus Verbandspäckchen, Klebeverbände und Schlauchverbände*. Auf die **Bindenverbände** soll näher eingegangen werden, weil ihre Anlage einiges Geschick voraussetzt.

Verbände an einem Arm oder einem Bein werden immer peripher begonnen und herzwärts weitergeführt. Die Extremität wird dabei am besten durch einen Helfer leicht angehoben. Im Beginn nimmt man das freie Bindenende mit der linken, den aufgewickelten Bindenkopf mit der rechten Hand. Zunächst legt man eine Kreistour und führt dann den Verband in Schraub- oder Umschlagtouren weiter (Abb. 95). Um Gelenke sind Achterzüge nötig (Abb. 96). Beim Fingerverband liegt die Kreistour am Handgelenk (Abb. 97). Um *ein Auge oder ein Ohr* mit Binden abzudecken, beginnt man mit der Stirntour (Abb. 98). Eine Schlüsselbeinfraktur wird durch „Rucksackverband" ruhig gestellt (Abb. 99).

83 Richtlinien für Gewinnung und Versand von Untersuchungsmaterial

Die nötige Sorgfalt drückt sich in einwandfreier Gewinnung, in exakter Beschriftung von Behältern und in hygienisch einwandfreier, haltbarer Verpackung aus. Falsche Ergebnisse, Verwechslungen oder infektiöse Bedrohung anderer wären sonst die Folge.

Versandgefäße müssen fest verschließbar sein. Für Stuhluntersuchungen werden „Löffelgläser" benutzt. Blut für Blutkulturen wird in Venülen versandt, die es mit verschiedenen Zusätzen gibt.

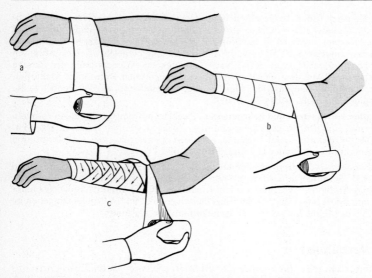

Abb. 95 **Anlegen eines Verbandes an einer Extremität.** a) Kreistour am Anfang, b) Spiral- oder Schraubentouren, c) Umschlagtouren (aus *M. Hertl, R. Hertl:* Das kranke Kind, 2. Aufl. Thieme, Stuttgart 1986).

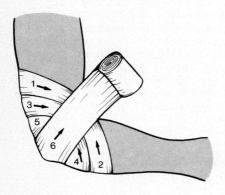

Abb. 96 **Gelenkverband** in einer Achtertour.

Begleitschreiben sind gut leserlich mit Namen des Kindes, Alter, Diagnose, genauer Bezeichnung der gewünschten Untersuchung, Zeitpunkt der Entnahme, Kostenträger und mit dem Namen der Klinik und des behandelnden Arztes zu versehen. Zur Beschriftung der Versandgefäße keine gummierten Etiketten und keine Tinte verwenden, sondern Aufschrift mit Kugelschreiber oder Bleistift auf Leukoplaststreifen schreiben.

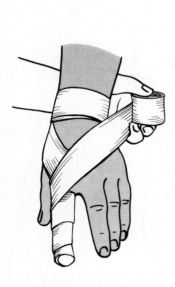

Abb. 97 **Fingerverband** (Abb. 96 u. 97 aus M. Hertl, R. Hertl: Das kranke Kind, 2. Aufl. Thieme, Stuttgart 1986).

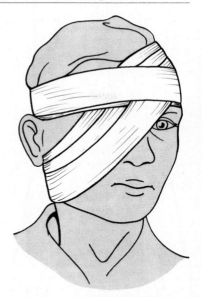

Abb. 98 **Verband bei einer Augenerkrankung,** ähnlich bei einer Erkrankung des äußeren Ohres (aus M. Hertl, R. Hertl: Das kranke Kind, 2. Aufl. Thieme, Stuttgart 1986).

Für **bakteriologische Untersuchungen** muß die Entnahme (Rachenabstrich, Katheterurin, Stuhl usw.) unter sterilen Bedingungen erfolgen, damit keine zusätzlichen Keime das Ergebnis verfälschen.

Für **virologische Untersuchungen** sollte das Material nach Entnahme bis zum Versand zunächst im Kühlschrank lagern und der Versand dann möglichst eisgekühlt mit Eisstücken oder besser in tiefgefrorenem Zustand mit Trockeneis oder Kohlensäureschnee (aus der CO_2-Bombe) in Thermosflasche erfolgen. Die Thermosflasche muß neben dem Kältemittel noch etwas Watte (oder Zellstoff oder Sägemehl) enthalten, damit die Versandgefäße bruchsicher untergebracht sind. Bei Kohlensäureschnee- oder Trockeneisfüllung darf die Thermosflasche nur mit Korkpfropfen verschlossen sein. Alle Entnahmen erfolgen möglichst frühzeitig in den ersten Krankheitstagen. Zum *Virusnachweis aus dem Rachenraum* werden entweder zwei Abstriche der hinteren Rachenwand oder Gurgelwasser in sterilem Stuhlröhrchen oder Fläschchen mit dicht schließendem Gummistopfen eingesandt. *Stuhlprobe* von Kirschkerngröße (wie für die Salmonellenuntersuchung) in sterilem Röhrchen mit dicht schließendem Gummistopfen einsenden. *Liquor* siehe unten. Für die **serologische Diagnose der Viruskrankheiten** wird Vollblut im Abstand von etwa 14 Tagen steril eingesandt.

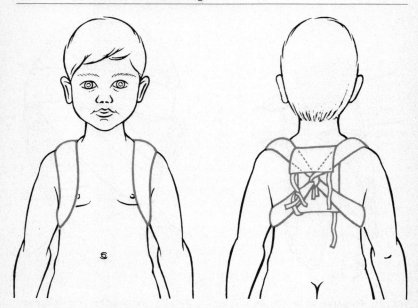

Abb. 99 **Rucksackverband** zur Behandlung der Schlüsselbeinfraktur. Wenn der straffe Zug nachläßt, muß eventuell neu geknüpft werden.

Blutproben nicht einfrieren. Bei längerer Transportdauer in der warmen Jahreszeit empfiehlt sich zur Vermeidung einer Wärmehämolyse Versand des steril vom Blutkuchen abgezogenen Serums.

Blut bleibt ohne Konservierungsmittel und wird einfach steril abgefüllt. Je nach Fragestellung wird Vollblut (was dann im Glas gerinnt), mit Natriumzitrat ungerinnbar gemachtes Blut oder nur Blutserum versandt.

Urin, der chemisch untersucht werden soll, wird mit Konservierungsmittel versehen, z. B. Toluol (1 ml auf 50 ml Urin).

Liquor cerebrospinalis wird für bakteriologische oder virologische Untersuchungen unter sterilen Bedingungen möglichst frühzeitig nach Krankheitsbeginn eingesandt (2–3 ml in sterilem Versandgefäß mit dicht schließendem sterilen Gummistopfen).

Gewebsstücke für histologische Untersuchung werden in 5–10% Formalin oder in 70% Formalin oder in 70% Alkohol sofort nach Entnahme fixiert und verschickt. Spezielle Untersuchungstechniken verlangen u. U. andere Lösungen.

Ausstriche von Knochenmark, Blut oder Lymphknotenpunktat werden luftgetrocknet und mit „Eilboten" (bruchsicher!) versandt.

84 Medikamente

Die als Medikamente eingesetzten chemischen Substanzen werden in vielerlei Weise bezeichnet:
1. mit ihrer *exakten chemischen Benennung* (z. B. Natriumchlorid [Kochsalz]),
2. mit einer Gruppenbezeichnung, die die *chemische Stoffgruppe* charakterisiert, somit aber die vorliegende Substanz nicht bis in alle chemischen Feinheiten benennt (z. B. Penizilline, Kortikoide),
3. mit einer durch Übereinkunft geschaffenen Kurzbezeichnung, die anstelle der manchmal sehr langen chemischen Bezeichnung gebraucht wird. Man nennt diese Namen auch *internationale Freinamen* (generic names) (z. B. Ampicillin [Binotal]),
4. mit der *Firmenbezeichnung,* die warenrechtlich geschützt ist (z. B. Kamillosan, Luminal).

Die Medikamente liegen in Wasser oder Alkohol gelöst, als Saft, Sirup, Dragees, Tabletten, Zäpfchen (Suppositorien), als Schüttelmixturen, Salben und Lösungen sowie in Ampullen abgefüllt vor.

Die **Dosierung** erfolgt

nach Altersgruppen, eingeteilt in Säuglinge, Kleinkinder, Schulkinder;

nach der Körpermasse pro kg Körpergewicht;

nach der Körperoberfläche: Ein Säugling von 6 Monaten hat z. B. ⅕ der Erwachsenenoberfläche und bekäme somit den 5. Teil einer Erwachsenendosis (Oberflächenbestimmung Abb. 114, S. 469);

nach individuellen Erfordernissen: Ein krankes Kind wird auf die bei ihm nötige Dosis „eingestellt" (z. B. Insulinbehandlung bei Diabetes).

Auf die Packung mancher Medikamente ist ein **Verfallsdatum** aufgedruckt, nach welchem die volle Wirksamkeit nicht mehr garantiert ist. Es entspricht einer vernünftigen Planung und Zusammenarbeit mit der Apotheke, daß Medikamente mit Verfallsdatum schon Wochen vor dem Verfall auf Station durch frischere Medikamente ersetzt werden. Ist kein Verfallsdatum aufgedruckt, sollte man das Einlegedatum in die Stationsapotheke auf die Packung schreiben.

Im folgenden werden die üblichen *Gruppenbezeichnungen von Medikamenten* erläutert und einige typische Medikamente als Beispiel gebracht.

Anabole Steroide sind chemische Abkömmlinge des Sexualhormons Testosteron. Sie haben die vermännlichende Eigenschaft fast ganz verloren; ihre eiweißaufbauende Wirkung ist therapeutisch erwünscht. Präparat: Deca-Durabolin.

Analeptika sind Stoffe mit erregender Wirkung auf einige Abschnitte des Zentralnervensystems, u. a. auf das Atem- und Kreislaufzentrum. Präparat: Koffein.

Analgetika sind Substanzen zur Schmerzbekämpfung. Manche wirken gleichzeitig fiebersenkend, z. B. Aspirin. Manche wirken gleichzeitig narkotisch: Opiumpräparate wie Morphium, Dolantin, Psyquil comp.

Antiallergika werden bei allergischen Krankheiten eingesetzt. Dieser Begriff wird oft mit dem Begriff **Antihistaminika** gleichgesetzt, da bei allergischen Prozessen reichlich Histamin freigesetzt wird. Antiallergische Medikamente: Atosil, Avil.

Antiasthmatische Substanzen oder broncholytisch wirkende Substanzen führen zu einer Entspannung der verkrampften Bronchienmuskulatur. Hierbei werden Parasympathikolytika und Sympathikomimetika eingesetzt (s. dort); ferner Kalzium, Kortikoide und Antihistaminika sowie Intal.

Antibiotika sind aus Pilzen oder auf synthetischem Wege hergestellte Substanzen, die bei bakteriellen Infektionen, einige auch bei Pilzerkrankungen eingesetzt werden. Man unterscheidet nach der chemischen Struktur verschiedene Gruppen, die auf verschiedene Spektren der Bakterienflora einwirken können (jeweils ein Firmenpräparat): *Aminoglykoside:* Refobacin. – *Cephalosporine:* Cephalotin, Zinacef. – *Chloramphenicol:* Paraxin. – *Lincomyzine:* Albiotic. – *Penizilline:* Binotal, Pipril. – *Streptomyzine:* Streptothenat. – *Tetrazykline:* Vibramycin.

Antiepileptika (oder **Antikonvulsiva**) sind Substanzen, die Hirnkrämpfe verhüten und in der Regel jahrelang eingenommen werden müssen. Es finden sich hierunter sehr verschiedene Stoffgruppen: Barbiturate (Luminal), ferner Mylepsinum, Hydantoine (Zentropil), Succinimide (Suxinutin), Valproinat (Ergenyl). Ferner werden ACTH und Kortikoide eingesetzt.

Antimykotische Substanzen richten sich gegen das Pilzwachstum und werden daher bei Mykosen und Soor eingesetzt, z. B. Ampho-Moronal, Canesten.

Als **antirheumatische Medikamente** werden verschiedene Substanzen zusammengefaßt, welche gegen die rheumatischen Symptome wirksam sind. Neben den Kortikoiden sind es z. B. folgende Präparate: Aspirin, Imurek.

Antipyretika sind fiebersenkende Medikamente. Präparate: Aspirin, Ben-u-ron.

Unter **Blutersatzmitteln** werden Lösungen mit Eiweißkörpern oder synthetischen Substanzen verstanden, die in der Lage sind, bei Kreislaufschwäche den Kreislauf aufzufüllen („Plasmaexpander"), z. B. Serumkonserve, Rheomacrodex.

Diuretika steigern die Harnausscheidung und helfen Ödeme ausschwemmen. Insbesondere ist heute von den Saluretika die Rede, welche primär zu einer Natrium- und Chlorausscheidung und damit sekundär auch zu einer Wasserausscheidung führen. Präparate: Lasix; Aldactone-A (Aldosteronantagonist).

Elektrolytlösungen sind wäßrige Lösungen von Salzen, Säuren oder Basen, die zur Korrektur von Salzverlusten oder zur Bekämpfung von Alkalose und Azidose eingesetzt werden. Sind auch noch Aminosäuren und Kohlenhydrate (Glukose, Fruktose, Sorbit) zugesetzt, haben sie den Charakter von Nährlösungen. Einige Lösungen: physiologische (0,9%) Kochsalzlösung, Ringer-Lösung, Kaliumchloridlösung, Natriumbikarbonatlösung, Sterofundin-Reihe u. a.

Expektorantien sind Medikamente, die den Schleim der Bronchien lösen und damit das Aushusten erleichtern. Einige Präparate aus der sehr großen Zahl: Fluimucil, Transpulmin. Ferner sind hier Substanzen zu nennen, die inhaliert werden und von der Lichtung her eine schleimlösende Wirkung entfalten: Mucolyticum Lappe.

Bei den **Fermentpräparaten (Enzympräparaten)** handelt es sich in erster Linie um Medikamente mit Verdauungsfermenten: Panzynorm. Zur Auflockerung von Bindegewebsstrukturen: Kinetin.

Zu den **herzwirksamen Glykosiden** zählen v. a. Fingerhut-(Digitalis-)Präparate. Sie fördern die Herzmuskelleistung. Einige Medikamente dieser Gruppe haben eine kumulierende („häufende") Wirkung, da sie sehr langsam ausgeschieden werden. Präparat: Lanitop, Dopamin. Medikamente, die bei Rhythmusstörungen des Herzens eingesetzt werden, sind: Digitalis-Präparae, Alupent, Isoptin.

Hämostyptika fördern die Blutgerinnung. Präparate: z. B. Antihämophiles Globulin (AHG), Konakion (Vitamin K), PPSB, Prothrombinkonzentrat.

Heilseren sind von Mensch oder Tier gewonnene spezifische Eiweißlösungen, die Antikörper gegen Erregersubstanzen oder Erregergifte enthalten. Sie werden im Rahmen der passiven Immunisierung eingesetzt. Präparate: Tetanus-, Rubeola-Hyperimmunglobulin, Gammaglobulin, Diphtherie-, Schlangengift-Serum.

Hormone verschiedener Hormondrüsen sind als Medikamente im Handel, z. T. handelt es sich um Extrakte oder Trockenpräparate tierischer Drüsen, z. T. um synthetisch hergestellte Hormone. Aus der großen Zahl von Präparaten können nur wenige genannt werden:

Hypophysenvorderlappen, adrenokortikotropes Hormon: ACTH; Gonadotropin: Predalon; Wachstumshormon: Nanormon. *Hypophysenhinterlappen:* Minirin. – *Schilddrüse:* Thyroxin. – *Nebenschilddrüse:* AT 10, Parathormon. – *Insulinpräparate:* Alt-Insuline, Depot-Insuline. – Eine sehr große Rolle spielen die *Nebennierenrinden-Hormone*. Unter *Kortikoiden* versteht man Substanzen mit ähnlicher Wirkung wie das Kortison. Präparate: Decortin, Urbason. Bevorzugte Wirkung auf den Salzhaushalt hat das *Aldosteron,* Aldocorten.

Impfstoffe sind Präparate für passive (s. unter Heilseren) oder aktive Schutzimpfung.

Infusionslösungen s. Elektrolytlösungen.

Kortikoide s. unter Hormone.

Unter **Laxantien,** Abführmitteln, versteht man Medikamente, welche die Darmbewegung beschleunigen und Verstopfung bekämpfen. Einige Präparate: Karlsbader Salz, Milchzucker, Paraffin, Babylax, Bifiteral, Laxoberal, Mikroklist.

Lokalanästhetika führen bei örtlicher Anwendung zur Schmerzfreiheit in einem umschriebenen Körperabschnitt. Präparat: Lidocain.

Muskelrelaxantien. Dieser Stoffe führen durch Lähmung der Nervenendplatte am Muskel eine Muskelerschlaffung herbei, wie dies durch das indianische Pfeilgift Kurare geschieht. Kurareähnliche Medikamente: Lysthenon, Succinyl.

Narkotika. *Inhalationsnarkotika* sind Gase oder leichtflüchtige Substanzen, die tiefen Schlaf (Narkose) hervorrufen. Sie führen gleichzeitig zu Schmerzfreiheit und allgemeiner Entspannung und bieten damit die Voraussetzung für eine chirurgische Operation. Präparat: Halothan. Viele Gasnarkotika sind leicht brennbar. *Intravenöse Narkotika:* Ketanest, Trapanal.

Psychopharmaka sind Stoffe, die die seelischen Funktionen anregend oder dämpfend beeinflussen. *Psychoanaleptika* haben eine anregende Wirkung, z. B. Ritalin. – *Neuroleptika* (Neuroplegika, Psychosedativa) bewirken eine Dämpfung, Beruhigung, seelische Entspannung z. B. Phenothiazinabkömmlinge (Melleril, Melleretten). – *Tranquilizer* wirken beruhigend und entspannend, ohne schläfrig zu machen. Der Name kommt vom lateinischen Wort „tranquillitas" (Wind- und Meeresstille). Z. B. Valium.

Roborantien sind kräftigende Medikamente, die schlecht gedeihenden Kindern vor allem nach Infekten gegeben werden. Sie enthalten meist etwas Eisen, Leberextrakte, Lezithin und Vitamine, Präparate: Tetravitol, Omnival u. a.

Sedativa sind Medikamente zur Beruhigung. Sie vermindern die Erregbarkeit des Zentralnervensystems, ohne die normalen Funktionen nennenswert zu verändern. Manche Stoffe aus dieser Gruppe wirken in hohen Dosen als Schlafmittel (Hypnotika). *Beruhigungsmittel:* Baldrian – *Schlafmittel:* Barbitursäurepräparate (= Barbiturate; Luminal), Dormicum.

Spasmolytika, spasmenlösende Substanzen, sind Medikamente, die zu einer Erschlaffung der glatten Muskulatur von Hohlorganen führen können. Präparate: Belladonnapräparate und andere Parasympathikolytika, z. B. Buscopan.

Sulfonamide sind Substanzen, die ähnlich den Antibiotika bei Infektionen eingesetzt werden. Präparate: Omsat, Azulfidine.

Tuberkulostatika hemmen Wachstum und Vermehrung des Tuberkelbakterismus Präparate: Neoteben (INH); Streptomycin; Rifampicin (Rifa).

Medikamente mit Wirkung auf das vegetative Nervensystem. Das vegetative Nervensystem des Menschen und der Tiere wird in das sympathische und parasympathische System eingeteilt. Je nach Überwiegen der einen oder anderen Impulse spricht man von einem Überwiegen des Sympathikus oder des Parasympathikus. Von beiden Systemen weiß man, daß ihre Nervenendigungen Reizstoffe absondern, das Adrenalin an sympathischen, das Azethylcholin an parasympathischen Nervenfasern. Medikamente, die einen gleichen Effekt wie die sympathishen Reizstoffe machen, nennt man Sympathikomimetika. Bei Medikamenten, die dem Reizstoff des Parasympathikus entsprechen, spricht man dementsprechend von Parasympathikomimetika. Umgekehrt heißen lähmende Stoffe Sympathikolytika (besondere Gruppe: Betarezeptoren-Blocker) bzw. Parasympathikolytika. – *Parasympathikomimetika:* z. B. Prostigmin. – *Parasympathikolytika:* Belladonnapräparate, Homatropin. – *Sympathikomimetika:* Adrenalin, Euphyllin. – *Sympathikolytika:* Dihydergot (DHE).

Vitamine sind in zahlreichen Präparaten isoliert oder zusammen mit anderen Substanzen enthalten. Sie werden bei Vitaminmangelkrankheiten oder zur Verhütung von Mangelerscheinungen eingesetzt. – *Vitamin A:* Vogan. – *Vitamin B_1:* Betabion. – *Vitamin B:* Benadon. – *Panthothensäure:* Bepanthen. – *Folsäure:* Folsan. – *Vitamin B_{12}:* Cytobion. – *Vitamin-B-Komplex:* BVK „Roche". – *Vitamin C:* Cebion. – *Vitamin D:* Vigantol. – *Vitamin E:* Evion. – *Vitamin K:* Konakion. – *Vitamin-Kombinationspräparate* („Multivitamin-Präparate"): Multibionta.

Wurmmittel, Anthelminthika werden bei Wurmbefall der Speisewege angewandt. Einige der zahlreichen Präparate: Molevac, Cestodin.

Zytostatikia sind Substanzen, die Wachstum und Vermehrung der Zellen in bösartigen Geschwülsten und bei Leukämie verhindern sollen. Man spricht auch von Zellgiften, Mitosegiften, Antimetaboliten, alkylierenden Substanzen, je nach der Wirkungsweise, z. B. Endoxan, Myleran, Methotrexat, Purinethol, Vincristin. Im Umgang mit diesen Substanzen (Vorbereiten der Injektionen) muß die Schwester besonders vorsichtig sein (PVC-Handschuhe, Schutzkittel mit langem Ärmel, am besten Schutzbrille, Mundschutz, exakte Beseitigung der Behälter).

85 Rezepte für Säuglingsnahrungen

Auch im Zeitalter der Fertignahrungen sollte die Schwester Rezepte zur Selbstherstellung zur Verfügung haben. Die angegebenen Mengen führen zu 1000 ml Fertignahrung. Die Berechnung von kleineren Mengen ist leicht möglich; z. B. wird für je 100 ml Fertignahrung jede Mengenangabe der Rezepte durch 10 geteilt.

3–5–10‰ Reisschleim. 30–50–100 g Reiskörner werden gewaschen, 12 Stunden eingeweicht, dann in 1 Liter Wasser 45 Minuten lang gekocht und durch ein Sieb gedrückt. Mit abgekochtem Wasser wieder auf 1 Liter auffüllen. Leichter ist das Auflösen von 30–50–100 g Reisschleimpulver in 1 l Wasser.

3–5%ige Mehlabkochung. 30–50 g Weizenmehl werden mit etwas Wasser dünn angerührt, dann in 1 l heißes Wasser gegossen und 10 Minuten lang gekocht. Mit abgekochtem Wasser wieder auf 1 l auffüllen.

Halbmilch. 500 g Reisschleim werden mit 500 ml Vollmilch und 50 g Zucker (Rohrzucker, Nährzucker) vermischt und kurz aufgekocht.

⅔-Milch. 330 g Schleim werden mit 670 ml Vollmilch und 50 g Zucker vermischt und kurz aufgekocht.

Zubereitung mit Kondensmilch (7,5% Fettgehalt): 660 ml abgekochtes Wasser oder frisch zubereiteter 3%iger Schleim werden mit 340 ml Kondensmilch vermischt. 50 g Zucker werden zugesetzt. Nicht aufkochen.

Zubereitung mit Vollmilchpulver: Die nach Gebrauchsanweisung zur Herstellung einer Vollmilch benötigte Pulvermenge wird in 660 ml abgekochtes, auf etwa 50°C abgekühltes Wasser gegeben und unter Schlagen mit einem Schneebesen aufgelöst. Niemals dafür kochendes Wasser nehmen, auch nachträglich nicht mehr aufkochen! Diese Vollmilchlösung wird in 340 ml 3%igen Schleim eingerührt, 50 g Zucker hinzufügen.

Vollmilch mit Kohlenhydraten für den älteren Säugling. 30 g Trockenschleim oder 30 g Stärkemehl werden angerührt und zusammen mit 50 g Zucker mit dem Schneebesen in 1000 ml heiße Vollmilch eingerührt. Dann kurz aufkochen.

Zubereitung mit Kondensmilch (7,5% Fettgehalt): 50 g Zucker und 30 g Trockenschleim oder 30 g Stärkemehl oder Grieß oder Kornflocken werden in 500 ml abgekochtem Wasser gelöst. Noch einmal kochend aufwallen lassen. Dann 500 ml Kondensmilch in die etwas abgekühlte Milch einfließen lassen und gut umrühren.

Zubereitung mit Vollmilchpulver: Die nach Gebrauchsanweisung zur Herstellung von 1000 g Vollmilch benötigte Pulvermenge wird in etwa 900 ml abgekochtes, auf etwa 50°C abgekühltes Wasser gegeben und unter Schlagen mit einem Schneebesen aufgelöst. Niemals dafür kochendes Wasser nehmen! Auch nachträglich nicht mehr aufkochen. 50 g Zucker und 30 g leicht lösliche Kornflocken hinzufügen.

Karottensuppe nach Moro. 500 g geschabte Karotten in 1 l Wasser 1–1½ Stunden kochen, 2–4 g Kochsalz dazusetzen. Durch Haarsieb drücken und mit abgekochtem Wasser auf 1 l wieder auffüllen. 50 g Traubenzucker zusetzen.

Zwieback-Obst-Milch-Brei (200 g). 50 g Obst (gedrückte Banane, zerriebener Apfel), 2–3 gebrochene Zwiebäcke, 5–10 g Rohrzucker mit 100 ml Vollmilch übergießen und etwas verrühren.

Vollmilchbrei (200 g). In 200 ml Vollmilch 10 g Mondamin oder Reis sowie 10 g Zucker unter Erwärmen einrühren und aufkochen.

Gemüsebrei (200 g). 200 g Karotten oder Spinat, Blumenkohl, Kohlrabi werden mit etwas Wasser weichgekocht. 5 g Butter in Form einer Einbrenne oder 5 g Öl zusetzen. Man soll 1 Kartoffel, Grieß oder Zwiebackmehl, Eigelb oder püriertes Fleisch zugeben. Zusatz von Zucker oder Süßstoff und etwas Salz nach Geschmack (des Kindes!).

Fertigpräparate für Säuglinge in Abschnitt 87.

86 Ernährung, besondere Diätformen

Jedes Kind hat einen bestimmten *Energiebedarf,* der durch die Ernährung erfüllt werden muß (s. Tab. 37, S. 478). *Die Nahrungsmittel sind auszuwählen*

- nach ihrem Energiewert (Brennwert, Kalorienwert),
- nach dem Anteil an Kohlenhydraten, Fetten und Eiweiß, die in einem ausgewogenen Verhältnis zueinanderstehen müssen,
- nach dem Gehalt an Vitaminen,
- nach der Verträglichkeit und Verwertbarkeit, die den einzelnen Altersgruppen und dem Leistungszustand der Verdauungsorgane angepaßt sein muß,
- nach den Ernährungsgewohnheiten des Kindes und seiner Familie (z. B. besonders berücksichtigen: Vegetarier, Vollkostesser; Mohammedaner, die kein Schweinefleisch, Juden, die nur koscheres Fleisch essen),
- nach den küchentechnischen Gegebenheiten (z. B. jahreszeitlich schwankendes Angebot).

In der täglichen Nahrung sollen pro Kilogramm Körpergewicht 2,5 bis 1,8 g Eiweiß (weniger mit höherem Alter) gegeben sein. Der Brennwert (Kalorienanteil) der täglichen Nahrung soll sich etwa folgendermaßen verteilen: 15% aus Eiweiß, 35% aus Fett, 50% aus Kohlenhydraten.

Bisher wurde der Brennwert der Nahrung in *Kalorien* ausgedrückt. Jetzt ist die **Internationale Maßeinheit für den Energiewert** das *Joule* (Aussprache: „dschul"; Joule, geb. 1818, engl. Physiker). Die Kalorie kann aber in der nächsten Zeit noch nebenher als Begriff mitbenutzt werden.

1 kJ (ausgeschrieben Kilojoule) = 0,339 kcal (Kilokalorie); 1 kcal = 4,2 kJ

Brennwerte der Nahrungsstoffe:
1 g Eiweiß = 17 kJ = 4 kcal; 1 g Fett = 38 kJ = 9 kcal; 1 g Kohlenhydrate = 17 kJ = 4 kcal.

Energiequotient der Nahrung: $EQ = \dfrac{\text{Menge des Brennwertes}}{\text{kg Körpergewicht}}$

Kost bei Fieber. Akut fiebernde Kinder sind appetitlos, viele neigen zum Erbrechen. Man soll sie nicht zum Essen zwingen. Das Flüssigkeitsbedürfnis ist erhöht. Man gibt vorwiegend flüssige und breiige Kost. Tee oder Obstsäfte mit 10% Traubenzucker oder (bei größeren Kindern) Kochzukker, später Milch. Banane, geriebenen Apfel, Zwieback, gedünstetes Obst, Joghurt, Quarkspeise, Milchbrei, Eigelb, mageres Fleisch. Kohlenhydrate werden bevorzugt. Bei länger fiebernden und länger kranken Kindern kann die Appetitarmut durch mehrere kleine Mahlzeiten pro Tag (appetitliche „Happen") und durch gelenkte Wunschkost überspielt werden. Jetzt kommt es aber mehr darauf an, wenigstens den Erhaltungsbedarf zu dekken, was u. a. durch kalorische Anreicherung (Sahne) erleichtert wird.

Magenschonkost. Wichtig sind kleine, mehrmals gegebene Mahlzeiten, langsames, ungestörtes Essen, gutes Kauen. Die Speisen sollen leicht, nicht blähend, weder zu heiß noch zu kalt und leicht gewürzt sein. In der Regel ist erlaubt, was bekommt. *Zu vermeiden sind:* hartgekochte Eier, feuchte Brotsorten, fette Fleischspeisen und Braten, Hülsenfrüchte, verschiedene Kohlsorten, rohes Stein- und Kernobst, scharfe Gewürze, wie Paprika, Senf, Zwiebeln und Knoblauch (Salz, Pfeffer und Curry erlaubt).

Breiform. Darunter versteht man gewiegte oder passierte Nahrungsmittel, Kartoffelbrei, leichtes Fleisch, kein frisches Obst außer geriebenem Apfel oder geschlagener Banane, leichte Gemüsesorten, z. B. Spinat. Die Nahrung entspricht im Energiewert der Normalkost. Breiform soll nur bei Notwendigkeit gegeben werden, denn: „Mundbrei ist besser als Küchenbrei".

Kost bei Durchfallskrankheiten. Die Diät geht davon aus, daß Magen und Darm zunächst „ruhiggestellt" werden und nur Schritt um Schritt belastet werden sollen. Die Nahrung ist einige Tage fettfrei bzw. -arm: Pflanzenfette sind eher erlaubt. Zunächst Tee in zahlreichen kleinen Portionen (schwarzer Tee, Kamillen-, Hagebuttentee) mit 5 bis 10% Traubenzucker und Süßstoff. Der Tee enthält etwas Salz. Im Haushalt werden pro Liter Tee 2 bis 3 g Kochsalz hinzugefügt, in der Klinik wird ein Viertel bis ein Drittel der Flüssigkeitsmenge als Ringer- oder physiologische Kochsalzlösung gegeben oder als Industrieprodukt, z. B. GES 45. Ferner: Karottensuppe, Reisschleim oder Haferschleim mit geriebenem Apfel, getrockneten Heidelbeeren oder gedrückten Bananen; Zwieback; Wasserkakao, Bananentee (Bananen mit Tee und Traubenzucker gemixt), Heilnahrung von Humana und Milupa. Schließlich: Schleim mit untergerührtem Ei, Kartoffel- und Karottenbrei, Magerquark, Halbmilchkakao. Als Übergang zur Normalkost: mageres Fleisch, Weißbrot, Röstbrot, Knäckebrot, Reisauflauf mit Äpfeln, Nudeln, schließlich Vollmilch.

Leberschondiät ist fettarm und reich an Eiweiß und Kohlenhydraten. Leichte Verdaulichkeit wird durch Breiform angestrebt. Nur in sehr schweren Verlaufsstadien mit Komagefahr ist sehr wenig Eiweiß angezeigt. Die Mischkost berücksichtigt auch ausreichend die Vitaminzufuhr. Die Fettzufuhr darf nicht zu knapp sein (Pflanzenfette in erster Linie). Fettarmer Käse, leichte Wurst, Obst, außer Stein- und Kernobst. Äpfel ohne Schale, gerieben. Buttermilch, Fruchtsäfte, Gemüsesäfte. Als Gewürze Kümmel, Muskat, Vanille, Zimt, frische Kräuter, z. B. Dill, Petersilie, Schnittlauch.

Häufige kleine Mahlzeiten nützen die Stoffwechselkapazität des Leber-Galle-Systems besser aus als wenige große. *Zu vermeiden sind:* Sahne und fettreiche Käse, fettes, scharf gebratenes und geräuchertes Fleisch, auch Fischfleisch, Pommes frites, Bratkartoffeln, harte Eier, frisches Brot, blähende Gemüsesorten, Stein- und Kernobst.

Diät bei Herzinsuffizienz. Bei jedem herzkranken Kind ist durch eine nicht allzu kalorienreiche Kost zu vermeiden, daß es übergewichtig wird. Die Kost sei also fett- und kalorienarm. Eine ausgeprägte Diät ist bei Herzschwäche (Herzinsuffizienz) mit Lebervergrößerung, Ödemen oder Aszites angezeigt. Diese ist kochsalzfrei oder -arm, leicht und besonders appetitlich hergerichtet. Ferner wird durch Vermehrung der Mahlzeiten und Gabe kleiner Mahlzeiten die Verdauungsarbeit erleichtert und der Kreislauf entlastet. *Erlaubt sind* alle Gewürze, nicht jedoch Kochsalz. *In schweren Fällen* empfehlen sich zunächst Obst- oder Obstsafttage. Man kann auch 1–2 Tage pro Woche Obst- oder Obstsafttage einschieben. Eine aufgelockerte, salzarme (im Gegensatz zu salzfreier) Diät ist gegeben, wenn Brot, Butter und leichte Wurstwaren aus dem Handel bezogen werden, den Speisen von der Hausfrau jedoch kein Salz zugesetzt wird (kein „Nachsalzen").

Nierenschondiät. Diese ist durch ihre Kochsalzarmut, in den strengeren Formen auch durch Eiweißarmut und Beschränkung der Füssigkeitsmenge ausgezeichnet. In den ersten 2 bis 3 Tagen einer akuten Nephritis mit Niereninsuffizienz werden zunächst Obst oder Obstsaft mit Zucker gegeben (halb Traubenzucker, halb Rohrzucker, 10 g/kg Körpergewicht), Süßspeisen (Eis, Konfitüre, milchfreier Pudding), eiweißarme Bisquits, Reis. Ist die Ausscheidungsleistung der Niere für Eiweißabbauprodukte regelrecht und sind Ödeme verschwunden, kann auf Normalkost (kein „Nachsalzen") übergegangen werden. Beim nephrotischen Syndrom wird zusätzlich Eiweiß in Form von Fleisch, Eiern, Quark und salzarmer Milch zugelegt. *Entsalzen der Butter:* Die Butter wird in dünne Scheiben geschnitten und über Nacht in Wasser gelegt.

Rohkost besteht aus Obst, Obstsalaten, grünen Salaten und Gemüsen, Trockenobst, evtl. auch noch aus Milch, Eiern und Milchprodukten (= laktovegetabile Kost). Sie ist reich an Vitaminen, Mineralstoffen, arm an Kochsalz und Kalorien. Dabei ist der Sättigungswert hoch. Sie wird gegeben bei Fettsucht, bei Herzinsuffizienz, ohne Eiweißträger bei Nierenkrankheiten, jeweils aber nur für wenige Tage. In der küchentechnischen Verarbeitung der Lebensmittel, in der Menge und der Zahl der Mahlzeiten wird die Kost der jeweiligen Krankheit angepaßt.

Diät bei Übergewicht, Adipositasdiät. Die Kost ist knapp an Energiewerten (Kalorien), arm an Kohlenhydraten und Salzen, reich an Eiweiß, relativ reich an Fetten. Sie enthält viel Obst, Gemüse und Salate. Sättigung und Zufriedenheit der Kinder muß erreicht werden, damit sie nicht heimlich essen. Dies ist im Grunde das Geheimnis, wenn Adipositasdiät für Kinder und Jugendliche Früchte bringen soll. Die Kinder dürfen nicht hungern, sie müssen satt werden, aber eben mit Speisen (so muß man ihr Verständnis gewinnen), die nicht dick machen. Vieles kann im Zurichten der Mahlzeiten positiv getan werden. Falsch sind die Ein-Teller-Gerichte, auf die sich die Kinder hungrig stürzen, um dann ohne ausreichendes Sättigungsgefühl vom Tisch zu gehen. Leichte Suppen (ohne Einlage), Salat als Zwischenessen, dann Fleischgericht, schließlich Obst oder extrem kalorienarmer Pudding als Nachtisch, so läßt sich der „Spaß am Essen" erhalten. Essen gehört nun einmal zu den wichtigsten positiven Erlebnissen eines menschlichen Alltags, gerade bei einem Kind und Jugendlichen mit dem alterstypischen „gesunden Appetit". Essen in einer fröhlichen Familienrunde, Erziehung zu guten Eßmanieren und langsamem Essen ist auch eine gute Hilfe im gewünschten Sinne für die Therapie der Adipositas. Energiewerte für Schulkinder und Jugendliche rund 3800–5500 Joule (= 900–1300 Kalorien).

Nicht erlaubt sind: von Obstsorten Tauben, Bananen, Feigen, Datteln; von Gemüsesorten Erbsen, Bohnen, Linsen; ferner Eiscreme, Torten, Kuchen, Süßspeisen, Nüsse, Schokolade, Zucker, Vollmilch in großer Menge, fettes Fleisch; mit Zucker gesüßte Limonaden und Coca-Cola, unverdünnte Fruchtsäfte.

Wenig salzen! Als Getränk Mineralwasser oder Tee mit Süßstoff gesüßt; dann keine Einschränkung der Flüssigkeitszufuhr; es ist sogar erwünscht, daß die Kinder viel trinken.

Tagesplan für ein Schulkind (10 Jahre alt; rund 4500 Joule = 1200 Kalorien; Eiweißanteil auf 25 % der Gesamtenergiemenge angehoben):

1. Frühstück: Tee mit Süßstoff in beliebiger Menge, 40 g Vollkornbrot oder Graubrot, 50 g magerer Speisequark mit Kräutern und etwas Salz, 1 Ei, 5 g Streichfett, 1 Tomate.

2. Frühstück: 150 g Obst (Apfel, Apfelsine oder Birne), 8 g (= 1 Scheibe) Knäckebrot.

Mittagessen: 140 g fettarmes Fleisch (140 g Huhn ohne Haut = 80 g Rindfleisch = 250 g Schellfisch oder Kabeljau), 100 g Kartoffeln, 10 g Pflanzenfett, 200 g Gemüse (nicht Hülsenfrüchte), 50 g Obst (Apfel, Apfelsine, Birne).

Nachmittag: 150 g Obst oder Obstsalat aus Apfel, Apfelsine und Birne.

Abendessen: Tee mit Süßstoff oder (zuckerfreies) Mineralwasser in beliebiger Menge, 40 g dunkles Brot, 175 g fettarmer Joghurt oder 50 g leichte Wurst (Frankfurter); Salat mit Essig und Zwiebeln; 30 g fettarmer Käse (bis 30 % Fett i. Tr.; wie Camembert).

Schlackenreiche Kost, wie sie z. B. bei chronischer Obstipation erwünscht ist, enthält viel Obst, Gemüse und Salat, Vollkornbrot, jedoch wenig Eiweiß (Milch), keine Nudeln, Konditoreiwaren, Banane.

Diät bei Zuckerkrankheit, Diabetes mellitus. Es gelten folgende allgemeinen Regeln:

- keine freie, sondern eine geregelte Kost, ausgewogene Mischkost (einschließlich Vitaminträgern).
- Jeder Diabetiker soll eine seinen individuellen Bedürfnissen angepaßte Diät haben. Diese soll also weitgehend seinem persönlichen Geschmack, unbedingt seinen somatischen Anforderungen entsprechen: sie soll bei Untergewicht oder bei Übergewicht zum Norm-(Ideal-)Gewicht führen. Die Nahrungsmenge soll den täglichen Aktivitäten angepaßt sein und Sättigung und Zufriedenheit bewirken.
- Anhalten und Erziehen des Kindes und Jugendlichen zu einer kooperativen Haltung für die richtige Diättherapie.
- Nicht wenige große, sondern mehrere kleine Mahlzeiten, mindestens 5 pro Tag.
- Lösliche Kohlenhydrate weitgehend einschränken. Kohlenhydrate in einer Form anbieten, die verzögerte Verdauung und langsame Resorption bewirkt.
- Der Energiebedarf wird etwa in folgender Weise gedeckt: 45% aus Kohlenhydraten, 20% aus Eiweiß, 35% aus Fett.

Die erforderliche Brennwertzufuhr kann nach der Formel 100 Kalorien × Alter in Jahren + 1000 errechnet werden (= 60 bis 65 kcal/kg Körpergewicht/Tag). Bei Einstellung eines Diabetes sollte anfangs möglichst eine Diätassistentin eingeschaltet werden, um Kind und Eltern in die Nahrung einzuweisen.

Im Diätplan wird der *Kohlenhydratgehalt der Nahrungsmittel in Gramm* (Tab. 38, S. 479), besser aber in der sog. *Broteinheit (BE)* angegeben:

1 BE = 12 g Kohlenhydrate = 25 g Graubrot = 1 mittelgroße Schnitte Graubrot.

Sog. *Zuckeraustauschstoffe* (Fruktose [„Fruchtzucker" Fructusan]; Sorbit [„Diabetikerzucker" Sorbit, Sionon; Xylit]) müssen ebenfalls in die Berechnung einbezogen werden. Sie ersetzen die schneller in den Stoffwechsel eintretenden Zuckerarten Rohrzucker (Kochzucker) und Traubenzucker (Glukose). Bei Verwendung von Nahrungsmitteln, die erklärtermaßen für die Diabetiker hergestellt sind, ist zu kontrollieren, ob diese Zuckeraustauschstoffe in der BE-Rechnung berücksichtigt sind; sie sind es immer dann, wenn die Bezeichnung „*neue BE*" oder „*BE neu*" lautet.

Die Kinder sollen möglichst früh lernen, mit *Austauschtabellen* umzugehen, um ein hohes Maß an Selbständigkeit und Freiheit zu erhalten. Bezugspunkt ist in diesen Tabellen die Broteinheit (BE; s. Tab. 28).

Folgende Nahrungsmittel sind für diabetische Kinder ungeeignet; die Kinder sollten daran gewöhnt werden, diese grundsätzlich zu meiden: Zucker, Süßwaren aller Art (Pralinen, Bonbons, Schokolade, Gelee, gezuckerte Marmelade, Honig, Sirup), fettreiche Käsesorten (Rahm-Brie, Butterkäse, Schweizer, Emmentaler, Edamer), fette Fleischsorten, Leber, fette und stärkehaltige (billige) Wurstsorten, Datteln, Rosinen, Feigen, alle Backwaren wie Kuchen, Torte, Kleingebäck und rohrzuckerhaltige Fruchtsäfte.

Ein unbekannter oder entgleister Diabetes mit Azetonämie kann (neben Insulin und Infusionen) zunächst mit *Hafer-Obst-Eiweiß-Tagen* aus der gefährlichen Stoffwechsellage gebracht werden. Man gibt die dem Körpergewicht entsprechende Kohlenhydratmenge in Form von Haferflocken und Obst (Brei, Trockengemisch, Gebäck), dazu Eiweiß. Dann Übergang auf normale, zunächst noch fettarme Kost.

Hafer-Obst-Eiweiß für 10jähriges Kind: 1. Frühstück: 2 BE Haferflocken, 1 BE Apfelsine, ½ BE Apfel, ½ BE Joghurt. – 2. Frühstück: 1 BE Haferflocken, 1 BE Orangensaft, 1 BE Banane, 30 g Magerquark. – Mittag: 2 BE Haferflocken, 1 BE Orangensaft, 1 BE Apfel, 1 Banane, 60 g Magerquark. – Nachmittag: 1 BE Haferflocken, 1 BE Apfelsine, ½ BE Banane, ½ BE Buttermilch. – Abend: 2 BE Haferflocken, 1 BE Orangensaft, 1 BE Apfel, 1 BE Joghurt.

Ernährungsplan für ein 10jähriges Kind (Beispiel: Verordnung von 20 BE, 80 g Fett, 80 g tierisches Eiweiß. BE-Verteilung: 3/3/2/4/2/4/2, ca. 2000 Kalorien):

1. Frühstück (3 BE, 10 g F, 10 g EW): 2 BE Brot, ½ BE Milch, ½ BE Diabetikermarmelade, Auflage im Wert von 5 g EW.

2. Frühstück (3 BE, 10 g F, 10 g EW): 2 BE Brot, Auflage im Wert von 10 g EW, 1 BE Obst.

3. Frühstück (2 BE): 1 BE Obst, 1 BE Brot.

Mittag (4 BE, 30 g EW): 1½ BE Kartoffeln, ½ BE Gemüse, ½ BE Soße, ½ BE Obst, 1 BE Nachtisch.

Nachmittag (2 BE, 5 g F, 5 g EW): 1 BE Knäckebrot, 1 BE Diabetikermarmelade, Magerquark.

Abendessen (4 BE, 15 g F, 20 g EW): 3 BE Brot, Auflage im Wert von 15 g EW, 1 BE Milch.

Spätmahlzeit (2 BE, evtl. 5 g F, 5 g EW): 1 BE Joghurt, 1 BE Obst.

Kaliumreiche Kost wird bei niedrigen Blut-Kalium-Werten, wie sie bei Enteritis und Nierenkrankheiten entstehen können, oder prophylaktisch bei Gefahr von Kaliumverlusten gegeben. Als kaliumreiche Nahrungsmittel können je nach Krankheitsfall gegeben werden; Tomaten, Karotten, Kartoffeln, Linsen, Bananen, Aprikosen (vor allem Trockenfrüchte), Datteln, Rosinen, Geflügel, Schinken, Nüsse.

Diät bei Galaktoseintoleranz (Galaktosämie) muß frei von Galaktose (Milchzucker, Laktose; s. Tab. 14, S. 161) sein. Das bedeutet praktisch vollständigen Entzug der Milch und aller Milcherzeugnisse einschließlich Butter. Fertigpräparate: Lactopriv (Töpfer), Alfaré, Milupa SOM, Multival Plus, Humana SL. Sojabohnenmehl kommt nicht in Frage, da es ein galaktosehaltiges Oligosaccharid enthält.

Diät bei Nahrungsmittelallergie, z. B. Zöliakie, muß berücksichtigen, gegen welches Nahrungsmittel eine Allergie besteht. Bei *Fischallergie* muß Fisch, bei *Kuhmilchallergie* Milch wegbleiben (bei Säuglingen dann Multival Plus, Alfaré, Milupa SOM, Humana SL) oder sehr stark reduziert werden. Bei *Glutenallergie* sind *verboten:* alle Getreideprodukte, Mehle, Grieß, Flocken, alle Teigwaren und handelsüblichen Brotsorten, Zwieback, Paniermehl, ferner alle Wurstwaren, denen Getreideprodukte zugesetzt sind. *Erlaubt* sind Reis, Kartoffeln, Mais, Sojabohnen, Bananen, geriebene Äpfel, Mondaminpudding, Butter und Pflanzenmargarine, Vollmilch, Buttermilch, Joghurt, Quark, Eier, selbstgekochte Marmelade, echter Kakao, Kaba-Milchgetränk, glutenfreies Brot und Gebäck, das in speziellen Nahrungsmittelgeschäften (Reformhäusern) zu erhalten ist.

Ernährung bei Mukoviszidose s. Abschnitt 13.6.

Sondenernährung muß dünnbreiig sein. Sie soll bei länger dauernder Anwendung den Kalorienbedarf voll decken. Die Gesamtmenge/Tag kann eventuell auf einmal zubereitet werden. Die Einzelportionen werden jeweils vor der Verabreichung im Wasserbad auf 37 °C erwärmt. Die Kalorienmenge ergibt sich aus dem Körpergewicht. Es können *Fertigpräparate* benutzt werden (Sonana, Biosorbin), oder die Nahrung kann selbst hergestellt werden. Bei längerer Sondenernährung ist auch an ausreichende *Vitaminzufuhr* zu denken. Gewöhnlich wird über eine bis in den Magen reichende *Dauersonde* ernährt. Über eine Magensonde kann Tee mit Traubenzucker (oder Tee-Ringer-Traubenzucker) auch im Dauertropf gegeben werden. Man füllt Flüssigkeit in eine Infusionsflasche und hängt ein Schlauchsystem mit Tropfenzähler an. Flascheninhalt durch Etikett genau kennzeichnen, damit der Inhalt nicht versehentlich einmal intravenös infundiert wird!

Rektale Ernährung: Durch ein Darmrohr können nur geringe Mengen von molekularen Lösungen oder Salzlösungen eingebracht werden (Ringer-Lösung, 5–10%ige Traubenzuckerlösung). Eine vollwertige Ernährung ist also nicht möglich. Man darf nur geringe Mengen pro Stunde, am besten im Dauertropf einbringen, damit nicht eine Reizung der Schleimhaut zur Darmentleerung führt.

86 Ernährung, besondere Diätformen

Tabelle 28 Diät bei Zuckerkrankheit. Kohlenhydrataustausch nach der Broteinheit. BE = 12 g Kohlenhydrate = ca. 231 Joule oder ca. 55 Kalorien

Brot und Backwaren

15 g Zwieback (ungesüßt), Knäckebrot, Cornflakes, Salzstangen

16 g Knäckebrot

1/2 Brötchen (21 g)

25 g Weißbrot, Graubrot, Schwarzbrot, Vollkornbrot, Grahambrot, Steinmetzbrot, Simonsbrot, Pumpernickel

Nährmittel

14 g Maisstärke, Weizenstärke, Kartoffelstärke

15 g Mehl, Grieß, Reis (Rohgewicht), Sago, Schokopuddingpulver, Teigwaren (Rohgewicht)

17 g Graupen

20 g Mais (ganzes Korn), Haferflocken

30 g Weizenkeime

50 g Erdnüsse, geröstet

60 g Mohnsamen

25 g Diabetikermarmelade

12 g Diabetikerzucker (z. B. Sionon)

Obst (ohne Schälverlust)

20 g Trockenobst

50 g Banane (75 g mit Schale), Hagebuttenfleisch (65 g mit Schale)

75 g Reineclaude (mit Stein), Feige, Weintraube, Quitte, Mirabelle (mit Stein)

100 g Apfel, Ananas, Birne, Aprikose (110 g mit Stein), Heidelbeeren, Süß- u. Sauerkirschen (mit Stein), Pfirsich (120 g mit Stein), Pflaumen (110 g mit Stein), Mandarinen (170 g mit Schale), schwarze Johannisbeeren

150 g Apfelsine (200 g mit Schale), Brombeeren, Erdbeeren, Grapefruit (200 g mit Schale), Himbeeren, weiße und rote Johannisbeeren, Preiselbeeren, Holunderbeeren

150 g Obstkonserven (ohne Zuckerzusatz)

250 g Wassermelonenfleisch (500 g mit Schale)

Kartoffeln

60 g Kartoffel (ohne Schale)

16 g Püreeflocken, Knödelmehl

Gemüse (ohne Schälverlust)

20 g Hülsenfrüchte (trockene Erbsen, Bohnen, Linsen)

25 g Edelkastanie

30 g Pilze, getrocknet

50 g Zuckermais

75 g Schwarzwurzeln

100 g Zwiebel, Pastinake, Erbsen, grün, Artischocke, Erbsen und Karotten in Dosen

150 g Fenchelkraut, Rote Bete

170 g Möhren, Karotten, Rosenkohl, Steckrübe, Sellerie

200 g Kürbis, Poree, Hallimasch, Speisemorchel, Pfifferlinge in Dosen, Trüffel

240 g Wassermelone (50 g mit Schale), Steinpilze, Rotkohl, Grünkohl, grüne Bohnen, Paprikaschote

Tabelle 28 (Fortsetzung)

ohne Anrechnung: Broccoli, Blumenkohl, Champignons, Chicorée, Chinakohl, Endiviensalat, Feldsalat, Gurken, Kohlrabi, Kopfsalat, Mangold, Pfifferlinge, Radieschen, Rettich, Rhabarber, Sauerkraut, Spargel, Spinat, Tomaten, Weißkohl, Wirsing

Getränke (ohne Zuckerzusatz)

62,5 ml Traubensaft	120 ml Orangensaft, Rote-Rüben-Saft
100 ml Johannisbeersaft	200 ml Karottensaft, Kokosnußmilch
120 ml Apfelsaft, Grapefruitsaft	

ohne Anrechnung: Zitronensaft, Mineralwasser, Tonic water (ungesüßt), Kaffee, Tee (mit Süßstoff)

Milch

240 g Trinkmilch, Trinkmilchjoghurt, Kefir	300 g Trinksauermilch, Magerjoghurt
	120 g Kondensmilch (7,5% Fett)

ohne Anrechnung: Magerquark

87 Präparate für die Säuglingsernährung

Für die selbst hergestellte Säuglingsernährung sollte nur die unter schonenden Bedingungen hergestellte Dauermilch (Pulvermilch, Kondensmilch) genommen werden (s. S. 132). Rezepte in Abschnitt 85. Die auf den Packungen angegebenen Pulvermengen werden in abgekochtem, danach auf etwa 50°C abgekühltem Wasser unter Schütteln gelöst. Kondensmilch wird im angegebenen Verhältnis mit abgekochtem, abgekühltem Wasser aufgefüllt. *Trinkfertige Milchen* aus Pulver oder Kondensmilch dürfen nicht mehr aufgekocht, lediglich im Wasserbad auf die erwünschte Trinktemperatur aufgewärmt werden. Nicht im Mikrowellenherd aufwärmen, da der Flascheninhalt unterschiedlich erhitzt wird: Verbrühungsgefahr beim Saugen! Bei der *Breikostherstellung* wird die Pulvermilch in einer kleinen Milchportion gelöst. Die Kohlenhydrate wie Grieß, Mondamin usw. werden mit der vorgeschriebenen Wassermenge gekocht. Zuletzt wird in diesen Wasserbrei das gelöste Milchpulver eingerührt. So werden Verklumpungen des Milchpulvers vermieden. Zuletzt wird der Zucker beigefügt.

Die Kindernährmittelindustrie stellt zuverlässige *Fertigpräparate*, Säuglingsmilchen, Heilnahrung und Breie zur Verfügung. Für ihre Anwendung sollten die aufgedruckten Gebrauchsangaben und das Verfallsdatum strikt beachtet werden. Einige Säuglingsmilchen stehen als Fluidnahrung schon trinkfertig für Kliniken zur Verfügung: sie sind steril und damit am zuverlässigsten. Pulvermilchen sollten nicht für den Tag im Vorrat hergestellt werden, sondern jede Mahlzeit einzeln vor der Fütterung; sonst besteht die Gefahr bakterieller Verseuchung, die zur Dyspepsie führen kann.

Dauermilchpräparate: *Kondensmilch* (auf die Hälfte der Flüssigkeitsmenge eingedickte Vollmilch mit 7,5% Fettgehalt): Glücksklee kondensierte Milch, Libby's kondensierte Milch. – *Magermilchpulver:* Nestlé-Minoform.

Die industriell hergestellten Säuglingsmilchnahrungen lassen sich nach ihrem Aufbau in 4 Gruppen einteilen:

Adaptierte Säuglingsmilchnahrungen, die, soweit beim heutigen Stand der Technik möglich, der chemischen Zusammensetzung der Muttermilch entsprechen (Eiweiß 1,4–1,8 g/100 ml, Verhältnis von Molkenprotein zu Kasein wie 60:40; Fett 3,3–4,2/ 100 ml, Voll- oder Teilaustausch des Butterfettes gegen ein Fettgemisch, das gesättigte und ungesättigte Fettsäuren etwa im Verhältnis 1:1 enthält; Kohlenhydrate 6,3–7,9 g/100 ml, nur als Milchzucker; biologischer Brennwert 67–75 kcal/100 ml; Mineralgehalt bis 0,3 g/100 ml). Präparate: Pre-Aptamil, -Milumil, -Beba, -Aletemil, -Humana 1, Hippon A, Aponti Pre, Multival 1 + 2, Lactana/A.

Teiladaptierte Säuglingsmilchnahrungen (Eiweiß bis 2,2 g/100 ml, Verhältnis Molkenprotein: Kasein wie 42:58; Fett 3,0–3,8 g/100 ml, auch Pflanzenfette; Kohlenhydrate ca. 8,5 g/100 ml, neben Milchzucker auch aus anderen Zuckern und Polysacchariden bestehend; Mineralgehalt bis 0,4 g/100 ml, Brennwert 67–75 kcal). Präparate: Aptamil, Milumil, Beba 1, Aletemil, Humana 2, Humana babyfit, Hippon 1, Aponti 1, Lactana flüssig, Lactana/B.

Milchpräparate für ältere Säuglinge (Folgemilchen, Anschlußnahrungen), die meist einer ⅔-Milch entsprechen. Präparate: Humana Folgemilch, Nektamil, Beba 2, Hippon 2, Aponti 2, Multival nova.

Sogenannte hypoallergene Nahrungen, Säuglingsnahrung auf Hydrolysatbasis: Alfaré, Pregomin, Beba H. A., Alete H. A., Humana H. P.

Milchpräparate als Heilnahrung bei akuten und chronischen Ernährungsstörungen: Milupa Heilnahrung HN 25, aledin und al 110 (Nestlé), Humana Heilnahrung, auch mit MCT, Töpfer Heilnahrung.

Kohlenhydratpräparate. Schleime: Reisschleim-Pulver von Milupa, Semolin; Haferschleim von Milupa, Alete, Hipp; Schmelzflocken von Kölln; Mehr-Korn-Flocken von Alete, Milupa und Hipp. – *Stärkemehle* (reine Maisstärke): Maizena, Mondamin, Gustin. – *Kindermehle und Grieß:* Heintz Gemahlener Haferzwieback, Hipp's Kinderzwiebackmehl, Kindervollkornkost, Pomps Kindergrieß. – *Nährzucker:* Nährzucker von Töpfer, Soxhlets-Nährzucker, Milfarin-Honig-Kinderzucker von Milupa. – *Traubenzucker:* Dextropur. – *Milchzucker:* Edelweiß-Milchzucker. – *Malzextrakte:* Biomalz, Malzextrakt „Löflund".

Milchhaltige Breinahrungen, z. T. mit Früchten, **Obstbreie, Gemüsebreie, Obstsäfte, Gemüsesäfte** von *Milupa, Humana, Alete, Hipp.*

Weitere Diätmittel. *Karottenpulver:* Daucaron. – *Apfelpräparate:* Aplona (Apfelpulver). – *Johannisbrotpräparate:* Arobon-Nestlé. – *Süßstoff:* Natreen. – *Diäthilfe bei Erbrechen:* Nestargel (Johannisbrotkern-Mehl zum Andicken). – *Milch- und galaktosefreie Fertignahrung:* Lactopriv „Töpfer", Gerber MBF, Multival Plus, Humana SL, Alfaré.

88 Frauenmilchsammelstelle

Mit der industriellen Vervollkommnung der zur Verfügung stehenden Milchnahrungen für Säuglinge sind Frauenmilchsammelstellen fast überall entbehrlich geworden. Dennoch sollte das dort übliche Arbeitsprinzip nicht vergessen werden.

Gesundheitszeugnis der Spenderin: keine Infektionskrankheit; Serodiagnostik für Hepatitis B, Lues und HIV negativ. Von größter Wichtigkeit ist die saubere Lebensweise der Spenderin (Brustpflege, Händewaschen, sauberes Abfüllen in die Flaschen), dann der schnelle Transport der Milch in die Sammelstelle. Die Milch wird entweder täglich im Hause der Spenderin abgeholt oder durch Expreß an den Ort der Sammelstelle gesandt. Teils werden dafür Flaschen mit Kühlmantel benutzt, teils kleine Antibiotikamengen sofort nach dem Abpumpen der Milch zugesetzt, um das Keimwachstum hintanzuhalten.

In der Sammelstelle werden folgende **Proben** angestellt: Der *Koligehalt* wird durch Bakterienkultur oder mit Hilfe der Grießschen Probe ermittelt. Säuerung wird durch *pH-Papier* festgestellt (normal: 6,5–7). Wasserzusätze können am *spezifischen Gewicht* erfaßt werden (Messung mit dem Laktodensiometer, einem Aräometer; normal: 1030–1035). Kuhmilchzusätze ergeben im auffallenden *UV-Licht* eine gelbe Strahlung. Ferner ist Kuhmilchpanschung durch ein spezifisches *Lactoserum* nachweisbar.

Verarbeitung. Die Milch wird in den verschiedenen Sammelstellen sehr verschieden verarbeitet. *Hitzesterilisierung* erfolgt im Wasserbad bei 100° C; nach 5 Minuten Kochen wird die Milch sehr schnell abgekühlt und dann bei +4°C aufbewahrt. Durch *Gefriertrocknung* kann Pulvermilch hergestellt werden, die sich fast unbegrenzt hält. Schließlich wird zunächst nicht benötigte Milch schnell *eingefroren*, evtl. monatelang bei −20°C in einer Tiefkühltruhe aufbewahrt und erst kurz vor Verwendung in der erstgenannten Weise sterilisiert.

Pumpt eine Mutter ihre Milch für das eigene Kind ab, kann diese Milch dem Kind ohne Aufkochen gegeben werden, vorausgesetzt, die Flasche war vorher sterilisiert worden.

89 Tätigkeit in der Milchküche

Die Kindernährmittelindustrie hat mit trinkfertiger Flüssignahrung (Fluidmilch) und mit leicht lösbaren Nährmaterialien in perlierter oder Instantform (Heilnahrungen, Breie) Grundlagen für eine stille Revolution im Kern einer Kinderklinik gebracht: Die Notwendigkeit der Milchküche ist in Frage gestellt, viele Kinderkliniken kommen heute ohne Milchküche im herkömmlichen Sinne aus. Die Nahrung wird dann in den kleinen Teeküchen auf Station zubereitet, der Milchküche bleibt nur noch die Aufgabe der zentralen Reinigung und Sterilisierung von Flaschen und Saugern. Im einzelnen sind heute folgende Systeme gegeben:

1. *Verwendung von Pulvermilchen und Herstellung des Tagesbedarfes der Klinik.* Nach Abfüllung auf die Flaschen wird die Nahrung schnell abgekühlt und in einer lückenlosen Kühlkette bis zum Zeitpunkt der Fütterung weitergeführt. Dieses System wäre dadurch zu verbessern, daß die auf Vorrat hergestellten Nahrungen einer sog. Schlußsterilisation unterzogen werden (etwa 108°C), was aber zur Verminderung des Vitamingehaltes und zu einer Qualitätsminderung des Milcheiwei-

ßes führt. Daher wird anderenorts mit niedrigeren Temperaturen zwischen 80 und 90 °C gearbeitet, dann aber besser von Schlußpasteurisierung gesprochen; die Keimreduktion kann bei diesem Verfahren nicht so weit gehen wie bei den hohen Temperaturen.

2. *Verwendung von keimfreien Flüssignahrungen (Fluidnahrungen) in der Milchküche.* Diese Nahrung kann auf Flaschen verteilt werden, sie ist (in der Kühlkette) nach 24 Stunden noch zu 90 % bakteriologisch einwandfrei.

3. *Herstellung der trinkfertigen Nahrung auf Station.* Fluidmilchen werden auf Station in gereinigte und sterilisierte Flaschen gegeben und nach Aufwärmen gefüttert. Die Industriepackungen sind nach Öffnen, im Kühlschrank gehalten, über 2 bis 3 Mahlzeiten einwandfrei haltbar. Heilnahrung und Breie müssen in der Stationsküche jeweils zubereitet werden, wobei die gute Lösbarkeit arbeitssparend ist.

Das heute gebräuchlichste System ist das an 2. und 3. Stelle genannte. Grundsätzlich gilt, daß teilweise verfütterte Flaschen nicht für eine zweite Mahlzeit aufgewärmt werden dürfen, der restliche Inhalt muß vernichtet werden. Für den Betrieb von Milchküchen gibt es strenge hygienische Vorschriften, die in einer Verordnung über diätetische Lebensmittel enthalten sind.

Für die Tätigkeit in der Milchküche lassen sich aber einige Vorschriften aufstellen und Vorsichtsmaßnahmen nennen, die für alle Kliniken Geltung haben dürften:

- Vor dem Einsatz einer Schwester oder Schwesternschülerin in der Milchküche müssen ein Rachenabstrich und eine Stuhluntersuchung negative Befunde ergeben haben. Eine Ausnahme davon besteht nur dann, wenn aus unvorhersehbaren Gründen (z. B. Erkrankung der Milchküchenschwester) der Dienst sofort aufgenommen werden muß. Das Untersuchungsmaterial muß dann sofort abgesandt werden. Die betreffende Schwester gilt zunächst als „vorläufig tätig", bis das einwandfreie Hygieneergebnis bekannt ist.

- Nicht in der Milchküche Tätige dürfen diese nicht betreten.

- Beim Betreten der Milchküche müssen ein steriler Schutzkittel angezogen und die Schuhe gewechselt werden. Es dürfen nur Schuhe getragen werden, die allein für die Milchküchentätigkeit benutzt werden. Die Kleider und Schürzen, die unter dem Schutzkittel getragen werden, müssen frisch gewaschen sein. Keinesfalls dürfen Kleider und Schürzen weiter benutzt werden, die vorher auf den Pflegestationen getragen wurden.

- Alle Hauteiterungen, z. B. Panaritien, sowie fieberhafte Infekte der oberen Luftwege, die bei den in der Milchküche tätigen Schwestern oder Schülerinnen auftreten, müssen dem Milchküchenarzt, Oberarzt oder Chefarzt gemeldet werden. Im Einzelfall wird jeweils besprochen, ob die Betroffene evtl. mit Behandlung in der Milchküche weiter arbeiten kann oder vorübergehend anderweitig eingesetzt werden muß.

- Bei Störungen an den Apparaten (Sterilisatoren, Spülmaschine oder andere) muß sofort Meldung erstattet werden, damit gegebenenfalls auf Fertignahrungen ausgewichen werden kann.

- In gleichfalls 6monatigen Intervallen sollten Keimgehaltskontrollen an den hergestellten Nahrungen im Hygieneinstitut stattfinden. Der Transport dorthin soll nicht durch die Post, sondern direkt durch Boten erfolgen, um eine exakte Bestimmung von Keimzahlen zu erhalten.

In der Regel werden in Milchküchen heute Fertigpräparate verbraucht (Pulver- oder Flüssigpräparate). *Präparate* s. Abschnitt 87. *Rezepte für die Selbstherstellung von Säuglingsnahrungen* s. Abschnitt 85.

90 Sterben, Versorgen eines toten Kindes

Sterben ist der Übergang vom Leben zum Tod, die letzte Phase nennt man Agonie. Der Zeitpunkt des Todes muß genau festgehalten werden. Das Herannahen des Todes ist meist gekennzeichnet durch erhöhte oder erniedrigte Körpertemperatur, allgemeine motorische Unruhe oder auffallende Ruhe, bei manchen Kindern durch Angst, bei den meisten durch zunehmende Somnolenz und Bewußtlosigkeit, durch Schlechterwerden der Atmung, der Herzaktion (EKG) und des Kreislaufs. Die Atmung kann unregelmäßiger, flacher, schneller oder tiefer und langsamer werden. Rasselnde Atemgeräusche werden mitunter hörbar. Zeichen der Kreislaufschwäche sind kalter Schweiß, kalte Extremitäten, weiße Nasenspitze, blasse oder bläulich marmorierte Haut, rascher, schneller und unregelmäßiger Puls, sinkender Blutdruck. Das Sterben kann Tage dauern, aber auch nur Sekunden. Zeigt der Organismus keine Lebenszeichen, insbesondere keinen Herzschlag und keine Atmung mehr, ist das Gesicht verfallen, das Auge trüb, die Pupille weit und starr, spricht man vom **klinischen Tod.** Dennoch ist diese Tatsache noch kein endgültiges Urteil, da die Körperorgane auch nach Stillstand von Kreislauf und Atmung noch einige Zeit überleben. Der Organismus kann Sekunden bis Minuten nach dem sog. Todeseintritt wiederbelebt, *reanimiert* werden. Dauert der klinische Tod an, sind Reanimationsbemühungen erfolglos oder ohne Aussicht, sind die Funktionen der lebenswichtigen Organe vollkommen erloschen, spricht man vom **absoluten Tod.** Ein feiner Indikator ist das EKG, noch mehr das EEG, das dann keinerlei Ausschläge mehr zeigt: „Nullinien-EEG". Weitere *sichere Zeichen des Todes* sind Erkalten des Körpers, Auftreten von Leichenflecken (zuerst am Rücken bei Rückenlage des Sterbenden) und Leichenstarre (beginnt Stunden nach dem Tod, Lösen nach 1 bis 3 Tagen).

Wiederbelebungsmaßnahmen. Da der klinische Tod kein absoluter Tod sein muß, entscheidet der Arzt darüber, ob Wiederbelebungsmaßnahmen ergriffen werden sollen. Ist die Schwester bei plötzlichem Todeseintritt zunächst allein, ist sie verpflichtet, Wiederbelebungsversuche bis zum Eintreffen des Arztes einzuleiten.

Haltung der Schwester in der Pflege sterbender Kinder. Sterbende Kinder sollen rechtzeitig von den anderen Kindern getrennt werden, aber nicht das Gefühl bekommen, in einen einsamen Raum abgeschoben zu sein. Die Pflege muß in der gleichen Sorgfalt, aber mit noch größerer Behutsamkeit weitergehen. Was diesen Kindern eine Erleichterung sein kann (Hochbetten oder nicht, Schweißabwischen, Trockenlegen, Zudecken oder Nichtzudecken) muß die Schwester selbst herausfinden, weil diese Kinder kaum noch darüber sprechen können. Besonders wichtig ist Mund-, Lippen-, Augen- und Nasenpflege. Rachenschleim muß abgesaugt werden. Sauerstoffzufuhr kann die Atmung erleichtern. Unruhige oder schmerzgeplagte Patienten erhalten auf ärztliche Anordnung evtl. Sedativa. Die Ernährung sollte nur flüssig sein. Sterbende haben viel Durst. Treten Schluckstörungen ein, ist auf ärztlichen Rat evtl. durch Sonde zu ernähren. Alles, was die Schwester tut, soll weiterhin erklärt werden. Wie bisher soll die Schwester mit dem Kind während der Pflege sprechen, auch wenn das Kind nun nicht mehr selber sprechen kann und benommen erscheint. Man sollte sich nicht täuschen, wie viele Kinder auch in scheinbarer Bewußtlosigkeit noch hören können. Besondere Zuwendung brauchen die Angehörigen. Soweit möglich, sollten sie zum Kind zugelassen werden. Unruhe darf aber nicht entstehen. Längerbleibenden Eltern, die evtl. die Wache übernommen haben, soll die Schwester mit Ruhegelegenheiten und kleiner Verpflegung helfen.

Versorgung des toten Kindes. Das Kind wird flach gelagert, Kissen und Decken werden entfernt. Geöffnete Augen werden zugedrückt. Um die Augen geschlossen zu halten, wird ein feuchter Tupfer auf die Lider gelegt. Der herabgesunkene Unterkiefer kann mit einer Rolle unterstützt oder mit einer Windel hochgebunden werden, bis die Totenstarre eingetreten ist. Zuletzt wird ein sauberes Leinentuch über das Kind gebreitet, das Zimmer aufgeräumt und möglichst Blumenschmuck ans Bett gestellt. Wartende Angehörige können nun ins Zimmer geführt werden. Das Kind soll bald in den Leichenraum gebracht werden. Meist ist es üblich, an einem Fuß einen Zettel mit Name, Datum und Sterbezeit anzubringen.

91 Zusammenarbeit mit dem Reinigungspersonal

Ärzte und Schwestern sind dankbar, wenn sie auf den einzelnen Stationen Reinemachefrauen haben, die in großer Sorgfalt und Sauberkeit ihre wichtige Aufgabe erfüllen. Sie wünschen sich auch, daß diese einen guten menschlichen Kontakt zu ihnen und zu den Kindern haben und sich ihrer Station zugehörig fühlen. Es ist anzustreben, daß in dieser Arbeitsgruppe nur wenig Wechsel vorkommt. Dieser Wunsch ergibt sich gerade auch aus einer Reihe von Erwägungen und Vorschriften, die für diesen Dienstleistungsbereich speziell in einer Kinderklinik gelten müssen.

Es ist eine besondere und dabei durchaus oftmals schwierige Aufgabe, insbesondere der Stationsschwester und ihrer Vertreterin, die Reinemachefrauen in ihre Aufgabe einzuweisen und zu überwachen. Es sind weitgehend immer wieder die gleichen Bitten und Forderungen, die an die Frauen gerichtet werden müssen. Es hat sich als zweckmäßig erwiesen, die wichtigsten Einzelheiten auf einem Merkblatt zusammenzufassen, das sich mit folgendem Inhalt an die Frauen wendet:

- Sprechen Sie bei Dienstantritt auf einer neuen Station mit der Stationsschwester oder ihrer Stellvertreterin alle Einzelheiten durch, die für diese Station speziell zu beachten sind. Fragen Sie jeden Tag nach Besonderheiten, die zu bedenken wären.

- Beachten Sie streng die Hygiene- und Isolierungsvorschriften: Schließen Sie sorgfältig die Zimmertüren. Benutzen Sie exakt die Schleusen, d. h.: die zweite Tür darf erst geöffnet werden, wenn die erste geschlossen ist. Auch beim Putzen in der Schleuse darf immer nur eine Tür geöffnet sein. Fassen Sie die Kinder nicht an. Geben Sie den Kindern keine Spielsachen, die aus dem Bett gefallen sind, zurück ins Bett. Reichen Sie keine Spielsachen oder Speisen von Kind zu Kind. Gehen Sie wie Ärzte und Schwestern anschließend an die frische Luft, wenn Sie in einem Zimmer mit Masern- oder Windpocken-Kindern waren („lüften").

- Haben Sie auf einer Station sowohl Zimmer mit Infektionskrankheiten als auch ohne Infektion, so reinigen Sie zuletzt die Zimmer mit den an einer Infektionskrankheit erkrankten Kindern.

- Bitte achten Sie mit uns auf die Sicherheit der Kinder, indem Sie versehentlich offene Bettgitter und versehentlich offene Fenster schließen, falls kletternde Kinder ins Freie stürzen könnten. Öffnen Sie Fenster nur so lange zum Lüften, wie Sie selbst im Raum bleiben.

- Sie können mitunter auch wichtige Beobachtungen machen, die Sie den Schwestern sofort melden sollten, so wenn ein Kind einen schweren Hustenanfall bekommt (z. B. bei Keuchhusten), einen Krampfanfall (sog. epileptischer Anfall) oder erbrechen sollte.

- Zu Ihrem eigenen Schutz ist darauf zu achten, daß Schwangere in den ersten drei Monaten der Schwangerschaft nicht zur Reinigung von Zimmern mit an Röteln erkrankten Kindern herangezogen werden sollen. Sollte dies versehentlich doch geschehen sein, wird um sofortige Benachrichtigung des Chefarztes oder des Oberarztes gebeten, damit Gegenmaßnahmen ergriffen werden.

92 Richtiges Verhalten bei Bränden im Krankenhaus

Telefon-Notrufe: Feuerwehr 112 im ganzen Bundesgebiet einheitlich.
Krankenwagen und Polizei 110 im ganzen Bundesgebiet einheitlich.

Vorausdenken für den Notfall. Jede aktuelle Katastrophensituation, wie sie ein Brand im Krankenhaus hervorrufen kann, bringt so viel Unvorhersehbares, daß unbedingt vorausschauend *soviel Vorsorge wie nur möglich* getroffen werden muß. Das heißt:

- den Ernstfall durchdenken, durchsprechen, durchspielen. Am besten Unterricht und Übung durch einen Brandmeister der Feuerwehr. Brandschutzordnung in Ruhe lesen!

- Überblick schaffen über die im Krankenhaus gegebenen Möglichkeiten zur Bekämpfung eines Feuers: Löschgeräte, Alarmanlage. Gebrauchsanweisung von Feuerlöschern lesen!

- Ortskenntnisse im Arbeitsbereich sich verschaffen unter dem Gesichtspunkt eines Brandes mit Qualmentwicklung und evtl. zusätzlicher nächtlicher Dunkelheit. Zwei Fluchtwege bedenken, falls der eine verstellt ist. Treppenhäuser und Türen nach außen erkunden im Wissen, daß Aufzüge bei einem Brand nicht benutzt werden dürfen.

92 Richtiges Verhalten bei Bränden im Krankenhaus

Es brennt! *Ruhe bewahren, und klaren Kopf behalten.* Die Ruhe der Schwester muß auf die anvertrauten Kranken ausstrahlen und eine Panik verhindern!

Türen schließen beim Verlassen des Brandraumes, damit das Feuer möglichst lange auf den Herd beschränkt bleibt, Rauch und Hitze sich nicht so leicht ausbreiten können!

Sofort Feuerwehr verständigen über Feuermelder oder Telefon, auch wenn eigene Löschversuche möglich sind! (Keine Angst vor Kosten bei einer letztlich vielleicht unnötigen Alarmierung. Ein Feurwehreinsatz bei Feuer und Menschenrettung ist immer kostenlos!) Jede Schwester, jede Schwesternschülerin ist zum Notruf befugt, durch Kompetenzdenken verliert man wertvolle Zeit!

Bei telefonischer Brandmeldung sich auf das folgende einstellen:

4 wichtige Fragen und *4 klare Antworten* (Beispiel)
1. Wo brennt es?   Krankenhaus Nord-West, Kinderabteilung
2. Was brennt?   Labor/Keller/Pflegestation/Dachstuhl
3. Menschen in Gefahr?   ja/nein/unbekannt
4. Wer meldet? Von wo?   Schwester Eva Meier, Frühgeborenenstation

Nicht nur die Feuerwehr, sondern auch andere gefährdete Personen in Kenntnis setzen, vor allem andere Krankenstationen. Dienstarzt, Chefarzt, Oberarzt, Oberschwester, technischen Dienst des Krankenhauses und Verwaltung kann auch der Pförtner nach einem Alarmplan in Kenntnis setzen!

Einen Lotsen an die Krankenhauszufahrt stellen, der den anrückenden Löschzug nach einem Alarmplan zur Brandstelle weisen kann!

Schlüssel für verschlossene Räume bereithalten.

Wichtig: *Im Brandfall niemals mit dem Aufzug (Lift) fahren!*

Kranke beruhigen und anleiten. Durch eigene Ruhe kopflose Flucht und Panik verhindern. Es sind verschiedene Situationen denkbar:

- Oft ist ein Räumen des Zimmers überhaupt nicht notwendig: der Brandherd liegt weit entfernt. Was tun? Türen schließen: Sie halten Rauch und Hitze ab, sie können helfen, daß sich das Feuer auf seinen Herd beschränkt. Fenster öffnen, es sei denn, die Verqualmung verstärkt sich dadurch!
- Oder: Die Kinder dieser Zimmer müssen zunächst noch warten, bis stärker gefährdete andere Zimmer evakuiert sind. Ruhe, Türen geschlossen halten, ein Fenster öffnen! Bei Qualmentwicklung sollen sich Kinder und Schwestern auf den Boden legen.
- Oder: Der Fluchtweg ist abgeschnitten. Was tun? Türen geschlossen halten, sie schützen vor Qualm, vor Hitze und behindern erheblich das Vordringen des Feuers. Evtl. Türe durch Wasser naßhalten. Bei Qualmentwicklung auf den Boden legen, nasses Tuch vor Mund und Nase zur Erleichterung der Atmung. Durch Zurufe oder Tücherschwenken aus dem Fenster auf sich aufmerksam machen. Nicht aus dem Fenster springen! Auf das Vordringen der Feuerwehr warten! Sie wird über die geschlossene Tür vordringen oder über Drehleiter oder durch das Sprungtuch retten. Keine Angst bei einer Rettung über die Leiter, der zu Rettende wird durch Leinen gesichert. Bei Rettung durch Sprungtuch erst auf Zuruf

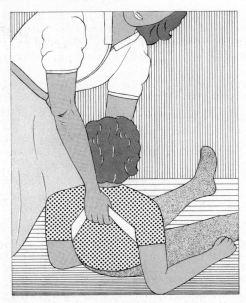

Abb. 100 **Wegziehen aus dem Gefahrenbereich.** Ein Dreiecktuch wird dem Kind unter den Achseln durchgezogen und vor der Brust geknotet. Die Helferhand faßt in der Nackengegend an.

der Feuerwehr springen, nicht auf Passanten hören; es darf immer nur eine Person springen, da das Sprungtuch erneut gespannt werden muß.

Evakuierung der Kranken und eigene Rettung. *Nach Anweisung der Feuerwehr, im Notfall nach eigenem kühlen Verstand handeln.* Nicht zimperlich sein; wenn nötig, beherzt zugreifen. Klare und feste Anordnungen, durch Ruhe Vertrauen schaffen!

Transport der Kranken im fahrbaren Bett, Leichtkranke zu Fuß, Kleinkinder in einer Decke tragen. Notfalls kann ein Kranker auch auf einem Bettuch liegen oder mit Hilfe eines um die Brust geschlungenen Tuches aus dem Gefahrenbereich gezogen werden (Abb. 100) oder behelfsmäßig getragen werden (Abb. 101 und 102). Bei reichlicher Rauchentwicklung ist die beste Technik diejenige, bei der Patient und Retter nahe am Boden bleiben, da dort die Verqualmung regelmäßig geringer ist.

Heiße Türen auf dem Fluchtweg nicht öffnen, dahinter tobt das Feuer! Anderen Weg zur Flucht suchen. In einem verqualmten Gebäude soll man sich möglichst in Bodennähe an der Wand entlangtasten, so findet man bestimmt einen Ausgang (Türe, Fenster, Balkon).

Gerettete Kranke und Personal bei der Einsatzleitung melden, um über noch vermißte Personen einen Überblick zu haben. Ins Freie evakuierte Kranke müssen außerhalb des Gefahrenbereichs ungefährdet von Rauch oder abstürzenden Trümmern oder

92 Richtiges Verhalten bei Bränden im Krankenhaus

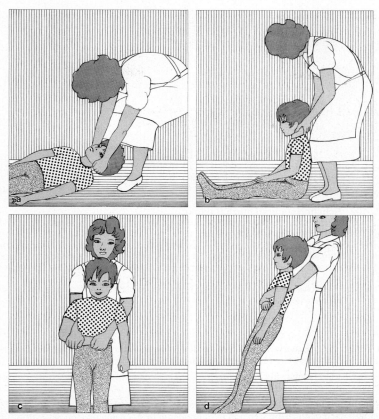

Abb. 101 **Rautek-Griff, um einen Kranken aus dem Gefahrenbereich zu ziehen.**
a) Die Schwester steht mit den Füßen beiderseits am Kopf des Kindes und umfaßt mit beiden Händen den Nacken.
b) Dann bringt sie es mit einem Schwung zum Sitzen und stützt dabei den Oberkörper mit ihren Knien.
c) Anschließend greift sie mit beiden Armen unter den Achselhöhlen hindurch und nimmt einen Unterarm des Patienten quer über dessen Leib mit dem sog. Affengriff (die Daumen bleiben oben neben den anderen Fingern!).
d) Die Schwester richtet sich auf, beugt sich zurück und zieht nun das Kind rückwärtsgehend aus dem Gefahrenbereich.

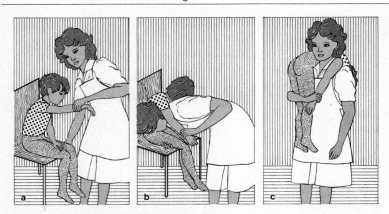

Abb. 102 **Schultertragegriff (nach Rautek).**
a) Die Schwester steht vor dem auf einem Stuhl oder am Bettrand sitzenden Kind und nimmt dessen rechten Arm am Handgelenk.
b) Dann beugt sie sich und zieht diesen rechten Arm über den eigenen Nacken; der andere Arm umfaßt beide Kniekehlen des Kindes und hebt und schiebt damit den Körper noch weiter über die eigene (rechte) Schulter. Schließlich faßt diese Hand der Schwester das Handgelenk des Kindes.
c) Nun hat die Schwester wieder ihre linke Hand frei; sie stützt sich am eigenen Oberschenkel ab und richtet sich auf.

der Tätigkeit der Feuerwehr gelagert werden, ohne daß die Angriffswege der Feuerwehr oder Rettungswege für andere Personen blockiert sind.

Eigene Löschversuche. Bei Löschangriffen auf ein ausgebrochenes Feuer sollen möglichst mehrere Personen zusammenarbeiten und folgendes beherzigen:

- Möglichst gebückt oder kriechend vorgehen, da Flammen, Hitze und Rauch sich immer nach oben ausbreiten und in Fußbodennähe noch am meisten Sauerstoff für die eigene Atmung zur Verfügung steht.
- Türen wegen Stichflammengefahr vorsichtig öffnen, dabei die Tür als Schutzschild nutzen, kurz abwarten und erst dann in den Raum eindringen und spritzen. Muß ein Löschversuch in diesen Raum abgebrochen werden, Türe stets wieder schließen!
- Feuer immer von vorn nach hinten und von unten nach oben bekämpfen!
- Immer darauf achten, daß ein Rückzugsweg offenbleibt! Niemals Feuer im Rücken dulden!

Folgende Arten von *Feuerlöschern* stehen zur Verfügung:

Wasserlöscher. Einsatz bei Bränden mit festen brennbaren Stoffen. Innerhalb des Krankenhauses finden sich, in Wandkästen mit einem roten „F", Wasserhydranten, die Strahlrohr, Schlauchtrommel und Ventil enthalten. Man muß das Strahlrohr entnehmen, die Schlauchtrommel herausschwenken, den Schlauch ganz abrollen, dann das Ventil öffnen. Am besten halten zwei Personen das Strahlrohr, sie hocken oder knien dabei am besten auf dem Boden. Sprühstrahl oder Vollstrahl kann bei einem Mehrzweckstrahlrohr erzeugt werden.

Pulverlöscher. Einsatz bei Brand von brennbaren Flüssigkeiten, Gasen oder von brennbaren festen Stoffen. Löschmittel ist Staub, der den Brandherd umgibt, den Rauch verdrängt, die Hitze abhält und das Feuer durch Sauerstoffentzug erstickt. Löschentfernung 3–4 Meter. Kommt man näher heran, könnte loses Brandgut aufgewirbelt und verschleudert werden, wodurch der Brandherd sich vergrößern kann. Wegen der kurzen Spritzdauer dieser Behälter darf der Feuerlöscher erst am Brandherd in Tätigkeit gesetzt werden.

Kohlendioxidlöscher. Einsatz nur dort, wo das brennbare Gut nicht verunreinigt werden soll (Labor und Operationssaal mit empfindlichen Geräten). Die Löschwirkung ist relativ gering und beruht auf einer Verdrängung des Luftsauerstoffes durch Kohlendioxid.

Brennende Menschen können durch Wasser- und Pulverlöscher abgelöscht werden. Man kann die Flammen meist viel einfacher mit Decken oder Kleidungsstücken ausdrücken oder durch Wälzen auf dem Boden ersticken. Kleidung, die mit brennbarer Flüssigkeit getränkt ist, muß sofort ausgezogen werden.

Brennbare Flüssigkeiten, die in Behältern brennen, können durch große Deckel oder übergeworfene Decken manchmal schlagartig abgelöscht werden.

93 Beschäftigung des kranken Kindes und Jugendlichen

Jedes ernstlich oder länger kranke Kind braucht ganz besonders seelische Hilfen, die sich der Krankheitsbelastung und dem Alter anpassen müssen: zur rechten Zeit Ablenkung und Entspannung, Mut zur aufbauenden Leistung, Anregung für Gespräche und geistige Auseinandersetzung, Anregung zum Basteln und Mitmachen im Spaß, im spannenden oder fröhlichen Spiel. Diese Hilfen dem Kind zu geben, sind vielfach eine urgeile Aufgaben einer Schwester, die sich diese nicht durch eine Kindergärtnerin oder andere soziale Betreuer nehmen lassen sollte; gewiß, sind Angehörige dieser Berufe ebenfalls auf Station tätig, so soll eine gute Zusammenarbeit gegeben sein.

Stichwortartig sei einiges genannt, was einer *Beschäftigung oder einem Spielen* dienlich sein kann. Mit einfachen Tricks kann man oft die Kinder gut unterhalten: kleine Zauberkunststücke (z. B. Finger verschwinden lassen, Knüpfspiele mit Taschentüchern), Schattenspiele (Abb. 103). Beliebt sind Scherzfragen, Rätsel und Memory (z. B. „Ich komm ins Krankenhaus", von Johanna Süßmann, Otto-Maier-Verlag, Ravensburg). Kleine Zeichnungen können sehr leicht gelingen (Beispiele in Abb. 104).

Kleckse machen und deuten kann für Schulkinder sehr spannend sein (Abb. 105). Mehr Geist verlangen Drudelzeichnungen, die jedem als Rätselzeichnung einfallen können (Abb. 106). Eine Fülle von Anregungen ist in dem Buch von Ruth Zechlin, „Fröhliche Kinderstube", Otto-Maier-Ver-

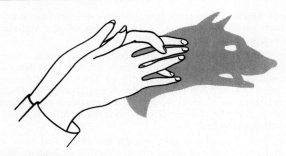

Abb. 103 **Schattenspiel.**
Eine Lichtquelle ist leicht eingerichtet, um diese überraschenden Effekte erzielen zu können (aus *M. Hertl, R. Hertl:* Das kranke Kind, 2. Aufl. Stuttgart 1986).

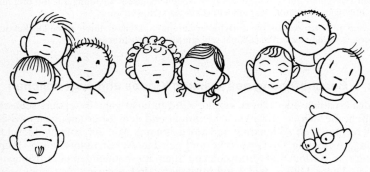

Abb. 104 So einfach ist das **Gesicht zu zeichnen.** Die Bilder sollen eigentlich keine Vorlage zu einem reinen Abzeichnen sein. Sie sollen vielmehr zeigen, wie leicht Dinge unseres Lebens in einfachen Linien und Formen zu zeichnen sind, so daß daraus eine Anregung zum eigenen Ausdruck und eigenen Gestalten wird (entnommen mit freundlicher Genehmigung aus *H. Witzig:* Einmal grad und einmal krumm, 1. Teil, Heimeran-Verlag, München 1958).

lag, Ravensburg, enthalten (s. z. B. Abb. 107). Krankheitszeit ist auch Zeit zum Lesen; die meisten Krankenhäuser haben heute eine schöne Bibliothek, die allen Altersgruppen etwas gibt.

Was ist das *richtige Spielzeug* für die einzelnen Altergruppen? Hierzu gibt es einige Regeln, die vom Arbeitsausschuß „Gutes Spielzeug" (Ulm) zusammengestellt sind (vgl. dazu Tab. 29):

Es soll der Phantasie des Kindes genügend Raum lassen. Es soll in seiner Art nicht zu vollständig und zu fertig sein, damit das Kind seine Spielideen

93 Beschäftigung des kranken Kindes und Jugendlichen

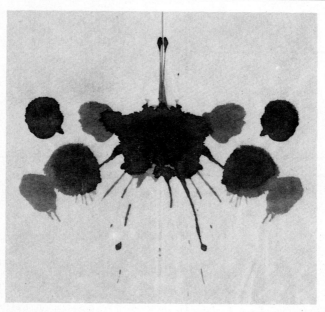

Abb. 105 **Klecksographie,** ein Such- und Ratespiel mit Klecksen. Man nimmt ein kleines Blatt saugfähiges Papier, faltet in der Mitte und bringt einige Tintentropfen dazwischen. Dann drückt man die Hälften fest zusammen und entfaltet das Blatt wieder. Das Raten, was der einzelne sieht, kann beginnen (aus *M. Hertl, R. Hertl:* Das kranke Kind, 2. Aufl. Thieme, Stuttgart 1986).

gleichsam noch hinzufügen kann. Je vielfältigere Spielmöglichkeiten gegeben sind, um so interessanter ist es für das Kind. Die Spielinhalte müssen dem Kind verständlich sein, sie sollen seiner Umwelt und seinem Vorstellungsvermögen entsprechen. Die Größe des Spielzeuges muß dem Alter des Kindes angemessen sein. Das Material soll dem Alter des Kindes und dem Spielzweck entsprechen. Die Haltbarkeit muß dem altersentsprechenden Gebrauch angemessen sein. Farben erhöhen den Reiz des Spielzeuges, übertriebene Farbigkeit stört aber häufig beim Spiel. Die Form soll bei kleinen Kindern einfach sein und frei von unnötigen Verzierungen. Konstruktion und Mechanismus des Spielzeuges sollen für die entsprechende Altersstufe verständlich sein. Die Sicherheit des Spielzeuges muß dem Alter des Kindes und dem Spielzweck entsprechen. Dazu sind besondere Überlegungen nötig, wenn Kinder verschiedener Altersstufen in einem Raum zusammenspielen. Bei der Beurteilung des Preises sollte man berücksichtigen, ob es sich um ein wichtiges und pädagogisch wertvolles Spielzeug handelt und wie lange es gebraucht wird.

434 Arbeitshilfen und Ratschläge

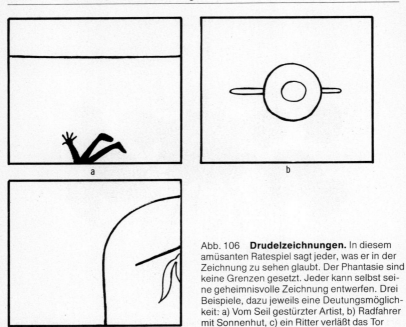

Abb. 106 **Drudelzeichnungen.** In diesem amüsanten Ratespiel sagt jeder, was er in der Zeichnung zu sehen glaubt. Der Phantasie sind keine Grenzen gesetzt. Jeder kann selbst seine geheimnisvolle Zeichnung entwerfen. Drei Beispiele, dazu jeweils eine Deutungsmöglichkeit: a) Vom Seil gestürzter Artist, b) Radfahrer mit Sonnenhut, c) ein Ritter verläßt das Tor (Lanze).

93 Beschäftigung des kranken Kindes und Jugendlichen

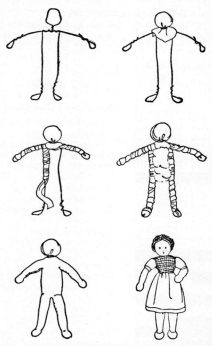

Abb. 107 **So entsteht eine kleine bewegliche Puppe** (aus *R. Zechlin:* Fröhliche Kinderstube, 9. Aufl. Otto-Maier-Verlag, Ravensburg 1956).

436 Arbeitshilfen und Ratschläge

Tabelle 29 **Das richtige Spielzeug im richtigen Alter**
Entnommen aus: Gutes Spielzeug – Kleines Handbuch für die richtige Wahl. Herausgegeben vom Arbeitsausschuß Gutes Spielzeug, Ulm. 10. Auflage, Otto Maier Verlag, Ravensburg 1967

Unentbehrliches Spielzeug ● ●
Wichtiges Spielzeug ●

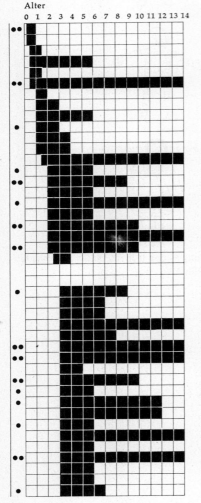

Die ersten Lebensjahre

Rassel, Beißring, Greifspielzeug
Kugelkette
Tiere aus Frottee, Gummi u. a.
Schwimmtiere
Glockenwürfel, Rasselwürfel
Ball, Plüschball
Steckspielzeug
Nachziehspielzeug
Kleiner Kastenwagen, Sandwagen
Werfpuppe
Hampelmann, Stehauf
Spieldose, Brummkreisel
Spielmöbel
Kleine Holzautos
Größerer Lastwagen
Holzeisenbahn ohne Schienen
Schlitten
Schaukelpferd, Reittiere
Teddybär u. a. Plüschtiere
Besen, Haushaltsgeräte
Sandspielzeug
Dreirad

Das Kindergartenalter

Verschiedene Fahrzeuge
Schiffe für Wanne und Planschbecken
Flugzeuge (nichtfliegend)
Gartenschaukel
Schubkarre
Puppe
Puppenkleidung und -zubehör
Kleiner Puppenwagen
Bauklötze aus Holz
Steckbaumaterial, großteilig
Aufstellspielzeug (Städte, Tiere u. a.)
Einfache Miniaturautos
Material zum Legen, Stecken, Nageln
Zeichentafel, Tafeltuch, Kreide
Fingerfarben
Wachsmalblöcke und -stifte
Große Fädelperlen, Fädelringe
Flechtblätter
Einfache Bastelarbeiten

93 Beschäftigung des kranken Kindes und Jugendlichen

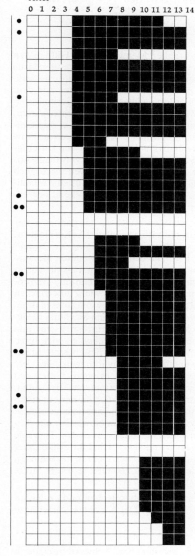

Das Kindergartenalter (Fortsetzung)

Roller, Ruderrenner u. ä.
Babypuppe und Zubehör
Puppenstube mit Puppen
Kaufladen
Zubehör zum Rollen- u. Theaterspiel
Handspielpuppen und -tiere
Große Bauelemente, Spielmöbel
Knetmaterial
Puzzle u. a. Geduldspiele
Kartenhaus
Buntpapier und Schere
Einfache Gesellschaftsspiele
Holzeisenbahn mit Schienen
Springseil
Großer Puppenwagen
Konstruktionsmaterial aus Holz
Kleinteiliges Baumaterial
Deckfarben und Pinsel

Die ersten Schuljahre

Kreisel
Dünnkernfarbstifte
Ausschneidebogen
Handarbeitsmaterial
Modelleisenbahn mit Uhrwerk
Schiffe für freies Gewässer
Katapultflugzeuge u. ä.
Rollschuhe und Schlittschuhe
Modellfahrzeuge
Webrahmen
Schwierigere Gesellschaftsspiele
Stelzen
Modelliermaterial
Konstruktionsmaterial aus Metall
Material zum Basteln und Werken
Werkzeug
Modellierbogen
Modelleisenbahn mit Batterie

Nach der Grundschule

Blasrohr, Krocket u. a. Sportspiele
Herd u. a. elektrische Geräte
Modelleisenbahn mit Netzanschluß
Experimentiermaterial
Aquarellfarben
Marionetten
Modellbau
Fotoapparat und Anleitung

94 Juristische Fragen und Probleme in der Tätigkeit der Schwester*

Kann Medizin ohne Risiko sein? Die Not des kranken Menschen sucht Hilfe in den Fähigkeiten der Medizin. Diese sind getragen von Ärzten und Schwestern, denen als weitere Helfer medizinisch-technische Assistentinnen und andere Berufe zur Seite gestellt sind. Das alte lateinische Wort „nil nocere" (niemals etwas tun, was dem Patienten schadet) steht als eine entschiedene Forderung über unserem Gesundheitswesen, über jedem Krankenbett. Auf dieses Wort haben sich alle verpflichtet: Ärzte, Schwestern und Pfleger. *Leider kann man aber nicht davon ausgehen, daß medizinische, in Heilungsabsicht angesetzte Maßnahmen nur positive und keine negativen Auswirkungen auf den Kranken haben.* Bei seiner Individualität und bei der Differenziertheit der eingesetzten Mittel kann eine Schädigungsmöglichkeit von diagnostischen und therapeutischen Bemühungen nie ausgeschlossen sein, wenn sich auch deren Wahrscheinlichkeitsgrad in fast allen Fällen übersehen und – falls eine schädigende Nebenwirkung eingetreten ist – deren Auswirkungsgrad weitgehend begrenzen läßt.

Dabei ist grundsätzlich kein Unterschied zwischen irgendwelchen Zeitspannen in der Medizingeschichte zu erkennen, und gewiß trifft die häufig geäußerte Sorge nicht zu, daß die heutige Medizin besonders gefährlich sei, da sie sich soweit von der „Natur" entfernt habe. Das Gegenteil ist vielmehr der Fall. Die heute angewandten Medikamente sind viel genauer in Wirkung und Nebenwirkung zu übersehen als die aus so vielfältigen Bereichen der Natur früher stammenden Heilmittel (Pflanzen, Tierprodukte, Mineralien). Die heutige Medizin vermag dabei sehr viel mehr zu erreichen als die der früheren Jahrhunderte, mehr Menschen zu heilen oder wenigstens in ihren Krankheitssymptomen zu bessern, die früher verstorben oder einem Siechtum entgegengegangen wären. Erzielt ist diese bessere Medizin durch intensiv-wirksame und gezielt-ansetzende Medikamente oder durch neuere Operationstechniken oder durch weitere moderne Therapien wie die Radiotherapie. Begleitet ist diese bessere Medizin aber von einem hohen Risiko an unerwünschten Nebenwirkungen, die viele dieser hochkomplizierten, eingreifenden Therapien mit sich bringen. Gutes und Erwünschtes in Diagnostik und Therapie und eine damit verbundene Belastung, Risiko und Therapiechance sind leider oft untrennbar verknüpft. Um nur ein einfaches Beispiel zu nennen: Der Chirurg muß schneiden, um einen Tumor zu entfernen. Und ein Beispiel aus unserer Zeit: Heilungserfolge bei Leukämien werden nur deshalb heute möglich, weil man den Kranken einer maximalbelastenden Therapie unterzieht. Man könnte sicherlich die Medizin in mancher Hinsicht risikoärmer machen, würde man auf risikobeladende Medikamente oder Operationstechniken verzichten. Dies bedeutete aber, auch auf die möglichen Heileffekte dieser Stoffe und Maßnahmen zu verzichten.

Manche Nebenwirkungen sind zu erwarten, im voraus zu besprechen und als Risiko vom Kranken und von den Therapeuten zu kalkulieren. Der Kranke erwartet dazu

---

* Wenn von Schwester (examinierter Krankenschwester) bzw. Schwesternschülerin gesprochen wird, sind immer auch Pfleger bzw. Pflegeschüler gemeint. Dr. jur. Norbert Hertl danke ich für die Durchsicht des Manuskriptes.

einen Rat des Arztes, er muß dann entscheiden, ob er dieses Risiko auf sich nehmen will. Manche Komplikationen im diagnostischen und therapeutischen Ablauf stellen *aber einen gänzlich unerwarteten Zwischenfall dar.* Man weiß also auch um solche Ereignisse in der medizinischen Tätigkeit, geht bei ihrer Seltenheit aber im Aufklärungsgespräch nicht unbedingt auf sie ein und kann sie auch im Einzelfall nicht sicher einkalkulieren. Aus der allgemeinen Erfahrung muß man also sich auch auf Überraschungen gefaßt machen. So sind manche Aussagen des Arztes nur „*nach menschlichem Ermessen*" formuliert.

Das Vorhaben des „nil nocere" scheint also eine Utopie und für eine eidähnliche Verpflichtung eine leere Sprachformel früher wie heute zu sein. Man muß aber die daran geknüpfte Haltung der Therapeuten anders sehen und weniger als gesichertes Versprechen, sondern mehr als fest-angestrebtes Ziel interpretieren: Eingeschlossen ist in Gedanken, daß nicht nur der Kranke, sondern auch Arzt und Schwester zu akzeptieren haben, daß eine Medizin nicht ohne Risiko sein, sondern dem Kranken auch Schaden zufügen kann. Dieses Risiko muß man bejahen und mittragen als eine prinzipiell unabweisbare Handlungsfolge im Alltag um der positiven Seiten einer Therapiemaßnahme willen. Man kann dies verkraften, wenn man *die Überzeugung hat, daß die angesetzte Maßnahme notwendig ist* (wie das Wort es sagt, für diesen Patienten, in dieser Situation) *und daß ein Unterlassen dieser Maßnahme auch eine Chance zur Heilung vergeben würde.* Entscheidend also ist die auf den einzelnen Kranken bezogene Einstellung, unter der ein Therapeut, ob Arzt oder Schwester tätig wird. So kann der wertvolle alte Grundsatz auch heute seine Tragfähigkeit beweisen: „Alles nur tun, was dem Kranken nützt, eine Hilfe sein und möglichst keinen Schaden zufügen!"

Einige Rechtsbegriffe. *Strafrecht und Zivilrecht regeln das Zusammenleben der Menschen.* Auch der Medizinbereich wird so von einer aus Erfahrung formulierten Rechtsordnung kontrolliert. Arzt und Schwester unterliegen dabei zivilrechtlich und strafrechtlich gleichen juristischen Regeln wie alle anderen Bürger. Es gibt also *für den Medizinbereich keinen gesonderten Rechtsstandpunkt.* Gewiß gibt es in der Medizin spezielle Rechtsfragen, die durchaus für jede Zeit charakteristische Färbungen neben den ewig gleichwichtigen Fragen zu Leben, Gesundheit und Besitz des Mitmenschen haben können.

Nach dem *Zivilrecht* klagt ein Geschädigter gegen den Schädiger auf Schadensersatz (Zivilprozeß); der Richter entscheidet über die Berechtigung dieser Forderung. Nach dem *Strafrecht* erfolgt eine staatliche Ahndung sozialwidrigen Verhaltens; durch ein Strafverfahren ist eine Verurteilung zu einer Geld- oder Freiheitsstrafe möglich.

Bei einer Schädigung des Kranken erfolgt eine Schuldzuweisung an die Träger der Therapie (Arzt, Schwester, Pfleger, Krankenhausträger), wenn nachgewiesen werden kann, daß dies durch Außerachtlassen der in der fraglichen Situation gebotenen Sorgfalt verschuldet wurde. *Nachzuweisen wären also ein ursächlicher Zusammenhang und fahrlässiges Verhalten.* Wir können uns in diesem Zusammenhang auf die Fahrlässigkeit, z. B. durch Nachlässigkeit und mangelnde Vorsicht, beschränken, da eine vorsätzliche Schädigung eines Kranken durch Arzt oder Pflegepersonal in aller Regel nicht vorkommt. *Wer also die erforderliche Sorgfalt außer acht läßt, handelt fahrlässig.*

Für die zivilrechtliche Seite reicht dabei aus, daß der angelegte Sorgfaltsmaßstab dem Leistungsstandard entspricht, den man von einem gewissenhaften Angehörigen des Krankenpflegeberufes erwarten kann. So werden im Krankenhausbereich Ansprüche schon deshalb einklagbar, weil die gegebene Institution diesem Maßstab nicht entsprach. Es war in einem solchen Falle ein geschlossener Vertrag zur bestmöglichen Versorgung des Kranken nicht erfüllt und deshalb eine Pflicht zum Schadensersatz gegeben. Man kann sich also nicht damit herausreden, eine gegebene Handlung sei an dem betreffenden Krankenhaus „üblich". Man fordert einen allgemein-gültigen hochwertigen Maßstab vom Krankenhausträger, vom leitenden Arzt und von der Pflegedienstleistung, was sich im einzelnen darin zeigt, wie diese um qualifizierte Mitarbeiter, um einwandfreie Geräte und auch um einen in der Fortbildung aktualisierten Wissensstand bei sich und ihren Mitarbeitern bemüht sind. Man setzt die gleichen Ziele und den Einsatz dafür beim einzelnen Mitarbeiter voraus. Ist in dieser Hinsicht das Verhalten allseits sorgfältig, kann man seiner Arbeitsleistung auch in juristischer Hinsicht sicher sein. Wer also – jeweils auf seiner Ebene – so handelt, wie es in seinem Beruf nach anerkannten Regeln angeraten und für den einzelnen Kranken erforderlich ist, handelt korrekt und nicht fahrlässig.

Der Vorwurf der Fahrlässigkeit und mangelnden Sorgfalt gilt immer einer einzelnen Handlung oder Unterlassung. Als schuldig haftend wird dabei entweder das System der Arbeit (Krankenhausorganisation) oder der einzelne getroffen.

Bei einer Beurteilung durch das Strafrecht (im Gegensatz zum Zivilrecht) zählt nicht der objektive, sondern der subjektive Begriff der Fahrlässigkeit. Es wird also entschieden, wie weit eine Schuld einer bestimmten Person selbst zugewiesen werden kann, ob sie nach ihren eigenen Kenntnissen und Fähigkeiten imstande gewesen wäre, anders zu handeln. Dies ist in einem konkreten Fall der fahrlässigen Körperverletzung oder fahrlässigen Tötung die Frage und entsprechend zu beurteilen. Nicht selten strengt ein Kläger, dem eigentlich (nur) an einem Schadensersatz liegt, ein strafrechtliches Verfahren an, weil dann, kommt es mit Hilfe des Staatsanwaltes in Gang, die Prozeßkosten von der Staatskasse bzw. dem Angeklagten zu tragen sind; mit seinen zivilrechtlichen Ersatzansprüchen hängt er sich dann diesem Schuldspruch an.

Juristen haben ihre eigene Sprache, die gerade wir Mediziner, Ärzte und Schwestern in einer Einheit gedacht, oft nicht verstehen können. Wir formulieren häufig anders; aus einem solcherart anderen Denken ergeben sich nicht selten Mißverständnisse und der Eindruck einer ungerechten juristischen Behandlung. Dies soll mit einem Beispiel belegt sein. Der Jurist sagt, daß jeder diagnostische und therapeutische Eingriff eine rechtswidrige Körperverletzung darstellt, *aber* dieser ist als Körperverletzung toleriert und erlaubt, *wenn und weil* der Patient in diesen Eingriff in seine Persönlichkeit eingewilligt hat. Dies ist also eine Definition der Medizin vom Negativen her, während wir die Medizin, getragen von Berufsgruppen, die am besten um das Heil und Wohl für den Kranken wissen, als etwas Positives ansehen und definieren würden. Die Einwilligung des Patienten wird dabei aber vom Juristen noch näher bestimmt. Sie ist nur dann rechtswirksam, wenn der Kranke die Tragweite der geplanten ärztlichen Maßnahme tatsächlich überblicken kann. Der Patient oder sein Rechtsvertreter – das sind bei einem kranken Kind die Eltern – muß dann entscheiden, ob er dies Risiko einzugehen bereit ist.

Arbeitsprinzipien der Schwester. Die Schwester, die engste Mitarbeiterin des Arztes, hat *vielfältige Aufgaben im Prozeß der Krankheitserkennung und der Therapie.* Sie arbeitet unter zweierlei Aspekten.

Einerseits hat die Schwester ihre Aufgabe zu erfüllen *aus ihrer alleinigen Verantwortung,* die sich aus ihrer Berufswahl, ihrer Ausbildung, ihrer durch das Examen begründeten Bestätigung ihres Könnens, aus einer zusätzlichen speziellen Schulung für Sonderaufgaben, aus ihrer eigenen Fortbildung und aus ihrer in Jahren gewachsenen Erfahrung ergibt. Diese Voraussetzungen bringen ihr die Weite ihrer Arbeits- und Wirkungsmöglichkeit, das Maß einer großen Möglichkeit, ihrer eigenen Fähigkeit sicher zu sein, wenn sie am Kranken handelt. Diese Weite gibt ihr aber auch ein Feld an Verantwortlichkeit, ein großes Feld, in dem sie allein verantwortlich zu bestehen hat.

Andererseits hat die Schwester in einigen anderen Bereichen die Aufgabe, *dem Arzt in einer weisungsgebundenen Abhängigkeit Assistenzhilfe* zu leisten. Dabei hat sie als Ausführende zwar nicht für die Anordnung selbst Verantwortung, sie hat aber doch für die richtige Anwendung der vom Arzt als notwendig und richtig gedachten Maßnahmen so zu wirken, wie man es ihr kraft ihrer Kenntnisse zutrauen und zumuten kann. Ohne dieses Zusammenwirken zwischen Arzt und Schwester kann es keine fruchtbare Medizin geben. Auch dieser Dienst der Schwester ist zugleich ihr Verdienst, wenn Leiden gemildert und Krankheiten überwunden werden können. Die *Verantwortungspflicht der Schwester findet dort eine klare Begrenzung,* wo sie nicht für den diagnostischen oder therapeutischen Entscheidungsansatz oder die Arbeitsorganisation, sondern nur für die Ausführung oder Überwachung einer Maßnahme verantwortlich sein muß.

Arbeitsorganisation in einem Krankenhaus. Damit man um so klarer herausheben kann, was Aufgabe, Pflicht und Verantwortung der Schwester ist, sei zunächst ein Überblick über die Rechtsgrundlagen in der Medizin gegeben, wie der Arzt und die Schwester jeweils mit ihren Augen sehen und sehen müssen.

Die verpflichtende Rechtsordnung des Gesundheitswesens geht davon aus, daß *der Arzt den Kranken behandelt.* Es besteht also eine *arztzentrierte Rechtsauffassung.* Zu dieser Behandlung gehören alle Maßnahmen, die dem Erkennen der Krankheit (Diagnostik) und der Heilung oder Linderung (Therapie) dienen. Die Behandlungsmethoden müssen den anerkannten wissenschaftlichen Erkenntnissen entsprechen, für den konkreten Fall erforderlich und ausreichend sein.

Der Arzt handelt in eigener Verantwortung entsprechend seiner Fachausbildung. Dem Pflegepersonal fehlt eine solche Ausbildung. Dieser Personenkreis darf somit nach dem Gesetz keine diagnostischen oder therapeutischen Entscheidungen treffen. Eine Schwester kann also einen Patienten weder selbständig beraten noch behandeln, selbständig, das heißt: in alleiniger Verantwortung. Diese Aufgabe des Arztes ist dem Pflegepersonal im Grunde auch nicht übertragbar. *Übertragbar, delegierbar sind nur Teilaufgaben,* für deren richtigen Ansatz und deren richtige Durchführung dem Arzt die Verantwortung bleibt. Man spricht daher neben der direkten Verantwortung des Arztes, die er für seine persönlichen Handlungen hat, im Hinblick auf die Tätigkeit der Schwester *von seiner alleinigen Anordnungsverantwortung.*

Dabei gibt es nur eine *Ausnahme: die Situation eines Notfalles.* Dann ist eine Schwester, nicht weil sie Krankenschwester ist, sondern wie jeder Bürger schlechthin verpflichtet, dem Mitmenschen die augenblicklich notwendige, bestmögliche Hilfe zu leisten. So steht es im Strafgesetzbuch. Daß eine Schwester diese Hilfe im Einzelfall besser als ein medizinischer Laie geben kann, steht außer Zweifel. Eine solche Situation gibt es vermehrt im Rahmen der beruflichen Tätigkeit einer Schwester, so daß sie auf einer Station bei einem akuten Zwischenfall nicht nur berechtigt, sondern verpflichtet ist, aus eigener Erwägung Behandlungsmaßnahmen lebensrettend anzusetzen und anzuwenden, falls dafür ein Arzt nicht schnell genug erreichbar ist. Dazu ein bekanntes Beispiel: Atemstillstand oder Herzstillstand verlangen aus eigener Entscheidung Wiederbelebungsversuche bis zum Eintreffen des Arztes. Auf einer intensivmedizinischen Station kann dazu auch eigenmächtige Intubation des Kranken gehören, wenn eine Schwester oder ein Pfleger sich diese Methode zutrauen können. Außerhalb einer sogenannten *Notkompetenz* darf somit eine Schwester einen Kranken nicht selbständig behandeln.

Man merkt manchen dieser Ausführungen sicher an, wie sehr da jedes Wort bedacht und zum Verständnis dessen, was gesagt werden will, bedeutsam ist.

Warum will die Rechtsordnung diese Zentrierung auf den Arzt? Indem so deutlich voneinander abgesetzt wird, was Sache und Verantwortung des Arztes und der Schwester ist, wird sichtbar, wie sehr man im Interesse des Kranken von einer einheitlichen Auffassung „dieser Krankheit in diesem Menschen" ausgehen will, um für den Patienten eine widerspruchslose Geschlossenheit von Diagnostik und Therapie zu erzielen. Erst bei näherem Zusehen erweist sich dieser juristische Arbeitsentwurf als eine Rahmenkonstruktion, in dessen umspanntem Feld auch die Schwester ein hohes Maß an freigestalteter Arbeit und eigener Verantwortung erhalten kann und praktisch dann auch besitzt.

Das Wirken eines therapeutischen Teams verlangt nach einer *sinnvollen Organisation* im Personellen der einzelnen Heilberufe, in den technischen Hilfsdiensten (Labor, Röntgen, Sterilisierung, Apotheke, Küche, Einkauf, Wäscherei usw.) und in der Geräteversorgung (Einkauf, Wartung und Pflege, Überprüfung der Funktionstüchtigkeit). Eine diesbezügliche Verantwortung liegt bei der Krankenhausleitung, beim leitenden Arzt und in der Pflegedienstleitung (sog. *Organisationsverantwortung*). Zur nötigen Sorgfalt in der Organisation kann die *Ausarbeitung von Arbeitsrichtlinien* gehören, nach denen sich nachgeordnete Ärzte und Schwestern u. a. zu richten haben (z. B. Medizinische Geräteverordnung). Von großer Bedeutung für die Arbeit in einem Krankenhaus ist das *Arbeitsklima* zwischen Ärzten und Schwestern, unter Ärzten oder unter Schwestern, das nicht nur von jedem einzelnen Mitarbeiter, sondern eventuell auch von bestimmten Arbeitsvoraussetzungen abhängig sein kann. Auch mangelhafte Sprachkenntnisse können einmal ein Problem zwischen Arzt und Schwester sein und damit Voraussetzung für ein Mißverständnis mit Schädigungsfolge für den Kranken. Fehler in dieser Organisation können als Organisationsverschulden juristische Konsequenzen haben.

Grundpflege und Behandlungspflege. In der Arbeit der Schwester unterscheidet man Grundpflege und Behandlungspflege. Wir müssen von diesen beiden Begriffen im folgenden ausgehen, obwohl diese sprachlich nicht glücklich sind. Gerade heute müssen wir dies so empfinden, wo wir die Arbeit der Schwester, so vielgestaltig wie sie ist, in einer geschlossenen Ganzheit sehen möchten, wie wir dies auch für den Arzt tun. Diese Zweiteilung hat längst auch zu sehr den unangenehmen Beigeschmack einer Rangordnung, als wäre die *Grundpflege* weniger wichtig und wertvoll und als würde sich der besondere, ein höherer Wert einer Schwester vor allem in der *Behandlungspflege* erkennbar machen (man glaubt es auch daran zu erkennen, wie weit die Grundpflege, vor allem in der Pflege der Erwachsenen, dem Hilfspersonal überlassen wird).

Grundpflege ist vordergründig wichtige Aufgabe der examinierten Schwester! Die für den Kranken in menschlicher Hinsicht zunächst und vor allem wichtigen Hilfen werden ihm im Rahmen der Grundpflege gegeben: Zeichen der mitmenschlichen Nähe, Verständnis für sein Leiden, Rat und Vorbild zur Geduld, Mut zur Überwindung, Stärkung in der Angst. In recht wirkungsvoller Weise kann man dies nur mit Kenntnis und Erfahrung einer vollausgebildeten (examinierten) Schwester, nicht schon mit dem Eingangswissen einer Schülerin oder des Pflegehilfspersonals. Zudem erfährt die pflegende Person sehr viel in dieser Nähe zum Patienten, was für diesen Krankheitsfall als Erkenntnis bedeutsam ist. Auch dies geht im Bestreben, Individualmedizin zu treiben, in das Mosaikbild der ärztlichen Diagnostik ein und wird im Rahmen der Therapie gebührend berücksichtigt. Und zudem: Wenn eine Schwester dem Kranken mit ihrer menschlich-wohltuenden und mütterlichen Fürsorge Unruhe und Spannung nehmen und Schmerz vermindern kann, ist dies unserer Alltagserfahrung nach schon ein wichtiger Teil der spezifischen Behandlung des Leidens, das zur Krankenhausaufnahme geführt hat.

Wir sehen, daß wir gerade unter der heute gewandelten Auffassung von den Schwerpunkten einer patientenzentrierten Medizin den Begriffen einer Grundpflege oder Behandlungspflege, wie sie bisher verstanden und bewertet wurden, nur skeptisch gegenüberstehen können. Beide Begriffe definieren keine scharf-abgegrenzten Aufgabenbereiche, vielmehr gehen deren Einzelheiten in Grenzbereichen ineinander über. Dennoch, aus didaktischen Gründen müssen wir mehr das Trennende als das Verbindende dieser Begriffe betonen.

Probleme in der Grundpflege. Im Rahmen der Grundpflege folgt *die Schwester in eigenem Leistungsvermögen und weitgehend in eigener Verantwortung* der medizinischen Grundtendenz, Heilung und Linderung der Leiden des Kranken zu erzielen. Sie schafft damit eine entscheidende Grundlage für die speziellen diagnostischen und therapeutischen Ansätze, die vom Arzt allein oder auch von der Schwester im Rahmen der Behandlungspflege vollzogen werden.

Wo liegen Fehlerquellen in der Grundpflege? Wird die Grundpflege aus Nachlässigkeit oder mangelnder Vorsicht nicht richtig erfüllt, entstehen *Pflegeschäden:*

- Schlechte Hautpflege führt zu Entzündungen oder Dekubitus.
- Die Nahrung des Kranken darf nicht zu heiß oder zu kalt sein, sie muß der Diät entsprechen und darf nicht ungeduldig gefüttert werden.
- Mangelnde Vorsicht führt zur Übertragung von Infektionskrankheiten auf andere Patienten (oder auf den Pflegenden selbst).

Vor allem in einem Kinderkrankenhaus bestehen zahlreiche Gefahren durch Unvorsichtigkeit:

- wenn kräftige Säuglinge nicht genügend festgehalten werden oder auf dem Wickeltisch frei liegenbleiben;
- wenn Bettengitter nicht geschlossen sind oder größere Kinder niedrige Gitter übersteigen können und dann stürzen;
- wenn Strangulationsunfälle durch schlecht-sitzende Fixierungsbänder, durch Spielzeugschnüre z. B. am Spieltelefon oder durch Zuleitungsschnüre des Krankenhausrundfunks geschehen können;
- wenn die Aspiration kleiner Teilchen aus Kinderspielzeug (z. B. defektes Rasselchen) oder von Puder aus im Spiel verwendeten Puderdosen möglich ist;
- wenn Elektrosteckdosen nicht „kindersicher" sind oder wenn durch zusätzliche Verzweigungsstecker der Effekt kindersicherer Wanddosen wieder aufgehoben wird;

- wenn an Weihnachten oder an Geburtstagen Kerzenlichter im Zimmer erlaubt werden;
- wenn Desinfektionsmittel und andere giftige Substanzen in falschen Behältern aufbewahrt werden;
- wenn Kinder mit Plastiktüten spielen dürfen;
- wenn ein Fenster in einem Zimmer mit unbeaufsichtigten Kleinkindern offenbleibt.

Ein vieldiskutiertes Thema ist in diesem Zusammenhang die Frage, ob bei *Entlassung eines Kindes* die übergebende Schwester verpflichtet ist, die Legitimation des Abholenden zu überprüfen. Hier geht es zum Beispiel bei geschiedenen Ehen um das alleinige Sorgerecht eines Elternteiles. Es ist auch schon die Sorge einer Entführung eines Kindes geäußert worden. Wenn der Abholende nicht mit demjenigen identisch ist, der das Kind ins Krankenhaus gebracht hat, oder wenn während des Besuchszeit die klare familiäre Beziehung zum Kind nicht erkennbar wurde, sollte bei der Entlassung Rückfrage beim Erziehungsberechtigten erfolgen. Wird ein Kind nicht von den Eltern, sondern von einem Dritten abgeholt, empfiehlt sich immer Rückfrage oder Vorlage einer Legitimation, es sei denn, der Abholende ist der Schwester hinreichend bekannt.

Außerordentlich große Probleme kann die *Beaufsichtigung von sehr lebhaften, vielleicht erethischen Kindern sowie von Aufstehkindern* bringen, wenn diese schlecht erzogen, verhaltensgestört oder geistig retardiert sind. Den Auftrag aus dem mit dem Krankenhaus geschlossenen Vertrag, für die Sicherheit der Kinder und Jugendlichen zu sorgen, muß mit allen Möglichkeiten nachgekommen werden. Gewiß kann jede Schwester immer nur einen begrenzten Rahmen durch ihre direkte Anwesenheit übersehen. Sie hat aber in einer Sorge, ein Kind könnte, unzureichend beaufsichtigt, eine Dummheit zum eigenen Schaden oder zum Schaden anderer machen, dies weiterzumelden an die leitende Schwester und/oder an den diensthabenden Arzt. So könnte z. B. eine alleinpflegende Nachtschwester schnell überfordert sein. Die Entschärfung einer solchen Situation kann dann durch ein Beruhigungsmittel, durch Anbinden des Kindes oder durch ein Gitterbett mit Dachaufsatz erfolgen. In bestimmten Fällen wäre auch eine Verlegung in eine kinderpsychiatrische Abteilung oder die vorzeitige Entlassung denkbar. Bei verhaltensgestörten Kindern muß man auch einmal befürchten, daß andere, kleinere Kinder in einem anderen oder im gleichen Zimmer geschlagen oder über die Maßen geängstigt werden.

Ein besonderes Problem ist das *Weglaufen eines Kindes,* ein Verschwinden ohne Vorzeichen. Hier entstehen für eine Klinik aufregende Stunden, bis das Kind wieder gefunden ist. Meist ist es aus Heimweh nach Hause gelaufen und glücklicherweise ist ihm nichts passiert.

Probleme in der Behandlungspflege. In der Behandlungspflege bringt *die Schwester unterstützende Leistungen für die direkte Tätigkeit des Arztes.* Die Anordnungsverantwortung liegt beim Arzt. Die fach- und sachgerechte Durchführung der ärztlichen Anordnungen im Pflegebereich bringt die Schwester eigenverantwortlich. Man spricht von ihrer *Durchführungsverantwortung.*

Sie muß sich also, wenn sie eine Anordnung, einen Auftrag übernimmt, einerseits den Inhalt dessen, was von ihr verlangt wird, genauestens merken (eventuell mit schriftlicher Notiz), anderseits aber sich sogleich darüber *Rechenschaft geben, ob sie sich auch in der Lage sieht, diese Aufgabe zu erfüllen.* Diese kritische Prüfung ist auch für den Arzt von entscheidender Bedeutung, da er bei der Übergabe eines Auftrages auch mit der korrekten Ausführung rechnet. So trägt eine Schwester auch die sogenannte *Übernahmeverantwortung.* Merkt sie erst während ihrer Bemühungen, die gestellte Aufgabe auszuführen, daß sie dies nicht kann (mangels Erfahrung, mangels Geschick, wegen unerwarteter Schwierigkeiten beim Patienten oder aus eigener Schwäche, z. B. in einer Übermüdungsphase), hat sie unverzüglich dies mitzuteilen und den Auftrag begründet zurückzugeben.

Noch mehr als in der Grundpflege hat *der Arzt in diesem Zusammenhang die Aufgabe der Beaufsichtigung, Anleitung und Überwachung der Tätigkeit des Pflegepersonals.* Einige Grundsätze muß er besonders hochhalten, um seinerseits die besten Voraussetzungen für eine erfolgreiche Arbeit zu schaffen:

- *Die ärztlichen Anordnungen müssen klar sein,* möglichst schriftlich erfolgen mit Angaben des Namens des Kranken oder als Diktat an die Schwester. Üblich sind auch Eintragungen in das sogenannte Verordnungsbuch, das in vielen Krankenhäusern aufgelegt ist. Besonders problematisch sind telefonische Anordnungen, hier ist größte Vorsicht geboten. Hat die Schwester etwas nicht richtig verstanden (im Wortlaut oder nach dem Sinn der Sache), ist sie zum Nachfragen verpflichtet. Sonst käme sie in Konflikt mit dem Begriff der Übernahmeverantwortung: Der Arzt ginge irrtümlich davon aus, seine Anordnung sei richtig verstanden und die Aufgabe übernommen worden; in der Wirklichkeit träfe dies aber eventuell so nicht zu.
- *Der Arzt muß selbst laufend kritisch prüfen,* ob von ihm festgelegte Vorschriften und Richtlinien, die verbindlich für bestimmte Situationen in seiner Klinik sind, noch vernünftig oder ausreichend sind, ergänzt, ersetzt oder aufgehoben werden müssen.
- Einzelne Aufgaben können *nur solche Schwestern* übernehmen, die *die dafür nötigen qualifizierten Kenntnisse, Fähigkeiten und Fertigkeiten wirklich besitzen.* Ausbildung in der Krankenpflege mit Examenabschluß läßt eine weitgehende diesbezügliche Vermutung zu, diese allein reicht aber nicht aus. Hinzu kommt natürlich aus der Berufstätigkeit eine eigene Erfahrung, eine von Jahr zu Jahr steigende Erfahrung. Ferner kann man davon ausgehen, daß Kenntnisse in der Pflicht zur Fortbildung im Beruf zugewachsen sind. Vom tatsächlichen Kenntnisstand muß sich aber der Arzt, die leitende Schwester und die Pflegedienstleistung zunächst direkt überzeugen. Für manche Leistungen sind zusätzliche Ausbildungszeiten nötig, z. B. für die Tätigkeit innerhalb der sogenannten Intensivmedizin. Auf Injektionstechniken und ihre Beherrschung wird besonders eingegangen.
- Die Anordnungsverantwortung des Arztes schließt ein, daß er der Schwester keine Aufgaben übertragen darf, die über den Rahmen einer routinemäßigen Durchführung hinausgehen, *keine Aufgaben also, die für die Schwester unübersehbare Gefahren einschließen* und somit die Möglichkeit der fachgerechten Wahrnehmung und situationsbezogenen Reaktion in Zweifel ziehen. Also muß der Arzt z. B. die Wirkung und Gefährlichkeit eines Medikamentes angemessen berücksichtigen und, falls er dabei der Schwester einen Arbeitsauftrag gegeben hat, eventuell durch persönliche Anwesenheit die Gefahrensituation absichern.

Von den leider *sehr zahlreichen Situationen, in denen einer Schwester zum Nachteil des Kranken Fehler unterlaufen können,* seien nur einige angedeutet:
- oberflächliche Beobachtung eines Kranken, unzureichende Weitergabe der Beobachtungen;

- schlechte Führung des Krankenblattes, so daß wichtige Untersuchungsergebnisse für die ärztlichen Entscheidungen nicht zur Verfügung stehen; fehlerhafte Eintragungen, die den Arzt zu falschen Schlußfolgerungen führen;
- fehlerhaftes Anlegen von Verbänden, insbesondere von zirkulären Verbänden an den Extremitäten, die zu Durchblutungsstörungen führen; schlechte Polsterung von Schienen mit der Gefahr eines Dekubitus;
- fehlerhafte Temperaturregulierung bei Flüssigkeiten, die für Spülungen (Haut, Blase, Darm) verwendet werden; Herstellen unrichtiger Verdünnungen, z. B. von Desinfektionsmitteln oder von Spülflüssigkeiten;
- falsche Temperatureinstellung von Wärmekissen auf dem Operationstisch oder von Lichtbügeln auf der Station mit nachfolgender Verbrennung; zu heiße Wärmeflaschen;
- mangelhafte Fixierung des Kranken auf dem Operationstisch mit ungenügender Polsterung und anschließenden Lähmungen;
- mangelhaftes oder fehlerhaftes Anbringen der elektrischen Pole beim elektrischen Operieren mit lokaler Verbrennungsgefahr;
- falsche Einstellung des Inkubators, mangelnde Desinfektion; unzureichende Wartung der Beatmungsgeräte, falsche Schlauchführung, unzureichende Überwachung während der Beatmungstherapie;
- unzureichende Vorsicht, wenn bei Kleinkindern über Kopfvenen Infusionen und über Magensonden Nahrung eingebracht wird und die Gefahr besteht, daß Nahrung versehentlich intravenös eingegeben wird (durch markierte Fähnchen „Vene", „Nahrung" läßt sich dies vermeiden).

Auf zwei Gebiete muß besonders eingegangen werden: auf den Umgang mit Medikamenten und auf die Durchführung von Injektionen, Infusionen, Blutentnahmen und Bluttransfusionen.

Umgang mit Medikamenten einschließlich Infusionen und Injektionen. Zur rechten Zeit, in richtiger Dosis das richtige Medikament dem Kranken zu geben, ist eine eigenverantwortliche Aufgabe der examinierten Schwester. Gemeint sind in diesem Zusammenhang in erster Linie die oral applizierbaren Medikamente, die rektalen Suppositorien und die Einläufe. *Die Schwester muß sich dabei auf eine klare Anordnung des Arztes stützen können,* die normalerweise schriftlich fixiert ist. Fehlen ihr diese klaren Angaben, ist sie zur Nachfrage verpflichtet. Die Sorgfaltspflicht verlangt bei telefonischer Anordnung, daß die Schwester ihre schriftliche Notiz zur Kontrolle noch einmal vorliest. Bei schwierigen Sachverhalten kann sie eine direkte schriftliche Anordnung durch den Arzt verlangen.

Im engeren Rahmen ihrer eigenständigen Tätigkeit hat die Schwester zu bedenken,
- daß Medikamente nur in Originalbehältern entgegengenommen und aufbewahrt werden,
- daß Lagerungsvorschriften und Verfallsdaten exakt beachtet werden,
- daß Medikamente des Betäubungs- und Suchtmittelgesetzes abgeschlossen aufbewahrt und diesbezügliche Listen genau geführt werden.

Zieht die Schwester für den Arzt Spritzen auf, muß die leere *Ampulle zur Prüfung unaufgefordert bereitgehalten* werden. Sind es mehrere Spritzen für mehrere Kinder, ist es besser, an jede Spritze eine Papierfahne zu kleben mit dem Namen des Patienten und dem aufgezogenen Medikament.

Injektionen, Infusionen, Blutentnahmen und Bluttransfusionen sind Aufgaben des Arztes. Über die *Ausführung von Injektionen durch die examinierte Schwester* ist gerade in den letzten Jahren viel diskutiert worden. Die Standorte sind mittlerweile klar abgegrenzt. In der Zwischenzeit liegen Stellungnahmen der Bundesärztekammer, der Krankenpflegeverbände und der Deutschen Krankenhausgesellschaft (DKG) u. a. vor, die in sich deckungsgleich sind und die auch mit den folgenden Ausführungen übereinstimmen.

Subkutane und intramuskuläre Injektionen können der Schwester zur eigenverantwortlichen Durchführung angeordnet werden, wenn man sich ihrer fachlichen Qualitäten sicher ist. In manchen Kliniken existiert ein „Spritzenschein", der einer Schwester ausgestellt wird nach genügender Einweisung und nachdem sie unter Aufsicht bewiesen hat, daß sie eine bestimmte Zahl intramuskulärer Injektionen einwandfrei ausgeführt hat; auch Juristen raten zu einem solchen Spritzenschein, weil er in einem Zweifelsfall einen überzeugenden Nachweis für die korrekte Einübung dieser Handlungsweise darstellt. *Intravenöse Injektionen* erfolgen nur durch den Arzt. Auch in eine liegende Venenpunktionsnadel oder in den Schlauch kann normalerweise eine Schwester nicht injizieren. *Sonderregelungen* gibt es nur nach einer weiteren Fortbildung, wobei nicht nur diese Techniken besonders einzuüben sind, sondern auch ausreichender Unterricht in der Pharmakologie und Toxikologie der zu injizierenden Stoffe vonnöten ist. Diese Ausweitung der Schwesterntätigkeit ergibt sich praktisch nur für die Arbeit *auf einer Intensivabteilung* und dort ist sie wohlbegründet bei den dringenden besonderen Problemen, die Kinder und Jugendliche dort ständig bieten.

Infusionsflaschen können von einer examinierten Schwester am liegenden System ausgetauscht, das heißt neu angesetzt werden, wenn ihr Inhalt durch ärztliche Anordnung klar bezeichnet ist. Eigenständig verantwortlich ist der Schwester die Prüfung der Flasche (keine Trübung, einwandfreier Verschluß?) und der richtige Anschluß ans Infusionssystem auferlegt.

Für die Zugabe von zusätzlichen Medikamenten in die Infusionsflasche bedarf es ebenfalls genauer ärztlicher Angaben in bezug auf die Person des Patienten, die Art und Menge des Medikamentes und des Zeitraumes der Verabreichung. Was in die Flasche gegeben wurde, ist an der Infusionsflasche zusätzlich zu vermerken.

Eine *Bluttransfusion* ist immer eine ärztliche Aufgabe. Der Arzt muß die Übertragung einleiten, die Verträglichkeit mit eigenen Augen prüfen, und er muß dies auch in eigener Person weiterhin tun, wenn noch eine weitere Konserve beim selben Patienten angehängt werden muß. Er kann sich aber bei einwandfreier laufender Transfusion von einer ausreichend ausgebildeten Schwester vertreten lassen, wenn er sich sicher weiß, daß diese der Risikolage dieser verantwortungsvollen ärztlichen Aufgabe entsprechen kann.

Besonders verantwortungsreich ist der *Umgang mit Zytostatika*. Mit Blick auf den Kranken müssen Dosierungen, Verdünnungen und Infusionszeiten besonders streng beachtet werden. Die Schwester muß aber auch im eigenen Interesse besonders sorgfältig mit den Substanzen umgehen, um sich vor Schäden zu bewahren. Es sind lokale Schäden an der Haut, an Schleimhäuten und Augen. Zusätzlich muß noch daran gedacht werden, daß diese Substanzen mutagene, teratogene und karzinogene Wirkungen haben können, falls sie in den Körper und Stoffwechsel aufgenommen werden. Alle Gefahren sind vermeidbar durch das Tragen von Handschuhen und einer Brille als Augenschutz beim Verdünnen und Aufziehen solcher Medikamente, sowie durch Arbeit in einem sog. Abzugkasten.

Schweigepflicht. Die Schweigepflicht verletzt, wer unbefugt (das heißt, ohne Einwilligung des Kranken) ein fremdes Geheimnis offenbart, das ihm als Arzt oder Angehöriger eines anderen Heilberufes anvertraut oder bekannt wurde.

Die Schweigepflicht gilt *grundsätzlich auch gegenüber Verwandten* und anderen nahestehenden Personen, selbst wenn diese sich in gut gemeinter Besorgnis nach dem Befinden des Kranken erkundigen wollen. Erst die Befreiung von der Schweigepflicht läßt ein solches Gespräch zu. Für *Kinder, deren Eltern geschieden sind,* kann sich das Recht, Auskünfte zu bekommen, eventuell nur auf einen Elternteil beschränken (Sorgerecht). *Ab dem 14. Lebensjahr eines Kranken* muß die Schweigepflicht eventuell auch auf die Eltern dieses Jugendlichen erweitert werden, erst eine nähere Besprechung mit dem kranken Jugendlichen macht Arzt und Schwester den Eltern gegenüber aussagefähig. Eine diesbezügliche schwierige Situation könnte sich bei einem 15jährigen Mädchen z. B. einstellen, wenn es wegen eines Abortus im Krankenhaus liegt. Aus höherwertigen Gründen würde die Schweigepflicht in einer solchen Situation aber eventuell entfallen, wenn für die Behandlung und die weitere Lebensführung der besondere Beistand der Eltern notwendig und nur so zu erhalten wäre. Die Grenze von 14 Jahren ist nicht willkürlich gezogen: Ab diesem Alter ist eine Person im juristischen Sinne strafmündig.

Im Krankenhaus kann es durchaus gelegentlich schwierig sein, die Schweigepflicht exakt zu erfüllen. Am leichtesten fällt es, am *Telefon* unbekannten oder nicht sicher identifizierbaren Personen keinerlei Angaben zu machen. Hält man sich aber zu einer telefonischen Auskunft berechtigt, ist ein Mithören von Unbefugten unbedingt zu vermeiden (keine offenen Türen!).

Fieberkurven und andere Krankenunterlagen müssen gut verwahrt werden, sie können nur in gut bedachten Fällen vor der ärztlichen Visite ins Krankenzimmer gelegt werden. Wieweit Angehörige während einer Besprechung mit dem Kranken (ob durch Arzt oder Schwester) im Zimmer bleiben können, muß im Einzelfall entschieden werden. Im Kinderkrankenhaus werden in aller Regel die Eltern in die ärztliche Visite einbezogen. Eltern anderer Kinder im gleichen Zimmer müssen aber inzwischen den Raum verlassen.

Mitwirkung in der Aufklärung? In der Aufklärung des Kranken oder seiner Angehörigen mitzuwirken, ist auch für die Schwester eine wichtige Aufgabe. Hier ist aber in Einzelheiten sehr zu differenzieren, und dies gerade aus juristischen Gründen.

Die *Aufklärung über Diagnose, Prognose und Therapie,* eine Aufklärung über Risiken bei diagnostischen Eingriffen oder therapeutischen Verfahren ist *allein Aufgabe des Arztes.* Die Schwester ist in diese Aufgabe auch dann im Grunde nicht einbezogen, wenn sie Vordrucke und Merkblätter dem Kranken oder seinen gesetzlichen Vertretern im Auftrag des Arztes übergibt mit dem Hinweis, dies genauestens studieren zu sollen. Diese Blätter der schriftlichen Aufklärung ersetzen nämlich das Aufklärungsgespräch nicht, zu dem der Arzt verpflichtet ist. Gewiß gibt es viele Kranke oder ihre gesetzlichen Vertreter, die nach dem Studium dieser schriftlichen Basisinformation keine weiterführenden Fragen mehr an den Arzt haben und ihr Einverständnis durch Unterschrift bestätigen. Andererseits haben andere Kranke oder Eltern noch weitere Überlegungen und Bedenken, die sie dann – eventuell durch die Schwester vermittelt – an den Arzt richten. Eine Schwester sollte sich also gar nicht darauf einlassen, Fragen beantworten zu wollen, die in den juristisch scharf-gefaßten Rahmen der Aufklärungspflicht gehören.

94 Juristische Fragen und Probleme

Was sich in den letzten Jahren bei uns eingebürgert hat, ist ein sehr vernünftiges und brauchbares System der sogenannten *Stufenaufklärung:* Die Merkblätter aus dem perimed-Verlag (zur Zeit rund 300 für diagnostische und therapeutische Eingriffe) enthalten klare Angaben zum Vorhaben des Arztes mit den wichtigen Risiken, die dabei bewußtgemacht werden sollen. Mit dieser schriftlichen Darlegung erhält der Kranke nicht nur die Möglichkeit, ohne Zeitdruck alles zu lesen; es wird dabei mancher schwierige Sachverhalt in gut verständlicher Sprache genauestens abgehandelt und zudem ist damit die Gewähr gegeben, alles Wichtige tatsächlich gebracht zu haben, was im persönlichen Gespräch vielleicht zum Teil vergessen würde. Mit einem solchen, vom Kranken unterschriebenen Merkblatt ist es natürlich bei einer gerichtlichen Auseinandersetzung eventuell auch einmal viel leichter möglich, die Erfüllung der ärztlichen Aufklärungspflicht nachzuweisen.

Im mündlichen Teil des Aufklärungsgespräches kann es allerdings einmal vorkommen, daß der Arzt *die Schwester als Zeuge* hinzubittet und deren Unterschrift dann auch zu den ärztlichen Krankenblattunterlagen hinzugefügt wird.

Aufklärung des Kranken ist aber noch viel weiter zu fassen und in weiterer Interpretation dann auch eine typische Aufgabe der Schwester. Darauf sei hingewiesen, ohne daß dies juristisch relevant ist. In Diagnostik und Therapie besteht für die Schwester vielfach Anregung und Notwendigkeit, den Kranken auf ein richtiges Verhalten hinzuweisen. Man könnte von der *Sicherungsaufklärung* sprechen, damit ein Eingriff gelingen kann oder eine Therapieform gut vertragen wird. Auch *in den vielschichtigen Gesprächen mit dem Kranken,* die sich doch in erster Linie um die Inhalte von Diagnose und Therapie bewegen, sollte eine Schwester nicht zu ängstlich sein, ihre persönliche Erfahrung und Einstellung einzubringen, zumal dies in der Regel der Beruhigung und Ermunterung des Kranken dient.

Übertragung pflegerischer Tätigkeiten auf Angehörige. Heute kommt im Krankenhaus häufiger die Frage auf: Wie sieht es mit der Haftung aus, *wenn Angehörigen von Kranken Pflegeaufgaben übertragen werden?* Dies gilt vor allem für ein Kinderkrankenhaus, in dem viele Mütter in liberalisierter Besuchszeit oder unter stationärer Mitaufnahme die Pflege und Beobachtung ihrer Kinder mit übernehmen. Dies gilt auch für Wochenbettstationen, in denen Mütter im Rooming-in ihre Neugeborenen versorgen.

Einige typische Zwischenfälle seien aufgezählt, um an ihnen dann die Verantwortlichkeit einer Schwester zu verdeutlichen:

- Kinder mit Enteritis, mit Neigung zum Erbrechen oder mit Diabetes mellitus erhalten durch eine nachgiebige Mutter nicht in der angeordneten Strenge ihre Diät, der Heilverlauf ist dadurch kompliziert.
- In Abwesenheit der Schwester fällt der pflegenden Mutter ihr Kind vom Wickeltisch; Commotio und Schädelfraktur sind die Folge.
- Ein schützendes Gitter am Bett wird von der Mutter oder einem anderen Angehörigen nicht geschlossen, der Kranke stürzt heraus und zieht sich Frakturen zu.
- Eine Mutter im Rooming-in übernimmt die Kontrolle einer Infusion; sie wird eingewiesen, merkt es aber sehr spät, daß die Flüssigkeit paravenös gelaufen ist.
- Ein Angehöriger übernimmt eine Sitzwache, um die Atmung zu überwachen; er schläft ein, der tödliche Atemstillstand wird nicht erfaßt.
- Auf einer Kinderstation wird eine Mutter gebeten, während der kurzen Abwesenheit der Schwester die Aufsicht im Kinderzimmer zu übernehmen. Die Mutter

widmet sich gerade ihrem Kind, während ein anderes Kind einem Mitspieler eine Verletzung zufügt.
- Auf einer Infektionsabteilung werden Hygieneverordnungen nicht genügend erfüllt; eine Mutter respektiert nicht die Luftschleuse oder geht mit infektiösen Körperausscheidungen in gefährdender Weise um.
- Ein Diabetespatient, ein Kind in seiner Unreife, ein Erwachsener mit schweren Sehstörungen ist nicht in der Lage, sich die Insulin-Injektion selbst zu verabreichen. Ein in die Technik eingewiesener Angehöriger gibt aus Versehen eine zu hohe Insulindosis, beim Kranken kommt es zu einem hypoglykämischen Schock.
- Einer Mutter wird das Fiebermessen überlassen. Sie hält das lebhafte Kleinkind nicht fest genug; das Thermometer zerbricht, die Analregion wird verletzt.

Jeder dieser Einzelfälle verlangt eine andere juristische Interpretation, wenn man aus diesen Unglücksfällen ein Verschulden des Krankenhauspersonals ableiten wollte. Es kommt darauf an,
- ob es sich hier, um den Angehörigen überlassene Pflegeleistungen handelt, die diese auch zu Hause an ihrem Kind oder einem kranken Erwachsenen durchführen würden und dafür in aller Regel genügende Erfahrungen besitzen,
- ob es spezifische Krankenhausleistungen sind, für die eine auch dem Laien verständliche und sachlich-ausreichende Einführung gegeben werden kann und gegeben wurde,
- oder ob solche Voraussetzungen nicht vorliegen.

Einfache Pflegeleistungen, die einer Mutter zu Hause obliegen, kann man einer geistig und körperlich gesunden Mutter auch im Krankenhausmilieu zutrauen. Ein Fehlverhalten, das z. B. zum Sturz vom Wickeltisch, zum Erbrechen nach ungeschickten Füttern, zum Abbrechen des Thermometers führt, ist also dieser Mutter zuzurechnen. Es hätte ihr zu Hause genauso geschehen können.

Einer *Mutter im ersten Wochenbett* kann man allerdings noch nicht ohne weiteres zutrauen, daß sie ihr Kind beim täglichen Baden richtig hält; hier ist Anleitung und fürsorgende Hilfe bei den ersten Versuchen durch die Schwester zu geben, bis man mit gesichertem selbständigem Handeln rechnen darf. Ist eine Mutter im Wochenbett noch durch die vorangegangene Geburt geschwächt oder ist sie geistig nicht ganz zurechnungsfähig und in einer besonderen Weise pflegebedürftig *(Suchtkrankheit, Wochenbettpsychose),* kann ihr auch die Pflege und die Kontaktaufnahme zum Kind nur in einer beschränkten Weise und unter besonderer Aufsicht zugestanden werden.

Erbrechende Kinder neigen zur Aspiration der Speise, und sie können dabei in eine Lebensbedrohung geraten. Bei einer schweren Krankheit mit Erbrechen, die nicht zuletzt deshalb zur Krankenhausaufnahme führen mußte, kann eine Mutter mit dem Füttern ihres Kindes überfordert sein; selbst wenn sie selbständig handeln will und dies ihr zugestanden wird, muß durch eine beaufsichtigende Schwester eine schnell wirksame professionelle Hilfe bei heftigem Erbrechen zur Verfügung sein.

Wie ein *Gitterbett* zu schließen ist, sollte zu den ersten Inhalten eines Einweisungsgespräches der Schwester mit der Mutter gehören. Die richtige Bedienung kann nicht bei jeder vorausgesetzt werden, zumal die Verschlußtechniken variieren. Sehr wohl kann man bei einer geistig gesunden Mutter das Verständnis dafür voraussetzen, daß sie bei jeder Entfernung vom Bett das Gitter zu schließen hat.

So viele Situationen also auch im Krankenhaus gegeben sind, in denen eine Mutter wie zu Hause und damit in einer hier wie dort gegebenen eigenverantwortlichen Weise handelt, so muß doch im Krankenhaus als übergreifend wirksam eine abschirmende Funktion der Schwester gegeben sein, die nicht nur dem Wohl des Kindes, sondern auch der Kontrolle der Mutter dient. So bleibt trotz aller vorsorglichen Besprechungen mit der Mutter oder anderen Angehörigen es eine Pflicht der Schwester, z. B. in Abständen immer wieder durch die Zimmer zu gehen, nach den Gittern zu sehen, weil eben weggehende Eltern es doch einmal vergessen haben könnten.

Diese Überwachung stößt erfahrungsgemäß auch auf besonderen Widerspruch bis zur Unfreundlichkeit bei nicht wenigen *Müttern im Rooming-in,* wenn diese durch die kontrollierende Nachtschwester in der Nachtruhe gestört sind. Hier darf die Schwester nichts unterlassen, was ihr wichtig erscheint. Rücksichtnahme könnte unter unglücklichen Umständen als Verletzung der Sorgfaltspflicht ausgelegt werden.

Bei anderen der genannten Beispiele handelt es sich *um Heilmaßnahmen, die Arzt und Schwester als Aufgabe im Krankenhaus obliegen* und deren Beaufsichtigung und Kontrolle zu den typischen Aufgaben der Schwester gehören: *Infusionskontrolle, Sitzwache, Insulinmedikation.*

Will man eine solche Aufgabe an Angehörige des Kranken – mit deren Einverständnis – übertragen, so ist zuerst bei jeder Heilmaßnahme zu fragen, ob diese dafür überhaupt geeignet ist. Die Beaufsichtigung einer Bluttransfusion würde sofort ausscheiden müssen. Andere Maßnahmen, wie die Überwachung einer Infusion, können übertragbar sein, wenn man sich der Zuverlässigkeit dieser Person ausreichend sicher ist. Die hierbei nötige Einweisung soll je nach Fall nicht nur von der Schwester, sondern eventuell auch vom Arzt vorgenommen werden, indem auch dieser auf die gefährlichen Momente hinweist.

Ähnlich ist die Sachlage, wenn eine *Nachtwache durch Angehörige* übernommen wird. In einem solchen Fall kommt der Überwachung durch eine Schwester eine besondere Bedeutung zu. Diese muß nicht nur spontan ihren Kontrollgang machen und bei Zwischenfällen sofort zuspringen können, sondern auch immer wieder von neuem prüfen, ob die physische Kräfte dieses Angehörigen für die gestellte Aufgabe ausreichen (seelische Überlastung durch persönliches Leid, eigene Krankheit, Übermüdung).

Insulininjektionen durch Angehörige müssen durch Aufklärung und technische Einübung gut vorbereitet werden, es sind aber Handlungen, die mit normaler Intelligenz und Sorgfalt auszuführen sind. Viele Diabetiker und ihre Angehörigen beweisen dies täglich. Zur Bewertung einer Beschuldigung ist also entscheidend, ob diese Einweisung angemessen erfolgt ist.

Je komplizierter eine Aufgabe ist, die Angehörigen übertragen werden soll, um so wichtiger ist es, eine ausreichend erfolgte Einweisung auch *im Krankenblatt schriftlich zu fixieren.*

Hygienevorschriften dienen nicht nur einzelnen infektiös Erkrankten, sondern auch dem Schutz der Umgebung vor Ansteckung. Von allen Besuchern eines Krankenhauses ist also zu fordern, sich diesen Richtlinien zu unterwerfen. Folgen sie trotz vernünftiger Einführung nicht dieser Pflicht, müssen sie vom Besuchsrecht ausgeschlossen werden.

Schwierig ist die Haftungsfrage in jenem Falle, wo eine Mutter die *Aufsicht über fremde Kinder* übernehmen sollte. Grundsätzlich gilt, daß in einem solchen Falle die

Haftung für eventuelle Schäden dem Krankenhaus verblieben ist und im Schadensfalle das Krankenhaus einzutreten hat, es sei denn, es kann nachweisen, daß man seiner Aufsichtspflicht genügt hat und/oder daß auch bei gehöriger Aufsichtsführung dieser Schaden entstanden wäre.

Arbeitsverweigerung? Gibt es auch eine *Möglichkeit, eine aufgetragene Mitarbeit zu verweigern?* Diese Frage wurde schon bei der Besprechung der Übernahmeverantwortung grundsätzlich bejaht.

Eine Schwester ist *verpflichtet, die Übernahme einer Aufgabe abzulehnen,*
- wenn sie die betreffende Technik nicht gelernt hat und nicht kann,
- wenn eine Anordnung ihrem Ansatz nach einer gesicherten wissenschaftlichen Erkenntnis widerspricht, z. B. konträr zum Lehrbuchwissen steht,
- wenn diese Aufgabe nicht zu ihrem Fachwissen oder in ihre Berufsordnung gehört (es sei denn, diese Aufgabe ist ihr im Anstellungsvertrag direkt zugewiesen worden),
- wenn eine Schwester aus akuter Erkrankung oder Ermüdung sich außerstande sieht,
- wenn die Tätigkeit in einer erkennbaren Weise Strafgesetzen widerläuft,
- wenn, z. B. bei einem Eingriff, eine Einwilligung dazu nicht vorliegt. (Jede Einwilligung ist jederzeit widerrufbar. Wird aufgrund einer ersten Einwilligung eine Injektion durch einen Arzt angeordnet, wird sie dann aber der Schwester gegenüber von den Eltern abgelehnt, muß diese von der Injektion Abstand nehmen, natürlich unter Rückmeldung an den Arzt.)

Eine begründete Arbeitsverweigerung ist arbeitsrechtlich niemals ein Kündigungsgrund.

In einem anderen Zusammenhang kann es eine Pflicht der Schwester sein, *auf Mißstände, die sie erkannt hat, hinzuweisen* und darüber an die Pflegedienstleistung, den leitenden Arzt oder die Krankenhausleitung, am besten schriftlich, Bericht zu geben. Die schriftliche Form ist vorzuziehen, weil auf diesem Wege in der Regel eine sehr präzise Darstellung möglich und – bei eventuell späterer juristischer Konsequenz – der Nachweis der rechtzeitigen Meldung am leichtesten zu führen ist.

Bei einer Arbeitsverweigerung muß aber *eine angemessene Form gewählt werden.* Keineswegs dürfen Kranke zu Schaden kommen, wie diese z. B. durch eine abrupte Verweigerung möglich wäre, wenn die Mithilfe bei einer Operation versagt würde. Die Arbeitsverweigerung muß auch auf den typischen Rahmen des gegebenen Berufes abgestimmt sein. Sich zu weigern, Kranke mit ansteckenden Krankheiten zu pflegen, würde der Berufsordnung widersprechen. Hier gibt es nur wenige Ausnahmefälle, z. B. für eine schwangere Schwester (die selbst noch nicht an Röteln erkrankt war) bei Kontaktmöglichkeit mit Röteln.

Zur Ausbildung einer Schülerin. Nach dem Krankenpflegegesetz müssen der Schülerin *„Kenntnisse, Fähigkeiten und Fertigkeiten für die Versorgung des Kranken"* beigebracht werden, wobei die Teilnahme am theoretischen und praktischen Unterricht die gleiche Wertigkeit wie die praktische Ausbildung am Krankenbett hat (so der Text im neuen Krankenpflegegesetz vom 28. 3. 1985). Im allgemeinen Teil der Begründung des Regierungsentwurfes wird der praktischen Erfahrung eher ein Stellenwert noch über dem theoretischen und praktischen Unterricht zugewiesen.

Anlernen und Überwachen einer Schülerin obliegt neben dem Arzt der examinierten Schwester. Es ist eine spannungsreiche Aufgabe einer schon examinierten kenntnisreichen Schwester, die einer Schülerin etwas beibringen muß. Es werden in dieser Lehrtätigkeit von der Schwester Fähigkeiten erwartet, wie es in gleicher Weise auch auf dem ärztlichen Sektor üblich ist. Auch ein Chefarzt, Oberarzt und älterer Assistenzarzt hat die Aufgabe, an jüngere Ärzte etwas von seinen Kenntnissen weiterzugeben, und er kann es an diese noch unerfahrenen Kollegen nur nach guter Vorbereitung im Gespräch, unter seiner Verantwortung und strengen Aufsicht und mit seinem bangenden Erwarten tun, der junge Kollege wird es hoffentlich gut machen. Wir müssen unser Wissen und Können weitergeben, wie wir es von anderen, Älteren, Erfahrenen erhalten haben.

Die grundsätzlich richtige Forderung, daß eine Schülerin keine *subkutanen oder intramuskulären Injektionen* machen darf, ist so allgemein nicht zu halten, wenn man davon ausgeht, daß dies später ihre Aufgabe als examinierte Schwester sein wird. Irgendwann muß eine Schülerin die Technik lernen können. Dies kann nur geschehen unter direkter Anleitung und Aufsicht durch eine erfahrene, mit dieser Lehraufgabe betraute Person. Diese trägt dann die Verantwortung für die richtige Durchführung. Die gleiche Abhängigkeit besteht dann, wenn eine Schülerin Ampulleninhalt für den Arzt in eine Spritze aufzieht oder Infusionen umhängt oder einer Infusion weitere Medikamente zusetzen soll. Es reicht nicht, daß dies alles einer Schülerin nur erklärt wird. Die verantwortliche Person (ob Arzt oder examinierte Schwester) muß dabei direkt anwesend sein, „hautnah", wie es ein Richter in einem einschlägigen Prozeß formulierte.

Gleiche Vorsichtsmaßregeln gelten für viele andere Lernübungen der Schülerin, ob es sich um das *Legen einer Magensonde oder eines Darmrohres oder um das Katheterisieren der Harnblase* handelt. Alles muß unter genauer Anleitung und besorgter Überwachung durch eine dafür verantwortliche Schwester geschehen, bis diese Techniken eines Tages auch einer Schülerin zur selbständigen eigenverantwortlichen Ausführung überlassen werden können. Dies ist dann keine Frage der Zeit, der Dauer der Lehrzeit, sondern des Könnens der einzelnen Schülerin.

Auch sogenannter *Spätdienst und Nachtdienst* sind typische Einübungsaufgaben einer Schülerin zur Komplettierung ihrer Ausbildung, damit sie nach dem Examen selbständig und sicher handeln kann. Gewiß, und dies ist auch durch Gerichtsurteile belegt, ein Nachtwacheneinsatz der Schülerin kann nur unter Überwachung durch eine examinierte Schwester und nicht in alleiniger Verantwortung erfolgen. Hier setzen Ausbildungsvertrag, Ausbildungsordnung und die gesetzlichen Vorschriften des Krankenpflegegesetzes einen Riegel; als vollwertige Arbeitskraft kann eine Schülerin nicht eingesetzt werden.

In den letzten 6 Monaten der Lehrzeit wird als Voraussetzung zur Prüfung für 2 Tage *die selbständige Pflege eines Kranken, einschließlich einer Nachtwache, verlangt*. An dieser Verpflichtung aus der Ausbildungsordnung ist erkennbar, daß man erst einer Schülerin der letzten Monate die dazu ausreichende Sicherheit und praktische Tüchtigkeit zutraut. Es ist aber auch für diese Situation nicht zu entbehren, daß eine Überwachung durch examinierte Schwestern und den Arzt erfolgt. Die Schülerin handelt auch hier nur in relativer, nicht in absoluter Selbständigkeit.

„Der konkrete Fall". So sehr sich die vorliegenden Überlegungen immer wieder auf konkrete Funktionen oder Gefahren richteten, so konnte doch *kein geschlossener Überblick über alle denkbaren Situationen* gegeben werden, die juristisch eine Bedeutung haben könnten. Im Fluß der medizinischen Entwicklung, bei der Individualität des jeweiligen Krankheitsfalles und der besonderen Persönlichkeitsprägung jeder einzelnen Schwester wird es auch nie einen gedruckten Katalog geben können, in dem man sich für alle Fälle alle Auskünfte holen kann, wie zu handeln ist. Im Grunde wissen wir alle, Ärzte und Schwestern, dies genau. Wir sollten auch gar nicht zu sehr den Juristen um einen solchen Richtlinienkatalog angehen, zu groß wäre die Gefahr, daß wir zu enge Verordnungen wie ein Korsett angelegt bekämen, die die Arbeit für den Einzelfall unelastisch werden lassen. *Auch viele Juristen wissen aus ihrer Erfahrung schwieriger Rechtsstreitfälle, wie schwer es ist, mit Vorschriften und Gesetzen der Individualität der einzelnen Problemsituationen gerade innerhalb der Medizin zu entsprechen.*

Natürlich ist es keine Frage: Die großen ethischen und beruflichpraktischen Leitlinien müssen in klarer, auch rechtlich einwandfreier Formulierung vorliegen, sie können nicht ständig einer Diskussion unterliegen. Wir sollen aber auch um die Freiheit und Elastizität froh sein, die uns die Gesetzgebung läßt. An uns liegt es dann, in dieser Freiheit und Gebundenheit für den einzelnen Kranken das Richtige zu tun.

95   Führen und Leiten in einem Krankenhaus

Mitarbeiter zu führen ist nicht nur eine Aufgabe von Chefarzt, Oberarzt und Stationsarzt, genauso eine tägliche Aufgabe der Pflegedienstleitung, von Oberschwester, Stationsschwester, schließlich auch von jeder anderen Schwester, die als Vertretungsaufgabe für eine fachgerechte Arbeit zu sorgen hat und dafür Verantwortung trägt. Die Aufgabe, jemanden zu führen und etwas zu leiten, kann aber auch jeder einzelnen Krankenschwester oder einem Krankenpfleger auferlegt sein, wenn diese eine Schülerin oder einen Schüler anzuleiten und zu überwachen haben. So lohnt es sich sehr, darüber nachzudenken, kritisch und selbstkritisch, darüber zu diskutieren, Anregungen aufzunehmen und in der entsprechenden Situation zu berücksichtigen.

Wir können folgende *Fragen* stellen: Was wird in einer Führungsrolle erwartet? Welche Persönlichkeitsmerkmale erweisen sich dabei als günstig? Woran mißt man die Wirksamkeit eines Leitenden? Was sind günstige Verhaltensweisen in einer Führungsaufgabe?

Grundsätzliches zur Arbeit. Wir sollten zunächst Grundsätzliches zu unserer Arbeit sagen. Jede Arbeit, speziell das Arbeiten in einem Krankenhaus, ist nach dem *Arbeitsziel* und nach der *Motivation der Arbeitenden* zu durchleuchten. Bei der Übernahme jeglicher Arbeit kommt den berechtigten grundsätzlichen Überlegungen, mit der Arbeit eigene *physiologische Bedürfnisse* wie Essen, Trinken und Bezahlen einer Wohnung befriedigen zu können, eine vordergründige Bedeutung zu. Natürlich, zunächst müssen diese Notwendigkeiten für das Leben erfüllt sein. Wer aber speziell in einem Krankenhaus für den kranken Menschen arbeiten will, geht bei der Arbeitsplatzwahl bewußt auch von *ideellen Gedanken* zu eben dieser Tätigkeit aus.

Ein Arbeitsplatz im Krankenhaus gilt heute als weitgehend sicher, so daß man sich von Existenznöten bei der gegebenen Lohnsicherheit frei wissen darf.

Arbeit im Krankenhaus ist Gruppenarbeit, Teamwork. Sieht man die Voraussetzungen eines ausreichend bezahlten und krisensicheren Arbeitsplatzes grundsätzlich erfüllt, strebt man in seiner Arbeit danach, einen guten Kontakt zur zusammenarbeitenden Gruppe zu haben. Vernünftigerweise identifiziert man sich mit dem Betrieb in seiner konkreten Arbeitsweise. Man löst im Verbund der Gruppe die gegebenen Probleme und verhindert bzw. beseitigt im Interesse eines guten Arbeitsklimas Konflikte, die dem Arbeitsziel entgegenstehen würden.

In einem gesunden Empfinden strebt man nach Achtung für die geleistete Arbeit, nach Wertschätzung und nach persönlicher Anerkennung. Der Erfolg in dieser Hinsicht ergibt sich um so leichter, je herausragender die eigenen Leistungen in dieser Gruppenarbeit sind. Bei manchen entsteht schließlich als sehr individuelles Arbeitsmotiv noch das Bestreben, mit eigenen Ideen und eigener Kreativität die Verwirklichung des Arbeitszieles besonders zu fördern und die eigene Begabung vollends zu entfalten.

Was wird in einer Führungsrolle erwartet? Führen und Leiten bedeutet eine Einflußnahme auf andere, um diejenige Verhaltenseinstellung zu gewinnen, die einem festgelegten Ziel dient. Das Ziel in einem Krankenhaus oder in einer ärztlichen Praxis ist es, dem hilfesuchenden Patienten in heilkräftiger Weise zu begegnen, ihm zu nützen und zu dienen, ihn zu versorgen. Jeder hat seine eigenen Aufgaben dabei: Arzt, Schwester oder Pfleger, Labor- und Röntgenpersonal, Krankengymnastin und so weiter, jeder an seinem Platz. Alle Mitarbeiter müssen also dahin geführt werden (soweit sie diesen Weg nicht schon spontan gehen), sich ganz auf den Kranken einzustellen, ihn in seinen Einzeleigenschaften so zu nehmen, wie er in seiner Persönlichkeit von vornherein und jetzt durch die Krankheit geprägt ist. Im Mitarbeiter müssen *Umgangsformen* geweckt und müssen *Kenntnisse* geschaffen werden, die dem Ziel dienlich sind. Ungünstige Einstellungen müssen geändert, widrige Stimmungsabhängigkeiten unterdrückt werden.

Vom Führenden sind *Hilfestellungen* zu erwarten, die die Mitarbeiter auf das Ziel hin richten und zum persönlichen Einsatz motivieren. Zudem ist von ihm eine *angemessene, sachdienliche Organisation* zu schaffen. In der Ausbildung und in der täglichen Arbeit muß das Ziel im großen Rahmen und im Detail immer wieder herausgestellt werden. Informieren über das Ziel ist also nötig, Anleiten für richtiges Verhalten und für wirksames Handeln. Ein Kontrollieren der Untergebenen, ob sie sachgerecht handeln, ist nötig und bei Schwierigkeiten ein immer neues Motivieren der Mitarbeiter. Es kann ein Ziel auf hohem Niveau nur erreicht werden, wenn ein Führender immer wieder aus eigener Initiative Interessen weckt und die Mitarbeiter zum Mitgehen veranlaßt. Wichtig ist dabei, daß ein Leitender alles tut, damit die Mitarbeitergruppe zu einer Arbeitseinheit zusammenfindet bzw. in dieser effektvollen Haltung verbleibt. Spannungen, Auseinandersetzungen, Enttäuschungen sind in jeder Tätigkeit zu erwarten, sie belasten jede Arbeitsgemeinschaft, und sie können sie sogar in ihrem Bestand gefährden.

Eine *gute Zusammenarbeit* ist gewährleistet, wenn viele Mitarbeiter in ihrer Arbeit und an ihrem Arbeitsplatz Zufriedenheit empfinden. Zu diesem Gefühl des persönlichen Wohlbefindens kann ein Führender aus seiner individuell geprägten persönlichen Art viel beitragen. Er kann es einerseits dadurch, daß er ausreichend Anleitungen zum Erreichen der Aufgabenziele gibt, er tut es andererseits mit alldem, was er für diese Gefühle des persönlichen Wohlbefindens eines Mitarbeiters Förderliches bewirkt. Ein Vorgesetzter soll seine eigenen Gefühle der Wertschätzung und eine Anerkennung für den Mitarbeiter auch ausdrücken und damit dessen Ansehen in der Arbeitsgruppe nach dem Maß seines Verdienstes stärken. Er soll die zwischenmenschlichen Interaktionen der Gruppe erleichtern, die Mitarbeiter ermuntern, positiv miteinander umzugehen und enge, arbeitswirksame und emotionell zufriedenstellende Beziehungen am Arbeitsplatz zu entwickeln.

Kommen solche Bemühungen an, wird das Arbeitsklima günstig sein. Man wird den Erfolg an der Arbeitsleistung der Gruppe, an der Zufriedenheit der Mitarbeiter, an der Offenheit des persönlichen Umganges, an der Bereitschaft für neue Aufgaben, auch an einer Risikofreudigkeit und an der Anpassungsfähigkeit an wechselnde Situationen ablesen können. Die Kündigungsrate an den Arbeitsplätzen wird kleiner, das Fernbleiben aus Krankheitsgründen wird seltener werden.

Was sind die günstigen Persönlichkeitsmerkmale in einer Führungsposition? Es ist nicht so, daß sich eine leitende Persönlichkeit von anderen Mitarbeitern grundsätzlich ganz und gar unterscheidet. Verschiedenes trifft zusammen, wenn jemand in eine Führungsposition kommt. Einerseits sind es *besondere Charaktereigenschaften*. Dazu kommen *persönliche Verhaltensweisen,* die sich für die jeweilige Gruppe als wertvoll erweisen. Zusätzlich sind es *besondere Situationsbedingungen,* die die Führungsrolle mitbegründen. Manchmal sind es aktuell günstige Eigenschaften, die jemanden schnell in den Mittelpunkt bringen. Sie reichen aber oft allein nicht weit, um auf Dauer zielorientiert und überzeugend zu führen. Als dauerhaft wirksame Führungspersönlichkeit kann nur der anerkannt sein, der die für eine Aufgabe und für das Erreichen eines Zieles notwendigen Eigenschaften optimal besitzt, der in für seine Rolle vorbildlichen Normen lebt und diese konstant zeigen kann, z. B. Beherrschtheit, Disziplin, Korrektheit, Pünktlichkeit, Aufgeschlossenheit, Fleiß und dazu – gerade unter den Bedingungen eines Krankenhauses – Freundlichkeit, Höflichkeit und entgegenkommendes Verhalten.

Andere wichtige Persönlichkeitsmerkmale sind gute psychische Belastbarkeit, Streßresistenz und beherrschte Gefühlskontrolle unter belastenden Bedingungen, ist anpassungsfähige Flexibilität, ist ein hohes Maß an Selbstvertrauen und Selbstbewußtsein, ist Unabhängigkeit, die nicht zuletzt auch aus einem gewissen Maß von Distanz zu den Untergebenen entsteht.

Die erfolgreiche Verhaltensweise einer Führungspersönlichkeit ist schließlich geprägt durch Wärme und persönliche Fürsorge für die Mitarbeiter, durch Vertrauen in und Achtung vor deren Fähigkeiten, durch Offenheit für Diskussion und für mitbestimmende Gespräche. Das Arbeitsverhalten darf nicht nur durch Anweisungen geregelt sein.

Von wichtigster Bedeutung ist natürlich ein besonderes Wissen im Fachgebiet, das nicht nur eine Überlegenheit der führenden Person bewirkt, sondern auch dem Mitarbeiter Hilfe ist, Schutz ist in seiner Arbeit und eine förderliche Grundlage für die Anerkennung, die die Arbeit der Gruppe, damit auch die eigene Arbeit erfährt.

Wie reagieren die Mitarbeiter? Die Geführten reagieren in aller Regel auf solche Eigenschaften eines Leitenden mit Einsatz, Anstrengung, Gehorsam und eben mit Anerkennung dieser führenden Persönlichkeit.

Leider gilt dies nicht für alle Mitarbeiter. Persönliche Freundlichkeit und ein besonderes Eingehen auf die Individualität eines Mitarbeiters müssen dort Grenzen haben, wo das Arbeitsziel gefährdet wäre, wo ein einzelner Mitarbeiter diese Haltung zu oberflächlicher Arbeit und zu egozentrischer Arbeitszeitregelung ausnützt. Wer zuwenig fordert und zuviel durchgehen läßt, mag in den Ruf eines sympathischen Vorgesetzten kommen. In seiner kumpelhaften Abhängigkeit wird er es aber sehr schwer haben, sachlich notwendige und dabei für den Mitarbeiter beschwerliche

Arbeitsnormen durchzusetzen. Er muß damit ein hochgesetztes Arbeitsziel verfehlen. Er versagt damit seinen positiv eingestellten Mitarbeitern und sich selbst das wertvolle Gefühl eines Arbeitserfolges.

In einem solchen Zusammenhang müssen jene Machtfaktoren zur Geltung und Wirkung kommen, die einem Vorgesetzten Untergebenen gegenüber zur Verfügung stehen: Verweigerung einer Belohnung, die sich verbal oder in anderen Zeichen einer persönlichen Wertschätzung äußern würde; Anwendung einer Bestrafungsmacht, die sich im direkten Tadel, im Zwang zur angeordneten Arbeitsaufgabe oder in der Androhung arbeitsrechtlicher Konsequenzen ausdrückt.

Persönliche, sehr ernste Aussprachen, die der unmittelbare Vorgesetzte oder der übergeordnete Leiter herbeiführen, können oft den Hintergrund der Schwierigkeiten aufhellen und eine Änderung zum Besseren herbeiführen. In anderen Fällen sind schriftlicher Tadel, Verwarnungen oder arbeitsrechtlich fundierte Trennung (Rat zur persönlichen Kündigung durch den Mitarbeiter oder Kündigung durch die Krankenhausverwaltung) nicht zu umgehen.

Faßt man die Tendenzen zusammen, die einen Führungsstil innerhalb einer Organisation wie dem Krankenhaus prägen, so ist es einerseits die *Orientierung auf die Aufgabe* und andererseits die *Orientierung auf die Personen,* die dieser Aufgabe dienen.

Unerfahrene Mitarbeiter und solche, deren Zuverlässigkeit aus anderen Gründen offenbleibt, müssen vordergründig aufgabenorientiert geführt werden. Ihre Persönlichkeitsstruktur bedarf einer fortlaufenden Einflußnahme, sprich Erziehung, bis sie als zuverlässige Mitarbeiter gelten dürfen, deren Individualität den Arbeitsinhalten entspricht.

Der ideale Mitarbeiter ist derjenige, der seinen Fähigkeiten entsprechend am richtigen Arbeitsplatz eingesetzt ist. Es ist derjenige, der sich mit seinen Kräften auf die gegebenen Aufgaben eingestellt hat, ihnen damit gerecht wird und zudem diese Tätigkeit als integriertes Glied einer zusammenarbeitenden Gruppe erfüllt. Ein solcher Mitarbeiter kann in erster Linie personenorientiert geführt werden, d. h., der Leitende kann sich bei einer Aufgabenstellung primär auf die aufgabenkonforme Individualität dieses Mitarbeiters verlassen. In einem solchen Falle wäre nicht nur das Arbeitsziel optimal zentriert anzugehen, sondern es wäre auch dem Arbeitsklima in bester Weise gedient.

Erste Hilfe

> Für Krankenwagen, eventuell Unfallarzt und Polizei:
> **Telefon-Notruf 110** im ganzen Bundesgebiet einheitlich.

96 Notfall: Aspiration, Gefahr des Erstickens

Fremdkörperaufnahme in die Luftwege (Aspiration) führt augenblicklich zu *stärkster Luftnot, erheblichem Husten, verzweifelten Atmungsbemühungen*. Je nach dem Grad der Atemsperre läuft das Kind bläulich an. Manchmal kann man in der Eile gar nicht sicher erfassen, welches Material aspiriert wurde (Spielzeugteile? Erdnuß?). Im günstigsten Fall wird der Fremdkörper ausgehustet, oder er wird noch tiefer in die Luftwege, in die Bronchien, hineingezogen, so daß ein Teil der Lunge wieder beatmet werden kann.

Verdacht auf Aspiration: plötzliche unklare Hustenanfälle mit Erstickungszeichen.

Bleibt der Fremdkörper im Kehlkopf oder in der Luftröhre eingekeilt, kann man dieser absoluten Lebensbedrohung nur mit folgendem Vorgehen versuchen zu begegnen:

Versuch, mit dem Finger einen evtl. in den Kehlkopfeingang **eingeklemmten Fremdkörper** zu lösen.

Kleinkinder: Man nimmt sie an den Füßen hoch und drückt den Brustkorb am Rippenbogen mehrmals kräftig zusammen (**Brustkorbkompressionsgriff,** s. Abb. 108). Handelt es sich um einen Säugling und ist ein Helfer auf sich allein angewiesen, kann man mit der einen Hand das Kind an den Beinen hochhalten und es mit der anderen Hand zwei- bis dreimal kräftig an den eigenen Körper drücken, wobei die Hauptwirkung dieses heftigen, abrupten Druckes in der Höhe des Rippenbogens von vorn und von hinten erfolgen muß.

Größere Kinder oder Jugendliche: Man wendet den **Heimlich-Griff** an, am besten wie in Abb. 109 gezeigt. Der Helfer *steht hinter dem Erstickenden*. Er legt seine Arme um die Taille und umfaßt mit der rechten Hand sein eigenes linkes Handgelenk. Die linke Hand ist zur Faust geballt, und sie wird nun mit festem, heftigem Druck nach hinten aufwärts in die Magen-

96 Notfall: Aspiration, Gefahr des Erstickens

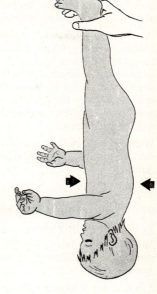

Abb. 108 **Abrupte Brustkorbkompression: der Versuch, bei einem Kleinkind einen Fremdkörper aus den Luftwegen herauszutreiben.** Helfer I hält Kind an den Beinen hoch. Helfer II übt einen heftigen raschen Druck auf die Vorder- und Rückwand des Brustkorbes aus. Weiteres im Text (aus *M. Hertl, R. Hertl:* Das kranke Kind, 2. Aufl. Thieme, Stuttgart 1986).

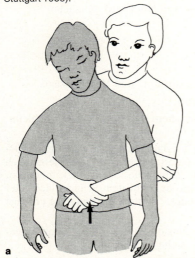
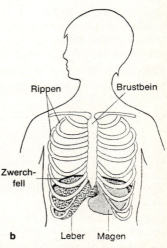

Abb. 109 a) **Entfernung eines Fremdkörpers aus den Luftwegen mit Hilfe des Heimlich-Griffes,** b) Organskizze dazu. Einzelheiten im Text (aus *M. Hertl, R. Hertl:* Das kranke Kind, 2. Aufl. Thieme, Stuttgart 1986).

grube des Bedrohten geschoben. Damit wird das Zwerchfell nach oben gedrückt, werden die unteren Lungenabschnitte komprimiert. Die nach oben drängende Atemluft wirft das Hindernis aus dem Atemweg.

Am liegenden Kranken kann das gleiche versucht werden: Beide in die Magengegend gelegten Fäuste drücken ruckartig in den Oberbauch Richtung Herz! Dieses Verfahren nach Heimlich kann sehr wirksam sein, aber es ist sehr belastend für den Kranken. Man darf in der Not vor der entschiedenen Anwendung dieses Griffes nicht zurückschrecken. Anschließend muß aber jedes Kind, bei dem dieser Griff angewendet wurde, einem Arzt gezeigt werden mit der ausdrücklichen Angabe, daß der Heimlich-Griff angewendet wurde.

Wichtig: Nur 10% der aspirierten Fremdkörper werden wieder ausgehustet. Daher auch nach Besserung der schweren Atemnot unverzüglich zum Arzt!

97 Wiederbelebung bei Herzstillstand, Kreislaufstillstand, Atemstillstand

Stillstand oder höchstgradige Schwäche des Herzens führt zum Kreislaufstillstand. Gleichzeitig, kurz vorher oder kurz danach setzt auch die Atmung aus.

Zeichen des akuten Kreislaufstillstandes: Ein Kind wird plötzlich
- pulslos und blaß-grau,
- sein Bewußtsein schwindet,
- die Pupillen weiten sich,
- bald setzt die Atmung aus.

Hilfe bringt Atemspende, „Eigenbluttransfusion" und Herzmassage.

Maßnahmen: Vorrang hat die Atemspende!

1. *Freimachen der Luftwege* von Erbrochenem, Blut, Wasser, Schleim, Speichel, Fremdkörper. Evtl. absaugen!

2. *Lagerung* in Rückenlage auf harter Unterlage. Sofort anschließend: *Helfer I* kniet neben dem Kopf. Die eine Hand drückt den Unterkiefer nach vorn und oben. Damit schließt sich die Zahnreihe, das Zurücksinken der Zunge wird verhindert. Die andere Hand liegt auf dem Schädeldach. Der Kopf wird stark nach hinten zurückgebeugt. Dadurch werden die Luftwege frei.

Dann: Mund-zu-Nase-Beatmung oder, falls ein Tubus in den Mund eingelegt wurde, Mund-zu-Mund-Beatmung. Siehe nächste Seite!

3. Gleichzeitig: *Helfer II* hebt die Beine in gestreckter Stellung hoch und legt etwas unter. Dadurch strömt Blut zum Herzen („Eigenbluttransfusion").

4. Falls durch diese zwei Maßnahmen die Herztätigkeit noch nicht ausreichend in Gang gekommen ist (Puls tastbar?): Durch *Helfer III* äußere Herzmassage (s. Abschnitt 99).

Fortsetzen dieser Maßnahmen, evtl. auch auf einem Transport, bis vom Arzt der Tod festgestellt wird oder bis eine ausreichende Atem- und Herztätigkeit wieder einsetzt.

Ist nur ein Helfer da, wird folgendermaßen vorgegangen:
1. Atemwege frei machen,
2. Hochlagern der Beine und des Beckens,
3. im Wechsel: Atemspende, 6mal belüften – Herzmassage, 15mal drücken – Atemspende – Herzmassage usw.

98 Wiederbelebung: Atemspende

Früher übliche Beatmungsverfahren (nach Silvester usw.) sind heute durch die entschieden bessere „Beatmung mit dem Mund" ersetzt. Wie das Schema Abb. 81, S. 378 zeigt, handelt es sich hierbei um eine Überdruckbeatmung. Der Helfer bläst in die Lunge des Scheintoten seine eigene Ausatmungsluft. Er bläst in den Mund oder in die Nase, bei den kleinen anatomischen Verhältnissen der Kleinkinder in beide Öffnungen auf einmal. Zweifellos ist das Verfahren unhygienisch, und der Helfer hat Hemmungen zu überwinden. Man muß sich aber vor Augen halten: Es ist die beste, lebensrettende Methode einer Atemhilfe! Evtl. kann man ein Tuch dazwischen legen. Es gibt ferner für die Atemspende einen Tubus (z. B. Orotubus der Fa. Dräger), der in den Mund des Scheintoten eingelegt wird und ein Mundstück für den Helfer aufweist. Man kann bei kleinen Kindern auch einen Katheter (oder zwei) durch die Nase in den Rachenraum (nicht tiefer!) legen und durch ihn ausreichend beatmen.

Technik der Atemspende, Mund-zu-Nase-Beatmung. Zuerst Atemwege von Erbrochenem, Fremdkörpern oder Wasser frei machen. Evtl. absaugen oder bei seitwärts gewandtem und tief gelagertem Kopf die Flüssigkeit auslaufen lassen. Dann das Kind in Rückenlage auf feste Unterlage bringen.

Der Helfer kniet oder steht nun neben dem Kopf. Die eine Hand drückt den Unterkiefer nach vorn und oben; damit wird die Zahnreihe geschlossen und die Zunge am Zurückfallen gehindert. Die andere Hand liegt auf dem Schädeldach. Beide Hände beugen nun den Kopf stark im Nacken nach hinten. Die Atemwege sind damit frei für die Atemspende:

Einstrom der Luft. Der Helfer atmet ein, umschließt mit seinem Mund die Nase des Kindes und bläst die eigene Ausatmungsluft mit mäßigem Druck ein. Beim Säugling und bei Kleinstkindern kann der eigene Mund gleichzeitig Mund und Nase des Kindes umschließen. Die Wirkung der Atemspende ist am Heben des Brustkorbes zu erkennen.

Ausstrom der Luft. Man läßt die Nase los, die Ausatmung erfolgt durch Zurücksinken des Brustkorbes von selbst.

Menge und Frequenz der einzelnen Luftspende. Bei der Menge der Luft an die Größe der Lunge des betreffenden Kindes denken! Je kleiner das Kind, um so kleiner die Menge der einzelnen Spende, um so geringer der Druck, um so höher aber die Frequenz (Häufigkeit) pro Minute.

- Säuglinge etwa 35mal
- Kleinkinder etwa 30mal
- Schulkinder etwa 25mal
- Erwachsene etwa 20mal

Vorsicht mit Mund-zu-Nase- oder Mund-zu-Mund-Beatmung bei Vergiftungen, falls giftige Gase oder giftige Flüssigkeiten auf den Retter übertreten könnten! In solchen Fällen empfiehlt sich eine früher übliche *Beatmungsmethode nach König:* Der Helfer drückt mit beiden Handflächen kräftig auf die beiden Hälften des Brustkorbes (Ausatmung) und läßt wieder los (Einatmung).

99 Wiederbelebung: äußere Herzmassage

Wie die Abb. 110 zeigt, wird das Brustbein in Richtung auf die Wirbelsäule gedrückt und damit im Herzen befindliches Blut weiter bewegt. Beim Säugling genügt geringer Druck, beim Erwachsenen ist erheblicher Druckaufwand nötig.

Beim Säugling: Zwei Finger – Zeigefinger und Mittelfinger – kurz und kräftig auf die Mitte des Brustbeines, 120mal/Minute (Abb. 110a).

Beim Kleinkind: Druck mit dem Ballen nur einer Hand (Abb. 110b), 90mal pro Minute.

Beim älteren Schulkind und beim Erwachsenen: Mit beiden Händen auf das untere Brustbeindrittel drücken (Abb. 110c), 60mal pro Minute kräftig und ruckartig nach unten drücken.

Komplikationen. Bei der äußeren Herzmassage kann es – gerade wenn sie kräftig und damit oft erfolgreich betrieben wird – zu Brustbein- und Rippenbrüchen kommen.

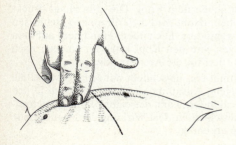

Abb. 110 **Äußere Herzmassage.**
Strichlinie = Brustkorbgrenze
a) Zweifingermethode für Säuglinge.

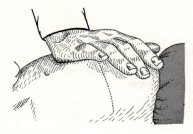
b) Einhandmethode für Kleinkinder. Die Finger berühren die Brustwand nicht!

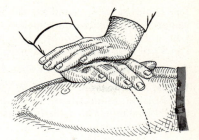
c) Zweihandmethode für ältere Kinder und Erwachsene. Die Finger berühren die Brustwand nicht!

100 Bewußtlosigkeit

Lagerung. Bei Bewußtlosigkeit ist besondere Lagerung erforderlich, um die Luftwege freizuhalten und bei eventuellem Erbrechen eine Aspiration zu verhüten. Die Lagerung erfolgt in sog. stabiler Seitenlage (Abb. 111):

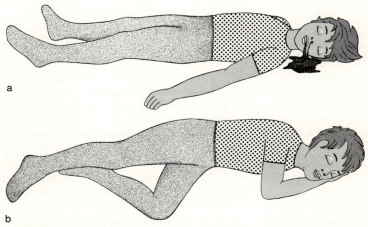

Abb. 111 **Lagerung eines Bewußtlosen**
a) Falsch! In Rückenlage droht durch Zurücksinken des Unterkiefers und der Zunge die Verlegung der Luftwege, zusätzlich durch Eindringen von Fremdkörpern in die Luftröhre (Blut, Erbrochenes) die Aspiration.
b) Richtig! Stabile Seitenlage. Der Luftweg bleibt frei. Erbrochenes und Blut kann herausfließen.

Der Helfer zieht das Kind aus der Rückenlage in Seitenlage, indem er die weiter weg liegenden Gliedmaßen in der Kniekehle und am Handgelenk faßt und zu sich heranzieht. Der unten liegende Arm kommt nach hinten. Der Kopf liegt tief, der Mund in der Nähe der Unterlage.

Transport. Wegziehen oder Tragen eines Bewußtlosen s. Abb. 100–102.

Was ist zu bedenken? Unfall? Vergiftung? Suizid? Eventuell Material, giftige Früchte, Medikamentenbehälter sicherstellen! Zustand nach Krampfanfall? Diabetiker im hypoglykämischen Schock oder im Koma? Kollaps?

101 Verbrennung, Verbrühung

Das Ausmaß der Hitzeschädigung entscheidet das Ausmaß der Gefährdung des Kindes. *Ab 7% der Körperoberfläche unbedingt in die Klinik!*

Erkrankte Flächen in saubere, möglichst sterile Leintücher einwickeln. Kinder mit Decken warm einpacken! Verbrannte Kleider nicht entfernen. Keine Lokalbehandlung mit Mehl, Salben oder Puder! Ein Arzt sollte möglichst bald ein Schmerzmittel verabreichen. Möglichst schneller, dabei möglichst schonender Transport! Bei **Verbrühungen** – insbesondere, wenn das Kind Kleider anhat! – sofort reichlich kaltes Wasser über die verbrühten Körperbezirke schütten; erst dann die Kleider ausziehen. Weiteres s. Abschnitt 34.3.

102 Vergiftungen

Keine Zeit verlieren, aber trotz aller Eile vernünftig und wohlüberlegt handeln! **Bei jeder Vergiftung Arzt hinzuziehen, telefonisch mit ihm sprechen, Kind in die Praxis oder gleich in die Klinik bringen!** Sofort feststellen, durch **welche Substanz** und **mit welcher Menge** und **wann** die Vergiftung erfolgt sein kann! **Packungen und Reste des Vergiftungsmittels sicherstellen und ins Krankenhaus mitnehmen!**

Bei **Gasvergiftung** sofort frische Luft schaffen durch Öffnen oder Zerschlagen der Fenster; noch besser, indem das Kind ins Freie gebracht wird. Keine Lichtschalter betätigen! Explosionsgefahr! Kein offenes Licht! Evtl. Atemspende und andere Maßnahmen der Wiederbelebung!

Bei Aufnahme des Giftes durch den Mund: Ist das Kind nicht bewußtlos, muß *durch Erbrechen der Magen entleert werden. Ausnahme:* Vergiftungen durch Trinken von Petroleum, Terpentin, Benzin, Säuren, Laugen, halogenierten Kohlenwasserstoffen und waschaktiven Substanzen: kein Erbrechen auslösen! **Keine Milch,** kein Rhizinusöl, da diese manche fettlösliche Substanzen noch schneller aus dem Darm in das Blut hineinbringen!

Möglichkeiten, um Erbrechen herbeizuführen:
- Finger tief in den Rachen stecken (Abb. 112).
- Noch besser: Viel warmes Wasser trinken lassen. Die Kinder müssen zum Trinken gezwungen werden. Mit Himbeersaft ist evtl. Geschmackskorrektur möglich! Es muß wiederholt erbrochen werden. Mehrfach Wasser anbieten, bis das Erbrochene klar ist. Erbrochenes aufheben!
- Unter ärztlicher Leitung: Eingabe – evtl. über Magensonde – von Ipecacuanha-Sirup, Kinder bis 2 Jahre 20 ml, ältere 30 ml. Sofort anschließend 100 bis 200 ml Saft oder Tee, notfalls durch die Sonde geben. Die meisten Kinder erbrechen innerhalb von 30 Minuten.

Verätzung durch Säuren oder Laugen: keine Magenspülung, keine Sondierung! *Bei Laugenvergiftung* verdünnte Säuren (Zitronensäure, verdünnte Essigsäure) trinken lassen. Bei *Säurevergiftung* verdünnte Laugen (Seifenwasser, Natriumbikarbonatlösung, evtl. Milch) trinken lassen.

Giftschlangenbisse. Sofort zum Arzt oder ins Krankenhaus! Wenn möglich festes Abbinden der Gliedmaßen oberhalb der Bißstelle. Kein Aussaugen wegen Gefahr der Selbstvergiftung!

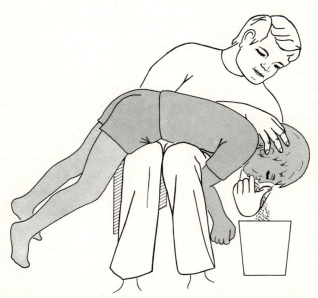

Abb. 112 **Erbrechenlassen bei einer Vergiftung.** Einzelheiten im Text (aus *M. Hertl, R. Hertl:* Das kranke Kind, 2. Aufl. Thieme, Stuttgart 1986).

Quecksilber. Aus zerbrochenen Thermometern (Temperaturmessung in Mund oder After) kann flüssiges Quecksilber verschluckt werden oder im Mastdarm verbleiben. Es besteht keine Vergiftungsgefahr, lediglich Verletzungsgefahr durch Glassplitter. Diese Kinder müssen aber immer vom Arzt untersucht werden, der u. a. kontrolliert, ob das Quecksilber den Körper wieder verlassen hat. Verschüttetes Quecksilber muß sorgfältig gesammelt werden, da sich gefährliche Quecksilberdämpfe entwickeln können.

Telefonischer Rat in Vergiftungsfällen. Jede große Kinderklinik ist für jeden Vergiftungsfall ständig gerüstet. Von dort werden im Zweifelsfalle einer Vergiftung oder bei Unklarheit in der Behandlung auch Ratschläge über Telefon gegeben. Eine besonders gut besetzte *„Beratungsstelle für Vergiftungserscheinungen im Kindesalter"* befindet sich in der Universitätskinderklinik Berlin-West. Tag und Nacht kann über jedes Medikament und fast über jede industrielle Substanz Auskunft gegeben werden. Telefon: Vorwähl-Nr. 030 (Berlin-West), 30 23 0 22.

In Österreich: Vergiftungsinformationszentrale, Universitätskliniken, Wien. Tel.: Vorwähl-Nr. 02 22 (Wien), 43 43 43.

In der Schweiz: Toxikologisches Informationszentrum der Universität Zürich. Tel.: Vorwähl-Nr. 01 (Zürich), 25 15 151.

Wer in einer Vergiftungszentrale anruft, muß sich auf 5 Fragen vorbereiten:
1. Wie kam die Vergiftung zustande? Welche Substanz?
2. Wie groß ist die Giftmenge?
3. Wann wurde das Gift eingenommen?
4. Wie alt ist das Kind?
5. Wie ist der Zustand des Kindes?

Transport: Bewußtlose Kinder in Seitenlage! Erbrechende Kinder in Bauchlage auf die Knie nehmen und Kopf etwas anheben! In Plastikeimer oder Plastiktüte hinein erbrechen lassen.

103 Schwere Blutung

Nasenbluten s. Abschnitt 20.4.

Darmblutung: Beruhigung des Kindes; Eisblase; gerinnungsfördernde Substanzen schlucken lassen (Topostasin).

Blutungen an Extremitäten: Hochlagern! Druckverband auf die blutende Stelle! Bei spritzenden Blutungen Abdrücken der Schlagadern, die zur Wunde ziehen (Abb. 113).

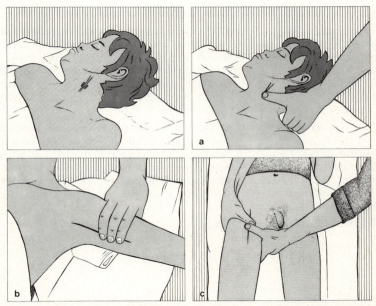

Abb. 113 **Stillen von schweren Blutungen durch Abdrücken der blutzuführenden Arterie.** Die Linie kennzeichnet jeweils den Verlauf der Schlagader.
a) **Abdrücken der Halsschlagader** (A. carotis). Die Hand des Retters umgreift den Hals von hinten; der Daumen legt sich auf die Arterie etwa in Halsmitte, seitlich am Vorderrand des Kopfwendemuskels. Keinen Druck gegen den Kehlkopf ausüben! Es darf nur **eine** Halsschlagader (links **oder** rechts) abgedrückt werden, da sonst die lebenswichtige Hirndurchblutung gefährdet würde.
b) **Abdrücken der Armschlagader** (A. brachialis) an der Innenseite des Oberarmes zwischen den Muskelwülsten der Beuger und Strecker. Druck gegen den Oberarmknochen.
c) **Abdrücken der Oberschenkelschlagader** (A. femoralis) unterhalb des Leistenbandes gegen das Schambein. Der Helfer steht an einer Oberkörperseite, umgreift den Oberschenkel mit beiden Händen, der Daumen übt den gezielten Druck aus.

104 Ohnmacht

Die Kranken sind meist auf den Boden hingestürzt oder hingesunken. Nicht in sitzende Stellung hochnehmen oder zum Aufstehen veranlassen wollen! *Maßnahmen:* Flach lagern, Kleidung öffnen, Extremitäten hoch, Kopf tief lagern! Eventuell die Beine fest umwickeln, an den Füßen beginnend, um das Blut zum Körper hin zu drücken. Diese Maßnahme ist vor allem bei Ohnmacht angezeigt, die durch schweren Blutverlust entstanden ist („Eigenbluttransfusion!").

105 Zerebraler Krampfanfall, großer epileptischer Anfall

Das zuckende Kind so lagern, daß es sich nicht verletzen kann. Scharfe oder harte Gegenstände aus der Nähe entfernen. Kleidung am Hals öffnen, wenn möglich Gummikeil, Bleistift oder zusammengerolltes Tuch zwischen die Zähne schieben. Dabei keine Gewalt anwenden! Keinen Sauerstoff geben! Krampfbild genau beobachten, damit es anschließend exakt geschildert werden kann. Einzelheiten der Beobachtung s. Tab. 17, S. 275. Weiteres zu den Anfallskrankheiten s. Abschnitt 27.9.

Wann den Arzt holen? *Im Krankenhaus:* immer sofort den diensthabenden Arzt rufen. *Außerhalb des Krankenhauses:* Falls es sich um ein Kind mit Diabetes (Zuckerkrankheit) handelt, das Insulin gespritzt erhält, sofort den Arzt rufen und darauf hinweisen! Bei einem anderen Kind den Arzt rufen, falls der Anfall länger als 5 min dauert. Die meisten Anfälle endigen vor dieser Zeit. *Eine genaue Abklärung der Krampfursache ist auch nach kurzer Anfallsdauer nötig!*

Elektrischer Unfall s. Abschnitt 34.1.

Tabellenanhang

Tabelle 30 **Häufigkeit der Atemzüge und der Pulsschläge pro Minute in Abhängigkeit vom Alter.**

Alter	Atemfrequenz	Pulsfrequenz
Frühgeborene	40–60	100–**130**–180
Neugeborene	38–42	80–**120**–170
3 Monate	30–35	80–**120**–160
6 Monate	24–29	80–**120**–160
1 Jahr	23–24	80–**120**–160
5 Jahre	18–22	80–**100**–120
15 Jahre	16–18	60– **75**– 90
Erwachsene	16–18	60– **70**– 80

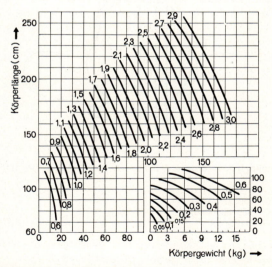

Abb. 114 **Bestimmung der Körperoberfläche** aus der Körperlänge (cm) und dem Körpergewicht (kg). Verbindet man beide Werte (cm, kg), trifft man auf das Oberflächenmaß (m^2) (nach Sendroy und Cecchini).

470 Tabellenanhang

Tabelle 31 **Länge des Weges von der Zahnreihe bis zum Mageneingang**

Alter	Zentimeter
Säuglinge	19
1 Jahr	22
2 Jahre	23
5 Jahre	27
10 Jahre	30
15 Jahre	35

Faustregel: Die Länge des Weges von der Zahnreihe bis zum Mageneingang entspricht beim einzelnen Kind oder beim Erwachsenen etwa der Länge: Spitze des Kleinfingers bis Ellenbogenspitze.

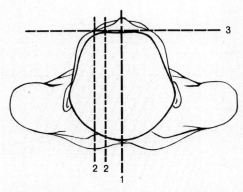

Abb. 115 **Einteilung des Körpers.** a) Ebenen, b) Linien, c) Bereiche, d) Richtungen.

a) **Ebenen**
1 Mittelebene (Medianebene)
2 Pfeilnahtebene (Sagittalebene)
3 Stirnebene (Frontalebene)

Medianebene: Sie trennt den Körper etwa in zwei spiegelbildliche gleiche Hälften.
Frontalebene: Es sind alle Ebenen gemeint, die parallel zur Stirn liegen.
Sagittalebene: Es sind alle Ebenen gemeint, die parallel zu einer Ebene liegen, die durch die Pfeilnaht des Schädels gedacht werden kann. Sagittalebenen liegen also parallel zur Medianebene.

b) Linien
1 vordere Mittellinie
2 mittlere Schlüsselbeinlinie (Medioklavikularlinie)
3 Brustwarzenlinie (Mamillarlinie)
4 vordere Achsellinie (Axillarlinie)

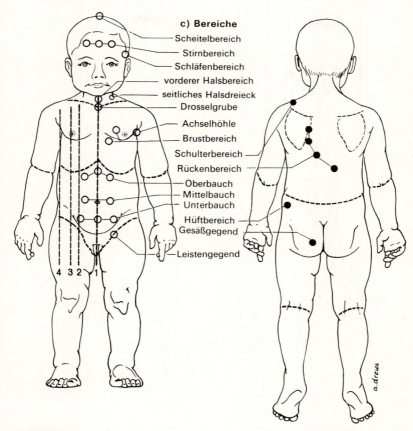

c) Bereiche
- Scheitelbereich
- Stirnbereich
- Schläfenbereich
- vorderer Halsbereich
- seitliches Halsdreieck
- Drosselgrube
- Achselhöhle
- Brustbereich
- Schulterbereich
- Rückenbereich
- Oberbauch
- Mittelbauch
- Unterbauch
- Hüftbereich
- Gesäßgegend
- Leistengegend

d) Richtungen
zum Kopf hin gelegen (kranial)
in Richtung der Beine gelegen (kaudal)
mehr zur Mitte hin gelegen (medial)
mehr zur Seite hin gelegen (lateral)
näher zum Körperzentrum gelegen (proximal)
mehr zur Körperperipherie gelegen (distal)
mehr zur vorderen Körperfläche hin gelegen (ventral, anterior)
mehr zum Rücken hin gelegen (dorsal, posterior)

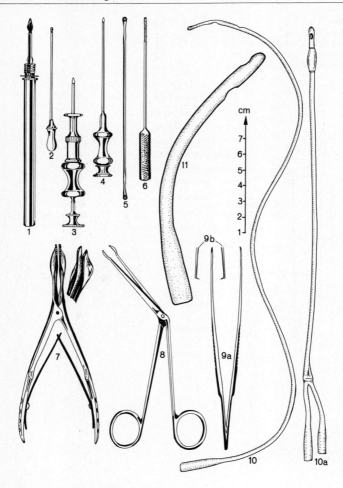

Abb. 116 **Ärztliche Instrumente.**

1 Lanzette
2 Hohlnadel mit stumpfem Ende
3 Nadel für Knochenmarkspunktion (Mandrin etwas herausgezogen)
4 Lumbalnadel
5 Sonde
6 Watteträger aus Metall
7 Nasenspekulum (etwas geöffnet)
8 Faßzange

Tabellenanhang 473

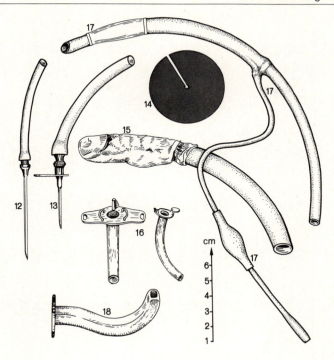

9 Pinzetten, a) mit stumpfen Enden (anatomische Pinzette)
  b) mit spitzen Enden (chirurgische Pinzette)
10 Katheter für Harngewinnung
  a Verweilkatheter
11 Darmrohr
12–15 Notbesteck für Pleurapunktion. Kanüle (12) und Flügelkanüle (13) mit Schlauch. Gummiplatte, etwa 4 mm dick (14). Fingerling als Ventil (15).
16 Trachealkanüle, auseinandergenommen
17 Trachealtubus mit aufblasbarer Manschette
18 Mundtubus
  Die heute meist eingesetzten Einmalmaterialien sind in der Form abweichend.

Tabelle 32 **Durchschnittslängenmaß (cm) und -gewicht (kg) bei Kindern und Jugendlichen**

Länge	± 2σ	Knaben Gewicht	± 2σ	Kopfumfang	Jahre	Länge	± 2σ	Mädchen Gewicht	± 2σ	Kopfumfang
52	4	3,5	0,8	35	**0**	51	4	3,4	0,8	34
60		5,8		41	¼	60		5,4		40
68	5	7,6	1,5	44	½	66	5	7,4	1,5	43
73		9,2		46	¾	72		8,9		45
76	6	10,4	2,5	47	**1**	75	6	9,8	2,5	46
82		11,6		48	1½	80		11,1		47
88	7	12,9		49	**2**	86	7	12,1		48
97	8	14,5	3,0	50	**3**	96	8	14,3	3,0	49
105	9	17,0	3,5	51	**4**	104	10	16,5	3,5	50
112	11	19,2	4,0	51	**5**	111	12	18,6	4,0	50
118		21,5		51	**6**	118		21,1		50
124		23,9	+ 7,0 / − 5,5	52	**7**	124		23,6	+ 8,0 / − 5,5	51
129		26,4		52	**8**	130		26,0		51
135	12	29,6	+10,5 / − 7,5	52	**9**	135	13	28,9	+11,0 / − 8,0	51
140		32,4		52	**10**	140		32,5		51
145	13	36,0	+15,5 / −11,0	53	**11**	147	14	36,6	+16,5 / −11,0	52
150		39,9		53	**12**	153		41,5		53
156	16	44,2	+20,0 / −14,0	54	**13**	158	13	46,0	+19,0 / −13,5	53
163		50,2		54	**14**	162		52,5		53
167		54,7		54	**15**	162		53,5		53
172		60,5		54	**16**	164		55,9		53
175		64,2		54	**17**	164		57,0		53
176		66,1		54	**18**	165		57,4		53

Tabelle 33 **Normalwerte bei Blutuntersuchungen**

Blutzellen	Neuge-borenes	Säugling	Klein-kind	Schul-kind	Erwach-sener
Hämoglobin, g%	22−19	16−11	13−14	13−15	14−16
Erythrozyten, Mill./mm^3	6−5	5−4	4−4,5	4−5	4,5−5
Retikulozyten, ‰	40−60	5−10	5−10	5−10	5−10
Mittlerer Hämoglobingehalt in Erythrozyten (HB$_E$ = MCH, pg)	38	33−26	27−25	27−28	27−35
Mittleres Erythrozytenvolumen (MCV, µm^3)	90−100	70−80	80	80	80
Erythrozytendurchmesser, µm	8,6	7,6	7,4	7,4	7,5
Leukozyten, 1000/mm^3	30−15	12−8	8−10	7−9	5−8
Eosinophile, %	2−4	2−5	2−5	2−5	2−5
Segmentkernige, %	70−50	20−40	40−50	50−60	60−70
Monozyten, %	3−12	5−15	4−8	4−8	4−8
Lymphozyten, %	35−25	50−70	40−50	30−40	25−35
Thromboz., 1000/mm^3	100−150	250−400	250−400	250−400	250−400
Hämatokrit, Vol. %	56−49	35−47	36−37	39−40	36−50

Osmotische Resistenz der Erythrozyten:
Hämolysebeginn bei 0,45−0,39% NaCl
Vollständige Hämolyse bei 0,33−0,30% NaCl

Blutmenge

beim Neugeborenen und Säugling   ¹/₁₀ des Körpergewichtes
beim älteren Kind und Erwachsenen   ¹/₁₃ des Körpergewichtes

Blutkörperchen-Senkungsgeschwindigkeit (abgekürzt BKS oder BSG) nach Westergren: in der 1. Stunde bis 10 mm, in der 2. Stunde bis 15 mm

Blutgerinnung

Blutungszeit: 3−6 min
Gerinnungszeit: 5−8 min. (Venenblut, Zimmertemperatur)
Retraktionszeit: 30−60 min (Venenblut, Zimmertemperatur)
Prothrombinzeit: 11−15 sec (nach Quick) = 75−120%
partielle Thromboplastinzeit (PTT): 35−44 sec

Erklärungen:

mg/100 ml	= Milligramm pro 100 Milliliter Untersuchungsflüssigkeit
µg/100 ml	= Mikrogramm pro 100 Milliliter Untersuchungsflüssigkeit
mval/l oder mmol/l	= Milliäquivalent oder Millimol pro 1 Liter Untersuchungsflüssigkeit

Tabelle 33 (Fortsetzung)

Blutserum	mg/100 ml	mmol/l
Natrium		134–146
Kalium		3,9–5,4
Kalzium		2,2–2,8
Chlorid		9,8–100
Magnesium		0,8–1,0
Phosphat, anorganisch	4,5–6,7	1,3–2,3
Standardbikarbonat		21–25
Reststickstoff	21–40	
Harnstoff-Stickstoff	6–18	
Harnsäure	2,5–6,5	
Kreatinin	0,3–0,8	
Bilirubin, gesamtes	0,2–1,0	
Bilirubin, direktreagierendes	bis 0,2 mg%	
Blutzucker	60–100, beim Säugling weniger	
Fett, gesamt	300–800	
Cholesterin, gesamt	120–250	

Enzyme im Serum	Säugling	Kinder	Erwachsene
Alphaamylase (U/l)	0–2000	230–3000	230–3000
alkalische Phosphatase (AP)	180–700	110–700	60–170
Aldolase (U/l)	2,1–4,5	1,8–5,5	2,4–3,5
Glutamat-Oxalacetat-Transaminase (GOT) (U/l)	10–28	7–20	bis 18
Glutamat-Pyruvat-Transaminase (GPT) (U/l)	5–28	2–20	bis 20
Laktatdehydrogenase (LDH) (U/l)	200–300	160–240	bis 240
Kreatinphosphokinase (CPK) (U/l)	bis 65	bis 53	bis 50
Gammaglutamyltransferase (Gamma-GT) (U/l)	4–35	4–14	bis 28

Tabelle 33 (Fortsetzung)

Weitere Serumwerte	Normalwerte
pH des Blutes	7,33–7,42
pCO_2	30–42 mm Hg (Torr)
pO_2	54–90 mm Hg (Torr)
Eisen	45–160 µg/100 ml
Serumeiweiß, gesamt	5–8 g/100 ml

Tabelle 34 **Normalwerte im Liquor**

Liquor	Normalwerte
Zellen	bis 20/3
Glukose	30–100 mg/100 ml
Eiweiß, gesamt	15–45 mg/100 ml

Tabelle 35 **Normalwerte bei Harnuntersuchungen**

Harn	Normalwerte
Amylase (U/l)	bis 3500
pH	5,3–7,2
spezifisches Gewicht	1002–1020
Eiweißreaktion	negativ
Zuckerreaktion	negativ
Urobilinogen	negativ bis leicht positiv
Bilirubin	negativ
Azeton	negativ
Sediment	flache Epithelien, bis 3 Leukozyten, keine Erythrozyten pro Gesichtsfeld
Kammerzählung	bis 20 Leukozyten, bis 5 Erythrozyten pro µl (mm^3)

Tabelle 36 **Harnmenge bei Kindern**

bis 2 Tage	30–60 ml	2 ml
3–10 Tage	100–300 ml	8 ml
10 Tage–2 Monate	250–450 ml	15 ml
2–12 Monate	400–500 ml	18 ml
1–3 Jahre	500–600 ml	22 ml
3–5 Jahre	600–700 ml	27 ml
5–8 Jahre	650–1000 ml	34 ml
8–14 Jahre	800–1400 ml	46 ml
über 14 Jahre	1000–1600 ml	50 ml

Tabelle 37 **Energiebedarf (Brennwertbedarf, Kalorienbedarf) pro Kilogramm Körpergewicht und Tag**

Energiequotient (EQ) = $\dfrac{\text{Brennwert (Kalorien)}}{\text{kg Körpergewicht}}$

Lebensalter		EQ in Joule	in Kalorien
Frühgeborenes		630	150
Säugling,	1.–6. Monat	500	120
	7.–12. Monat	460	110
Kleinkind,	1–3 Jahre	380	90
	4–6 Jahre	330	80
Schulkind		250	60
Jugendlicher		210	50
Erwachsener		145	35

Tabelle 38 **Nahrungsmittel.** Zusammensetzung und Brennwerte. Zur internationalen Brennwertrechnung, Joule (kJ) neben Kalorien (kcal), s. S. 412

100 g enthalten	Eiweiß	Fette	Kohlenhydrate	Joule	Kalorien
Früchte und Fruchtsäfte					
Ananas	0,4	0,2	12,2	197	47
Ananassaft in Büchsen	0,3	0,1	13,0	206	49
Äpfel, frisch	0,3	0,4	15,0	244	58
Apfelsaft	0,1	0,0	13,0	197	47
Aprikosen, frisch	0,9	0,2	12,9	214	51
Bananen, frisch	1,2	0,2	23,0	374	89
Birnen, frisch	0,5	0,4	15,5	256	61
Erdbeeren, frisch	0,8	0,5	8,3	155	37
Haselnüsse	12,7	60,9	18,0	2620	627
Himbeeren	1,2	0,4	13,8	239	57
Kirschen, frisch	1,1	0,4	14,6	252	60
Orangen, frisch	0,9	0,2	11,2	189	45
Pfirsiche, frisch	0,8	0,1	11,8	193	46
Pflaumen, frisch	0,7	0,2	12,9	210	50
Stachelbeeren	0,8	0,2	9,7	164	39
Trauben	0,8	0,4	16,7	277	66
Gemüse					
Blumenkohl	2,4	0,2	4,9	105	25
Bohnen, grün, frisch	2,4	0,2	7,7	172	41
Endivien	1,7	0,2	4,1	84	20
Erbsen, grün, frisch	6,7	0,4	17,0	403	96
Erbsen, getrocknet	24,5	1,0	61,7	1449	345
Gurken	0,8	0,8	3,0	55	13
Karotten (Möhren), frisch	1,1	0,2	9,1	168	40
Kartoffeln, frisch	2,0	0,1	19,1	349	83
Kohl, Grünkohl	3,9	0,6	7,2	168	40
Rotkohl, Weißkohl	1,5	0,2	5,9	109	26
Kohlrabi	2,1	0,1	6,7	126	30
Linsen, getrocknet	25,0	1,0	59,5	1415	337
Rosenkohl	4,7	0,5	8,7	197	47
Salat, Kopfsalat	1,3	0,2	2,8	61	15
Feldsalat	1,8	0,3	3,2	76	18
Sauerkraut	1,1	0,2	3,4	67	16
Spargel, frisch	2,1	0,2	4,1	88	21
Spinat, frisch	2,3	0,3	3,2	84	20
Tomaten, frisch	1,0	0,3	4,0	80	19

Tabelle 38 (Fortsetzung)

100 g enthalten	Eiweiß	Fette	Kohlen-hydrate	Joule	Kalorien
Pilze					
Champignon	2,8	0,2	3,7	92	22
Pfifferling	1,5	0,5	3,8	88	21
Getreide und Mehle					
Haferflocken	13,8	6,6	67,6	1625	387
Reis	7,5	1,7	77,7	1512	360
Weizen, Mehl	10,5	1,0	76,1	1525	363
Weizen, Grieß	10,3	0,8	76,0	1520	362
Brote und Teigwaren					
Grahambrot	8,4	1,0	49,3	953	227
Knäckebrot	10,1	1,4	79,0	1466	349
Roggenbrot	6,4	1,0	52,7	953	227
Weißbrot	8,2	1,2	51,0	1063	253
Zwieback	9,9	4,3	76,0	1634	389
Teigwaren	12,8	1,4	76,5	1579	376
Zucker und Süßigkeiten					
Honig	0,3	0,0	79,5	1235	294
Marmelade	0,5	0,3	70,8	1168	278
Traubenzucker	0,0	0,0	99,5	1617	385
Zucker, raffiniert	0,0	0,0	99,5	1617	385
Fette und Öle					
Butter	0,6	81,8	0,7	3007	716
Backfette und Öle	0,0	99,9	0,0	3709	883
Eier, Milchprodukte					
Hühnerei	12,8	11,5	0,7	664	158
1 Ei, mittelgroß	6,9	6,2	0,4	340	85
Kuhmilch	3,2	3,7	4,6	269	64
Buttermilch	3,5	0,5	4,0	147	35
Magermilch	3,5	0,07	4,8	143	34
Quark, fett	14,0	14,0	4,0	832	198
Quark, mager	17,2	0,6	1,8	361	86
Joghurt	4,8	3,8	4,5	298	71
Käse, Camembert	18,7	22,8	1,8	1205	287
Emmentaler	27,4	30,5	3,4	1672	398

Tabelle 38 (Fortsetzung)

100 g enthalten	Eiweiß	Fette	Kohlenhydrate	Joule	Kalorien
Fleisch					
Gans, ähnlich Ente	16,4	31,5	0,0	1487	354
Huhn	20,6	5,6	0,0	580	138
Kalb, Schlegel	19,1	12,0	0,0	798	190
Kalb, Leber	19,0	4,9	4,0	592	141
Rind, Schlegel	19,5	12,5	0,0	823	196
Rind, Leber	19,7	3,2	5,9	571	136
Schwein, Kotelettstück	15,2	30,6	0,0	1432	341
Schwein, Leber	19,7	4,8	1,7	563	134
Wurstwaren					
Frankfurter	14,2	20,5	2,7	1075	256
Salami	17,8	49,7	0,0	2201	524
Fisch					
Kabeljau (Dorsch)	16,5	0,4	0,0	311	74
Schellfisch	18,2	0,1	0,0	332	79

Tabelle 39 **Für die Überwachung von Infusionen:** Tropfgeschwindigkeit und Menge der einlaufenden Flüssigkeit

Tropfen pro Minute	Gesamtmenge in ml 6 Stunden	12 Stunden	24 Stunden
4	72	144	288
5	90	180	360
6	108	216	432
8	144	288	576
10	180	360	720
12	216	432	864
14	252	504	1008
16	288	576	1152
18	324	648	1296
20	360	720	1440
25	450	900	1800
30	540	1080	2160
35	630	1260	2520

Tabelle 40 **Einfache Maße für die Herstellung von Nahrungen.** Die Angaben beziehen sich auf glatt gefüllte (mit dem Messerrücken glattgestrichene) Löffel.

Material	Eßlöffel	Teelöffel
Trockenvollmilch	7 g	2 g
Stärkemehl	7 g	2 g
feiner Grieß	10 g	3 g
Kochzucker	10 g	3 g
Traubenzucker	9 g	3 g
Öl	10 g	4 g
Flüssigkeit (Wasser, Milch)	15 g	5 g
Butter, Margarine	20 g	8 g

Wasser oder wäßrige Lösung: 1 ml = 20 Tropfen
1 Suppenteller faßt etwa 250 ml
1 kleine Tasse faßt etwa 125–150 ml
1 Wasserglas hat einen Inhalt von 100–150 ml
1 Schnapsglas faßt 50 ml
1 Teelöffel faßt 5 ml
1 Kinderlöffel faßt 10 ml
1 Eßlöffel faßt 15 ml
1 Messerspitze = 0,5 bis 1 g von pulverförmigen Substanzen

Tabelle 41–44 **Aufstellung und Erläuterung von wissenschaftlichen Symbolen, die in der Medizin verwandt werden**

Tabelle 41 **Römische Zahlenzeichen.** Sie werden auf ärztlichen Rezepten für Portionsangaben verwandt

I = 1	II = 2	III = 3	IV = 4	V = 5	VI = 6	VII = 7	VIII = 8	IX = 9	X = 10
XI = 11	XII = 12	XX = 20	L = 50	C = 100	D = 500	M = 1000			

Tabelle 42 Verwendung von **Buchstaben aus dem griechischen Alphabet**

Buchstabe	Sprechweise	Beispiele des Gebrauches
α	Alpha	α-Wellen im EEG; α-Globuline
β	Beta	β-Wellen im EEG; β-Globuline; β-Strahlen
γ	Gamma	γ-Globuline; γ-Strahlen
Δ δ	Delta	δ-Wellen im EEG
Θ ϑ	Theta	Θ-Wellen im EEG

Tabelle 43 **Maße und Gewichte**

Körpermaße (Hohlmaße)

1 Kubikmeter (m^3) = 1000 dm^3 = 1 000 000 cm^3
1 Kubikdezimeter (dm^3) = 1 Liter (l) = 1000 cm^3 (ml)
1 Kubikzentimeter (cm^3) = 1000 Kubikmillimeter (mm^3)

Gewichte

1 Kilogramm (kg) = 1 Kilopond (kp) = 1000 g
1 Gramm (g) = 1000 mg
1 Milligramm (mg) = 1000 µg = $1/1000$ g
1 Mikrogramm (µg) = $1/1000$ mg; früher = 1 Gamma (γ)

Tabelle 44 **Mathematische Zeichen**

Zeichen	Sprechweise und Erläuterung	Zeichen	Sprechweise und Erläuterung
%	vom Hundert (Prozent)	>	mehr als ...
‰	vom Tausend (Promille)	<	weniger als ...
/	je (pro); Beispiel: 1 g/Tag = 1 g je Tag	≈	angenähert, nahezu gleich
+	plus, und	°	Grad, z. B. 10 °C = Temperatur 10 Grad in der Einteilung nach Celsius
−	minus, weniger	′	Minute
=	gleich	″	Sekunde

Examensfragen

Die folgenden Fragen können nur einen Teil des großen Stoffgebietes der Kinderheilkunde und Krankenpflege bei Kindern berücksichtigen. Sie sollen neben ihrem sachlichen Inhalt dem Schüler und der Schülerin ermöglichen, sich in die heute übliche Fragetechnik hineinzufinden, um dann in der ernsthaften Prüfungssituation sich ganz dem Frageninhalt widmen zu können. Auch schon Examinierte mögen Spaß und Interesse daran haben, ihr Wissen anhand der Fragen zu prüfen.

Die früher ausschließlich übliche Examensform, sei es im ärztlichen Staatsexamen oder im Pflegepersonalexamen, verlangte eine zusammengefaßte klare Darstellung des im Thema angesprochenen Stoffwissens, mündlich oder schriftlich in freier Formulierung. Da für mehrere Themen oft die nötige Zeit fehlte, blieben die Prüfungen Stichproben auf einem kleinen Gebiet für das Ganze. In der freien Antwort konnte der Kandidat mit etwas Geschick einer klaren Antwort („schwarz" oder „weiß") ausweichen („grau"). Das Urteil des Examinators war in Gefahr, subjektiv gefärbt auszufallen. Der Schweregrad der Fragen konnte von Prüfling zu Prüfling, von Prüfer zu Prüfer variieren.

Die heute zusätzlich üblichen, „objektiven" Prüfungsfragen zielen unausweichlich auf das vorhandene Wissen, verlangen keine Ausdrucksarbeit und zeitraubende schriftliche oder nur mündliche Formulierungen, gewinnen in der Schnelligkeit ihrer Beantwortung Zeit für weitere Fragen und erlauben gleichartige Prüfung größerer Schülergruppen mit absolut gleichlaufender, eventuell zentraler Auswertung. Pro Stunde werden üblicherweise 100 Fragen vom Prüfling bearbeitet. Die Auswertung dieser Examensantworten ist einfach, sie kann auch von Hilfspersonen oder einem Computer durchgeführt werden. Jede richtige Antwort ergibt einen Punkt.

Ein häufiger Einwand gegen diese neuere Art der Prüfung richtet sich gegen die Tatsache, daß die richtige Antwort unter den Auswahlantworten bereits vorhanden ist. Daher kann man das Fragen komplizieren, indem die Fragen in einer negativen Form gestellt werden, so daß alle vorgeschlagenen Antworten richtig sind, mit Ausnahme einer einzigen, die der Kandidat bezeichnen muß. Schließlich kann auch keine einzige der genannten Antworten richtig sein.

Diese Unterschiede in Frage und Antwort sind auch auf die folgenden Fragen verteilt, so daß der Prüfling damit rechnen muß, daß

– nur eine Antwort richtig ist,

– alle Antworten richtig sind außer einer,

– möglicherweise keine Antwort richtig ist und schließlich

– alle Antworten richtig sind.

Dies klingt zunächst etwas verwirrend, der Leser wird sich aber schnell zurechtfinden.

Die Lösungen finden sich auf S. 513f. Sucht der Leser bei Unklarheiten nähere Erläuterungen, wäre über das Sachverzeichnis das Kapitel des Buches aufzusuchen, in welchem ausführlich auf das Problem eingegangen wird.

In einem zweiten Abschnitt sind Fragen in der herkömmlichen Fragetechnik aufgeführt. Lösungen für diese Fragen S. 514f.

106 Examensfragen mit bereits vorgegebenen Antworten

1 *Was ist eine Suspension?*
 a eine kolloidale Lösung
 b eine Aufschwemmung fester Stoffe in einer Flüssigkeit
 c die Verteilung feinster Fetttröpfchen
 d eine hochkonzentrierte Salzlösung

2 *Welche Komplikationen der aktuen Otitis media kommen vor?*
 a Hirnabszeß
 b Mastoiditis
 c Meningitis
 d Fazialislähmung

3 *Die BCG-Impfung wird am besten in den ersten Lebenstagen durchgeführt, weil*
 a die Antikörperbildung gleich nach der Geburt am raschesten erfolgt
 b das Kind mit größter Wahrscheinlichkeit noch nicht infiziert ist und daher auf Tuberkulinproben verzichtet werden kann
 c weil man einen möglichst frühen Schutz schon für den kleinen Säugling wünscht
 d die Impfreaktion in der Neugeborenenperiode schwach und ohne Fieber verläuft

4 *Was sind die Zeichen eines Frühgeborenen?*
 a jünger als 28. Schwangerschaftswoche
 b Geburtsgewicht 2500 g und weniger
 c Körperlänge unter 50 cm
 d Kopfumfang kleiner als 33 cm

5 *Altersübliche Kost für einen gesunden, künstlich ernährten 6 Wochen alten Säugling mit einem Gewicht von 4200 g*
 a 500 ml ⅔ Kuhmilch
 b 1000 ml ½ Kuhmilch
 c 700 ml adaptierte Kuhmilch und einige Teelöffel Obstsaft
 d 700 ml adaptierte Milch, eine Gemüsemahlzeit, ein Vollmilchbrei

6 *Welche Energiemenge oder Brennwertmenge (früher Kalorienmenge) pro kg Körpergewicht braucht ein 3 Monate alter Säugling zum Gedeihen?*
 a 20
 b 50
 c 70
 d 120

7 *Der akute schwere Durchfall des Säuglings wird anfangs behandelt mit*
 a fettfreier Normalkost
 b Tee mit Glukose und Salzen
 c Schleimsuppe
 d Penizillin

8 *Die Prophylaxe ist*
 a eine Heilmaßnahme
 b ein bestimmtes Medikament
 c eine vorbeugende Maßnahme
 d eine bestimmte Untersuchungsmethode

9 *Lumbalpunktion ist*
 a Entnahme von Knochenmark am Beckenkammes
 b Gewebsentnahme aus der Niere (Nadelbiopsie)
 c Liquorentnahme in Höhe des verlängerten Markes
 d Zugang zum Liquorraum in Höhe der unteren Lumbalwirbel,

Examensfragen

10 *Ein inspiratorischer Stridor ist*
- a ein ziehendes Geräusch bei der Einatmung
- b möglicherweise Hinweis auf einen Fremdkörper in den Bronchien
- c Symptom bei Asthma bronchiale
- d ein ziehendes Geräusch bei der Ausatmung

11 *Lagerung eines bewußtlosen Kindes*
- a in Rückenlage
- b flach, Kopf tief, Beine hoch
- c in stabiler Seitenlage
- d mit erhöhtem Oberkörper

12 *Wie wird die Brustdrüsenschwellung bei einem Neugeborenen (Mastopathie) behandelt?*
- a gar nicht, denn sie bildet sich von selbst zurück
- b heiße Umschläge
- c Druckverband
- c sterile Mullage und Watteverband

13 *Konzentration der physiologischen Kochsalzlösung*
- a 0,5 %
- b 0,9 %
- c 3,8 %
- d 8,4 %

14 *Zytostatika werden nicht verordnet*
- a bei Tuberkulose
- b bei Leukämie und Krebs
- c bei chronischem Rheumatismus
- d bei Ödemen zur Ausschwemmung

15 *Säuglingsernährung in einer Allergikerfamilie: Wovon ist abzuraten?*
- a Stillen
- b Ernährung mit Kuhmilch
- c Ernährung mit Sojaeiweiß
- d Ernährung mit hydrolysiertem Milcheiweiß

16 *Credésche Prophylaxe ist nicht*
- a eine Impfung
- b ein geburtshilflicher Handgriff
- c eine Nabelbehandlung
- d prophylaktische Maßnahme gegen Bindehautgonorrhoe

17 *Welches Vitamin entsteht auch durch UV-Strahlung in der menschlichen Haut?*
- a Vitamin A
- b Vitamin B
- c Vitamin C
- d Vitamin D

18 *Impfungen: Gegen welche bestehen Einwände bei Abwehrschwäche?*
- a BCG
- b Masern-Mumps-Lebendimpfstoff
- c gegen Diphtherie und Tetanus
- d gegen Poliomyelitis

19 *Ein somnolentes Kind ist*
- a tief bewußtlos
- b benommen, erweckbar
- c gehobener Stimmung
- d teilnahmslos

20 *Welchen Urin verwendet man zur Bakterienkultur?*
- a Sammelurin
- b Katheterurin
- c Mittelstrahlurin
- d Spontanurin

21 *Was kann allergische Hautreaktionen auslösen?*
- a Nahrungsmittel
- b Medikamente
- c Tierhaare
- d Infektionen

106 Examensfragen mit bereits vorgegebenen Antworten

22 *Wie weit kann der physiologische Gewichtsverlust beim Neugeborenen gehen?*

a 20% des Geburtsgewichts
b 5% des Geburtsgewichts
c 3% des Geburtsgewichts
d 10% des Geburtsgewichts

23 *Mit dem Brennwert (Kalorienwert) der Nahrung bezeichnet man*

a Sättigungswert
b Energiegehalt
c Menge der Nahrung
d Vitamingehalt

24 *Die schwerste Form der akuten Ernährungsstörung beim Säugling nennt man*

a Dystrophie
b Atrophie
c Zöliakie
d Toxikose

25 *Bei Mehlnährschaden fehlt dem Säugling vor allem*

a Eiweiß
b Wasser
c Kohlenhydrate
d Kalorien

26 *Welcher Fieberverlauf zeigt gleichbleibend hohe Temperatur?*

a intermittierender Verlauf
b remittierender Verlauf
c kontinuierlicher Verlauf
d hyperpyretischer Verlauf

27 *Die Tuberkulinprobe nach Mendel-Mantoux wird in welcher Technik durchgeführt*

a subkutane Injektion
b intrakutane Injektion
c Stempelprobe
d Pflasterprobe

28 *Welche Krankheiten werden aus den tropischen Ländern eingeschleppt?*

a Tuberkulose
b Poliomyelitis
c Malaria
d Hepatitis

29 *Warum wird bei einer Laugenvergiftung eine Magenspülung nicht durchgeführt?*

a weil die Lauge rasch in den Darm gelangt
b weil sie ungiftig ist
c weil sie zu rasch vom Körper aufgenommen wird
d weil die Gefahr der Ösophagusperforation besteht

30 *Penizillin wirkt*

a bakterientötend
b Leukozyten anregend
c beides
d keines von beiden

31 *Die angeborene Lues ist eine*

a Gametopathie
b Embryopathie
c Fetopathie
d Geburtsverletzung

32 *Die Atemfrequenz des Neugeborenen beträgt etwa*

a 18–24/Min.
b 45–50/Min.
c 60–80/Min.
d 100–120/Min.

33 *Welches ist ein Monosaccharid?*

a Saccharose
b Glykogen
c Galaktose
d Glukose

34 *Welche Zellen sind kernlos?*

a Lymphozyten
b Plasmazellen
c Erythrozyten
d Monozyten

Examensfragen

35 *Eine Elektrolyt- oder Glukoselösung, die den gleichen osmotischen Druck hat wie das Blutserum, nennt man*
- a hypertone Lösung
- b Pufferlösung
- c hypotone Lösung
- d normotone Lösung, z. B. physiologische Kochsalzlösung

36 *Nach Bißverletzungen: Welche Impfpflichten sind zu bedenken?*
- a Diphtherie
- b Tetanus
- c Tollwut
- d Scharlach

37 *Welche der nachstehenden therapeutischen Maßnahmen kommt bei einem Blutungsschock zu allererst in Frage?*
- a Bluttransfusion
- b reichlich Flüssigkeitszufuhr per os
- c Sauerstoffzufuhr
- d Verabreichung von Kreislaufmitteln

38 *Einen stark beschleunigten Puls bezeichnet man*
- a Arrhythmie
- b Bradykardie
- c Tachykardie
- d Druckpuls

39 *Welche Eingeweidewürmer verursachen abends Juckreiz im Afterbereich?*
- a Spulwürmer
- b Schweinebandwürmer
- c Oxyuren
- d Rinderbandwurm

40 *Wie verhält man sich in der Pflege von Kindern mit Pertussis richtig?*
- a wenige große Mahlzeiten, um nicht zu oft zu stören
- b zahlreiche kleine Mahlzeiten unmittelbar nach einem Anfall
- c Trockenkost (Zwieback) 15–30 Min. nach einem Anfall
- d füttern vorwiegend nachts

41 *Was ist der Hintergrund der Trotzphase des Kleinkindes*
- a tyrannisches Machtstreben
- b Aufbau eines gesunden Selbstbewußtseins
- c bedenkliche Störung der Eltern-Kind-Beziehung
- d Kennzeichen eines unverträglichen Charakters

42 *Wie viele der aspirierten Fremdkörper werden wieder ausgehustet?*
- a 50%
- b 90%
- c 10%
- d 30%

43 *Mischungszyanose*
- a wird bei schwerer Pneumonie beobachtet
- b ist Symptom bei Kohlenmonoxidvergiftung
- c beruht auf Übertritt venösen Blutes aus der rechten Herzhälfte in die linke
- d ist Hinweis auf eine Pulmonalstenose

44 *Die Mitralklappe und die Aortenklappen sind in der Diastole*
- a geöffnet
- b geschlossen
- c Mitralis geöffnet, Aortenklappen geschlossen
- d Aortenklappen geöffnet, Mitralis geschlossen

45 *Pneumothorax ist*
   a Luftansammlung zwischen den Pleurablättern
   b Überblähung der Lunge bei starker Inspiration
   c Bezeichnung für die beatmete Lunge im Gegensatz zur unbeatmeten des Feten
   d Fehlbildung des Brustkorbes

46 *Aspiration*
   a gibt es nur beim Neugeborenen
   b ist krampfhafte Kontraktion der Bronchialmuskeln
   c ist Atemstillstand
   d ist Aufnahme von Fremdkörpern in die Lunge

47 *Die Nieren des Kindes*
   a sind schlecht durchblutete Organe
   b scheiden nur bei Erkrankungen Gallenfarbstoffe aus
   c bilden Harnstoff
   d sind nur selten Träger maligner Tumoren

48 *Die Urinbildung*
   a ist von Hormonen nicht beeinflußt
   b findet nur im Glomerulus statt
   c ist vom Blutdruck abhängig
   d kann willentlich beeinflußt werden

49 *Zu den Aufgaben des Blutes gehört nicht*
   a Wärmeregulation
   b Sauerstofftransport
   c Transport von Nährstoffen
   d Regulation des Blutdrucks

50 *Das Blutserum enthält nicht*
   a Harnstoff
   b Albumine
   c Hormone
   d Aminosäuren

51 *Welche der folgenden Aussagen ist richtig*
   a Thrombozyten bilden Fibrin
   b Segmentkernige bilden Antikörper
   c Retikulozyten können noch in der Blutbahn zum Erythrozyten reifen
   d Thrombozyten haben Kerne

52 *Hämolyse ist*
   a Auflösung von Thromben
   b Zerfall von Erythrozyten in der Blutbahn
   c Blutdruckabfall
   d Vermehrung von Bilirubin

53 *Die Nabelvene mündet*
   a in die Aorta
   b in die untere Hohlvene
   c in die Pfortader
   d direkt in den rechten Vorhof

54 *Das Epikard*
   a überkleidet die Herzklappen
   b liegt dem Myokard von außen auf
   c bildet eine Schicht des Herzbeutels
   d liegt zwischen den Herzmuskelfasern

55 *Das Herzminutenvolumen*
   a wird mit dem Blutdruckapparat gemessen
   b ist unabhängig von der Pulsfrequenz
   c steigt bei körperlicher Anstrengung
   d wird durch die Pulszählung erfaßt

56 *Zum Blutserum gehören nicht*
  a Glukose
  b Elektrolyte
  c Fibrin und Thrombozyten
  d Schlackenstoffe

57 *Wie wird die Körpertemperatur am genauesten gemessen?*
  a sublingual
  b axillar
  c rektal
  d in der Leistenbeuge

58 *Was spricht für die Einmalspritze?*
  a keine Gefahr der Keimübertragung
  b schnelle Handhabung
  c geringe Kosten
  d Reinigung fällt weg

56 *Positive Blutprobe im Stuhl beweist Darmblutung, wenn*
  a beim gestillten Säugling die Mutterbrust Rhagaden aufweist
  b 5jähriges Kind Normalkost erhält
  c Kind seit einem Tag eiweißfrei ernährt ist
  d Kind 3 Tage fleischfrei ernährt wurde

60 *Bei welcher Grundkrankheit ist eine Wunde am stärksten infektionsgefährdet?*
  a Rheumatismus
  b Diabetes mellitus
  c Hämophilie
  d Pyelonephritis

61 *Ist Tetanus eine*
  a septische Erkrankung
  b übertragbare Krankheit
  c Infektionskrankheit
  d Lebensmittelvergiftung

62 *Was kann auf einen Botulismus hinweisen?*
  a Drogenabusus
  b Erkrankung mehrerer Familienmitglieder
  c Erkrankung mehrerer Kinder einer Schulklasse
  d Genuß unreifen Obstes

63 *Was kann bei einer Duodenalsondierung das Weiterwandern einer Sonde nicht begünstigen?*
  a rechte Seitenlage
  b Hochlagern des Beckens
  c Umhergehen
  d Bauchlage

64 *In welcher Reihenfolge sind die Maßnahmen bei einem akuten Krampfanfall richtig angesetzt?*
  a Dienstarzt telefonisch rufen
  b Valium-Ampullen holen
  c kurzes Urteil über das Krampfbild
  d Wegräumen von Gegenständen, an denen sich das Kind verletzen könnte

65 *Was ist sinnlos bei einem großen epileptischen Anfall?*
  a Absauggerät bereitstellen
  b Valium-Ampullen für den Arzt herbeiholen
  c durch Schütteln oder Wiederbelebungsmaßnahmen den Patienten wecken wollen
  d Sauerstoff geben

66 *Passive Immunisierung ist*
  a Impfung mit abgeschwächten lebenden Erregern
  b Gabe hoher Antibiotikadosen
  c Gabe antikörperhaltiger Heilseren
  d Vermeidung von Ansteckung

67 *Die intraglutäale Injektion hat die Gefahr*
- a hoher Schmerzhaftigkeit
- b der Nachblutung
- c der Nervschädigung
- d der schlechten Resorption

68 *Eine offene Fontanelle ist normal*
- a für einen 9 Monate alten Säugling
- b für ein Neugeborenes
- c für ein 2jähriges Kind
- d für ein 3jähriges Kind mit einem Geburtsgewicht von 1000 g

69 *Rachitisprophylaxe geschieht am besten durch*
- a alle 2 Monate 5 mg Vitamin D_2
- b Lebertran und Kalkpräparate
- c Höhensonne
- d täglich 500–1000 Einheiten Vitamin D_3

70 *Ein Dekubitus ist zu verhindern durch folgende Maßnahmen, außer durch*
- a sorgfältige Lagerung
- b gute Hautpflege
- c Antibiotika
- d Sedativa

71 *Die Prothrombinverminderung bei Kindern der Neugeborenenperiode ist nicht begründbar durch*
- a Fehlen einer bakteriellen Darmbesiedlung
- b den physiologischen Bilirubinanstieg
- c mangelnde Zufuhr von Vitamin durch die Nahrung
- d Fehlen eines ausreichenden Depots in der Leber

72 *Das Säuren-Basen-Gleichgewicht im Blut wird aufrechterhalten hauptsächlich*
- a durch Nieren und Lunge
- b Leber
- c Magen und Darm
- d Lymphknoten

73 *Die BNS-Krämpfe*
- a sind harmlos, da sie jeweils nur kurz andauern
- b werden hauptsächlich bei Schulkindern beobachtet
- c sind eine besonders bedenkliche Krampfform
- d weisen auf Rachitis hin

74 *Der Eiweißgehalt der reifen Frauenmilch beträgt*
- a 2,5 g%
- b 1,2 g%
- c 3,6 g%
- d 7 g%

75 *Die Nabelvene führt*
- a arterielles Blut zur Plazenta
- b venöses Blut zum kindlichen Herzen
- c arterielles Blut
- d Mischblut

76 *Welche Infektionen können nicht im Pflegekontakt übertragen werden?*
- a Scharlach, Diphtherie
- b HIV-Infektion
- c Hepatitis B
- d Lues connata, Tuberkulose

77 *Ein Kind zeigt seit einiger Zeit großen Durst, gesteigerten Appetit, reichlich Harnausscheidung, Gewichtsabnahme. Man denkt in erster Linie an*
- a Leukämie
- b Hyperthyreose
- c Diabetes mellitus
- d Glomerulonephritis

Examensfragen

78 *Bei Mangel welcher Vitamine entsteht Blutungsneigung?*
  a Vitamin D
  b Vitamin A
  c Vitamin C
  d Vitamin K

79 *Welche Maßnahme bei einem Fieberkranken muß unbedingt ärztlich angeordnet sein?*
  a Tee anbieten
  b Wadenwickel
  c Verabreichen von Aspirin
  d nachmessen

80 *Wann ist bei einem Schüttelfrost die höchste Körpertemperatur gegeben?*
  a zu Beginn
  b während
  c am Ende
  d kurze Zeit danach

81 *Vorbereitung einer Knochenmarkspunktion in Lokalanästhesie: Was ist wichtig?*
  a Sedierung des Kindes
  b Spritze 20 cm³
  c Sauerstofftrichter und Absauggerät
  d Aufklärung vor der Maßnahme

82 *Welches chronisch kranke Kind bekommt nach der Klinikentlassung Badeverbot (Freibad, Hallenbad) für einige Wochen?*
  a Leukämie
  b Pyelonephritis
  c Diabetes mellitus
  d Asthma bronchiale

83 *Was zeigt, daß die Magensonde richtig liegt?*
  a Veränderung von Atmung und Stimme
  b Erbrechen
  c Zyanose, Hustenreiz, Husten
  d Nachweis der Säure in der angezogenen Flüssigkeit

84 *Die Apgar-Zahl bezeichnet beim Neugeborenen*
  a den Reifegrad
  b den Vitalitätszustand
  c die Trinkmenge der ersten Lebenstage
  d die Atemfrequenz pro Stunde

85 *Enuresis bei einem 4jährigen Kind hat am häufigsten ihre Ursache*
  a in einer Fehlbildung der Harnwege
  b in einer Pyelonephritis
  c in einer neurotischen Verhaltensstörung
  d in Diabetes mellitus oder insipidus

86 *Stottern ist bedingt*
  a durch Erkrankung der die Kehlkopfmuskeln versorgenden Nerven
  b durch zu kurzes Zungenbändchen
  c bei Kleinkindern durch Diskrepanz zwischen sprachlicher Ausdrucksfähigkeit und Ausdruckswillen
  d durch Ängstlichkeit und mangelnde Selbstsicherheit

87 *Vorrangig in der Pflege körperbehinderter Kinder ist*
  a gute Hautpflege
  b Vermeidung von Infektionen
  c reichliche Ernährung
  d psychische Betreuung

88 *Stillverbot ist unbedingt auszusprechen bei*
  a Lues connata
  b aktiver Tuberkulose der Mutter
  c Epilepsie der Mutter
  d Hohlwarzen

89 *Dystrophie ist*
   a akute Durchfallserkrankung
   b Minderwuchs
   c Übergewicht
   d zu geringe Körpermasse im Verhältnis zur Körpergröße

90 *In welchem inneren Raum ist Luft enthalten?*
   a Hydrozele
   b Varikozele
   c Meningozele
   d Pneumatozele

91 *Virulenz ist*
   a eine Art der Frühjahrsgrippe
   b eine Allergie
   c die Summe aller krankmachenden Eigenschaften eines Erregers
   d Abwehrschwäche gegenüber Viruserkrankungen

92 *In welcher Situation muß bei Hyperbilirubinämie eines ausgetragenen Neugeborenen unbedingt die Austauschtransfusion erfolgen?*
   a Bilirubin bei 15 mg%
   b Bilirubin über 22 mg%
   c Bilirubin über 25 mg%
   d Bilirubin bei 5 mg% 2 Stunden nach der Geburt

93 *Daß ein schwerer Erythrozytenverlust (durch Hämolyse oder Blutung) erst kurze Zeit zurückliegt, ist zu schließen*
   a aus der Hautblässe
   b aus Hautblässe und beschleunigter Atmung
   c aus Hautblässe und schneller Ermüdbarkeit
   d aus Hautblässe und guter Leistungsfähigkeit

94 *Als Komplikation nach einer Operation ist besonders bedenklich*
   a leichtes Fieber
   b Anurie
   c Husten
   d Durchfall

95 *Bei welcher Konstellation der Eltern kann beim Kind eine Rh-Erythroblastose auftreten? Eine Bluttransfusion bekam die Mutter noch nie. Sie hatte noch keine Fehlgeburt.*
   a Mutter: Rhesus positiv, Vater: Rhesus negativ, 3. Kind
   b Mutter: Rhesus negativ, Vater: Rhesus positiv, 1. Kind
   c Mutter: Rhesus negativ, Vater: Rhesus positiv, 2. Kind
   d Mutter: Rhesus negativ, Vater: Rhesus negativ, 3. Kind

96 *Wie ist die Atmung beim Atemnotsyndrom?*
   a fehlend
   b angestrengt und beschleunigt
   c normal
   d von Stakkatohusten unterbrochen

97 *Was gehört nicht zu den sog. Schwangerschaftsreaktionen beim Neugeborenen?*
   a Akne und Brustdrüsenschwellung
   b Vaginalblutung
   c Erythema toxicum
   d Hautschuppung

98 *Die Erziehung zur Sauberkeit ist frühestens zu beginnen*
   a mit 6 Monaten
   b 9–10 Monaten
   c 12 Monaten
   d wenn das Kind verständig genug dafür ist

99 *Welches Enzym spaltet das Kohlenhydrat Stärke?*
   a Maltase
   b Lipase
   c Diastase, Amylase
   d Pepsin

100 *Welche Erreger brauchen zu ihrer Vermehrung einen lebenden Nährboden?*
   a Pilze
   b Kokken
   c Viren
   d Bakterien

101 *Das Trotzalter des Kindes liegt*
   a im Alter von 1–2 Jahren
   b im Alter von 2–4 Jahren
   c im Alter von 4–6 Jahren
   d im Alter von 7–9 Jahren

102 *Eine Neurose ist*
   a abnorme Dauerreaktion auf ein Erlebnis oder mehrere
   b Vortäuschung einer Krankheit
   c schmerzhaftes Nervenleiden
   d Stoffwechselstörung

103 *Leptospiren sind die Erreger*
   a der Weilschen Krankheit
   b der Psittakose
   c des Tetanus
   d der Mikrosporie

104 *Eiteransammlung in einer vorgebildeten Körperhöhle heißt*
   a Furunkel
   b Abszeß
   c Emphysem
   d Empyem

105 *Zöliakie: Es besteht Überempfindlichkeit (Allergie) gegen*
   a Pollenkörner
   b Bettfedern
   c Klebereiweiß
   d Weizenstärke

106 *Sind alle nachstehenden Hautkrankheiten infektiös? Welche nicht?*
   a Impetigo contagiosa
   b Strophulus
   c Mikrosporie
   d Skabies

107 *Die Gefahr einer Tetanusinfektion ist am größten bei*
   a Schnittwunden
   b Verätzungen
   c Biß- und Quetschwunden
   d Operationswunden

108 *Inkubationszeit ist*
   a die Fieberperiode bis zum Ausbruch eines Hautausschlages
   b die Zeit zwischen Krankheitsausbruch und Krankheitsende
   c die Zeit zwischen Infektionsbeginn und Krankheitsausbruch
   d die Zeit vom Prodromalstadium bis zum Krankheitsende

109 *Was ist Mutismus?*
   a Erbänderung
   b aggressive Verhaltensstörung
   c ein besonders furchtloses Verhalten älterer Jugendlicher
   d Verstummen ohne sprachlichen Kontakt mit der Umwelt

110 *Besonders rachitisgefährdet sind*
   a dystrophe Kinder
   b Neugeborene
   c Frühgeborene
   d Kleinkinder

111 *Inspiratorischer Stridor spricht für*
   a Pneumonie
   b spastische Bronchitis
   c Krupp-Syndrom
   d Asthma bronchiale

112 Rötelnembryopathie ist gekennzeichnet durch

a Katarakt – Herzfehler – Mikrozephalie
b Klumpfüße – Spina bifida – Katarakt
c kleiner Unterkiefer – Gaumenspalte – Herzfehler
d Vier-Finger-Furche – Ohrmißbildung – Darmatresie

113 Welche der folgenden weißen Blutkörperchen findet man im Blutbild beim 2–3 Jahre alten Kind normalerweise am häufigsten?

a eosinophile Granulozyten
b neutrophile Granulozyten
c Monozyten
d Lymphozyten

114 Welches ist das führende Symptom bei einer Melaena neonatorum?

a Atemnot
b Hautblutungen
c blutige Stühle
d Krämpfe

115 Ist das Down-Syndrom (Mongolismus)

a eine Chromosomenanomalie
b ein Geburtsschaden
c eine Folge von Blutgruppenunverträglichkeit
d Folge einer Arzneimitteleinnahme der Mutter während der Schwangerschaft

116 Das „helle Munddreieck" ist typisch für das Exanthem bei

a Masern
b Windpocken
c Scharlach
d Röteln

117 Durch welche der folgenden Infektionskrankheiten ist ein 2 Wochen alter Säugling besonders gefährdet?

a Masern
b Scharlach
c Varizellen
d Keuchhusten

118 In welchem Alter macht sich die Hypothyreose zuerst bemerkbar?

a 6–7 Jahre
b 1 Jahr
c 8 Wochen (klinische Zeichen)
d gleich nach der Geburt (Test)

119 Fehlt beim Neugeborenen noch nach 36 Stunden die erste Stuhlentleerung, denkt man an

a Ösophagusatresie
b Rektumatresie
c Pylorusstenose
d Duodenalstenose

120 Bei welcher Erkrankung fehlt Juckreiz?

a Ekzem
b Dermatitis seborrhoides
c Oxyuriasis
d Hepatitis epidemica

121 Trommelschlegelfinger findet man bei

a Niereninsuffizienz
b zyanotischen Herzvitien
c Miliartuberkulose
d Mukoviszidose mit Bronchiektasien

122 Freiluftbehandlung ist angezeigt bei

a Pneumonie
b Pertussis
c Masern
d Typhus

123 Was kann Folge der Langzeitbeatmung eines Säuglings sein?

a Verdichtung der Lungenstruktur (bronchopulmonale Dysplasie)
b retrolentale Fibroplasie
c Hirnschädigung
d affektive Schwierigkeiten bei den Eltern

Examensfragen

124 *Wann wird bei Vergiftungen keine Magenspülung durchgeführt?*
- a Laugen- oder Säurevergiftungen
- b Schlafmittelvergiftung
- c Rattengiftintoxikation
- d Alkoholvergiftung

125 *Abkühlende Bäder bei hohem Fieber beginnen bei*
- a der Körpertemperatur des Patienten
- b 1 °C unter der Körpertemperatur des Patienten
- c 2 °C unter der Körpertemperatur des Patienten
- d 3 °C unter der Körpertemperatur des Patienten

126 *Bei Erwärmungsbädern beginnt die Anfangstemperatur des Badewassers*
- a 1 °C weniger als die Körpertemperatur des Patienten
- b 2 °C mehr als die Körpertemperatur des Patienten
- c immer bei 37 °C
- d mit der gleichen Temperatur wie der des Kindes

127 *Welche Vitaminmangelkrankheit ist auf das Fehlen von Vitamin C zurückzuführen?*
- a Beriberi
- b Möller-Barlow-Krankheit
- c Xerophthalmie
- d Melaena neonatorum

128 *Sterilisieren heißt*
- a keimarm machen
- b keimfrei machen
- c entwesen
- d entseuchen

129 *Ein Kind wird als Neugeborenes bezeichnet*
- a solange es Lanugohaare hat
- b bis der Nabelschnurrest abgefallen ist
- c am ersten Lebenstag
- d bis die Nahrungsmenge ⅙ des Körpergewichtes erreicht hat

130 *Was ist die wichtigste Maßnahme bei einer Ohnmacht?*
- a Kopfhochlagerung
- b Einflößen stärkender Getränke
- c künstliche Beatmung
- d Flachlagerung des Rumpfes, Hochlagerung der Beine

131 *Mekonium enthält nicht*
- a Bakterien
- b Epithelien
- c Gallenfarbstoffe
- d Lanugohaare

132 *Welche Impfung wird eventuell schon beim Neugeborenen vorgenommen?*
- a gegen Pocken
- b gegen Keuchhusten
- c gegen Tuberkulose
- d gegen Poliomyelitis

133 *Wo befinden sich in einer Zelle die Träger der Erbanlagen?*
- a im Zytoplasma
- b in den Chromosomen
- c in den Mitochondrien
- d im Zentrosom

134 *Die seitliche Verbiegung der Wirbelsäule heißt*
- a Kyphose
- b Lordose
- c Skoliose
- d Arthrose

135 *Ein Eßlöffel hat folgenden Flüssigkeitsinhalt*
- a 7,5 ml
- b 5 ml
- c 15 ml
- d 20 ml

106 Examensfragen mit bereits vorgegebenen Antworten

136 *Bei einem gesunden, normalgewichtigen Neugeborenen wird die Trinkmenge in den ersten Lebenstagen gesteigert um*
- a 120 ml von Tag zu Tag
- b 30 ml pro Mahlzeit
- c 70 ml von Tag zu Tag
- d 70 ml pro Mahlzeit

137 *Die beschleunigte Entwicklung Jugendlicher nennt man*
- a Akkommodation
- b Akzeleration
- c Adaption
- d Akklimatisation

138 *Erste orale Ernährung des Neugeborenen. Welche Zeichen lassen an eine Ösophagusatresie, vielleicht sogar an eine Ösophagotrachealfistel denken?*
- a Austritt des Mekoniums erst am 5. Lebenstag
- b Eklampsie der Mutter
- c vermehrte Fruchtwassermenge
- d starke Verschleimung des Kindes im Rachenraum

139 *Galaktosämie: Die Umwandlung von ... in Glukose ist gestört. Welche Nahrung kann nicht gegeben werden? Auf Begründung achten!*
- a Muttermilch, da sie Antikörper enthält
- b Milchnahrung, da sie zu kalkreich ist
- c Kuhmilch, da sie Laktose enthält
- d Muttermilch, da sie Milchzucker enthält

140 *Fruktoseintoleranz ist eine Störung der Umwandlung von ... zu Glukose. Wann können erstmals Symptome wie Erbrechen, Gewichtsverlust und Hirnschädigung auftreten?*
- a bei Brusternährung
- b bei Übergang der Brustnahrung auf künstliche Ernährung
- c sobald Rohrzucker der Nahrung zugefügt wird
- d sobald Obstsäfte gegeben werden

141 *Das zur Hämoglobinbildung notwendige Eisen ist für den jungen Säugling*
- a in der Frühschwangerschaft gespeichert
- b in der Spätschwangerschaft gespeichert
- c mit der Muttermilch bzw. künstlichen Nahrung zugeführt
- d befindet sich in ausreichender Menge in den Erythrozyten, die sowieso z. T. zerfallen und deren Eisen dann weiterverwendet wird

142 *Kinder mit Herzinsuffizienz ernährt man*
- a mit eisenhaltiger Nahrung, da diese die Blutbildung begünstigt
- b natriumarm, um Ödeme auszuschwemmen
- c kaliumarm, um Ödeme auszuschwemmen
- d flüssigkeitsreich, um das ins Gewebe verlagerte Wasser zu ersetzen

143 *Ein entgleister Diabetes mellitus mit Azetonämie wird zunächst behandelt in folgender Weise*
- a fettarm mit Kohlenhydraten, Alt-Insulin
- b mit vorwiegend fetthaltiger Nahrung, da eine Bevorzugung der Kohlenhydrate den Blutzucker noch mehr erhöhen würde
- c keine Nahrung, nur Tee und Depot-Insulin
- d Normalkost, Depot-Insulin, Körperruhe

Examensfragen

144 *Kuhmilch hat weniger als die Frauenmilch an*

a Milchzucker
b Salzen
c Eiweiß
d Vitamin C

145 *Bei der Toxikose des Säuglings findet man folgende Symptome*

a Exsikkose (Austrocknung)
b Apathie, „Wegschwimmen"
c Ödeme
d Krämpfe

146 *Welche Anfallsformen gehören zu den sog. kleinen Anfällen?*

a Absenzen
b Grand mal
c BNS-Anfälle
d psychomotorische Anfälle

147 *In welchen Formen kommt die infantile Zerebralparese vor?*

a allgemeine Hypotonie
b Spastik der Beine
c Bewegungsstörungen, dabei normale Intelligenz
d halbseitige Spastik, Krampfanfälle

148 *Homogenisieren der Kuhmilch heißt*

a Angleichen an die Frauenmilch
b kurzes Erhitzen auf 75°C
c feine Fettverteilung in der Milch herbeiführen
d Kochen bei 100°C, 20 Minuten lang

149 *Symptome einer schweren Dyspepsie*

a halonierte Augen
b wäßrige Stühle
c vorgewölbte Fontanelle
d heftiges Schreien

150 *Bei Zöliakie (Gliadinallergie) ist in der Nahrung erlaubt*

a Zwieback
b Bananen
c Reis
d Kindergrieß

151 *Erbrechen kann Symptom sein bei*

a Pyelonephritis
b Meningitis
c Enteritis
d Hepatitis

152 *Beim azetonämischen Erbrechen*

a sind die meisten Kinder nackensteif
b liegt in schweren Fällen gleichzeitig ein Ikterus vor
c haben die Kinder meist Gesichtsröte
d ist die Zuckerprobe im Harn positiv

153 *Auf Invagination weist hin*

a hohes Fieber und Exanthem
b zahlreiche kleine schleimig-blutige Stühle
c Erbrechen und Kolikschmerzen
d Schleimabgang (Fluor) aus der Vagina

154 *Kinder mit Peritonitis zeigen*

a verfallenes Aussehen im Gesicht
b hohe Berührungsempfindlichkeit im Bauchbereich
c Kahnbauch
d feuchte Zunge

106 Examensfragen mit bereits vorgegebenen Antworten

155 *Zum Ekzem gehört*
  a Kopfgneisbildung
  b Bläschen auf dem behaarten Kopf
  c Juckreiz
  d oft Rhagadenbildung am Ohransatz

156 *Galliges Erbrechen beim Neugeborenen ist*
  a auf tiefsitzende Duodenalstenose verdächtig
  b Frühsymptom eines Kernikterus
  c schließt eine Ösophagusatresie aus
  d ist auch bei Erythroblastose möglich

157 *Ikterus in den ersten Stunden nach der Geburt ist*
  a ein physiologischer Vorgang
  b Hinweis auf einen Gallengangsverschluß
  c ein Alarmzeichen
  d harmlos, falls die Mutter reichlich Möhren gegessen hat

158 *Normalerweise hat ein Säugling nach einem Jahr folgendes Gewicht:*
  a Geburtsgewicht mal 1,5
  b Geburtsgewicht mal 2
  c Geburtsgewicht mal 3
  d Geburtsgewicht mal 4

159 *Was spricht nicht für eine Hypothyreose?*
  a stumpfer Gesichtsausdruck
  b großer Bauch
  c Durchfälle
  d kühle Haut

160 *Wann lächelt der gesunde Säugling zum erstenmal die Mutter an?*
  a 2 Wochen alt
  b 9 Monate alt
  c 8 Wochen alt
  d 4 Monate alt

161 *Was sind die häufigsten Erreger einer Pyelonephritis?*
  a Streptokokken
  b Kolibakterien
  c Pyocyaneus
  d Proteus

162 *Was läßt an beginnenden Scharlach denken?*
  a hohes Fieber, Roseolen, Benommenheit
  b Lichtscheu, Husten, Fieber
  c hohes Fieber, Schluckschmerz, Erbrechen
  d fleckige Gesichtsröte, Hautjucken

163 *Poliomyelitis (Kinderlähmung) ist*
  a die Krankheit der sogenannten Spastiker
  b nur bei Kindern möglich
  c eine Infektionskrankheit mit schlaffen Lähmungen
  d noch nicht durch Impfungen zu verhindern

164 *Phototherapie ist*
  a Klimabehandlung für Ekzemkranke
  b unterstützende Therapieform beim Ikterus in der Neugeborenenperiode
  c eine augenärztliche Therapie bei Nachtblindheit
  d eine moderne Bezeichnung für Wärmelampen-Bestrahlung

165 *Wie hoch ist heute der Anteil der Ausländerkinder im Kinderkrankenhaus?*
  a jedes 5.–8. Kind
  b jedes 10.–20. Kind
  c jedes 2. Kind
  d Ausländerkinder werden seltener krank als deutsche Kinder

166 *Die sogenannte Basisuntersuchung des Neugeborenen*
  a wird nach dem Apgar-Schema durchgeführt
  b ist Sache des Geburtshelfers bei Aufnahme der Mutter in den Kreißsaal
  c ist die ausführliche Untersuchung durch den Kinderarzt in den ersten Lebenstagen
  d dient der Geschlechtsbestimmung unmittelbar nach der Geburt

167 *Leukämie und Krebs bei Kindern ist*
  a immer unheilbar
  b in vielen Fällen heilbar
  c nur selten bei Kindern
  d heute in allen Fällen heilbar

168 *Was kennzeichnet die moderne Behandlung der akuten Leukämie? (1 Antwort)*
  a zahlreiche Bluttransfusionen
  b Frischzelltherapie
  c Bestrahlung des Zentralnervensystems, Zytostatika und Kortikoide
  d Knochenmarkstransplantation

169 *Bei einer Schlafmittelvergiftung ist welche der angeführten Maßnahmen falsch? (Kind noch nicht bewußtlos)*
  a in der Vergiftungszentrale anrufen
  b Erbrechen herbeiführen
  c sofort zum Arzt
  d Milch zu trinken geben

170 *Keuchhusten: Welches Hustenbild ist charakteristisch?*
  a bellender Husten, ständig erschwerte Atmung
  b Hustenanfälle mit Blauwerden, vor allem am Tage
  c Hustenanfälle mit Erbrechen, vor allem nachts
  d Husten mit Fieber und Schnupfen

171 *Welche hämolytischen Anämieformen sind in ihren Bedingungen vererbt?*
  a Rhesuserythroblastose
  b Sichelzellanämie
  c Thalassämie
  d Kugelzellanämie

172 *Ständige Atemnot mit Flankeneinziehungen, Zyanose und Tachypnoe findet man bei*
  a Pertussis
  b Mukoviszidose
  c interstitieller Pneumonie
  d Atemnotsyndrom der Neugeborenen

173 *Welche Befunde sind für eine Hypothyreose typisch?*
  a geistige Trägheit
  b Obstipation
  c schneller Puls
  d Durchfälle

174 *Ein X-chromosomal-dominantes Erbleiden überträgt ein Vater auf*
  a seine sämtlichen Kinder, Knaben und Mädchen
  b seine sämtlichen Töchter
  c 50% seiner Töchter
  d seine sämtlichen Söhne

175 *Ein Diabetiker (Insulinbehandlung) bekommt plötzlich Schweißausbruch, schnellen Puls, ist ängstlich und unruhig. Was ist die beste Maßnahme? (1 Antwort)*
  a Luminal
  b Alt-Insulin
  c Blutzucker bestimmen
  d Zucker geben

176 *Kennzeichnende Merkmale für eine Toxikose bei Dyspepsie:*
  a Exanthem
  b Apathie oder ungerichtete Unruhe
  c weit aufgerissene Augen
  d Azidose

106 Examensfragen mit bereits vorgegebenen Antworten

177 *Was gehört als Krankheitszeichen zum Scharlach?*

a Himbeerzunge
b Koplicksche Flecken
c Hautabschilferung
d Husten

178 *Zum rheumatischen Fieber gehören folgende Einzelerscheinungen, außer:*

a leicht erhöhte BKS
b Gelenkentzündung
c Chorea minor
d hoher Antistreptolysintiter

179 *Was kennzeichnet die ideale Säuglingsflasche?*

a enger Flaschenhals
b glattwandig, rundwandig
c weiter Flaschenhals
d Graduierung an der Außenwand

180 *Ein bewußtloses Kind mit hypoglykämischem Schock soll behandelt werden: Was wäre falsch?*

a 20 ml 10%-Glukose intravenös
b Tee mit Traubenzucker geben
c Alt-Insulin intravenös
d Blutzuckerbestimmung

181 *Welches Symptom fehlt bei einer schweren Säuglingspneumonie?*

a Stöhnen
b Kußmaulsche Atmung
c Nasenflügeln
d grau-blasses Aussehen

182 *Masern-Exanthem: Mit welchem Exanthem hat es die größte Ähnlichkeit?*

a Scharlach-Ausschlag
b Windpocken-Effloreszenzen
c Typhus-Roseolen
d Röteln-Exanthem

183 *Was besagen Verfallsdaten auf Medikamentenpackungen?*

a Zeit ist ein Annäherungswert, sie kann um 1–2 Monate ohne weiteres überzogen werden
b exakt einhalten: nach Verfall das Medikament vernichten oder an die Apotheke zurückgeben.
c rechtzeitig beachten, so daß die Medikamente weit vor dem Verfallsdatum aufgebraucht sind
d Medikamente ohne Verfallsdaten sind auch nach 5 Jahren noch voll wirksam und unbedenklich zu nehmen

184 *Häufigkeit der chirurgisch zu behandelnden Erkrankungen bei Kindern. Stellen Sie eine Reihenfolge auf:*

a Ösophagusatresie
b Hernien
c Appendizitis
d Invagination

185 *Bei welchen Krankheiten kommt es typischerweise zu Erbrechen?*

a Hirntumor, Meningitis
b Scharlach
c Diabetes mellitus
d Pylorospasmus

186 *Folgende Krankheiten können im Zusammenhang mit einer Embryopathie stehen:*

a Katarakt
b angeborener Herzfehler
c Mukoviszidose
d Down-Syndrom

187 *Masern-Lebendimpfung kann unter folgenden Bedingungen nicht erfolgen:*

a zerebrale Dauerschädigung
b akuter Infekt
c aktive Tuberkulose
d Dystrophie

Examensfragen

188 *Wann ist eine aktive Schutzimpfung angezeigt:*
 a wenn Geschwister erkrankt sind?
 b vor Eintritt in Kindergarten oder Schule?
 c zum frühestmöglichen Zeitpunkt, z. B. schon im Säuglingsalter?
 d jederzeit und bei jedem Kind?

189 *Zur Dermatitis seborrhoides gehören folgende Einzelerscheinungen:*
 a Stomatitis aphthosa
 b Schälblasen im Bereich der Windeln
 c Kopfgneis
 d Urtikaria

190 *Kopfschmerzen bei Schulkindern können folgende Ursachen haben:*
 a Nasennebenhöhlenentzündung
 b Hirntumor
 c Sehfehler
 d Kreislaufschwäche

Gleiche Symptome können möglicherweise bei verschiedenen Krankheiten vorkommen. Ordnen Sie die Symptome (1–4) den Krankheiten (a–d) und umgekehrt zu:

191

 1 Blässe
 2 Bauchschmerz
 3 Fieber
 4 Ikterus

 a Angina
 b Obstipation
 c Pyelonephritis
 d Anämie

192

 1 Durchfall
 2 Erbrechen mit Blutbeimengung
 3 Erbrechen im Strahl
 4 Spucken

 a Dyspepsie
 b Pylorospasmus
 c Kardiainsuffizienz
 d Zwerchfellhernie

193

 1 Kopfschmerz
 2 Krampfanfall
 3 Erbrechen
 4 Augenmuskellähmung

 a Sinusitis
 b Hirntumor
 c Meningitis
 d Pyelonephritis

194

 1 Ikterus
 2 Akzetonämie
 3 fleischwasserfarbener Harn
 4 vermehrter Durst

 a Diabetes mellitus
 b Glomerulonephritis
 c hämolytische Anämie
 d Diabetes insipidus

195

 1 Stuhlverhaltung
 2 Blutauflagerung auf Stuhl
 3 Abgang von Schleim mit Blut
 4 blutige Durchfälle

 a Megacolon congenitum
 b Invagination
 c Typhus
 d Kolitis

196

 1 Knochenschmerz
 2 Gelenkschmerz
 3 Fieber
 4 Gelenkauftreibung

 a rheumatisches Fieber
 b Leukämie
 c Hämophilie
 d Osteomyelitis

197

1 Vorwölbung des Bauches	a Nephrotisches Syndrom
2 Lidödeme	b Nierentumor
3 Erbrechen	c Megakolon
4 Stuhlverhaltung	d Peritonitis

198

1 Gelenkbeschwerden	a Nephrotisches Syndrom
2 Eiweißausscheidung im Harn	b Pyelonephritis
3 generalisierte Ödeme	c Verbrennungskrankheit
4 Eiweißverminderung im Blut	d Serumkrankheit

199

1 hohe Atemfrequenz	a schwere Anämie
2 Zyanose	b Schnupfen beim jungen Säugling
3 Trinkschwäche	c angeborener Herzfehler
4 schneller Puls	d Pleuropneumonie

200

1 Krampfanfall	a insulinbehandelter Diabetes
2 Muskellähmung	b Hydrozephalus
3 Sensibilitätsstörungen	c Querschnittslähmung
4 Dekubitus	d Poliomyelitis

107 Examensfragen für freiformulierte Antworten

201 Was sind die Besonderheiten des Neugeborenenschädels?
202 Welche Altersstufen des Kindesalters kennen Sie? Was ist das jeweils Charakteristische in körperlicher und seelischer Hinsicht?
203 Was heißt Akzeleration? Was bedeutet sie in psychischer Hinsicht für den Jugendlichen?
204 Was sehen Sie als Aufgabe der Kinderkrankenschwester?
205 Ist Hospitalismus eine alte oder neue Erfahrung? Kann man etwas daran ändern?
206 Nennen Sie die wichtigsten Todesursachen im Kindesalter in der Reihe der Häufigkeit.
207 Aufgaben des Stoffwechsels beim Kind?
208 Was bedeutet der Begriff Energiequotient?
209 Wie hoch ist der Energiequotient im Verlauf der kindlichen Entwicklung?
210 Wie ist eine gesunde Nahrung zusammengesetzt?
211 Was sind die Unterschiede von Muttermilch und Kuhmilch?
212 Was versteht man unter adaptierter Milch?
213 Nennen Sie die verschiedenen Kohlenhydratformen in der Ernährung des Säuglings.
214 Was sind die Vorteile des Stillens?
215 Ab wann ist beim Stillen Beikost nötig? Warum?
216 Wie wird bei künstlicher Ernährung in den ersten Lebenstagen die Nahrungsmenge bestimmt? Beim ausgetragenen Kind? Beim Frühgeborenen?
217 Stillschwierigkeiten auf seiten der Mutter? Welche verlangen unbedingt ein Stillverbot?

Examensfragen

218 Stillschwierigkeiten auf seiten des Kindes? Welche verlangen ein Stillverbot?
219 Stilltechnik: Stillen im Bett? Stillen außerhalb des Bettes?
220 Was ist Zwiemilch- und Zusatzernährung?
221 Eine stillende Mutter geht wieder zur Arbeit. Wie kann dies mit dem Stillen vereinbart werden?
222 Rachitisprophylaxe im Säuglingsalter? Warum braucht ein Frühgeborenes mehr Vitamin D?
223 Welche Rachitissymptome kennen Sie? Am Skelett? Am Nervensystem?
224 Künstliche Ernährung des Säuglings: Welche Milcharten sind im Gebrauch?
225 Was heißt Homogenisieren der Milch?
226 Ist pasteurisierte Milch steril?
227 Wodurch wird einem Vitamin-A-Mangel vorgebeugt?
228 An welchem Organ zeigt sich der Vitamin-A-Mangel am eindrucksvollsten?
229 Wie ist die Vitamin-C-Mangel-Krankheit zu vermeiden? Wie heißt diese Krankheit beim Säugling?
230 Warum wird der Guthrie-Test auf Phenylketonurie nicht schon am 1. Lebenstag gemacht?
231 Hygiene der Milchküche: Wann darf eine Schwester nicht in der Milchküche arbeiten?
232 Wann darf eine gravide Kinderkrankenschwester an Röteln erkrankte Kinder pflegen?
233 Darf eine Reinemachefrau im 2. bis 4. Schwangerschaftsmonat in ein Kinderzimmer mit unklarem Exanthem?
234 Stühle der Säuglinge: Was sind die Kennzeichen der Dyspepsie?
235 Blutige Stühle bei einem wenige Tage alten Kind: ein Alarmzeichen? Warum?
236 Was ist Mekonium? Bis wann muß es abgesetzt sein?
237 Was ist Asphyxie? Wodurch unterscheiden sich blasse und blaue Asphyxie?
238 „Atemnotsyndrom": Was ist das? Welche Aufgaben fallen in diesem Zusammenhang der Schwester zu?
239 Was wird mit der Apgar-Zahl beurteilt? Was bedeutet für die betreuende Kinderkrankenschwester die Mitteilung: „Apgar 2", „Apgar 8"?
240 Zeichen eines reifen Neugeborenen?
241 Wie soll die Hautpflege über Zangenmarken oder über einem Kephalhämatom sein?
242 Ist Durstfieber noch etwas Physiologisches?
243 Warum sind Ikterus und Gewichtsabnahme in der Neugeborenenperiode in den meisten Fällen unbedenklich? Wann aber nicht?
244 Was muß Verdacht auf eine Erythroblastose machen? Kann man eventuell schon vor der Geburt damit rechnen?
245 Wie nennt man die Brustdrüsenschwellung beim Neugeborenen?
246 Ist die Credé-Prophylaxe mit Penicillin oder mit Argentum-nitricum-Lösung vom Gesetzgeber angeordnet? Was sagen Sie aus medizinischen Erwägungen dazu?
247 Welche Erscheinungen am Kind nennt man „Schwangerschaftsreaktion"?
248 Welche pathologischen Erscheinungen am Nabel kennen Sie?
249 Ein Kind fällt in der Neugeborenenperiode durch Unruhe und Zittern auf: Was kann vorliegen?

250 Können Sie den Unterschied von Tetanie und Tetanus klarmachen?
251 Wie entwickelt sich Körperlänge und Gewicht im ersten Lebensjahr?
252 Nennen Sie einige markante Erscheinungen in der Entwicklung eines Kindes.
253 Wie viele Zähne hat das Milchgebiß, wie viele das bleibende? Können Sie genau angeben, wann der erste Zahn erscheint?
254 Was halten Sie von „Zahnfieber" und „Zahnkrämpfen"?
255 Wie entwickeln sich die Körperproportionen (Kopf zu Rumpf etc.) bis ins Erwachsenenalter?
256 Wer hat eine relativ größere Körperoberfläche (bezogen auf 1 kg Körpermasse), Säugling, Schulkind oder Erwachsener?
257 Zeitlicher Ablauf der statischen Entwicklung?
258 Zeichen der sozialen Kontaktnahme und Anpassung an die Umwelt?
259 Nennen Sie typische Bilder einer Störung der sozialen Anpassung an die Umwelt.
260 Kinder welchen Alters vermissen bei einer Krankenhausaufnahme die Mutter am meisten?
261 Was kann eine Schwester gegen das Heimweh eines Kindes tun?
262 Ein Kind spricht nicht mit der Schwester: Was soll diese tun, wie sich verhalten?
263 Medikamentenschrank auf Station: Was tun, wenn Medikamente kein Verfallsdatum auf der Packung haben?
264 Wie zeigt sich Soor?
265 Wie vermeidet man die retrolentale Fibroplasie? Welche Kinder sind gefährdet?
266 Nennen Sie einige Gametopathien.
267 Nennen Sie eine Fetopathie.
268 Nennen Sie zwei Embryopathien.
269 Unterscheiden Sie klar die Begriffe Gametopathie, Fetopathie und Embryopathie.
270 Atemnot: Welche Erkrankungen können diese bedingen?
271 Gesichtsausdruck der Angst: Wie sieht er aus? Wodurch kann ein Kind Angst haben?
272 Wie verhält sich die Schwester bei einem Kind mit Atemnot richtig?
273 Was tun, wenn ein Kind Angst hat?
274 Gesichtsausdruck bei Enzephalitis?
275 Beschreibe die einzelnen Krampfformen.
276 Gibt es auch zerebrale Anfälle mit plötzlicher Änderung des seelischen Verhaltens?
277 Notgeburt: Wie ist die Haltung der Schwester, die ganz auf sich allein gestellt ist? Welche Aufgaben kann sie an die Umgebung verteilen?
278 Beschreiben Sie das Symptom Zyanose.
279 Was ist eine marmorierte Haut (Cutis marmorata)? Was tun?
280 Akut eingetretene Blässe: Was kann dahinter stecken, was ist zu tun?
281 Sind bei Ikterus auch die Handflächen intensiv gelb?
282 Farbe der Bindehaut des Auges beim Karottenikterus?
283 Beschreiben Sie die einzelnen Formen von Hautblutungen.
284 Sind Hautblutungen ein Alarmzeichen, vor allem wenn sie dem Arzt noch unbekannt sind?

285 Wie entstehen Ödeme?
286 Was ist der Turgor des Gewebes?
287 Turgorverlust: Ursachen? Welche Aufgaben hat die Schwester in der Therapie?
288 Beschreiben Sie pathologische Veränderungen an der Fontanelle? Darf die Fontanelle im Alter von 5 Monaten schon geschlossen sein? Wenn ja, was dann?
289 Nackensteifigkeit: Wie wird sie geprüft, was bedeutet sie?
290 Ursachen des Erbrechens?
291 Lagerung eines Kindes mit Erbrechen?
292 Durchfälle: Welche Kennzeichen erwartet man in einer Aufzeichnung der Nachtschwester bei Durchfällen?
293 Was verursacht einen aufgetriebenen Leib?
294 Welche Arten von Extremitätenlähmungen gibt es?
295 Störungen des Längenwachstums: Versuchen Sie eine Einteilung zu geben.
296 Welche Zwerge findet man vor allem im Zirkus? Warum sind sie intelligent?
297 Wie sieht ein Chondrodystroph aus?
298 Wie sieht ein Kind mit Myxödem aus?
299 Beschreiben Sie Aussehen und Verhalten eines Kindes mit Mongolismus.
300 Nennen Sie typische Kopfverformungen und ihre Ursache.
301 Was ist das Kennzeichen eines Hydrozephalus? Ist die genaue Diagnostik dringlich? Wenn ja, warum?
302 Gehört zum Down-Syndrom ein Herzfehler?
303 Sind alle Kinder mit Mongolismus idiotisch?
304 Wie sieht das Cushing-Syndrom aus? Welches Medikament verursacht dieses Bild?
305 Was ist ein Exanthem? Beschreibe verschiedene Formen.
306 Unterscheiden Sie klar zwischen dem Exanthem bei Scharlach, Masern und Röteln.
307 Wie sieht das Gesicht bei Scharlach aus, wie bei Masern?
308 Kann man Strophulus und Windpocken unterscheiden?
309 Wie sieht ein Kind mit Dystrophie aus?
310 Was ist Muskelatrophie und Muskeldystrophie, was Muskelhypertonie und Muskelhypotonie, was sind Paresen, was Paralysen?
311 Sprechen Sie über die möglichen Veränderungen des Muskeltonus bei der infantilen Zerebralparese.
312 Was ist der „Scherengang"?
313 Welche Art von Flüssigkeitsabsonderung aus der Nase kennen Sie?
314 Wofür könnte ein einseitiges Nasensekret sprechen?
315 Beschreiben Sie die Arten des Hustens.
316 Machen Sie einen typischen Keuchhustenanfall einmal vor.
317 Abweichungen des Atemrhythmus: Was ist der Biotsche Atemtyp? Was ist Seufzeratmung?
318 Was ist ein apnoischer Anfall? Gibt es so etwas auch beim Keuchhusten? Wenn ja, wie alt sind dann die Kinder?
319 Harn: Berichten Sie über die Besonderheiten der Farbe und der Menge.
320 Liquor: Welche Abweichungen kann man schon mit bloßem Auge erkennen?
321 Blutserum: Was kann einer Schwester beim Ablesen der Blutkörperchensenkungsgeschwindigkeit am Blutserum auffallen?

322 Was kann einer scharf beobachtenden Schwester an der Haut eines Kindes alles auffallen?

323 Auffälliger Geruch eines Kindes: Beschreiben Sie, was Ihnen auffallen könnte.

324 Wie kann ein Pleurapunktat aussehen? Welches Ergebnis hätte bei einem Gesunden eine Pleurapunktion?

325 Was tun bei Nasenbluten? Warum ist die weitere Beobachtung so wichtig?

326 Was bedeutet „Nasenflügelatmung"?

327 Was besagt ein ständig offener Mund? Versuchen Sie den Eindruck zu beschreiben, den der Gesichtsausdruck eines Kindes mit ständig offenem Mund auf Sie macht.

328 Was ist ein Trismus? Kann er das Symptom eines Tetanus sein?

329 Hypothyreose: Welches Symptom fällt schon sehr früh im Säuglingsalter auf?

330 Warum gehört zu den Symptomen der Hypothyreose der Minderwuchs?

331 Woher kommt der Name Myxödem?

332 Durch welches Hormon wäre der hypophysäre Minderwuchs zu behandeln?

333 Was sind die wichtigsten Symptome der Zuckerkrankheit?

334 Neigen bei Diabetes Kinder oder Erwachsene mehr zum Koma?

335 Diabetes mellitus: Warum hat die Diät bei Kindern besondere Schwierigkeiten?

336 Dürfen Kinder mit Diabetes Sport treiben? Schwimmen? Radfahren? Wenn nein, warum nicht? Wenn ja, warum?

337 Was soll die Schwester einem Kind mit Diabetes alles sagen und beibringen?

338 Warum ist heute die Tuberkulose seltener geworden?

339 Ist die BCG-Schutzimpfung gesetzlich vorgeschrieben?

340 An welcher Körperstelle findet man in der Regel die Narbe nach erfolgreicher BCG-Impfung?

341 Wie ist das Ergebnis einer Tuberkulinprobe nach BCG-Impfung? Falls sie positiv wird, wann frühestens?

342 Zeichen der Tbc-Meningitis?

343 Wie erfolgt die Infektion mit Tuberkuloseerregern?

344 Was ist die Miliartuberkulose?

345 Wo sitzt bei der Hilustuberkulose der Primärherd?

346 Ein Neugeborenes hat nach der Geburt zunächst Kuhmilch erhalten und wurde dann voll gestillt: Kann sich eine Kuhmilchallergie entwickelt haben?

347 Tuberkulinprobe: Nennen Sie die einzelnen Proben, Ihre Vorteile und Nachteile.

348 Wie lange braucht eine aktive Tuberkulose bis zur Verkalkung des Herdes?

349 Diphtherie: In welchem Körperbereich kann sie lokalisiert sein?

350 Warum ist die Kehlkopfdiphtherie besonders gefährlich?

351 Erklären sich plötzliche Todesfälle bei Diphtherie nur durch Erstickung?

352 Pflege bei Diphtherie: Was verlangen von Ihnen hygienische Überlegungen? Was ist darüber hinaus in der Pflege zu bedenken? Darf das Kind auf die Toilette?

353 Nennen Sie die wichtigsten Infektionskrankheiten im Kindesalter.

354 Welche Infektionskrankheiten werden durch Viren ausgelöst? Welche durch Pilze?

355 Wie ist die Inkubationszeit von Masern? Welche Symptome sind die ersten? Ab wann besteht für andere Ansteckungsgefahr?

Examensfragen

356 Was sind „fliegende Infektionen"? Wie handelt die Schwester in der Pflege solcher Kinder?

357 Komplikationen bei Masern?

358 Was sind die Kennzeichen von Röteln?

359 Wie wird Scharlach behandelt?

360 Ist Harnuntersuchung nach Masern, nach Röteln oder nach Scharlach unbedingt nötig? Wie können Sie Ihre Antwort begründen?

361 Hautpflege bei Windpocken.

362 Was ist das 3-Tage-Fieber?

363 Was soll die Schwester in der Pflege von Kindern mit Pertussis besonders bedenken? Wann füttern? Wann werden die Kinder stärker durch Husten belastet, tagsüber oder nachts?

364 Wie lange ist Keuchhusten ansteckend? Ein Kind mit Keuchhusten bekommt Fieber: Woran denkt der Arzt?

365 Beschreibe Krankheitsbilder, die durch Meningokokken hervorgerufen werden.

366 Was ist: natürliche Resistenz, Allergie, Immunität?

367 Wurmerkrankungen: Welche kennen Sie?

368 Klinisches Bild des Pfeifferschen Drüsenfiebers?

369 Wie sieht das Gesicht bei Mumps aus?

370 Wie ist die Diät bei epidemischer Hepatitis?

371 Warum heißt die spastische Bronchitis auch asthmatoide oder obstruktive Bronchitis?

372 Asthma bronchiale: Was ist in der psychischen Führung der Kinder vor allem zu beachten?

373 Asthma bronchiale: Kann die Schwester, falls die akute Atemnot beseitigt ist, mit dem Kind Atemübungen machen? Welche? Worauf kommt es dabei an?

374 Krupp-Syndrom: Wie ist das klinische Bild? Was bekommt die Schwester vom Arzt angeordnet? Was kann sie von sich aus als wesentliche Hilfe dem Kind geben?

375 Warum trifft der Begriff Mukoviszidose mehr zu als der alte Begriff Pankreasfibrose?

376 Mukoviszidose: Welche Symptome sind eher einer Therapie zugänglich, die Verdauungsinsuffizienz oder die Bronchitis?

377 Lues connata: Welche hygienischen Pflichten sind in der Pflege gegeben? Wie lange? Ist das Nasensekret des Neugeborenen dann auch ansteckend?

378 Warum ist die Zöliakie niemals eine angeborene Krankheit?

379 Zöliakie: Wie ist das psychische Verhalten des Kindes? Kann die Schwester bei Appetitlosigkeit ausnahmsweise dem Kind Wunschkost geben?

380 Nennen Sie einige Pneumonieformen.

381 Komplikationen der Staphylokokkenpneumonie?

382 Pflege bei Pneumonie.

383 Welche Lebendimpfungen sind zu empfehlen?

384 Enuresis, Einnässen: Ursachen?

385 Pockenschutzimpfung: Ist sie noch Pflichtimpfung? Komplikationen?

386 Folgen einer Rachenmandelhyperplasie?

107 Examensfragen für freiformulierte Antworten

387 Was ist die häufigste Todesursache im Kindesalter: Tuberkulose, maligne Tumoren, Unfälle, Pneumonien, Suizid?

388 Nenne einige typische maligne Tumoren im Kindesalter.

389 Dermoidzyste, Halszyste: Was ist das?

390 Beratung der Mütter von Säuglingen: Worauf kommt es in erster Linie an?

391 Beratung der Mütter von Kleinkindern: Worauf kommt es in erster Linie an?

392 Mütter von Schulkindern: Welche Fragen könnten sie an eine Gemeindeschwester in einer Beratungsstunde haben?

393 Nennen Sie Substanzen, die häufig bei Vergiftungen eine Rolle spielen? Wo finden sie die Kinder? Wer ist mehr gefährdet: Jungen, Mädchen, Kleinkinder, Säuglinge?

394 Nenne und begründe drei besonders wichtige Impfungen.

395 Stellen Sie einen Impfplan für ein soeben geborenes Kind auf. Was schließt von einer Impfung aus?

396 Was wird durch Impfungen erreicht?

397 Wichtige Impfungen außer gegen Kinderlähmung und Tetanus? Warum gegen diese anderen Krankheiten auch impfen?

398 Mit welchem Material wird geimpft? Ist der Impfschutz mit allen Mitteln gleich intensiv und gleich lang?

399 Ein sterbendes Kind: Was kennzeichnet den Wert und die Wichtigkeit einer pflegenden Schwester?

400 Infektions- und Krankheitsverlauf der Poliomyelitis.

401 Pflege gelähmter Kinder. Worauf kommt es an?

402 Künstliche Beatmung: Was ist Sorge der Schwester in körperlicher und psychischer Hinsicht?

403 Prinzipien der künstlichen Beatmung? Wo ist die Mund-zu-Mund-Beatmung einzuordnen?

404 Was sind psychosomatische Erkrankungen? Ist das Kind dafür besonders anfällig? Wenn ja, warum?

405 Nennen Sie neurotische Verhaltensstörungen beim Kind.

406 Enuresis bei 5jährigem Kind: Stellen Sie eine dafür typische Familiensituation dar.

407 Appetitlosigkeit: Welche Ursachen in körperlicher (somatischer) und psychischer Hinsicht könnte man nennen?

408 Rauschgift, ein Problem bei Jugendlichen: vor allem bei welchen?

409 Was ist Overprotection? Stellen Sie eine typische Familiensituation dar.

410 Eifersucht unter Geschwistern: Stellen Sie eine typische Familiensituation dar.

411 Psychotherapie bei Verhaltensstörungen: Kann hier aus der Trennung von Eltern und Kind Vorteil erwachsen? Wann?

412 Großeltern: Wie können sie sich eine günstige Einflußnahme auf eine junge Familie vorstellen? Wie eine ungünstige?

413 Obstipation, Verstopfung: Nennen Sie Ursachen, somatische und psychische?

414 Was ist Pavor nocturnus? Wie könnte man ihn erklären, wie behandeln?

415 Leukämie: Handelt es sich beim Kind häufiger um die akute oder um die chronische Form? Warum spricht man von akuter, von chronischer Leukämie? Welche Mittel kommen in der Leukämietherapie zum Einsatz?

Examensfragen

416 Was ist die Rolle der Schwester im Therapieplan bei Leukämie oder malignen Organtumoren?

417 Mitaufnahme der Mutter ins Krankenhaus: Was spricht dafür? Was dagegen? Kann Rooming-in auch für den Vater gelten?

418 Was sind Ursachen einer Eisenmangelanämie?

419 Was ist eine hämolytische Anämie? Können Sie eine besondere Form nennen?

420 Sind hämolytische Anämien heilbar?

421 Welche Symptome bestehen bei einer Panmyelopathie?

422 Zerebrale Anfälle: Formen? Sind Altersgruppen bevorzugt?

423 Ursachen von zerebralen Anfällen?

424 Seelische Führung von epileptischen Jugendlichen? Darf ein Epileptiker radfahren?

425 Welche Aussichten hat die medikamentöse Therapie bei Epilepsie? Gibt es Unterschiede bei den einzelnen Krampfformen?

426 Rheumatisches Fieber: Eine Erkrankung des Kleinkindes, des Säuglings, des Schulkindes? Typische Zeichen?

427 Chorea minor: Können Sie sich vorstellen, daß diese Kinder in der Schule durch Störung und Unordentlichkeit auffallen und bestraft werden? Warum?

428 Gibt es Herzerkrankungen beim Rheumatismus?

429 Was ist ein Herzfehler? Ein angeborener? Ein erworbener? Ein operabler? Ein kombinierter Herzfehler?

430 Worauf kommt es in der Pflege bei Herzinsuffizienz an?

431 Inkubatorpflege: Worauf achtet die Schwester?

432 Was versteht man unter Intensivpflege? Welche Eigenschaften einer Schwester werden besonders benötigt?

433 Was ist die exsudative Diathese?

434 Erste Hilfe bei Verbrennungen?

435 Erste Hilfe: Wie geht man bei Verletzungen durch elektrischen Strom vernünftig vor?

436 Demonstrieren Sie Herzmassage als Teil der Ersten Hilfe.

437 Symptome der Toxikose bei Säugling? Müssen immer durchfallartige Stühle gegeben sein?

438 Unterschied von Dyspepsie und Dystrophie? Was ist Atrophie?

439 Therapie der Dyspepsie im Vergleich zur Dystrophie?

440 Therapie der schweren Dyspepsie?

441 Möglichkeiten des Nahrungsaufbaues bei Dyspepsie?

442 Technik der Austauschtransfusion? Aufgaben der Schwester dabei?

443 Was ist eine Fehlernährung? Beispiel?

444 Konstitutionelle Ursachen von Ernährungsstörungen?

445 Ernährungsstörungen durch Pflegefehler?

446 Ernährungsstörungen durch Infektionen?

447 Veränderungen im Magen-Darm-Gebiet als Ursache des Erbrechens im frühen Säuglingsalter?

448 Zeichen des Frühgeborenen?

449 Ursachen einer Frühgeburt?

107 Examensfragen für freiformulierte Antworten

450 Wie ist Mangelgeburt und Frühgeburt näher zu beschreiben?
451 Besondere Gefahren und Störungen bei Frühgeborenen?
452 Probleme bei Mehrlingsgeburten. Welcher Zwilling ist während der Geburt mehr gefährdet, der erste, der zweite? Warum?
453 Symptome der Nephritis? Wie sieht der Harn aus?
454 Schweres Nephrosesyndrom: Aussehen des Kindes? Behandlung?
455 Was ist Dysmelie? Nenne eine bekannte Ursache.
456 Bild der Rubeolenembryopathie?
457 Azidose: Ursache, Therapie?
458 Aufgabe der Schwester bei einer Bluttransfusion? Was tun bei einem Zwischenfall in Abwesenheit des Arztes?
459 Was zeigt der Patient bei Hypoglykämie?
460 Was ist vorzeitige Pubertät?
461 Was ist das adrenogenitale Syndrom (AGS)? Ist es schon bei Neugeborenen zu vermuten? Aus welchen Erscheinungen? Welche Gefahren sind akut gegeben?
462 Gibt es eine Prophylaxe der Rhesuserythroblastose?
463 Nennen Sie einige soziale Randgruppen im Bereich der Pädiatrie, die eine besondere Beachtung nötig haben.
464 Was ist ein Plazeboversuch?
465 Welche Infektionskrankheiten werden durch Bakterien hervorgerufen?
466 Was kann die Schwester bei Ausländerkindern zur Überwindung der Sprachbarriere tun?
467 Phototherapie: Das Kind liegt im Wärmebett. Was ist besonders zu beachten?
468 Plötzlicher Tod eines Kindes: Was tun? Was ist SIDS?
469 Was ist eine Klitorishypertrophie? Welche seelischen Auswirkungen hat sie?
470 Tägliche Besuchszeit: Wie stehen Sie dazu? Mit welchen Gründen?
471 Was ist eine Anämie?
472 Wie stehen Sie zu den Begriffen Pyurie und Pyelonephritis?
473 Worin liegen die besonderen Probleme einer Dialysebehandlung?
474 Mißhandlung eines Kindes durch die eigenen Eltern: Wie kommt es dazu?
475 Unterscheiden Sie Vernachlässigung und Mißhandlung!
476 Warum ist der Ausdruck „Spastiker" schlecht?
477 Was ist nach einer Ketanest-Narkose besonders zu beachten?
478 In welchem Alter liegt der Erkrankungsgipfel für die akute Leukämie der Kinder?
479 In welchem Alter liegt der Erkrankungsgipfel bei den umschriebenen malignen Erkrankungen (Organkrankheiten) bei Kindern?
480 Ist die Impfung gegen Rubeolen auch der Kinderkrankenschwester persönlich zu empfehlen?
481 Eine Schwester ist tuberkulinnegativ. Kann die BCG-Impfung für sie von Vorteil sein?
482 Für ein Kind wird aktive oder passive Immunisierung erwogen. Wie ist – zeitbezogen – die Wirkung?
483 Was ist Legasthenie? Heilbar?

484 Spielsachen für Kinder der verschiedenen Altersgruppen: Was wählen?
485 Was registrieren technische Geräte in der Intensivpflege?
486 Leberpunktion: Was ist für die anschließende Beobachtung der Schwester wichtig zu wissen?
487 Definiere die Lagebegriffe am Kind: proximal, distal, medial, lateral.
488 Was kann eine Schwesternschülerin zur Förderung ihres Wissensgutes und Verständnisses tun?
489 Stillunfähigkeit der Mutter. Brauchen wir heute noch Ammen? Wenn ja, warum; wenn nein, warum nicht?
490 Hat es heute noch Sinn, die Selbstherstellung von Säuglingsnahrung zu lehren?
491 Sexueller Mißbrauch eines Kindes: Durch wen in erster Linie? Dunkelziffer? Wie soll man sich verhalten?
492 Wie werden bewegungsgestörte Kinder mit infantiler Zerebralparese behandelt? Ist die Frühdiagnose wichtig?
493 Rooming-in der Mutter: Bei welchen Krankheiten und in welchen psychologischen Problemsituationen soll dies insbesondere ermöglicht werden.
494 Besuchszeit: Die Eltern wünschen Auskunft über ihr Kind. Welche Schwester soll diese geben? Jede examinierte Schwester? Auch die Schülerin?
495 Welche äußeren Zeichen rufen Verdacht auf Mißhandlung eines Kindes hervor?
496 Was kann die Schwester tun, um dem Kind zu helfen, mit den Belastungen der Krankheit und des Krankenhausaufenthaltes besser fertig zu werden?
497 Was ist in der Pflege sterbender Kinder besonders zu beachten?
498 Wiederbelebung eines leblosen Kindes. Welche Maßnahmen? Welche Reihenfolge? Wie lange?
499 Verbrennung oder Verbrühung: Welche Lokalisation der Hautwunde verlangt besondere Sorgfalt in der Pflege?
500 Was weist auf Vernachlässigung eines Kindes hin?

108 Auflösung der Examensfragen
Lösungen der Fragen mit bereits vorgegebenen Antworten

1	b	48	c	93	b, c	140	c, d
2	a, b, c, d	49	d	94	b	141	b
3	b, c	50	keine Antwort richtig	95	keine Antwort zutreffend	142	b
4	a, b, c, d					143	a
5	c					144	a, d
6	d	51	c	96	b	145	a, b, d
7	b	52	b	97	d	146	a, c, d
8	c	53	b	98	d	147	a, b, c, d
9	d	54	b, c	99	c	148	c
10	a	55	c	100	c	149	a, b
11	c	56	c	101	b	150	b, c
12	d	57	c	102	a	151	a, b, c, d
13	b	58	a, d	103	a	152	c
14	a, d	59	d	104	d	153	b, c
15	b, c	60	b	105	c	154	a, b
16	a, b, c	61	c	106	b	155	c, d
17	d	62	b	107	c	156	a, c
18	a, b, d	63	b	108	c	157	c
19	b	64	d, c, a, b	109	d	158	c
20	b, c	65	c, d	110	c	159	c
21	a, b, c, d	66	c	111	c	160	c
22	d	67	c	112	a	161	b
23	b	68	a, b	113	d	162	c
24	d	69	d	114	c	163	c
25	a	70	c, d	115	a	164	b
26	c	71	b	116	c	165	a
27	b	72	a	117	d	166	c
28	c, d	73	c	118	c, d	167	b
29	d	74	b	119	b	168	c
30	a	75	c	120	b	169	d
31	c	76	keine Antwort richtig	121	b, d	170	c
32	b			122	a, b	171	a, b, c, d
33	c, d			123	a, b, d	172	c, d
34	c	77	c	124	a	173	a, b
35	d	78	c, d	125	b	174	b
36	b, c	79	c	126	b	175	d
37	c	80	c	127	b	176	b, c, d
38	c	81	a, b, d	128	b	177	a, c
39	c	82	b	129	b	178	a
40	b	83	d	130	d	179	b, c, d
41	b	84	b	131	a	180	b, c
42	c	85	c	132	c	181	b
43	c	86	c, d	133	b	182	d
44	c	87	d	134	c	183	b
45	a	88	b	135	c	184	b, c, d, a
46	d	89	d	136	c	185	a, b, d
47	keine Antwort richtig	90	d	137	b	186	a, b
		91	c	138	c, d	187	b, c
		92	b, c	139	c, d	188	c

189 c
190 a, b, c, d
191 1b, c, d;
2a, b, c,
(d); 3a, c;
4d. a2, 3;
b1, 2; c1
2, 3; d1, 4.
192 1a; 2b, d;
3b; 4a, c.
a1, 4; b2,
3; c4; d2,
4.
193 1a, b, c, d;
2b, c; 3b,
c, d; 4b, c.
a1; b1, 2,
3, 4; c1, 2,
3, 4; d1, 3.
194 1c; 2a; 3b;
4a, d. a2,
4; b3, c1,
d4.
195 1a, b; 2d;
3b, d; 4b,
c. a1; b1,
3; c4; d3,
4.
196 1a, b, d;
2a, b, d;
3a, b, d;
4a, c, d.
a1, 2, 3, 4;
b1, 2, 3;
c4; d1, 2,
3, (4).
197 1a, b, c, d;
2a; 3d; 4c,
d. a1, 2;
b1; c1, 4;
d1, 3, 4.
198 1d; 2a, b,
c, d; 3a,
(c), d; 4a,
c. a2, 3, 4;
b(2); c2,
(3), 4; d1,
2, 3.
199 1a, b, c, d;
2b, (c), (d):
3a, b, c, d;
4a, b, c, d.
a1, 3, 4;
b1, 2, 3, 4;
c1, (2), 3,
4; d1, (2),
3, 4.
200 1a, b; 2c,
d; 3c; 4(b),
c, (d). a1;
b1, (2), 4;
c2, 3, 4;
d2, 4.

Lösungen der Fragen für freiformulierte Antworten

Weitere Einzelheiten zu den Fragen sind mit Hilfe des Sachverzeichnisses und Inhaltsverzeichnisses aufzusuchen.

201 S. 68
202 S. 66 f
203 S. 71 f
204 S. 6 ff
205 S. 56 ff, 350 ff
206 S. 4 f
207 S. 126 f
208 S. 412
209 S. 478
210 S. 412
211 S. 127 f, 131 f
212 S. 132
213 Polysaccharide, vor allem Stärke; Disaccharide wie Rohrzucker, Milchzucker und Maltose; Monosaccharide wie Glukose, Fruktose und Galaktose, Kornflocken, Mehle, Nährzucker.
214 S. 127 f
215 S. 130
216 S. 132; Frühgeborenes: S. 113
217 S. 123 f
218 S. 124
219 S. 119 f
220 S. 122
221 S. 122
222 S. 168
223 S. 166 f
224 S. 131 f
225 Die Milch wird unter hohem Druck durch sehr feine Düsen gepumpt: Fetteilchen der Milch werden aufgespalten, sie bleiben dann besser verteilt.
226 S. 132
227 Karottensaft.
228 Am Auge.
229 S. 166; Möller-Barlow-Krankheit.
230 Ein pathologischer Phenylalaninspiegel wird erst einige Tage nach der Geburt beobachtet, weil bis zum Geburtszeitpunkt der mütterliche Stoffwechsel (über die Plazenta) einen pathologischen Anstieg verhindert hatte.
231 S. 423
232 falls sie gegen Röteln immun ist (frühere Erkrankung, Impfung). Falls dies nicht zutrifft, vorsichtshalber erst ab dem 7. Schwangerschaftsmonat.
233 Dann nicht, wenn Exanthem auch ein Rötelnexanthem sein könnte. Ausnahme, falls Immunität für Röteln gegeben.
234 S. 136
235 Alarmzeichen! S. 99
236 S. 84
237 S. 88 ff
238 S. 88 ff
239 S. 88
240 S. 81
241 S. 99 f
242 S. 82
243 unbedenklich: S. 79, 81 f bedenklich: S. 82, 94 ff
244 S. 94 ff, 342
245 S. 84
246 Gesetz: Argentum nitricum. – Beide Substanzen gleich gut wirksam.
247 S. 84
248 S. 103
249 Hirnblutung, Hypoglykämie, Hypokalzämie, Meningitis, Sepsis.
250 Tetanus: Infektionskrankheit. Tetanie: Hypokalzämisches Nervenreizsymptom (Pfötchenstellung, große Anfälle).
251 S. 67
252 S. 66
253 S. 68 f

254 Zahnfieber: Unabhängig von den Zähnen praktisch immer durch einen Infekt hervorgerufen. Zahnkrämpfe: Niemals ein Zusammenhang mit den Zähnen! Gefährliche Bagatellisierung der Bedeutung eines Krampfanfalles.

255 S. 69

256 S. 69

257 S. 71

258 Tabelle 3, S. 72 ff/Abb. 10

259 S. 310 ff

260 S. 11 ff

261 S. 16 ff

262 Darüber hinwegsehen. Gleichmäßige Zuwendung und Wärme, Geduld.

263 S. 407

264 S. 222

265 S. 114

266 S. 143

267 S. 145

268 Dysmelie, Rubeolenembryopathie.

269 S. 143 ff

270 Erkrankungen von Luftwegen (Nase, Kehlkopf, Trachea), Lunge, Pleura, Herz, Atemmuskulatur, Atemzentrum, Erythrozyten (Anämie, Kohlenmonoxidvergiftung).

271 Erwartungsangst im fremden Milieu des Krankenhauses, gezielte Angst vor Schmerz durch ärztlichen Eingriff und pflegerische Handlungen (Entzündungen, Frakturen, Hämatome).

272 S. 230 f

273 Verständnis, Beruhigung, Aufklärung, Vermeiden möglicher Ursachen.

274 Starres, einförmiges Gesicht oder Grimassieren.

275 S. 274 ff

276 S. 274

277 S. 116

278 Blau-rote Verfärbung der ganzen Haut oder umschriebener Abschnitte. Störung des Bluttransportes (allgemeine oder umschriebene Kreislaufschwäche), pathologischer Blutstrom im Herzen, Veränderungen am Hämoglobinmolekül (Vergiftung mit Sulfonamiden, Chloramphenicol, Methämoglobinämie aus verschiedenen Ursachen), Störungen des Gasaustausches in der Lunge (siehe Antwort zur Frage 270).

279 Fleckige, blaß-livide, kalte Haut. Verbesserung der Kreislaufverhältnisses (je nach Ursache: Wärme, Flüssigkeitszufuhr).

280 Anämie, mangelhafte Durchblutung (Kälte, Angst, Schmerz, Nierenkrankheiten, Herzinsuffizienz).

281 Nein. Nur beim Scheinikterus durch Karotineinlagerung.

282 Sie ist weiß.

283 S. 185

284 Ja. Siehe dazu besonders S. 187.

285 Druckerhöhung in Gefäßabschnitten, z. B. Stauungsödem an den Beinen. Verminderung der Eiweißkörper im Blut (Nephrose). Erhöhte Gefäßdurchlässigkeit (toxisch, allergisch, Glomerulonephritis). Aus hormonellen Ursachen (Hypothyreose, Kortikoide).

286 Spannungszustand. Abhängig vom Wassergehalt und Durchblutungsgrad.

287 Erbrechen, Durchfall, mangelnde Flüssigkeitsaufnahme, vor allem bei Fieber. Aufgaben: Flüssigkeitszufuhr, s. dazu auch S. 396.

288 Fontanelle eingesunken (Wasserverlust z. B. durch Erbrechen), vorgewölbt (z. B. bei erhöhtem Schädelinnendruck wie bei Meningitis), vorzeitiger Schluß. Schluß der Fontanelle schon mit 5 Monaten ist auf vorzeitigen Nahtschluß verdächtig (Kraniostenose). Möglichkeit der Hirnkompression. Operation dann nötig.

289 Kopf kann nur ungenügend gebeugt werden; Verdacht auf Rei-

108 Auflösung der Examensfragen

zung der Hirnhäute, z. B. bei Meningitis.
290 S. 335 f
291 S. 463, 465
292 Häufigkeit, Aussehen, Beimengung von Schleim und Blut, Geruch. Breiig? Spritzend entleert? Dabei Schmerzen?
293 Inhalt der Bauchhöhle ist vermehrt: Organvergrößerung, z. B Tumoren, Obstipation, erhöhter Luftgehalt (Meteorismus), Aszites.
294 S. 204, 270 ff
295 Minderwuchs mit erhaltenen physiologischen Proportionen: Mangel an Wachstumshormon, Schilddrüsenhormon. Gestörte Proportionen der einzelnen Körperabschnitte: Chondrodystrophie, schwere Rachitis, Dysmelie. Desgleichen auch Riesenwuchsformen.
296 Chondrodystrophie. Intelligent, da reine Knorpel-Knochen-Aufbaustörung.
297 S. 280
298 S. 171
299 S. 145
300 Hydrozephalus. Schiefkopf durch Lieblingslage, vor allem bei Rachitis. Mikrozephalus, z. B. bei zu kleiner Hirnanlage oder durch vorzeitigen Nahtschluß (vgl. Frage 251).
301 S. 266
302 S. 146
303 S. 146
304 S. 173
305 S. 336 f
306 S. 199 ff
307 S. 199, 200
308 Bläschen des Strophulus nicht am behaarten Kopf zu finden. Varizellen hinterlassen Immunität. Mehrfache Strophulusschübe nicht selten.
309 S. 139
310 Muskelatrophie im Rahmen einer schweren allgemeinen Abmagerung (Atrophie) oder einige Zeit, nachdem die Nervenversorgung eines Muskels ausfällt (Poliomyelitis). Muskeldystrophie S. 279 f.
Hypertonie: Erhöhte Muskelspannung (erhöhter Tonus), z. B. S. 270 f.
Hypotonie: Herabgesetzte Muskelspannung, z. B. S. 272.
Paresen: Muskelschwäche durch Ausfall eines Teiles der Muskelfasern (= leichte Lähmung). Paralyse: volle Lähmung.
311 S. 270
312 S. 271
313 Serös, schleimig, eitrig, blutig. Evtl. einseitig.
314 Fremdkörper in einem Nasengang, der längere Zeit liegt und zur Entzündung geführt hat. Ferner bei einseitiger Choanalatresie.
315 Hüsteln (kurzer Hustenstoß), bellender Husten (Croup = Krupp), lockerer Husten (Bronchitis), Husten mit viel Schleim (Abhusten, z. B. bei schwerer chron. Bronchitis, Bronchiektasie, Mukoviszidose), Anfallshusten (Mukoviszidose, Pertussis), kurzer „verhaltener" Husten (trockene Pleuritis, Rippenfrakturen).
316 S. 209
317 Biot-Atmung, pathologischer Atemtyp: Atempause – kräftige Atemzüge von gleicher Tiefe – Atempause und so weiter. Seufzeratmung: Intensive Inspiration in einer Folge geringer Atemexkursionen.
318 S. 209
319 Farbe: hell, fast farblos (Diabetes mellitus und insipidus, chronische Nephritis, bei Ausschwemmung von Ödemen), trüb-gelb bis grau (Pyelonephritis), orange (Fieber, konzentrierter Harn), rot, fleischwasserähnlich bis blutig (Glomerulonephritis, Blutungen in den Harnwegen), dunkelbraun (Ikterus), Nachdunkeln des Harns bei Porphyrie (Hämoglobin-Stoffwechselstörung). – Menge vermindert (Oligurie), erhöht (Polyurie), häufig abgesetzt (Polakisurie). Keine Harnausscheidung (Anurie).
320 Blutige, eitrige und gelbliche Verfärbung.

321 Gelbfärbung (Ikterus), Trübung (hoher Fettgehalt). Grenze zwischen Serum und Blutkörperchen ist verwaschen: Verdacht auf Leukozytose.

322 Exanthem, Narbe, Hämatome, Verletzungsfolgen, Parasiten, Farbwechsel großer Flächen, z. B. schnell eintretende Zyanose, Schuppung, Haarausfall. S. 336 ff

323 Obstartig (Azeton), urinös (Urämie), nach Ammoniak (schlechte Pflege, zu seltener Windelwechsel), fäkalisch (Enteritis, Enkopresis), nach Mäusen und Ratten (Phenylketonurie)

324 Blutig, eitrig, bernsteinfarben. Beim Gesunden ist überhaupt kein Punktat zu gewinnen.

325 S. 226
326 S. 235, 329
327 S. 227 f
328 S. 215
329 Obstipation
330 S. 171
331 S. 171
332 S. 170
333 S. 155 f
334 Kinder
335 S. 156
336 Sie sollen es unbedingt. Stabilisiert den Stoffwechsel, weil durch Muskeltätigkeit Glukose verbraucht wird, was den Zuckerspiegel senkt. Gibt dem Kind Gefühl der eigenen Leistungsfähigkeit.
337 Tabelle 13, S. 159
338 BCG-Impfung, bessere Individualhygiene, bessere öffentliche Seuchenhygiene, Therapie durch Tuberkulostatika.
339 Nein.
340 S. 348
341 S. 348. Nach 6 bis 10 bis 12 Wochen.
342 S. 219
343 S. 216 f
344 S. 218
345 S. 218
346 S. 121 f
347 S. 367 f
348 S. 217
349 S. 208
350 S. 208
351 S. 208
352 S. 209
353 S. 198 ff
354 S. 198
355 S. 200
356 S. 196
357 S. 200
358 S. 201
359 S. 199
360 Nach Scharlach, S. 199
361 S. 202
362 S. 202
363 S. 210
364 S. 210. Pneumonie.
365 S. 187, 212
366 Natürliche Resistenz, S. 194, Allergie S. 176, Immunität S. 176, 194
367 S. 223
368 S. 206
369 S. 205
370 S. 413
371 S. 232
372 S. 232 f
373 S. 233
374 S. 230 f
375 ist umfassender, S. 147
376 S. 147
377 S. 221. Auch Nasensekret infektiös.
378 Da sie eine Allergie ist.
379 S. 242. Wunschkost mit der Grenze, daß kein Klebereiweiß enthalten sein darf.
380 S. 234 f
381 Verdrängungserscheinungen. Toxische Kreislaufinsuffizienz. S. 235
382 S. 235
383 S. 345 f

108 Auflösung der Examensfragen

384 Abschnitt 25.9. und S. 315
385 S. 350
386 S. 227f
387 S. 4f, 302
388 S. 300
389 Beide Erscheinungen entwicklungsgeschichtlich zu erklären. Dermoidzyste: Ins Unterhautgewebe gelangte Hautzellen, die in einem zentralen Hohlraum Talk und abgeschilferte Zellen umschließen. Halszysten leiten sich von den sog. Kiemengängen ab; meist gefüllt mit steriler Flüssigkeit, können auch vereitern.
390 S. 343
391 S. 343f
392 Lernprobleme, Geschwisterprobleme, sexuelle Aufklärung, Spezialfragen bei behinderten Kindern.
393 S. 302f
394 S. 346ff
395 S. 346f
396 S. 344f
397 S. 347f
398 S. 345, 348
399 Genaue Überwachung von Atmung und Kreislauf. Verständnis für die Angehörigen. Auch bei Bewußtlosigkeit mit Hingabe pflegen: behutsam, Vorsicht in der Wortwahl, mit dem Kind sprechen. S. 424
400 S. 204
401 S. 204, 381
402 S. 379
403 S. 377f
404 S. 313ff
405 S. 310
406 S. 315
407 S. 313f
408 S. 315ff
409 Einzelkind mit überbesorgter, ängstlicher Mutter, evtl. zusätzlich gleichgearteter Großmutter.
410 S. 313
411 In manchen Fällen, z. B. bei starken Aggressionen gegen die Eltern.
412 Günstig durch die Lebenserfahrung, ausgleichende Gelassenheit vieler älterer Menschen. Ungünstig bei Overprotection des Kindes und bedrängender Beeinflussung der Eltern.
413 S. 246f, 315
414 S. 312
415 S. 188ff
416 S. 49ff, 190
417 S. 34
418 S. 181
419 S. 183
420 Einige Formen, z. B. Erythroblastose.
421 S. 190
422 S. 274ff
423 S. 276
424 S. 278f
425 ⅔ der Kinder verlieren die Anfälle ganz oder weitgehend. Therapieerfolg von Krampfform und Ursache stark abhängig. Gut zu behandeln: Absenzen.
426 S. 178
427 S. 269
428 S. 178, 256
429 S. 251ff. Kombinierte Herzfehler: 2 Klappen sind betroffen.
430 S. 258
431 S. 110ff
432 S. 374ff
433 S. 135
434 S. 464
435 Abschnitt 34.1.
436 Abschnitt 97, 99
437 S. 138
438 S. 135ff
439 S. 136, 139f
440 S. 136
441 S. 136f
442 Abschnitt 79
443 S. 135
444 S. 135
445 S. 135

446 S. 135
447 S. 237 ff, 336
448 S. 108 f
449 S. 107
450 S. 106 f
451 S. 108 ff
452 Der zweite Zwilling. Längere Geburtsdauer.
453 S. 259, 264
454 S. 260
455 S. 149
456 S. 148
457 S. 150 f
458 Abschnitt 78
459 S. 153
460 S. 175
461 S. 173 f
462 S. 342
463 S. 3 f
464 S. 10
465 S. 198
466 S. 33
467 Abschnitt 80
468 Abschnitt 35
469 S. 174, 175 f
470 S. 30 ff
471 S. 181
472 S. 264
473 S. 262
474 S. 323
475 S. 322 ff
476 S. 270 ff
477 Alle äußeren Reize, wie frühzeitiges Ansprechen oder Berühren, sollen in der ersten Aufwachphase vermieden werden. Dadurch können unerwünschte Aufwachreaktionen – lebhafte, angstbesetzte Träume mit oder ohne entsprechender psychomotorischer Aktivität – weitgehend ausgeschaltet werden.
478 2–4 Jahre
479 1–3 Jahre
480 S. 148
481 ja
482 S. 345
483 S. 273
484 Abschnitt 43.1
485 S. 374 f
486 S. 394
487 S. 470 f
488 Fleißiges Lesen, dann Versuch der eigenen Darstellung des Gelesenen in eigenen Worten. Diskussion mit anderen Schülerinnen. Fragen an ältere Schwestern, an Ärzte, sobald etwas unklar ist. Mitgehen bei der ärztlichen Visite. Nachlesen, wenn bisher unbekannte Einzelheiten vom Arzt im Gespräch erwähnt werden.
489 Muttermilch ist heute nicht mehr unbedingt nötig, da die Kuhmilch der Muttermilch sehr weit angeglichen werden kann, so daß Ammen und Frauenmilchsammelstellen in unserem Bereich der Kinderheilkunde nicht mehr nötig sind; andere Bedingungen, z. B. in unterentwickelten Ländern, verlangen aber noch andere Organisationsformen der Säuglingsernährung.
490 Industrieerzeugnisse erleichtern sowohl der Mutter als auch der Schwester in der Milchküche heute sehr viel. Sie bringen auch einen hohen Sicherheitsgrad in die Säuglingsernährung. Nicht jede Mutter kann aber aus Kostengründen Fertignahrung kaufen. Auch für unterentwickelte Länder sind die bewährten Kochrezepte nach wie vor von entscheidender Bedeutung.
491 Abschnitt 42.3
492 S. 272
493 S. 34 f
494 Nur die Stationsschwester oder ihre Vertreterin, eine andere Schwester nur unter besonderem Auftrag. Bei schwierigen Sachverhalten soll nur der Arzt Auskunft geben. Sonst sind Mißverständnisse unvermeidlich.
495 S. 324
496 Interesse für die Psychologie vom Kind. Vernünftige Übernahme des

Kindes ins Krankenhaus. Freundliches Kinderkrankenhaus schaffen. Mehr Zeit nehmen für die Kinder zu Spiel und Diskussion. Hilfe zu einem engen Eltern-Kind-Kontakt. Heimkehrschwierigkeiten vorbeugen. Alle vermeidbaren Belastungen ersparen. Für entspannende Affektabfuhr bei besonderer Belastung sorgen. S. 36 ff

497 S. 424
498 S. 460 ff
499 S. 306
500 S. 322 f

Übersicht über empfehlenswerte Literatur

Banzer, G.: Medikamentenlehre für Krankenpflegeberufe, 10. Aufl. Urban & Schwarzenberg, München 1978

Biermann, G. (Hrsg.): Handbuch der Kinderpsychotherapie. Bd. I–III. Reinhardt, München. Ab 1969

Biermann, G., R. Biermann: Das kranke Kind und seine Umwelt. Reinhardt, München 1982

Bremer, G., M. Adelhardt: Rechtskunde für Krankenpflegepersonal und andere Berufe im Gesundheitswesen. Fischer, Stuttgart 1987

Bókay, J. v.: Kinderheilkunde im 19. und 20. Jahrhundert. Hansisches Verlagskontor, Lübeck 1976

Catel, W.: Das gesunde und das kranke Kind, 12. Aufl., hrsg. von E. Gladtke, J. Oehme, J. Schaub. Thieme, Stuttgart 1983

Erdmann, W.-D.: Arzneimittellehre, 10. Aufl. Kohlhammer, Stuttgart 1982

Hertl, M.: Das Gesicht des Kranken. Kühlen, Mönchengladbach 1980

Hertl, M., R. Hertl: Kranke und behinderte Kinder in Schule und Kindergarten. Thieme, Stuttgart 1979

Hertl, M., R. Hertl: Das kranke Kind. Elternratgeber für die Pflege zu Hause und bei Krankenhausaufnahme. Thieme, Stuttgart 2. Aufl. 1986

Janneck, C.: Kinderchirurgie für die Krankenpflegeberufe, 3. Aufl., Thieme, Stuttgart 1985

Kroeber, D., A. Weiß, G. Gruber: Rechenbuch für Schwestern, 7. Aufl. Kohlhammer, Stuttgart 1968

Leist, M.: Kinder begegnen dem Tod. Gütersloher Verlagshaus G. Mohn, Gütersloh 1979

Liebe, S.: Kinderkrankenpflege. Lehrbuch in 6 Bänden. VEB Volk und Gesundheit, Berlin, ab 1980

Lindquist, I.: Therapie durch Spiel. Haupt, Bern 1980

Loux, F.: Das Kind und sein Körper in der Volksmedizin. E. Klett, Stuttgart 1980

Lüders, D.: Lehrbuch für Kinderkrankenschwestern, 10. Aufl. Enke, Stuttgart 1983

Maneke, M. (Hrsg.): Sozialpädiatrie. Urban & Schwarzenberg, München 1979

Martius, G., U. Cammann: Gynäkologie und Geburtshilfe, 3. Aufl. Kohlhammer, Stuttgart 1975

Mehrle, G.: Augenheilkunde für Krankenpflegeberufe, 2. Aufl. Urban & Schwarzenberg, München 1978

Melzer, H.: Grundbegriffe der Chemie. Ein Leitfaden für Krankenschwestern und medizinische Fachkräfte, 6. Aufl. Urban & Schwarzenberg, München 1977

Oehme, J.: Pädiatrie im 18. Jahrhundert. Hansisches Verlagskontor, Lübeck 1984

Oehme, J.: Medizin in der Zeit der Aufklärung. Hansisches Verlagskontor, Lübeck 1986

Schiff, H. S.: Verwaiste Eltern. Kreuz-Verlag, Stuttgart 1978

Seidler, E.: Geschichte der Pflege des kranken Menschen. 5. Aufl. Kohlhammer, Stuttgart 1982

Studt, H. H.: Allgemeine Infektionslehre, 9. Aufl. Kohlhammer, Stuttgart 1981

Themen der Krankenpflege. Fortbildung für medizinische Assistenzberufe. Urban & Schwarzenberg, München 1973ff.

Theopold, W.: Das Kind in der Votivmalerei. Thiemig, München 1981

Wichmann, V.: Kinderkrankenpflege. Thieme, Stuttgart 2. Aufl. 1988

Züblin, W.: Das schwierige Kind, 5. Aufl. Thieme, Stuttgart 1983

Sachverzeichnis

A

Abkühlungsbäder 386
Absaugen 375
Abschürfung 337
Absenzen 275
Abstilldyspepsie 125
Abstillen 125
AB0-System 361
Abszeß, perityphlitischer 244
Abt-Letterer-Siwe-Krankheit 191f
Achsellinie 471
Acquired immune deficiency syndrome s. AIDS
ACTH 174
Addison-Krankheit 173
Adduktorenspasmus 271
Adenoide Vegetationen 227f
Adenotomie 228
Adenoviren 207
Adipositasdiät 414f
Adiposogigantismus 163f
Adnexitis 332
Adoleszent 67
– Krisen 317
Adoleszentenkyphose 282
Adrenalin 173
Adrenogenitales Syndrom 173f
– – Behandlung 174
Affektabfuhr 36f
Affektkrämpfe 276f
After, künstlicher, Pflege 382
Agglutinationsprobe 361
Aggression 310f
Agranulozytose 184
AGS s. Adrenogenitales Syndrom
AIDS 192
– Vollbild 193
Akne 285
– Neugeborenes 84
Akrozyanose 330

Aktinomykose 222
Akzeleration 71f
– körperliche Entwicklung 71
– seelische Entwicklung 71
– Ursachen 74
Albinismus 162
Albuminurie 259
– orthostatische 259
Alkalose 150f, 379
– Infusionsbehandlung 150
Alkoholismus 315f
Alkoholsyndrom, embryofetales 148f
Allergie 176ff
– alimentäre 122
– Klimakuren 178
– Nahrungsmittel 135
– Prophylaxe 178
– Reaktionsformen, Atmung 177
– – Darmbereich 177
– – Haut 177
– – Nervensystem 177
– – rheumatische Erkrankungen 177
– – Serumkrankheit 177
– Soforttyp 177
– Stillen 127
– verzögerter Typ 177
Alphabet, griechisches 482
Altersstufen 66
Altinsulin 157
Amniozentese 142
Analatresie 298
Analeptika 407
Analfistel 298
Analgetika 407
Analprolaps 298
Analrhagaden 332
Anämie 92, 181ff, 330
– Frühgeborene 114
– hämolytische 183
– hypochrome 181
Anaphylaxie 177

Anästhesie 293
– Methoden 294
Androgene, Embryopathien 149
Aneurin 165
Anfall, apnoischer 109, 209
– epileptischer 468
– fokaler 274
– großer 274
– myoklonisch-astatischer 275
– psychomotorischer 274
Anfallsbeobachtung 275
Anfallsbilder 274
Anfallskrankheiten 274ff
Anfallsursachen 276f
Angehörige, Pflegeaufgaben 449
Angina 226f, 332
– eitrige 227
– follicularis 227
– katarrhalische 227
– lakunäre 227
– pseudomembranöse 227
Angiographie 353
Angiohämophilie 187
Angleichung, Kuhmilch 131
Angst 329, 333ff
– psychotische 334
– Ursachen 333
Angstäquivalente 333
Angstausdruck 333
– maskierter 333
– unmaskierter, direkter 333
Ängstlichkeit 312
Angstreaktionen, eingeborene 333
Anlagen, dominant vererbte 141
– rezessiv vererbte 141
Anomalien, angeborene 141ff
– – Ursachen 141
Anordnungsverantwortung 441

Sachverzeichnis

Anpassungskrankheiten 102 ff
- an den Lungen 102
- im Magen-Darm-Bereich 102
- als Stoffwechselstörungen 102
Anschlußnahrungen 421
Anterior 471
Antiallergika 408
Antibiotika 408
Antidot 303
Antiepileptika 278, 408
- Embryopathien 149
Antigen 176
Antigen-Antikörper-Reaktion 95, 176
Antihelminthika 410
Antihistaminika 408
Antikonvulsiva 278, 408
Antikörper 176
- Nachweis 361
Antikörpermangelsyndrom 162
Antimykotika 223
Antipyretika 408
Antistaphylolysinreaktion 361
Antistreptolysinreaktion 361
Anurie 261
Anus praenaturalis, psychische Probleme 383
- - Stomaversorgung 383
- praeternaturalis 382 f
Aortenfehler 256
Aorteninsuffizienz 179
Aortenisthmusstenose 251, 253, 297
Apgar-Schema 85
Apgar-Zahl 88
- Atembewegungen 88, 90
- Hautfarbe 88, 90
- Herzfrequenz 88, 90
- Muskeltonus 90
- Reflextätigkeit 90
- Spannung der Muskulatur 88
- - der Reflextätigkeit 88
Aphonie, akute eitrige Epiglottitis 231
Apnoe 109, 112, 330
Appendizitis 242 f, 332, 336
Appetit, Störungen 313
Aräometer 367
Arbeitshilfen 353 ff

Arbeitsorganisation in einem Krankenhaus 441
Arbeitsprinzipien der Schwester 440 f
- - aus alleiniger Verantwortung 441
- - in einer weisungsgebundenen Abhängigkeit 441
Arbeitsverweigerung 452
Argentum-nitricium-Lösung, 1%ige 85
Armmanschetten 369 f
Armplexuslähmung 100
- obere 100
- untere 100
Armschlagader 467
- Abdrücken 467
Ärosoltherapie 390
Arteria brachialis s. Armschlagader
- carotis s. Halsschlagader
- femoralis s. Oberschenkelschlagader
- pulmonalis 250 f
Arthritis 340
Askaridiasis s. Spulwurmbefall
ASL-Reaktion s. Antistreptolysinreaktion
Asphyxie 88 ff
- Behandlung 93
- blasse 91
- blaue 90
Aspiration 458
Aspirationspneumonie 234
Assistenzhilfe 441
Asthma bronchiale 177, 232 f, 315, 330
- - Klimakuren 232
Asthmatiker, Atemtechnik 232
Aszites 249
Ataxie 271
- akute zerebellare 214
Atelektase 102
Atemlähmung 204
Atemnot 329 f
Atemnotsyndrom 88 ff
- Behandlung 93
- Ursachen 91 f
- - intrauterine 91
- - kardiale 92
- - pulmonale 92
- - zerebrale 91

Atemspende 461
- Atemfrequenz 462
- Luftmenge 462
- Wiederbelebung 461
Atemstillstand, Wiederbelebung 460
Atemtechnik, Asthma bronchiale 232 f
Atemwegsdruck, kontinuierlich dehnender 378
Atemzüge, Häufigkeit 469
Athetose 271
Atmung, eigene, Neugeborenes 79
- schiebende, Asthma bronchiale 232
Atonisch-astatisches Syndrom 272
Atrophie 135, 139 f
- Behandlung 139
- Ursachen 139
Aufklärung, Mitwirkung der Schwester 448
- Operation 293
Aufklärungspflicht, ärztliche 449
Aufliegen s. Dekubitus
Augen, Erkrankungen 288 f
- Verletzungen 289
Augendarre 165
Augenlider, Lähmungen 289
Augenspülungen 388
Augentropfen, Einträufeln 388
Ausdrucksbild, krankes Kind 15
Auskochen, Instrumente 403
Ausländerkinder 33
Ausscheidungen, infektiöskranke Kinder 198
Ausschütten 335
Austauschtabellen 157, 419
Austauschtransfusion 399 f
Auswärtsschielen 289
Autismus 274
Autoritätskrisen 318
A-Vitaminose 164
Axillarlinie 471
Azidose 150 f, 330, 379
- Infusionsbehandlung 150
Azotämie 261

B

Bäder, medizinische 386
Bakterien, Nachweis 363
Bakteriologische Methoden 363 ff
– – Gram-Färbung 363
– – Kultur 363
– – Resistenztest 363
Balanitis 265
Banane-Magermilch-Heilnahrung 137
Bandwurmbefall 223
Barr-Kernkörper 175
Basedow-Krankheit 172
Basisuntersuchung 86, 105
Battered-child-syndrome s. Syndrom des geschlagenen Kindes
Bauchfellentzündung 244 f
Bauchtuberkulose 218
Bauchtumoren 300
Bauchumfang 67
Bauchwassersucht 249
Bauchweh 315
BCG-Impfung 219, 345 ff
BE s. Broteinheit
Beatmungsmethode nach König 462
Bed-side-Test 398
Begleitschielen 289
Begrüßungslächeln der Säuglinge 24
Behandlungspflege 442 f
– Probleme 444 ff
Beikost 130, 134
Belastungsikterus 98
– Therapie 98
– Ursachen 98
Berufung und Beruf 1
Beruhigungsmittel 410
Beschäftigung des kranken Kindes 431
Beschleunigung s. Akzeleration
Besuchszeit 33
Bettgurt 371
Bewußtlosigkeit, Lagerung 463
Bezugspersonen, Arzt und Schwestern 11
Bindenverbände 403
Binet-Simon-Kramer-Test 364

Biot-Typ, gestörte Atmung 109
Bißwunden 291
Bläschen 337
– übertragbare eitrige 285
Blase, entzündliche 337
Blasenpunktion 366
Blastopathie 144
Blausucht 257
Blennorrhö 212
Blinddarmentzündung 242 f
Blitz-Nick-Salaam-Krämpfe 275
Blitzunfälle 302
Bluebabies 257
Blut, Normalwerte 475 ff
– Strömungsrichtung im Herzen vor und nach der Geburt 252
Blutaustausch 399
Blutdiagnostik 367
Blutdruck, Abweichungen 259
Blutdruckmessung 356 f
– diastolischer Wert 357
– bei kleineren Kindern 357
– Manschettenbreite 357
– Oberarmumfang 357
– systolischer Wert 357
Blutentnahme 392
– Kopfvene 392
– Rechtslage 447
Bluterkrankheit s. Hämophilie
Blutersatzmittel 408
Blutgerinnung 184 f, 475
Blutgruppen 94
Blutgruppenbestimmung 361
– im AB0-System 361
– Karte 398
Blutkörperchen-Senkungsgeschwindigkeit 475
Blutkrankheiten 180 ff
Blutmauserung 79, 180
Blutmenge 475
Blutplättchen 181
Blutserum 476
– Normalwerte 476
Blutstillen 467
– Armschlagader 467
– Halsschlagader 467
– Oberschenkelschlagader 467
Bluttransfusion 396
– objektive Zeichen einer Unverträglichkeit 399

– Rechtslage 447
Blutung, schwere 466 f
– subgaleatische 99
Blutungsanämie 183
Blutungsneigung 99
Blutungsübel 184
– Einteilung 185
Blutungszeit 184
Blutvergiftung 212
Blutzellen 475
– morphologische Beurteilung 360
– Zählung 360 f
Blutzuckerspiegel 152
BNS-Krämpfe 273, 275
Bobath-Methode 272
Borke 337
Bornholm-Krankheit s. Myalgie, epidemische
Brachyösophagus 238
Bradypnoe 330
Brand im Krankenhaus 426 f
– – eigene Rettung 428
– – Evakuierung der Kranken 428
– – richtiges Verhalten 426 f
Brandmeldung 427
Breie 134
– Formen 413
– milchhaltige 421
Brennwert 412
Brennwertbedarf 478
Brokenhome-Situation 317
Bronchialerweiterung s. Bronchiektasie
Bronchiektasie 297, 233
– Klimakuren 234
Bronchiolitis 232, 330
Bronchitis 231 f, 330
– akute 231
– chronische 231
– obstruktive 232 f
– spastische 232
Bronchographie 353
Bronchopneumonie 234
Bronchoskopie 358
Bronchusstenose 330
Broteinheit 416
Bruch s. Hernie
Brustdrüsenentzündung s. Mastitis
Brustdrüsenschwellung 84
Brustentzündung, Mutter 123

Brustkompressionsgriff 458f
Brustpflege, Mutter 115, 122f
– Schwangerschaft 115
Brustraum, Tumoren 300
Brustrhagaden, Mutter 335
Brustumfang 67f
Brustwarzenlinie 471
Bühler-Hetzer-Test 364
Bulimie 314

C

Candida albicans 222
Canesten-Creme 223
Cannabis 316
Caput succedaneum 99, 117
Cäsarenhals 208
Cerumen 229
Chassaignac-Lähmung 283
Cheyne-Stokes-Atmung 109
Cholangiographie 353
Cholezystographie 353
Chondrodysplasie 143
Chondrodystrophie 280
Chorea 271
– minor 269f
Chorionbiopsie 142
Chorioretinitis 221
Christmas-Faktor s. Gerinnungsfaktor IX
Chromosomen 141
Chromosomenaberrationen s. Chromosomenabweichungen
Chromosomenabweichungen 141, 143
Chromosomenbeurteilung beim Mongolismus 146
Clearanceuntersuchungen 261
Colitis ulcerosa 241, 298
Coma diabeticum 154, 156
– dyspepticum s. Toxikose
– hepaticum 249
– uraemicum 261
Commotio 268f
Compartmentsystem 118
Computertomographie 355
Contergan 149
Contusio 268
Cooley-Anämie 183
Coombs-Test 362
Couveusen 111

Coxsackie-Infekt 207, 330, 332
C-reaktives Protein 103, 361
Credé-Prophylaxe 85
Cushing-Syndrom 173

D

Dampfbäder 390
Dampfbett 389
Darmbesiedlung 84
– Bifidumbakterien 84
– Kolibakterien 84
Darmblutung 466
– gefäßbedingte Blutungsübel 188
Darmöffnung s. Stoma
Darmrohr 385
Darmspülung 385
Darmverschluß s. Ileus
Dauerbeatmung, künstliche 377f
Dauerdialyse, Nierenversagen 261
Dauerinfusion 372
– Kramer-Schiene 372
Dauermilch 132, 421
Dauertropfinfusion 396
Dauervollmilch 131
Daumenlutschen 312
Debilität 272f
Dekubitus 381
– Hautstellen 381
Denver-Entwicklungsskala 72f
Depot-Insulin 157
Depression 317, 319
– larvierte 319
Deprivation 57f
Dermalsinus 296
Dermatitis 284ff
– atopische 286
– exfoliativa 284
– seborrhoides 285
Dermatomyositis 280
Desensibilisierung 178
Desinfektion 195ff, 401f
– Hände 401
– Instrumente 197, 401
– laufende 197
– – Eßgeschirr 197
– – Krankenzimmer 197
Desinfektionslösungen 401
Dextrine 161

Diabetes insipidus 170
– mellitus 155ff, 170, 416
– – Ausweis 159
– – Behandlung 156
– – Diät 157, 416
– – Insulin 157
– – Komabehandlung 160
– – Muskeltätigkeit 157
– – Nahrungsmenge 157
– – Symptome 155
– – Überwachung 159
Diabetiker, seelische Belastung 156
Diagnostik, pränatale 142
– – Indikation 142
Diagnostische Aufgabe 8
Dialyse 262
– Technik 262
Diätformen, besondere 412
Diathese 135
Differentialblutbild 183
Differenzierung 64
Di-George-Syndrom 192
Diphtherie 207f
– Frühdiagnose 208
– Komplikationen 208
– maligne 208
– Schutzimpfung 349
– toxische 208
Diphtheriebakterien 363
Diplegie, spastische 271
Disaccharide 161
Distal 471
Distorsion 281
Diuretika 408
DOM 316
Doppelureter 264
Dorsal 471
Down-Syndrom 143, 145f
Drahtextension 292
Dreifußzeichen 213
Drei-Monats-Lächeln 24
Drei-Tage-Fieber 202
Drogen 315
Drogenabhängigkeit 315
Drogenabusus 315f
Druckverband 292
Ductus arteriosus Botalli 250
– – – offener 253, 297
– omphaloentericus, verbliebener 298
Duodenalstenose 298
Duodenoskopie 358

Durchfallskrankheiten 241
- Diät 413
Durchführungsverantwortung 444
Durstfieber 82
Durstversuch 366
Dysenterie s. Ruhr
Dysfunktion, minimale zerebrale 273
Dyskinesie 271
Dysostosis multiplex 160
Dyspepsie 135
- Ausmaß 136
- Behandlung 136 f
- Pflege 138
- Übergangsdyspepsie 102
Dyspnoe 329 f
- charakteristischer Gesichtsausdruck 329
- Lokalisation der Ursachen 330
- Zeichen 329
Dysproteinämie 162
Dystrophia adiposogenitalis Fröhlich 170
Dystrophie 135, 139 f
- Behandlung 139
- intrauterine 106 ff
- Ursachen 139

E

Echographie 358
ECHO-Viren 207
Eczema herpeticatum 203, 224
- vaccinatum 287, 350
EEG s. Elektroenzephalogramm
Eigenbluttransfusion 460
Einatmung ätherischer Öle 389
Einkoten 315
Einlauf 385
- hoher 385
Einnässen 315
Einreibprobe 368
Einwärtsschielen 289
Einzelkinderprobleme 313
Eisblasen 387
Eisenmangelanämie 181
Eiweißbedarf, Säugling 126
Eiweißmangel 161 f

Eiweißverlust 192
- Immundefekt 192
EKG s. Elektrokardiogramm
Ekthyma 337
Ekzem 162, 177, 286 f
- nässendes, krustöses 286
- trockenes 286
Elektroenzephalogramm 360
- Kleinkinder 360
- Säuglinge 360
Elektrokardiogramm 359
Elektrolytlösungen 408
Elektromyogramm 360
ELISA-Technik 193
Embryo 66
Embryopathie 144 f, 341
EMG s. Elektromyogramm
Emphysem, lobäres 297
Endocarditis lenta 256
Endokardifibrose 256
Endokarditis 256
- rheumatische 179
Energiebedarf 478
Energiequotient 478
Energiewert 412
Enkopresis 315
Enteritis 211, 241
- Diät 413
Enthirnungsstarre 214
Entwicklung 64 ff
- motorische 71
- Sprache 71
- Verhalten 71
Entwicklungsbeschleunigung 71
Entwicklungsdiagnostik 66 f
Entwicklungsmerkmale 64 ff
- der ersten 5 Lebensjahre 71
- vom 6. bis 7. Lebensjahr 75
- vom 8. bis 9. Lebensjahr 76
- vom 10. bis 12. Lebensjahr 77
- vom 13. bis 16. Lebensjahr 78
Entwicklungsquotient 364
Entwicklungsstand, Kriterien 66
Entwicklungsstottern 312
Enuresis 264 f, 315
- Ursachen 265
Enzephalitis 213 f, 273, 330, 332
Enzephalomeningitis 213

Enzephalopathie, hypoglykämische 153
Enzephalozele 296
Enzyme im Serum, Normalwerte 476
Enzympräparate 408
Epidermolyse 287
Epidermolysis acuta toxica 288
- hereditaria 288
Epiglottitis, akute eitrige 231
- eitrige 330
Epikanthus 145, 289
Epilepsie 244, 265, 271, 273, 334, 468
- kryptogenetische 277
- psychomotorische 334
- symptomatische 277
- Ursachen 277
- Wesensänderung 277
Epithelkörper, Krankheiten 172
Epstein-Barr-Test 206
EQ 364
Erbänderungen 141
Erbgut 141
Erbrechen 313, 335
- atonisches 335
- azetonämisches 154 f
- - Behandlung 155
- - Ursache 155
- im Schwall 335
- spastisches 335
- im Strahl 335
Erbrechenlassen 465
Erbrochenes, Aussehen 335
Erbsche Lähmung s. Armplexuslähmung, obere
Erbsenbrei-Stuhl 210
Erethismus 273, 277
Erkrankungen, orthopädische 289 ff
- psychosomatische 313 f
Ernährung im ersten Lebensjahr ohne Muttermilch 129
- rektale 418
- richtige, Prophylaxe 343
- Säugling 126
- Tagesplan für Schulkind 415
Ernährungsfehler 135
Erosion s. Abschürfung
Erste Hilfe 458 ff
Ersticken 301
- Gefahr 458 ff

Sachverzeichnis

Ertrinken 301
Erwärmungsbäder 386
Erysipel 285
Erythema anulare 179
– exsudativum multiforme 177
– infectiosum 201
– nodosum 177, 217
– toxicum neonatorum 83
Erythroblastopenie 181
Erythroblastose 94
– Entstehungsmechanismus 94
– der Neugeborenen 183
Erythrodermia desquamativa 285
Erythropoese 181 ff
– Störungen 182
Erythrozyten 180
– osmotische Resistenz 475
– Untersuchungsmethoden 360
Erzieherische Aufgabe 10 f
Erziehung 41 ff, 321
– und Eltern 46
– und Krankheit 41 ff, 46
Erziehungsmittel, Diskussionserziehung 45
– Festigkeit und Strenge 45
– Gelassenheit 44
– Worterziehung 45
– Zuneigung 43 f
Examensfragen 484 ff
Exanthem 177, 336
– gefäßbedingte Blutungsübel 187
Exanthema subitum 202
Existentialangst 334
Exkoriation 337
Expektorantien 408

F

Fahrlässigkeit 439
Fallotsche Tetralogie 255, 297
Fazialislähmung 100
Fehlbildungen 47 f, 105
– Elternreaktion 47
– – Aktionsphase 48
– – apathische Phase 47
– – Orientierungsphase 48
– – Schock 47
– – Suchphase 47

– – Verhalten der Schwester 48
Fehlrotationssyndrom 240 f
Feiung, stille 194
Fermentpräparate 408
Fetopathie 145
Fetoskopie 142
Fettbedarf, Säugling 126
Fettgewebsnekrose, subkutane 100
Fettsucht, alimentäre 163 f
– – Behandlung 164
Fetus 66
– Herz 252
Fibroplasie, retrolentale 114
Fieber, Diät 412
– rheumatisches 178 f
Fieberkrampf 277
6-Finger-Bildung 299
Fingerverband 405
Finkelstein-Formel 133
– Nahrungsaufbau 82
Fixieren unruhiger Kinder 369 f
Flachwarzen 123
Flaschensterilisierung 402
Flaschenzubereitung 134
Fleck 336
– brauner 336
– rotblauer 336
– roter 336
– weißer 337
Fluchtreflex 83
Flüssigkeitsbedarf 149
Flüssigkeitszufuhr, Säugling 127
Flüssignahrungen, keimfreie, Milchküche 423
Folgemilchen 132, 421
Föllingsche Krankheit 162, 273
Folsäureantagonisten 165
Fontanellengröße 68
Fontanellenpunktion 391
Fontanellenschluß, verzögerter 167
Forceps 117
Fraktur 101, 280 f, 332
– komplizierte 281
– pathologische 281
Frauenmilch 128
– Nahrungsstoffe 128
– Salze 128
Frauenmilchsammelstelle 422

Freinamen, internationale 407 f
Fremdkörper, Luftwege 231
Freß-Brech-Sucht 314
Friedreich-Ataxie 269
Frischmilch 131
Frischvollmilch 131
Frontalebene 470
Fruchtzucker 161
Frühaktivität, sexuelle 317
Frühgeborenes 107
– Anämie 183
– Atelektase 109
– Atmung 109
– äußere Kennzeichen 108
– Beobachtung 110 ff
– Eisenmangelanämie 113
– Entlassung 113
– Elternprobleme 38 ff
– Ernährung 113
– Ernährungstechnik 113
– funktionelle Besonderheiten 108
– Hypoglykämie 110
– Hypokalzämie 110
– intravenöse Infusionen 113
– Nahrungsaufnahme 109
– Salzhaushalt 109
– Sondenernährung 113
– Stoffwechselfunktionen 110
– Therapie 113
– Vitamin-K-Mangel 110
– Wärmeregulierung 108
– Wasserhaushalt 109
Frühgeburt 106 ff
– Ursachen 107
Frühreife 71
Frühsommer-Meningo-Enzephalitis 214, 350
– Impfung 350
Fruktose 161
Fruktose-Verwertungsstörung 160
FSME s. Frühsommer-Meningo-Enzephalitis
Führungsaufgaben 454 ff
Furunkulose 285

G

Galaktosämie 160, 336
– Diät 417

Galaktose 161
Galaktoseintoleranz s. Galaktosämie
Galle, Syndrom der eingedickten Galle 250
– – – – Stauungsikterus 99
Gallengang 250
– Entzündungen 250
– Erkrankungen 250
Gallengangsatresie 250, 298
– Stauungsikterus 99
Gallensteine 250, 332
Gametopathie 143
Gargoylismus 160, 273
Gassterilisation 403
Gastroenteritis 211, 336
Gastroskopie 358
Gasvergiftung 464
Gaucher-Krankheit 164
Gaumenspalte 296
Gebiß, bleibendes 68
Gebißentwicklung 69
– Alter des Durchbruchs 69
– Reihenfolge des Durchbruchs 69
Geburt 116 f
– der Familie 38
– Notgeburt 116 f
Geburtsfolgen 99 f
Geburtsgeschwulst 99
Geburtsgewicht, geringes 107
– – – Ursachen 107
Gedeihstörungen, Säugling 135
Gegenmittel s. Antidot
Geistige Leistungsbehinderung 273
Gelbsucht s. Ikterus
Gelegenheitskrämpfe 276 f
– Behandlung 278
– Ursachen 277
Gelenktuberkulose 218
Gelenkverband 404
Gemüsebrei 412, 421
Gemüsekonserven 134
Gemüsesäfte 421
Gene 141
Generic names 407
Genitale, äußere, Mädchen 366
Genotyp 141
Gerinnungsanalyse 184

Gerinnungsfaktor VIII: 185 f
Gerinnungsfaktor IX: 185 f
Geschichte, Kinderheilkunde 59 ff
Geschick, technisches 273
Geschlechtsabartungen 175 f
Geschlechtsdiagnose 105
Geschlechtsmerkmale 71
Geschlechtsorgane, Erkrankungen 265 f
Geschwisterprobleme 313
Geschwülste 300
Geschwür 337
Gesichtserkennen, Säugling 25
Gestagene, Embryopathien 149
Gewicht, spezifisches 367
Gewichtsabnahme 102
– physiologische 81 f
Gewichtsstürze, Frühgeborene 109
Gewissensangst 334
Giftschlangenbisse 465
Gipsverband 292
Glomerulonephritis 259 f
– Symptome 259
Glukokortikoide 173
Glukose 161
Gluten 242
Glykogen 161
Glykogenose 160
Glykogenspeicherkrankheit 160
Glykoside 409
Gnomenwade 280
Gonorrhö 212
Gram-Färbung 362
Grand mal 274
Granulom, eosinophiles 191 f
Greifreflex 83
Grippale Virusinfektionen 207
Grippe-Krupp 230
Grundpflege 442
– Probleme 443 f
Grünholzfraktur 281
GT s. Tuberkulin, gereinigtes
Guillain-Barré-Syndrom 270
Gummata, Syphilis 220
Gummiwärmflaschen 387
Gürtelrose 202
Guthrie-Test 163

H

Haarausreißen 312
Haemophilus pertussis 209
Halbmilch 411
Halluzinogene 316
Halsfisteln, angeborene 296
Halslymphknotentuberkulose 218
Halsschlagader 467
– Abdrücken 467
Halszysten 340
Hämangiom 299, 340
Hämatologisch-zytologische Untersuchungsmethoden 360 f
Hämatom, epidurales 268
– großes, Thrombozytopenie 187
– subdurales 268
Hamburg-Wechsler-Intelligenztest für Kinder 364
Hämodialyse 262
Hämoglobinelektrophorese 361
Hämolysin 183
Hämophilie 143, 185 f
Hämophilie A 185
– Therapie 186
Hämophilie B 185
– Therapie 186
Hämorrhoiden, Schwangerschaft 115
Hämostyptika 409
Händedesinfektion 197
Hand-Schüller-Christian-Krankheit 191 f
Harn, Neugeborenes 83
Harndiagnostik 367
Harngewinnung 365 f
– Plastiksäckchen 365
Harnmenge 477
Harnröhrenstenose 298
Harnuntersuchung, Normalwerte 477
Harnwegserkrankungen 259 f
Harnwegsmißbildungen 264
Harnwegstuberkulose 219
Haschisch 316
Hasenscharte 224
Haut, empfindliche 288
Hautabszeß 285
Hautausschlag s. Exanthem

Hautbeschaffenheit, Besonderheiten 336
Hauteffloreszenz 336
Hautemphysem 340
Hauterscheinung s. Hautefforeszenz
Hautinfektionen, bakterielle 284 f
Hautkrankheiten 284 ff
– Pflege 288
Hautschmiere, Neugeborenes 83
Hauttransplantationen 292
Hauttuberkulose 218
Hautverschiebungen 292
Heilnahrung 421
Heilseren 409
Heimkehrreaktionen 13, 38
Heimlich-Griff 458 f
Heine-Medinsche-Krankheit s. Poliomyelitis
Heißluftsterilisation 403
Heizkissen 387
Hemiplegie, spastische 271
Hepatitis 249
– epidemische 249
Hepatitis A 203 f
Hepatitis B 203 f
– Impfung 349
Herdnephritis 260
Herdzeichen, neurologische 214
Hermaphroditismus 175
Hernie 247 f, 332
– epigastrische 298
Herniotomie 249
Heroin 316
Herpes labialis 203
– simplex 203
Herpesviren 207
Herzbuckel 340
Herzfehler 330
– angeborene 251 ff
Herzgeräusch 251
– akzidentelles 251
Herzinsuffizienz 251, 257 f
– Diät 414
– Symptome 257
Herzkatheterismus 356
Herzklappeninsuffizienz 251
Herzklappenstenose 251
Herzkrankheiten, erworbene 256 ff

Herz-Kreislauf-Untersuchungsmethoden 356 ff
Herz-Lungen-Maschine 255
Herzmassage, äußere 462 f
Herzschallschreibung 359
Herzstillstand, Wiederbelebung 460
Herzstromkurve s. Elektrokardiogramm
Herztöne 251
Heuschnupfen 177
Hexenmilch 84
Hiatushernie 238 f, 297, 335
Hilfen zum Eltern-Kind-Kontakt 30
– für Kinder und Eltern 16 ff
Hilfsschulen 272
Hiluslymphknotentuberkulose 218
Hilustuberkulose 217
Himbeerzunge 199
Hirnabszeß 267
Hirnatrophie 266
Hirnblutung 101, 268, 336
Hirndruck, gesteigerter 268
Hirnentzündung 213 f
Hirnerschütterung 268
Hirnhautentzündung s. Meningitis
Hirnödem 277
Hirnquetschung 268
Hirnschäden durch Verletzungen 268 f
Hirnsklerose 269
Hirnstromkurve s. Elektroenzephalogramm
Hirntumor 267, 277, 300, 330, 336
Hirnventrikel-Herzrohr-Drainage 267
Hirschsprung-Krankheit 246, 298
Histiozytose X: 191 f
Hitzeeinwirkung 301
HIV 192
HIV-Antikörper 193
HIV-infizierte Kinder 193
– – nach Daschner 193
– – Pflege 193
H-Milch 132
Hochspannungsunfälle 302
Hockstellung 255

Hoden, Lageanomalien 265
– Stieldrehung 265
Hodendistorsion 265, 332
Hodenhochstand 265, 299
Hodgkin-Krankheit s. Lymphogranulomatose Hodgkin
Hohlwarzen 123
Homosexualität 318
Honig 134
Hormondrüsen, Erkrankungen 169 ff
Hormone 409
– Embryopathien 149
Horrortrip 334
Hörstörungen 271
Hospitalismus 7, 56 ff
– infektiöser 58
– physischer 58
– psychischer 56
– Ursachen 58
Hüftdysplasie 282
Hüftgelenksluxation 143, 282 f
– angeborene 282 f
Hüftverrenkung 282 f
Human Immunodeficiency Virus s. HIV
Humanisierung, Kuhmilch 132
Hutchinson-Trias 220
Hydantoin, Embryopathien 149
Hydrolabilität, Frühgeborene 109
Hydronephrose 263
Hydrozele 266, 299, 340
Hydrozephalus 266, 296, 336, 340
– Prognose 267
– Ursachen 266
Hygienekommission 403
Hyperaldosteronismus 173
Hyper-Aminoazidurie 162
Hyperglykämie 153
Hyperkaliämie 152
Hyperkalzämie 152
– idiopathische 169
Hyperkinesie 271
Hyperkortizismus 173
– medikamentöser 173
Hyperparathyreoidismus 172
Hypertension 259
Hyperthermie, maligne 293
Hyperthyreose 172
Hyperventilation 330

Hypervitaminose 165
Hypogalaktie s. Milchmangel
Hypogenitalismus 171
Hypoglykämie 102, 110, 153, 334
– Behandlung 154
– Frühgeborene 110
– Neugeborene 153
– Ursachen 153
Hypokaliämie 152
Hypokalzämie 110, 152
– Frühgeborene 110
Hypoparathyreoidismus 172
Hypophyse, Erkrankungen 170
Hypophysenadenom, eosinophiles 170
Hypoproteinämie 161, 260
Hypospadie 299
Hypothyreose 171
– Screening 106
Hypoventilation 330
Hypovitaminose 164

I

ICP s. Zerebralparese, infantile
Icterus gravis 94
– praecox 94
Identitätsprobleme 318
Idiotie 272f
– amaurotische 273
– infantile amaurotische 164
IgA-Synthesedefekt 192
Ikterus 94ff, 183, 400
– infektiöse 203f
– Neugeborenenperiode 83, 94
– schwerer, Austauschtransfusion 97
Ileus 240, 245f, 332, 336
– mechanischer 245
– paralytischer 245
Imbezillität 272f
Immundefekt 192
– primärer 192
– sekundärer 192
Immunisierung 176, 194, 344ff
– aktive 194, 345f
– passive 194, 345f
Immunität s. Immunisierung
Immunparese 162, 190, 207

Immunschwächekrankheiten 190, 192ff
Immunsystem 192
Impetigo contagiosa 285
Impfenzephalitis 350
Impfplan 346
– Kontraindikation 346
Impfstoffe 409
Impftechnik 345
Impfungen 344ff
– bakterielle Krankheiten 342
– Erfolge 346
– regulärer Impfplan 347
– nach Sabin 348
– nach Salk 348
– Säuglingsalter 346
– Schutzdauer 348
– Schwangerschaft 342
– Viruskrankheiten 342
Infektanämie 183
Infektionskrankheiten 194ff
– Einteilung 198ff
– Erreger 198
– Krankenhauseinweisung 194
– Statistik 5
Infektionslehre, allgemeine 194ff
Infektkrampf, initialer 277
Influenzaviren 207
Infusion, intravenöse 396f
– Rechtslage 446f
– subkutane 395f
– Tropfgeschwindigkeit 481
Infusionskontrolle 451
Infusionslösungen 409
INH s. Isonikotinsäurehydrazid
Inhalationsnarkotika 294, 409
Inhalationstherapie 389
Injektion 395
– intrakutane 395
– intramuskuläre 395
– Rechtslage 446f
– durch Schülerin 453
– subkutane 395
Injektionstechnik 395
Inkarzeration 247
Inkompatibilität, AB0-System 95
– Rh-System 95
Inkubationszeit 194
– Infektionskrankheiten 195

Inkubatoren 111
Inokulationshepatitis 203f, 249
Instrumente, ärztliche 472
– Auskochen 403
Insuffizienzgefühle 318
Insulin 157
Insulinmedikation 451
– Injektionstechnik 157
Insulintypen 157
Insulinüberdosierung 153
Intelligenzdefekt 271
Intelligenzquotient 273, 364
Intensivpflege 374ff
Intensivpflegestation 32
– Frühgeburt 110
Intersexualität 175f
– psychische 175
Intertrigo 284
Intervall-Appendektomie 244
Intoxikation s. Vergiftungen
Intrakutantest nach Mendel-Mantoux 368
Intubation 293
– intratracheale 376
Invagination 246
IQ s. Intelligenzquotient
Isolierung 195
– infektiöser Kinder 32
Isonikotinsäurehydrazid 219

J

Jodmangelstruma 172
Joule 412
Juckreiz 288
Jugendliche, Krisen 317
– Maße und Gewichte 474
Juristische Fragen, Schwester 438ff

K

Kaiserschnitt 118
Kaliummangel 152
Kaliumpermanganat-Bad 386
Kalkeinlagerung, mangelnde 166
Kalorien 412
Kalorienbedarf 478
– Säugling 126
Kaltsterilisation 403

Sachverzeichnis

Kalzium, Erhöhung 152
Kalziummangel 152
Kamillenbad 386
Kammerscheidewanddefekt 254, 297
Kammerzählverfahren 360
Kapillarbronchitis 232
Kapillarfestigkeit 184
Kardiainsuffizienz 102, 336
Kardiaschwäche 238f
Kardiotokographie 118f
Karies 225
Karottensuppe 411
Karpfenmund 103
Karzinom 300
Käseschmiere 83, 104
Katheterismus 365
Kaudal 471
Kaverne 217
Kawasaki-Syndrom 180
KBR s. Komplementbindungsreaktion
Kehlkopfdiphtherie 208
Keimausscheider 195
Keimschäden, Medikamente 149
Keloidnarbe 291
Kephalhämatom 99f, 340
Keratokonjunktivitis, herpetische 203
Ketanest 294
Keuchhusten 209, 336
- Ernährungsweise 210
- Hautblutungen 188
- katarrhalisches Stadium 209
- Komplikationen 209
- Stadium des Krampfhustens 209
Keuchhustenimpfung 349
Kieferklemme s. Trismus
Kind, chronisch-krankes 32
- Entlassung 444
- Maße und Gewichte 474
- totes, Versorgen 424
- Weglaufen 444
Kinderchirurgie 289
Kindergartenalter, Spielzeug 437
Kinderkrankenhaus, freundliches 29
- Vorbereitung des Kindes 28

Kinderkrankenschwester, Aufgaben 10
- Beziehung zum Kind 6
Kinderkrankheiten 194
Kinderlähmung, Impfung 348
- zerebrale 270ff
- - Behandlungserfolge 272
- - Ursachen 272
Kinderreichtum 3
Kinderschutzbund 325
Kindspech s. Mekonium
Kindstod, plötzlicher 307f
- - Prophylaxe 308
Kittelpflege 196
Klappenfehler 256
Klaustrophobie 334
Klavikulafraktur 332
Klebereiweiß 242
Kleinhirnataxie 269
Kleinkind 66
Klinefelter-Syndrom 143, 176
Klitorishypertrophie 299
Klumpfuß 299
Klumpke-Lähmung s. Armplexuslähmung, untere
Knochenbruch s. Fraktur
Knochenmarkeiterung s. Osteomyelitis
Knochenmarkpunktion 361, 394
Knochenmarkschwäche 190f
Knochenmarktransplantation 188
Knochennekrosen, aseptische 282
Knochentuberkulose 218
Knochentumoren 300
Knochenzysten 281
Knötchen 337
Koagulopathien 185f
- angeborene 185f
- erworbene 186
Kohlendioxidlöscher 431
Kohlenhydrate, chemische Ordnung 161
- Säugling 126
Kohlenhydratstoffwechsel, Störungen 152ff
Kohlenmonoxidvergiftung 330
Köhlersche Krankheit 282
Kokain 316
Kokardenpurpura 187
Koks 316

Kolibakterien 363
Kolidyspepsie 211f
Kollaps 259
Kolonkontrasteinlauf 353f
Koloskopie 358
Kolostrum 128
Koma s. Coma
Komb-Insuline 157
Komplementbindungsreaktion 361
Kondensmilch 132
- Zubereitung mit 411
Konjunktivitis 103
- Credé-Prophylaxe 85
- Gonokokken 103
„Konkreter Fall" 453
Konzentrationsschwäche 313
Konzentrationsversuch 366
Koordinationsstörung, zentrale 271
Kopfdampfbad 390
Kopfgneis 285
Kopflausbefall 287
Kopfnickermuskel, Verletzung 100
Kopfumfang 67
Kopfwendermuskel, Hämatom 279
- Verkürzung 279
Kopliksche Flecken 200
Körper, Ebenen 470
- Einteilung 470
- Linien 471
- Richtungen 471
Körpergewicht 67
- Tabelle 474
Körperlänge 67
- Tabelle 474
Körperoberfläche 69
- Bestimmung 69
Körperoberflächenverteilung 305
Körperproportionen 69
Kortikoide 409
Kost, schlackenreiche 415
Krämpfe 152f, 167, 271
- Neugeborenes 102
Krampfformen 276
Krampfhusten 209
- Stadium 209
Kranial 471
Kraniostenose 296
Kraniotabes 167

Sachverzeichnis

Krankenhaus, Kindergartengruppe 28
Krankenhausaufnahme 29
Krankheiten, chirurgische 289ff
- Elternreaktion 43
- meldepflichtige 195
- Sinn 41
Krankheitsbelastung 27f
Krankheitserreger, Arten 363
Krankheitstrauma 14f
- Angst 14
- Atemnot 14
- Schmerz 14
Kranksein zu zweit 14
Kratzabschürfung 337
Krätze 287
Kratzwunden 290
Krebs 49
- Aufklärungspflicht des Arztes 52
- Elternreaktion 52ff
- Probleme für das Kind 49
- - für die Eltern 52
- psychische Probleme 49ff
Kreislauf, fetaler 250ff
Kreislaufinsuffizienz 251, 259
Kreislaufstillstand, Wiederbelebung 460
Kreißsaal, Tätigkeit 117
Kretinismus 172
Kreuzprobe 362, 396
Kriminelles Vergehen 4
Krippen 56
Kropf s. Struma
Krupp, diphtherischer 208, 230
- echter 208, 330
Kruste 337
Kryptorchismus 265
Kugelzellanämie 183
Kuhmilch (s. auch Milch), Nahrungsstoffe 128
- Salze 128
Kuhmilchallergie 121, 177, 242f
Kummerspeck 164
Kunststoffverband 292
Kurzzeit-Depot-Insulin 158
Kurzzeitinfusion 396
Kußmaul-Atmung 155
Kyphose 167

L

Lächeln 21ff
- als aktives soziales Kontaktphänomen 21, 24
- als angeborene Ausdrucksbewegung der Freude 22
- - Instinktantwort 21
- Begrüßungslächeln der Säuglinge 24
- Drei-Monats-Lächeln 24
- als psychologisches Phänomen 21
- auf Schlüsselreize 22
- als Stimmungsübermittler 21f
Lähmungen, Pflege 381f
Lähmungsschielen 289
Laktose 161
Landry-Paralyse 270
Langzeit-Depot-Insulin 158
Laparoskopie 358
Laryngitis 230
- subglottische 230
- supraglottische 231
Laryngospasmus 167
Laryngo-Tracheo-Bronchitis 230
Lateral 471
Latex-Test 361
Laugenvergiftung 465
Laxantien 409
Lebenserwartung 1
Leberatrophie, akute gelbe 249
Leberkrankheiten 249f
Leberpunktion 394
Leberschondiät 413
Leberverhärtung 249
Leberzirrhose 249
Leertabletten 10
Legasthenie 273f
Leibwickel 387
Leinersche Krankheit 286
Leistenbruch 247f, 298, 332, 340
Leistenhoden 299, 340
Leistungsbehinderung, geistige 272f
Leptospiren-Erkrankungen 216
Leseschwäche 273f

Leukämie 49, 192, 300
- akute 188ff
- - Risikofaktoren 189
- - Therapie 189
- Aufklärungspflicht des Arztes 52
- chronische myeloische 190
- Elternreaktion 52ff
- lymphoblastische 188
- Probleme für das Kind 49
- - für die Eltern 52
- psychische Probleme 49ff
- Statistik 5
Leukopenie 183
Leukopoese 183
Leukose 188ff
Leukozyten 180f
- Untersuchungsmethoden 360
Leukozytose 183
Lichtbügel 387
Lichtspiegel 358
Life-Island 379
Lila-Krankheit 280
Links-rechts-Shunt 251
Lipidosen 164
Lipoidosen 164
Lippen-Kiefer-Gaumen-Spalte 296
Lippenspalte 296
Liquor, Normalwerte 477
Lispeln 312
Littlesche Krankheit 271
Lochien s. Wochenfluß
Lokalanästhetika 409
Lordoseversuch 366
Löschversuche 430
Loslaßschmerz 242
Louis-Bar-Syndrom 192
LSD 316
Lues connata 104, 220ff
- - Kleinkind 220
- - Säugling 220
- - Stadien I-III: 220
- tarda 220
- - Schulalter 220
Luftspende, Frequenz 462
- Menge 462
Lügen 312
Lumbalpunktion 390
- Halten eines Kindes 391
Lungeninfiltrate, allergische 177

Lungenödem 330
Lungenzysten, angeborene 297
Lupus vulgaris 218
Lutschen 225
Luxation 280f
Lyell-Syndrom 288
Lymphadenopathiesyndrom, akutes febriles mukokutanes 180
Lymphangiom 299
Lymphknotenpunktion 394
Lymphknotensyndrom, mukokutanes 180
Lymphogranulomatose Hodgkin 191, 300
Lymphoidzellen 184
Lymphonodulitis mesenterialis 244
Lymphosarkom 189
Lymphozyt 183
Lysergsäurediäthylamid s. LSD
Lyssa s. Tollwut

M

Madenwurmbefall 223
Magen, verdorbener 336
Magenblutung 241
Magengeschwür 241
Magenschonkost 413
Magensondierung 384
Magenspülung 384f
Magermilch 132
Makula 336
Malabsorption 243
Maldigestion 243
Malrotation 240f
Maltose 161
Malzextrakt 161
Mamillarlinie 471
Mandeln, Vergrößerung 227f
Mangelgeborenes 107
Mangelgeburt 107
Marihuana 316
Masern 192, 200f
– hämorrhagische 200
– – Komplikationen 200
– toxische Formen 200
Masernenzephalitis 200
Maskenbeatmung 112
Mastfettsucht 163

Mastitis 84, 104, 123
– Mutter 123
– Neugeborenes 104
Mastoiditis 229
Mathematisches Können 273
May-Grünwald-Giemsa-Färbung 360
Meckel-Divertikel 244
Medial 471
Medianebene 470
Mediastinaltumoren 297, 330
Medikamente 407ff
– Dosierung 407
– Embryopathie 149
Medikamentenverabreichung, Rechtslage 446f
Medioklavikularlinie 471
Megakolon 246f, 298
– angeborenes 246
– idiopathisches 246
– symptomatisches 247
Mehlabkochung 411
Mehlnährschäden 161
Mehrfachimpfungen 346f
Mekonium 84
Mekoniumileus 102, 245
Mekonium-Test 147
Melaena neonatorum 99
Meläna 99, 335
– Prophylaxe 99
Meningiosis leucaemica 189
Meningitis 104, 213, 216, 332, 336
– abakterielle 213
– eitrige 213
– Mumps 205
– Neugeborenes 104
– tuberkulöse 213, 219
– – Symptome 213
Meningokokken 363
Meningokokkensepsis 187
Meningomyelozele 279
Meningozele 279, 296
Meskalin 316
Meteorismus 340
Migräne 332
Mikroorganismen 194
Milch (s. auch Kuhmilch; s. auch Muttermilch), adaptierte 132
– teiladaptierte 132
2/3-Milch 411
Milchgebiß 68

Milchküche, Tätigkeit 422
Milchmangel 123
Milchmischung, hypoallergene 122
– säuglingsgerechte 131
Milchschorf 286
Milchstauung 125
Milchzahndurchbruch 225
Milchzucker 161
Miliartuberkulose 217f
Milien, Neugeborenes 84
Milzpunktion 394
Mineralokortikoide 173
Mineralstoffe 149
Mischgeschwulst, embryonale 263
Mißbrauch, sexueller 321, 326ff
– – Abhilfe 327
– – seelische Auswirkung 327
Mißhandlung 321ff
– Abhilfe 325
– körperliche Erscheinungen 324
– Polizei 325
– psychische Auswirkungen 324
– Schutzbehauptungen 325
– sexuelle s. Mißbrauch, sexueller
– Zeichen 324
Mißhandlungsmethoden 324f
Mitaufnahme, Mutter 34ff
Mitralfehler 179, 256
Mitralinsuffizienz 256
Mitralstenose 256
Mittelohrentzündung 228
Mittelstrahlurin 365
Möller-Barlow-Krankheit 166
Mongolenfalte 145
Mongolismus 143, 145f
– 4-Finger-Furche 146
Mononukleose, infektiöse s. Pfeiffersches Drüsenfieber
Monosaccharide 161
Monozyt 183
Morbili s. Masern
Morbus coeruleus 257
– Crohn s. Enteritis
– Gaucher s. Gaucher-Krankheit
Moro-Reflex 83
Morphium 316

Sachverzeichnis

Mukoviszidose 106, 142f, 147f, 233, 243
- Enzymmangel im Darm 147
- pulmonale Infekte 147
- Screening 106, 367
- Therapie 148
Mumps 205
Mumpsschutzimpfung 349
Mundfäule 203, 224
Mund-zu-Mund-Beatmung 377, 461
Muskelatrophie, progressive 269
- spinale 269, 280
- - jugendliche Form 269
- - kindliche Form 269
Muskeldystrophie, progressive 280
Muskelerkrankungen 279f
Muskellähmung 330
Muskelrelaxantien 294, 409
Mutationen 141
Mutismus 310
Mutter, Schutzfristen 125
- Sozialhilfen 125
Mütterberatung 343
Muttermilch (s. auch Kuhmilch; s. auch Milch) 122, 127ff
- Abdrücken 122
- Abpumpen 122
- Einschießen 130
Mutterschutzgesetz 125
- Kündigungsschutz 125
- Schutzfristen 125
Myalgie, epidemische 205f
Mycobacterium tuberculosis 216
Myeloblast 183
Myeloblastenschub 190
Myelographie 355
Mykoplasmen 234
Myokarditis 208, 256, 330
Myokardschäden 256
Myopathien 279
Myxödem 171, 273

N

Nabel 84
- Infektionen 103
- nässender s. Nabelblennorrhö
- Neugeborenes 84
Nabelblennorrhö 103
Nabelbruch 244, 247, 298
- Pflasterverband 248
Nabeldiphtherie 103, 208
Nabelgranulom 103
Nabelkoliken 244, 315
Nabelpflege 84
Nabelschnurbruch 298
Nabelschnurrest 84, 103
Nabelsepsis 103
Nabelwunde 103
Nachbarschaftshilfe 33
Nachtblindheit 165
Nägelknabbern 312
Nahrung, einfache Maße 482
- hypoallergene 421
- milcheiweißfreie 122
- trinkfertige, Station 423
Nahrungsaufbau 137
- Finkelstein-Regel 82
Nahrungsmittel, Antikörper 361
- Brennwerte 479
- Säugling 135
- verdorbene 303
- Zusammensetzung 479
Nahrungsmittelallergie 177
- Diät 418
Nährzucker 161
Narben 291, 337
Narbenkontraktur 291
Narbenulkus 291
Narkose 14, 380
- Empfindlichkeit 380
- Komplikationen 380
Narkoseeinleitung 294
Narkosesysteme 293
Narkotika 409
Näseln 312
Nasenbluten 226
- Ursachen 226
Nasendiphtherie 208
Natrium, Mangel 151
Nebennieren, Krankheiten 173f
Nebennierenandrogene 173
Nebennierenmarkkrankheit 174
Nebennierenrindenkrankheit 173
Nebenpocke 350

Nebenwirkungen einer maximalbelastenden Therapie 438
Neisseria gonorrhoeae 212
Nephritis, akute, hämorrhagische 259
- chronische 260
Nephroblastom 263
Nephrose 161, 260f, 340
Nephrotisches Syndrom 192, 260f
Nervensystem, Erkrankungen 266ff
Neugeborenenakne 83
Neugeborenenbeobachtung, anatomische Abweichungen 88
- Atmung 87
- Ausscheiden von Harn 88
- - von Mekonium 88
- Bewegungen 88
- Häufigkeit der Atemzüge 87
- Hautfarbe 87
- Herzfrequenz 88
- Körpertemperatur 88
- Kreislauf 87
- Mechanik der Atmung 87
- Verhalten bei der Fütterung 88
Neugeborenengelbsucht s. Neugeborenenikterus
Neugeborenenhypoglykämie 153
Neugeborenenikterus 83, 94ff
Neugeborenenmastopathie 84
Neugeborenenmilien 83
Neugeborenenperiode 79ff, 105
- Überwachungsprogramm 105f
Neugeborenenreflexe, physiologische 82
Neugeborenenschuppung, physiologische 83
Neugeborenenstruma 171
Neugeborenentetanus 103
Neugeborenes 66
- Elternprobleme 38f, 47ff
- Infektanfälligkeit 102
- Infektionen 103f
- Nahrungsaufnahme 81
- Reifezeichen 81
- übertragenes 104
- Zeichen der Reife 81

Sachverzeichnis

Neuner-Regel 305
Neuroblastom 174
Neuroleptika 409
Neuropathie 310
- Aggression 310
- körperliche Mängel 310
- stille Resignation 310
Neutralisationstest 361
Niemann-Pick-Krankheit 164, 273
Niere 259 f
- Anatomie 263
- Erkrankungen 259 f
- Fehlbindungen 264
- künstliche 262
Nierenfunktion, Schema 263
Nierenpunktion 394
Nierenschädigungen, tubuläre 262 f
Nierenschondiät 414
Nierensteine 332
Nierentransplantation 261
Nierentumoren 263
Nierenversagen 261
- psychologische Probleme 262
- schweres chronisches 261
Nikotinsäure 165
Nissen 287
Noma 337
Non-Hodgkin-Lymphom 189
Noradrenalin 173
Normalwerte, Blutzellen 475
Notfall, Rechtslage 441
Notfallbesteck 376
Notgeburtshilfe 114
Notkompetenz 442
Nuggelflasche 225
Nystagmus 229

O

Obduktion, plötzlicher Kindstod 307
Oberlippenbändchen 296
Oberschenkelschlagader 467
- Abdrücken 467
Obstbrei 421
Obstipation 246 f, 315, 332
- Schwangerschaft 115
Obstsäfte 421
Ödeme, Frühgeborene 109
Oehleckersche Vorprobe 398
Ohnmacht 467
Ohren, abstehende 296
Ohrentzündungen 228 f
Ohrschmalzpfropf 229
Ohrspülung 388
Oligurie 261
Onanie 312
- exzessive 318
Operation 14, 292
- Aufklärung 293
- Voraussetzungen 292 f
Operationsrisiko 295
Operationstermin 295 ff
- Bauchbereich 297
- Brustbereich 297
- Extremitäten 299
- Halsbereich 296
- Haut 299
- Kopfbereich 296
- Wirbelsäulenbereich 296
Opium 316
Organisationsverantwortung 442
Organpunktion 394
Organsysteme, Entwicklungsverlauf 65
Orthopädie 290
Ortolani-Zeichen 283
Ösophagographie 353
Ösophagotrachealfistel 330, 336
Ösophagus 237
- und Luftröhre, Fisteln 237
Ösophagusatresie 238
- angeborene 237
Ösophagusstenose 237 f, 297
- erworbene 237
Ösophagusvarizen 335
Osteogenesis imperfecta 281
Osteomyelitis 281 f, 332, 340
- Zeichen 281
Osteoporose 281
Otitis externa 228
- media 228
Oxyuriasis 223

P

Pachymeningosis 266, 268
Pankarditis 179, 256

Pankreasfibrose s. Mukoviszidose
Pankreatitis 332
Panmyelopathie 190 f
- familiäre 191
- idiopathische 191
- sekundäre 191
Pantothensäure 165
Panzerherz 218, 297
Papageienkrankheit 206
Papel s. Knötchen
Para-Blasten 188
Para-Leukoblasten 188
Para-Myeloblasten 188
Para-Promyelozyten 188
Parathyreoidea 172
Paratonsillarabszeß 227
Paratyphus 210
Parotitis epidemica 205
Parrotsche Scheinlähmung 220
Parulis 340
Pasteurisieren 132
Patientenaufklärung 448 f
- Sicherungsaufklärung 449
- Stufenaufklärung 449
Pavor nocturnus 312, 333
Pediculosis capitis 287
Pemphigoid 284
Pendelhoden 265
Perfusionsbesteck 396
Perfusoren 396
Perikarditis 256, 330
- tuberkulöse 218
Peritonealdialyse 262
Peritonitis 244 f, 336
Perkutanproben 368
Perthessche Krankheit 282
Pertussis s. Keuchhusten
Petechien 185, 188
- gefäßbedingte Blutungsübel 187
- Thrombozytopenie 187
Pfaundler-Hurler-Krankheit 160
Pfeiffersches Drüsenfieber 192, 206
Pfeiffer-Zelle 184, 206
Pflegerische Aufgabe 7 f
Pflegeschäden 135, 351, 443
Pflichtimpfung 346
Pfötchenstellung 168
Phänomen der untergehenden Sonne 266

Sachverzeichnis 537

Phänotyp 141
Phäochromozytom 174
Phenylalanintestplatte nach
  Guthrie 163
Phenylbrenztraubensäure-
  Schwäche 143, 162 f
Phenylketonurie 162
Phimose 265, 299
Phobien 334
Phonokardiogramm 356
Phototherapie 400 f
– Vorbereitung 401
Pilocarpin-Iontophorese 147
Pilzkrankheiten 222 f
Pilzvergiftung 249
PKG s. Phonokardiographie
PKU 162
Plasmazelle 183
Platzwunden 290
Plazenta 80
Pleurapunkt, Halten eines
  Kindes 393
Pleuritis 236, 330, 332
– exsudativa s. Pleuritis,
  feuchte
– feuchte 236
– sicca s. Pleuritis, trockene
– trockene 236
– tuberculosa 218
Pleuropneumonie 235
Plötzlicher Kindstod s. Kindstod, plötzlicher
Pneumatozele 235, 297, 394
Pneumocystis carinii 207
Pneumokokken 363
Pneumonie 234 f, 330
– abszedierende 234
– Infektionsweg 234
– interstitielle 234
– – plasmazelluläre 114, 207
Pneumothorax 237, 330
– linksseitiger
– Ursachen 237
Pocken 203
– Stadien 203
Pockenalarmpläne 203
Pockennabel 203
Pockenschutzimpfung 350
Poliomyelitis 204 f
– Stadien 204
Poltern 312
Polyarthritis, akute 178 f
– primär-chronische 179 f

Polydaktylie, Häufigkeit 469
Polyneuritis 270
Polyradikulitis 270
Polysaccharide 161
Posterior 471
Postoperative Betreuung 294 f
PP-Faktor 165
Prämedikation 293, 380
Prießnitz-Umschlag 386
Primäreffekt 220
Primärkomplex 217
Prodrome 200
Proglottiden 223
Projektive Tests 364
Prophylaxe 341 ff
– älteres Kind 343
– Impfplan 346
– Krankenhaus 350 f
– Neugeborenes 343
– richtige Ernährung 343
– Säugling 343
– Schwangerschaft, Impfungen 342
Proximal 471
Pseudobulbärparalyse 272
Pseudo-Cushing 173
Pseudohermaphroditismus,
  femininer 175
– maskuliner 175
Pseudo-Pubertas-praecox 174
Pseudosepsis allergica 180
– hyperergica 180
Pseudostrabismus 289
Psittakose 206
Psychoanaleptika 409
Psychologische Testverfahren
  363
Psychopharmaka 409
PTT s. Thromboplastinzeit,
  partielle
Pubertas praecox 174 f
– – genuine 175
– – hypothalamische 175
– tarda 175
Pubertät, verspätete s. Pubertas tarda
Pubertätsaskese 317
Pubertätsmagersucht 314, 318
Pubertätsstruma 172
Pubertierender 67
Pulmonalstenose 253
Pulsschläge, Häufigkeit 469
Pulverlöscher 431

Pulvermilchen, Tagesbedarf
  der Klinik 422
Punktionen 390 ff
Purpura, anaphylaktoide 187
– fulminans 187
Pustel 337
Pyelitis 264
Pyelographie 353
Pyelonephritis 264, 332
Pylorospasmus 239 f
Pylorusstenose 102, 336
– hypertrophische 239 f, 298
Pyridoxin 165
Pyurie 264

Q

QT-Syndrom 308
Quaddel 337
Quadratschädel 167
Quecksilber 466
– Vergiftung 466
Querschnittslähmung 382
Querschnittssyndrom 279
Quetschwunden 290
Quincke-Hängelage 234
Quincke-Ödem 177

R

Rabies s. Tollwut
Rachenmandel, Vergrößerung
  227 f
Rachitis 114, 166 ff, 281
– Behandlung 168
– Knochensystem 166
– lebensbedrohende Stoffwechselsituation 167
– Nervensystem 167
– Prophylaxe 168 f
– Schwangerschaft 168
– Tetanie 168
– Vitamin-D-resistente 284
– – Kalkresorptionsstörung
    284
– – Nierenkrankheiten 284
Radio-Allergo-Sorbent-Test s.
  RAST
Radiusköpfchen, Luxation 283
Ranula 296
RAST 177

Rausch 316
Rauschmittelgenuß 315
Rautek-Griff 429
Realangst 333
Rechtsbegriffe 439
Rechtschreibschwäche 273 f
Rechts-links-Shunt 251
Reflux 264
- vesikoureteraler 299
Refluxurogramm 353
Reifegrad 105
Reifezeichen 81
- geschlechtliche 70
- - Alter in Jahren 70
Reifung 64
Reinigungspersonal, Aufklärung 425
Reisschleim 411
Reiz-Konjunktivitis 85
Rektoskopie 358
Rektumatresie 298
Remission 189
Resistenz 194
Retikuloendotheliales System 191
Retikuloendotheliose 191 f
Retikulogranulomatose, akute 191 f
Retikulose 191 f
- akute 191
Retikulozyten 181
Retinogramm 360
Reye-Syndrom 249
Rezidive 189
Rhagade s. Schrunde
Rhesusantikörper 342
Rhesuserythroblastose 342
Rhesusfaktor 94, 361
Rheumatische Krankheiten 178 ff
Rhinitis 104, 124, 226
- allergische 177
Rhythmusstörungen 256
Riboflavin-(Laktoflavin-)Mangel 165
Riesenkinder 81
Ringelröteln 201
Rippenfellentzündung 236
Rippenfellpunktion 392
Rippenfraktur 332
Risikokinder 89
Rißwunden 290
Risus sardonicus 215

Rittersche Krankheit 284
Riva-Rocci-Blutdruckmessung 356
Roborantien 410
Roh-Desinfektionsmittel 401
Rohkost 414
Rohrzucker 161
Rollenspiel, gerichtetes 38
Röntgenuntersuchungsmethoden 353 f
Rooming-in 34 ff, 451
- Geburtshilfe 118
- von Mutter und Kind 118
Rose 285
Rosenkranz, rachitischer 167
Roseolen 210
Rotaviren 207
Röteln 201
Rötelnembryopathie 148
- Prophylaxe 148
Rötelnschutzimpfung 349
Rubeola s. Röteln
Rubeolenembryopathie s. Rötelnembryopathie
Rucksackverband 403, 405
Ruhezyanose 251
Ruhr 211 f
Rumination 335

S

Sabin-Feldman-Test 221
Saccharose 161
Sagittalebene 470
Salbenprobe nach Moro 368
Salmonella paratyphi A 210
- paratyphi B 210
- typhi 210
Salmonellen 210 f
Salzbedarf, Säugling 127
Salze 149
Salzverlustkrisen 174
Sarkom 300
Sauerstoffmessung, transkutane 112
Sauerstoffspende 375
Saugdrainage 394
Säugling 66
- Ernährung 119 ff, 126 ff
- - Präparate 420
- Ernährungsfehler 135
- Gedeihstörungen 135

- künstliche Ernährung 130 ff
- Nahrungsbedarf 126
- Nahrungsstoffe 126 f
- natürliche Ernährung 127
- neuropathischer 124
- Pflegeschäden 135
Säuglingsmilchnahrung, adaptierte 421
- teiladaptierte 421
Säuglingsnahrung 421
- Hydrolysatbasis 421
- Präparate 420
- Rezepte 411 f
Säuglingssterblichkeit 85
- Frühsterblichkeit 85
- Nachsterblichkeit 85
- Spätsterblichkeit 85
Saugreflex 83
Säure-Basen-Gleichgewicht 150
Säure-Basen-Haushalt, Bestimmungen nach Astrup 151
Säurevergiftung 465
Scabies 287
Scarlatina s. Scharlach
Sceno-Test 364
Schädelknochen mit Fontanellen beim Neugeborenen 68
Schädeltrauma 336
Schadstoffe, Muttermilch 127
Schälblasen 284
Scharlach 199
- komplikationen 199
Scharlach-Rheumatoid 199
Scheidenentzündung 104, 266
Scheinschielen 289
Scheuermannsche Krankheit 282
Scheuer-Wisch-Desinfektion 197
Schiefhals, muskulärer 279, 296
Schienen 371
Schienenverband 292
Schilddrüse 171 f
- Erkrankungen 171 f
Schlafmittel 410
Schlangengift 303
Schlattersche Krankheit 282
Schleime 421
Schleimhautdesinfektion 402
Schleimhauttuberkulose 218

Schleuse 196
Schluckimpfung 348
Schlucklähmung 204
Schluckreflex 83
Schlußdesinfektion 197f
Schlüsselbeinlinie, mittlere 471
Schmerz 331f
– Abklärung 332
– auffällige Körperhaltungen 331
– Ausmaß 332
– Ort 332
– sprachliche Abstufungen einer Schmerzäußerung 331
Schmerzausdruck 332
Schmerzempfindung 331
Schmerzursachen 332
Schmierinfektion 196
Schnappatmung 330
Schnittwunden 290
Schnüffeln 316
Schnuller 225
Schnupfen s. Rhinitis
Schock 259
– anaphylaktischer 177
– hypoglykämischer 152ff
Schönlein-Henochsche Purpura 187
Schreien 21
Schreitphänomen 83
Schrunde 123, 337
Schülerin s. Schwesternschülerin
Schulkind 67
Schultertragegriff 430
Schuppe 337
Schußwunden 291
Schutzimpfungen s. Impfungen
Schutzverband 292
Schwachsinn 272f, 277
– moralischer 273
Schwangerschaftsreaktionen 84
Schweigepflicht 448
Schweißtest 147
Schwerhörigkeit 229
Schwesternschülerin, juristische Fragen 452f
Sectio caesarea s. Kaiserschnitt
Sedativa 410

Seelische Situation des kranken Kindes 7ff
– – der Mutter eines Frühgeborenen 39
– – – eines kranken Neugeborenen 39
– Störungen 320f
– – Behandlung 320
Sehstörungen 271, 289
Seitenlage, stabile 462
Selbstbefriedigung s. Onanie
Selbstmordversuch s. Suizidversuch
Selbsttötung s. Suizid
Sepsis 212, 336
– osteomyelitische 282
Serologische Methoden 360
Serumhepatitis 203f
Serumkrankheit 177
Seufzeratmung 330
Sexualentwicklung, Störungen 317
Shunt 251
Sichelzellanämie 183
Sicherungsaufklärung 449
SIDS s. Kindstod, plötzlicher
Simmondssche Krankheit 170
Sinusitis 226, 332
Sitzwache 451
Skeletterkrankungen 280ff
Skeletreife, röntgenologische Beurteilung 68
Skoliose 167
Skorbut 166
Skrofulose 219
Small-for-date-baby 107
Smiling response 24
Sniffing 316
Solluxlampe 387
Sondenernährung 113, 418
Sonographie 358
– abdominelle 358
– enzephale 358
Soor 138, 224, 284
Sorgfalt, erforderliche 439
Sozialhelfer der Familienfürsorge 325f
Sozialhilfen, Mutterschutzgesetz 125
Spaltbildungen 224
Spannungspneumothorax 236, 394
Spasmolytika 232, 410

Spasmophilie 102, 152
– latente 167
– manifeste 167
Spastiker 270
Spastikerzentren 272
Speicherkrankheiten 164
Speien 335
Speiseröhre s. Ösophagus
Spieltante 33
Spieltest 364
Spielzeug im richtigen Alter 436
Spinngewebsgerinnsel 219
Spirochaeta pallida 221
Spondylitis 218
Spontanmutationen 141
Sprachentwicklung 71
Sprachstörungen 271
Spreizhöschen bei Hüftgelenksdysplasie 283
Spucken 335
Spulwurmbefall 223
Squama s. Schuppe
Stammeln 312
Staphylokokken 363
Staphylokokkenpneumonie 235
– Komplikationen 235
Stärke 161
Status asthmaticus 232
– epilepticus 278
– praesens 9
Stauungsikterus 98
Stehlen 312
Sterben 424
Sterblichkeit, perinatale 85
Sterilisieren 401f
– behelfsmäßiges 402
– chemisches 403
– Instrumente 403
– physikalisches 402
Sterilmilch 132
Sternalpunktion 361
Stichwunden 290
Stillen 119ff, 127
– Infektion der Mutter 124
– Trinkmenge 121
Stillhindernisse 123f
– auf seiten des Kindes 124
Stillprobe 124
Stillsche Krankheit 179
Stillschema 120
Stilltechnik 119
Stillverbot 123

Sachverzeichnis

Stimmritzenkrampf 167
Stimulantien 316
Stippchen-Angina 227
Stoffwechseldiagnostik, Schnellreaktionen 366f
Stoffwechselkrankheiten 149ff
– Stillhindernis 123
Stoma 382
Stomatitis 224
– aphthosa 224
– herpetica 203
– ulcerosa 224
Stottern 312, 333
Strabismus 289
Strafrecht 439
Strahlenpilzkrankheit 222
Strahlenschutzbestimmungen 353, 355
– spezielle Handschuhe 355
– – Schürzen 355
Straßenverkehrsunfälle 301
Streptokokken 363
Streptokokken-Latex-Test 103
Streß 173
Stridor 230
– congenitus 230
Strophulus 177
Struma 171, 340
Stufenaufklärung 449
Stuhldiagnostik 367
Sturzanfälle 275
Stürze 301
Subluxation 281
Suchreflex 83
Sucht 315
Sudden infant death syndrome s. Kindstod, plötzlicher
Suizid 5, 318ff
Suizidversuch 316, 318ff
– sensible Phase 320
Sulfonamide 410
Syndrom der eingedickten Galle 99
– des geschlagenen Kindes 323
Syphilis s. Lues

T

Tachykardie 257
– paroxysmale 257
Tachypnoe 330
Tageschirurgie 295
Tageskrippen 56
Tankbeatmung 378
Taubheit 229
– angeborene 229
– erworbene 229
– Ursachen 229
Taubstummheit 229
– pädagogische Probleme 229
– psychologische Probleme 229
Tay-Sachssche Krankheit 164
Teepause 137
Telefon-Notruf 110: 458
Temperament 273
Temperaturregulation, eigene, Neugeborenes 79
Testverfahren, psychologische 363f
Tetanus 215
– Neugeborenes 103
– Schweregrad I-III: 215
Tetanusbakterien 363
Tetanusschutzimpfung 292, 348
Thalidomid 144, 149
Therapeutische Aufgabe 10
Thermophore 387
Thoraxkompression 112
Thoraxpunktion 394
Thrombasthenie 187
Thrombopenie 187
Thromboplastinzeit, partielle 184
Thrombozyten 181
– Untersuchungsmethoden 360
Thrombozytopenie 187, 335
Thymusdrüse 172
Thymushyperplasie 172
Thymushypoplasie 192
Thyroxin 172
Tic-Krankheit 315
Tintenstiftverletzungen 291
Tod, absoluter 424
– gewaltsamer 326
– klinischer 424
Toderlebnis 14
Todesursachen 4f
– Altersklassen 5
– angeborene Fehlbildungen 5
– im ersten Lebensjahr 86
– Infektionskrankheiten 5
– Krebs und Leukämie 5
– Suizid 5
– Unfälle 5
Tollwut 206
Tollwutimpfung 349
Tonsillektomie 228
– Eiskrawatte 228
– Operationstrauma 228
Tonsillendiphtherie 208
Toxikose 135, 138, 330
– sofortige Behandlung 138
– Symptome 138
Toxoplasma Gondii 221
Toxoplasmose 221
TPHA-Test 221
Trachealstenose 330
Trachealtubus 377
Tracheotomie 376
Tranquilizer 409
Transfusion, feto-fetale 92
– feto-maternale 92
Transfusionsbesteck 398
Transoxode 112
Transportinkubatoren 110
Transposition der großen Gefäße 255
Traubenzucker 161
Trennungsangst 13
Trennungsschmerz 13
Trennungstrauma 12ff
– größere Kinder 13
– Kleinkind 13
– Säugling 13
Treponema pallidum 221, 363
Trichophytie 222
Trichotillomanie 312
Trichterbrust 297
Trinkschwäche 124
Trismus 103, 215
Trisomie 141
Trisomie 18: 143
Trisomie 21: 143, 145f
Trommelfellperforation 229
TSH-Bestimmung 106
Tubergen 368f
Tuberkel 217
Tuberkelbakterien 363
Tuberkulin 367
– gereinigtes 367
Tuberkulinallergie 218
Tuberkulindiagnostik, Masern 201
Tuberkulinpflasterprobe 368

Tuberkulinproben 367f
- Enteritis 241
Tuberkulinreaktion 218
Tuberkulin-Stempelverfahren 368
Tuberkulin-Tine-Test 368f
Tuberkulose 216ff
- aktive 218
- Ausbreitung 217
- geschlossene 218
- inaktive 218
- Infektionswege 216
- offene 217
Tuberkuloseschutzimpfung 347
Tuberkulostatika 219, 410
Tumoren 300
- bösartige 300
- - Häufigkeit 300
- - Statistik 5
Turgor, Neugeborenes 81
Turner-Syndrom 143, 176
Typhus abdominalis 210

U

Überdruckbeatmung 377
Übergangsdyspepsie 102
Übergewicht 414
- Diät 414
Überlauf-Enkopresis 246, 315
Übernahmeverantwortung 445, 452
Überreife 104
Übertragung des Kindes 116
- pflegerischer Tätigkeiten 449
Ulkus s. Geschwür
Ultraschalldiagnostik 358
- kardiologische 358
Ultraschallmethoden 358f
Umfangsmessungen 67
Umklammerungsreflex 83
Umschläge 386
- feuchtkühle 386
- feuchtwarme 386
Unfälle 301ff
- Elektrizität 301f
- Statistik 4f
Unterlassung 440
Untersuchungsmaterial, Versand 403f

Uperisation 132
Urachusfistel 298
Urämie 261, 330, 336
- akute 261
Ureterstein 299
Ureterstenose 264
Urethrastenose 264
Uricult 367
Urographie 353
Urometer 367
Urtikaria s. Quaddel

V

Vaccina generalisata 350
- inoculata 350
Vaginaldiphtherie 208
Vakuumextraktion 117
Vakzination 350
Valproinat, Embryopathien 149
Variola s. Pocken
Varizellen 202
Veitstanz s. Chorea minor
Venenerweiterung, Schwangerschaft 115
Venenpunktion 391f
- Halten eines Säuglings 392
Ventral 471
Ventrikelpunktion 391
Ventrikelseptumdefekt 254
Verantwortungspflicht der Schwester 441
- - Begrenzung 441
Verätzungen 301, 465
Verbände 292, 405
- Augenerkrankung 405
- entlastender 292
- Extremität 404
- feuchter 292
- ruhigstellender 292
Verblutungsschock 92
Verbrauchskoagulopathie 186
Verbrennung 464
- Schweregrad 305
Verbrennungskrankheit 304ff
- Stadien 305
- Ursachen 304
Verbrühung 464
Verfallsdatum 407
Vergiftungen 135, 138, 301ff, 336, 464f

- Krankenhaus 303
- sofortige Behandlung 138
- sorgfältige Überwachung des Kindes 304
- Statistik 4f
- Symptome 138
- telefonischer Rat 466
- Unfallort 303
Vergiftungsverdacht 303
- beim Kind 303
Vergiftungszentrale 466
Verhalten, Entwicklung 71
- fahrlässiges 438
- krankes Kind 15
Verhaltensstörungen 271
- neurotische 310
Verkäsung, tuberkulöse Nekrose 217
Vernachlässigung 321ff
- bösartige 322
- nicht schuldhafte 322
- soziale Faktoren 322f
- Zeichen 322
Vernix caseosa s. Käseschmiere
Versand, Begleitschreiben 404
- Untersuchungsmaterial 403f
Versandgefäße 403
Verwachsungen zwischen den Fingern 299
Vesikula s. Bläschen
Vierfingerfurche 145
Virilisierung 174
Virozyten 184
Virusinfektionen, grippale s. Grippale Virusinfektionen
Vitalangst 333
Vitalität, normale, Neugeborenes 82
Vitalitätsprüfung 88, 105
Vitamine 410
- Säugling 127
Vitamin A 165
- Prophylaxe 165
Vitamin-B-Gruppe 165
Vitamin-B_6-Mangel 277
Vitamin-B_{12}-Mangel 181
Vitamin C 166
Vitamin-C-Mangel, Behandlung 166
- Symptome 166
Vitamin D 166ff

Sachverzeichnis

Vitamin-D-Hypervitaminose 169
Vitamin-D-Mangel 166 ff
Vitamin K 169
Vitamin-K-Mangel, Frühgeborene 110
- Neugeborenes 99
Vitaminmangelkrankheiten 164 ff
Vojta-Methode 272
Volksbräuche 60 f
Vollmilchbrei 411
Vollmilchpulver, Zubereitung mit 411
Volvulus 240
Vorhofflimmern 257
Vorhofscheidewanddefekt 254, 297
Vorsorgeuntersuchungen 341
Vorzugsmilch 132
VSD s. Ventrikelseptumdefekt
Vulvovaginitis 104, 212, 266

W

Waaler-Rose-Test 361
Wachstum 64
Wachstumshormonmangel 170
Wachstumskurve verschiedener Körpersysteme 65
Wadenwickel 386
Wärmebett-Pflege 112
Wärmepflege, behelfsmäßige, Frühgeburt 110
Wärmflaschen 387
Wartegg-Zeichentest 364
Waschfrauenhände 104
Wasseranreicherung der Atemluft 389
Wassergehalt, Säugling 126
Wasserkopf 266
Wasserlöscher 430
Weckmittel 316
Weichteiltumoren 300
Weilsche Krankheit 216
Weinen 21
Weisheitszahn 68
Werdnig-Hoffmann-Muskelatrophie 269
Werlhofsche Krankheit 187
Westernblot-Bestätigungstest 193

Wickel 386
Wickeln, breites 283
Widal-Probe 210, 361
Wiederbelebung, Atemspende 461
- Atemstillstand 460
- äußere Herzmassage 462
- Herzstillstand 460
- Kreislaufstillstand 460
Wiederbelebungsmaßnahmen 424
Wiederkäuen 335
Willebrand-Jürgens-Syndrom 187
Wilms-Tumor 263
Windeldermatitis 284 f
Windeljäckchen zum Festbinden der Arme 373
Windpocken 192, 202
- Komplikationen 202
Wirbelsäulenerkrankungen 332
Wiskott-Aldrich-Syndrom 192
Wochenbett 450
Wochenbettfieber 119
Wochenbettpsychose 450
Wochenfluß 119
Wochenkrippen 56
Wochenpflege 114
- Rooming-in von Mutter und Kind 118
Wohnungsbau, moderner 3
Wolfsrachen 224
Wundbehandlung 291
Wunddiphtherie 208
Wunden 290
Wundformen 290
Wundheilung 291
- primäre 291
- sekundäre 291
Wundrose 285
Wundscharlach 199, 291
Wundstarrkrampf s. Tetanus
Wurmbefall 244
Wurmfortsatzentzündung 242 ff
Wurmkrankheiten 223
Wurmmittel 410

X

Xerophthalmie 165

Y

Yersinien 211

Z

Zahlenzeichen, römische 482
Zahnentwicklung 68 f
Zahnfieber 225
Zahnpflege 225
Zahnreihen-Mageneingang-Distanz 470
Zange s. Forceps
Zangenentbindung 117
Zecke 214
Zeckenenzephalitis s. Frühsommer-Meningo-Enzephalitis
6-Zehenbildung 299
Zeichen, mathematische 482
Zeichentest 364
Zellulose 161
Zentralvenenkatheter 392
Zerebralparese, infantile 114, 270
- spastische 271
Ziegenpeter 205
Zivilrecht 439
Zöliakie 177, 242 f
- Diät 418
Zoster 202
Zuckeraustauschstoffe 416
Zuckerkrankheit s. Diabetes mellitus
Zugverband 292
Zungenbändchen, kurzes 296
Zusatzernährung 121 f
Zwangsangst 334
Zwangstrauma 13
Zwerchfellhernie 247, 297
Zwergwuchs, hypophysärer 170
Zwieback-Obst-Brei 411
Zwiemilchernährung 121 f
Zwitter 175
Zwölffingerdarmgeschwüre 241
Zyanose 251, 330
Zyanoseanfälle 92
Zystenniere 263
Zystinkrankheit 163
Zystinose s. Zystinspeicherkrankheit

Zystinspeicherkrankheit 163
Zystinurie 163
Zystitis 264
Zytochemie 361
Zytomegalie 206f
Zytoskopie 358
Zytostatika 192, 300, 410
– Embryopathien 149
– Umgang 447

Notizen

Notizen

Notizen

Notizen

Notizen

Notizen

Notizen

Notizen

Notizen

Notizen

Notizen